O.M. Hess · R.W.R. Simon (Hrsg.)

HERZKATHETER

AF154543

Springer-Verlag Berlin Heidelberg GmbH

Otto M. Hess · Rüdiger W. R. Simon

Herausgeber

HERZKATHETER

Einsatz in Diagnostik und Therapie

Mit 224, zum Teil farbigen Abbildungen
und 36 Tabellen

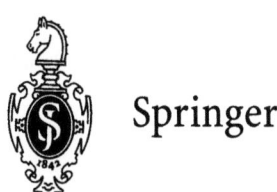

Springer

Professor Dr. Otto M. Hess
Schweizer Herz- und Gefässzentrum
Kardiologie
Universitätsspital
3010 Bern, Schweiz

Professor Dr. Rüdiger W. R. Simon
Christian-Albrechts Universität
Klinik für Kardiologie
I. Medizinische Klinik
Schittenhelmstraße 12
24105 Kiel, Deutschland

ISBN 978-3-642-62957-0   ISBN 978-3-642-56967-8 (eBook)
DOI 10.1007/ 978-3-642-56967-8

Die Deutsche Bibliothek – CIP Einheitsaufnahme
Herzkatheter : Einsatz in Diagnostik und Therapie / Hrsg.: Otto M. Hess ; Rüdiger W. R. Simon. – Berlin ; Hei-
delberg ; New York ; Barcelona ; Hongkong ; London ; Mailand ; Paris ; Singapur ; Tokio : Springer, 2000
  ISBN 978-3-642-62957-0

Dieses Werk ist urheberrechtlich geschützt. Die dadurch begründeten Rechte, insbesondere die der Überset-
zung, des Nachdrucks, des Vortrags, der Entnahme von Abbildungen und Tabellen, der Funksendung, der
Mikroverfilmung oder der Vervielfältigung auf anderen Wegen und der Speicherung in Datenverarbeitungs-
anlagen, bleiben, auch bei nur auszugsweiser Verwertung, vorbehalten. Eine Vervielfältigung dieses Werkes
oder von Teilen dieses Werkes ist auch im Einzelfall nur in den Grenzen der gesetzlichen Bestimmungen des
Urheberrechtsgesetzes der Bundesrepublik Deutschland vom 9. September 1965 in der jeweils geltenden Fas-
sung zulässig. Sie ist grundsätzlich vergütungspflichtig. Zuwiderhandlungen unterliegen den Strafbestim-
mungen des Urheberrechtsgesetzes.

© Springer-Verlag Berlin Heidelberg 2000
Ursprünglich erschienen bei Springer-Verlag Berlin Heidelberg New York 2000

Die Wiedergabe von Gebrauchsnamen, Handelsnamen, Warenbezeichnungen usw. in diesem Werk berechtigt
auch ohne besondere Kennzeichnung nicht zu der Annahme, daß solche Namen im Sinne der Warenzeichen-
und Markenschutz-Gesetzgebung als frei zu betrachten wären und daher von jedermann benutzt werden
dürften.

Produkthaftung: Für Angaben über Dosierungsanweisungen und Applikationsformen kann vom Verlag keine Gewähr übernommen werden. Derartige Angaben müssen vom jeweiligen Anwender im Einzelfall anhand
anderer Literaturstellen auf ihre Richtigkeit überprüft werden.

Herstellung: PRO EDIT GmbH, 69126 Heidelberg
Umschlaggestaltung: design & production GmbH, 69121 Heidelberg
Satz: Zechner® Datenservice und Druck, 67346 Speyer
Gedruckt auf säurefreiem Papier SPIN: 10500484 22/3134hs – 5 4 3 2 1 0

Vorwort

Die invasive diagnostische und interventionelle Kardiologie ist ein wichtiges Teilgebiet der modernen Kardiologie. Seit der Einführung der Ballonangioplastie durch Andreas Grüntzig im Jahre 1977 haben Herzkatheteruntersuchungen und Katheterinterventionen exponentiell zugenommen und unser Verständnis für die Therapie und Pathogenese – insbesondere der Atherosklerose – wesentlich beeinflußt. Im deutschen Sprachraum fehlte bisher eine zusammenfassende Darstellung der heute üblichen invasiven und interventionellen Techniken. Ziel dieses Lehrbuches ist es, diese Lücke zu schließen und die Grundlagen der Herzkathetertechnik, die pathophysiologischen Hintergründe und die verschiedenen Therapiemöglichkeiten auf verständliche Art und Weise darzustellen. Dabei wenden wir uns in erster Linie an den interventionell tätigen Kardiologen. Das Lehrbuch soll aber auch den in Ausbildung stehenden Assistenten und den Studenten als Grundlage dienen.

An dieser Stelle möchten wir den vielen namhaften Autoren danken, die dieses Buch mitgestaltet haben. Wir hoffen, daß es den gestellten Anforderungen gerecht wird und den Leser umfassend und kompetent über den neuesten Stand der Herzkathetertechnik und der interventionellen Therapie informieren kann.

Bern/Kiel, im Herbst 1999

Die Herausgeber:
O. Hess · R. W. R. Simon

Inhaltsverzeichnis

Autorenverzeichnis

Brennecke, R., Priv.-Doz. Dr.
   2. Med. Klinik und Poliklinik, Johannes-Gutenberg-Universität Mainz,
   Langenbeckstr. 1, 55101 Mainz, Deutschland
Buchwalsky, R., Dr.
   Ärztlicher Direktor der Schüchtermann-Klinik, 49214 Bad Rothenfelde,
   Deutschland
Elsner, M., Dr.
   Medizinische Klinik IV (Kardiologie/Nephrologie),
   Klinikum der Johann-Wolfgang-Goethe-Universität,
   Theodor-Stern-Kai 7, 60590 Frankfurt am Main, Deutschland
Erbel, R., Univ.-Prof. Dr.
   Abteilung für Kardiologie, Zentrum für Innere Medizin,
   Universität – GH – Essen, Hufelandstr. 1, 45122 Essen, Deutschland
Ertl, G., Prof. Dr.
   II. Medizinische Universitätsklinik, Josef-Schneider-Str. 7, 97080 Würzburg,
   Deutschland
Faber, L., Dr.
   Kardiologische Klinik, Herz- und Diabeteszentrum Nordrhein-Westfalen,
   Universitätsklinik der Ruhr-Universität Bochum, Georgstr. 11,
   32545 Bad Oeynhausen, Deutschland
Faßbender, D., Dr.
   Kardiologische Klinik, Herz- und Diabeteszentrum Nordrhein-Westfalen,
   Georgstr. 11, 42545 Bad Oeynhausen, Deutschland
Figulla, H. R., Prof. Dr.
   Universitätsklinikum, Klinik für Innere Medizin III,
   Erlanger Allee 101, 07740 Jena, Deutschland
Fleck, E.
   Deutsches Herzzentrum und Virchow Klinikum
   der Humboldt-Universität zu Berlin, Augustenburger Platz 1, 13353 Berlin,
   Deutschland
Haase, K. K., Priv.-Doz. Dr.
   Klinikum Mannheim gGmbH, Universitätsklinikum,
   Abteilung Kardiologie/Angiologie, II. Medizinische Klinik,
   Theodor-Kutzer-Ufer 1–3, 68167 Mannheim, Deutschland

Herrmann, G. Priv.-Doz. Dr.
Klinikum der Christian-Albrechts-Universität, Klinik für Kardiologie,
I. Medizinische Universitäts-Klinik, Schittenhelmstr. 12, 24105 Kiel, Deutschland

Hess, O. M., Prof. Dr.
Kardiologie, Schweizer Herz- und Gefässzentrum, Universitätsspital,
3010 Bern, Schweiz

Höher, M., Dr.
Innere Medizin II, Kardiologie – Angiologie – Pneumologie – Nephrologie,
Universität Ulm, Robert-Koch-Str. 8, 89081 Ulm, Deutschland

Hombach, V., Prof. Dr.
Innere Medizin II, Kardiologie – Angiologie – Pneumologie – Nephrologie,
Universität Ulm, Robert-Koch-Str. 8, 89081 Ulm, Deutschland

Hug, J.
Deutsches Herzzentrum Berlin, Augustenburger Platz 1, 13353 Berlin,
Deutschland

Julius, Barbara K.
Abteilung Kardiologie, Departement Innere Medizin, Universitätsspital Zürich,
Rämistr. 100, 8091 Zürich, Schweiz

Karsch, K. R.
Medizinische Klinik, Abteilung III, Otfried-Müller-Straße 10,
72076 Tübingen, Deutschland

Kirstein, M., Priv.-Doz. Dr.
Klinikum der Bayerischen Julius-Maximilians-Universität,
Luitpold-Krankenhaus, Joseph-Schneider-Str. 2, 97080 Würzburg, Deutschland

Kugler, I.
II. Medizinische Klinik, Fakultät für Klinische Medizin der Universität
Heidelberg am Klinikum Mannheim, Theodor-Kutzer-Ufer 1–3,
68167 Mannheim, Deutschland

Lins, M.
Klinikum der Christian-Albrechts-Universität, Klinik für Kardiologie,
I. Medizinische Universitäts-Klinik, Schittenhelmstr. 12, 24105 Kiel, Deutschland

Meier, B., Prof. Dr.
Kardiologie, Schweizer Herz- und Gefässzentrum, Universitätsspital,
3010 Bern, Schweiz

Maier, W.
Kardiologie, Schweizer Herz- und Gefässzentrum, Universitätsspital,
3010 Bern, Schweiz

Maisch, B., Prof. Dr.
Abteilung Innere Medizin – Kardiologie, Philipps-Universität Marburg,
Baldingerstr. 1, 35033 Marburg, Deutschland

Nagel, E., M.D.
Deutsches Herzzentrum, Augustenburger Platz 1, 13353 Berlin, Deutschland

Neuhaus, K.-L., Prof. Dr.
Städtische Kliniken Kassel, Medizinische Klinik II, Mönchebergstr. 41–43,
34125 Kassel, Deutschland

Oswald, H.
Deutsches Herzzentrum und Virchow Klinikum der Humboldt-Universität
zu Berlin, Augustenburger Platz 1, 13353 Berlin, Deutschland
Rutishauser, W., Prof. Dr.
9 B, Plateau de Frontenex, 1208 Genf, Schweiz
Schächinger, V.
Medizinische Klinik IV (Kardiologie/Nephrologie),
Klinikum der Johann-Wolfgang-Goethe-Universität, Theodor-Stern-Kai 7,
60590 Frankfurt am Main, Deutschland
Schräder, R., Prof. Dr.
Cardioangiologisches Centrum Bethanien, Im Prüfling 23,
60389 Frankfurt am Main, Deutschland
Seggewiß, H., Prof. Dr.
Kardiologische Klinik, Herz- und Diabeteszentrum Nordrhein-Westfalen,
Universitätsklinik der Ruhr-Universität Bochum, Georgstr. 11,
32545 Bad Oeynhausen, Deutschland
Simon, R. W. R., Prof. Dr.
Klinik für Kardiologie, I. Medizinische Klinik, Schittenhelmstr. 12, 24105 Kiel,
Deutschland
Windecker, S.
Kardiologie, Schweizer Herz- und Gefässzentrum, Universitätsspital,
3010 Bern, Schweiz
Wöhrle, J., Dr.
Innere Medizin II, Universität Ulm, Robert-Koch-Str. 8, 89081 Ulm, Deutschland
Zeiher, A. M.
Medizinische Klinik IV (Kardiologie/Nephrologie),
Klinikum der Johann-Wolfgang-Goethe-Universität, Theodor-Stern-Kai 7,
60590 Frankfurt am Main, Deutschland
Zeymer, U., Dr.
Städtische Kliniken Kassel, Medizinische Klinik II, Mönchebergstr. 41–43,
34125 Kassel, Deutschland

DIAGNOSTIK

KAPITEL 1

Herzkathetertechnik und Komplikationen

W. Rutishauser

Technik

Zugangswege

In den Jahren der Pionierzeit der Herzkatheterisierung wurden Venen und Arterien an Armen und Beinen zur Einführung von Kathetern chirurgisch angegangen. Dies bedingte größere Hautschnitte über den betreffenden Gefäßen und nach Abschluß der Katheterisierung oft eine Unterbindung der Venen, bzw. eine chirurgische Versorgung der eröffneten Arterie. Neben gut sichtbaren Hautnarben hat das chirurgische Aufsuchen von Gefäßen vor allem den Nachteil, daß wiederholte Katheterisierungen vom gleichen Zugangsweg erschwert und manchmal nicht mehr möglich sind. Aus diesen Gründen ist die chirurgische Freilegung von Gefäßen heute überholt und sollte eigentlich nicht mehr angewendet werden.

Die Basis der modernen Herzkatheterisierung und überhaupt der Katheterisierung von Gefäßen sind heute perkutane Vorgehen, die auf der Technik von Seldinger (1953) beruhen. Ihr Prinzip besteht darin, daß nach Punktion des Gefäßes ein flexibler Draht mit gekrümmtem Ende durch die Nadel in das Gefäß vorgeschoben wird. Nach Rückzug der Nadel wird ein dem Draht eng anliegender Katheter mit konischer Spitze über den Draht geführt und in das Gefäß eingeschoben, wobei der Draht, der den Katheter am hinteren Ende überragt, festgehalten wird. Die Gefäßwand wird dabei gerade nur auf den äußeren Durchmesser des Katheters aufgedehnt, was auch bei hohem arteriellem Druck einen Blutaustritt aus dem Gefäß verhindert.

Rechtsherzkatheterisierung

Unter Rechtsherzkatheterismus versteht man die Messung der Drücke im rechten Vorhof, rechten Ventrikel, in der A. pulmonalis und in der „Lungen-wedge position". Dieser Druck entspricht dem in den Lungenkapillaren, welcher weitgehend mit dem Druck im linken Vorhof übereinstimmt. Zur Rechtsherzkatheterisierung gehört auch die Messung des Herzzeitvolumens, z.B. mittels Thermodilution. Soll das Herzzeitvolumen mit dem Fickschen Prinzip oder mit der Farbstoffverdünnungsmethode bestimmt werden, so ist zusätzlich eine Arterienpunktion zur Messung der arteriellen Konzentration notwendig.

Der Weg zum rechten Herzen führt entweder über die V. cava superior oder die V. cava inferior. Grundsätzlich ist der Zugang über die obere Hohlvene günstiger, weil der

Katheter nach Bildung einer halben Schleife im rechten Vorhof leicht in die A. pulmonalis geschoben werden kann, ohne sich im Trabekelwerk des rechten Ventrikels zu verfangen. Der Weg über die untere Hohlvene in die A. pulmonalis kann erschwert sein, wenn nicht ein Ballonkatheter eingesetzt wird.

Vene brachialis

Die Venenpunktion in der Ellenbeuge mit dem Ziel der Rechtsherzkatheterisierung sollte immer in Richtung der V. basilica erfolgen, denn diese verläuft ziemlich geradlinig in Richtung V. subclavia. Vor jeder Katheterisierung ist eine großzügige, aber sorgfältige Hautdesinfektion und ausreichende Lokalanästhesie sowie eine umfassende sterile Abdeckung, so daß weder Katheter noch Führungsdraht je unsteril werden können, von großer Bedeutung. Die Punktion der V. cephalica im Hinblick auf das Einlegen eines längeren Katheters, und besonders einer Rechtsherzkatheterisierung, ist nicht zu empfehlen, denn die V. cephalica mündet meist in einem ungünstigen Winkel in die V. axillaris, der oft nicht mit dem Katheter überwunden werden kann. Der Katheterdurchmesser ist den Venendimensionen anzupassen, wenn man beim Vorschieben Spasmen vermeiden will. Eine adequate Lokalanästhesie mittels Lidocain durch Depots beiderseits des Gefäßes mit feiner Nadel ist notwendig. Die Venen lassen sich auch durch perkutane oder intravenöse Nitratanwendung erweitern, was zur Verminderung der Spasmusbereitschaft führt. Dennoch ist meist nicht empfehlenswert, Katheter größer als F 6 oder maximal F 7 von Arm aus zu verwenden. Wir empfehlen, wenn immer möglich, das Einlegen einer Schleuse, weil diese das distale Gefäß schont und den Katheterwechsel erleichtert. Dieser Zugang ist praktisch risikofrei.

Vena axillaris

Die Axillarvenen, die oft mehrfach um die A. axillaris liegen, können in der Achselhöhle dorsal der Pektoralmuskeln bei seitlich und nach oben gelegtem Oberarm punktiert werden. Ihr größeres Kaliber erlaubt dickere Katheter einzuführen. Auch hier empfehlen wir eine Schleuse einzulegen. Bei Freilegung haben wir bei Bedarf Katheter bis zum Kaliber F 11 eingeführt. Die Steuerung der Katheter von solchen zentralen Zugangswegen wie V. axillaris, V. jugularis und V. subclavia ist präzis und erleichtert z. B. das Einführen des Katheters in den Sinus coronarius.

Vena subclavia

Die Rechtsherzkatheterisierung besonders mit Swan-Ganz Kathetern kann von der V. subclavia aus durchgeführt werden. Häufig wird die V. subclavia zum Einlegen von zentralen Venenkathetern und Pacemakern punktiert, bei der Pacemakerimplantation meist nach Freilegung unter Sicht. Bei perkutaner Punktion ist als Komplikation ein Pneumothorax oder das Anstechen der A. subclavia, die nicht komprimiert werden kann, nicht immer zu vermeiden. Diese Nachteile zwingen dazu, den perkutanen Weg über die V. subclavia nur dann zu wählen, wenn andere Zugangswege unzweckmäßig oder unmöglich sind. Zur Subclaviapunktion empfielt es sich den Patienten in leichter Kopf-Tieflage und mit einer Rolle zwischen den Schulterblättern zu lagern. Wir empfehlen den Zugang von links. Punktiert wird am Unterrand der Clavicula in der Medioclavicularlinie oder ca. 1,5 cm von der chondrokostalen Verbindung der 1. Rippe in einer Transversalebene und in einer Neigung von ca. 30–40° zur frontalen Ebene unter stetiger Aspiration mit einer halbgefüllten Spritze.

Vena jugularis

Die V. jugularis interna wird in der Intensivmedizin, Anästhesie und bei der Herzchirurgie häufig zum blinden Einlegen von Ballonkathetern (Swan-Ganz) in die A. pulmonalis verwendet. Dieser Zugang ist – mit Ausnahme der seltenen Komplikation einer Karotispunktion – direkt und sicher. Bei rechtsseitiger Kathetereinlage gelangt man geradewegs in die V. cava superior.

Vena femoralis

Dies ist der häufigste venöse Zugang im Herzkatheterlabor, weshalb er genauer beschrieben wird. Die V. femoralis liegt 1,5 cm medial von der meist leicht zu tastenden A. femoralis in der Leistenbeuge. Selten liegt sie beinahe dorsal der A. femoralis. Auch sie wird zunächst durch frühzeitig vor der Punktion gesetzte Depots von mit feiner Nadel appliziertem 1%igem Lidocain direkt rechts und links des Gefäßbandes anästhesiert. Die Depots werden am besten von von einem 1,5 cm medial der A. femoralis etwa 2 cm unterhalb des Leistenbandes gelegenen Hautstich ausgeführt. Ein mit chirurgischer Klinge gesetzter Hautschnitt von 1–2 mm parallel zum Leistenband im Bereich des Hautstiches ist bei dünnen Kathetern (bis F 5) nicht nötig, erlaubt aber mühelos das Einführen von Kathetern F 6–F 8. Falls dickere Katheter vorgesehen sind, soll der Hautschnitt etwas breiter gemacht werden. Nachdem genügend Zeit seit der Lokalanästhesie verstrichen ist (eventuell Anästhesie vor sterilem Abdecken noch im Bett des Patienten durchführen!) hat der Patient keinerlei Schmerzen bei der Gefäßpunktion, was als erster Schritt zu einer Herzkatheterisierung ohne jede Unannehmlichkeiten für den Patienten sehr wichtig ist.

Zum Auffinden der Femoralvene kommt man praktisch nie um die Punktion auch der Venenhinterwand herum. Die Nadel wird mit aufgesetzter nicht voller Spritze unter leichter Aspiration langsam zurückgezogen, bis Blut frei zurückfließt, dann wird die Nadel samt Spritze etwas flacher gekippt und der gekrümmte Führungsdraht in die Vene eingeführt. Meist kann dieser mühelos bis in die Mitte der V. cava inferior vorgeschoben werden, was mittels Durchleuchtung zu kontrollieren ist. Dann wird die Nadel über den Führungsdraht zurückgezogen, wobei sich dieser nur wenig verschieben sollte.

Als nächsten Schritt empfehlen wir die Einführung einer Schleuse, d. h. einer nicht zu kurzen Hülse, deren Innenlumen dem Kaliber des vorgesehenen Katheters entspricht und – einmal vor Ort in dem Gefäß – dieses schont und wiederholten Katheterwechsel ohne jede Traumatisierung der Vene erlaubt. Eine lange Schleuse bis in die V. cava inferior hat den Vorteil, daß alle Verzweigungen beim Einführen von verschiedenen Katheterformen vermieden werden, und daß eventuelle Gefäßwindungen weitgehend gerade gestreckt werden. Obwohl bei Rechtskatheterisierung nicht obligatorisch, empfehlen wir nach Einlegen der Schleuse eine Antikoagulation mit 2000–4000 E Heparin. Dennoch sollte der Seitenschluß der Schleuse in größeren Abständen, und vor allem bei Katheterwechsel, kräftig gespült werden.

Man kann natürlich auch ohne Schleuse auskommen. Besonders wenn kein Katheterwechsel vorgesehen ist und ein verhältnismäßig dünner Katheter mit axialer Endöffnung, dessen Lumendurchmesser dem des langen Führungsdrahts ungefähr entspricht, verwendet wird, kann dieser nach Entfernen der Nadel direkt über den Führungsdraht in das Gefäß hinein gedreht werden. Der Draht wird dann festgehalten (am besten gegen einen Punkt am Unterschenkel des Patienten fixiert), damit beim Vorschieben des Katheters die Drahtspitze in den Katheter zu liegen kommt. Verschiedene gegenseitige Lagebeziehungen von gebogenem Draht und Katheter erlauben Irrwege des Katheters (z.B. Lebervenen) zu vermeiden, und nach einer Schleife im rechten Vorhof den Weg über den rechten Ventrikel in die A. pulmonalis zu finden. Weiche Katheter mit einem Ballon an der Spitze (Swan Ganz), der im rechten Vorhof oder Ventrikel aufgeblasen wird, können die Passage des rechten Ventrikels in die Pulmonalarterie bei herabgesetzter Torsionfähigkeit erleichtern (Swan et al. 1970). Der in einer peripheren Pulmonalarterie aufblasbare Ballon erlaubt auch, ohne die Katheterlage zu verändern, den Druck der A. pulmonalis und den Lungenkapillardruck zu registrieren.

Linksherzkatheterisierung

Unter Linksherzkatheterismus versteht man die Katheterisierung des linken Ventrikels, dieses wichtigsten aller Anteile des Herzens als Pumpe. Der weitaus am häufigsten gewählte Zugang geht von der A. femoralis über die A. iliaca, Aorta descendens und ascendens retrograd durch die Aortenklappe. Seltener wird von einer Armarterie ausgegangen. Falls die retrograde Passage wegen starker Verengung der Aortenklappe nicht möglich ist, führen wir eine transseptale Punktion durch. Zum Linkskatheterismus gehört nicht nur die Druckmessung sondern auch eine Angiokardiographie zur Charakterisierung der Größe und der globalen und regionalen Pumpfunktion des linken Ventrikels. Meist wird eine Koronarangiographie angeschlossen.

Arteria femoralis

Am häufigsten wird der Links- und Rechtsherzkatheterismus von der rechten Leiste aus vorgenommen. Bei Strömungsgeräuschen oder herabgesetzter, bzw. aufgehobener Pulsation der A. femoralis rechts, soll von der linken Leiste aus vorgegangen werden. Die entscheidende Struktur ist das Ligamentum inguinale, das von der Spina ilica ventralis zum Tuberculum os pubis verläuft. Die Arterie sollte 1-2 cm unterhalb dieses Ligaments punktiert werden, weil bei zu hoher Punktion die Blutstillung nach Abschluß des Herzkatheterismus erschwert ist. Bei leichter Außenrotation des Fußes verlaufen hier von lateral nach medial in unmittelbarer Nähe Femoralnerv, Arterie und Vene. Diese topographische Kenntnis ist schon bei der Anästhesie, die frühzeitig vor der Arterienpunktion vorgenommen werden soll, von Bedeutung. Wir verwenden 20 ml 1%iges Lidocain und setzen mit feiner Nadel nach der Hautquaddel ein Depot rechts und links der A. femoralis, wobei der Nervus femoralis und die beiden Gefäße wenn immer möglich vermieden werden. Bei Benutzung einer feinen Nadel ist auch eine Gefäßpunktion ohne Folgen aber die Depots müssen unbedingt extravasal gesetzt werden, was durch Aspiration überprüft werden muß.

Zur Punktion der A. femoralis wird eine gut geschliffene Nadel (Punktionsset) verwendet. Die Punktion erfolgt in der Längsrichtung des Gefäßes, wobei die Neigung der Nadel sich nach dem Panniculus richtet. Bei magern Personen und bei Aortenklappeninsuffizienz kann die Punktion von einer 3 cm unterhalb des Leistenbandes gelegenen Hautquaddel sehr flach erfolgen. Wir verfolgen wenn immer möglich das Ziel, mit der Nadel nur die Arterienvorderwand zu durchdringen. Hellrotes Blut in der Obturatoröffnung zeigt diesen Moment an. Sodann wird der Nadelschaft unbeweglich gehalten und der bereitgelegte Führungsdraht, dessen Endkrümmung durch eine kleine Plastikhülle gerade gehalten wird, eingeführt. Das Vorschieben in die größeren Gefäße, wenn möglich bis in die Aorta abdominalis, soll ohne jede Kraftanwendung erfolgen. Dann wird die Nadel zurückgezogen, wobei die Arterie am oder über dem Punktionsort vollständig abgepreßt wird. Sodann wird der Katheter oder besonders bei atherosklerotisch veränderten oder gewundenen Beckengefäßen eine lange arterielle Schleuse über den Führungsdraht eingeführt.

Eine alternative, oft angewendete Technik, die wir allerdings nicht befürworten, besteht in der steilen, raschen und nötigenfalls kraftvollen Punktion der fixierten Femoralarterie, wobei Vorder- und Hinterwand von der Nadel durchdrungen werden. Eine typische Nadelbewegung beim Loslassen zeigt dies an. Dann wird die Nadel behutsam, millimeterweise zurückgezogen, bis Blut aus der Nadel spritzt. Nach leichtem Abkippen in eine flachere Stellung der Nadel kann der gekrümmte Führungsdraht eingeführt werden, und in der oben beschriebenen Art weitergefahren werden. Wenn – wie bei der Angioplastie – eine Heparinisierung mit 5000–15000 E Heparin unmittelbar folgen soll, ergeben sich bei dem Verfahren, wo Vorder- und Hinterwand durchstochen werden, häufiger größere Hämatome, weshalb wir der Methode, bei der nur die Vorderwand der Arterie durchstochen wird, den Vorzug geben.

Arteria brachialis

Obwohl heute nur noch in wenigen Labors routinemäßig durchgeführt, geht die originale Koronarographie nach Sones mit Freilegung der A. brachialis einher, die wir zunächst beschreiben (Sones u. Shirey 1962).

Freilegung. Die stärkste Pulsation der A. brachialis liegt meist 1–2 cm oberhalb der Ellenbogenfalte. Dort wird eine breite Anästhesie mit 5–10 ml Lidocain 2 oder 1% durchgeführt, so daß eine quere Inzision von 1–1,5 cm und die Präparation der Arterie schmerzlos erfolgen kann. Bei dünnen Armen genügt eine kleinere, bei dickem subkutanem Fettpolster muß eine breitere Inzision erfolgen. Mit gebogenem stumpfem Hämostat erfolgt die Freilegung mit Spreizen in der Längsrichtung des Gefäßbandes. Parallele Venen werden zur Seile gelegt, die dickste kann eventuell mit 4-0 Faden für spätere Verwendung angeschlungen werden. Medial von der A. brachialis liegt der Nervus medianus, der sorgfältig geschont werden muß. Die Arterie selbst liegt unter Bicepssehne und sollte auf 1–2 cm vom umgebunden Gewebe befreit und mit zwei Nabelbändchen distal und proximal gesichert werden. Während eine Assistenz die Bändchen proximal und distal leicht anzieht, um das Spritzen von Blut zu vermeiden, wird mit feiner Schere eine Arteriotomie durchgeführt, wobei sie gerade groß genug für die Spitze des Soneskatheters sein soll. Keineswegs darf die Hinterwand der Arterie bei der Arteriotomie verletzt werden. Die Einführung des Katheters kann durch einen feinen Gefäßöffner oder eine gekrümmte Zange erleichtert werden. Das proximale Band wird entspannt, so daß der Katheter ohne Widerstand bis in die A. subclavia vorgeschoben werden kann. Dann wird durch den Katheter 3 000–5 000 E Heparin gegeben, was der Patient als Brennen im Arm verspürt. Nach Abschluß der Katheterisierung und Angiographie wird der Katheter entfernt und durch Loslassen des proximalen sowie des distalen Bandes der Blutfluß überprüft und eventuell gebildete Thrombosen ausgeschwemmt. Mit 6-0 Prolen-Faden wird die Arterienöffnung durch kontinuierliche oder besser durch Einzelnähte geschlossen. Eine vorher angelegte „Tabaksbeutel"-Naht engt das Gefäß oft stärker ein als wohlgesetzte Einzelknopfnähte. Wenn der Radialispuls nicht gut spürbar wird, sollten eventuell unter Beiziehung eines Gefäßchirurgen obliterierende Nähte korrigiert, bzw. eine Fogarty-Embolektomie durchgeführt werden. Die mit der Freilegung und Arteriennaht zusammenhängenden Probleme haben dazu geführt, daß wir der direkten Arterienpunktion den Vorzug geben.

Perkutane Punktion. Im Bereich der stärksten Pulsation der Brachialarterie wird maximal 3 ml Lidocain appliziert. Ein größeres Volumen vermindert die Palpationsfähigkeit der Arterie und erschwert die gezielte Punktion. Eine 18 gauge Nadel mit Plastikkanüle hat Vorteile. Wenn die Nadelspitze in der Arterie liegt, was sich durch pulsatilen Austritt von hellrotem Blut angezeigt wird, wird die Plastikkanüle vorgeschoben und nach Zurückziehen der Nadel ein gekrümmter Führungsdraht bis in die A. subclavia (bzw. unter Fluoroskopie in die Aorta) vorgeschoben. Nach Abdrücken der A. brachialis wird die Plastikkanüle unter Belassung des Führungsdrahtes entfernt und dieser durch Abwischen mit feuchtem Tupfer von Blut gereinigt. Jetzt kann zusätzliche Anästhesie gespritzt werden und eine feine Hautinzision mittels Skalpell beim Eintritt des Führungsdrahtes gemacht werden. Dann wird die arterielle Hülse mit Dilatator über den Draht eingeführt. Die Hülse sollte bei Frauen F 6 nicht übersteigen. Bei Verwendung von Kontrastmittel mit besonders niedriger Viskosität gelingt auch eine ordentliche Koronardarstellung durch dünnwandige F 4 Katheter. Die Wahl der Einführungshülse ist ein Kompromiß, wobei das Kaliber der individuellen Brachialarterie und die Herzgröße bzw. -hypertrophie in Betracht gezogen werden muß. Bei Herzhypertrophie sollte das Kaliber F 6 gewählt werden, falls eine gute Darstellung der Koronarien vorgesehen ist. Nach Abschluß der Untersuchung wird das Gefäß wie an andern Punktionsstellen abgepreßt, bis die Blutung steht und ein Druckverband angelegt.

Arteria radialis

Die perkutane Linkskatheterisierung über die rechte A. radialis bzw. die A. brachialis hat den Vorteil, daß sie den Patienten am wenigsten belastet und er mit einer einfachen Hand-Unterarmschiene, bzw. Armschiene, den Kathetersaal ambulant verlassen kann. Voraussetzung für den radialen Zugang ist allerdings eine funktionsfähige ulnar-radiale Arkade. Direkt über der Radialarterie wird eine geringe Menge 2 oder 3%iges Lidocain gespritzt. Die Punktion erfolgt in Dorsalflexion der Hand am besten mit einem integrierten Set von feiner Punktionsnadel mit Hülse und Führungsdraht. Nachdem die Hülse in der Arterie liegt, empfielt sich eine Injektion von 200 mg Nitroglyzerin und 1 ml 3%iges Lidocain. Falls eine Koronardarstellung mit Dilatation vorgesehen ist, werden 5000–10 000 E Heparin verabreicht. Dann wird meist auf eine F 6

Hülse von mindestens 20 cm Länge gewechselt, welche F 6 Katheter zu optimaler Koronardarstellung, -dilatation und falls nötig das Einlegen von Stents erlaubt.

Transseptale Katheterisierung des linken Herzens

Wenn eine retrograde Katheterisierung des linken Ventrikels infolge Aortenklappenstenose innert nützlicher Zeit oder anderer Ursache nicht möglich ist, und auch zur Mitralklappenballondilatation bei Mitralstenose, wird der transseptale Zugang (Ross et al. 1959; Brockenbrough u. Braunwald 1960) gewählt. Der Zugang erfolgt über die rechte V. femoralis, wobei der F 7 oder F 8 Brockenbrough-Katheter zunächst über einen Führungsdraht bis in die V. cava superior, bzw. knapp in die linke V. brachiocephalica, vorgeführt wird. Die Brockenbrough-Nadel mit dem proximalen Flausch, der die Nadelrichtung angibt, wurde vorher exakt überprüft, so daß der Abstand zwischen Katheterende und Flausch auf den mm genau bekannt ist, sowohl wenn die Nadel mit ihrem stärkeren Anteil die Katheterspitze 2 mm überragt, und wenn Nadel- und Katheterspitze exakt auf gleicher Höhe liegen. Die Nadel wird frei rotierend in diese letztere Position zum Brockenbrough-Katheter gebracht und Katheter und Nadel gemeinsam aus der V. cava superior unter ständiger Druckmessung durch die sorgfältig gespülte Nadel zurückgezogen, wobei die Spitze des Flausches nach links und dorsal zeigt. Beim Rückzug durch den obern Anteil des rechten Vorhofes unter Durchleuchtung entstehen meist einige supraventrikuläre Extrasystolen. Unter genauer Beobachtung springt dann die Katheterspitze über den Limbus fossae ovalis etwas nach links und hinten, was anzeigt, daß die optimale Lage des Katheters für die Punktion gefunden wurde. Durch Vorschieben der Nadel bei festgehaltenem Katheter bis der vorher gemessene Abstand zwischen Flausch und Katheterende erreicht ist, erfolgt die Punktion des Septums, was durch den zunächst anstehenden Druck und dann den Drucksprung auf Höhe des linken Vorhofes angezeigt wird. Dann werden Katheter und Nadel gemeinsam 1–2 cm weiter nach links und dorsal vorgeschoben, wobei der phasische linke Vorhofdruck durch die Nadel weiterhin sichtbar sein muß. Dann kann die Nadel entfernt werden und der Druck im linken Vorhof nach Aspiration und Spülung nochmals über den Katheter gemessen werden. Erst jetzt wird antikoaguliert.

Falls der Katheter nach links und hinten weiter vorgeschoben wird, gelangt er meist in eine Pulmonalvene. Dann soll der Katheter mit einem 1,6 mm dicken, steifen Guidewire, der mehr als 180° gebogen und am Ende auch stark nach vorne aus der Biegungsebene gekrümmt wird, versehen werden, wobei dieser keinesfalls die Spitze des Brockenbrough-Katheters überragen darf. Beim Rückzug des Katheters mit dem inliegenden Guidewire fällt der Katheter durch die Mitralklappe in den linken Ventrikel. Ein anderer Zugang zum linken Ventrikel besteht darin, ein Mullins-Sheath über den Brockenbrough-Katheter in den linken Vorhof zu schieben und nach Entfernung des Brockenbrough Katheters einen Ballonkatheter durch das Sheath vom linken Vorhof in den linken Ventrikel einschwemmen zu lassen (Mullins 1983). Diese Techniken sollten unter kundiger Anleitung und Überwachung erlernt werden, da bei Anstechen der Aorta oder Verletzung der linken Vorhofwand eine Perikardtamponade entstehen kann.

Druckmessung

Allgemeines

Druck bedeutet Kraft senkrecht zu einer Fläche. Er kann in $N/m^2 = Pa$ (Pascal) oder im CGS-System in dyn/cm^2 ausgedrückt werden ($1\ Pa = 10\ dyn/cm^2$). In der Medizin wird meist die nicht kohärente Einheit Millimeter Quecksilber (mmHg) verwendet, weil die Eichung einfach und reproduzierbar ist. 1 mmHg entspricht dem Druck einer Quecksilbersäule (Dichte 13,595 g/cm³) von 1 mm Höhe bei Normalbeschleunigung. Für die Umrechnung gilt 1 mmHg = 133,3 Pa = 0,1333 kPa (Kilopascal).

Die Messung des **mittleren Druckes** an einem Punkt im Kreislauf stellt kaum Probleme; sie kann mit Hilfe eines Steigrohrs (wie die erste Blutdruckmessung von Stephan Hales) oder eines Quecksilbermanometers mit entsprechender Dämpfung genau durchgeführt werden.

Einige weitere allgemeine Überlegungen zur Druckmessung im Kreislauf, der in erster Annäherung als hydrostatisches System aufgefaßt werden kann, seien vorausgeschickt: In einem mit Wasser gefüllten Meßzylinder herrscht an der Oberfläche der Flüssigkeit Atmosphärendruck; der Druck in der Tiefe des Meßzylinders ist um die Höhe der Wassersäule darüber vermehrt (1 cm H_2O = 0,7356 mmHg). In einer Tiefe von z. B. 40 cm H_2O beträgt der Druck demnach etwa 30 mmHg zusätzlich zum überall bestehenden Atmosphärendruck. In erster Annäherung darf man annehmen, daß 1 cm Wassersäule einem cm Blutsäule entspricht. Falls in der Aorta ascendens ein mittlerer Druck von 100 mmHg herrscht, beträgt der Druck infolge des hydrostatischen Gradienten in den Hirnarterien beim aufrechten Erwachsenen (ca. 40 cm höher) noch ca. 70 mmHg. Bei einer Beschleunigung von 3 g in Richtung des Kopfes wäre der Druck in der Hirn- und Augenarterien ohne Kompensationsmechanismen nur noch 10 mmHg (Blackout!). Wenn wir den mittleren Druck im rechten Vorhof um 0 mmHg annehmen, beträgt der Druck bei ruhigem Stehen in den Fußvenen eines Erwachsenen (Annahme: ca. 130 cm tiefer als der rechte Vorhof) etwa 100 mmHg und bei einer Beschleunigung von 2 g kopfwärts betrüge er bereits etwa 200 mmHg. Das sind die transmuralen Drücke, wie sie mit Tipmanometern, die von zentralen Arterien oder Venen an diese Körperstellen vorgeschoben werden, registriert werden. Ein Tipmanometer zeigt z. B. auch hoch oder tief im rechten Vorhof einen unterschiedlichen Druck an, weil er die realen lokalen Druckverhältnisse mißt. Anders sind die Anzeigen von mit physiologischer Kochsalzlösung gefüllten Kathetern, wo der Drucktransducer oder das Niveau der Waschflasche auf einer bestimmten Höhe (ideal auf der Höhe des hydrostatischen Indifferenzpunktes) fixiert ist. Die Verschiebung der Katheterspitze in die Kopfarterien oder in die Venen des Fußes hätte praktisch keine Veränderung des angezeigten Druckes zur Folge, weil die Blutsäule in den Gefäßen durch die physiologische Kochsalzsäule im Katheter praktisch balanciert wird. Bei horizontaler Körperlage, wo Gehirn, Herz und Füße praktisch auf gleicher Höhe liegen, spielen hydrostatische Gradienten eine viel geringere Rolle. Deshalb werden auch im Liegen hohe Beschleunigungen nach vorn oder hinten gut ertragen.

Phasische Druckmessung

Der Blutfluß im Kreislaufsystem wird durch Druckgradienten aufrechterhalten. Diese sind durch Druckwellen bedingt, welche infolge Muskelkontraktion auf das Flüssigkeitsmedium Blut übertragen werden. Die korrekte instantane Messung des phasischen Druckes stellt hohe Anforderungen an unsere Meßsysteme. Entsprechend dem Theorem des französischen Mathematikers Fourier kann jede periodische Schwingung durch ihre sinusförmige Grundschwingung und eine kleinere oder größere Zahl von Oberschwingungen (2. 3. ...n-te harmonische Frequenzen) dargestellt werden. Um demnach eine komplexe Druckwelle korrekt zu registrieren, muß das System alle in der periodischen Schwingung vorkommenden Frequenzen amplitudengerecht aufzeichnen können, d. h. ohne Dämpfung oder Resonanzphänomene. Eine Faustregel besagt, daß eine getreue Übertragung bis zur 16. Harmonischen der Grundfrequenz zu korrekten Aufzeichnungen im Kreislauf (auch von max. dp/dt) genüge. Bei einer Herzfrequenz von 120/min müßte demnach eine getreue Übertragung der Frequenzen 0 bis 32 Hz gefordert werden. Das bedeutet, daß das gesamte Übertragungssystem (flüssigkeitsgefüllte Nadel oder Katheter samt Schläuchen und Hähnchen und mechanoelektrischem Transducer) eine Eigenfrequenz deutlich oberhalb von 30 Hz aufweisen sollte. Dieses Ziel wird mit flüssigkeitsgefüllten Kathetern äußerst selten erreicht (Gersh et al. 1971). Daraus folgt, daß nur Katheterspitzenmanometer (z. B. Millar, die Eigenfrequenzen von über 20 kHz erreichen) in jedem Fall verzerrungsfreie zeit- und amplitudengetreue Druckmessungen (z. B. zur Analyse von max dp/dt) registrieren können (Laurens et al. 1959).

Will man ein Katheter-Manometersystem auf seinen Frequenzgang prüfen, so wird seine Frequenzcharakteristik mittels eines hydraulischen Druckoszillators aufgenommen. In diesem werden in einer mit entgastem Wasser gefüllten Kammer sinusförmige Druckvariationen gleichbleibender Amplitude und zunehmender Frequenz erzeugt. Das zu prüfende Katheter-Manometersystem (Katheter, Schlauch, evtl. Hähnchen, Manometer) wird an die Kammer angeschlossen und der Ausgang des Verstärkes auf dem normalerweise verwendeten Schreibsystem registriert. Bei einem Tipmanometersystem ist das Verhältnis Output-Amplitude zu Input-Amplitude bis zu sehr hohen Frequenzen (z. B. 20 kHz) konstant. Bei flüssigkeitsgefülltem Katheter-Manometersystem ist dies nie der Fall, weil die Eigenfrequenz eines solchen Systems viel niedriger ist (z. B. 12 Hz) und in diesem Frequenzbereich Resonanzphänomene die Output-Amplitude erhöhen, während sie bei höheren Frequenzen rasch abfällt. Durch optimale Dämpfung kann eine beinahe flache Output-Amplitude bis zur Eigenfrequenz erreicht werden.

Bei der konventionellen Druckmessung werden die Druckänderungen an der Katheterspitze durch Volumenverschiebungen der praktisch inkompressiblen Flüssigkeit auf die Manometermembran übertragen. Das gebräuchliche Statham-Element P23Db erfährt pro 100 mm Druckänderung eine Volumenverschiebung von nur 0,035 mm^3 und moderne wegwerfbare Druckwander haben ähnliche Druck/Volumenverhältnisse. Wenn eine 5 cm lange Strahlnadel mit einem Innendurchmesser von 0,56 mm direkt an das Statham-Element angeschlossen wird, beträgt die Eigenfrequenz 225 Hz. Mit einem starren 150 cm langen Druckschlauch ohne Hahn beträgt die Eigenfrequenz ca 50 Hz. Sobald Katheter verwendet werden sinkt die Eigenfrequenz beträchtlich. Je länger, dünner und weicher ein Katheter, desto schlechter seine Übertragungseigenschaften. Der verhältnismäßig steife, kurze und weite Brockenbrough-Katheter kann Frequenzen bis 30 Hz übertragen, falls er luftfrei direkt an das Statham-Element P23Db angeschlossen wird. Jeder zusätzliche Verbindungsschlauch, Hahn und besonders kleine Luftblasen verschlechtern die Übertragungseigenschaften beträchtlich. Aus diesen Gründen sollten unnötige Hahnen entfernt und die Verbindungsschläuche kurz und steif gewählt werden, und das ganze flüssigkeitsgefüllte System muß periodisch blasenfrei gespült werden (eventuell mit gekochter physiologischer Lösung, da sich beim Stehenlassen leicht Gasblasen aus der Lösung bilden).

Nullpunkt

Wie bereits erwähnt, ist der Kreislauf als hydrostatisches System aufzufassen. Das heißt, daß einem Höhenunterschied von 1 cm im Kreislauf eine Druckänderung von ca. 1 cm Wassersäule entspricht. Der mittlere Druck an einem bestimmten Punkt ist eine Größe, welche unter wechselnden Bedingungen (Luftdruck, Beschleunigung) bezüglich einer Referenz definiert werden muß. In jedem Kreislauf gibt es theoretisch einen Punkt, an welchem sich bei Veränderung der Körperlage oder bei Beschleunigung bis zu einem Vielfachen der Erdbeschleunigung der Druck nicht ändert, sofern der atmosphärische Luftdruck konstant ist. Dieser Punkt ist der sog. „hydrostatische Indifferenzpunkt". Wir haben ihn beim Hund unter transversaler Beschleunigung bis zu 7 g bestimmt; er liegt ungefähr in der Mitte des anteroposterioren Lungendurchmessers unweit der Trikuspidalklappe (Banchero et al 1967). In einer bestimmten Körperlage (bzw. Beschleunigungsrichtung) ist die Horizontalebene (Ebene senkrecht zur Beschleunigungsrichtung) durch den hydrostatischen Indifferenzpunkt als Referenzebene aufzufassen. Dies bedeutet, daß wenn man von der Bewegung des Blutes absieht, die mittleren Drücke im Kreislauf in dieser Ebene gleich sind. Alle Drücke sollten auf diese Referenzebene bezogen werden. Das Niveau der Waschflasche bzw. die Öffnung der gegen Atmosphärendruck geöffneten Drucktransducer müssen auf diese Ebene plaziert werden.

Beim Menschen kann man der hydrostatischen Indifferenzpunkt (Nullpunkt) am Übergang der V. cava inferior (ventromedialer Umfang) zum rechten Vorhof annehmen. Dieser ist bei seitlicher Durchleuchtung leicht erkennbar. Von außen kann er lokalisiert werden, als Schnittpunkt der mittleren Sagittalebene, der Transversalebene auf der Höhe des ventralen Ansatzes der 4. Rippe am Sternum und einer Frontalebene, die den anteroposterioren Thoraxdurchmesser auf dieser Höhe von 3/5 von dorsal oder 2/5 von ventral schneidet. In horizontaler Rückenlage, in der die meisten Herzkatheterisierungen vorgenommen werden, entspricht letztere annähernd der Mittelthoraxebene, die in vielen Laboratorien als Referenzebene verwendet wird. Bei einem normalen anteroposterioren Thoraxdurchmesser von 20 cm auf der Höhe des 4. Interkostalraumes beträgt der Druckunterschied zwischen 3/5 und 1/2 von dorsal nur 2 cm (d. h. 2 cm Wassersäule was ca. 1.5 mmHg entspricht).

Die Annahme der Nullebene 5 cm unterhalb des Sternums auf Höhe des 4. Interkostalraumes ergibt gegenüber der Mittelthoraxebene ungefähr um 5 cm H_2O ($= 3,7$ mmHg) niedrigere Druckwerte.

Tipmanometerdrücke, die ja von der Höhe des Transducers im Kreislauf über oder unterhalb der Referenzebene abhängen, müssen immer einer konventionellen Druck-

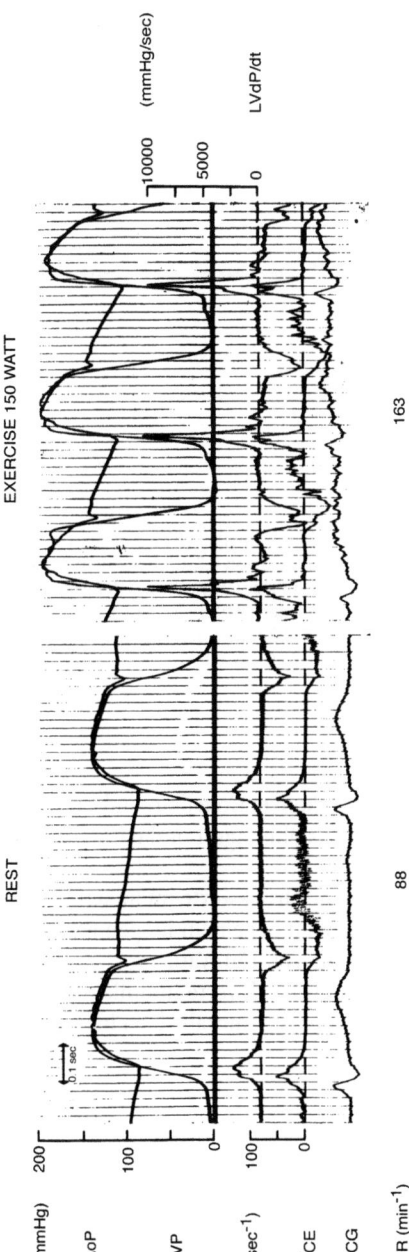

Abb. 1-1. Tipmanometerdrücke im linken Ventrikel und in der Aorta ascendens bei einem gesunden, 19jährigen Studenten mit einem frühsystolischen Austreibungsgeräusch über der Basis des Herzens, der keinerlei Sport betreibt. *Links* Messungen in Ruhe und *rechts* unter Ergometrie mit 150 W. Unterhalb der Druckkurven ist erste Ableitung des linksventrikulären Druckes (LV dp/dt), der Quotient dp/dt/P, der unter gewissen Annahmen der Kontraktionsgeschwindigkeit der kontraktilen Elemente entspricht (= VCE) und das EKG aufgezeichnet (*HR* Herzfrequenz). Man beachte den ausserdeutlich starken Anstieg der Kontraktionsparameter unter Belastung

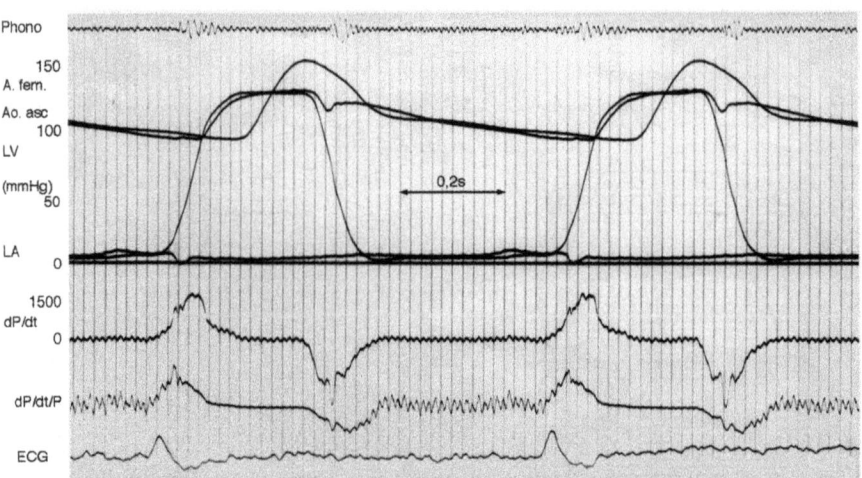

Abb. 1-2. Tipmanometerdruckkurven im linken Vorhof (*LA*), linken Ventrikel (*LV*), Aorta ascendens (*Ao. asc.*) und in der A. femoralis (*A. fem.*) nach 3minütigem Handgrip von 0,3 atü bei einem 33jährigen Psychiatriepfleger mit offenem Foramen ovale ohne organische Herzerkrankung. Bei gegenüber der Ao. asc. deutlich erhöhtem systolischem Druck in der A. fem. ist der mittlere Druck in Ao. asc. und A. fem. praktisch identisch. Oberhalb der Druckkurven Herzschall (*Phono*), unterhalb die erste Ableitung (*dp/dt*) und dp/dt/P des linksventrikulären Druckes und das EKG (*ECG*)

kurve überlagert werden. Bei gleicher Sensitivität von konventionellem und Tiptransducer werden am besten zuerst die Mitteldrücke präzis überlagert und dann die phasisch korrekte Registrierung vorgenommen.

Die Abb. 1-1 zeigt mittels Tipmanometern erhaltene Druckwerte im linken Ventrikel und in der Aorta ascendens sowie abgeleitete Größen bei einem jungen gesunden Individuum in Ruhe und unter dynamischer Belastung von 150 Watt.

Die Abb. 1-2 zeigt mittels Tipmanometer erhaltene Druckwerte im linken Vorhof, linken Ventrikel und in der Aorta ascendens und in der A. femoralis bei einem Herzgesunden unter statischer Belastung.

Normale Druckverhältnisse

Die Normalwerte von Druck, Fluß und Volumen werden in den meisten Labors auf Grund eines Kontingentes von Individuen, bei denen keine Herzkrankheit gefunden wurde, bestimmt. In Berücksichtigung des im Kapitel Nullpunkt angegeben hydrostatischen Indifferenzpunktes ergeben sich die in der Tabelle 1-1 aufgeführten Normalwerte.

Tabelle 1-1. Normale Druckwerte in Ruhe (Rückenlage, Nullpunkt 3/5 von dorsal des Thoraxdurchmessers beim Ansatz der 4. Rippe am Sternum)

	Mittelwert [mmHg]	Normaler Bereich [mmHg]
Rechter Vorhof (mittel)	3	≤ 6
Rechter Ventrikel (syst., enddiast.)	20/4	≤ 26/≤7
A. pulmonalis (syst., diast., mittel)	20/10/13	≤ 26/≤13/≤16
Lungenkapillaren	8	≤ 11
Linker Vorhof (mittel)	7	≤ 10
Linker Ventrikel (syst., enddiast.)	120/9	≤130/≤13
Aorta ascendens (syst., diast., mittel)	120/75/90	≤130/≤90/≤100
A. femoralis (syst., diast., mittel)	125/70/90	≤140/≤85/≤100

Flußmessung

Allgemeines und Prinzip der Indikatorverdünnungsmethoden

Das Herzzeitvolumen und der Blutfluß durch einzelne Organe sind entscheidende Größen für die Gesamtkörperfunktion und die Funktion einzelner Organe. Der An- und Abtransport der der Ernährung und Entschlackung dienenden Metaboliten wird hauptsächlich durch die Konvektion des Kreislaufs gefördert. Die Diffusion anderseits erlaubt den Austausch zwischen dem Blut und interstitieller und intrazellulärer Kompartimente, wobei die Konzentrationsgradienten durch den Blutfluß aufrecht erhalten werden. Deshalb ist die Quantitierung von Organ- und Körperzeitvolumen von besonderer Bedeutung. Das durch das Herz geförderte Volumen wird meist in Litern pro Minute (l/min) angegeben und als Herzminutenvolumen bezeichnet. Unter dem Begriff Herzindex versteht man den auf die Körperoberfläche normalisierten Wert (l/min·m²). Die meisten Methoden zur Herzzeitvolumenmessung haben eine Standardabweichung von 5–8%.

Alle Indikatorverdünnungsmethoden basieren auf dem Prinzip der Erhaltung der Masse oder der Energie nach Indikatorbeimischung. Man kann unterscheiden einerseits zwischen

1. konstanter Infusion oder
2. momentaner Injektion des Indikators

und andererseits zwischen

1. körpereigenen Indikatoren oder
2. körperfremden Substanzen.

Bei konstanter Infusion stellt sich bei konstantem Zeitvolumen stromabwärts ein Plateau der Konzentration ein. Das Zeitvolumen Q berechnet sich wie folgt:

$$Q \, (l/min) = \frac{\text{Infusionsgeschwindigkeit (mg/min)}}{\text{Plateaukonzentration (mg/l)}}$$

Änderungen des Zeitvolumens machen sich in Änderungen der „Plateau"-Konzentration bemerkbar. Im geschlossenen System des Kreislaufs rezirkuliert der Indikator (wenn er nicht, wie der Sauerstoff, aufgebraucht wird oder wie die Kälte bei der Thermodilution in der Peripherie praktisch voll aufgewärmt wird).

Ficksches Prinzip

Adolf Fick hat 1870 in einer kurzen Notiz vor der Würzburger Physiologengesellschaft das Prinzip erwähnt: Die Aufnahme oder Abgabe einer Substanz durch ein Organ ist gleich dem Produkt aus Blutfluß und arteriovenösem Konzentrationsunterschied. Auf die Lunge angewendet wird auf Grund der Sauerstoffaufnahme (oder CO_2-Abgabe) und dem Gehalt an Sauerstoff (oder CO_2) in Lungenarterie und Lungenvene der Durchfluß durch dieses Organ berechnet.

$$Q \ (l/min) = \frac{O_2\text{-Aufnahme STPD (ml } O_2/min)}{\text{arteriovenöse } O_2\text{-Differenz STPD (ml } O_2/l \text{ Blut)}}$$

Q   = Herzzeitvolumen
STPD = Standard temperature (0 °C), pressure (760 mmHg), dry (Umrechnung von feucht auf trocken, da die Ausatmungsluft 100% mit Wasserdampf gesättigt ist).

Die Sauerstoffaufnahme kann im geschlossenen System durch Volumenabnahme des Spirometers bei Absorption des CO_2 oder durch Ausatmen in einen Douglas-Sack gemessen werden. Bequemer für die Patienten ist die offene Methode (ohne Mundstück), wobei die Sauerstoffaufnahme polarographisch bestimmt wird. Die Sauerstoffaufnahme muß über mehrere Minuten gemessen werden. Deshalb eignet sich das Ficksche Prinzip nicht, um kurzzeitige Änderungen des Zeitvolumens zu erfassen. Für die Messung der Lungendurchblutung benötigt man die Konzentration der Testsubstanz in der A. pulmonalis und in der V. pulmonalis, welche meist der in der Aorta entspricht. Für die Messung der Körperdurchblutung ist die Kenntnis der arteriellen Konzentration und der mittleren Körpervenenkonzentration entsprechend dem Flußverhältnis der Körpervenen nötig. Beim Fehlen eines Links-rechts-Shunts entspricht diese Konzentration derjenigen in der A. pulmonalis. Erst dort sind nämlich die verschiedenen venösen Stromfäden mit unterschiedlicher Sättigung vollständig gemischt.

Bei Vorhandensein eines Links-rechts-Shunts z. B. auf Vorhofebene darf angenommen werden, daß der Fluß beim Erwachsenen durch die V. cava inferior zwei Drittel und durch die V. cava superior einen Drittel des Körperzeitvolumens ausmacht. Die Blutentnahmen zur Messung nach Fick sollten möglichst simultan und idealerweise über die ganze Zeit der Bestimmung der Sauerstoffaufnahme langsam erfolgen.

Meist werden zur Analyse der Sauerstoffkonzentration heute optische Methoden (Reflexions- oder Transmissionsoxymetrie, Spektrophotometrie bei verschiedenen Wellenlängen) verwendet. Diese Methoden erfassen den frei in physiologischer Lösung befindlichen Sauerstoff nicht, der bei Atmung von reinem Sauerstoff immerhin ca. 20 ml O_2/l Lungenvenenblut ausmacht. Zur Errechnung des Sauerstoffgehaltes (in ml/l Blut) aus der oxymetrischen Sättigung muß die Hämoglobinkonzentration bekannt sein. Der Sauerstoffgehalt wird unter der Voraussetzung, daß 1 g Hb 1,36 ml O_2 STPD bindet, aus Sättigung und Hämoglobingehalt berechnet.

Bei hohem Herzzeitvolumen wie bei hyperkinetischen Zuständen und Hyperthyreose kann der Meßfehler bei Anwendung des Fickschen Prinzipes groß werden, weil eine kleine arteriovenöse Differenz besteht. Dieser Fehler ist viel geringer bei Herzinsuffizienz oder Arbeitsbelastung infolge großer arteriovenöser Sauerstoffdifferenz. Die Normalwerte des Herzminutenvolumens werden am besten auf die Körperoberfläche bezogen (= cardiac index). Normalwerte: $3,5 \pm 0,8$ (± 1 SD) $l/min \cdot m^2$.

Der Nachweis und die Quantitierung von Shunts kann nach dem Fickschen Prinzip auf Grund von Veränderungen des Sauerstoffgehaltes erfolgen. Man unterscheidet eindirektionale und bidirektionale Shunts.

Rechts-links-Shunt

Besteht eine Untersättigung des arteriellen Blutes (O_2-Hb $< 94\%$ bei normaler Atmung), so darf ein Rechts-links-Shunt angenommen werden. Ein extrapulmonarer Shunt wird durch den Vergleich der Lungenvenensättigung mit der arteriellen Sättigung bewiesen. Der Rechts-links-Shunt wird üblicherweise in % des Körperzeitvolumens angegeben. Die Formel lautet:

$$\text{Rechts-links-Shunt (\%)} = \frac{C_{O_2} \text{ Lungenvene} - C_{O_2} \text{ Arterie}}{C_{O_2} \text{ Lungenvene} - C_{O_2} \bar{v}} \cdot 100\%$$

wobei $C_{O_2} \bar{v}$ den mittleren venösen Sauerstoffgehalt bedeutet, welcher bei eindirektionalem Shunt dem Gehalt in der A. pulmonalis entspricht. Unter diesen Umständen gilt: Rechts-links-Shunt = Körperzeitvolumen − Lungenzeitvolumen.

Links-rechts-Shunt

Eine abnorm hohe Sauerstoffsättigung in der A. pulmonalis erweckt Verdacht auf einen Links-rechts-Shunt. In solchen Fällen sollte Blut in rascher Folge aus den beiden Pulmonalästen, dem Hauptstamm der A. Pulmonalis, dem rechten Ventrikel (eventuell Ausfluß- und Einflußtrakt), dem rechten Vorhof und vor allem aus der V. cava inferior und superior entnommen werden. Die mittlere Sättigung der Hohlvenen errechnet sich wiederum unter der Annahme, daß beim Erwachsenen im Ruhezustand die Sättigung in der V. cava inferior zu zwei Drittel, die der V. cava superior zu einem Drittel beiträgt. Besteht zwischen so berechneter mittlerer Sättigung der Hohlvenen und der A. pulmonalis ein Sauerstoffsättigungsanstieg von mehr als 5 % (~ 1 Vol%), so liegt meist ein Links-rechts-Shunt vor und seine Lokalisation ergibt sich aus dem Ort des größten Sauerstoffsprunges. Der Links-rechts-Shunt wird normalerweise in % des Lungenkreislaufes angegeben. Die Formel lautet:

$$\text{Links-rechts-Shunt (\%)} = \frac{C_{O_2} \text{ Lungenarterie} - C_{O_2} \bar{v}}{C_{O_2} \text{ Lungenvene} - C_{O_2} \bar{v}} \cdot 100\%$$

Bei monodirektionalem Shunt gilt natürlich

Links-rechts-Shunt = Lungenzeitvolumen − Körperzeitvolumen.

Bei bidirektionalem Shunt gilt

Körperzeitvolumen + Links-rechts-Shunt = Lungenzeitvolumen + Rechts-links-Shunt.

Farbstoffverdünnungsmethode

Bei dieser Methode wird eine bekannte Menge Farbstoff stoßartig in die Zirkulation
eingespritzt und seine Konzentration c (t) stromabwärts, z.B. an einer Arterie oder am
hyperämisierten Ohr, fortlaufend registriert (Hegglin et al. 1962). Die arterielle Konzentration steigt nach der kürzesten Reisezeit von Injektions- zum Registrierort all-
mählich an bis zu einer Gipfelkonzentration, um dann etwas langsamer abzufallen. In
einem offenen System würde sie exponentiell die Nullinie erreichen. Im geschlossenen
System des Blutkreislaufes steigt die Konzentration infolge Rezirkulation des Farbstoffes wieder an. Da für die Berechnung des Durchflusses die Konzentration bei der
ersten Passage der Farbstoffpartikel am Meßort zählt, muß die Rezirkulation durch eine semilogarithmische Extrapolation des Verdünnungsschenkels ausgeschaltet werden. Dies kann durch Übertragung der Konzentrationen in halblogarithmischen Maß-
stab und Rückübertragung des Verdünnungsschenkels in die lineare Konzentration-
schreibung erfolgen. So erhält man die Primärkurve, d.h. die Konzentrations-Zeit-
kurve, wie sie ohne Rezirkulation entstehen würde. Durch Annäherung von Injek-
tions- und Registrierort fällt die Konzentration praktisch auf Null bevor die Rezirku-
lationswelle einsetzt. Das Zeitvolumen Q berechnet sich aus dem Quotienten aus
injizierter Indikatormenge m und der Fläche der Primärkurve.

$$Q = \frac{m}{\int c\,(t) dt}$$

Anders ausgedrückt das Zeitvolumen entspricht dem Volumen, das während der ersten Passagezeit auf die mittlere Konzentration $\bar{c}$ angefärbt wurde.

$$Q = \frac{m}{\bar{c} \cdot t}$$

Der am meisten verwendete Farbstoff ist das Cardiogreen (Indocyanin), das gut was-
serlöslich ist (Fox u. Wood 1960; Wood 1962). Beim Stehenlassen in wässeriger Lösung
nimmt seine Extinktion in 24 h ca. 10 % ab. Im Blut und Plasma ist es jedoch stabil, da
es sich locker an Albumine bindet. Es wird oft auch zur Messung der Leberdurchblu-
tung verwendet, da es schon bei einmaliger Passage durch die Leber praktisch vollständig eliminiert wird. Beim Lebergesunden sind nach 20 min nur noch ca. 3 % im
Blut vorhanden (Caesar et al. 1960), weshalb sich Cardiogreen ausgezeichnet für wiederholte Bestimmungen des Herzminutenvolumens eignet.

 Evansblau, ein anderer Farbstoff, bleibt hingegen sehr lange in der Blutbahn, da er
fest an Albumine gebunden wird; es eignet sich deshalb zur Plasmavolumenbestim-
mung (Gibson u. Evans 1937).

Kalibrierung

Bei Verwendung von Cardiogreen werden z. B. 0,1 mg mit 10 ml des Patientenblutes
versetzt und gut gemischt, so daß eine Konzentration von 10 mg/l entsteht, die ab-
wechselnd mit ungefärbtem Blut durch die Farbstoffküvette gesaugt wird. Zur Herzminutenvolumenmessung genügt die Injektion von 2–5 mg Cardiogreen in Abhängigkeit, ob die Injektion zentral oder peripherer erfolgt.

Aus einer Indikatorverdünnungskurve läßt sich auch das zwischen Injektions- und Registrierort befindliche Blutvolumen berechnen (Kritik bei Doriot et al. 1996). Dieses ist nach Zierler et al. (1962) das Produkt von Zeitvolumen Q und mittlerer Zirkulationszeit $\bar{t}$.

$$V = Q \cdot \bar{t} = Q \cdot \frac{\int c(t) \, t \, dt}{\int c(t) dt}$$

Die mittlere Zirkulationszeit erhält man auch durch Suchen der Gleichgewichtsachse der ausgeschnittenen Farbstoffkurve senkrecht zur Zeitachse.

Rechts-links-Shunt

Die Farbstoffmethode erlaubt kleinste Rechts-links-Shunts, die mittels Sauerstoffsättigung nicht faßbar sind, nachzuweisen und zu quantitieren. Infolge Wegverkürzung erscheint der geshuntete Anteil des venös eingespritzten Farbstoffes unter Umgehung des Lungenkreislaufes vorzeitig am Registrierort. Wegen der geometrischen Ähnlichkeit der Kurven des Shuntanteils und der Lungenpassage werden die Dreiecke aus Konzentrationsmaximum und Konzentrationszeit zueinander in Beziehung gesetzt (Swan et al. 1953), um den Shunt zu berechnen.

Links-rechts-Shunt

Da ein Teil des Farbstoffes nach der ersten Lungenpassage über die abnorme Verbindung wiederholt in den rechtsseitigen Herzabschnitt geshuntet wird, erscheint dieser verspätet am arteriellen Registrierort und bewirkt im Verdünnungsschenkel der Farbstoffkurve wiederholt Lungenrezirkulationswellen, welche gesamthaft den Verdünnungsschenkel verlängern und sich der Körperrezirkulationswelle überlagern. Die Berechnung, erfolgt nach Carter et al. (1960). Links-rechts-Shunts unter 20 % können bei diesem Vorgehen infolge Überlagerung nicht sicher erfaßt werden. Kleinste Links-rechts-Shunts lassen sich aber bei linksseitiger Injektion und Messung in der A. pulmonalis nachweisen.

Thermodilutionsmethode

Die Thermodilutionsmethode ist eine Indikatorverdünnungsmethode, wobei die Kältemenge (= negative Kalorien) dem diffusiblen Indikator entspricht und die stromabwärts gemessene Temperaturänderung der Konzentration. Diese Methode durch Injektion von kalter physiologischer Kochsalz- oder Dextroselösung ist die heute am häufigsten verwendete Zeitvolumenmessung (Ganz u. Swan 1972). Zwischen Injektionsort und Meßort soll möglichst kein Indikator irreversibel verloren gehen, d.h. es kann wohl ein Kälteabstrom vom Blut zur Gefäßwand erfolgen, aber das nachfolgende Blut soll diese negative Wärme wieder quantitativ aufnehmen. Dies gilt für große Venen und Arterien, das rechte und das linke Herz und auch den Lungenkreislauf, dessen Kapillarsystem durch die Bronchialzirkulation auch gegen kalte Einatmungsluft außerordentlich gut isoliert ist (Arfors et al. 1971). Hingegen wird im Körperkreislauf

die Kälte beinahe vollständig aufgewärmt, so daß praktisch keine Rezirkulation von
der Peripherie erfolgt. Somit entfällt die Extrapolation, denn die Temperaturkurve
erreicht wieder ihren Ausgangswert. Um nur kleine Volumen zu injizieren ist Kochsalzlösung von tiefer Temperatur solcher von Raumtemperatur vorzuziehen. Die
Quantitierung des Injektats ist bei der Thermodilution tückerreicher, die Temperaturmessung aber einfach und genau. Die heutigen Thermodilutionssysteme erlauben
eine direkte Messung der Injektattemperatur durch einen im Katheterlumen nahe der
Katheteröffnung plazierten Thermistor und natürlich die Temperaturmessung stromabwärts nach weitgehender Mischung mit dem Blut. Meist wird die kalte Lösung in
den rechten Vorhof eingespritzt und die Mischtemperatur in der A. pulmonalis registriert (Ganz et al. 1971a).

Das Herzzeitvolumen berechnet sich wie folgt:

$$Q \, (\text{I/min}) = \frac{3}{50} \cdot \frac{V_I \cdot (T_B - T_I) \cdot S_I \cdot C_I}{\int \Delta T_B(t) dt \cdot S_B \cdot C_B}$$

dabei bedeuten:

V_I Injektionsvolumen in ml,
T_B Bluttemperatur in °C,
T_I mittlere Injektatstemperatur an der Katheteröffnung in °C,
S_I, S_B Dichte von Injektat und Blut in g/ml,
C_I, C_B spezifische Wärme von Injektat und Blut in cal/g °C.

Das Produkt von S_B und C_B beträgt 0,91 cal/ml °C und ist über weite Bereiche des
Hämatokrits konstant. Das Produkt von S_I und C_I beträgt 1 für physiologische Kochsalzlösung und 0,983 cal/ml °C für 5 %ige Dextroselösung (Ganz und Swan 1972). Die
Thermodilutionsmethode hat den großen Vorteil, daß kein Blut entnommen werden
muß, und daß infolge der minimalen Rezirkulation Zeitvolumenmessungen alle ca.
20 s ohne Extrapolationsprobleme erfolgen können.

Die Thermodilution unter kontinuierliche Infusion von kalter Kochsalzlösung hat
sich ebenfalls gut bewährt zur Messung des Zeitvolumens durch einzelne Gefäße, z. B.
durch den Koronarsinus (Ganz et al. 1971b). Die möglichst vollständige Mischung von
Blut und Injektat ist auch bei dieser Methode Voraussetzung, was durch düsenartige
Injektion mit Turbulenzerzeugung erreicht wird. Die Formel für den lokalen Blutfluß
lautet:

$$Q_B = Q_I = \frac{S_I \cdot C_I}{S_B \cdot C_B} \cdot \frac{T_M - T_I}{T_B - T_M}$$

Q_B Blutfluss in ml/min,
Q_I Infusionsgeschwindigkeit in ml/min,
T_M Mischtemperatur in °C,
T_I Injektattemperatur in °C,
T_B Bluttemperatur in °C
(übrige Abkürzungen wie bei vorheriger Formel).

Berechnung von Widerständen und Klappenöffnungsflächen

Wechselstromwiderstand

Das Verhältnis von Druck und Fluß wird allgemein als Widerstand eines Gefässbettes bezeichnet. Da Druck und Fluß sich im Kreislauf periodisch und nicht in Phase ändern, und weil das vaskuläre Bett ein nicht lineares, elastisches und frequenzabhängiges System darstellt, ist keine einfache umfassende Definition des Wechselstromwiderstandes möglich.

Um den resistiven, konduktiven und kapazitiven Charakteristika des Gefäßsystems gerecht zu werden, wird in Anlehnung an die Verhältnisse bei Wechselstrom der Begriff Gefäßimpedanz verwendet (Nichols et al. 1977). Unter der vaskulären Impedanz versteht man das instantane Verhältnis von pulsatilem Druckgradient und pulsatilem Fluß. Da die Impedanz von der Frequenz abhängig ist, erfordert ihre Messung die Analyse der harmonischen Komponenten von Druck und Fluß. Der so kalkulierte Impedanz-Modulus wird dann als Spektrum in Funktion der Frequenz ausgedrückt. Obwohl bei wissenschaftlichen Studien und für pathophysiologische Fragestellungen interessant wird der Wechselstromwiderstand in der Routine meist vernachlässigt.

Statischer Widerstand

Bei der Abklärung von klinischen Krankheitsbildern durch Herzkatheterisierung begnügt man sich damit, den Widerstand R als Quotient aus mittlerem Druckgradienten Δp und mittlerem Fluß Q als statischer oder Gleichstromwiderstand zu berechnen.

$$R = \frac{\Delta p}{Q}$$

Es ist wertvoll, sich dabei des Poiseulleschen Gesetzes zu erinnern, das für laminaren Fluß idealer Flüssigkeit mit der Zähigkeit η in einem starren zylindrischen Rohr mit der Länge l und dem Radius r aufgestellt wurde. Dabei beträgt der Widerstand

$$R = \frac{8\,\eta\,l}{\Pi \cdot r^4}$$

Die Gefäßweite ist demnach der wichtigste Faktor des Widerstandes, da der Radius in der 4ten Potenz eingeht.

Wird die Druckdifferenz in den nicht kohärenten Einheiten mmHg und der Durchfluß in l/min eingesetzt, so ergeben sich sog. Resistenzeinheiten oder Woodsche Einheiten. Im CGS-System, wo der Druck in dyn/cm^2 und der Durchfluß in ml/s angegeben wird, lautet die Einheit des Widerstandes $dyn \cdot s \cdot cm^{-5}$. Die Umrechnung von mmHg und l/min in das CGS-System erfolgt nach der Formel

$$R\,(dyn \cdot s \cdot cm^{-5}) = 80 \cdot \frac{\Delta p\,(mmHg)}{Q\,(l/min)}$$

Soll das SI-System verwendet werden, wo der Druck in Pa und der Fluß in l/s angegeben werden, ergibt sich der Widerstand durch Multiplikation des $dyn \cdot s \cdot cm^{-5}$ Wertes mit dem Faktor 100.

In der adulten Kardiologie wird meistens das CGS-System verwendet. Der Widerstand des Körperkreislaufes R_K berechnet sich wie folgt:

$$R_K = \frac{\bar{P}\,\text{aorta} - \bar{P}\,\text{rechter Vorhof}}{\text{Körperzeitvolumen}}$$

Normwerte = 1200 ± 300 (± 1 SD) dyn·s·cm^{-5}.
Der vaskuläre Lungenwiderstand R_L errechnet sich nach der Formel

$$R_L = \frac{\bar{P}\,\text{A. pulmonalis} - \bar{P}\,\text{linker Vorhof}}{\text{Lungenzeitvolumen}}$$

Der Pulmonalkapillardruck kann den Druck im linken Vorhof ersetzen. Normwerte = 80 ± 30 (± 1 SD) dyn·s·cm^{-5}.

Der totale Lungenwiderstand sollte unseres Erachtens als Begriff nicht mehr aufrechterhalten werden, da er nicht zwischen Lunge und linkem Herz differenziert.

Sollten Widerstände bei verschiedenen Individuen verglichen werden, so ist es zweckmäßig, mit dem Widerstandsindex zu operieren, was besonders in der pädiatrischen Kardiologie notwendig ist.

$$\text{Widerstandindex} = \frac{\text{Druckgradient}}{\text{Cardiac index}}$$

Klappenöffnungsfläche

Bei physiologischem Durchfluß entstehen an normalen Klappen nur minimale Druckgradienten, welche sich mit flüssigkeitsgefüllten Kathetern nicht nachweisen lassen. Mit Katheterspitzenmanometern sind jedoch auch unter Ruhebedingungen kleine phasische Gradienten nachweisbar, welche durch die Beschleunigung bzw. Verzögerung des Blutes zustande kommen (z. B. frühsystolischer Gradient zwischen Kammer und entsprechendem großem Gefäß, der sich im späteren Teil der Systole vor dem Klappenschluß umkehrt). Diese minimalen Gradienten haben somit keinerlei pathologische Bedeutung.

Bei der hypertrophen Kardiomyopathie können auch größere intraventrikuläre Gradienten (obstruktive Form) vorkommen. Abbildung 1-3 zeigt die mittels Katheterspitzenmanometer gemessenen Drücke in der Spitze des linken Ventrikels, im Ausflußtrakt und in der Aorta ascendens, wobei der Druckgradient bei Extrasystolen und in Funktion der vorangehenden Diastolendauer variiert.

Der Berechnung von Öffnungsflächen stenotisch veränderter Herzklappen liegen das Gesetz von Toricelli und die Kontinuitätsgleichung zu Grunde.

Das Gesetz von Toricelli ist ein Spezialfall des Energiesatzes (Umwandlung von potentieller in kinetische Energie ohne Reibungsverlust). Die Geschwindigkeit v, mit welcher eine Flüssigkeit eine kreisförmige Öffnung verläßt, welche die Höhe h unterhalb des Flüssigkeitsniveaus liegt, ist der Quadratwurzel aus dieser Höhe proportional.

$$m \cdot g \cdot h = \tfrac{1}{2} m v^2$$
$$v = \sqrt{2 g h}$$

g Erdbeschleunigung

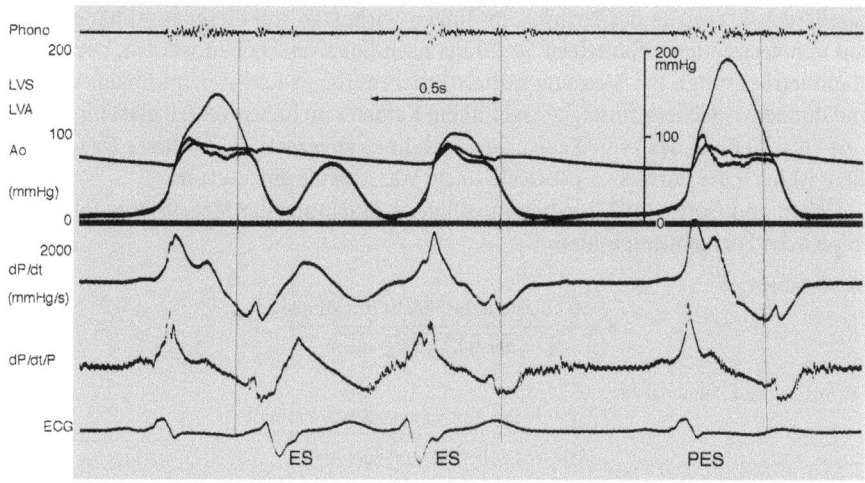

Abb. 1-3. Tipmanometerdrücke nahe der Spitze des linken Ventrikels (transseptal, *LVS*), im Ausflußtrakt desselben (*LVA*) und in der Aorta ascendens (*Ao*) bei einem 35jährigen Chemiker mit hypertropher Kardiomyopathie mit Obstruktion. Bei Sinusrhythmus besteht ein deutlicher Druckgradient zwischen Ventrikelspitze und Aorta, während im Ausflußtrakt nur im Anfangsteil der Systole ein geringer positiver Gradient zur Aorta besteht, während im späteren Bereich der Systole ein Venturi-Effekt überwiegt. Ventrikuläre Extrasystolen (*ES*) öffnen die Aortenklappe nicht oder nur geringgradig in Funktion der vorangehenden Diastolenlänge. Der postextrasystolische Schlag (*PES*) zeigt eine deutliche Zunahme der Gradienten infolge Potenzierung der Kontraktionskraft. Übrige Kurven und Abkürzungen gleich wie in Abb. 1-2

Die Kontinuitätsgleichung folgt aus der Tatsache, daß Flüssigkeiten inkompressibel sind und besagt, daß die Geschwindigkeit einer Flüssigkeit an jedem Ort dem Querschnitt A indirekt proportional ist.

$$Q = A_1 \cdot v_1 = A_2 \cdot v_2 = A \cdot v$$

Die Klappenöffnungsfläche A berechnet sich demnach unter Vernachlässigung der Reibung im CGS-System

$$A = \frac{Q}{v} = \frac{Q}{\sqrt{2g} \cdot \sqrt{h}} = \frac{Q}{44{,}5 \sqrt{h}}$$

Als Durchflussung muß das Schlagvolumen in ml (evtl. vermehrt durch das durch Klappe rückgeströmte Volumen pro Schlag) dividiert durch die Öffnungszeit in s der entsprechenden Klappe eingesetzt werden. Arbeitet man mit dem Herzminutenvolumen (und verläßt man somit das CGS-System), so wird die Klappenöffnungszeit pro Minute als Produkt aus mittlerer Herzfrequenz und mittlerer diastolischer Füllzeit für Segelklappenstenosen, als Produkt aus Herzfrequenz und mittlerer Austreibungszeit bei Taschenklappenstenosen bestimmt.

Der Druckgradient soll direkt stromaufwärts und stromabwärts von der veränderten Klappe mit äquisensitiven Transducern gemessen und planimetriert werden.

Mißt man z. B. mit konventionellen Kathetern bei Mitralstenose den Pulmonalkapillardruck anstelle des Druckes im linken Vorhof, so soll dieser in Abhängigkeit von den verwendeten Kathetern 50–70 ms nach links verschoben werden, bevor die Planimetrie erfolgt. Bei Messung mittels Brockenbrough-Katheter im linken Vorhof und dünnem, weichem, flüssigkeitsgefülltem Katheter im linken Ventrikel ist hingegen eine Verschiebung des Ventrikeldruckes nach links angezeigt. Der mittlere Druckgradient ist nach der Formel von Toricelli in cm Wassersäule einzusetzen.

Cohen und Gorlin (1972) haben in völliger Mißachtung der Meßsysteme folgende empirische Formeln empfohlen:

Für Mitralstenose:

$$A = \frac{Q \,/\, \text{diastolische Füllzeit pro Minute}}{38 \cdot \sqrt{\text{diastol. Druckgradient}}}.$$

Für Aorten- und Pulmonalstenose:

$$A = \frac{Q \,/\, \text{systolische Austreibungszeit pro Minute}}{44{,}5 \, \sqrt{\text{systolischer Druckgradient}}}.$$

Dabei wird A in cm², der Durchfluß Q in ml/min, die Austreibungs- oder Füllzeit in s/min, der mittlere Druckgradient in mmHg und die Konstante dimensionslos angegeben, obwohl sie sich als Wurzel aus einer Beschleunigung ($cm^{1/2} \cdot s^{-1}$) ergibt. Nachdem Hinweise vorliegen, daß die so kalkulierte Mitralklappenöffnungsfläche (Bolen et al. 1975) und auch die Aortenklappenöffnungsfläche (Cannon et al. 1985) bei höherem Herzminutenvolumen einen größeren Wert ergibt, ist eine berechtigte Zurückhaltung gegenüber allen „Korrekturfaktoren" am Platze.

Abbildung 1-4 zeigt die Verhältnisse bei einer reinen Aortenklappenstenose.

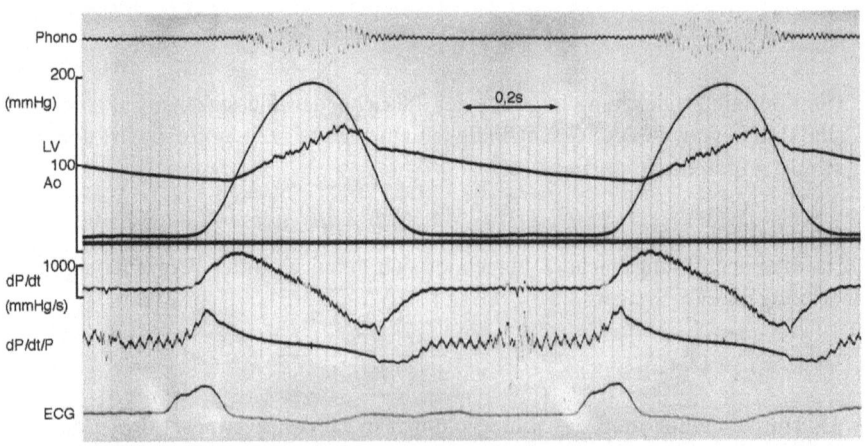

Abb. 1-4. Tipmanometerdrücke im linken Ventrikel und in der Aorta ascendens bei einem 67jährigen Ingenieur mit reiner schwerer Aortenklappenstenose bei Linksschenkelblock und AV-Block I. Grades Bei einem mittleren Druckgradienten von 54 mmHg berechnet sich bei einem relativ niedrigen Herzminutenvolumen nach Fick von 4,9 l/min (Körperoberfläche 1,97 m²!) einer Austreibungszeit von 0,265 s und einer Herzfrequenz von 68/min eine Aortenklappenöffnungsfläche von 0,8 cm² (=0,4 cm²/m²), was einer ausgeprägten Einengung entspricht. Übrige Kurven und Abkürzungen wie in Abb. 1-2

Klappeninsuffizienzen und kombinierte Vitien

Druckmessungen können Anhaltspunkte für Klappeninsuffizienzen geben. Eine Segelklappeninsuffizienz führt zu erhöhter Blutdruckamplitude in der Aorta oder der A. pulmonalis, und eine überhöhte v-Welle im Vorhof weist auf eine Segelklappeninsuffizienz hin. Das Druck-Volumen-Diagramm einzelner Herz- und Gefäßabschnitte kann aber bei verschiedenen Pathologien und altersabhängig deutlich variieren. Bei der Mitralinsuffizienz z. B. ist die Höhe der v-Welle im linken Vorhof stark von der individuellen Druck-Volumen-Relation von Vorhof und Lungenvenen abhängig.

Eine korrekte Erfassung des Schweregrades einer Klappeninsuffizienz ist durch die Messung der Regurgitationsfraktion bzw. des Rückstromvolumens an der undichten Klappe gegeben. Die Regurgitationsfraktion ist als Quotient von Rückstromvolumen und totalem Schlagvolumen definiert.

Die angiokardiographische Volumenmessung kombiniert mit einer Vorwärtszeitvolumenmessung bietet sich zur Regurgitationsmessung an, falls nicht gleichzeitig Taschen- und Segelklappen des linken oder rechten Herzens undicht sind. Das totale Schlagvolumen wird durch angiokardiographische Volumenmessung als Differenz von enddiastolischem und endsystolischem Ventrikelvolumen bestimmt. Die Differenz zwischen totalem Schlagvolumen und Vorwärtsschlagvolumen, welches mittels Fickschem Prinzip, Farbstoff- oder Thermodilutionsmethode bestimmt wird, entspricht dem Regurgitationsvolumen pro Schlag. Natürlich soll bei solchen Messungen ein Steady-state bestehen und Phasen mit Extrasystolen müssen ausgeschlossen werden.

Die Thermodilutions- oder Farbstoffmethode mit Registrierung der Indikatorkonzentration stromaufwärts und stromabwärts von der undichten Klappe erlaubt ebenfalls die Quantitierung des Refluxes, und zwar selbst bei Doppelklappeninsuffizienzen des linken oder rechten Herzens. Dabei wird z. B. bei Aortenklappeninsuffizienz der Indikator durch einen Katheter mit Seitenlöchern knapp über die Aortenklappe infundiert und seine Konzentration im linken Ventrikel und in der Aorta descendens fortlaufend registriert (s. Abb. 1-5a). Bei undichter Mitralklappe wird entsprechend verfahren, d. h. der Indikator wird in den linken Ventrikel infundiert und dessen Konzentration im linken Vorhof und in der Aorta gemessen.

Wenn Q_V das Vorwärtszeitvolumen,

$\quad\quad Q_R$ das Rückwärtszeitvolumen,

$\quad\quad F_A$ die Fläche der Indikatorverdünnungskurve stromaufwärts von der undichten Klappe,

$\quad\quad F_B$ die Fläche der Indikatorverdünnungskurve stromabwärts von der undichten Klappe ist,

so ist die regurgitierte Indikatormenge das Produkt $Q_R \cdot F_B$. Die Indikatormenge, welche die Klappe in normaler Strömungsrichtung wiederum durchfließt, ist $(Q_V + Q_R) \cdot F_A$. Da schlußendlich der ganze regurgitierte Indikator wiederum die insuffiziente Klappe in normaler Strömungsrichtung durchfließt, gilt $Q_R \cdot F_B = (Q_V + Q_R) \cdot F_A$. Das Regurgitationsvolumen beträgt demnach

$$Q_R = Q_V \cdot \frac{F_A}{F_B - F_A}$$

a Aortale Regurgitation

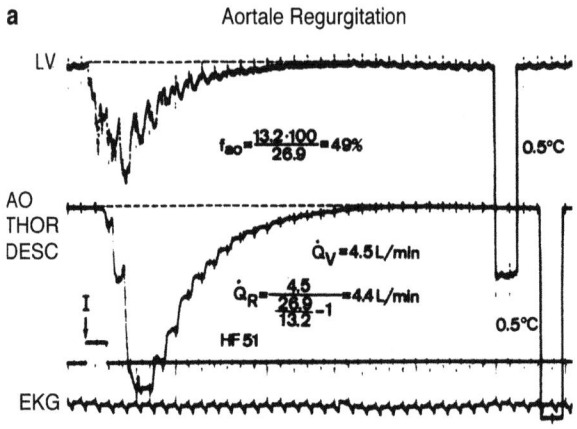

b Doppelreflux AO.ASC. → LA

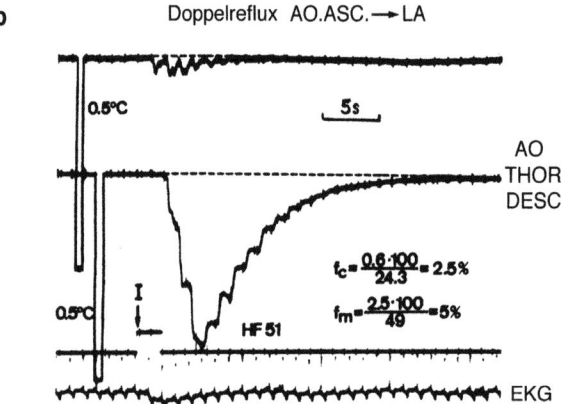

Abb. 1-5a, b. Messung der Regurgitationsfraktion mittels Thermodilution bei einem 62jährigen Landwirt mit kombiniertem Aortenvitium und minimaler Mitralinsuffizienz. Aufgezeichnet sind die Temperaturkurven im linken Ventrikel (*LV*), im linken Vorhof (*LA*) und in der absteigenden Aorta (*AO THOR DESC*) während Infusion (*I*) von 10 ml kalter Kochsalzlösung in die Aorta ascendens 2 cm über den Aortenklappen sowie das EKG. Zur Messung der Temperatur dienen Thermistoren, welche auf die gleiche Sensitivität abgeglichen wurden (s. Eichausschläge von 0,5 °C). a Der Thermistor LV wurde transseptal durch einen Brockenbrough-Katheter in die Mitte des linken Ventrikels plaziert. Der Vergleich der Flächen der Temperatur-Zeit-Kurven ergibt eine aortale Regurgitationsfraktion (f_{ao}) von 0,49, was bei einem Vorwärtszeitvolumen (Q_V) von 4,5 l/min einem Rückstrom an der Aortenklappe von 4,4 l/min entspricht. Man beachte, daß der Patient relativ bradykard ist (Herzfrequenz 51/min). **b** Der Brockenbrough-Katheter mit dem Thermistor wurde in den linken Vorhof zurückgezogen und ca. 2 cm oberhalb der Mitralklappe plaziert. Die Kochsalzinfusion in die ascendierende Aorta hat trotz der bedeutenden Aorteninsuffizienz infolge geringer Mitralinsuffizienz nur eine leichte Abkühlung im linken Vorhof zur Folge (Doppelreflux *AO.ASC.* → *LA*). Die kombinierte Regurgitationsfraktion (f_c) beträgt 0,025, was einer mitralen Regurgitationsfraktion (f_m) von 0,05 entspricht ($f_m = f_c/f_{ao}$)

Voraussetzung für solche Berechnungen ist allerdings eine vollständige Mischung von Blut und Indikator, so daß aus der Bewegung des Indikators quantitativ auf die Blutbewegung geschlossen werden darf. Daß diese Bedingung nicht immer erfüllt ist, läßt sich in angiokardiographischen und echokardiographischen Studien zeigen. Der Plazierung des stromaufwärts von der insuffizienten Klappe gelegenen Meßkatheters kommt deshalb besondere Bedeutung zu.

Da die Regurgitationsfraktion f wie oben ausgeführt als Quotient von Rückstromvolumen zu totalem Zeitvolumen definiert ist, ergibt sich:

$$f = \frac{Q_R}{Q_R + Q_V} = \frac{F_A}{F_B}$$

Die Regurgitationsfraktion ist also durch das Verhältnis der Primärkurven beiderseits der undichten Klappe gegeben. Sie kann als Quotient oder in % ausgedrückt werden.

Bei Doppelklappeninsuffizienz (z. B. Aorten- und Mitralinsuffizienz) kann die Regurgitation einzeln oder kombiniert (Infusion Aorta ascendens Registrierung im linken Vorhof) bestimmt werden. Die Abb. 1-5a und 1-5b zeigt ein Beispiel eines Patienten mit Aortenvitium und Mitralinsuffizienz, welcher mittels Thermodilution kombiniert über beide Klappen abgeklärt wurde, da es nicht gelang den Infusionskatheter durch die Aortenstenose in den linken Ventrikel zu plazieren. Die kombinierte Regurgitationsfraktion f_c entspricht dem Produkt aus der aortalen (f_{ao}) und der mitralen (f_m) Regurgitationsfraktion.

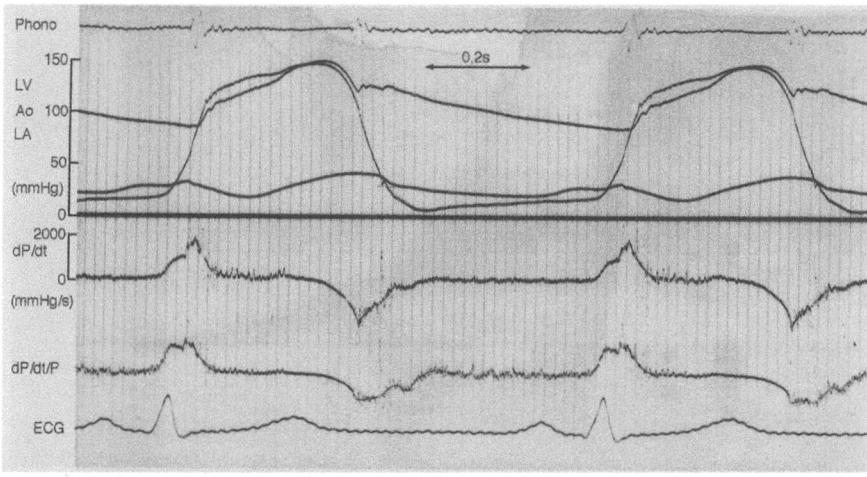

Abb. 1-6. Tipmanometerdruckkurven im linken Vorhof, linken Ventrikel und in der Aorta bei einer 33jährigen Hausfrau mit mäßiger Mitralstenose, geringgradiger Mitralinsuffizienz und einer Aortenklappe mit geringgradig vermehrtem nur frühsystolischem Gradienten. Der mittlere Druckgradient an der Mitralklappe in der Diastole beträgt 11 mmHg, das Herzminutenvolumen beträgt 5,5 l/min, die mitrale Regurgitationsfraktion mittels Thermodilution 0,08, was ein Regurgitationsvolumen von 0,5 l/min und ein totales diastolisches Stromvolumen durch die Mitralklappe von 6 l/min ergibt. Bei einer Diastolendauer von 0,445 s und einer Herzfrequenz von 70/min errechnet sich eine Mitralklappenöffnungsfläche von 1,5 cm². Übrige Kurven und Abkürzungen wie in Abb. 1-2

Die Abb. 1-6 zeigt das Beispiel einer Mitralstenose mit minimer Mitralinsuffizienz, wobei die Messung aller Drücke (linker Ventrikel, linker Vorhof und Aorta ascendens) mit Katheterspitzenmanometern erfolgte.

Komplikationen

Planung einer Herzkatheterisierung

Jeder Herzkatheterisierung muß eine klare Indikationsstellung und sequentielle Planung vorausgehen, welche der klinischen Fragestellung entspricht. Der Katheteriseur sollte, am besten am Vorabend, die Akten studieren, den Patienten begrüßen, ihn klinisch untersuchen und ihn über den Hergang der Katheterisierung orientieren. Das gegenseitige Gespräch dient nicht nur der Kontaktnahme sondern vor allem der Vertrauensbildung. Die vorherige Abgabe einer Broschüre und die Diskussion über offene Fragen in gelöster Atmosphäre kann falsche Vorstellungen korrigieren und Ängste abbauen. Der Patient muß jedoch über die Möglichkeit von Komplikationen orientiert

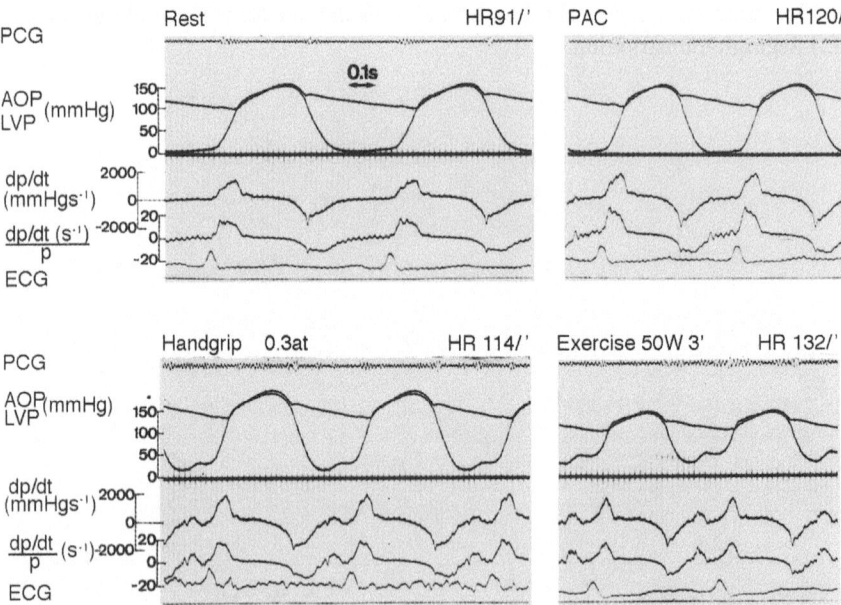

Abb. 1-7. Tipmanometerkurven im linken Ventrikel (*LVP*) und in der Aorta ascendens (*AOP*) bei einem 60jährigen Handlanger mit schwerer koronarer Dreigefäßerkrankung und stiller Ischämie bei verschiedenen Belastungen. Die Messungen erfolgen in Ruhe (*REST*) und unter Vorhofstimulation (*PAC*) mit 120 Schlägen/min. Unter Handgrip während 3 min und 3 atü steigt der systolische und der enddiastolische Druck im Ventrikel deutlich an. Unter Ergometriebelastung von nur 50 Watt während 3 min sinkt der arterielle Druck infolge peripherer Vasodilatation und verschlechterter Ventrikelfunktion, v. a. steigt der enddiastolische Druck im linken Ventrikel auf über 50 mmHg, was zu schwerer Dyspnoe, bei der stillen Ischämie aber nicht zu Schmerzen führt (*HR* Herzfrequenz), Übrige Kurven und Abkürzungen wie in Abb. 1-2

sein. In den meisten Ländern muß der Patient seine Einwillung zur Untersuchung durch seine Unterschrift geben.

Bei der Aufstellung des Planes für die Katheterisierung sollen folgende Gesichtspunkte berücksichtigt werden: Ist eine Prämedikation notwendig? Endokarditis- oder Allergieprophylaxe? Die Hämodynamik sollte zunächst unter möglichst basalen Bedingungen registriert werden, d.h. Druckmessungen in den verschiedenen Herzhöhlen und Gefäßen sowie Blutentnahmen zur Sauerstoffgehaltmessung vor Thermodilution und Farbstoffverdünnung. Dann folgen eventuell Provokationsteste. Die Abb. 1-7 zeigt den Effekt von verschiedenen Streßtests auf die Druckwerte in linkem Vorhof, linkem Ventrikel und Aorta ascendens bei schwerer Koronargefäßerkrankung. Die Injektion von Kontrastmittel in Herzhöhlen, Gefäße und vor allem die Koronarien erfolgt abschließend, wobei immer im Gedächtnis behalten werden soll, daß die für die Diagnose und Therapie essentiellen Befunde auf jeden Fall erhoben werden müssen.

Komplikationen bei Herzkatheterisierung

Die Eröffnung und das Einbringen von Fremdmaterial in das Herz-Kreislaufsystem ist leider nicht immer frei von Komplikationen.

Die drei wesentlichen Komponenten der wichtigsten Komplikationen der invasiven Kardiologie sind:

1. der Zustand des Patienten, d.h. Art und Grad seiner Erkrankung
2. der durchgeführte Eingriff
3. die Erfahrung des Herzkatheterteams.

Umsichtiges Vorgehen

Der Zustand des Patienten wird durch den klinischen Status und die Voruntersuchungen dokumentiert. Falls keine notfallmäßige Indikation besteht, sollte der Patient durch Anpassung der medikamentösen Therapie vor der Herzkatheterisierung in einen optimalen Zustand gebracht werden. Hypertonie, Elektrolytstörungen, Arrhythmien, Dekompensation, Anämie und Infektionen müssen zunächst bekämpft werden. Ein kürzlich durchgemachter zerebraler vaskulärer Insult bildet wie die erwähnten Zustände eine relative Kontraindikation. Falls trotz relativer Kontraindikationen katheterisiert werden muß, ist größte Sorgfalt am Platz, und die Untersuchung sollte vom Erfahrensten in der Gruppe durchgeführt werden. Bei einem dekompensierten Patienten z.B. muß die Untersuchung möglichst kurz dauern und ein Minimum von (nichtionischem) Kontrastmittel verwendet werden. Vor der Einspritzung größerer Kontrastmengen mittels Injektionspumpe muß eine Probeinjektion von 2-3 ml erfolgen, da auf diese Weise intramyokardiale Injektionen vermieden und ungünstige Katheterlagen, die zu Rhythmusstörungen führen, korrigiert werden können. Bei Verdacht auf Stenose des Hauptstamms der linken Koronararterie soll zunächst eine nichtselektive Injektion in den linken Sinus der Aorta oder eine ostiale Injektion in anteroposteriorer Projektion erfolgen. Die erste Injektion in die rechte Koronararterie soll immer langsam erfolgen, da die Spitze des Judkinskatheter evtl. im Konusast liegt.

Vaskuläre Komplikationen können durch genaue Beachtung des Koagulationsstatus, vor allem aber durch gute Punktionstechnik und große Sorgfalt beim Vorschieben der Führungsdrähte und Katheter unter Durchleuchtung und Druckkontrolle vermindert werden. Einer genügend langen Kompression der Arterie und der Disziplin der Patienten kommt ebenfalls Bedeutung zu.

Alte Patienten haben wegen ihrem Gefäßstatus generell ein etwas erhöhtes Risiko, was auch für die Schwere der Koronarkrankheit gilt. Die retrograde Katheterisierung schwerer Aortenstenosen, insbesondere falls mit Koronarsklerose kombiniert, hat nicht selten Komplikationen, so daß wir transseptal vorgehen oder evtl. auf invasive Abklärung des linksventrikulären Druckes und der Funktion verzichten. Patienten der NYHA-Klasse IV, die mit schlechter linksventrikulärer Funktion teilweise korreliert, haben wegen der eingeschränkten Reserve generell ein zehnmal höheres Mortalitätsrisiko als Patienten der Klasse I oder II. Auch bei Patienten mit ausgeprägter pulmonaler Hypertonie ist überaus schonendes Vorgehen bei der Passage des rechten Ventrikels angezeigt, weshalb wir die Katheterisierung mit Ballonkatheter und vorzugsweise vom linken Arm aus durchführen.

Generell ist bei der Herzkatheterisierung und Angiographie ein äußerst genaues und gewissenhaftes Vorgehen mit peinlicher Aufmerksamkeit auf viele kleine Zeichen und Details vorteilhaft (häufiges Spülen der Katheter, ständige Beobachtung des Druckes an der Katheterspitze und Überwachung des EKG in mindestens 3 Ableitungen). Durch rasches Reagieren bei Bradykardie (Atropin, Pacemaker!) oder andern Rhythmusstörungen (Defibrillation vorbereitet!), freigebige Verwendung von Nitroglyzerin bei Koronarerkrankungen, und Volumengabe können schwerwiegende Komplikationen oft verhindert werden.

Interventionelle Methoden haben naturgemäß eine größere Komplikationsrate als rein diagnostische Verfahren. Bei PTCA soll generell überlegt werden, wie die Pumpfunktion aussieht, falls das entsprechende Gefäß sich verschließen würde. Bei großen gefährdeten Myokardarealen, vor allem bei Interventionen nach einem oder mehreren Infarkten (am letzten Gefäß, das gesundes Myokard versorgt!) und Kontraindikationen zur chirurgischen Behandlung kann die intraaortale Ballonpumpe, vor allem aber der prophylaktische und therapeutische Einsatz einer Linksherz- oder veno-arteriellen Pumpe (perkutaner Bypass) während der Dilatation oder des Stenteinsatzes gute Dienste leisten (Smalling et al. 1989; Shawl et al. 1969).

Da bei vielen schweren Erkrankungen z.B. im Koronarbaum nur die invasive Abklärung Klarheit verschafft und nur sie die Tür zur interventionellen oder chirurgischen Therapie öffnet, muß das Risiko im Einzelfall mit dem Patienten besprochen und nach gemeinsamer Entscheidung durch umsichtiges, verantwortungsbewußtes Vorgehen so klein wie nur möglich gehalten werden.

Komplikationsstatistiken

Größere neuere Statistiken über Komplikationen sind eher selten. Wenn sie nicht prospektiv aufgestellt wurden, ist ihr Wert beschränkt. Die Vorschriften für Qualitätskontrolle und stichprobenartige Kontrollen der lokalen Statistiken bei multizentrischer Sammlung der Daten werden dies vielleicht verbessern. Entscheidend für Vergleiche sind aber auch die Kenntnis des Schweregrades der Erkrankung der Patienten, die katheterisiert und interventionell therapiert wurden, was leider oft nicht aus den Komplikationsstatistiken hervorgeht.

Der *Tod bei der diagnostischen Herzkatheterisierung* hat deutlich abgenommen. Wenn 1960 noch eine hohe allgemeine Mortalität von 1 % angegeben wurde, zeigte das 1. Register der „Society of Angiography" bei 53 581 diagnostischen Katheterisierungen zwischen 1979 und 1981 eine generelle Mortalität von 0,14 %. Beim 2. Register dieser Gesellschaft in den Jahren 1984–1987 betrug die Mortalität bei 222 553 Fällen noch 0,1 % (Johnson et al. 1989). Das 3. Register anhand von 58 332 Patienten, die 1990 katheterisiert wurden, erbrachte eine generelle Mortalität von 0,08 %. Die neue Statistik der Society of Angiography faßt den Fünfjahrestrend zusammen (Krone et al. 1996).

Das Auftreten eines *Herzinfarktes* anläßlich der diagnostischen Katheterisierung wird in den 3 aufeindanderfolgenden Registern der „Society of Angiography" mit 0,07 %, 0,06 % und 0,05 % angegeben. Vaskuläre Komplikationen bei diagnostischem Vorgehen liegen um 0,5 %. Bei femoralem Vorgehen handelt es sich überwiegend um Blutungskomplikationen und bei brachialem Zugangsort eher um thrombotische Verschlüsse, die gefäßchirurgisch angegangen werden müssen. Selten sind bei letzterem Zugang Läsionen des N. medianus, die bis zu Monaten bestehen bleiben können.

Stellvertretend für andere Studien sei die Umfrage von De Bono et al. (1993) über Komplikation in England an 31 041 Patienten angegeben. Dabei betrug die Mortalität bei diagnostischen Studien 0,12 % und bei 0,08 % wurde unmittelbar chirurgisch nach einer diagnostischen Studie interveniert.

In einer kürzlich publizierten Statistik (Devlin et al. 1997) bei 42 345 Katheterisierungen mit 30 Todesfällen (= 0,07 %) wurde nachgewiesen, daß bei 20 Fällen der Grund in einer Dissektion mit Okklusion des linken Hauptstammes durch den diagnostischen Katheter vorlag. Eine nicht selektive Injektion in links-anteriorer oder postero-anteriorer Projektion und die Limitierung weiterer Injektionen kann dazu beitragen, diese Komplikation zu verhindern.

Bei interventionellen Prozeduren beträgt die Komplikationsrate ein Vielfaches der diagnostischen Untersuchungen. Die jährlich erhobene Statistik über Katheterinterventionen in der Schweiz ergab 1992 eine Todesrate von 1,0 %, 1993 0,6 %, 1994 0,9 %, 1995 0,7 % und 1996 von 0,6 % (Rouvinez et al.1994; Roethlisberger et al. 1995; Goerre et al. 1996; Goerre et al. 1997; Pedrazzini et al. 1998). Die Häufigkeit von Myokardinfarkten bei PTCA betrug 1992 um 1,8 %, 1993 1,2 %, 1994 0,9 %, 1995 1,1 % und 1996 1,0 %. Die entsprechenden Zahlen in internationalen Studien liegen geringgradig höher.

Der Autor hat seit zwischen 1960 und 1998 diagnostische und zwischen 1979 und 1998 interventionelle Eingriffe an Tausenden von Patienten durchgeführt. Dabei hatte er nie einen Todesfall während des Eingriffes zu beklagen.

Literatur

Arfors KE, Malmberg P, Pavek K (1971) Conservation of thermal indicator in lung circulation. Cardiovasc Res 5:530–534

Banchero N, Rutishauser W, Tsakiris A, Wood EH (1967) Pericardial pressures during transverse acceleration in dogs studied without thoracotomy. Circ Res 20:65–77

Bolen JL, Lopes MG, Harrison DC, Alderman EL (1975) Analysis of left ventricular function in response to afterload changes in patients with mitral stenosis. Circulation 52:894

Brockenbrough EC, Braunwald E (1960) A new technique for left ventricular angiocardiography and transseptal heart catheterization. Am J Cardiol 6:1062–1064

Caesar J, Shaldon J, Chiandussi L, Guevara L, Sherlok S (1960) The use of indocyanine green in the measurement of hepatic blood flow and as a test of hepatic function. Clin Sci 21:86–94

Cannon SR, Richards KL, Crawford M (1985) Hydraulic estimation of stenotic orifice area: A correction of the Gorlin formula. Circulation 71:1170–1178

Carter SA, Bajec DF, Yanicelli E, Wood EH (1960) Estimation of left to right shunt from arterial dilution curves. J Lab Clin Med 55:77–82

Cohen MV, Gorlin R (1972) Modified orifice equation for calculation of mitral valve area. Am Heart J 84:839–840

De Bono D, on behalf of the Joint Audit Committee of the British Cardiac Society and Royal College of Physicians of London (1993) Complications of diagnostic cardiac catheterisation: results from 34041 patients in the United Kindgom confidential enquiry into cardiac catheter complications. Br Heart J 70:297–300

Devlin G, Lazzam L, Schwartz L (1997) Mortality related to diagnostic cardiac catheterization. The importance of left main coronary disease and catheter induced trauma. Int J Card Imaging 13:379–384

Doriot PA, Dorsaz PA, Dorsaz L, Rutishauser W (1996) Indicator dilution theory and densitometric blood flow measurements. In: IEEE Computer Society (ed) Computers in Cardiology 1996, Piscataway/NJ

Fick A (1870) Über die Messung des Blutquantums in den Herzventrikeln. Sitzung der Physik Med Ges Würzburg, S 16

Fox IJ, Wood EH (1960) Indocyanine green: physical and physiologic properties. Proc Mayo Clin 35:732

Ganz W, Swan HJC (1972) Measurement of blood blow by thermodilution. Am J Cardiol 29:241–246

Ganz W, Donoso R, Marcus HS, Forrester JD, Swan HJC (1971a) A new technique for measurements of cardiac output by thermodilution in man. Am J Cardiol 27:392–396

Ganz W, Tamura K, Marcus HS, Donoso R, Yoshida S, Swan HJC (1971b) Measurement of coronary sinus blood flow by continuous thermodilution in man. Circulation 44:181–195

Gersh BH, Hahn CEW, Prys-Roberts C (1971) Physical criteria for measurement of left ventricular pressure and its first derivative. Cardiovasc Res 5:32–40

Gibson J, Evans W (1937) Clinical studies of the blood volume. J Clin Invest 16:851–860

Goerre S (1996) Herzeingriffe in der Schweiz 1994. Schweiz Rundsch Med Prax 85:1071–1080

Goerre S (1997) Herzeingriffe in der Schweiz 1995. Schweiz Rundsch Med Prax 86:425–431

Hegglin R, Rutishauser W, Kaufmann G, Lüthy E, Scheu H (1962) Kreislaufdiagnostik mit der Farbstoffverdünnungsmethode, Thieme, Stuttgart

Johnson LW, Lozner EC, Johnson S et al. (1989) Coronary angiography 1984–1987: A report of the Registry of the Society for Cardiac Angiography and Interventions. I. Results and complications. Cathet Cardiovasc Diagn 17:5–10

Krone RJ, Johnson L, Noto T and the Registry Committee of the Society for Cardiac Angiography and Interventions (1996) Five years trends in cardiac catheterization: a report from the Registry of the Society for Cardiac Angiography and Interventions. Cath Cardiovasc Diagn 39:31–35

Laurens P, Bouchard F, Brial E, Cornu C, Baculard P, Soulié P (1959) Bruits et pressions cardiovasculaires enregistrés in situ à l'aide d'un micromanomètre. Arch Mal Coeur 52:121–128

Mullins CE (1983) Transseptal left heart catheterization: Experience with a new technique in 520 pediatric and adult patients. Ped Cardiol 4:239–245

Nichols WW, Conti CR. Walker WE, Milnor WR (1977) Input impedance of the systemic circulation in man. Circ Res 40:451–458

Pedrazzini G (1998) Herzeingriffe in der Schweiz 1996. Schweiz Rundsch Med Prax 87:826–831

Roethlisberger C, Meier B, Urban P (1995) Herzeingriffe in der Schweiz 1993. Schweiz Rundchau Med (Praxis) 84:402–411

Ross J Jr, Braunwald E, Morrow AG (1959) Transseptal left atrial puncture: A new method for the measurement of left atrial pressure in man. Am J Cardiol 3:653

Rouvinez G, Bertel O, Urban P, Meier B (1994) Herzeingriffe in der Schweiz 1992. Schweiz Med Wochenschr 124:1284–1294

Rutishauser W (1981) Druck- und Flussmessung. In: Krayenbühl HP und Kübler W (Hrsg) Kardiologie in Klinik und Praxis. Thieme, Stuttgart, S 2201–2216

Rutishauser W, Krayenbühl HP (1994) Herz. In: Siegenthaler W (Hrsg) Klinische Pathophysiologie. Thieme, Stuttgart, S 482–534

Seldinger Sl (1953) Catheter replacement of the needle in percutaneous arteriography: A new technique. Acta Radiol 39:368–376

Shawl FA, Domanski MJ, Punja S, Hernandez TJ (1969) Emergency percutaneous cardiopulmonary (bypass) support in cardiogenic shock. J Am Coll Cardiol 13:160A

Smalling RW, Cassidy DB, Merhige M, Felli PR, Wise GM, Barrett RL, Wampler RD (1989) Improved hemodynamic and left ventricular unloading during acute ischemia using the Hemopump left ventricular assist device compared to intraaortic balloon counterpulsation. J Am Coll Cardiol 13:160A

Sones FM Jr, Shirey EK (1962) Cine coronary arteriography. Mod Concepts Cardiovasc Dis 31:735–738

Swan HJC, Zapata-Diaz J, Wood EH (1953) Dye dilution curves in cyanotic congenital heart disease. Circulation 8:70–76

Swan HJC, Ganz W, Forrester J, Marcus H, Diamond G, Chonette D (1970) Catheterization of the heart in man with use of a flow directed balloon-tipped catheter. N Engl J Med 283:447–451

Wood EH (1962) Symposium on the use of indicator dilution technics in the study of the circulation. Circ Res 10:375

Zierler KL, Nichols RJ, Traber DL (1962) Theoretical basis of indicator-dilution methods for measuring flow and volume. Circ Res 10:393–407

KAPITEL 2

Angiokardiographie

R. Simon · M. Lins

Die Angiokardiographie ist zentraler Bestandteil der diagnostischen wie auch thera-peutischen Herzkatheterisierung. Hatten noch bei der Entwicklung der klinischen Kathetertechnik in den 40er und 50er Jahren haemodynamische Messungen, wie Druckmessungen, Indikatorverteilungsmessungen, Flußmessungen, etc. im Vorder-grund gestanden, so hat sich im Verlauf die Gewichtung verändert. Am augenfälligsten ist dies für den Bereich der koronaren Herzkrankheit. Mit der Entwicklung der chirurgischen und interventionellen Revaskularisation hat die bildliche Darstellung der kardiovaskulären Anatomie immer größere Bedeutung erlangt. Im Gegensatz zu radiologischen Untersuchungstechniken hat dabei in der kardiologischen Herzkathe-terdiagnostik immer auch Dynamik und Funktion eine große Rolle gespielt. Statt der typisch radiologischen Einzelaufnahmen werden in der angiokardiographischen Dia-gnostik Aufnahmeserien angefertigt: Neben guter Ortsauflösung ist damit eine ausrei-chende zeitliche Auflösung von Bedeutung.

Ein Meilenstein war die Einführung der Cineangiokardiographie. Der 35 mm Kino-film mit Aufnahmegeschwindigkeiten bis zu 150 Bildern pro Sekunde, löste vor mehr als 30 Jahren die bis dahin gebräuchliche Großblattfilmangiographie, die maximal 12 Bilder pro Sekunde erlaubte, ab und wurde zum allgemeinen Standard für die Auf-zeichnung angiokardiographischer Untersuchungen.

Wir stehen derzeit in einem ähnlichen Umbruch: Die rasche Entwicklung im Mul-timediabereich der Computertechnologie ermöglicht heute eine digitale Bildverarbei-tung und Bildspeicherung mit Bildgeschwindigkeiten und -qualitäten, die denen der Cinefilmtechnologie vergleichbar sind. Man darf davon ausgehen, daß neu entwickel-te digitale Protokolle, wie etwa DICOM, in Zukunft den Standard für die angio-kardiographische Bilderfassung, Bildspeicherung, den Datenexport und auch die Langzeitarchivierung bestimmen werden.

Röntgenanlage im Herzkatheterlabor

Von allen Subsystemen des typischen Herzkatheterlaboratoriums hat die Röntgenan-lage die größten Veränderungen erfahren. Röntgengenerator und Röntgenröhre lei-sten ein Vielfaches von dem, was noch vor 10–20 Jahren möglich war, und auch die Bildumsetzung in Analogfernsehsignale oder digitale Signale ist fortlaufend weiter-entwickelt worden. Nahezu unverändert ist lediglich der Bereich der Kinofilmtechnik in den letzten 20 Jahren geblieben.

Stativsystem („gantry")

Bis in die 70iger Jahre waren feste Deckenstative und allenfalls in einer Ebene bewegliche laterale Zusatzaufhängungen gebräuchlich. Der Patient wurde in einer Wanne
gegen die feststehende Röntgenanlage gedreht: so konnten in einem beschränkten
Rahmen unterschiedliche Aufnahmeebenen dargestellt werden.

Moderne Röntgenanlagen basieren auf einer in allen Ebenen rotierbaren Aufhän-
getechnologie für die Röntgenröhre und das Bildverstärkersystem, etwa in Parallelo-
grammen, C-Bögen oder ähnlichen Anordnungen (Abb. 2-1). Sie ermöglichen eine
Darstellung des Herzens und der großen Gefäße aus nahezu jeder Projektionsebene.
Sogenannte „halbaxiale" Aufnahmen mit Kippung des Systems gegen die Körper-
längsachse haben sich als außerordentlich hilfreich in der Darstellung der Koronaranatomie erwiesen,sind aber auch notwendig für eine optimale Darstellung der Herz-
anatomie etwa bei Vitien oder angeborenen Herzfehlern. Biplane Anlagen sind vorteilhaft insbesondere bei der Untersuchung von schwerkranken Patienten, da hier bei
jeder Kontrastmittelinjektion gleichzeitig zwei Darstellungen des Herzens aus unterschiedlichen Sichtrichtungen gewonnen werden. Moderne monoplane Anlagen können einen Teil der fehlenden Möglichkeiten durch einen raschen Wechsel zwischen
verschiedenen Einstellungen mit Hilfe digital gesteuerter Elektromotoren ausglei-
chen. Verschiedene Hersteller bieten hierzu auch vorprogrammierbare Einstellungs-
möglichkeiten an.

Insbesondere im interventionellen Bereich bietet eine biplane Anlage unschätzbare
Vorteile: Bei schwierigen Sondierungen oder schwieriger Beurteilung eines interven-

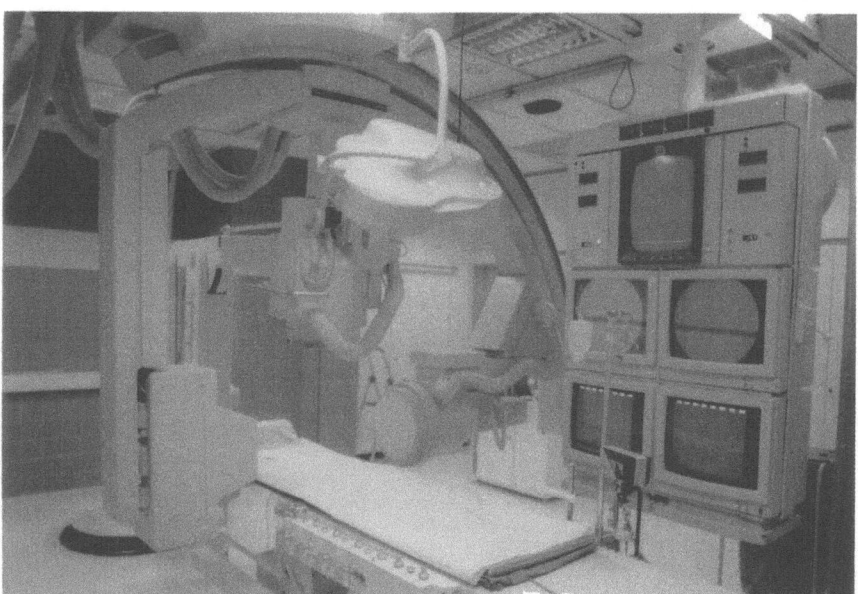

Abb. 2-1. Herzkatheterlaboratorium mit biplaner Röntgenanlage für Angiokardiographie mit der
Möglichkeit halbaxialer Einstellungen

tionellen Ergebnisses ist die simultane Betrachtungsmöglichkeit aus verschiedenen
Sicht ebenen außerordentlich hilfreich.

Röntgengenerator und Röntgenröhre

Im Röntgengenerator wird die Hochspannung für den Betrieb der Röntgenröhre erzeugt. Diese Hochspannung wird in Kurzimpulsen an die Röhre abgegeben. Verschiedene Funktionsprinzipien können verwendet werden. Moderne Röntgengeneratoren
(Abb. 2-2) für Angiokardiographieanlagen produzieren entweder auf der Sekundär-
seite eine hochstabilisierte Gleichspannung oder verwenden die sogenannte „Konver-
tertechnik" zur Erzeugung eines Hochspannungsimpulses. Die Impulsansteuerung
für die Röntgenröhre wird dabei entweder durch eine Thyristorsteuerung im Primär-
kreis oder durch eine Tetrodensteuerung im Sekundärkreis bzw. eine Gittersteuerung
an der Röntgenröhre selbst bewirkt.

   Die Gittersteuerung der Röntgenröhre bietet prinzipiell die beste Lösung, da sie an
der Anode der Röntgenröhre einen kurzen Röntgenpuls ohne „Nachpotential" infolge
von Kabelkapazitäten auslöst. Leistungsdaten für moderne Angiokardiographie-Ge-
neratoren liegen bei Hochspannungswerten von 40 bis 150 kV und Strömen bis zu
2 000 mA, die von modernen Röhren auch aufgenommen werden können. Zur Verhinderung von Bewegungsartefakten sollte die Pulsdauer an der Röntgenröhre bei maximal 5 ms liegen. Die für heutige Röntgenröhren typischen Röhrenbrennflecken zwischen 0,2 und 1 mm Durchmesser erlauben eine scharfe Abbildung auch feiner Strukturen, etwa kleinerer Koronaräste.

Abb. 2-2. Funktionsprinzipien moderner pulsgeregelter Röntgengeneratoren für die Angiokardiographie: primarseitige Regelung für Konvertergenerator, sekundärseitige Regelung für hochstabilisierte Gleichspannungs-(DC)Generatoren

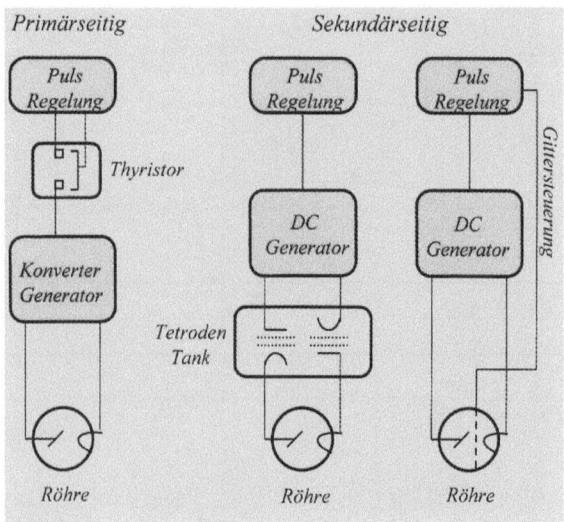

Bei dieser hohen Leistungsaufnahme kann am Ausgangsfenster der Röntgenröhre eine Filterung auf ein relativ schmales Röntgenstrahlenspektrum erfolgen; die fast monochromatische Strahlung verbessert die Grundbedingungen für quantitative Analysen, etwa densitometrische Dichtemessungen.

Zur Ableitung der innerhalb der Röhre entstehenden hohen Temperaturen ist bei derartigen Leistungsaufnahmen eine Ölumlaufkühlung oder Wasserkühlung erforderlich.

Röntgenbildverstärker

Der Bildverstärker wandelt Röntgenstrahlen in sichtbares Licht. Das Grundprinzip gibt Abb. 2-3 wider. Nach Passage des Patienten treffen die Röntgenstrahlen auf den Eingangsschirm, der bei modernen Bildverstärkern aus einer Schicht Caesiumjodid besteht. Die durch Auftreffen von Röntgenstrahlung freigesetzten Photoelektronen werden in der Bildverstärkerröhre durch ein elektrostatisches Feld beschleunigt und treffen auf einen sehr viel kleineren Ausgangsschirm, wodurch eine Intensivierung und Fokussierung bewirkt wird. Das Licht des Ausgangsleuchtschirms des Bildverstärkers wird in konventionellen Anlagen durch einen halbdurchlässigen Spiegel zu etwa 50 % einer 35-mm-Filmkamera und zu etwa 50 %ig einer Fernsehaufnahmeröhre zugeführt – in rein digitalen Anlagen kann das gesamte Austrittslicht des Bildverstärkers vom Aufnahmetarget der Fernsehröhre genutzt werden. Typisch werden im Herzkatheterlaboratorium Bildverstärker mit umschaltbarem Eingangsformat zwischen 9 Zoll (ca. 25 cm Durchmesser) und 5 Zoll (ca. 12, 5 cm Durchmesser) verwendet.

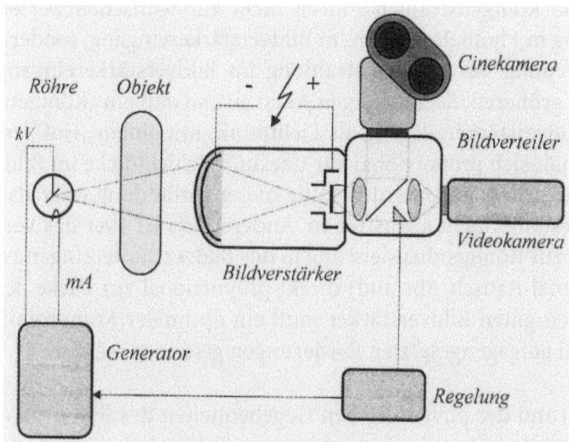

Abb. 2-3. Zentrale Funktionsteile einer Röntgenangiokardiographieanlage. Dargestellt ist der Strahlengang von der Röntgenröhre durch das Untersuchungsobjekt auf den Eingangsschirm des Bildverstärkers, die Fokussierung der Elektronen im elektrischen Feld des Bildverstärkers zwischen Kathode und Anode und Konzentrierung auf den kleineren Ausgangsschirm sowie die Aufteilung des Lichts vom Bildverstärkerausgangsschirm auf Videokamera und Cinekamera über einen teildurchlässigen Spiegel. Im Strahlengang des Spiegels außerdem Meßzelle (meist Sekundärelektronenverfielfältiger), zur rückgekoppelten Steuerung der Leistung des Röntgengenerators über eine Regeleinheit

Moderne Bildverstärker können mit einer Dunkeltastung versehen werden: Diese unterbricht das elektrostatische Feld unmittelbar nach der Belichtung des Kameratargets durch den kurzen Röntgenpuls; Nachleuchteffekte oder etwa eine Beeinflussung durch den Röntgenpuls der kontralateralen Ebene einer biplanen Anlage, werden dadurch vermieden.

Aus dem Verhältnis der Lichtdichte des Ausgangsbildes zur Dosisleistung in der Eingangsebene des Bildverstärkers errechnet sich der sogenannte Konversionsfaktor (Gx) als:

$$Gx = \frac{cd \cdot s}{m^2 \cdot mR} \tag{1}$$

errechnet aus der Leuchtdichte in Candela pro m² (cd/m²) und der Dosisleistung in m Röntgen/Sekunde (mR/s).

Wünschenswert wäre eine hinsichtlich der örtlichen Auflösung lineare und der Bildhelligkeit homogene und proportionale Wandlung der am Eingangsschirm auftreffenden Röntgenstrahlung in die am Ausgangsleuchtschirm entstehenden Photolumineszenz. Geometrie der Bildverstärkerröhre, Eigenschaften des Hochspannungsfeldes im Bildverstärker sowie Einflüsse des magnetischen Erdfeldes führen jedoch zu Nicht-Linearitäten und Verzeichnungen, die als „Vignettierung", „Laterale Lichtstreuung" (Veiling Glare), „Kissenverzeichnung" (Pincussion-Distortion) und „Bildverwindung" (Warp-Effekt) bezeichnet werden.

a) *Vignettierung:* Vignettierung beschreibt eine trotz gleichmäßiger Anstrahlung größere Bildhelligkeit in der Bildmitte im Vergleich zu den Randbezirken des Bildverstärkerausgangsfeldes.

b) *Veiling glare:* Auftreffende Röntgenstrahlen führen nicht zur wünschenswerten punktförmigen Wandelung in Photoelektronen im Bildverstärkereingang, sondern lösen aufgrund einer Streuung der Röntgenstrahlung im Bildverstärkereingang Photoelektronen in einen größeren, fleckförmigen Areal aus, so daß ein „Röntgenpunkt" im Eingang im Bildverstärkerausgang als Lichtpunkt mit einem „Hof" erscheint. Dieser Effekt verhält sich proportional zur Caesium-Schichtdicke im Bildverstärkereingang. Zur weitgehenden Unterdrückung dieser Hofbildung wäre also eine möglichst dünne Caesiumschicht anzustreben. Andererseits ist aber das Verhältnis von Lichtausbeute zur Röntgendosisleistung in der Bildverstärkereingangsebene (und damit der Signal-Rausch-Abstand) direkt proportional zur Dicke der Caesiumschicht – für einen guten Bildverstärker muß ein optimaler Kompromiß zwischen diesen diametral entgegengesetzten Forderungen gefunden werden.

c) *Kissenverzeichnung:* Aufgrund der physikalischen Gegebenheiten des Bildverstärkers werden Objekte in Randlage des Eingangsschirmes auf dem Ausgangsschirm etwas größer abgebildet als Objekte in Bildmitte. Dieser Effekt nimmt exponentiell von der Bildmitte zum Bildrand zu . Bei kleinen Eingangsfeldern (12,5 bis 17 cm Durchmesser) ist die Kissenverzeichnung bei modernen Bildverstärkern kaum meßbar und daher für quantitative Messungen zu vernachlässigen – für größere Eingangsfelder ist für quantitative geometrische Messungen an angiographischen Bildern eine Korrektur erforderlich, die wegen der Stabilität dieses Effektes für ei-

Abb. 2-4. Aufnahme eines Meßgitters mit 1 cm Linienabstand im Bildverstärkereingang bei 25 cm Eingangsfeld zur Demonstration der Kissenverzeichnung

nen gegebenen Bildverstärker mathematisch formuliert werden kann. Praktisch bewährt hat sich zur Korrektur die einmalige Aufnahme eines homogenen Eichgitters (Abb. 2-4), etwa mit 1 cm Linienabstand parallel zur Bildverstärker eingangsebene, und die Bestimmung des Korrekturfaktors aus dem vermessenen Filmbild oder Videobild.

d) *Warpeffekt:* Infolge des magnetischen Erdfeldes wird das im Bildverstärkerausgang dargestellte angiographische Bild im Verhältnis zum Eingangsbild um den Mittelpunkt etwas verdreht. Dieser Effekt ist läßt sich nicht ohne weiteres aus einer Einzelmessung korrigieren, da er von der Stellung der Bildverstärkerlängsachse zum Erdfeld und damit von der Position der Röntgenanlage abhängig ist. Der Warp-Effekt ist für die qualitative Analyse von einzelnen Bildern zwar vernachlässigbar, muß aber bei komplexen Analysen, wie etwa der dreidimensionalen Rekonstruktion von Strukturen (etwa Koronararterien) aus mehreren Bildebenen berücksichtigt werden.

Optischer Verteiler

Im Bildverstärkerausgang wird bei konventionellen Röntgenanlagen über einen optischen Verteiler das Bild auf das Aufnahmetarget der Videokamera und über einen halbdurchlässigen Spiegel gleichzeitig auf den Film in der 35-mm-Filmkamera gelenkt. Für eine derartige Anlage gilt, daß für die Belichtung eines einzelnen Filmbildes eine Röntgenintensität von 15–40 mR bei Aufnahmefeldern zwischen 12,5 und 17 cm Durchmesser im Bildverstärkereingang erforderlich sind, während bei umgeklapptem Aufnahmespiegel und alleiniger Ausleuchtung des Fernsehkameratargets bei der Durchleuchtung zwischen 2 und 6 mR pro Fernsehbild ausreichen. Wird auf die Filmbelichtung verzichtet, wie zunehmend in modernen digitalen Angiographieanlagen, kann entsprechend mit einer niedrigeren Röntgendosis pro angiographisches Einzelbild gearbeitet werden.

Filmkamera und Filmentwicklung

Für die Filmbelichtung werden Röntgenkinematographiekameras verwendet mit Wechselfilmkassetten. Diese Kameras müssen sehr hohen Ansprüchen genügen. Der Verschluß der Kamera ist jeweils für die halbe Zeitspanne zwischen zwei aufeinanderfolgenden Bildern geöffnet. Damit ergeben sich in Abhängigkeit von der Aufnahmegeschwindigkeit sehr unterschiedliche Filmbelichtungszeiten die zwischen 20 ms bei 25 Bildern pro Sekunde bis 3,33 ms bei 150 Bildern pro Sekunde variieren können. In der Filmtransportphase können Beschleunigungen von mehr als 120 G auftreten, mit entsprechenden Anforderungen sowohl an die Mechanik der Kamera als auch an die Reißfestigkeit des Films. Als Basismaterial haben daher Zellulosetriazetat und Polyestermaterialien das traditionelle Zellulosenitrat für den 35 mm Röntgenkinefilm verdrängt. Pro Untersuchung fallen Filme zwischen 40 und 200 Metern Länge an, die in speziellen Entwicklungsmaschinen entwickelt werden. Dunkelkammerbetrieb, Filmverarbeitung und Filmentwicklung sind in einer speziellen DIN Norm (DIN 6868), für den Bereich der BRD festgelegt. In der DIN Norm sind auch die entsprechenden Qualitätskontrollen vorgeschrieben.

Videokamera und Fernsehkette

Die an den Bildverstärkerausgang gekoppelte Videokamera ist das Herzstück sowohl des konventionellen analogen Röntgen-Fernseh-Systems als auch der digitalen Bildverarbeitungskette. Hier sind die Fortschritte elektronischer Bildverarbeitung der letzten Jahrzehnte am deutlichesten ablesbar. Von relativ „langsamen" Kameratypen der 60er und 70er Jahre (Vidikon, Ortikon, etc.) über das schnelle Plumbikon, das in den 70er und 80er Jahren meist verwendet wurde, gibt es inzwischen eine Entwicklung hin zur Kamera mit „charged coupled device" (CCD) target. Durch diese Weiterentwicklung konnte die Ortsauflösung optimiert und eine lineare „aspect ratio", d. h. ein linear – proportionales Verhältnis der Bilddarstellung in vertikaler und horizontaler Richtung, garantiert werden. Eine hohe Bandbreite ermöglicht hochauflösende Kamera-Videosystem-Konfigurationen mit 1 024 Zeile Auflösung. Standardmäßig wird allerdings in europäischen Anlagen ein 625 Zeilen-Fernsehsignal verwendet. Zur Bildhelligkeitsstabilisierung enthält die Fernsehkette rückgekoppelte Verstärkersysteme („automatic gain control"; AGC). Videokamera und Fernsehkette müssen aufeinander abgestimmt sein und bilden eine Systemeinheit, die in ihren Qualifikationen als Ganzes betrachtet werden sollte.

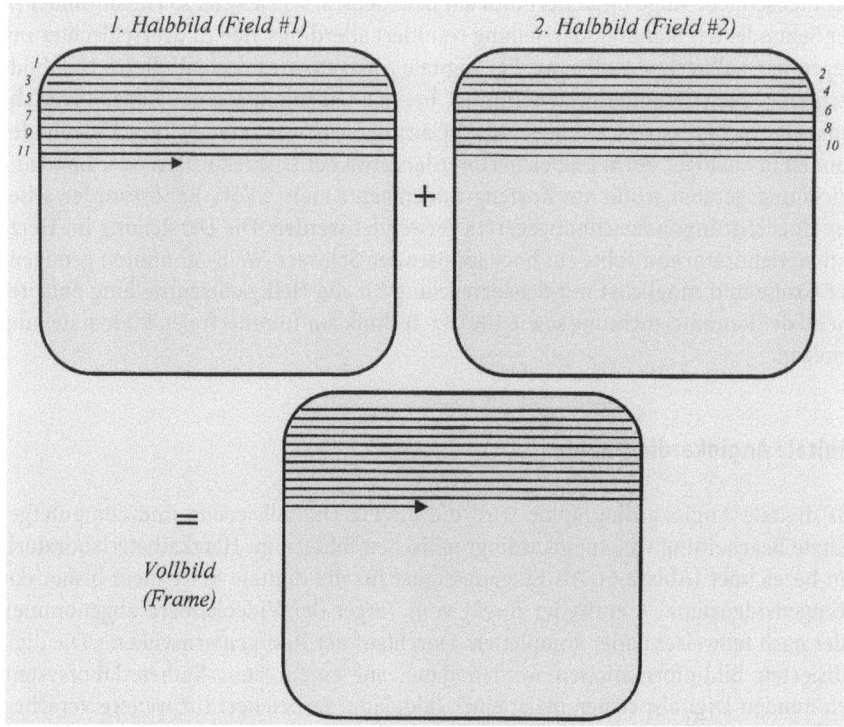

Abb. 2-5. Zeilensprungverfahren bei der Abtastung des Videokameratargets zur Erzeugung des Fernseh bildes. Im 1. Halbbild werden jeweils die ungeraden Zeilen (1, 3 ... 625), im 2. Halbbild die geraden Zeilen (2, 4, 6, ... 624) abgetastet, und die beiden Felder werden unmittelbar nacheinander auf dem Monitor mit einer Halbbildfrequenz von 50 Bildern/s dargestellt, wobei der Eindruck eines Vollbildes (unterer Teil der Abbildung) entsteht

Um den gesamten Kontrastumfang der angiographischen Bilder darstellen zu können, sind die Kamera-Videoketten meist mit einer sogenannten „Weißkompression" ausgerüstet, die im oberen Helligkeitsbereich die Übertragungscharakteristik der Kette nichtlinear verändert. Zusätzlich werden in fast alle Anlagen heute von außen steuerbare, semitransparente Röntgenblenden aus Kupfer- oder Aluminiumblech unmittelbar oberhalb der Röntgenröhre im Röhrengehäuse eingebaut, die eine selektive Abschattung der hellen Lungenareale und damit eine Reduktion des zu übertragenden Gesamtkontrastumfanges ermöglichen.

Das Videobild entspricht bei europäischen Fernsehanlagen der CCIR-Norm (s. Abb. 2-5). Das Bild wird dabei in vertikaler Richtung in insgesamt 625 Bildzeilen aufgeteilt, die entsprechende Bandbreite für die horizontale Abtastung liegt bei 6 Megahertz. Die Abtastung erfolgt entweder für alle 625 Zeilen des Bildes nacheinander in insgesamt 40 ms (dieses entspräche einer Bildfrequenz von 25 Gesamtbildern bzw. „Frames"/s) oder aufgeteilt in eine Serie zunächst der ungeraden Fernsehzeilen (1–625), gefolgt dann von den nacheinander gescannten geraden Fernsehzeilen (2–624), was zu zwei gegeneinander leicht versetzten Halbbildern oder „Fields" führt von jeweils etwa

20 ms Dauer und damit zu einer Aufnahmefrequenz von 50 Halbbildern/Sekunde. Für das menschliche Auge imponiert dies auf dem Schirm wie jeweils 25 Gesamtbilder in der Sekunde: Bei Standbilddarstellung resultiert allerdings eine Bildverschlechterung wegen der halbierten Auflösung. Für digitale Anlagen wird deshalb dieses Halbbildverfahren, auch als „interlaced scanning" bezeichnet, zugunsten des Ganzbildverfahrens oder „progressive scanning" mit 25 Ganzbildern/s verlassen [1]. Die Videobilder können in analoger Form gespeichert werden, etwa auf Diskrekordern oder Bandaufzeichnungsgeräten, wofür aus Kostengründen heute meist SVHS-Bandrekorder, seltener Hochleistungsaufzeichnungsgeräte verwendet werden. Die Darstellung im Herzkatheterlaboratorium sollte auf hochauflösenden Schwarz-Weiß-Monitoren genügender Größe und möglichst mit Sensorregelung für die Helligkeitseinstellung entsprechend der Raumbeleuchtung sowie 100-Hz-Technik zur flimmerfreien Bilddarstellung erfolgen.

Digitale Angiokardiographie

Als digitale Angiokardiographie wird die direkte Digitalisierung und computergestützte Bearbeitung von angiokardiographischen Bildern im Herzkatheterlaboratorium bezeichnet (Abb. 2-6). Als Eingangssignal für die digitale Kette dient bisher das Röntgenvideosignal – entweder direkt vom Target der Videokamera abgenommen oder nach teilweisem oder komplettem Durchlauf der Röntgenfernsehkette. Die digitalisierten Bildinformationen werden dabei auf einem zum Katheterlaborsystem gehörenden Digitalspeicher, meist einer Bildplatte, gespeichert für weitere Verarbeitungen und spätere Darstellung bzw. weiteren Datentransfer.

Seit Anfang der 70er Jahre wurde in einigen Zentren in der Welt begonnen, an einer digitalen Bildverarbeitung für die Angiokardiographie zu arbeiten. Unter ihnen sind

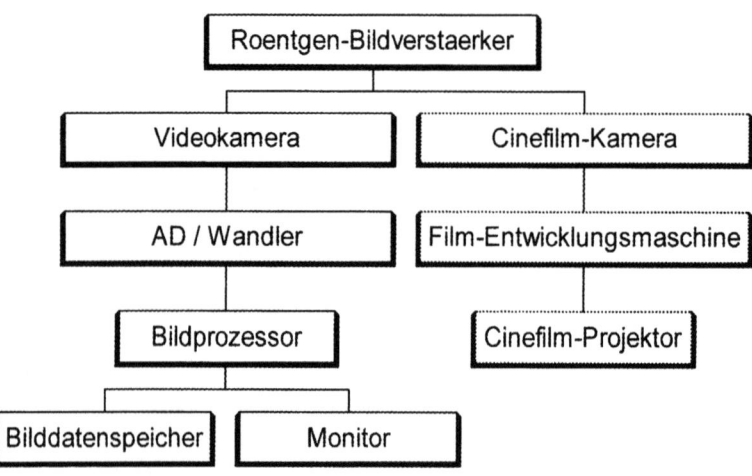

Abb. 2-6. Funktionsdiagramm eines Herzkatheterlaboratoriums mit digitaler Angiokardiographieanlage und zusätzlichem Filmbetrieb

hervorzuheben die Mayoklinik in Rochester, die Universität von Wisconsin in USA und – last not least – die Biomedizinische Abteilung der Universitätskinderklinik in Kiel [2–4]. Diese Gruppe unter Prof. Paul Heintzen hatte sich bereits in den 60er Jahren sehr ausführlich mit der Röntgenvideosignalentstehung und -übermittlung beschäftigt. Aufbauend auf diesen Erfahrungen entwickelte sie Anfang der 70er Jahre ein System für die digitale Bildverarbeitung, das dann sehr bald auch klinisch angewendet wurde. Die Kapazität der damals zur Verfügung stehenden Computer ließ eine Bildverarbeitung während der Aquisition der angiographischen Szene allerdings noch nicht zu: möglich war lediglich eine off-line-Weiterverarbeitung nach einer Zwischenphase der Analogspeicherung auf einem Analog-Video-Disk oder Videobandrekorder. Als erstes Applikationsverfahren entwickelte sich hieraus die sogenannte digitale Subtraktionsangiographie. Hierbei wird aus einer Phase vor Kontrastmittelinjektion ein einzelnes oder über eine längere Aufnahmephase ein gemitteltes „Maskenbild" gewonnen und dieses dann von den Bildern mit Kontrastmittelfüllung subtrahiert. Bei optimalen Bedingungen resultiert eine Netto-Darstellung des Kontrastmittels mit seiner An- und Abflutung – die umgebenden Strukturen verschwinden durch den Subtraktionsvorgang (Abb. 2-7).

Die Kontrastierung durch das Kontrastmittel kann zusätzlich durch mathematische Operationen hervorgehoben werden, etwa durch Integration des Kontrastmittelmaximums für jeden Bildpunkt in ein einzelnes Bild (sog. Maximumbild). Dies ermöglicht eine Reduktion der Kontrastmittelmenge für eine angiographische Darstellung, was natürlich bei Patienten mit fortgeschrittenen Erkrankungen von Vorteil ist. Da es sich lediglich um eine einfache Operation an einzelnen Bildern handelte, konnte diese Subtraktion mit fortschreitender Computerentwicklung schon Ende der 70er Jahre im On-line-Verfahren durchgeführt werden: Die subtrahierten Bilder waren bereits während der Aquisition, spätestens unmittelbar im Anschluß, darstellbar, so daß über die Qualität der Untersuchung unmittelbar entschieden werden konnte. Weitere Möglichkeiten bestanden in der Subtraktion wechselnder Masken, z.B. jeweils einer Maske in einem definierten Abstand vor dem zu subtrahierenden Bild (temporal interval difference (TID)-Methode), um dynamische Änderungen während der angiographischen Szene festzuhalten.

Die Subtraktionstechnik setzt voraus, daß sich das Hintergrundsbild im Verlaufe der aufzunehmenden Szene nicht verändert. Geringfügige Bewegungen des Patienten führen bereits zu ausgeprägten Artefakten, die die Interpretation des Bildes erheblich stören können. Die Subtraktionsangiographie hat sich folgerichtig im Bereich der peripheren Angiographie und damit überwiegend im radiologischen Bereich durchgesetzt, denn hier können die Hintergrundbedingungen weitgehend konstant gehalten werden.

Für das bewegte Herz und die in der Nähe liegenden großen Gefäße ist die Subtraktionsangiographie in dieser einfachen Art erwartungsgemäß nicht geeignet. Versuche, die Herzbewegung durch eine EKG-getriggerte Aufnahmetechnik sozusagen „einzufrieren" und damit den Hintergrund virtuell konstant zu halten, haben das Stadium einer klinischen Anwendung nie erreicht: viele Patienten sind nicht in der Lage, den Atem über einen Zeitraum von 10–20 Sekunden anzuhalten ohne Zwerchfellbewegung; Unterschiede in der Herzfrequenz und Herzrhythmusstörungen während der angiographischen Aquisition sind weitere Faktoren, die eine Applikation einer simplen Subtraktion erschweren oder unmöglich machten.

Abb. 2-7a, b. Endsystolisches
Bild eines linken Ventrikels bei
schwerer Aortenstenose, Injektion von 8 ml eines nichtionischen Kontrastmittels (Iopa-
midol 370), **a** Nativbild, **b** Sub-
traktionsbild (endsystolische
Maske)

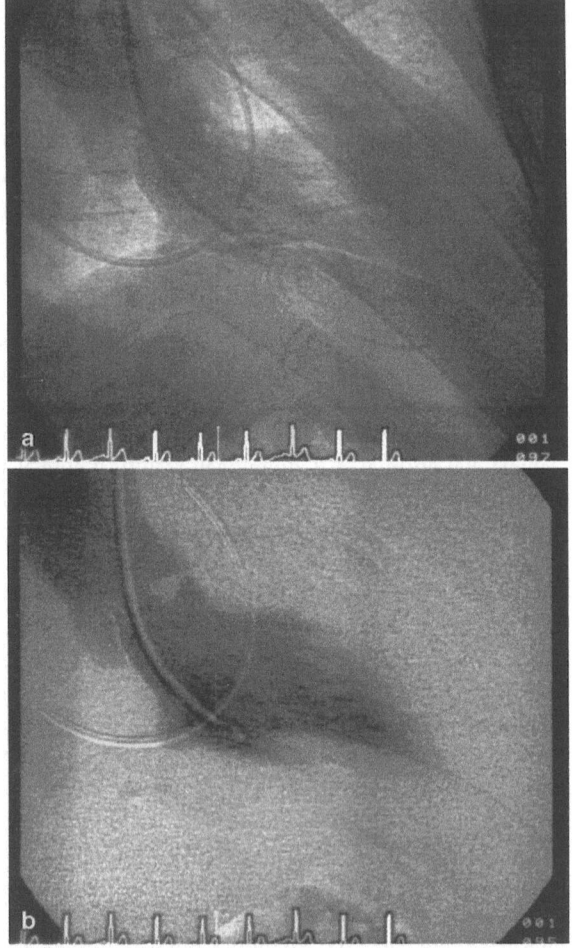

Für den kardiologischen Bereich wurde daher eine andere Methode entwickelt: die
sogenannte „Kantenanhebung" durch eine simultane Bilddatenfilterung in vertikaler
und horizontaler Richtung. Mit der Weiterentwicklung der Computertechnologie, vor
allem dem raschen Anwachsen der Computerspeicherkapazität und dem exponentiellen Anstieg der Rechengeschwindigkeit, sind derartige Bildoperationen in Echtzeit
möglich geworden. Das Ergebnis dieser Operation führt zu von den Original-Video-
bildern abgeleiteten, durch Computerbearbeitung erzeugten Bildern, die den Filmbildern in diagnostischer Qualität nicht mehr nachstehen (Abb. 2-8). Da man im Gegensatz zum Film diese digitalen Bilder beliebig vergrößern, im Kontrast umkehren,
die Filteroperationen verändern und auch direkt quantitativ bearbeiten kann, vor allem aber die digitalen Bilder im Gegensatz zu den Filmbildern unmittelbar nach Un-
tersuchungsende zur Verfügung stehen, hat sich im Katheterlaboratorium eine neue
Arbeitsweise durchgesetzt. Die unmittelbare Diagnose- und auch die Therapieent-

Abb. 2-8a, b. Enddiastolisches Angiographiebild des linken Ventrikels: a normales Videobild, b Bild nach Kantenanhebung durch Filterung

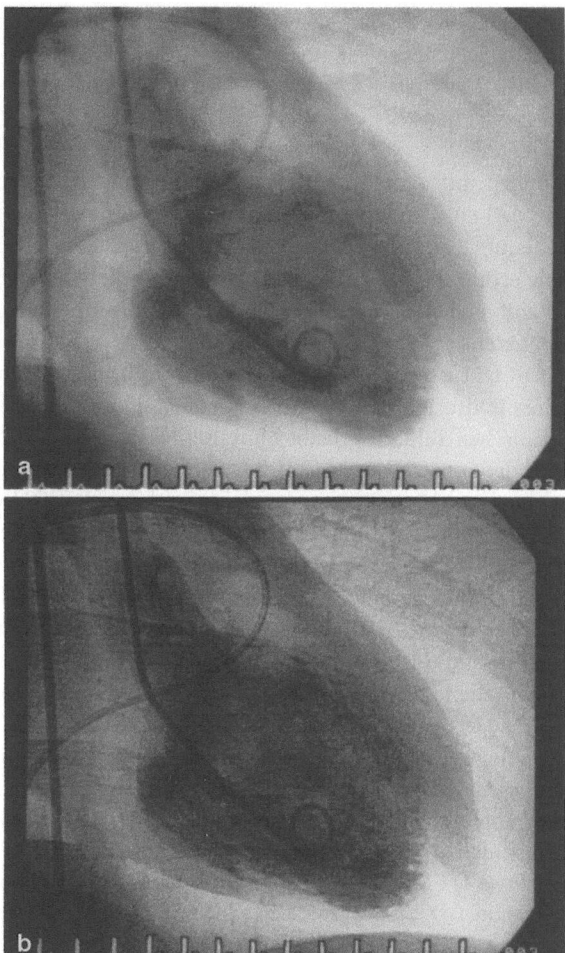

scheidung wird vor dem Hintergrund der digitalen angiographischen Bilder getroffen – der Film ist in den Hintergrund gerückt. Diese Entwicklung wurde durch die rasch wachsende Bedeutung der interventionellen kardiologischen Techniken begünstigt. Schon während der Untersuchung des Patienten kann über die Notwendigkeit eines interventionellen Eingriffs entschieden werden. Im Rahmen der Intervention selbst kann das Ergebnis, das früher erst nach Filmentwicklung und -ansicht endgültig feststand, schon während der Untersuchung richtig eingestuft werden, was bei komplexen Eingriffen für den Untersucher und den Patienten einen erheblichen Zugewinn an Sicherheit bedeutet. Die digitale Angiokardiographie ist damit unverzichtbar geworden für den interventionellen wie für den diagnostischen Bereich im Herzkatheterlaboratorium.

Auch für die Archivierung und den interinstitutionellen Austausch von Angiographien stehen inzwischen digitale Protokolle und Medien als Alternative zum Cinefilm zur Verfügung. Im Jahre 1994 wurde der DICOM Standard als Basisprotokoll für die digitale Speicherung angiokardiographischer Bilder in der Kardiologie ausgewählt.

DICOM ist ein Nachfolgestandard der sogenannten ACR/NEMA-Standards I und II. Hierbei handelte es sich um Netzwerkstandards für den Austausch radiologischer Bilder, der seit 1984 von Mitgliedern des American College of Radiology (ACR) zusammen mit der nordamerikanischen National Electro Manufacturers Association (NEMA) entwickelt worden waren. Diese Standards hatten allerdings nie praktische Bedeutung erlangt. Erst mit der Applikation von DICOM für die Angiokardiographie erfuhr der DICOM Standard auch für die Radiologie eine Wiederbelebung und scheint sich jetzt als weltweite Basis für die Übertragung medizinischer Bilder zu etablieren.

DICOM ist ein Regelwerk, das eine kontrollierte Übertragung von angiographischen Bildserien,aber auch von Röntgenbildern, Ultraschallbildern und anderen medizinischen Bildern erlaubt ohne Berücksichtigung des technischen Hintergrundes oder der apparativen Ausstattung. Bilder, die mit einem DICOM-kompatiblen System erzeugt wurden, können von einem anderen, DICOM-kompatiblen System gelesen und dargestellt werden. Inzwischen haben sich alle Hersteller von Röntgenanlagen und angiokardiographischen Systemen auf die Akzeptanz des DICOM Standards geeinigt und entsprechend „conformance-statements" veröffentlicht, in denen sie Spezifikationen für die Anwendung des DICOM Standards in ihrem Bereich festlegen.

Als Standardmedium für die Speicherung und Weiterversendung von angiokardiographischen Bildern wird derzeit die beschreibbare Compact-Disc (CD-R) verwendet.

Mit 0,6 Gigabyte Speicherkapazität hat die CD gerade die Kapazität für die Aufnahme einer angiographischen Untersuchung. Für angiokardiographische Untersuchungen ist mit maximal etwa 5000 Bildern zu rechnen [5]. Bei einer für die digitale Angiographie ebenfalls festgelegten minimalen Matrix von 512×512 Pixel und 8 Bit Graustufenauflösungen hat ein angiokardiographisches Einzelbild einen Dateninhalt von etwa 1/4 Megabyte, bei einer verlustlosen 2 : 1-Kompression von etwa 1/8 Megabyte. Eine CD könnte etwa 4800 Bilder von 1/8 Megabyte Größe speichern.

Inzwischen ist die Computertechnologie soweit vorangeschritten, daß die angiographischen Serien von der CD in Echtzeit gelesen und dargestellt werden können.

Das filmlose Katheterlabor ist somit auf der Basis des DICOM Standards und der CD als Speichermedium Realität geworden. Moderne Katheterlaboratorien werden durchweg ohne Cinefilmkameras eingerichtet.

Die digitale Angiographie in ihrer heutigen Form [6] bietet im Vergleich zum früheren, konventionellen Herzkatheterlaboratorium eine ganze Reihe von Vorteilen:

Die unmittelbar verfügbaren Bilder können schon im Katheterlaboratorium in ihrer Qualität optimiert werden. Quantitative Analysen sind bereits im Herzkatheterlaboratorium möglich, so daß Berechnungen zum Ventrikelvolumen, zur globalen Ejektionsfraktion, zu regionalen Funktionsparametern, aber auch zu Parametern der Coronarfunktion, wie Stenosevermessung und Kontrastmittelfluß während der Untersuchung vorliegen können. Über Netzwerke können die Bilder nicht nur im Katheterlaboratorium, sondern auch an anderer Stelle, etwa auf der Station, im Konferenzraum, in der Besprechung mit dem Chirurgen, betrachtet werden. Eine CD-R läßt sich einfach kopieren: das Original bleibt damit in der Untersuchungsklinik erhalten und es entfällt die lästige Suche nach ausgeliehenen und nicht zurückgekehrten Filmen. Schließlich ist auch eine Abgabe von CD-Kopien oder eine direkte Übertragung von angiographischen Szenen in das „Core Laboratory" von großen multizentrischen Studien möglich.

Die Netzanbindung erlaubt für die Zukunft neue Wege in der cardiovasculären Medizin. Mit Hilfe eines Netzwerkverbundes können Kosten gespart und die Versorgungswege für die Patienten optimiert werden. Vorstellbar und bereits in der praktischen Entwicklung ist folgendes Szenario:

Ein Patient wird in einem kleineren Krankenhaus bei instabiler Angina pectoris aufgenommen. Da die Beschwerden unter Medikation anhalten, wird eine Herzkatheterisierung und Koronarangiographie durchgeführt, die eine Situation zeigt, die für einen interventionellen Eingriff geeignet erscheint. Statt jetzt – wie in früheren Zeiten – mit einem tertiären Zentrum telefonisch Kontakt aufnehmen und den Film und den Patienten auf die Reise ins tertiäre Zentrum zu schicken mit der Bitte um eine Entscheidung, kann der Untersucher die angiokardiographischen Aufnahmen direkt an das tertiäre Zentrum übermitteln und in einer Netzkonferenz mit den dort Verantwortlichen diskutieren. Unmittelbar im Anschluß an die Katheteruntersuchung kann damit eine verbindliche Entscheidung getroffen werden: Dadurch werden für den Patienten potentiell gefährliche Wartezeiten vermieden. Ist eine Intervention nicht sinnvoll, so wird ein unnötiger Transport des Patienten ins tertiäre Zentrum überflüssig.

Mit der Weiterentwicklung des DICOM Standards für weitere Gebiete außerhalb des reinen Bildbereiches darf in Zukunft gerechnet werden, z.B. mit einem Einschluß von Kurvendaten aller Art zusammen mit dem Bilddatensatz.

Technische Durchführung

Katheterwahl, Technik der Sondierung, Technik der Kontrastmittelapplikation sowie die jeweils optimalen projektionsgebenden und Bildfrequenzen für die Angiographie sind für die unterschiedlichen Abschnitte des Herzens und die herznahen großen Gefäße unterschiedlich und werden daher im folgenden gesondert behandelt.

Lävogramm

Die Darstellung der linken Herzkammer gehört zu fast jeder Herzkatheteruntersuchung. Größe, Pumpleistung, regionale Wandbewegung, myokardiale Wanddicke und das Vorliegen einer Mitralinsuffizienz und deren Schweregrad lassen sich aus dem Lävogramm qualitativ und auch quantitativ ermitteln.

Zugang und Katheterwahl

Der linke Ventrikel wird in der Regel retrograd von der Aorta ascendens aus sondiert. Die Katheterwahl und die Technik richten sich nach der Art des Zugangs. Meist wird von der rechten oder linken Leistenarterie aus eingegangen. Über eine Einführschleuse entsprechender Größe wird ein Pigtail-Katheter von etwa 1 m Länge, verwendet werden hier Stärken zwischen 4 und 8 French, bis auf die Aortenklappen vorgeführt. Unter leichtem Vorschieben des Katheters und Drehung, unterstützt durch eine tiefe Einatmung des Patienten, gelingt es meist rasch, die Aortenklappe zu passieren und den Katheter im linken Ventrikel zu plazieren. Um Extrasystolen zu vermeiden, wird der Katheter im linken Ventrikel gegen den Uhrzeigersinn etwas gedreht, so daß die Schleife des Pigtails in etwa parallel zum Kammerseptum liegt. Bei älteren Patienten mit Aortenklappensklerose, bei Patienten mit Hypertonus und stark geschlängelt verlaufender Aorta oder bei Zwerchfellhochstand kann die Passage der Aortenklappe Schwierigkeiten bereiten. Es hilft dann eine Versteifung des Katheters durch einen normalen Einführdraht oder eine Streckung der Pigtailschleife durch den aus der Katheterspitze etwa 10 cm lang vorgeführtem Draht und die linksventrikuläre Sondierung mit in dieser Konfiguration. Bei Aortenstenose empfiehlt sich die Verwendung eines rechtskoronaren Judkinskatheters und eines geraden Einführdrahtes; die Positionierung des Drahtes auf der Aortenklappe wird dadurch erleichtert und stabilisiert.

Bei schwerster Aortenklappenstenose, bei Klappenprothese oder bei extrem atypisch stehender Aortenklappe ist die retrograde Sondierung in Einzelfällen nicht möglich – dann wird eine transseptale Punktion mit einem Brockenbrough-Katheter oder einem Mullins-System erforderlich.

Bei Sondierung von der Armarterie (bevorzugt A. brachialis rechts, seltener links) und Verwendung der Sones-Technik für die Koronarangiographie wird der linke Ventrikel über die A. subclavia rechts und den Truncus brachiocephalicus, seltener die A. subclavia links und dann die Aorta ascendens ebenfalls retrograd sondiert. Verwendet werden bei dieser Technik bevorzugt endständig geschlossene Katheter wie NIH-Katheter oder Lehmann-Katheter. Bei Atherosklerose oder stark geschlängeltem Verlauf z.B. des Truncus bracheocephalicus, empfiehlt sich die Verwendung eines endständig offenen Katheters, der über einen zunächst vorgeführten weichen Draht bis in die Aorta ascendens gebracht wird: infrage kommen hier der Gensinikatheter, der für die Koronarangiographie verwendete Sones-Katheter oder auch ein Pigtail-Katheter. Für die ventrikuläre Sondierung von der A. radialis aus werden Pigtailkatheter von 4–6 French verwendet.

Nach Sondierung des linken Ventrikels wird stets der Druck gemessen, um eine freie Lage im linksventrikulären Cavum zu dokumentieren. Anschließend wird der Katheter an das Hochdruckinjektionssystem für die Kontrastmittelinjektion angeschlossen. Hierbei ist auf absolute Luftblasenfreiheit zu achten. Nach Einstellung der Röntgenanlage wird durch eine langsame Injektion einer kleinen Menge Kontrastmittel noch einmal die freie Lage im linken Ventrikel überprüft: Erst dann wird die eigentliche Kontrastmittelinjektion gestartet.

Folgende Punkte sind besonders zu beachten:

1. Der Katheter muß frei im Lumen der linken Kammer mit der Herzaktion schwingen. Diese Bewegung ist typisch und kann leicht von der eines im Trabelwerk oder im Mitralklappenapparat festhängenden Katheters unterschieden werden.
2. Der Katheter sollte nicht zu tief im linken Ventrikel liegen, da sonst durch Wandkontakt Extrasystolen unter der Injektion ausgelöst werden können.
3. Die Katheterspitze sollte andererseits nicht zu nah an der Klappenebene liegen. Bei Aufforderung, die Luft anzuhalten, wird der Patient in aller Regel mehr oder weniger tief einatmen – bei allzu naher Klappenlage kann der Katheter dabei in die Aorta zurückfallen. Bei allzu hoher Lage im Ventrikel wird zudem die Spitzen-

region nicht gut angefärbt oder die Injektion kann bei nach hinten gedrehtem Katheter zu einem direkten Rückstrom über die Mitralklappe in den li. Vorhof führen. Es empfiehlt sich daher, unter der tiefen Einatmung des Patienten den Katheter optimal zu positionieren.

Kontrastmittelinjektion

Für das Lävogramm wird eine optimale, möglichst homogene Kontrastmitteldarstellung des linken Ventrikels unter möglichst physiologischen Bedingungen, d. h. bei erhaltenem Grundrhythmus und ohne Extrasystolen, angestrebt.Hierzu ist eine relativ rasche Injektion von im Mittel etwa 30 ml eines ionischen oder nicht-ionischen Kontrastmittels (je nach Situation zwischen 8 und 50 ml) erforderlich. Um diese Kontrastmittelmenge in 2–3 Zyklen zu injizieren, sind Injektionsgeschwindigkeiten zwischen 14 und 20 ml/s nötig – dies kann nur durch Hochdruckinjektoren erreicht werden, die Injektionsdrucke von bis zu 900 PSI bzw. 60 Atmosphären aufbringen können. Verschiedene Injektortypen von unterschiedlichen Firmen sind hierzu erhältlich. Sie sind in der Technik weitgehend vergleichbar: Alle erlauben heute eine EKG-gesteuerte Auslösung der Injektion, eine druck- oder flußgesteuerte Injektion und auch eine EKG-phasengesteuerte, herzzyklussynchrone Injektionstechnik.

Der Untersucher hat zu berücksichtigen, daß bei Kathetern mit schmalerem Durchmesser für die gleiche Durchflußrate ein höherer Injektionsdruck erforderlich wird. Bei sehr schmalem Katheter und entsprechend hohem Widerstand ist bei raschem Druckaufbau eine Katheterruptur nicht auszuschließen, so daß deshalb der maximale Injektionsdruck begrenzt werden muß. Deshalb kann trotz immer wieder gegenteiliger Behauptungen nicht erwartet werden, daß bei Verwendung eines schmallumigen Injektionskatheters von 5 French oder weniger ein ausreichend hoher Fluß und damit eine optimale Kontrastierung erreicht werden kann – die Wahl eines sehr schmalen Katheters bedeutet immer einen Kompromiß zu Ungunsten der Qualität des Angiogramms.

Allzu hohe Injektionsgeschwindigkeiten können bei endständig offenen Katheters zu jetbedingter Traumatisierung des Myokards, ja sogar zu einer Perforation des Herzmuskels führen – sie sind daher zu vermeiden [7].

Während der Injektion verbleibt die Hand des Untersuchers am Katheter, um bei eventuelle auftretenden Komplikationen einen sofortigen Rückzug in die Aorta durchführen zu können. EKG und Kontrastmittelfüllung des Herzens werden während der Injektionsphase auf dem Monitor fortlaufend überwacht.

Wahl der Projektion und Morphologie des linken Ventrikels

Die angiokardiographische Darstellung der linken Kammer dient folgenden Zielen:
- Beurteilung der Pumpfunktion und der linksventrikulären regionalen Wandbewegung
- Bestimmung der linksventrikulären myokardialen Wanddicke zur
- Abschätzung einer Hypertrophie
- Beurteilung des Vorliegens und ggf. des Schweregrades einer Mitralinsuffizienz.

Wünschenswert wäre eine Darstellung aller Wandabschnitte. Als optimaler Kompromiß haben sich eine rechts-schräge (RAO) Projektion von etwa 20 -40 ° und eine linksschräge (LAO) Projektion von etwa 70–50°, beide möglichst orthogonal zueinander, durchgesetzt. Soll das interventrikuläre Septum beurteilt werden, empfiehlt sich zusätzlich in der LAO-Projektion eine kraniale Kippung der Anlage von 15–20°, dies eröffnet den Blick auf das Septum in ganzer Länge.

Alternativ wird als Standardprojektion in Einzelfällen auch die strikte antero-posteriore und seitliche Einstellung verwendet.

Die **RAO-Projektion** (Abb. 2-9) trennt die linke Kammer bei etwa 30° fast optimal vom linken Vorhof. Die Mitralklappe ist dabei im Profil getroffen und das Ventrikelseptum liegt in der Projektionsebene. Der Betrachter schaut durch den rechten Ventrikel hindurch auf den linken Ventrikel. Von der Ausflußbahn bzw. der Aortenklappe aus sieht man im Uhrzeigersinn aus die basalen, medialen und apikalen Vorderwandanteile (Segmente 1, 2, 3), die Spitze und daran anschließend die inferiore Hinterwand im apikalen, medialen und basalen Abschnitt, Segmente 4, 5, 6). Diese Projektion – wie auch die streng laterale Projektion – stellt die linksventrikuläre Spitze am besten dar. Bewegungsanomalien, wie etwa ein Prolaps der Mitralklappe, werden in dieser Projektion ebenfalls am besten erkannt [8]. Weiterhin eignet sich die RAO-Projektion für die Beurteilung der Kompetenz der Mitralklappe bzw. die Einschätzung des Schweregrades einer Mitralinsuffizienz [9].

In der **LAO-Projektion** sind das Kammerseptum (Segment 7) sowie die posterioren Wandabschnitte im apikalen (8) und basalen Segment (9) erfaßt. Man blickt hier in die Mitralklappe und kann z. B. das Ausmaß einer Mitralstenose durch die Einwaschung von kontrastfreiem Blut oder – bei HOCM – eine Septumverdickung sowie auch die anomale Bewegung des septalen Mitralsegels bei dieser Erkrankung gut beurteilen. Die Projektion eignet sich bevorzugt zur Objektivierung von Kontraktionsstörungen im Versorgungsbereich des oberen Ramus interventricularis anterior mit seinen septalen Ästen sowie des Ramus circumflexus und der distalen rechten Coronararterie bei ausgeprägtem Rechtsversorgungstyp. In dieser Projektion ist die Bewegung des links-coronaren und des rechtscoronaren Aortenklappensegels oft gut erkennbar.

Die **antero-posteriore** (Abb. 2-10) Projektion zeigt den linken Ventrikel schmalelliptisch und leicht gestaucht [10] im Vergleich zur RAO-Projektion. Weil sich Mitral-

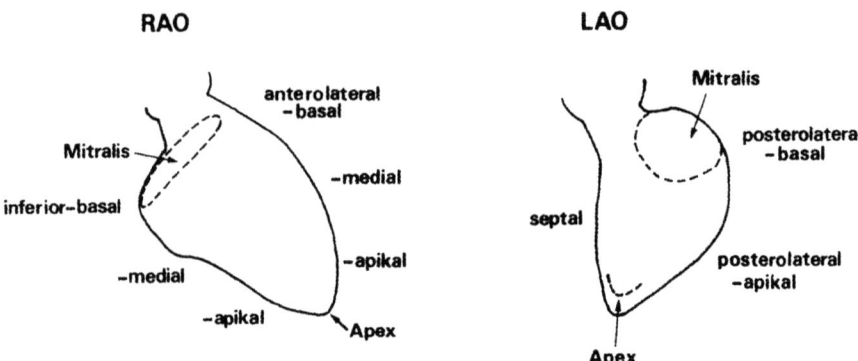

Abb. 2-9. Wandregionen des linken Ventrikels in RAO- und LAO-Projektion

klappe und Aortenklappe aufeinander projizieren, sind Mitralinsuffizienzen nicht so gut zu beurteilen. Optimal ist diese Projektion für die Darstellung der freien linksventrikulären Wand – sie wird deshalb zur Berechnung der Myokardmasse des linken Ventrikels empfohlen (s. S. 68). Es sind von der Aortenklappe aus im Uhrzeigersinn die anterolaterale Wand, die Spitze, und eine Überlagerung von Hinterwand und Septum erkennbar.

Die streng **seitliche** oder **laterale** Projektion erinnert an eine vertikal gespiegelte RAO-Projektion, wenn auch mit einer etwas schlechteren Trennung von Ventrikel und linkem Vorhof – dennoch ist die Mitralinsuffizienz auch hier relativ gut zu beurteilen. Die diaphragmale Portion der Hinterwand wird hier sauberer freigedreht und kann besser beurteilt werden. Hingegen überlagern sich im Vorderwandbereich Teile des linken und des rechten Ventrikels. Diese Projektion eignet sich damit für die Beurteilung von Kontraktionsstörungen im Versorgungsgebiet der rechten Koronararterie, insbesondere des Ramus interventricularis posterior.

Als Standardprojektion hat sich in den meisten Laboratorien inzwischen eine simultan-biplane Einstellung mit ca. 30° LAO und 60° LAO -Projektion bewährt. Sie bietet die simultane Darstellung und damit Beurteilbarkeit der wichtigsten Myokardabschnitte, die vom Ramus interventricularis anterior, vom Ramus circumflexus und von der rechten Coronararterie versorgt werden, und ist andererseits die bevorzugte Einstellung für eine quantitative Analyse von Wandbewegung und Pumpfunktion der linken Kammer.

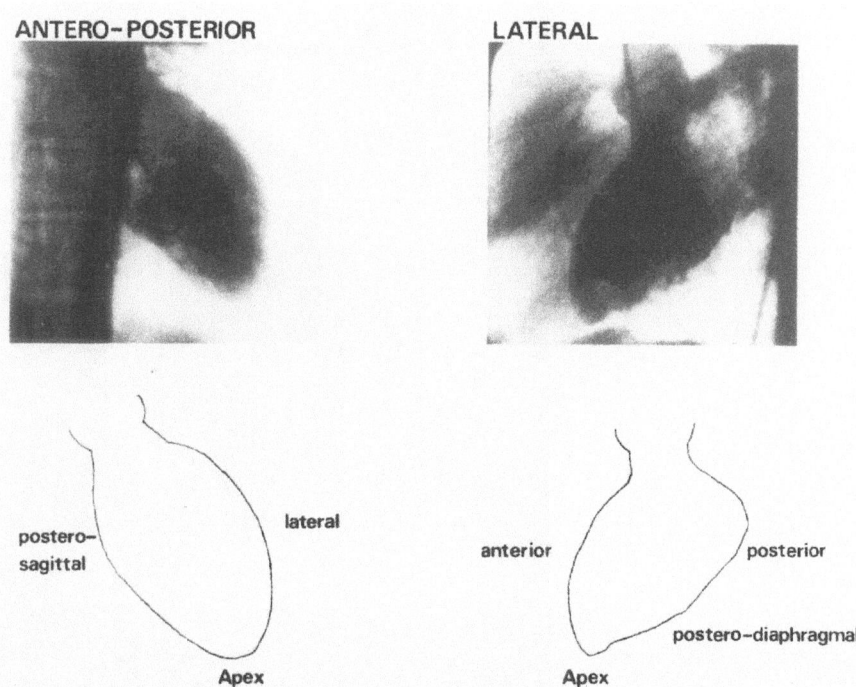

Abb. 2-10. Linker Ventrikel in antero-posteriorer und seitlicher Einstellung mit den orthograd getroffenen Wandabschnitten

Aortogramm

Die Vorbereitungen und die technische Durchführung für die Kontrastmitteldarstellung der Aorta ascendens und des Aortenbogens entsprechen denen für das Lävogramm (s. oben). Auch hier erfolgt die Injektion EKG-getriggert und beginnend mit Beginn der Diastole. Je nach pathophysiologischer Situation werden zwischen etwa 20 ml (normale Klappenfunktion) und bis zu 60 ml Kontrastmittel (bei schwerer Aortenklappeninsuffizienz) injiziert mit einer Flußrate zwischen 15 und 30, meist etwa 22 ml/s.

Als Projektionsebenen werden hierzu eine anterio-posteriore oder RAO-Projektion bis 30 ° sowie eine LAO-Projektion (Abb. 2-11) von etwa 60° bevorzugt. Dies ermög-

Abb. 2-11a, b. Angiogramm der Aorta ascendens in RAO- (a) und LAO-Projektion (b). Enddiastolische Masken subtraktion

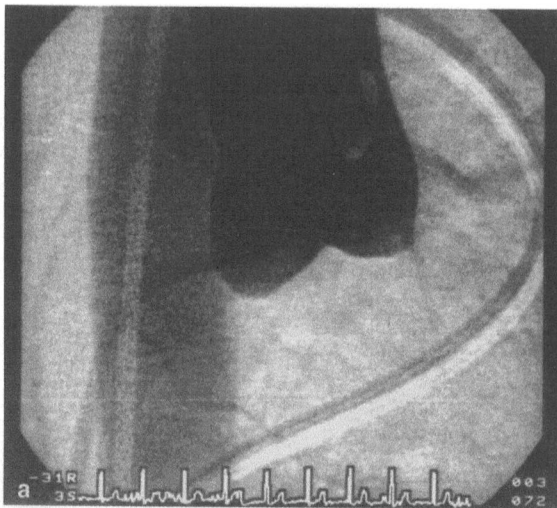
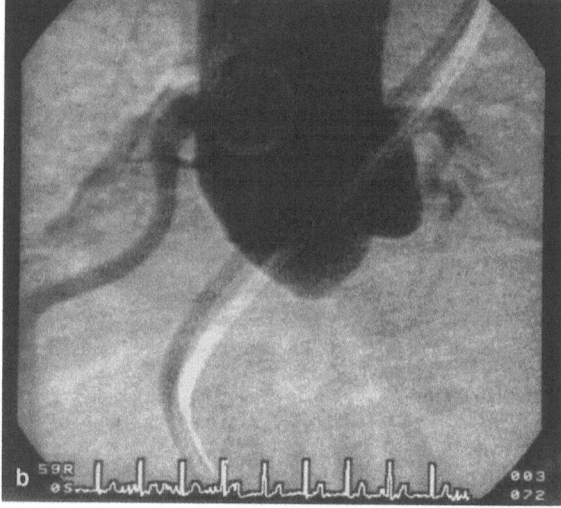

licht eine optimale Beurteilung des Bulbus und der Aorta ascendens sowie Aorten-klappensegel und der Funktion der Aortenklappe. Ein Rückfluß wird am besten in der LAO-Projektion erkannt. Bei genügend groß gewähltem Bildverstärkereingang kann zudem der Aortenbogen mit dem Abgang der Kopfgefäße in dieser Projektion beur-teilt werden.

Dextrographie

Für die Darstellung des rechten Ventrikels wird technisch ähnlich vorgegangen wie bei der Laevographie. Als Injektionskatheter werden bevorzugt Pigtail-Katheter ver-wandt, die über eine Vena cubitalis oder eine Vena jugularis, oder über die Vena femo-ralis antegrad über den rechten Vorhof eingeführt werden. Der Katheter soll dabei im Cavum in Richtung zur Ventrikelspitze liegen und frei flottieren, so daß Extrasystolen vermieden werden.

Für den rechten Ventrikel empfiehlt sich im allgemeinen eine etwas niedrigere Injektionsgeschwindigkeit: Injiziert werden 20–40 ml Kontrastmittel mit etwa 12–17 ml/s – lediglich bei hohem Fluß und großem Volumen, wie etwa bei Vorhof-septumdefekt, sind größere Mengen erforderlich.

Als Projektionsebenen werden auch hier häufig eine etwa 30°-LAO- und 60°-LAO-Projektion gewählt. Die RAO-Einstellung gibt zwar einen guten Eindruck von der Funktion der rechten Herzkammer und ermöglicht auch eine Beurteilung einer even-tuellen Tricuspidalinsuffizienz – die LAO-Projektion ist allerdings relativ wenig hilf-reich und nur erforderlich, wenn quantitative Analysen durchgeführt werden sollen.

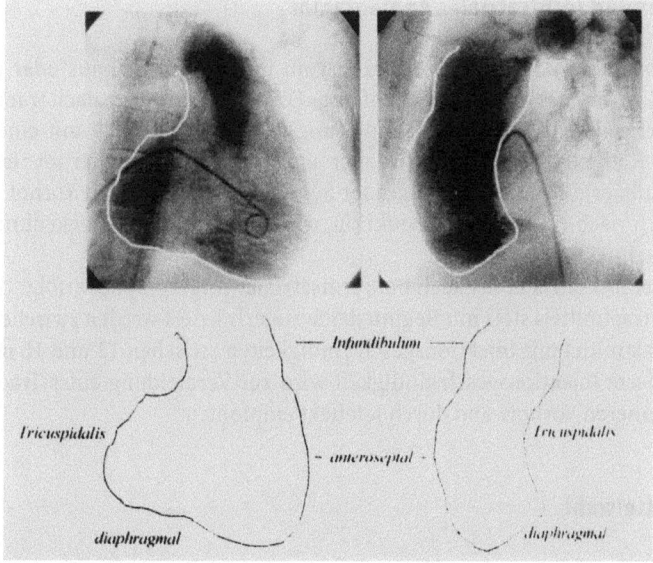

Abb. 2-12. Der rechte Ventrikel in antero-posteriorer und seitlicher Einstellung mit den orthograd ge-troffenen Regionen in beiden Ebenen

Hilfreicher, weil in beiden Ebenen informativ, ist für das Dextrogramm eine rein anterio-posteriore und seitliche Einstellung (Abb. 2-12), da sie einerseits über die Form, andererseits über die regionale Wandbewegung und das Ausmaß einer Tricuspidalinsuffizienz zugleich informiert. In der antero-posterioren wie in der seitlichen Einstellung läßt sich der rechtsventrikuläre Ausflußtrakt gut beurteilen. Die Tricuspidalklappenfunktion ist in der seitlichen Darstellung gut einzusehen. Auch für quantitative Analysen ist die anterio-posteriore und seitliche Einstellung geeignet, da durch Studien validiert [11, 12].

Pulmonales Angiogramm

Eine Pulmonalisangiographie wird zur Beurteilung der zentralen Pulmonalisabschnitte wie auch zur Beurteilung des linken Vorhofes und des li. Ventrikels in sog. „Durchlaufangiogrammen" durchgeführt. Die optimale Einstellung zur Beurteilung der Pulmonalarterie selbst ist eine anteroposteriore und laterale Einstellung. Soll das linke Herz beurteilt werden, ist eine ca. 30° RAO/60° LAO-Projektion vorzuziehen. Injiziert werden zwischen 20 und 50 ml Kontrastmittel mit einer Geschwindigkeit von 12–18 ml/s, bevorzugt durch einen Pigtailkatheter, der antegrad über den rechten Vorhof und rechten Ventrikel in der Pulmonalarterie zentral plaziert wird. Auch hier wird die Injektion diastolisch und EKG-getriggert gestartet. Soll der linke Ventrikel beurteilt werden, so ist die nötige Zeit für die Lungenpassage des Kontrastmittels zu berücksichtigen, die je nach pathophysiologischer Grundbedingung unterschiedlich lang sein kann, so daß auf eine genügend lange Aufnahmezeit zu achten ist.

Linksatriales und rechtsatriales Angiogramm

Der linke Vorhof wird entweder retrograd vom linken Ventrikel aus oder antegrad vom rechten Vorhof aus, dann über ein offenes Foramen ovale oder nach transseptaler Punktion, erreicht. Die retrograde Sondierung gelingt gelegentlich mit einem Standard-Pigtail-Katheter – es sind hierfür aber auch besondere Katheter im Handel, die die Sondierung erleichtern. Bei antegrader Sondierung vom rechten Vorhof aus, speziell natürlich nach transseptaler Punktion, wird bevorzugt ein Brockenbrough-Katheter für die Injektion verwendet.

Sowohl bei linksatrialer als auch bei rechtsatrialer Angiographie erfolgt die Injektion des Kontrastmittels stets mit Beginn der Systole. Injiziert werden zwischen 20 und 40 ml Kontrastmittel mit Injektionsgeschwindigkeiten zwischen 12 und 16 ml/s – die etwas reduzierte Injektionsgeschwindigkeit wird zur Vermeidung einer Traumatisierung der dünneren Vorhofwand durch Jeteffekt empfohlen.

Kontrastmittelwahl

Für die Angiographie der Herzhöhlen, der großen Gefäße und der Koronararterien wird üblicherweise dasselbe Kontrastmittel verwendet. Die ionischen Röntgenkontrastmittel sind wegen ihrer Nebenwirkungen, die im wesentlichen auf die Hyper-

Tabelle 2-1. Kontrastmittel

Handelsname	Substanzname	Jodgehalt [mg/ml]	Viskosität (mPas bei 37°C)	Osmolarität [mosmol/kg]
Ionisch:				
Urografin 76	Na-Meglumin Diatrizoat	370	8,4	1940
Hexabrix	Na-ioxaglat	320	7,5	600
Nichtionisch				
Omnipaque	Iohexol	350	10,7	830
Solutrast 370	Iopamidol	370	9,4	799
Ultravist 370	Iopromid	370	9,9	800
Optiray	Ioversol	350	8,3	790
Imagopaque	Iopentol	350	12,3	850

osmolarität und den Zusatz von Ionenbindern zurückzuführen waren, inzwischen in den Hintergrund getreten. Nach Injektion ionischer hyperosmolarer Kontrastmittel kommt es zu signifikanten Veränderungen der Herz- und Kreislauffunktion mit Zunahme des Schlagvolumens, Anstieg des enddiastolischen Füllungsdruckes der Ventrikel, peripherem Widerstandsabfall, Anstieg des Herzzeitvolumens und zeitweise ansteigender Koronardurchblutung mit Dilatation der epikardialen Koronararterien [13, 14]. Diese Veränderungen können bis zu 10 Minuten nach Kontrastmittelgabe anhalten. Während der Koronarangiographie kann es bei Verwendung ionischer Kontrastmittel zu Rhythmusstörungen, insbesondere kurzen bradykarden Phasen über mehrere Sekunden kommen, die bei Darstellung der Herzkammern und der großen Gefäße allerdings nicht auftreten.

Inzwischen sind nichtionische und niederosmolare Kontrastmittel entwickelt worden, die bei gleicher Qualität der Kontrastierung diese Nebenwirkungen nur noch in minimaler Restform zeigen. Diese Kontrastmittel werden heute bevorzugt für die Angiographie der Herzhöhlen, der großen Gefäße und auch der Koronararterien angewendet. Tabelle 2-1 enthält eine Liste mit heute gebräuchlichen Kontrastmittel.

Quantitative Analyse des Angiokardiogrammes

Wird im Rahmen der Angiokardiographie der Herzkammern und der großen Gefäße eine Kalibration vorgenommen, so können die Volumina der einzelnen Herzkammern in den verschiedenen Phasen, die myokardiale Wanddicke, die Wandbewegung der Kammern in Systole und Diastole objektiv ermittelt werden. Für den linken und den rechten Ventrikel sowie für den linken Vorhof sind hierzu Bestimmungsmodelle entwickelt worden, die in ausführlichen Ausgußpräparat-Untersuchungen wie auch tierexperimentellen Studien und klinischen Studien validiert worden sind. Diejenigen Techniken, die Eingang auch in die klinische Praxis gefunden haben, sollen im folgenden näher beschrieben werden.

Quantitative Analyse des linksventrikulären Angiokardiogrammes

Da der linke Ventrikel als wichtigste Kammer des menschlichen Herzens im Brenn-
punkt des Interesses steht, sind die meisten quantitativen Maßmethoden für die linke
Kammer entwickelt worden. Routinemäßig werden heute im Rahmen der Herzkatheterisierung und Angiographie das enddiastolische und endsystolische Volumen, das
Schlagvolumen und die Ejektionsfraktion sowie abgeleitete Gesamtfunktionsparame-
ter wie die systolische Verkürzungsfraktion (VCF) oder die mittlere systolische Ejektionsrate (MMSER) ermittelt. Aus Wanddicke und Kammervolumen kann die Myokardmasse und das myokardiale Gewicht der linken Kammer bestimmt werden. Eine
fortlaufende Bestimmung des Kammervolumen, der Kammerdimensionen und der
Wanddicke im Bild-zu-Bild-Verfahren erlaubt eine Bestimmung der instantanen systolischen muskulären Verkürzungsgeschwindigkeit und diastolischen Relaxationsgeschwindigkeit, unter Einbeziehung der Wanddicke und des instantanen Ventrikeldruckes auch des Wandstresses in verschiedenen Muskelbereichen der linken Kammer sowie daraus abgeleiteter weiterer Parameter wie Druckvolumendiagramm, gelei-
stete Herzarbeit. Obwohl der Wert fast aller dieser Parameter für die korrekte Charakterisierung der integralen Funktion des linken Ventrikels durch Studien belegt wurde
[15–25], hat nur ein Teil Eingang in die klinische Routine gefunden. Ein Grund dafür
ist sicherlich darin zu sehen, daß abgeleitete Parameter, die eine instantane Analyse
von Druck und Volumen über den gesamten Herzzykluserfordern, nach wie vor sehr
zeitaufwendig in der Bestimmung sind.

Volumenbestimmung

Vor mehr als 40 Jahren haben Dodge u. Tannenbaum [26] als erste eine Methode zur
Volumenbestimmung der linken Kammer vorgeschlagen. Diese wie auch von anderen
Autoren dann eingeführte Techniken beruhten auf der Ausmessung mehrerer Achsen
an der endothelialen Silhouette des linken Ventrikels [27–32]. Grundlage dieser
Methoden war die Annahme eines abgeplatteten Rotationsellipsosids bzw. eines
„Sphäroids" als Modell für die linke Kammer (Abb. 2-13). Da bei stärkeren Abweichungen von dieser Idealvorstellung relativ rasch Fehler auftreten, wurden die Achsenmethoden schnell verlassen zugunsten von Methoden, die auch bei Abweichungen
von der Idealgeometrie zu verläßlichen Ergebnissen führen. Inzwischen haben sich
zwei Techniken durchgesetzt, die sowohl für die monoplane als auch für die biplane
Angiokardiographie des linken Ventrikels weltweit Anwendung finden:

1. die Flächen-Langen-Methode,
2. die Scheibchensummationsmethode.

Flächen-Langen-Methode

Basis dieser Technik ist ebenfalls die Annahme, daß die endotheliale Silhouette der
linken Kammer durch ein abgeplattetes Rotationselipsoid oder angenähert werden
kann. Dabei wird vorausgesetzt, daß sich die beiden Hauptachsen dieses Sphäroids aus

Abb. 2-13. Rotationselipsoid
als Modell des linken Ventrikels.
Das Volumen berechnet sich
aus den 3 Hauptachsen nach
der u. g. Formel

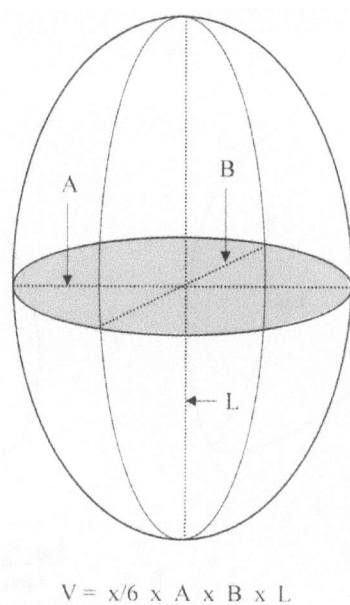

$$V = x/6 \, x \, A \, x \, B \, x \, L$$

der gemessenen Projektionsfläche und Längsachse in zwei senkrecht aufeinander stehenden Projektionen errechnen lassen. Grundsätzlich gilt für das Volumen eines Rotationselipsoids die Gleichung:

$$V = \frac{\pi}{6} \cdot A \cdot B \cdot L \qquad (2)$$

Wobei A und B die Querachsen des Elipsoids in den beiden Projektionen und L zunächst die tatsächliche räumliche Längsachse sind.

Zur Errechnung der Querachsen A und B wird in jeder Projektion die Projektionsfläche der endothelialen Silhouette herangezogen, um möglichen Abweichungen von der idealen Modellvorstellung Rechnung zu tragen (Abb. 2-14). Die Achsen errechnen sich dann entsprechend zu:

$$A = 4 \, X \frac{F_{AP}}{\pi \cdot L_{AP}} \qquad (3)$$

$$B = 4 \, X \frac{F}{\pi \cdot L} \qquad (4)$$

Die Längsachse müßte theoretisch als räumliche Längsachse aus den in beiden Projektionen meßbaren Längsachsen, z. B. nach dem pythagoreischen Prinzip errechnet werden. Ausgußpräparatsuntersuchungen wie auch tierexperimentelle Untersuchungen haben allerdings gezeigt, daß für die tatsächliche räumliche Längsachse die längere der beiden gemessenen Achsen substituiert werden kann [33]. Durch Einsetzen dieser Längsachse und Umformung der Gleichung ergibt sich dann schließlich:

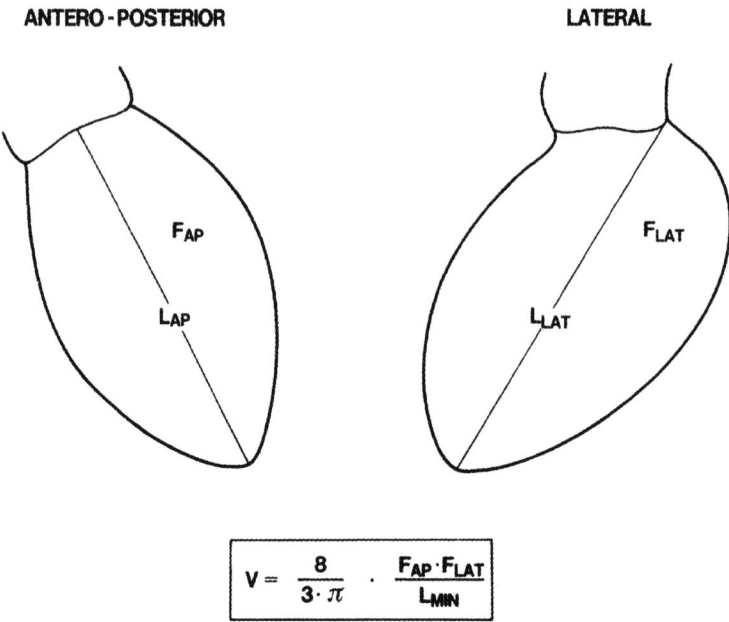

ANTERO-POSTERIOR   **LATERAL**

$$V = \frac{8}{3 \cdot \pi} \cdot \frac{F_{AP} \cdot F_{LAT}}{L_{MIN}}$$

Abb. 2-14. Prinzip der linksventrikulären Volumenbestimmung nach der Flächen-Längen-Methode F_{AP}, F_{LAT}: Fläche der Ventrikelsilhouette in der antero-posterioren und seitlichen (bzw. RAO und LAO) Projektion; L_{AP}, L_{LAT} Längsachse in der entsprechenden Projektion

$$V_{biplan} \frac{8}{3 \cdot \pi} \cdot \frac{F_{AP} \cdot F_{AP}}{Lmin} ; \qquad (5)$$

wobei Lmin die *kleinere* der beiden Längsachsen ist.

Die Meßgenauigkeit dieser Methode an Ausgußpräparaten menschlicher Herzen wurde mit normaler Funktion oder erkrankter menschlicher Herzen untersucht. Dodge et al. [33] fanden für neun Ausgußpräparate mit Volumina zwischen 20 und 350 ml folgende Beziehung zwischen dem tatsächlichen Cast-Volumen und dem angiographisch bestimmten Volumen:

$$V_{cast} = 0,928 \cdot V_{Angio} - 3,8 \text{ ml}$$
$$R = 0,995$$
$$S_{Y/X} : \pm 8,2 \text{ ml} \qquad (6)$$

(R: Korrelationskoeffizient der linearen Regression; SY/X: Standardabweichung der Werte gegen die Gerade der linearen Regressionsbestimmung)

Eine ähnlich gute Übereinstimmung fanden Davila u. Sanmarco [31] an 23 Ausgußpräparaten mit Volumina zwischen 15 und 120 ml:

$$V_{cast} = 0,95 \cdot V_{Angio} - 8,5 \text{ ml}$$
$$R = 0,965$$
$$S_{Y/X} : \pm 10 \text{ ml} \qquad (7)$$

Arcilla et al. [11] publizierten 1971 eine ähnliche Studie an Casts zwischen 5 und 140 ml Volumen mit folgendem Ergebnis:

$$V_{cast} = 0{,}992 \cdot V_{Angio} - 0{,}78 \text{ ml}$$
$$R = 0{,}96 \tag{8}$$
$$S_{Y/X}: \pm 10 \text{ ml}$$

Basis dieser Untersuchungen waren biplane angiographische Aufnahmen der linksventrikulären Casts in antero-posteriorer und lateraler Einstellung. Wynne und Mitarbeiter [34] publizierten 1978 eine ähnliche Untersuchung an humanen Ventrikelausflußpräparaten, allerdings aufgenommen in einer Einstellung, die in etwa der biplanen Angiographie in RAO- und LAO-Projektion entspricht. Die an 30 Casts gefundene Korrelation zum tatsächlichen Volumen ergab:

$$V_{cast} = 0{,}989 \cdot V_{Angio} - 8{,}1 \text{ ml}$$
$$R = 0{,}99 \tag{9}$$
$$S_{Y/X}: \pm 8 \text{ ml}$$

Untersuchungen an klinischen Angiokardiogrammen zeigten nun, daß in der überwiegenden Zahl der Fälle die berechneten Querachsen in frontalen und in lateralen Projektionen nur wenig voneinander abwichen. Entsprechend wurden dann Modifikationen der Methode für eine monoplane Projektion der linken Kammer vorgeschlagen. Bei Annahme einer gemeinsamen Quer- und Längsachse für beide Projektionen ergibt sich nach Abb. 2-15:

$$V_{monoplan} = \frac{8}{3\pi} \cdot \frac{F^2}{L} \tag{10}$$

Sandler et al. [10] verglichen biplane Volumenbestimmungen des linken Ventrikels aus der antero-posterioren und seitlichen Projektion mit Berechnungen allein aus monoplanen der antero-posterioren Projektion bei 55 Patienten. Sie fanden folgende Korrelation:

$$V_{biplan} = 0{,}951 \cdot V_{monoplan} - 3{,}0 \text{ ml}$$
$$R = 0{,}967 \tag{11}$$
$$S_{Y/X}: \pm 15 \text{ ml}$$

Für die monoplane RAO-Projektion im Vergleich zur biplanen Einstellung publizierten Kennedy et al. 1970 [35] folgende Ergebnisse:

$$V_{biplan} = 0{,}81 \cdot V_{RAO} + 1{,}9 \text{ ml}$$
$$R = 0{,}97 \tag{12}$$
$$S_{Y/X}: \pm 24 \text{ ml}$$

Tynan et al. [36] untersuchten 34 Ausgußpräparate von postmortalen menschlichen Ventrikeln herzgesunder Individuen in einer RAO-Projektion von ca. 30° und fanden für den Vergleich von tatsächlichem und nach der monoplanen Flächen-Längen-Methode bestimmten Volumen folgende Gleichung:

$$V_{cast} = 0{,}59 \cdot V_{RAO}^{1{,}09} \tag{13}$$

Die Flächen-Längen-Methode (Abb. 2-15) dürfte die heute am weitesten verbreitete Technik zur Bestimmung des linken Ventrikels aus biplanen wie auch aus monoplanen

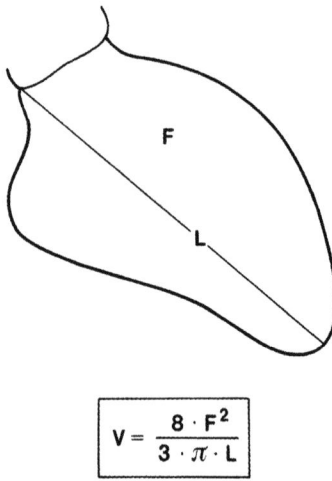

Abb. 2-15. Volumenbestimmung der linken Kammer in
der RAO-Projektion nach der
Flächen-Längen-Methode.
F, L Fläche und Längsachse
der Ventrikelsilhouette

Projektionen sein. Für die biplane Angiographie auch in RAO-LAO-Projektion hat
sich als Korrektur die Gleichung nach Dodge et al. (Formel 6) durchgesetzt; für die
monoplane RAO-Projektion wird überwiegend die Korrekturgleichung nach Kennedy
et al. (Formel 12) verwendet.

Scheibchensummationsmethode

Vor 40 Jahren haben Chapman et al. [37] als erste ein numerisches Integrationsverfah-
ren zur Volumenbestimmung der linken Kammer publiziert. Um unabhängig von
Modellvorstellungen das Kammervolumen bestimmen zu können, schlugen sie eine

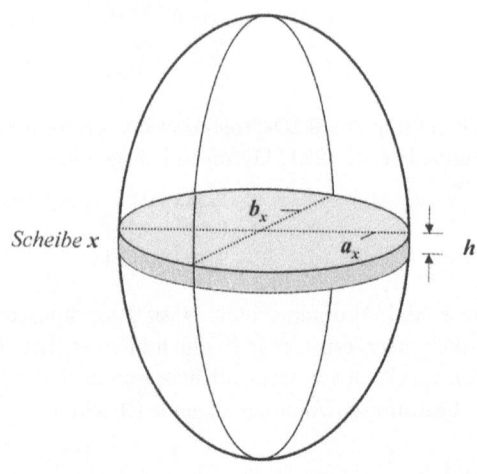

Abb. 2-16. Prinzip der Aufteilung der linksventrikulären
Silhouette in 2 Ebenen in
Scheibchen gleicher Höhe zur
Volumenbestimmung nach der
Scheibchensummationsmethode nach Chapman. Exempla-
risch ist eine Scheibe in Ventri-
kelmitte mit der Höhe h und
den orthogonalen Querachsen
a und b, die aus einer biplanen
Projektion bestimmt werden,
dargestellt. Das Volumen der
Scheibe x ergibt sich nach der
u.g. Formel, das Volumen des
gesamten Ventrikels im Sum-
mationsverfahren (s. Text)

Zerlegung der Kammersilhouette in eine Anzahl Scheiben gleicher Dicke vor (vergleiche Abb. 2-16). Das Volumen jeder Scheibe wird nach der Formel für das Volumen eines elliptischen Zylinders errechnet. Für die Scheibe „X" ergibt sich:

$$V_x = \frac{\pi}{4} \cdot a_x \cdot b_x \cdot h \tag{14}$$

Das Gesamtvolumen erhält man durch Summation aller Einzelvolumina:

$$V = \frac{\pi}{4} \cdot h \cdot \sum_1^n a \cdot b \tag{15}$$

Die Aufteilung der Silhouette in Scheibchen muß dabei senkrecht zur Ventrikellängsachse erfolgen.

Diese Berechnungsart ist allerdings nur zulässig bei Unterteilung in eine größere Zahl von mindestens 50 Scheibchen – andernfalls treten Fehler infolge der Nichtberücksichtigung der gekrümmten Außenkontur der Kammer auf. Um diese von vornherein zu vermeiden, kann entweder die Trapezregel oder – besser – die Simpson-Regel zur approximativen Integration unregelmäßig begrenzter Flächen angewendet werden. Unter Einbeziehung der Simpson-Regel ergibt sich für die Berechnung des Kammervolumens folgende Formel:

$$V = \frac{\pi \cdot h}{3} \left[\sum_1^{n-1} a_u \cdot b_u + \frac{1}{2} \sum_2^n a_g \cdot b_g \right] ; \tag{16}$$

wobei a_u und b_u die Diameter der ungeraden, a_g und b_g die Diameter der geraden Scheibchen ist und n eine gerade Anzahl von Scheibchen sein muß.

Bei monoplaner Projektion reduziert sich diese Formel zu:

$$V = \frac{\pi \cdot h}{3} \left[\sum_1^{n-1} d_u^2 + \frac{1}{2} \sum_2^n d_g^2 \right] ; \tag{17}$$

wobei d_u und d_g die ungeraden und geraden Durchmesser der Scheiben bei nomoplaner Projektion sind.

Diese Methode hat sich erwartungsgemäß als das genaueste Verfahren zur Bestimmung des linksventrikulären Volumens erwiesen. Goerke u. Carlsson [38] fanden für 3O biplan vermessene Casts:

$$\begin{aligned} V_{cast} &= 0{,}813 \cdot V_{Angio} - 13{,}2 \text{ ml} \\ R &= 0{,}976 \end{aligned} \tag{18}$$

Lange et al. [12] bestimmten unter gleichen Bedingungen das Volumen von 22 Casts nach zu:

$$\begin{aligned} V_{cast} &= 0{,}801 \cdot V_{Angio} - 9 \text{ ml} \\ R &= 0{,}985 \\ S_{Y/X} &\pm 7 \text{ ml} \end{aligned} \tag{19}$$

und Davila u. Sanmarco [31] publizierten folgende Ergebnisse:

$$\begin{aligned} V_{cast} &= 0{,}99 \cdot V_{Angio} - 8{,}01 \\ R &= 0{,}967 \\ S_{Y/X} &\pm 8{,}3 \text{ ml} \end{aligned} \tag{20}$$

Die Meßgenauigkeit der Scheibchensummationsmethode ist mit der Anzahl der vermessenen Scheibchen korreliert, daher hat sich diese Methode von Anfang an weniger für die manuelle als für die computerunterstützte Analyse des Ventrikelvolumen angeboten. Da heute in fast jedem Katheterlaboratorium computerunterstützte Techniken zur Ventrikelvolumenbestimmung eingesetzt werden und darüberhinaus moderne digitale Angiokardiographielaboratorien aller Hersteller die Möglichkeit einer computergestützten Volumenanalyse direkt am angiographischen Arbeitsplatz und an den digitalen Angiographien vorsehen, ist der Gesichtspunkt der einfachen manuellen Anwendbarkeit in den Hintergrund getreten. Scheibchensummationsmethode und Flächen-Längenmethode werden in etwa gleichem Ausmaß angewendet, u. a. auch deshalb, weil Vergleiche an größeren Patientenkollektiven gezeigt haben, daß die beiden Analysemethoden zu praktisch identischen Ergebnissen führen (Abb. 2-17).

Wie die o. a. Vergleiche mit Ausgußpräparaten zeigen, überschätzen alle Methoden das Ventrikelvolumen. Dies liegt daran, daß die vereinfachende Modellvorstellung

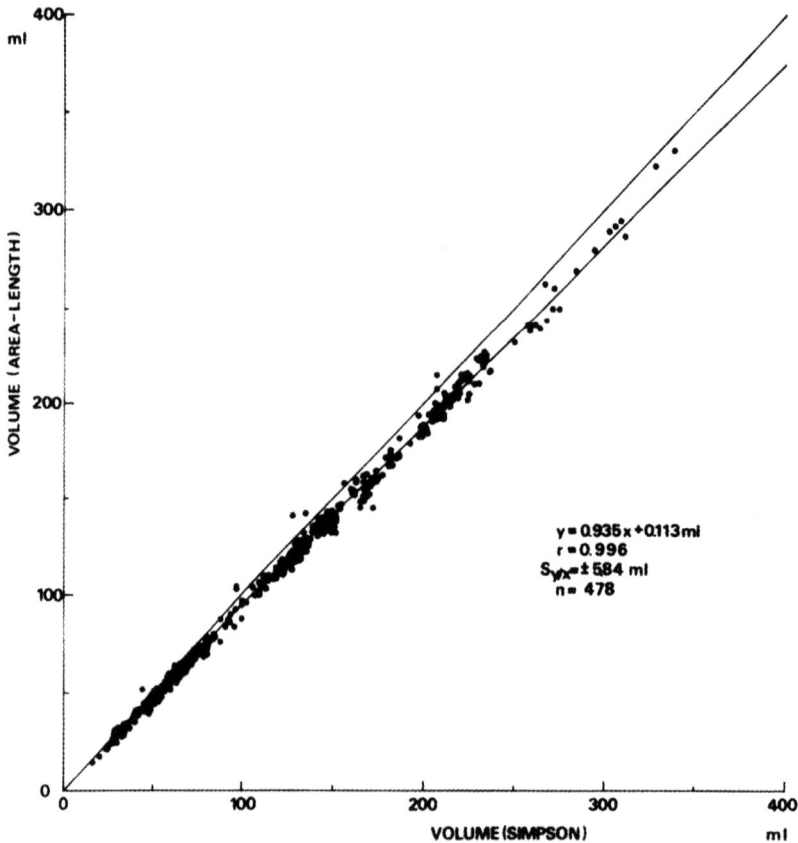

Abb. 2-17. Vergleich der Volumenbestimmung nach der Scheibchensummationsmethode (Abszisse) und der Flächen-Längen-Methode (Ordinate) bei 239 biplanen linksventrikulären Angiokardiogrammen in Enddiastole und Endsystole

eines Rotationselipsoids Papillarmuskeln, Trabekel und ähnliche Strukturen nicht berücksichtigt. Es sollten daher stets mit der entsprechenden Korrekturgleichung umgerechnete Volumina angegeben werden. Dies ist besonders wichtig, wenn angiographische Volumenbestimmungen mit anderen Methoden, z. B. der Herzminutenvolumenmessung mit Indikatorverfahren, kombiniert werden sollen etwa zur Bestimmung einer Regurgitationsfraktion bei Klappenvitium (siehe entsprechendes Kapitel).

Volumenbestimmung des rechten Ventrikels und des linken Vorhofes

Rechter Ventrikel

Zur Volumenbestimmung der rechten Kammer werden analog zum linken sowohl die Flächen-Längen-Methode nach Dodge und Mitarbeitern als auch die Scheibchensummationsmethode nach Chapman et al. verwendet. Wegen der stark von der Modellvorstellung eines Rotationselipsoids abweichenden Form der rechten Kammer ist hier eine biplane Angiographie unabdingbare Voraussetzung. Die an 69 rechtsventrikulären humanen Ausgußpräparaten für die Flächen-Längen-Methode ermittelte optimale Regressionsgleichung nach Arcilla et al. [11] ist:

$$V_{cast} = 0,875 \cdot V_{Angio} + 4,4 \text{ ml}$$
$$R = 0,945 \tag{21}$$
$$S_{Y/X} \pm 9,1 \text{ ml}$$

Dies gilt für eine streng antero-posteriore seitliche biplane Angiographie. Für eine RAO/LAO-Angiographie des rechten Ventrikels und die Scheibchensummationsmethode haben Heywood und Mitarbeiter [39] folgende Korrekturgleichung publiziert:

$$V_{cast} = 0,77 \cdot V_{Angio} - 12 \text{ ml}$$
$$R = 0,987 \tag{22}$$

Linker Vorhof

Der linke Vorhof kommt in seiner Form einem Rotationselipsoid sehr nahe, so daß auch hier, die Flächen/Längen-Methode oder Scheibchensummationsmethode Anwendung finden kann. Eine Volumenberechnung ist hier aus biplanen wie aus monoplanen Angiographien möglich [40, 41].

Kalibration

Voraussetzung für eine quantitative Analyse von Angiokardiogrammen ist eine Dimensionskalibration. Die Anwendung der im vorigen Abschnitt beschriebenen Formeln zur Volumenbestimmung setzt voraus, daß die in die einzelnen Gleichungen eingesetzten Werte für Längsachsen- und Querachsen bzw. Scheibchendimensionen „echte", d. h. aus den auf dem Bildschirm dargestellten Dimensionen auf die tatsächlichen herzbezogenen Dimensionen umgerechnete Werte sind. Folgende Parameter bestimmen die Übertragungsfunktion des gesamten angiokardiographischen Systems:

a) Der Abstand zwischen der Röntgenröhre und dem Meßobjekt sowie der Bildverstärkereingangsebene (Röntgenstrahlenkegel, Strahlensatz)
b) Der Vergrößerungsfaktor des Bildverstärkers und das potentielle nicht-lineare Verhalten des Bildverstärkers (s. Kap. 3)
c) Der Vergrößerungsfaktor der Kameraoptik
d) Der Vergrößerungsfaktor der Film- bzw. der Monitorprojektion
e) Potentielle Nichtlinearitäten in der Film- oder Monitorprojektion

Im Verhältnis zu diesen Faktoren ist die Herzbewegung relativ unbedeutend, so daß ein einheitlicher Kalibrationsfaktor für den gesamten Herzzyklus angenommen werden kann. Da diese Faktoren von Untersuchung zu Untersuchung nicht konstant bleiben, ist es erforderlich, im Rahmen jeder einzelnen Angiokardiographie eine individuelle Kalibration, u. z. in jeder Darstellungsebene, durchzuführen. Vier verschiedene Verfahren haben sich hierzu bewährt:

Eichung mit Maßstab oder Maßgitter

In jeder Ebene wird vor oder nach der angiokardiographischen Aufnahme ein Eichmaßstab oder ein Eichgitter, z. B. aus röntgendichten Metalldrähten im Abstand von meist 1 cm in Kunststoff eingebettet, an der Position des Ventrikels aufgenommen [42, 43]. Um Nichtlinearitäten in horizontaler und vertikaler Darstellungsrichtung zu berücksichtigen, wird der Eichfaktor zweckmäßig in folgender Weise ermittelt:

$$K = 1/2 \, \frac{Dv}{D^+v} + \frac{Dh}{D^+h} \tag{23}$$

wobei „D" jeweils die tatsächliche Distanz am Eichgitter und „D^+" die in der Projektion gemessene Distanz in horizontaler (h) und vertikaler (v) Meßrichtung sind. Zweckmäßig sollten die Distanzen über das gesamte Bildareal, in dem sich der Ventrikel darstellt, gemessen werden [44], wie in Abb. 2-18 dargestellt.

Kugeleichung

Insbesondere für biplane Angiokardiographien eignet sich die Kalibration mit einer Kugel, da deren Durchmesser aus allen Sichtrichtungen identisch ist. Eine Kugel von bekanntem Volumen, meist mit 5-6 cm Durchmesser, wird in exakt gleicher Einstellung der Anlage und mit ihrem Mittelpunkt in beiden Ebenen in etwa übereinstimmend mit dem Mittelpunkt des linken Ventrikels unmittelbar nach der Aquisition der angiographischen Szene aufgenommen (Abb. 2-19). Es können dann die Fläche oder mehrfache Durchmesser-Messungen der Kugel zur Eichung herangezogen werden [45]. Bei Verwendung der Fläche ergibt sich der Eichfaktor als

Abb. 2-18. Kalibration mit einem in Herzhöhe (11,4 cm über Tischplatte) aufgenommenen Eichgitter für die monoplane Angiokardiographie

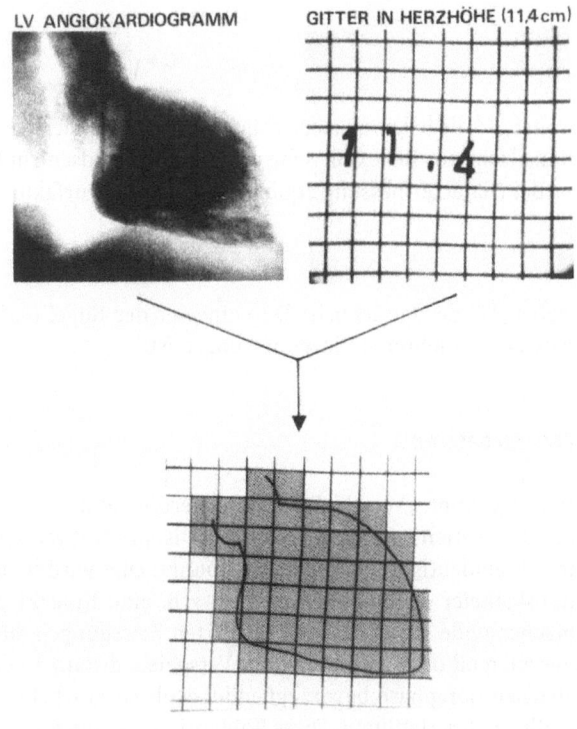

Abb. 2-19. Kalibration mit einer in Position des linken Ventrikels aufgenommener 6 cm Eichkugel für die biplane Angiokardiographie

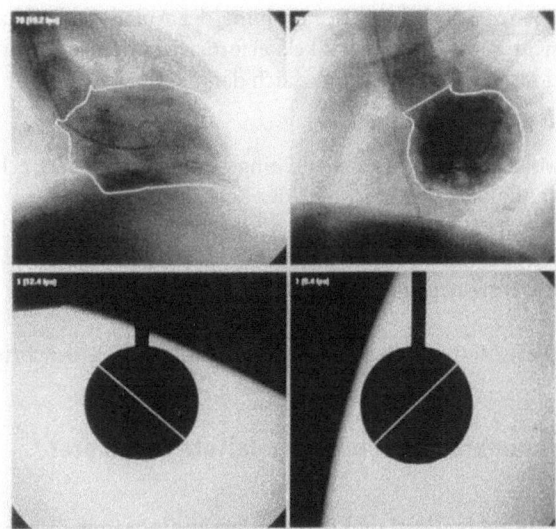

$$C = \sqrt{\frac{F}{F^+}} \qquad (24)$$

wobei „F" die bekannte, tatsächliche Projektionsfläche der Kugel und „F$^+$" die Projektionsfläche aus Reflexionsschirm (Film) und Bildschirm (Monitordarstellung) wäre.

Bei Diametermessung ergibt sich der Korrekturfaktor natürlich als

$$C = \frac{D}{D^+} \qquad (25)$$

wobei „D" der tatsächliche Durchmesser der Kugel und „D$^+$" der ermittelte Durchmesser aus mehreren Einzelmessungen ist.

Verschiebetechnik

Die sogenannte „Verschiebetechnik" beruht auf der Verschiebung des Kathetertisches mit dem Patienten um eine bekannte Distanz. Notwendig ist ein im Bereiche des Ventrikels eindeutig definierbarer Meßpunkt: Dies wird in den meisten Fällen der Injektionskatheter sein, kann aber auch z. B. eine Kunstklappe oder auch eine Schrittmachersonde sein. Um die überlagerten Bewegungen durch die Herzaktion zu eliminieren, muß die Ausmessung der Verschiebedistanz in der Monitorprojektion in der gleichen Herzphase, bevorzugt enddiastolisch, geschehen. Voraussetzung ist ein regelmäßiger Herzrhythmus. Diese Kalibrationstechnik hat den Vorteil, daß sie ohne einen zusätzlichen Eichkörper und ohne Bewegung des Patienten aus dem Projektionsbereich der Röntgenanlage vorgenommen werden kann. Zweckmäßig werden Rasten in den Röntgentisch eingebaut, die eine Verschiebung des Patienten in Richtung seiner Längsachse um 4–6 cm vorsehen, so daß bei biplanen Anlagen die Kalibration beider Ebenen möglich ist. Bei Kippung der Anlage in halbaxiale Richtung ist die Berücksichtigung des Kippwinkels erforderlich, denn die Verschiebestrecke in der Projektionsebene (D*) verkürzte sich dann auf:

$$D^* = D \cdot \text{Cosinus } a, \qquad (26)$$

wobei „D" die vorgesehene, eingebaute Verschiebestrecke durch Tischraste ist und „a" der halbaxiale Kippwinkel der Röntgenanlage sind.

Isozentrische Kalibration

Diese Methode ist ausführlich in Kapitel „QCA" beschrieben.

Volumenverlauf und abgeleitete Parameter

Volumenverlauf und Druckvolumendiagramm

Bei einer Bild-für-Bild-Analyse des Angiogramms nach den oben angegebenen Methoden läßt sich der dynamische Volumenverlauf einzelner Herzkammern darstellen.

Abb. 2-20. Kontinuierliche Registrierung des linksventrikulären Drucks (*oben links*) und Bestimmung des linksventrikulären Volumens aus dem simultanen biplanen Angiokardiogramm (50 Bilder/s) über eine Herzaktion (*oben rechts*) und Computerrekonstruktion des Druck-Volumen-Diagramms (*unten*)

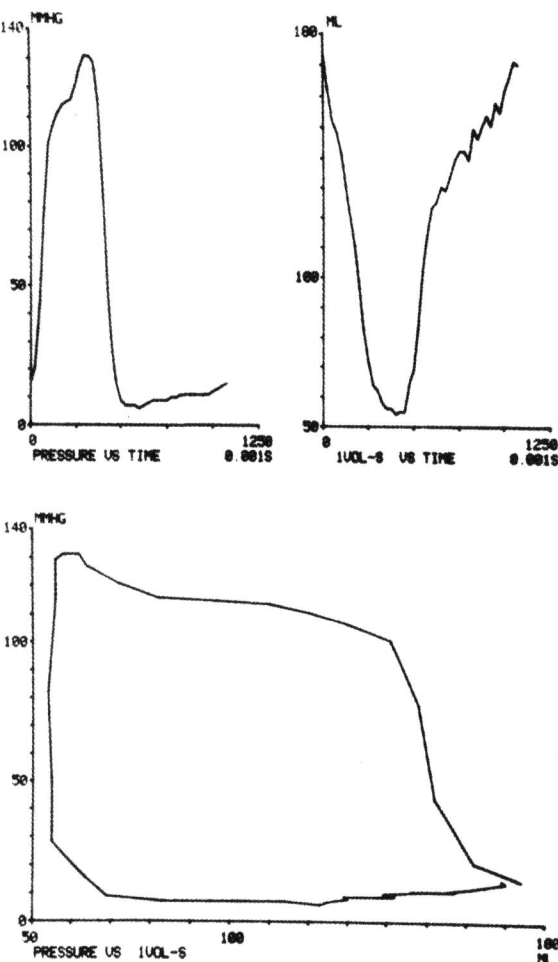

Eine typische Volumenverlaufskurve für den linken Ventrikel ist in Abb. 2-20 wiedergegeben. Zusammen mit dem simultan gemessenen linksventrikulären Druck läßt sich ein Druck-Volumen-Diagramm erstellen, aus dem die innere und äußere Herzarbeit, systolische Kontraktilitätsparameter sowie auch diastolische Funktionsparameter wie etwa myokardiale passive Dehnbarkeit errechnen lassen [21, 46, 47, 48].

Unter Einbeziehung der Geometrie des linken Ventrikels kann darüberhinaus unter Zugrundelegung des Laplace-Gesetzes der myokardiale Wandstreß in aequatorialer und longitudinaler Richtung berechnet werden [21]. Hierzu ist außerdem die Bestimmung der Wanddicke des linken Ventrikels, die auch der Errechnung der Muskelmasse und des Muskelgewichts zugrunde liegt, erforderlich.

Wanddicke und Muskelmasse

Wanddicke und Muskelmasse der linken Kammer werden nach einem von Rackley et al. [49] beschriebenen Verfahren bestimmt. Es beruht auf folgenden Annahmen:

1. Die Wanddicke, bestimmt im Bereiche der freien Vorderwand, wird als homogen für den gesamten linken Ventrikel angenommen – die Papillarmuskeln werden dabei vernachlässigt.
2. Das Myokardvolumen ergibt sich als Differenz zweier konzentrischer Sphäroide nach folgenden Formen:

$$V_{cavum} = \frac{\pi}{6} \cdot A \cdot B \cdot L \qquad \text{(n. Formel 2)}$$

$$V_{cavum + Myokard} = \frac{\pi}{6} \cdot [\,(A+2\,h) \cdot (B+2\,h) \cdot (L+2\,h)] \qquad (27)$$

$$V_{myokard} = \frac{\pi}{6} \cdot [(A+2\,h) \cdot (B+2\,h) \cdot (L+2\,h) - A \cdot B \cdot L] \qquad (28)$$

Die Wanddickenbestimmung erfolgt in der antero-posterioren Einstellung, wie dargestellt in Abb. 2-21. Unter Berücksichtigung des spezifischen Gewichts des Myokards von 1,05 g/cm^2 nach Bardeen [50], ergibt sich die myokardiale Masse des linken Ventrikels als:

$$LVM = V_{myokard} \cdot 1{,}05 \quad [g] \qquad (29)$$

Bereits Rackley et al. [49] haben die Meßergebnisse dieses Verfahrens mit dem tatsächlich bestimmten Muskelgewicht in postmortalen Untersuchungen verglichen und kamen zu folgender Beziehung:

$$\begin{aligned} LVM_{postmortal} &= 1{,}01 \cdot LVM_{Angio} - 11 \quad [g] \\ S_{Y/X} &= \pm 23\ G \end{aligned} \qquad (30)$$

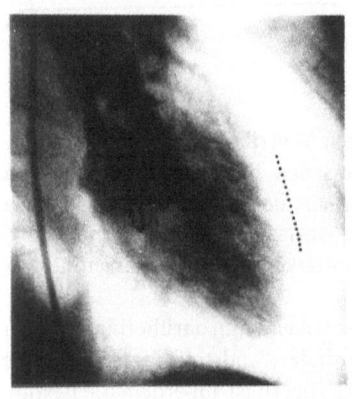
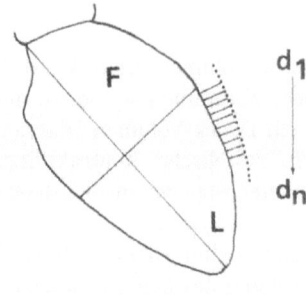

$$h = \frac{1}{n} \cdot \sum_{1}^{n} d$$

Abb. 2-21. Prinzip der Bestimmung der Wanddicke nach Rackley im Bereich der freien Vorderwand des linken Ventrikels in a.-p.-Projektion

Kennedy et al. [51] publizierten für eine ähnliche Untersuchung folgende Beziehung:

$$LVM_{postmortal} = 1{,}04 \cdot LVM_{angio} - 6{,}5 \quad [g]$$

$$R \qquad\qquad = 0{,}97 \tag{31}$$

$$S_{X/X} \qquad\quad = \pm 32\,G$$

Diese Beziehungen gelten für eine biplane Bestimmung nach der Flächen-Längen-Methode. Für die monoplane Angiographie wird entsprechend der Ventrikel-Volumen-Bestimmung verfahren mit Annahme eines rotationssymmetrischen Körpers mit einheitlicher kurzer Achse.

Systolische Funktionsparameter

Als Parameter der linksventrikulären Pumpfunktion sind die Auswurffraktion oder Ejektionsfraktion (EF), die normierte mittlere Ejektionsrate (MNSER) und die circumferenzielle systolische Verkürzungsgeschwindigkeit in der Äquatorebene (VCF) eingeführt [19, 25, 43, 52, 53]. Sie werden nach folgenden Formeln berechnet:

$$EF = \frac{EDV - ESV}{EDV} \qquad \textbf{als Fraktion} \tag{32}$$

$$EF = \frac{EDV - ESV}{EDV \cdot 100} \cdot 100 \quad \textbf{als Prozentwert}\,; \tag{33}$$

wobei EDV = enddiastolisches und ESV = endsystolisches Volumen sind

$$NMSER = \frac{EDV - ESV}{EDV} \cdot \frac{1}{ET}\,; \tag{34}$$

wobei ET die systolische Ejektionszeit ist

Die Ejektionszeit ET wird entweder aus der Aortendruckkurve bestimmt als Zeit zwischen Beginn des systolischen Anstieges und der Inzisur, oder aus der Zahl angio-

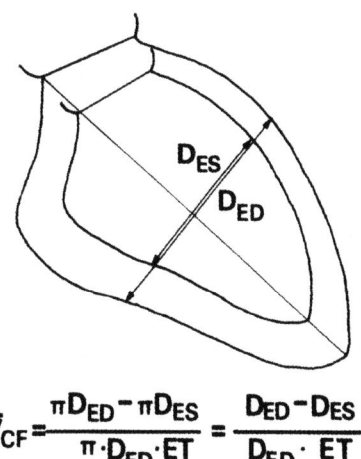

Abb. 2-22. Bestimmung der zirkumferentiellen Faserverkürzung (V_{CF}) im Bereiche des Äquators des linken Ventrikels

$$\overline{V}_{CF} = \frac{\pi D_{ED} - \pi D_{ES}}{\pi \cdot D_{ED} \cdot ET} = \frac{D_{ED} - D_{ES}}{D_{ED} \cdot ET}$$

graphischer Einzelbilder zwischen Enddiastole und Endsystole bei bekannter Bild-
aufnahmefrequenz, wobei bei der angiographischen Methode nach Karliner et al.
[17, 43] 50 ms für die isovolumetrische Anspannungszeit von der ermittelten Zeit
subtrahiert werden.

Der Bestimmung der zirkumferentiellen Verkürzungsgeschwindigkeit VCF liegt die
Modellvorstellung zugrunde, daß in der Äquatorebene des Ventrikels die Muskelfasern überwiegend zirkulär verlaufen, und daß damit in diesem Bereich direkt die Verkürzungsgeschwindigkeit der Muskelfasern gemessen werden kann. Die Bestimmung
erfolgt nach Abb. 2-22 und nach folgender Formel:

$$V_{CF} = \frac{\pi\,(D_{ED} - D_{ES})}{\pi \cdot D_{ED} \cdot ET} = \frac{(D_{ED} - D_{ES})}{D_{ED} \cdot ET} \; ; \tag{35}$$

Tabelle der Normwerte

Je nach Bestimmungsmethode sind für die Volumina, abgeleitete weitere Parameter
und Funktionsparameter in der Literatur leicht unterschiedliche, insgesamt aber nah
beieinander liegende Normbereiche angegeben worden.

Die Tabelle 2-2 berücksichtigt die Korrektur nach Formel 12 für die linksventrikulären Volumina bei monoplaner Berechnung aus der RAO-Projektion.

Regionale Wandbewegung

Qualitative Beurteilung

Die systolische Kontraktion und diastolische Relaxation der Herzkammern wird aus
dem Angiokardiogramm qualitativ und quantitativ beurteilt. In der qualitativen Beurteilung findet folgende Nomenklatur [54] Anwendung:

a) *Normokinesie:* Normale systolische Einwärtsbewegung gegen den Mittelpunkt oder
   Schwerpunkt der Kammer, gefolgt von einer entsprechenden diastolischen Auswärtsbewegung.
b) *Hypokinesie:* Erkennbar reduzierte, aber nicht aufgehobene Einwärtsbewegung
   während der Systole.

Tabelle 2-2. Normalwerte für den linken Ventrikel

Parameter	Mittelwert	Streuung (1SD)	Minimum	Maximum
EDVI [ml/m²]	72	± 14	47	100
ESVI [ml/m²]	23	± 6	15	30
TSVI [ml/m²]	49	± 9	32	70
EF [%]	68	± 4	60	76
MNSER [EDV/s]	2,46	± 0,32	2,00	3,24
VCF [circ/s]	1,50	± 0,72	1,00	2,10
LVM [g/m²]	87	± 24	50	129

c) *Akinesie:* Fehlende systolische und diastolische Bewegung eines Wandabschnittes.

d) *Dyskinesie:* Auswärtsbewegung eines Wandabschnittes durch passive Dehnung während der Systole, gefolgt von einer entsprechenden diastolischen Einwärtsbewegung – dies wird auch als „paradoxe" Wandbewegung bezeichnet.

e) *Asynchronie:* In verschiedenen Wandabschnitten zeitlich gegeneinander versetzter Kontraktions- und Relaxationsablauf, wobei das Gesamtausmaß der Bewegung im Normbereich liegen kann (z. B. bei Linksschenkelblock).

f) *Aneurysma:* Dyskinetisches Wandareal, das sich sowohl in Systole als auch in Diastole eindeutig von der übrigen Ventrikelsilhouette absetzt.

Quantitative Techniken

Zur quantitativen Charakterisierung der linksventrikulären Wandbewegung sind in der historischen Entwicklung zunächst Methoden vorgeschlagen worden, die sich in folgende Gruppen einteilen lassen:

a) Perimeteranalyse
b) Querachsen- und Längsachsenanalyse
c) radiale Achsen- und Flächenanalyse,

Für alle diese Analysenmethoden gilt, daß die Ergebnisse vom jeweils verwendeten Referenz- bzw. Koordinatensystem abhängen, auf das die Meßwerte bezogen werden. Während Systole und Diastole führt nämlich das Gesamtherz eine Rotations- und Translationsbewegung aus, die der eigentlichen Kontraktion und Relaxation überlagert sind. Je nach Grundhypothese bzw. Zielrichtung der Analyse kann diese zu-

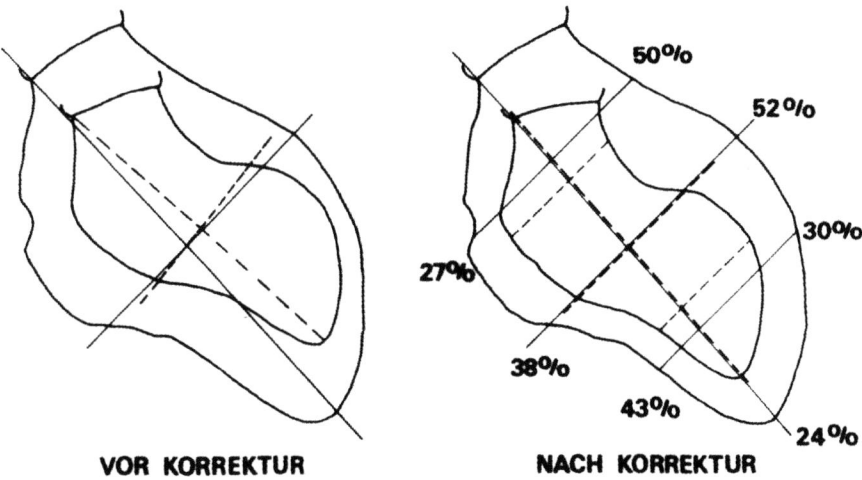

Abb. 2-23. Einfluß einer Bewegungskorrektur durch Überlagerung der ventrikulären Längsachse und ihres Mittelpunktes in Systole und Diastole auf die gemessenen Querachsenverkürzungen

sätzliche Bewegung des Herzens unberücksichtigt bleiben oder muß entsprechend berücksichtigt und eliminiert werden. „Wandbewegung" impliziert nicht zwingend myokardiale Kontraktion: In diesem Falle kann die Bewertung anhand der Original-konturen auf dem Boden eines „thoraxbezogenen" Koordinatensystems erfolgen. Soll allerdings „Kontraktion" analysiert werden, so muß die zusätzliche Rotation und Translation eliminiert werden. Hierzu sind verschiedene Verfahren beschrieben wor-den: Die Überlagerung des Ventrikelschwerpunktes von Bild-zu-Bild [56], die Überla-gerung der Aortenklappe [55], die Überlagerung des Coronarsinus [57] und – als meist verwendetes Verfahren – die Überlagerung mit Hilfe der Ventrikellängsachse und deren Mittelpunkt [54, 58, 59, 60, 61, 62, 63]. Den Einfluß einer solchen Längsach-senkorrektur gibt die Abb. 2-23 wider. Die Originalkonturen lassen eine hypokineti-sche Kontraktionsstörung im Vorderwandbereich vermuten: Nach Elimination der zusätzliche Herzbewegung durch Überlagerung mit dem Mittelpunkt der Längsachse zeigt sich, daß die Wandbewegung in allen Abschnitten normal ist (Patient mit Vor-hofseptumdefekt und normaler linksventrikulärer Funktion).

Es sind unterschiedliche Methoden der Achsenkonstruktion vorgeschlagen worden – meistens wird vom Mittelpunkt der Längsachse ausgegangen und ein längsachsen-symmetrisches System I verwendet, wie etwa bei der Methode von Herman et al. (Abb. 2-24; die Verkürzung im Achsenbereich wird als prozentuale Verkürzung, normiert auf die Enddiastole, angegeben [54]). Abb. 2-25 zeigt ein von uns [62] in der Vergangenheit verwendetes System mit drei Querachsen, konstruiert bei 25%, 50% und 75% der Längsachse, und Überlagerung der Ventrikelkonturen zur Elimination der Herzbewe-gung. Die Normbereiche, ermittelt an einem Kollektiv von 30 untersuchten Personen mit normaler Herzfunktion, sind für die einzelnen Achsen angegeben. Für alle derar-tigen Achsenmethoden gilt, daß sie relativ „störanfällig" sind für kleine Fehler in der Festlegung der Ventrikelkontur. Zudem kann die Zuordnung der linksventrikulären Spitze gerade bei Patienten mit Kontraktionsstörung, etwa im Vorderwandbereich, Schwierigkeiten bereiten.

Methoden, die eine Flächenverkürzung und damit einen größeren Bereich der Ven-trikelkontur erfassen, sind weniger anfällig. Abb. 2-26 zeigt eine weithin verwandte Methode, die auf der systolischen Verkleinerung von zwischen radialen Achsen einge-

Abb. 2-24. Konstruktion eines ventrikulären Achsensystems zur regionalen Wand-bewegungsanalyse der linken Kammer (Schema nach Herman et al.)

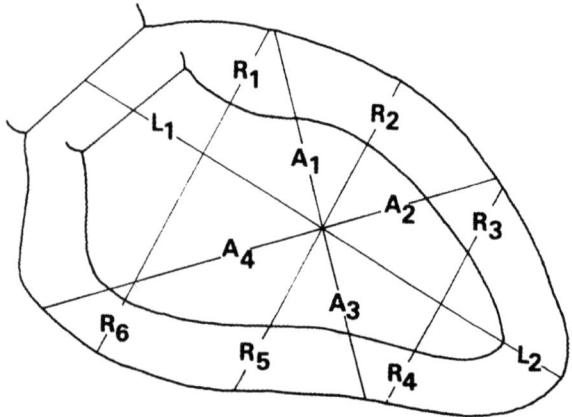

Abb. 2-25. Normwerte für die Längsachsenverkürzung und Querachsenverkürzung (bei 25%, 50% und 75% der Ventrikellängsachse) in einer 30°-RAO-Projektion und nach Bewegungskorrektur durch Überlagerung der Längsachse wie in Abb. 2-23. 30 Patienten mit normaler Herzfunktion und ohne kardiale Erkrankung

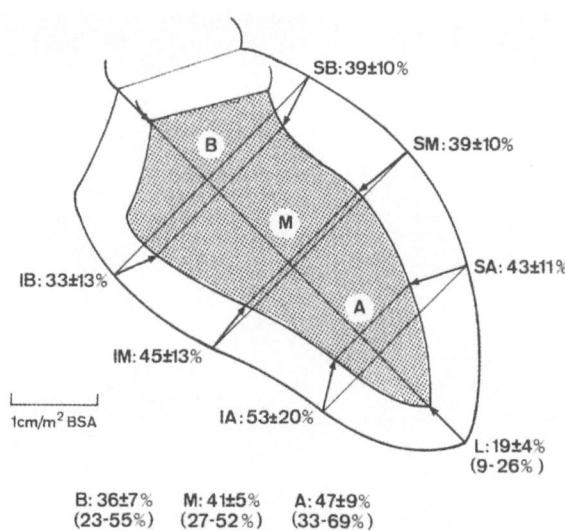

SB: 39±10%

SM: 39±10%

SA: 43±11%

IB: 33±13%

IM: 45±13%

IA: 53±20%

1cm/m² BSA

L: 19±4%
(9-26%)

B: 36±7%	M: 41±5%	A: 47±9%
(23-55%)	(27-52%)	(33-69%)

schlossenen Segmenten beruht [64]. Ausgangspunkt dieser Achsen ist entweder der Schwerpunkt der linksventrikulären Flächenkontur oder der Mittelpunkt der Längsachse mit den bereits angesprochenen Problemen. Bei Verwendung des Schwerpunktes ist zu berücksichtigen, daß bei einer größeren akinetischen Zone der ermittelte Schwerpunkt in der Systole sich virtuell in diese Richtung bewegt, so daß das Ausmaß der Kontraktionsstörung unterschätzt wird.

Wie für die Achsenmethoden gilt auch für die Flächenmethoden, daß die Normwerte für ein Laboratorium zweckmäßig an einem untersuchten Normalkollektiv des eigenen Labors festgelegt werden.

Perimetrische Analysemethoden der Wandbewegung sind bereits in den 70er Jahren beschrieben worden, wobei diese Technik zunächst nur eine quantitative Bestimmung akinetischer Segmente als prozentualen Anteil des enddiastolischen Perimeters der Ventrikelkontur ermöglichte.

Als Abwandlung dieser Technik ist 1986 von Sheehan et al. [65] die sogenannte „Centerline" Methode vorgeschlagen worden, die nicht nur eine quantitative Erfassung auch hypokinetischer und dyskinetischer Wandabschnitte erlaubt, sondern sich vorteilhaft auch gegenüber den Achsenmethoden und radialen Flächenmethoden dadurch abhebt, daß sie die Ventrikelwandbewegung unabhängig von Markierungspunkten wie etwa Aortenklappe und Apex beschreiben kann und für verschiedene Projektionen des linken wie des rechten Ventrikels anwendbar ist.

Das Prinzip ist in Abb. 2-27 dargestellt. Zwischen enddiastolischer und endsystolischer Kontur wird eine Mittellinie konstruiert. Senkrecht zu dieser Mittellinie werden in gleichmäßigen Abständen um die Ventrikelkontur 70–100 Distanzen zwischen enddiastolischer und endsystolischer Silhouette vermessen und normiert als Fraktion der enddiastolischen Perimeterlänge angegeben. Die Bewegung wird dargestellt als normierte regionale Verkürzungsfraktion und in Standardabweichungen vom normalen Mittelwert. Diese Darstellung als Standardabweichung vom regionalen Mittelwert ist

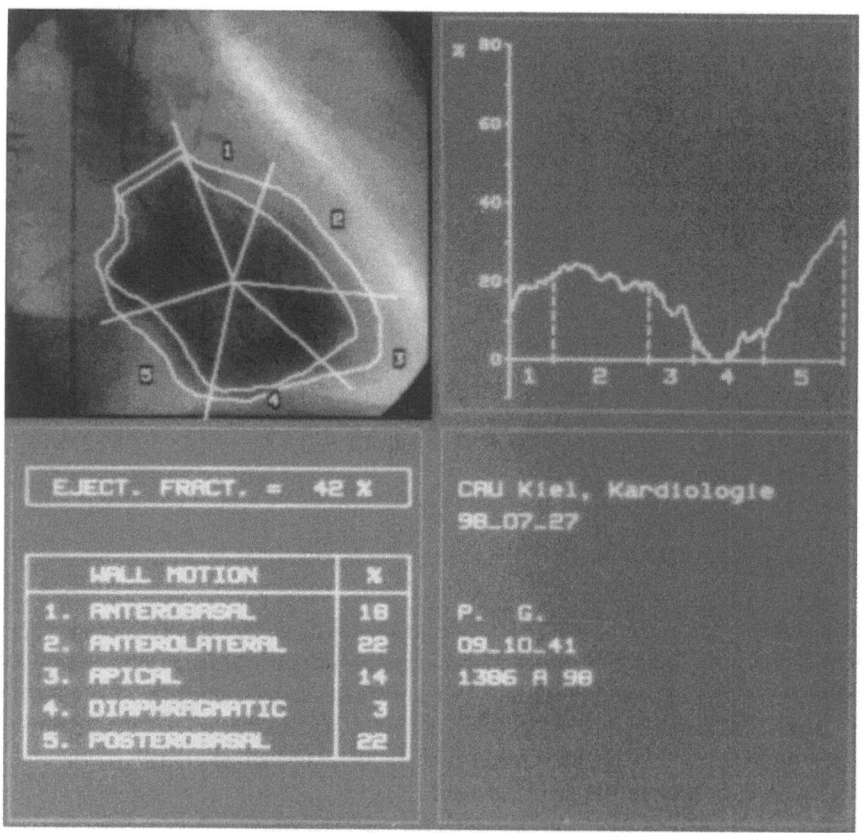

Abb. 2-26. Regionale linksventrikuläre Wandbewegung in der RAO-Projektion: der Mittelpunkt der radialen Achsen ist der linksventrikuläre Schwerpunkt in Enddiastole. Bewertet wird die Verkleinerung der zwischen den Achsen eingeschlossenen Segmente 1–5

sinnvoll, da auch im Normalfall keine einheitliche Verkürzungsfraktion rund um den Ventrikel vorliegt, wie die Abbildung zeigt. Durch die Einbeziehung nicht nur einer einzigen, sondern einer ganzen Reihe von Messungen in einer interessierenden Region wird die Methode zuverlässiger und trennschärfer als die konventionellen Achsenmethoden. Die Technik erlaubt es nicht nur, eine Ventrikelregion als abnorm in der Bewegung zu charakterisieren, sondern sie gestattet auch eine Abschätzung der Größe des abnorm kontrahierenden Wandareals.

Ausführliche methodische Studien haben eine gute Sensivität, Spezifität und Reproduzierbarkeit dieser Analyse der Wandbewegung sowohl für den linken als auch den rechten Ventrikel in verschiedenen Darstellungsebenen gezeigt. U. a. wurden bei Patienten mit koronarer Herzkrankheit hochsignifikante Korrelationen der mit dieser Methode erfaßten hypokinetischen oder akinetischen Wandbewegungsstörungen nach Infarkt mit der Infarktgröße, bestimmt aus Szintigramm oder Magnetresonanztomogramm, gefunden [65–67].

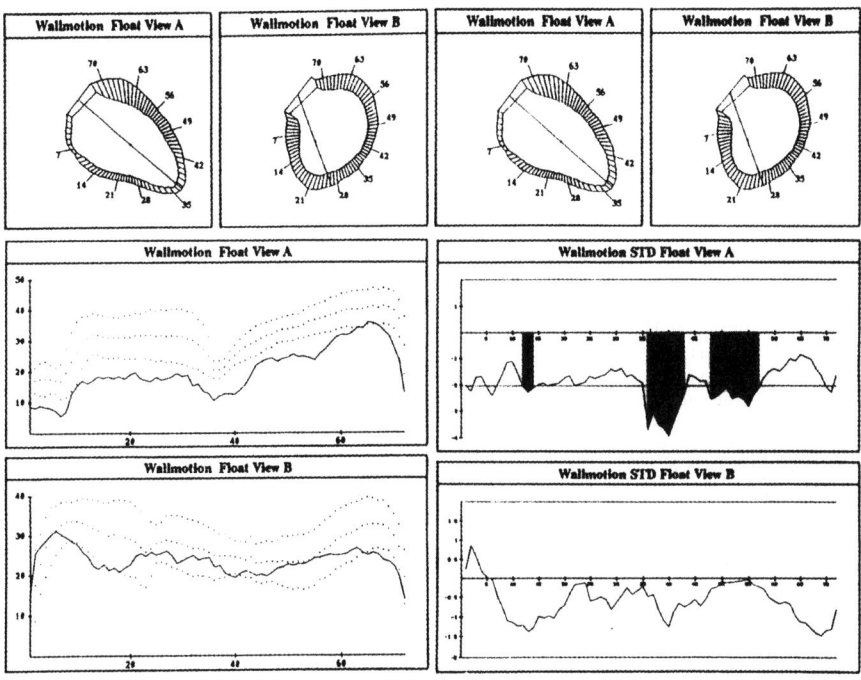

Abb. 2-27. Quantitative Analyse der regionalen Wandbewegung des linken Ventrikels in simultan-biplaner RAO-/LAO-Projektion. *Wall motion float view A und B:* Darstellung der regionalen Wandbewegung nach der Centerline-Methode in RAO-Projektion (*view A*) und in LAO-Projektion (*view B*) als *durchgezogene Linie;* die *unterbrochenen Linien* geben den Mittelwert sowie die einfache Standardabweichung nach beiden Seiten für ein Normalkollektiv an. Normokinetische Bewegung in der LAO-Projektion, partiell hypokinetische Bewegung in der RAO-Projektion. Nach Normierung auf die Standardabweichung des Normalkollektivs (*wall motion std.*) findet sich eine Unterschreitung der doppelten Standardabweichung für einen kleinen Wandabschnitt im Bereich der mittleren Hinterwand und einen größeren Wandabschnitt im Bereich der linksventrikulären Spitze und der freien Vorderwand in der RAO-Projektion (*view A*); in der LAO-Projektion keine eindeutig pathololologischen Regionen

Folgerichtig hat sich diese Methode inzwischen als meistverwendete quantitative Technik zur Wandbewegungsanalyse der Herzkammern durchgesetzt. Die relativ aufwendige Konstruktion der Perimeterdistanzen setzt allerdings eine computergestützte Auswertung des Angiogramms voraus.

Grundsätzlich muß berücksichtigt werden, daß jede Analysemethode der Wandbewegung nur dann relevante Resultate ergibt, wenn eine ausreichende Kontrastierung der zu untersuchenden Herzkammer und ein extrasystolenfreies Angiogramm zugrunde liegen. Zur Wandbewegungsanalyse ist außerdem wegen der im Vergleich zur Volumenbestimmung größeren Streubreite der Werte und des Einflusses der lokalen Gegebenheiten (Auswahl der Projektionsebene, monoplan oder biplan, Vorbereitung des Patienten, etc.) zu fordern, daß für den Normwertbereich eigene, für das spezielle Labor gültige Grenzen ermittelt und zugrundegelegt werden.

Literatur

1. Holmes DR, Bove AA, Wondrow MA, Gray JE (1986) Video x-ray progressive scanning: new technique for decreasing x-ray exposure without decreasing image quality during cardiac catheterization. Mayo Clin Proc 61:321–326
2. Heintzen PH (Hrsg) (1971) Roentgen-, Cine- an Videodensitometry. Thieme, Stuttgart
3. Heintzen PH, Bürsch JH (Hrsg) (1978) Roentgen-Video-Techniques. Thieme, Stuttgart
4. Heintzen PH, Brennecke R (Hrsg) (1983) Digital imaging in cardiovascular radiology. Thieme, Stuttgart
5. Pelanek GA: DICOM: Digital dining a la carte. In: [6]
6. Kennedy TF, Leong D, Nissen SE, Simon R, Solomon HP, Thomas J, Tilhamer P (Hrsg) (1997) Digital Cardiac Imaging in the 21st Centruy: A Primer. American College of Cardiology / European Society of Cardiology / American Society of Echocardiography
7. Abbott JA, Lipton AJ, Kosek J, Hayashi Th, Lee FCA (1978) Cardiac trauma from angiographic injections. A Quantitative study. Circulation 57:91
8. Scampardonis G, Yang SS, Maranhao V, Goldberg H, Gooch AS (1973) Left ventricular abnormalities in prolapsed mitral leaflet syndrome. Review of eighty-seven cases. Circulation 48:287
9. Carlsson E, Gross R, Holt RG (1977) The radiological diagnosis of cardiac valvar insufficiencies. Circulation 55:921
10. Sandler H, Dodge HT (1968) The use of single plane angiocardiograms for the calculation of left ventricular volume in man. Am Heart J 75:325
11. Arcilla RA, Tsai P, Thilenius O, Ranniger K (1971) Angiographic method for volume estimation of right and left ventricles. Chest 60:446
12. Lange P, Onnasch D, Moldenhauer H, Malerczyk V, Farr F, Nüttig G, Heintzen PH (1976) The analysis of size, shape and contraction pattern of the right ventricle from angiocardiograms. Eur J Cardiol 4:153–168
13. Simon R, Koch M, Berger H, Amende I, Herrmann G, Reil S (1989) Die Wirkung von ionischen und nichtionischen Kontrast mitteln auf die Hämodynamik des menschlichen Koronarkreislaufs. In: Kober S, Schräder R (Hrsg) Kontrastmittel in der kardiologischen Funktionsdiagnostik. Schnetztor, Konstanz
14. Lichtlen P, Amende I, Simon R (1990) Die Wirkung von Röntgenkontrastmitteln auf die linksventrikuläre Dynamik. In: Lichtlen P (Hrsg) Koronarangiographie. Perimed, Erlangen
15. Kennedy JW, Baxley WA, Figley MM, Dodge HT, Blackmon JR (1966) Quantitative cangiocardiography. I. The normal left ventricle in man. Circulation 34:272
16. Chatterjee K, Sacoor M, Sutton GC, Miller GAH (1971) Assessment of left ventricular function by single plane cine-angiographic volume analysis. Br Heart J 33:565
17. Karliner JS, Gault JH, Eckberg D, Mullins CB, Ross J (1971) Mean velocity of fiber shortening. A simplified measure of left ventricular myocardial contractility. Circulation 44:323
18. Benzing G, Stockert J, Nave E, Kaplan S (1974) Evaluation of left ventricular performance. Circumferential fiber shortening and tension. Circulation 49:925
19. Peterson KL, Skloven D, Ludbrook P, Uther JB, Ross J (1974) Comparison of isovolumic and ejection phase indices of myocardial performance in man. Circulation 49:1088
20. Moraski RE, Russell RO, McKamy Smith, Rackley CE (1975) Left ventricular function in patients with and without myocardial infarction and one, two or three vessel coronary artery disease. Am J Cardiol 35:1
21. Rackley CE (1976) Quantitative evaluation of left ventricular function by radiographic techniques. Circulation 54:862
22. Ross J, Braunwald E (1964) The study of left ventricular function in man by increasing resistance to ventricular ejection with angiotensin. Circulation 29:739
23. Borow KM, Neumann A, Wynne (1982) Sensitivity of end-systolic pressure-dimension and pressure-volume relations to the inotropic state in humans. Circulation 65:988
24. Gaasch WH, Battle WE, Oboler AA, Banas JS, Levine HJ (1972) Left ventricular stress and compliance in man. With special reference to normalized ventricular function curves. Circulation 45:746–762
25. Gault JH, Ross J, Braunwald E (1968) Contractile state of the left ventricle in man. Instantaneous tension-velocity-length relations in patients with and without disease of the left ventricular myocardium. Circ Res 22:451
26. Dodge HT, Tannenbaum HL (1956) Left ventricular volume in normal man and alterations with disease. Circulation 14:927
27. Arvidsson H (1958) Angiocardiographic observations in mitral disease, with special reference to volume variations in the left atrium. Acta Radiol Scan [Suppl]:158

28. Arvidsson H (1961) Angiocardiographic determination of left ventricular volume. Acta Radiol Scan 56:321
29. Bunnell IL, Ikkos D, Rudke UG, Swan HJC (1961) Left heart volumes in coarctation of the aorta. Am Heart J 61, 165
30. Miller GAH, Swan HJC (1964) Effect of chronic pressure and volume overload on left heart volumes in subjects with congenital heart disease. Circulation 30:205
31. Davila JC, Sanmarco ME (1966) An analysis of the fit of mathematical models applicable to the measurement of left ventricular volume. Am J Cardiol 18:31
32. Greene DG, Carlisle R, Grant C, Brunnell IL (1967) Estimation of left ventricular volume by one-plane cine angiography. Circulation 35:61
33. Dodge HT, Sandler H, Ballew DW, Lord JD (1960) The use of biplane angiocardiography for the measurement of left ventricular volume in man. Am Heart J 60:762
34. Wynne J, Green LH, Mann T, Levin D, Grossman W (1978) Estimation of left ventricular volumes in man from biplane cineangiograms filmed in oblique projections. Am J Cardiol 41:726
35. Kennedy JW, Trenholme SE, Kasser IS (1970) Left ventricular volume and mass from single-plan cineangiocardiogram. A comparison of anteroposterior and right anterior oblique methods. Am Heart J 80:343
36. Tynan M, Reid DS, Hunter S, Kaye HH, Osme S, Urquhart W, Davies P (1975) Ejection phase indices of left ventricular performance in infants, children and adults. Br Heart J 37:196
37. Chapman CB, Baker O, Reynolds J, Bonte FJ (1958) Use of biplane cinefluorography for measurement of ventri cular volume. Circulation 18:1105
38. Goerke J, Carlsson E (1967) Calculation of right and left cardiac ventricular volumes. Method using standard computer equipment and biplane angiocardiograms. Invest Radiol 2:360
39. Heywood JT, Grimm J, Hess OM, Jakob M, Krayenbühl HP (1990) Right ventricular diastolic function during exercise: Effect of ischemia. J Am Coll Cardiol 16:611
40. Murray JA, Kennedy JW, Figley MM (1968) Quantitative angiocardiography. II. The normal left atrial volume in man. Circulation 37:800
41. Sauter HJ, Dodge HT, Johnson RR (1964) The relationship of left atrial pressure and volume in patients with heart disease. Am Heart J 67:635
42. Kasser IS, Kennedy JW (1969) Measurement of left ventricular volumes in man by single plane cineangiocardiography. Investig Radiol 4:83
43. Karliner JS, Bouchard RJ, Gault JH (1971) Dimensional changes of the human left ventricle prior to aortic valve opening. A cineangiograpic study in patients with and without left heart disease. Circulation 44:312
44. Sandler H, Dodge HT (1974) Angiographic methods for determination of left ventricular geometry and volume. In: Mirsky I, Ghista D, Sandler H (eds) Cardiac mechanics. Physiological, clinical and mathematical considerations Wiley & Sons, New York
45. Heintzen PH, Malerczyk V, Scheel KW (1971) On-line processing of the video-image for left ventricular volume determination. Computers and Biomedical Research 4:474
46. Sandler H, Dodge HT (1963) Left ventricular tension and stress in man. Circ Res 13:91
47. Kass DA, Maughan WL (1988) From „Emax" to pressure-volume relations: a broader view. Circulation 77:1203
48. Mirsky I (1983) Assessment of diastolic function: suggested methods and future considerations. Circulation 69:836
49. Rackley CE, Dodge HT, Coble YD, Hay RE (1964) A method for determining left ventricular mass in man. Circulation 29:666
50. Bardeen CR (1918) Determination of the size of the heart by means of X-rays. Am J Anataomy 23:423
51. Kennedy JW, Reichenbach DD, Baxley WA, Dodge HT (1967) Left ventricular mass. A comparison of angiocardiographic measurements with autopsy weight. Am J Cardiol 19:221
52. Streeter DD, Spotnitz HM, Patel DP, Ross J, Sonnenblick EH (1969) Fiber orientation in the canine left ventricle during diastole and systole. Circ Res 24:339
53. Chatterjee K, Sacoor M, Sutton GC, Miller GAH (1971) Angiographaic assessment of left ventricular function in patients with ischaemic heart disease without clinical heart failure. Br Heart J 33:559
54. Herman MV, Heinle RA, Klein MD, Gorlin R (1967) Localized disorders in myocardial contraction. Asynergy And its role in congestive heart failure. New Engl J Med 277:222
55. Heintzen PH, Moldenhauer K, Lange PE (1974) Three-dimensional computerized contraction pattern analysis. Eur J Cardiol 1:229
56. Rickards A, Seabra-Gomes R, Thurston P (1977) The assessment of regional abnormalities of the left ventricle by angiography. Eur J Cardiol 5:167

57. Sniderman AD, Marpole D, Fallen EL (1973) Regional contraction patterns in normal and ische-
    mic left ventricle in man. Am J Cardiol 31:484
58. Hamilton GW, Murray JA, Kennedy JW (1972) Quantitative angiocardiography in ischemic heart
    disease. The spectrum of abnormal left ventricular function and the role of abnormally contrac-
    ting segments. Circulationn 45:1065
59. Harris LD, Clayton PD, Marshall HW, Warner HR (1974) A technique for the detection of asyn-
    ergistic motion in the left ventricle. Comput Biomed Res 7:380
60. Hernandez-Lattuf PR, Quinones MA, Gaasch WH (1974) Usefulness and limitations of circumfe-
    rential fibre shortening velocity in evaluating segmental disorders of left ventricular contraction.
    Br Heart J 36:1167
61. Stewart DK, Hamilton GW, Murray JA, Kennedy JW (1974) Left ventricular function and coro-
    nary artery anatomy before and after myocardial infarction. A study of six cases. Circulation
    49:47
62. Simon R, Krayenbühl HP, Rutishauser W, Steiger U, Brunner HH, Schönbeck M (1974) Evalua-
    tion of contraction performance in the normal human left ventricle. Eur J Clin. Invest 4:368
63. Reddy SP, Curtiss EI, O'Toole D, Matthews RG, Salerni R, Leon DF, Shaver JA (1975) Reversibili-
    ty of left ventricular asynergy by Nitroglycerin in coronary disease. Am Heart J 90:479
64. Hood WP, Smith LR, Amende I, Simon R, Lichtlen PR (1977) Application of a computerized
    system for analysis of regional left ventricular function. Computers in Cardiology, Rotterdam,
    p 359
65. Sheehan FH, Bolson EL, Dodge HT, Mathey DG, Schofer J, Woo HW (1986) Advantages and ap-
    plications of the centerline method for characterizing regional ventricular function. Circulation
    74:293–305
66. Sheehan FH, Stewart DK, Dodge HT, Mitten S, Bolson EL, Brown BG (1983) Variability in the
    measurement of regional ventricular wall motion from contrast angiograms. Circulation 68:550
67. Sheehan FH, Bolson EL, Dodge HT, Mitten S (1984) Centerline method – comparison with other
    methods for measuring regional left ventricular motion. In: Sigwart U, Heintzen PH (eds) Ven-
    tricular wall motion. Thieme, Stuttgart

KAPITEL 3

Koronarangiographie

S. Windecker · W. Maier · O. M. Hess

Abkürzungen

LCA:	Linke Koronararterie
RIVA:	Ramus interventricularis anterior
RCX:	Ramus circumflexus
RCA:	Rechte Koronararterie
RIVP:	Ramus interventricularis posterior
LIMA:	Linke A. mammaria interna
RIMA:	Rechte A. mammaria interna
RAO:	„right anterior oblique"
LAO:	„left anterior oblique"
AP:	„anterior – posterior"

Erste Erfahrungen in der Darstellung der Koronararterien unter In-vivo-Bedingungen wurden anhand supraaortaler Kontrastmittelinjektionen Anfang der 50er Jahre gewonnen. Technische Fortschritte der Röntgentechnik, vor allem die Einführung des Röntgenbildverstärkers und der Cineangiographie, ermöglichten später die kontrollierte Kontrastmittelinjektion unter ständiger visueller Kontrolle und waren eine wichtige Voraussetzung zur Etablierung der Koronarangiographie. Die selektive Darstellung der Herzkranzgefäße gelang erstmals Mason Sones 1959 mittels eines Mehrzweckkatheters vom Arm aus und verdrängte schnell die nichtselektiven Darstellungstechniken. Judkins und Amplatz führten 1967 unabhängig voneinander speziell vorgeformte Kathetertypen zur selektiven Intubation der Koronargefäße via transfemoralem Zugang ein. Vor allem die Judkins-Technik bestach durch ihre Einfachheit und hohe Erfolgsquote und hat dazu geführt, daß inzwischen über 80 % aller diagnostischen Koronarangiographien mittels dieser Methode erfolgen. Die fortschreitende Miniaturisierung der Kathetertechnik sowie die heute an Bedeutung zunehmende ambulante Koronarangiographie haben zu einer Renaissance der Zugangstechniken vom Arm, vor allem von der A. radialis aus, geführt. Die Ende der 60er Jahre rasch an Bedeutung zunehmende aortokoronare Bypass-Chirurgie in der Therapie der koronaren Herzkrankheit hatte eine schnelle Etablierung der Koronarangiographie zur exakten Darstellung der Koronargefäße zur Voraussetzung. Die Einführung der perkutanen transluminalen koronaren Angioplastie (PTCA) durch Grüntzig als alternative, nichtoperative Revaskularisierungsmethode der Koronargefäße bedingte einen zweiten kräftigen Wachstumsschub der diagnostischen Koronarangiographie. Allein in Europa erfolgten 1995 über 1 Mio. Koronarangiographien mit jährlichen Zuwachsraten von 10–20 %, und die Koronarangiographie bleibt derzeit der Goldstandard in

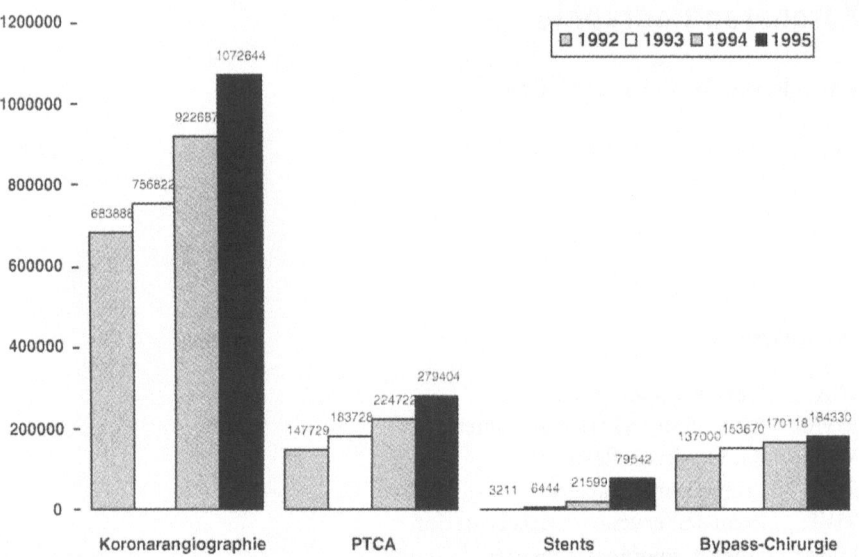

Abb. 3-1. Zeitliche Entwicklung von Herzeingriffen, einschliesslich Koronarangiographie, PTCA, Stent Implantationen und aortokoronarer Bypass-Chirurgie in Europa von 1992 bis 1995

der Diagnose der koronaren Herzkrankheit, gegen den sich alternative Untersuchungsmethoden vergleichen müssen (Abb. 3-1).

Indikationen zur Koronarangiographie

Der Zweck der Koronarangiographie ist die exakte Bestimmung der Koronaranatomie. Sie dient dem direkten Nachweis oder Ausschluß von Koronarstenosen oder Koronaranomalien. Darüber hinaus lassen sich Kollateralgefäße, Muskelbrücken, Koronarspasmen und intrakoronare Thromben erfassen. Die diagnostische Information der Koronarangiographie ist wichtig einerseits für die Abschätzung der Prognose und andererseits für die Festlegung der optimalen Therapie. Wurden in der Vergangenheit lediglich Patienten koronarangiographiert, die für eine operative Revaskularisierung geeignet erschienen, führten verbesserte Untersuchungstechniken, Fortschritte der aortokoronaren Bypass-Chirurgie und vor allem die Etablierung der PTCA zu einer deutlichen Expansion der Indikationen zur Koronarangiographie. Eine ausführliche Zusammenfassung zur Indikationsstellung der Koronarangiographie findet sich in den Richtlinien der amerikanischen Gesellschaft für Kardiologie. Die Entscheidung zur Durchführung einer Koronarangiographie sollte selbstverständlich neben allgemein gültigen Richtlinien auch individuelle Gesichtspunkte wie etwa Alter, Begleiterkrankungen und Lebensqualität berücksichtigen.

Indikationen

1. *Angina pectoris*
  a) De novo Angina pectoris
  b) Stabile Angina pectoris mit Hochrisikoprofil
  c) Stumme Ischämie
  d) Instabile Angina pectoris
  e) Angina-pectoris-Rezidiv
- nach Bypass-Operation (Bypassgraft-Stenosen)
- nach PTCA (Restenose)

2. *Myokardinfarkt*
  a) Postinfarkt-Angina pectoris
  b) Non-Q-wave Myokardinfarkt
  c) Mechanische Komplikationen des Myokardinfarkts
- Papillarmuskelabriss
- Ventrikelseptumruptur
- Ruptur der freien Wand

  d) Ventrikuläre Rhythmusstörungen > 48–72 h nach Infarkt
  e) Eingeschränkte linksventrikuläre Funktion (LVEF < 40 %)
  f) Positiver Ischämienachweis
  g) Kardiogener Schock
  h) Primäre PTCA

3. *Kardiomyopathie*
  a) Dilatative Kardiomyopathie unklarer Ätiologie
  b) Hypertrophe Kardiomyopathie mit Angina pectoris und vor Myektomie

4. *Plötzlicher Herztod und maligne ventrikuläre Rhythmusstörungen*

5. *Präoperative Koronarangiographie*
  a) Valvuläre Herzerkrankung
  b) Kongenitale Herzleiden
  c) Gefäßchirurgische Operationen

6. *Herztransplantation*
  a) Organspender
  b) Verlaufskontrolle nach Herztransplantation (Graftatheromatose)

7. *Thoraxschmerzen unklarer Ätiologie*
  a) Atypische Thoraxschmerzen
  b) Nicht konklusive nichtinvasive Diagnostik

Die einzigen absoluten Kontraindikationen zur Koronarangiographie sind die Ermangelung eines geeigneten Katheterlabors und ausgebildeter Operateure. Darüber hinaus existieren einige relative Kontraindikationen, die es bei der Abschätzung des Risiko-Nutzen-Verhältnisses vor der Koronarangiographie zu berücksichtigen gilt.

Relative Kontraindikationen

1. Fieber und Infektion unklarer Genese
2. Schwere Elektrolytstörungen
3. Hypertone Krise
4. Blutungsdiathese
5. Niereninsuffizienz ohne Dialysemöglichkeit
6. Schwangerschaft
7. Medikamentöse Intoxikation (z.B. Digitalis)
8. Akuter zerebrovaskulärer Insult
9. Akute Blutung und schwere Anämie
10. Schwere kontrastmittelinduzierte Anaphylaxie

In der Akutphase des Myokardinfarkts hat die Koronarangiographie im Rahmen der primären PTCA zunehmend an Bedeutung gewonnen und stellt heute eine wichtige Alternative zur Thrombolyse dar. Mehrere randomisierte Studien belegen die hohe initiale Erfolgsrate und geringe Mortalitäts- und Reinfarktrate der primären PTCA, die aus logistischen Gründen jedoch nur etwa 5% bis maximal 20% aller Patienten mit akutem Myokardinfarkt zugute kommt. Ferner kommt die Koronarangiographie im Rahmen einer „rescue"-PTCA zum Einsatz, z.B. nach erfolgloser Thrombolyse oder beim kardiogenen Schock. Häufig wird die Koronarangiographie bei mechanischen Komplikationen des akuten Myokardinfarkts notwendig, z.B. bei Papillarmuskelabriß, Ventrikel- bzw. Ventrikelseptumruptur oder Aneurysma spurium.

Technik

Vor der Durchführung einer Koronarangiographie steht die Entscheidung über die Auswahl des Kathetertyps, der Kathetergröße, die Notwendigkeit einer Rechtsherzkatheteruntersuchung, die Sequenz der Untersuchung und die Wahl des vaskulären Zugangs (femoral, brachial, radial). Kommt eine Intervention in Betracht muß allenfalls ein entsprechend großer Führungskatheter bzw. intraarterielle Schleuse gewählt werden.

Katheter

Das Konstruktionsprinzip diagnostischer Katheter ist ein Zweischichten-Design. Die innere und äußere Wand bestehen aus glattem, biokompatiblem Kunststoff (Polyäthylen oder Polyurethan) mit geringer Thrombogenität, welcher die Verformbarkeit des Katheters bei Gebrauch unter Körpertemperaturbedingungen bestimmt. Die Kunststoffwand wird durch ein Stahl-, Nylon- oder Kevlarnetz verstärkt, welches dem Katheter seine Steifigkeit zur besseren Manövrierfähigkeit verleiht und gegen Verformung, Abknickung und Bruch schützt. Die Größenangabe diagnostischer Katheter erfolgt gemäß dem äußeren Durchmesser und wird in French (F) angegeben (3 F entsprechen ungefähr einem Durchmesser von 1 mm). Die diagnostischen Katheter-

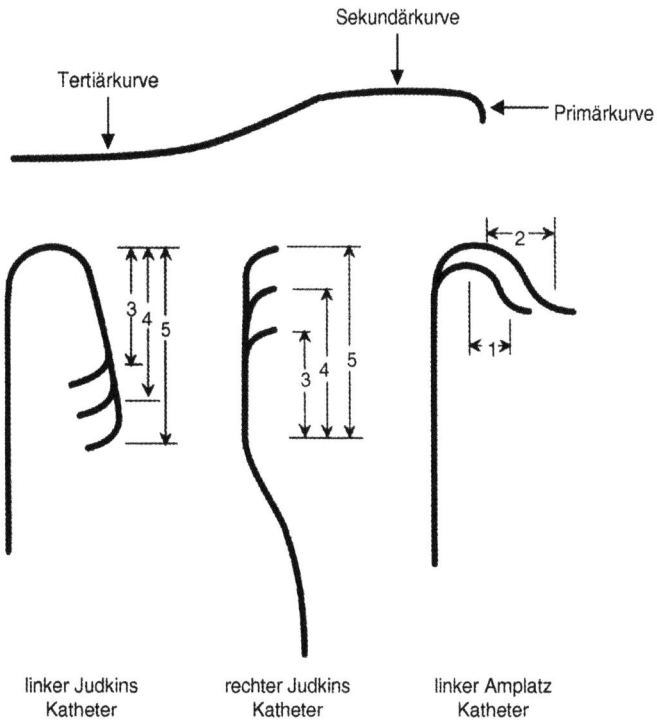

Abb. 3-2. Darstellung der Kurvenform und Größe von den am häufigsten in der diagnostischen Koronarangiographie verwendeten Kathetertypen. Oben: Beschreibung der Primär-, Sekundär- und Tertiärkurve eines rechten Judkins-Katheters. Unten von links nach rechts: Vergleich der unterschiedlichen Kurvengrößen für einen linken Judkins, rechten Judkins-Katheter und linken Amplatz

größen reichen üblicherweise von 4–7 F, und der innere Durchmesser variiert von 0,039 inch (4 F) bis 0,073 inch (7F). Anfänglich fanden aufgrund ihrer überlegenen Manövrierfähigkeit und widerstandsarmen Kontrastmittelinjektion vor allem 7-F- und 8-F-Katheter Anwendung. Durch verbessertes Katheterdesign und die geringere vaskuläre Verletzungsgefahr werden heute praktisch nur noch 5-F- und 6-F-Kathetersysteme in der Routinediagnostik verwendet. 4-F-Kathetersysteme erfordern aufgrund der geringeren Steifigkeit und Manövrierfähigkeit derzeit noch längere Untersuchungs- und Durchleuchtungszeiten, so daß diese Katheter in der täglichen Routine seltener verwendet werden (Abb. 3-2).

Der Koronarkatheter wird mit einem Dreiweg-Manifold verbunden. Dies ermöglicht einerseits die kontinuierliche Blutdruckmessung an der Katheterspitze und andererseits die Injektion von Kontrastmittel und Medikamenten in einem sterilen, geschlossenen System. Das Katheterverbindungsstück verfügt über einen rotierenden Adapter und verhindert so den Aufbau von Torsionskräften bei der Kathetermanipulation, während das distale Ende des Manifolds an eine Spritze zur Injektion von Kontrastmittel angeschlossen wird.

Intraarterielle Schleusen

Vaskuläre Schleusen bestehen vorwiegend aus Teflon und verfügen über einen distalen hämostatischen Verschluß. Sie werden über einen intraarteriell liegenden Führungsdraht in die Arterie eingeführt, wobei ein in der Schleuse liegender Dilatator das Einführen erleichtert. Dieser Dilatator wird anschließend entfernt und durch den Katheter ersetzt. Um die reibungslose Passage der Katheter zu gewährleisten ist der äußere Durchmesser der Schleusen ungefähr 1 F größer als der eingeführte Katheter. Obwohl intraarterielle Schleusen eine größere Arteriotomie zur Folge haben, erleichtern sie den Austausch von Kathetern, vermindern den lokalen Blutverlust und reduzieren die Verletzungsgefahr der Gefäße, verhindern das Knicken der Katheterspitzen und ermöglichen die Messung des femoralen Blutdrucks und die Zuführung von Medikamenten via eines Seitenarmes. Die Schleusenlänge variiert von 11 cm über 23 cm, bis selten 90 cm zum Einführen eines Bioptoms in den linken oder rechten Ventrikel. Eine lange Schleuse kann bei stark gewundenen Gefäßen eine wesentliche Unterstützung zur besseren Manövrierbarkeit der Katheter sein. Bei Verwendung eines einzigen Katheters zur Koronar- und Ventrikulographie (z. B. mit einem Multipurpose-Katheter) kann wegen des fehlenden Katheteraustauschs häufig auf eine Schleuse verzichtet werden.

Führungsdrähte

Der Führungsdraht dient dem atraumatischen Austausch von Kathetern und als Leitschiene bei schwierig zu passierenden Gefäßabschnitten. Der in der diagnostischen Koronarangiographie am häufigsten verwendete Führungsdraht ist ein 150 cm langer, mit Teflon beschichteter Draht mit einem Durchmesser von 0,035 inch und einer 3-mm-J-Spitze. Die J-Spitze reduziert das Gefäßtrauma beim Vorschieben des Katheters und vermindert das Risiko eines subintimalen Vorgehens sowie die Loslösung arteriosklerotischer Plaques. Bei stark gewundenen oder arteriosklerotisch verformten Gefäßen verlieren die Katheter aufgrund mangelnder Steifigkeit zuweilen ihre Manövrierfähigkeit. In dieser Situation bieten stabilere Führungsdrähte mit erhöhter Steifigkeit einen zusätzlichen Schutz vor Abknickung oder Abdrehung der Katheter sowie eine verbesserte Steuerbarkeit. Drähte mit einer hydrophilen Beschichtung, einem langen weichen Segment oder einem kleineren Durchmesser erweisen sich bei arteriosklerotisch veränderten Gefäßen mit geringem Restlumen gelegentlich als hilfreich, erhöhen aber die Dissektionsgefahr.

Rechtsherzkatheter

Eine gleichzeitige Rechtsherzkatheteruntersuchung ist bei den meisten Patienten mit Verdacht auf koronare Herzkrankheit überflüssig. Bei Patienten mit schwer eingeschränkter linksventrikulärer Funktion kann jedoch die Rechtsherzkatheteruntersuchung im Rahmen der Transplantationsabklärung (Lungenwiderstand) oder zur Optimierung der medikamentösen Therapie gelegentlich notwendig sein.

Untersuchungsablauf

Die jeweilige klinische Konstellation entscheidet darüber, in welcher Sequenz Koronar- und Ventrikulographie durchgeführt werden. Um die linksventrikuläre Hämodynamik nicht durch das bei der Koronarangiographie verwendete Kontrastmittel zu beeinflussen, und um eine vorausgehende Beurteilung der regionalen Wandbewegungsstörungen und der linksventrikulären Funktion zu erhalten, wurde in der Vergangenheit vielfach die Ventrikulographie vor der selektiven Koronarangiographie durchgeführt. Dies hat aufgrund der heutigen nichtinvasiven Untersuchungsmethoden zur zuverlässigen Beurteilung der linksventrikulären Funktion und der Verwendung niederosmolarer Kontrastmittel an Bedeutung verloren. Bei Verdacht auf eine schwere koronare Dreigefäßerkrankung, eine Hauptstammstenose oder Hauptstammäquivalent, sowie anderen Situationen mit erhöhtem Risiko, z. B. beim akuten Myokardinfarkt und Untersuchungen mit dem primären Zweck die Koronaranatomie zu definieren, sollte daher die selektive Koronarangiographie der Ventrikulographie vorausgehen.

Kontrastmittel (s. auch Kap. 2, S. 55)

Alle in der Angiographie verwendeten Kontrastmittel sind iodhaltige Benzoesäurederivate. Die konventionellen ionischen Kontrastmittel sind Natrium- bzw. Megluminsalze triiodsubstituierter Benzoesäuren, die in Lösung in zwei osmotisch aktive Partikel für je 3 Iodatome pro Benzolring dissoziieren. Die sich in Lösung befindenden Kationen *ionischer* Kontrastmittel sind nicht röntgendicht und haben nur einen Anstieg der Osmolalität zur Folge. Die Osmolalität konventioneller ionischer Kontrastmittel beträgt ungefähr 2000 mosmol/kg, ein Vielfaches der physiologischen Plasmaosmolalität des Menschen (300 mosmol/kg), weswegen man auch von *hochosmolaren* Kontrastmitteln spricht. Zwei Methoden haben zu einer wesentlichen Reduzierung der Osmolalität und der Entwicklung von sog. *niederosmolaren* Kontrastmitteln geführt. Zum einen gelang durch die Elimination von Natrium- bzw. Megluminionen die Herstellung von in Lösung stabilen, *nichtionischen* Kontrastmitteln mit nur einem osmotisch wirksamen Partikel für je 3 Iodatome pro Benzolring. Zum anderen konnte durch die Entwicklung eines *ionischen* Dimers die Anzahl der Iodatome pro Molekül verdoppelt (von 3 auf 6 Iodatome pro Molekül) und dadurch die Osmolalität bei gleicher Iodkonzentration reduziert werden. Folglich unterteilt man die *niederosmolaren* Kontrastmittel in *ionische* Dimer- und *nichtionische* Monomerverbindungen, die aber im Vergleich zum Plasma immer noch eine erhöhte Osmolalität von 600–900 mosmol/kg aufweisen. Die Entwicklung einer *nichtionischen* Dimerverbindung in jüngster Zeit hat zu einer weiteren Absenkung der Osmolalität geführt, die sogar geringfügig unter der Plasmaosmolalität liegt. Die meisten hochosmolaren Kontrastmittel enthalten Kalzium-Chelatbildner, z. B. Natriumzitrat oder EDTA, während die niederosmolaren Kontrastmittel meist keine Kalzium-Chelatbildner enthalten (Tabelle 3-1).

Hochosmolare Kontrastmittel verursachen im Vergleich mit *niederosmolaren* Kontrastmitteln wesentlich häufiger hämodynamische und elektrophysiologische Nebenwirkungen sowie subjektive Beschwerden wie Übelkeit, Erbrechen, Schmerzen und Hitzegefühl. Hämodynamische Nebenwirkungen können sich als vorübergehender

Tabelle 3-1. Angiographische Kontrastmittel

	Name	Iodgehalt [mg/ml]	Iodatome pro Molekül	Osmolalität [mosmol/kg]	Viskosität [cps] 37°	Molekulare Struktur
Hochosmolar, ionisch	Diatrizoat	370	3	2070	8,4	Monomer
Niederosmolar, ionisch	Ioxaglate	320	6	608	7,5	Dimer
Niederosmolar, nichtionisch	Iopamidol	370	3	796	9,4	Monomer
	Iohexol	350	3	844	10,4	Monomer
	Ioversol	350	3	790	8,0	Monomer
	Iodixanol	320	6	290	11,4	Dimer

Blutdruckabfall, Verminderung der myokardialen Kontraktion, Anstieg des linksventrikulären Füllungsdrucks mit konsekutivem Lungenödem und Angina pectoris manifestieren. Die elektrophyiologischen Nebenwirkungen können sich als temporäre Bradykardie, Asytolie, AV-Blockierung, ORS- und QT-Verlängerung, ST-Streckensenkung und gelegentlich Kammerflimmern bemerkbar machen. Viele der hämodynamischen und elektrophysiologischen Nebenwirkungen hochosmolarer Kontrastmittel sind eine direkte Konsequenz der Hyperosmolalität, welche eine intravaskuläre Volumenexpansion, Elektrolytverschiebungen und eine generalisierte Vasodilatation zur Folge hat. Desweiteren bewirken hochosmolare Kontrastmittel eine stärkere Freisetzung von Histamin, einem wichtigen Mediator allergischer Reaktionen. Die in vielen hochosmolaren Kontrastmitteln enthaltenen Kalzium-Chelatbildner werden ebenfalls für einige der hämodynamischen und elektrophysiologischen Nebenwirkungen, vor allem in bezug auf die Inzidenz von Kammerflimmern, verantwortlich gemacht. Demgegenüber scheinen ionische im Vergleich zu *nichtionischen* Kontrastmitteln in vitro einen hemmenden Effekt auf die Blutgerinnung auszuüben. Dies gilt auch für das *niederosmolare, ionische* Kontrastmittel Ioxaglate. Es wird derzeit jedoch kontrovers diskutiert, ob dieser In-vitro-Vorteil ionischer gegenüber nichtionischen Kontrastmitteln sich auch klinisch in einer geringeren Inzidenz von thromboembolischen Komplikationen niederschlägt.

In randomisierten Vergleichsuntersuchungen zeigten *niederosmolare* im Vergleich zu *hochosmolaren* Kontrastmitteln eine 3- bis 4mal geringere Inzidenz an akuten Nebenwirkungen. Es fanden sich jedoch keine Unterschiede in bezug auf Mortalität, Spätfolgen oder Nephrotoxizität. Die leichten und mäßigen Nebenwirkungen waren schnell reversibel, während die schweren Nebenwirkungen sich in der Regel auf Risikopatienten mit schwerer koronarer Herzkrankheit, Linksherzinsuffizienz, instabiler Angina pectoris oder akutem Myokardinfarkt, signifikanter Aortenstenose oder ventrikulären Rhythmusstörungen beschränkten. Die Entscheidung über die Verwendung eines jeweiligen Kontrastmittels ist somit eine Abwägung zwischen der besseren Verträglichkeit eines Kontrastmittels und der Relevanz möglicher Kostenunterschiede.

Kontrastmittel können zu einer akuten Verschlechterung der Nierenfunktion führen. Die Pathogenese der kontrastmittelinduzierten Niereninsuffizienz ist wahrscheinlich multifaktoriell und Resultat einer direkten Nephrotoxizität sowie einer

Imbalance der vasodilatativen und vasokonstriktiven Faktoren, die eine medulläre Ischämie zur Folge haben können. Die genaue Inzidenz ist nicht bekannt. Risikofaktoren für eine kontrastmittelinduzierte Nephrotoxizität sind Diabetes mellitus, eine Paraproteinämie beim multiplen Myelom, eine vorbestehende Niereninsuffizienz, Dehydrierung, Linksherzinsuffizienz, fortgeschrittenes Alter sowie die Menge des verabreichten Kontrastmittels. Bei Patienten mit chronischer Niereninsuffizienz ist die alleinige Hydrierung mit intravenöser Kochsalzlösung eine bessere Präventivmaßnahme zur Verhinderung einer kontrastmittelinduzierten Nephrotoxizität als eine forcierte Diurese durch Hydrierung mit der gleichzeitigen Verabreichung von Mannitol oder Furosemid.

Allergische Kontrastmittelreaktionen können sich als generalisierter Pruritus, Angioödem, Bronchospasmus, Hypotonie und Schock manifestieren. Die Inzidenz ist höher bei Patienten mit einer Schellfischallergie und vormalig dokumentierter Kontrastmittelallergie. Bei Patienten mit bekannter allergischer Kontrastmittelreaktion ist die Verabreichung einer Prämedikation üblich. Diese besteht meist aus Prednison 30–60 mg p.o. 12 h und 2 h vor Kontrastmittelgabe und eventuell einem H_2-Antagonisten, z.B. Cimetidin 300 mg p.o. Außerdem empfiehlt sich in diesen Situationen die Verwendung von niederosmolaren, nicht-ionischen Kontrastmitteln. Bei schwerer Anaphylaxie mit Bronchospasmus und hämodynamischem Kollaps erfolgt die intravenöse Verabreichung von Adrenalin 0,5–1,0 mg (1:10 000 verdünnt, alle 3–5 min), eine rasche Volumenexpansion und die Gabe von intravenösen Steroiden, z.B. Methylprednisolon 100 mg und H_1-Antagonisten, z.B. Clemastin 2–4 mg.

Arterielle Blutdruckmessung

Die arterielle Blutdruckkurve, gemessen an der Katheterspitze wird via Manifold auf einem physiologischen Monitor kontinuierlich registriert und gibt Auskunft über die hämodynamische Stabilität eines Patienten, ist aber auch ein indirektes Hilfsmittel bei der Sondierung der Koronarostien. Unter *Ventrikularisierung* versteht man einen Abfall des diastolischen Blutdrucks bei erhaltenem oder gering reduziertem systolischem Blutdruck, während bei *Druckdämpfung (Damping)* ein Absinken des systolischen *und* diastolischen Blutdrucks beobachtet wird. Druckdämpfung und Ventrikularisierung sind in der Regel Ausdruck eines verminderten koronaren Perfusionsdrucks. Differentialdiagnostisch kann dies auf eine ostiale Koronarstenose, ein Mißverhältnis zwischen Katheter- und Koronargefäßgröße oder ein Anliegen der Katheteröffnung an der Gefäßwand zurückgeführt werden; selten kann auch ein Abknicken des Katheters oder ein Koronarspasmus eine entsprechende Blutdruckkurve vortäuschen. Druckdämpfung oder Ventrikularisierung während der Sondierung der rechten Koronararterie deuten oft auf eine selektive Intubation des Konusastes der rechten Koronararterie oder einen ostialen Koronarspasmus hin. Der Katheter sollte in dieser Situation vorsichtig zurückgezogen werden bis sich die Blutdruckkurve normalisiert, und anschließend die korrekte Position des Katheters durch eine Testinjektion bestätigt werden. Vernachlässigung dieser Praxis kann zu Bradykardie, Hypotonie und Asystolie bei prolongierter Konusastobstruktion und zu Kammerflimmern bei selektiver Kontrastmittelinjektion in den Konusast führen. Ein Koronarspasmus kann von einer ostialen Stenose durch Verschwinden der Einengung nach Administration von intrakoronarem Nitroglycerin oder nach Entfernen des Katheters differenziert werden. Druckdämpfung oder Ventrikularisierung beim Sondieren der linken Koronararterie sind hingegen ein Warnsignal für das Vorliegen einer Hauptstammstenose. In dieser Situation sollte der Katheter unter fluoroskopischer Kontrolle bis zur Normalisierung der Druckkurve zurückgezogen werden. Nichtselektive Injektionen in den linken Koronarsinus können der Darstellung des Hauptstammes dienen. Der erfahrene Operateur wird hingegen versuchen, den Hauptstamm eventuell mit einem kleineren Katheter zu intubieren, und unter sorgfältiger Auswahl der zur besten Darstellung der Hauptstammpathologie geeigneten Projektionen eine Angiographie unter Rückzug des Katheters durchzuführen. Simultan sollte eine Normalisierung der arteriellen Blutdruckkurve beim Rückzug dokumentiert werden.

Arterieller Zugang

Wahl des arteriellen Zugangs

Die diagnostische Koronarangiographie kann in den meisten Patienten sowohl von femoral als auch brachial erfolgreich durchgeführt werden. Die Entscheidung über den arteriellen Zugang ist somit der Präferenz des Operateurs und der Routine des Herzkatheterlabors überlassen. Der femorale Zugang ist jedoch die am häufigsten praktizierte Zugangstechnik und kommt gemäß einer Umfrage der Society for Cardiac Angiography and Intervention in 83 % aller diagnostischen Koronarangiographien und 96 % aller PTCA zur Anwendung. Der femorale Zugang ist von Vorteil bei Patienten mit Erkrankung der großen Arm- und Halsgefäße und offeriert eine einfachere Sondierung der Koronarostien mittels vorgeformter Kathetertypen. Der brachiale Zugang hingegen sollte bei Patienten mit schweren Stenosen der Iliakalgefäße, bei Aortenisthmusstenose oder großem Bauchaortenaneurysma als Alternative erwogen werden. Strömungsgeräusche mit palpablen femoralen und distalen Pulsen bei Patienten mit Claudicatio intermittens sind in der Regel keine Kontraindikation für einen femoralen Zugang, gebieten aber erhöhte Sorgfalt bei der Punktion und Kanülierung um eine iatrogene Dissektion zu vermeiden. Der femorale Zugang ist bei Patienten mit aortobifemoralen Gefäßprothesen prinzipiell möglich, erfordert zuweilen jedoch sorgfältiges Vordilatieren aufgrund des postoperativen Narbengewebes. Dies kann gelegentlich auch bei Patienten mit extensivem Narbengewebe infolge multipler perkutaner angiographischer Untersuchungen oder Status nach Strahlentherapie nötig sein. Heterotope Nierentransplantationen mit Gefäßanastomosen zu den Iliakalgefäßen erfordern erhöhte Aufmerksamkeit beim ipsilateralen femoralen Zugang. Bei Verwendung einer intraaortalen Ballonpumpe oder langer, großlumiger intraarterieller Schleusen sollte bei solchen Patienten ein anderer Zugangsweg (z. B. kontralateral) gewählt werden, um eine Kompromittierung des Grafts unter allen Umständen zu vermeiden. Patienten mit femoropoplitealen Gefäßprothesen können häufig nicht ipsilateral punktiert werden.

Der brachiale Gefäßzugang kann vom *rechten* oder *linken* Arm, *perkutan* oder via *Arteriotomie* („cutdown") ausgeführt werden. Der brachiale Zugang vom linken Arm ermöglicht die Verwendung von Judkins-Kathetern und empfiehlt sich für die im transfemoralen Zugang versierten Operateure. Allerdings sind die Monitore sowie die Untersuchungstische der meisten Herzkatheterlabors üblicherweise auf einen rechts-seitigen Gebrauch ausgerichtet, was den rechtsbrachialen Zugang favorisiert. Der So-nes-Katheter wurde ursprünglich für den brachialen Zugang verwendet, doch können auch Multipurpose- und vorgeformte Amplatz-Katheter erfolgreich via brachialem Zugang benützt werden. Die Sondierung der Koronararterien via brachialem Zugang, die atraumatische Punktion der A. brachialis und der abschließende Verschluß der Arteriotomie erfordern im Vergleich zum femoralen Zugang eine höhere manuelle Geschicklichkeit und sollte nur von Operateuren mit ausreichender Erfahrung prakti-ziert werden, um diese Technik komplikationsarm und zeitsparend anzuwenden. Der brachiale Zugang erlaubt eine raschere Mobilisierung der Patienten nach dem Ein-griff, was mit zunehmender Bedeutung der ambulanten Koronarangiographie von Vorteil ist.

Femoraler Zugang

Die arterielle Punktionstechnik verdient besondere Aufmerksamkeit, da sie nicht nur den Zugangsweg zur zentralen Zirkulation sichert, sondern auch die häufigste Ursa-che von Morbidität und verlängerter Hospitalisationsdauer der Koronarangiographie ist. Der transfemorale Zugang erfolgt bis auf wenige Ausnahmen *perkutan* (Arterioto-mie bei Säuglingen und Kleinkindern) (Abb. 3-3). Die Lokalisation der Arteria femo-ralis erfolgt durch digitale Palpation in der Leistengrube, welche anatomisch durch das Ligamentum inguinale superior, den M. sartorius lateral und den M. adductor longus medial definiert ist. Das Nervengefäßbündel bestehend aus dem N. femoralis

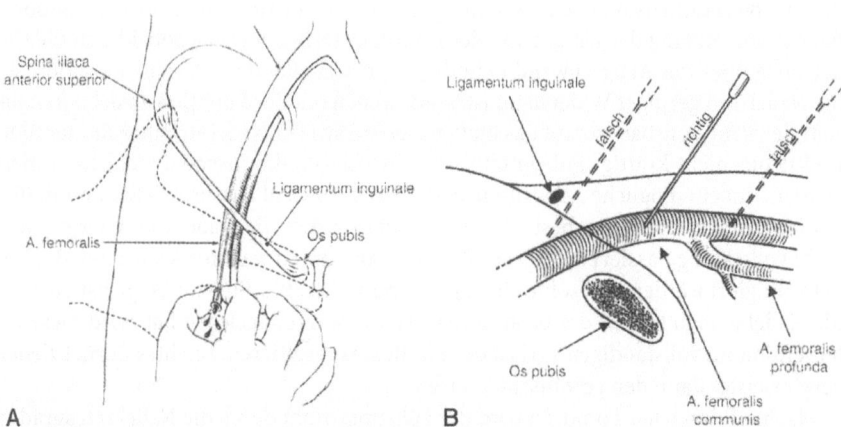

Abb. 3-3A, B. Anatomie der Leistengrube und Punktionstechnik der A. femoralis rechts. A Aufsicht von oben. B Parasagittalschnitt durch die Leistengrube. Die imaginäre Linie zwischen Spina iliaca an-terior superior und dem Os pubis entspricht etwa dem Verlauf des Ligamentum inguinale. Die Punk-tion der A. femoralis sollte ungefähr 1–2 cm distal des Leistenbandes erfolgen, jedoch proximal der Bifurkation der A. femoralis communis. Dabei wird die Punktionsnadel in einem Winkel von 30°–60° horizontal zur Hautoberfläche avanciert und möglichst selektiv die anteriore („one-wall stick") Fe-moralarterienwand punktiert

lateral, der A. femoralis in der Mitte und der V. femoralis medial unterkreuzt das Ligamentum inguinale, welches üblicherweise dem Verlauf der imaginären Verbindung zwischen der Spina iliaca anterior superior und dem Os pubis entspricht. Die Femoralarterie kann aufgrund ihrer kräftigen Pulsation meistens am Übergang zwischen dem mittleren und medialen Drittel des Leistenbandes palpiert werden. Manche Operateure verwenden die *kutane* Leistenfalte als Referenzlinie. Dabei muß beachtet werden, daß die Distanz zwischen Leistenband und *kutaner* Leistenfalte sehr variabel ausfallen kann (gewöhnlich verläuft die *kutane* Leistenfalte 1–2 cm unter dem Ligamentum inguinale), und daß vor allem bei adipösen Patienten die *kutane* Leistenfalte nach inferior verschoben ist. Die arterielle Eintrittsstelle sollte idealerweise 1 bis 2 cm unter dem Leistenband in der Arteria femoralis communis erfolgen. Bei zu hoher Punktion (proximal des Leistenbandes) besteht die Möglichkeit einer inkompressiblen retroperitonealen Blutung, während bei zu tiefer Punktion (>3 cm distal des Leistenbandes) die Bifurkation der Arteria femoralis communis oder ein kleiner Seitenast punktiert werden können mit dem Potential für eine lokale Dissektion, Ausbildung eines Aneurysma spurium oder einer arteriovenösen Fistel sowie thromboembolischen Komplikationen. In Zweifelsfällen kann die Punktion unter fluoroskopischer Kontrolle erfolgen mit dem Caput femoris als fluoroskopischem Bezugspunkt. Die Spitze der punktierenden Nadel sollte sich dabei im medialen inferioren Quadranten des Caput femoris befinden.

Die arterielle Punktion verhaftet als einzig schmerzhaftes Ereignis im Gedächtnis der Patienten, welches durch eine adäquate Anästhesie und atraumatische Punktion minimiert werden kann. Die selektive anteriore Punktion („one-wall stick") der femoralen Arterienwand ist in allen Fällen erstrebenswert, vor allem aber bei antikoagulierten Patienten. Die Femoralarterie wird mit dem Mittel- und Zeigefinger der linken Hand über der beabsichtigten arteriellen Eintrittsstelle fixiert. Die Punktionsnadel wird mit der rechten Hand geführt und mit der nach oben gerichteten Nadelspitze durch eine Hautinzision in einem Winkel von 30–45° zur Horizontalebene (Hautoberfläche) und entlang der Längsachse der Femoralarterie avanciert. Sobald sich die Nadelspitze über der Arterienwand befindet, überträgt sich die arterielle Pulsation auf die Nadel. Ein geringer Widerstand ist beim Avancieren der Punktionsnadel durch die Arterienwand spürbar, worauf das Blut pulsierend aus der Nadel strömt. Falls der Blutrückstrom nicht kräftig und pulsatil ist, sollte die Punktionsnadel zunächst rotiert werden, um ein mögliche Apposition an der Arterienwand auszuschließen. Wenn dieses Manöver erfolglos ist, besteht die Möglichkeit, daß die Nadel die Arterienwand nicht vollständig passiert hat. Diese Situation kann durch weiteres Avancieren der Nadel korrigiert werden und sollte einen guten pulsatilen Blutfluß zur Folge haben. Falls die Nadel jedoch bereits der posterioren Arterienwand angelegen hat, wird diese Intervention im vollständigen Verlust des Blutflusses resultieren. Leichtes Zurückziehen gewährleistet dann den gewünschten Erfolg.

Nach erfolgreicher Punktion wird der Führungsdraht durch die Nadel retrograd in die Aorta descendens eingeführt. Beim geringsten Widerstand sollte die Position des Führungsdrahtes umgehend fluoroskopisch kontrolliert werden. Falls der Führungsdraht bereits am Nadelausgang auf Widerstand stößt, sollte durch vollständiges Entfernen des Führungsdrahtes und Nachweis eines pulsatilen arteriellen Rückflusses die intraarterielle Position der Punktionsnadel bestätigt werden. In dieser Situation reicht häufig eine leichte Rotation oder geringe Retraktion der Punktionsnadel, um die Passage des Führungsdrahtes zu ermöglichen. Bei Widerstand im Gefäß kann entweder ein anderer Führungsdraht oder das Plazieren einer langen intraarteriellen Schleuse die Passage erleichtern. Falls auch diese Interventionen erfolglos bleiben, kann gelegentlich ein rechter Judkins Katheter den Führungsdraht um das Hindernis navigieren. Nach adäquater Positionierung des Führungsdrahtes wird die Nadel unter manueller Kompression der arteriellen Punktionsstelle mit der rechten Hand entfernt. Anschließend wird die Schleuse gemeinsam mit einem Polyäthylendilatator in einer rotierenden Bewegung über den leicht gespannten Führungsdraht in die Arterie eingeführt. Der Dilatator wird umgehend entfernt, die Schleuse gespült, und der Führungsdraht gereinigt. Einmal in der zentralen Zirkulation positioniert, sichert der Führungsdraht den arteriellen Zugang und beschleunigt den Austausch von Kathetern vor allem bei Patienten mit stark gewundenen oder arteriosklerotisch veränderten Gefäßen.

Der gewünschte Katheter wird via Führungsdraht um den Aortenbogen in der Aorta ascendens positioniert. Vor allem beim linken Judkins-Katheter ist darauf zu achten, daß der Katheter nicht samt Führungsdraht bereits in den Hauptstamm gestoßen wird mit der Gefahr einer Dissektion. Der Führungsdraht wird entfernt und jegliche Luft aus dem Katheter sorgfältig aspiriert. Schwierigkeiten bei der Aspiration deuten auf ein Anliegen des Katheters an der Aortenwand hin, welche durch leichte Retraktion des Katheters korrigiert werden kann. Der Katheter wird anschließend mit dem geschlossenen, luftfreien Manifoldsystem verbunden und mit heparinisierter Kochsalzlösung gespült. Manche Operateure bevorzugen den Führungsdraht bereits in der Aorta descendens zu entfernen und den Katheter in dieser Position zu entlüften. Dies schließt eine zerebrale Embolisierung aus, bereitet aber zuweilen Schwierigkeiten beim weiteren Avancieren der Katheter ohne Führungsdraht um den Aortenbogen.

Brachialer Zugang

Die A. brachialis kann entweder durch eine Arteriotomie oder perkutan sondiert werden. Der Arm sollte auf einer starren Unterlage, eventuell mit einer Stützvorrichtung gestreckt und fixiert werden. Es erfolgt eine vorsichtige Lokalanästhesie unter Vermeidung einer Injektion in den N. medianus. Nach Palpation der A. brachialis ungefähr 1 cm über der Fossa antecubitalis wird eine kleine Hautinzision angefertigt. Anschließend wird die Punktionsnadel in einem 60° Grad Winkel durch die Hautinzision eingeführt bis die Pulsation der Arterie sich auf die Nadel überträgt. Bei zu medialer Orientierung kann die V. brachialis punktiert werden und noch weiter medial kann die Punktionsnadel den N. medianus verletzen. Sobald ein pulsatiler Blutrückstrom besteht, wird ein Führungsdraht durch die Punktionsnadel eingeführt. Die Nadel wird anschließend entfernt und eine intraarterielle Schleuse wie oben beschrieben plaziert. Die Injektion eines Gemischs aus Nitroglycerin, Heparin und Lidocain 1 % kann zur Prophylaxe eines Gefäßspasmus nützlich sein.

Radialer Zugang

Die A. radialis kann bei Verwendung kleiner Katheter (5–6 F) punktiert werden. Vor einer Punktion sollte der Allen-Test durchgeführt werden, um eine ausreichende Kollateralisierung durch die A. ulnaris im Falle eines Gefäßverschlusses zu gewährleisten. Anschließend wird der Arm unter maximaler Streckung auf einer Unterlage fixiert. Nach vorsichtiger Anästhesie wird die A. radialis 1 cm proximal des Handgelenks palpiert und eine kleine Hautinzision angefertigt, gefolgt von der Punktion des Gefäßes. Zunächst wird das Gefäß vorsichtig vordilatiert und erst dann eine Schleuse eingelegt. Nachdem die Schleuse plaziert ist, erfolgt die langsame Injektion eines Gemischs aus Nitroglycerin, Heparin und Lidocain 1 % zur Prophylaxe eines Gefäßspasmus.

Koronaranatomie

Aortenwurzel

Eine gründliche Kenntnis der Anatomie und angiographischen Projektionen der Aortenwurzel ist Voraussetzung zur komplikationslosen Intubation der Koronarostien. Die Aortenwurzel besteht in der Regel aus 3 Sinus Valsalvae und ist im Thorax von rechts unten posterior nach links oben anterior orientiert (Abb. 3-4). Die Sinus Valsalvae sind traubenförmige Dilatationen unmittelbar über der Aortenklappe, welche durch die sinutubuläre Falte von der Aorta ascendens abgesetzt sind. Der nichtkoronare Sinus ist etwas größer als der rechte und linke Koronarsinus. Der rechte Sinus Valsalva liegt anterior, der linke Sinus Valsalva links-posterior und der nichtkoronare Sinus posterior. Die rechte Koronararterie entspringt gewöhnlich aus dem rechten Sinus Valsalva in einem Winkel von etwa 35 ± 10° rechts der Sagittalebene, während die linke Koronararterie aus dem linken Koronarsinus in einem 20°-Winkel posterior der Frontalebene entspringt. Beide Koronarostien sind üblicherweise im oberen Drittel des jeweiligen Koronarsinus angelegt. Gelegentlich können sie aber auch mehr kaudal oder über dem Koronarsinus lokalisiert sein. Aufgrund der Neigung der Aortenwurzel befindet sich das Ostium der rechten Koronararterie kaudal des Ostiums der linken Koronararterie.

Die dreidimensionale Orientierung der epikardialen Koronararterien entspricht zwei senkrecht aufeinander stehenden Gefäßringen (Abb. 3-5). Die rechte Koronararterie (RCA) und der Ramus circumflexus (RCX) verlaufen jeweils im rechten und linken Sulcus atrioventricularis und umschließen kreisförmig die Herzbasis entlang der atrioventrikulären (AV) Klappenebene. Senkrecht hierzu befindet sich der Ramus interventricularis anterior (RIVA) im Sulcus interventricularis anterior und der

Abb. 3-5. Topographie der epikardialen Koronargefäße relativ zur interventrikulären und atrioventrikulären Ebene. RAO-30°-Projektion: Darstellung der interventrikulären Ebene im Profil. LAO-60°-Projektion: Darstellung der atrioventrikulären Ebene im Profil. Die RCA und der RCX bilden einen in der atrioventrikulären Ebene verlaufenden Gefäßring, während die RIVA und RIVP der RCA einen im interventrikulären Sulcus verlaufenden Gefäßring formieren

Abb. 3-4 A, B. Anatomie der Aortenwurzel. **A** Schematische Darstellung der Aotenwurzel-anatomie in der AP (anterior-posterioren) Projektion (Ansicht von oben). **B** Schematische Darstellung der Aortenwurzel in der LAO-Projektion (Sagittalschnitt durch die Aortenwurzel)

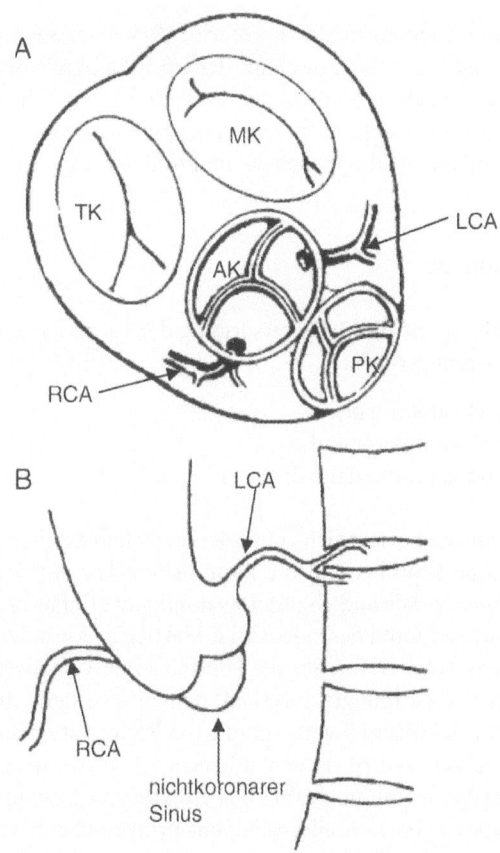

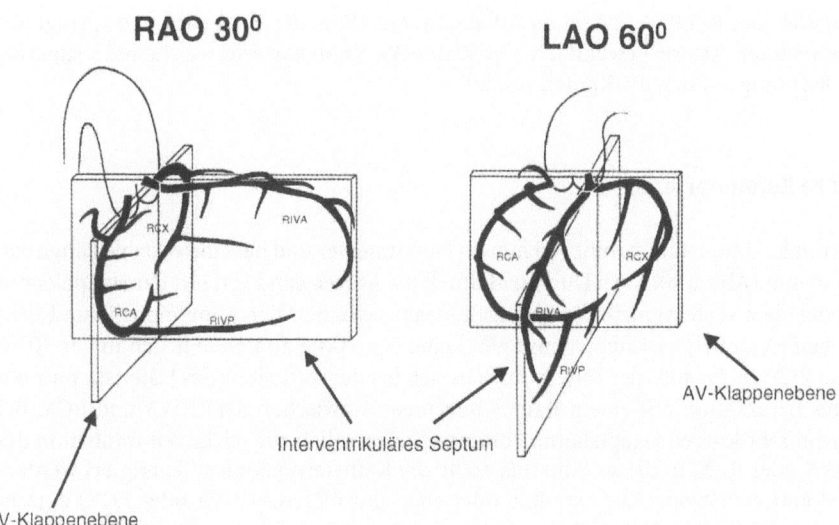

Ramus interventricularis posterior (RIVP) im Sulcus interventricularis posterior, die das Septum unter Einschluß der Apex halbkreisförmig umschließen. Die angiographischen Schrägprojektionen in der Transversalebene stellen in der konventionellen 30°-RAO-Projektion das interventrikuläre Septum im Profil und in der 60°-LAO-Projektion die AV-Klappenebene im Profil dar.

Dominanz

In Bezug auf die Gefäßversorgung der Herzbasis unterscheidet man 3 verschiedene Versorgungstypen:

1) rechtsdominant,
2) linksdominant und
3) kodominant oder balanciert.

Dominanz bezieht sich auf dasjenige Gefäß, welches den RIVP zur Versorgung des inferioren Septums und die Posterolateraläste zur Versorgung der linksventrikulären Posterolateralwand abgibt. Das dominante Gefäß reicht über die Crux cordis, welche als Schnittpunkt des Sulcus atrioventricularis mit dem posterioren Sulcus interventricularis definiert ist, auf die kontralaterale Ventrikelhälfte hinaus. Beim rechtsdominanten Versorgungstyp verläuft dementsprechend die RCA über die Crux cordis hinaus nach links und versorgt mit 1–3 Posterolateralästen die Hinter- und Lateralwand des linken Ventrikels und mit dem RIVP das inferiore Septum. Der Rechtsversorgungstyp ist mit ungefähr 80% die häufigste Variante. Beim linksdominanten Versorgungstyp (10–15% aller Fälle) entspringen dem bis zur Crux cordis reichenden RCX, die linksventrikulären Posterolateraläste und der RIVP. Die rechte Koronararterie ist in diesem Fall sehr klein und versorgt lediglich die freie rechtsventrikuläre Wand. Beim kodominanten oder balancierten Versorgungstyp (5–10% aller Fälle) entspringt der RIVP der RCA und die Posterolateraläste dem RCX, der manchmal auch einen parallel zum RIVP verlaufenden Ast abgibt. Auf Höhe der Crux cordis entspringt der dominanten Arterie gewöhnlich eine kleine AV-Knotenarterie, welche nach superior in Richtung auf den AV-Knoten verläuft.

Linke Koronararterie

Der linke Hauptstamm mißt 3–6 mm im Durchmesser und hat eine variable Länge von 0–10 mm (Abb. 3-6). Nach Durchtritt durch die Aortenwand verläuft der Hauptstamm hinter dem rechtsventrikulärem Ausflußtrakt zwischen der A. pulmonalis und dem linken Herzohr. Der Hauptstamm gibt keine Seitenäste ab und teilt sich in den RIVA und RCX. In 20–40% der Fälle handelt es sich bei der Aufteilung des Hauptstamms um eine Trifurkation mit einem Ramus intermedius zwischen dem RIVA und RCX. Bei einem sehr kurzen Hauptstamm kommt es gelegentlich zur selektiven Intubation des RIVA oder RCX. In dieser Situation sollte die Katheterposition so korrigiert werden, daß entweder beide Äste simultan oder aber alternierend (RIVA oder RCX) einzeln dargestellt werden. Falls nicht beide Äste zur Darstellung kommen, muß ein doppeltes

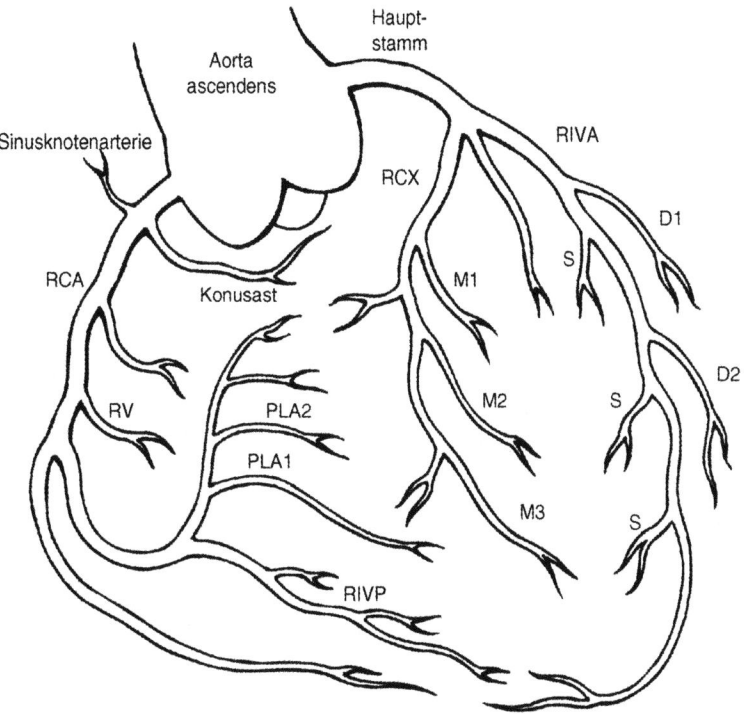

Abb. 3-6. Schematische Darstellung der epikardialen Koronargefäße in einer AP-Projektion. Die linke Koronararterie nimmt als Hauptstamm ihren Ursprung aus dem linken Koronarsinus. Der Hauptstamm gibt keine Seitenäste ab und teilt sich nach 0-10 mm in den RIVA und den RCX (in 20-40 % der Fälle Trifurkation mit einem R. intermedius). Der RIVA verläuft entlang des Sulcus interventricularis anterior in Richtung Herzspitze und hat eine variable Länge. Die Seitenäste des RIVA sind 1. die vertikal orientierten Septaläste (S) zur Versorgung des interventrikulären Septums und 2. epikardiale Diagonaläste (D1, D2 usw.) zur Versorgung der anterolateralen Myokardwand.
Der RCX entspringt in einem fast rechten Winkel aus dem Hauptstamm und verläuft posterior entlang der atrioventrikulären Grube. Dem RCX entspringen eine varibale Anzahl von epikardialen Marginalästen (M1, M2, M3), die die gleiche Verlaufsrichtung wie die Diagonaläste des RIVA aufweisen und die laterale Myokardwand versorgen. Beim linksdominanten Versorgungstyp reicht der RCX bis zur Crux cordis unter Abgabe eines RIVP, einer AV-Knoptenarterie sowie einer variabelen Anzahl von Posterolateralästen zur Versorgung des diaphragmalen und posterioren linken Ventrikels.
Die RCA entspringt üblicherweise aus dem rechten Koronarsinus und gibt im proximalen Segment einen nach anterior, superior verlaufenden Konusast (50 % der Fälle) sowie in 60 % der Fälle eine Sinusknotenarterie ab. Der mittleren RCA (gerades Segment) entspringen eine variable Anzahl von Marginalästen (RV) zur Versorgung des rechtsventrikulären Myokards. Die distale RCA teilt sich an der Crux cordis in einen zur Herzspitze verlaufenden RIVP und eine variable Anzahl von Posterolateralästen (PLA1, PLA2) zur Versorgung des linksventrikulären Myokards

Ostium bzw. ein ektoper Abgang des RIVA bzw. der RCX aus dem rechten Koronarsinus ausgeschlossen werden.

Der RIVA verläuft als direkte Fortsetzung des Hauptstamms nach anterior entlang dem Sulcus interventricularis anterior in Richtung Herzspitze und versorgt bis zu 40-50 % der linksventrikulären Myokardmasse. In 70-80 % der Patienten reicht der RIVA um die Herzspitze herum und versorgt einen variablen Teil des apikalen inferioren Septums. Bei Infarzierung eines die Herzspitze übergreifenden RIVA kann im EKG der Eindruck eines kombinierten anterioren und inferioren Myokardinfarkts entstehen, ohne daß die rechte Koronararterie betroffen ist. Gelegentlich ist der RIVA klein und erreicht nicht die Herzspitze, die dann ihrerseits durch einen großen, die Herzspitze umschließenden RIVP versorgt wird. Dem RIVA entspringen

1) vertikal orientierte Seitenäste (Septaläste) zur Versorgung des interventrikulären Septums,
2) epikardiale Seitenäste (Diagonaläste) zur Versorgung des anterolateralen Myokards und
3) kleine Äste zur Versorgung der Vorderwand des rechten Ventrikels, welche angiographisch nur selten zur Darstellung kommen.

Die Anzahl und Größe der Septaläste ist variabel, und ihre Numerierung erfolgt von proximal nach distal. Die Septaläste des RIVA bilden ein enges Kollateralnetz mit den Septalästen des RIVP und sorgen dafür, daß das Septum der am dichtesten vaskularisierte Teil des Herzmuskels ist. Die Diagonaläste des RIVA verlaufen schräg über die freie Wand des linken Ventrikels. 90 % der Patienten verfügen über 3 Diagonaläste, während in < 1 % der Patienten kein Diagonalast vorhanden ist. Demzufolge sollte bei fehlender angiographischer Darstellung von Diagonalästen sorgfältig nach Wandbewegungsstörungen der Anterolateralwand gesucht werden, um einen eventuellen ostialen Verschluß eines Diagonalastes auszuschließen. Der RIVA wird üblicherweise in einen proximalen, mittleren und distalen Gefäßabschnitt unterteilt. Der proximale RIVA reicht vom Abgang aus dem Hauptstamm bis zum 1. Septalast, der mittlere RIVA entspricht dem Segment zwischen 1. Septalast und der Hälfte der Distanz zwischen Septalast und Apex und der distale RIVA befindet sich distal davon.

Der RCX geht fast rechtwinklig aus dem Hauptstamm ab und verläuft posterior in der atrioventrikulären Grube parallel zum Sinus coronarius. Dem RCX entspringen eine variable Anzahl von Seitenästen (2–4), die die laterale freie Wand des linken Ventrikels versorgen und als Marginaläste bezeichnet werden, und die gleiche Verlaufsrichtung wie die Diagonaläste des RIVA aufweisen. Beim linksdominanten Versorgungstyp verläuft der RCX bis zur Crux cordis unter Abgabe der AV-Knotenarterie, des RIVP und mehrerer Posterolateraläste zur Versorgung des diaphragmalen und posterioren linken Ventrikels. Der RCX ist auch Ursprung einiger Vorhofäste und in 40 % der Patienten Ursprung der Sinusknotenarterie.

Rechte Koronararterie

Die RCA entspringt aus dem rechtskoronaren Sinus Valsalva etwas tiefer als das linke Koronarostium und verläuft in der atrioventrikulären Grube zwischen rechtem Vorhof und Ventrikel zur Crux cordis (Abb. 3-6). Die RCA wird in ein proximales, mittleres und distales Drittel unterteilt. Die proximale RCA reicht vom ostialen Abgang bis zum vertikalen Teil der RCA. Die mittlere RCA bezieht sich auf den vertikalen Teil der RCA, und die distale RCA reicht bis zur Bifurkation der RCA. Der erste Seitenast der RCA ist der Konusast, der in bis zu 50 % der Patienten ein separates Ostium in unmittelbarer Nähe des RCA-Abgangs aufweist. Der Konusast verläuft nach anterior und superior über den rechtsventrikulären Ausflußtrakt und kann in Form des *Vieussens*-Astes Kollateralen zum RIVA abgeben. Der Darstellung des Konusastes zum Nachweis von Kollateralen kommt daher bei Stenosierung oder Verschluß des proximalen RIVA und einer beabsichtigten Intervention große Bedeutung zu. Die Sinusknotenarterie entspringt in 60 % der Patienten als zweiter Ast der RCA, und in 2–5 % der Patienten wird der Sinusknoten durch eine doppelte Blutversorgung aus der RCA bzw. RCX gespeist. Der mittleren RCA entspringen eine variable Anzahl an rechtsventrikulären Marginalästen, die die Vorderwand des rechten Ventrikels versorgen. Diese Gefäße sind von relativ geringer Bedeutung, können aber manchmal wichtige Kollateralkreisläufe zur distalen RCA oder zum RIVA ausbilden. Beim Rechtsversorgungstyp setzt sich die distale RCA in den RIVP und die Posterolateraläste fort, um das interventrikuläre Septum und die Posterolateralwand des linken Ventrikels zu versorgen. Der RIVP entspringt der RCA auf Höhe der Crux cordis und verläuft unter Abgabe inferiorer Septaläste im Sulcus interventricularis posterior in Richtung Herzspitze.

Koronarvenen

Das venöse Versorgungssystem der Koronargefäße kommt bei ausreichend langer Cineangiographie ebenfalls zur Darstellung. Die größte Koronarvene ist der Koronarsinus, welcher im posterioren atrioventrikulären Sulcus verläuft und superior und posterior des Trikuspidalannulus in den rechten Vorhof mündet. Das linkskoronare Blut fließt durch die kleine, mittlere (drainiert die Hinterwand des linken Ventrikels) und große Koronarvene (drainiert die Apex des linken Ventrikels) in den Koronarsinus, welcher ungefähr 60 % des venösen Blutflusses während der Systole in den rechten Vorhof entleert. Das rechtskoronare Blut wird hauptsächlich durch die hintere kardiale Vene separat in den rechten Vorhof entleert. Weiterhin besteht ein venöser Rückfluß durch die sehr kleinen Thebesischen Venen, welche direkt in Vorhof und Ventrikel münden. Die Koronarvenen haben keine große Bedeutung für die koronare Herzkrankheit. Allerdings können gelegentlich Anomalien, z. B. arteriovenöse Fisteln einen perkutanen oder operativen Verschluß notwendig machen.

Sondierung der Koronararterien

Judkins-Technik

Die Judkins-Technik erfolgt üblicherweise via femoralem Zugang (Ausnahme: linksbrachialer Zugang). Der linke Judkins-Katheter wird mit Hilfe des Führungsdrahtes um den Aortenbogen in der Aorta ascendens plaziert. Unter fluoroskopischer Kontrolle erfolgt dann das vorsichtige Avancieren des linken Judkins-Katheters, der entlang der lateralen Aorta ascendens nach kaudal wandert und in 80–90 % der Fälle ohne weitere Manipulation in das Ostium der linken Koronararterie fällt. Falls die Katheterspitze beim Vorschieben nicht selektiv das linke Koronarostium intubiert, kann der Katheter weiter nach kaudal avanciert werden, um die Katheterspitze in den linken Koronarsinus zu zwingen und eine leichte Spannung an der Katheterspitze (Primärkurve) zu verursachen. Rückziehen des Katheters über eine kurze Distanz mit oder ohne Rotation ermöglicht dann häufig die erfolgreiche Sondierung der linken Koronararterie (Push-pull-Technik). Der häufigste Fehler bei Verwendung des linken Judkins-Katheters sind exzessive Rotationsbewegungen während des Avancieren des Katheters, die zur Folge haben, daß die Katheterspitze aus der Ebene des Koronarostiums rotiert. Um dies zu vermeiden sollte der linke Judkins-Katheter so manipuliert werden, daß die primäre und sekundäre Kurve des Katheters stets im Profil und damit in der Ebene der linken Koronararterie bleiben. Wenn der Judkins-Katheter im Hauptstammostium positioniert ist, bewirkt eine Drehung im Gegenuhrzeigersinn (Linksdrehung) und leichtes Avancieren des Katheters, daß die sekundäre Katheterkurve in der Aortenwurzel nach posterior und inferior schwingt und dementsprechend die Katheterspitze im Hauptstamm nach anterior und superior in Richtung RIVA zeigt. Umgekehrt bewirkt eine Drehung im Uhrzeigersinn (Rechtsdrehung) und leichte Retraktion des linken Judkins-Katheters eine Rotation der sekundären Katheterkurve in der Aortenwurzel nach anterior und superior und dementsprechend eine Drehung der Katheterspitze im Hauptstamm nach posterior und inferior in Richtung des RCX.

Die Anatomie der Aorta ascendens und der Aortenwurzel bestimmen die Wahl des geeigneten Judkins-Katheters (Abb. 3-7A). Ein linker 4 cm Judkins-Katheter (JL 4) eignet sich in der normal konfigurierten Aorta der meisten Erwachsenen und gewährleistet bei adäquater Intubation die koaxiale Ausrichtung der Katheterspitze mit dem Verlauf des Hauptstamms. Ein kleinerer Katheter (JL 3,5) in derselben Aorta resultiert in einer vertikal nach oben gegen die Koronarwand orientierten Katheterspitze, während die Katheterspitze eines gröberen Katheters (JL 5) nach inferior gerichtet sein wird. Falls die Intubation nicht gelingt oder die Katheterspitze inadäquat im Koronarostium ruht, sollte der Katheter ausgetauscht werden, um eine Dissektion das Hauptstammes durch Kathetermanipulation oder subintimale Kontrastmittelinjektion zu vermeiden. In einer schmalen Aortenwurzel (Frauen, Kinder) kann ein normaler JL-4-Katheter gelegentlich im linken Koronarsinus fixiert sein und sollte in dieser Situation gegen einen kleineren JL-3,5-Katheter gewechselt werden. In der dilatierten Aortenwurzel (Hypertonie, Aortenstenose, Aorteninsuffizienz, Marfan-Syndrom etc.) ist der normale JL-4-Katheter zu klein und neigt dazu beim Avancieren umzuschlagen. Unter diesen Umständen sollte ein Katheter mit einer längeren Sekundärkurve (JL 5,0, 6,0) verwendet werden. Sehr selten erfordert die Aortenwurzelanatomie Katheter mit noch längerer Sekundärkurve, die im Katheterlabor mittels eines Heißluftföns entsprechend geformt werden können.

Die Sondierung der rechten Koronararterie bedingt einen Katheteraustausch und die Verwendung des rechten Judkins-Katheters (JR 4,0). Dieser wird mit der Katheterspitze nach innen zeigend um den Aortenbogen bis auf die Aortenklappenebene vorgeschoben, welche durch einen Widerstand und leichtes Aufkrümmen der Katheterspitze erkennbar ist (Abb. 3-7B). Die Katheterspitze zeigt in der LAO Projektion nach posterior (links) in Richtung des linken Koronarostiums. Der Katheter wird um etwa 2–4 cm (1–2 Interkostalbreiten) von der Klappenebene zurückgezogen, um für die nachfolgende Streckung und Deszension der Katheterspitze zu kompensieren. Der Katheter wird dann im Uhrzeigersinn (Rechtsdrehung) um fast 180° rotiert, um die rechte Koronararterie zu intubieren. Ein leichtes Vor- und Zurückziehen des Katheterschafts am Schleuseneingang erlaubt eine reibungsarme Übertragung der Rotationsbewegung auf die Katheterspitze. Vernachlässigung dieser Praxis hat gelegentlich ein

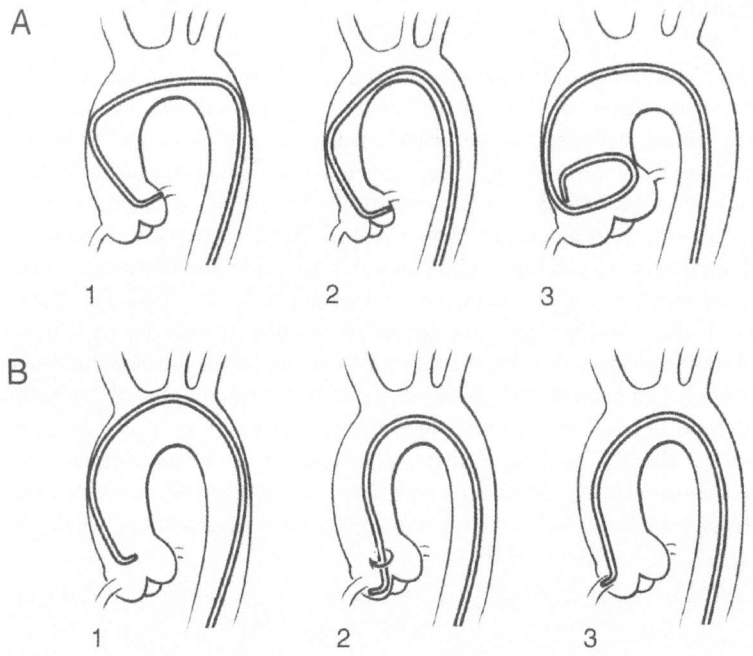

Abb. 3-7A, B. Judkins Technik. **A** Intubation der linken Koronararterie mit einem linken Judkins-Katheter: *1* korrekte (koaxiale) Ausrichtung der Katheterspitze im Hauptstamm. *2* Fixierung der Katheterspitze im linken Koronarsinus bei schmaler Aortenwurzel. *3* Umschlagen der Katheterspitze in der Aorta ascendens bei dilatierter Aortenwurzel. **B** Intubation der rechten Koronararterie mit einem rechten Judkins-Katheter: *1* Vorschieben des Katheters um den Aortenbogen mit nach innen gerichteter Katheterspitze. *2* Rotation des Katheters im Uhrzeigersinn bedingt, daß die Katheterspitze nach anterior in Richtung auf das rechte Koronarostium rotiert und die Katheterspitze sich nach kaudal elongiert. *3* Durch leichte Retraktion kommt es gewöhnlich zur Intubation der rechten Koronararterie

Abdrehen, eine Abknickung oder eventuell ein Verknoten des Katheters zur Folge. Die Drehung des rechten Judkins-Katheters im Uhrzeigersinn bewirkt, daß die Katheterspitze nach anterior in den rechten Koronarsinus rotiert und sich durch Streckung der Tertiärkurve um etwa 1–2 cm nach kaudal elongiert. Eine unzureichende, vorhergehende Retraktion des Katheters bedingt manchmal aufgrund der rotationsbedingten Elongation die unbeabsichtigte Intubation des linken Ventrikels. Eine Überrotation des Katheters kann aufgrund der aufgebauten Spannung im Katheter zu einer ungewünscht tiefen Intubation der rechten Koronararterie führen oder die Katheterspitze prompt aus der Koronararterie dislozieren. Diese Situation sollte durch eine leichte Gegenrotation im Gegenuhrzeigersinn (Linksdrehung) vermieden werden, sobald der Katheter das Ostium der rechten Koronararterie intubiert. Falls die Koronararterie nicht erfolgreich sondiert wurde, wird das beschriebene Manöver auf einer geringfügig höheren oder tieferen Ebene relativ zur Aortenklappe wiederholt. Der erfahrene Operateur tätigt die Rotations- und Retraktionsbewegung des Katheters simultan, was ein schnelleres Abtasten des rechten Koronarsinus mit der Katheterspitze erlaubt.

Amplatz-Technik

Der linke Amplatz-Katheter (meistens AL 2) eignet sich zur Intubation der linken Koronararterie bei hohem oder hoch posteriorem (häufigste Variante) Abgang des linken Koronarostiums, bei einem kurzen Hauptstamm zur subselektiven Darstellung des RIVA und des RCX sowie bei separaten Ostien des RIVA und des RCX. Der linke Amplatz-Katheter kann häufig auch zur Intubation der rechten Koronararterie verwendet werden. Amplatz-Katheter wurden prinzipiell für den femoralen Zugang entwickelt, eignen sich aber auch für den brachialen Zugang. Zur Sondierung der linken Koronararterie wird der Amplatz-Katheter mit der Katheterspitze führend (Katheterspitze tiefer als die Sekundärkurve des Katheters) um den Aortenbogen geschoben und unter Rotation so avanciert, daß die Katheterspitze im linken Koronarsinus unter dem Ostium zu liegen kommt (Abb. 3-8A). Weiteres Vorschieben des Amplatz-Katheters hat aufgrund der Hakenform zur Folge, daß die Sekundärkurve sich im nichtkoronaren Sinus abstützt, und die Katheterspitze entlang der linken Koronarsinuswand nach oben in Richtung des Ostiums der linken Koronararterie wandert. Sobald die Katheterspitze in das linke Koronarostium fällt, bewirkt ein Zurückziehen des Ka-

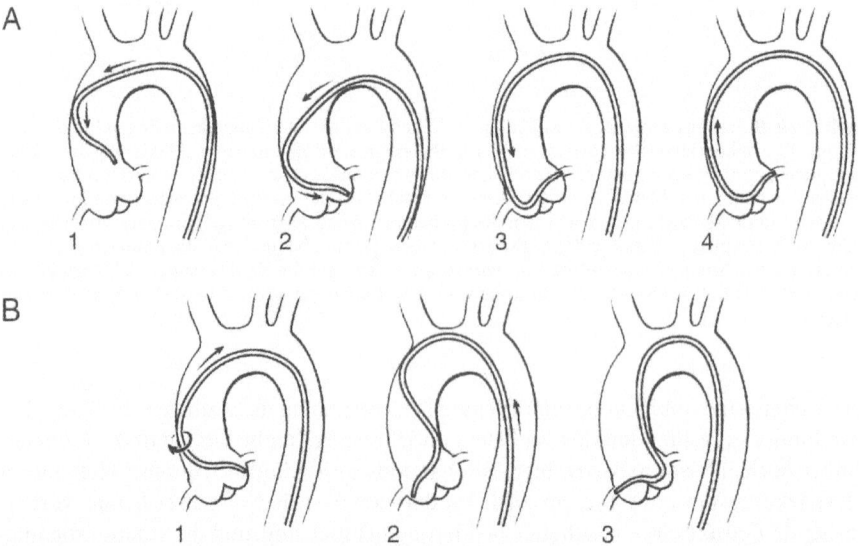

Abb. 3-8A, B. Amplatz Technik. A Intubation der linken Koronararterie mit einem Amplatz Katheter. *1* Avancieren des Amplatz-Katheters mit der Katheterspitze führend. *2* Durch Rotation und Vorschieben Plazierung der Katheterspitze im linken Koronarsinus unter dem Ostium der linken Koronararterie. *3* Die Hakenform des Amplatz-Katheters bewirkt, daß die Katheterspitze unter weiterem Vorschieben des Katheters an der linken Koronarsinuswand entlang nach oben in das Ostium der linken Koronararterie fällt. *4* Nach erfolgter Intubation bewirkt eine leichte Retraktion des Katheters oft eine paradoxe tiefere Intubation der Katheterspitze, was vor allem beim Entfernen des Katheters zu beachten ist. B Intubation der rechten Koronararterie mit einem Amplatz-Katheter. *1* Der Amplatz-Katheter wird im Aortenbogen im Uhrzeigersinn rotiert, bis sich die Katheterspitze nach anterior in den rechten Koronarsinus orientiert, und gleichzeitig wird der Katheter leicht retrahiert, um ein Aufstellen der Katheterspitze über sich selbst zu vermeiden. *2 und 3* Ein leichtes Vorschieben bewirkt, daß die Katheterspitze an der rechten Koronarsinuswand nach oben wandert und das Ostium der RCA intubiert

theters eine tiefere Intubation der Katheterspitze, während ein weiteres Vorstoßen des Katheters eine paradoxe Retraktion der Katheterspitze verursacht. Amplatz-Kathetern wird eine höhere Inzidenz von Koronargefäßdissektionen angelastet, welches zum Teil auf dieses paradoxe Verhalten zurückzuführen ist. Der Katheter ist zu groß, wenn sich die Katheterspitze superior des Koronarostiums befindet oder sich während des Vorschiebens nicht am Koronarsinus aufstellen läßt, und sollte dann gegen einen kleineren Katheter (AL 1,0) ausgetauscht werden. Der Katheter ist hingegen zu klein, wenn die Katheterspitze das Koronarostium nicht erreicht und sich bereits inferior des Ostiums vertikal ausrichtet und sollte dann gegen einen größeren Katheter (AL 3,0 oder 4,0) ausgetauscht werden. Wenn sich die Katheterspitze des Amplatz-Katheters während der Manipulation aufrichtet, kann sie durch gleichzeitige Rotation und Retraktion des Katheters, Einführen des Führungsdrahtes oder Intubation des linken Ventrikels aufgerichtet werden.

Der linke Amplatz-Katheter eignet sich auch zur Intubation hoch und anterior abgehender (oberhalb des Sinus Valsalva) rechter Koronarostien, während bei normaler Anatomie ein rechter Amplatz-Katheter (AR 1,0 und 2,0) verwendet werden kann. Der Katheter wird wiederum mit der Katheterspitze führend (Katheterspitze tiefer als die Sekundärkurve des Katheters) um den Aortenbogen geschoben und zeigt in Richtung der linken Koronararterie (Abb. 3-8B). Ähnlich wie beim rechten Judkins-Katheter wird der Amplatz-Katheter dann um 90–180° im Uhrzeigersinn (Rechtsdrehung) rotiert bis sich die Katheterspitze nach anterior in den rechten Koronarsinus dreht. Die Katheterspitze des Amplatz-Katheters hat die Neigung sich während der Rotation über seine Sekundärkurve aufzustellen und damit superior des Koronarostiums zum Liegen zu kommen. Um dies zu vermeiden sollte die Rotation unter gleichzeitiger, leichter Retraktion des Katheterschafts erfolgen. Geringfügiges Vor- und Zurückziehen des Katheters resultiert dann meist in der erfolgreichen Kannulierung der rechten Koronararterie.

Multipurposetechnik (Schoonmaker-King)

Der Multipurposekatheter kann zur Intubation der linken und rechten Koronararterie und via femoralem und brachialem Zugang verwendet werden. Ferner verfügt er über zwei seitliche Öffnungen am distalen Katheterende und toleriert relativ hohe Kontrastmittelflußgeschwindigkeiten (10–15 ml/s), welches die Durchführung einer Ventrikulographie ermöglicht. Der Vorteil des Multipurposekatheters ist die Darstellung der nativen Koronargefäße, eventuell vorhandener Bypass-Grafts sowie die Durchführung der Ventrikulographie mit einem einzigen Katheter, was sowohl den Katheteraustausch als auch eine intraarterielle Schleuse überflüssig macht. Der Multipurposekatheter erfordert allerdings eine höhere manuelle Dexterität. Zwar war in einer Serie von 6800 Patienten, die im Laufe von 7 Jahren mittels dieser Technik untersucht wurden, nur in 10 % aller Patienten ein zweiter Katheter zur selektiven Darstellung der Koronargefäße nötig, doch dürfte die Erfolgsquote in unerfahrenen Händen deutlich geringer ausfallen. Ferner wurden in dieser Serie nur dann embolische Komplikationen beobachtet, wenn ein Katheteraustausch nötig war. Die Proponenten der Multipurposetechnik implizieren, daß der Gebrauch eines einzelnen Katheters die Inzidenz embolischer Komplikationen reduziert.

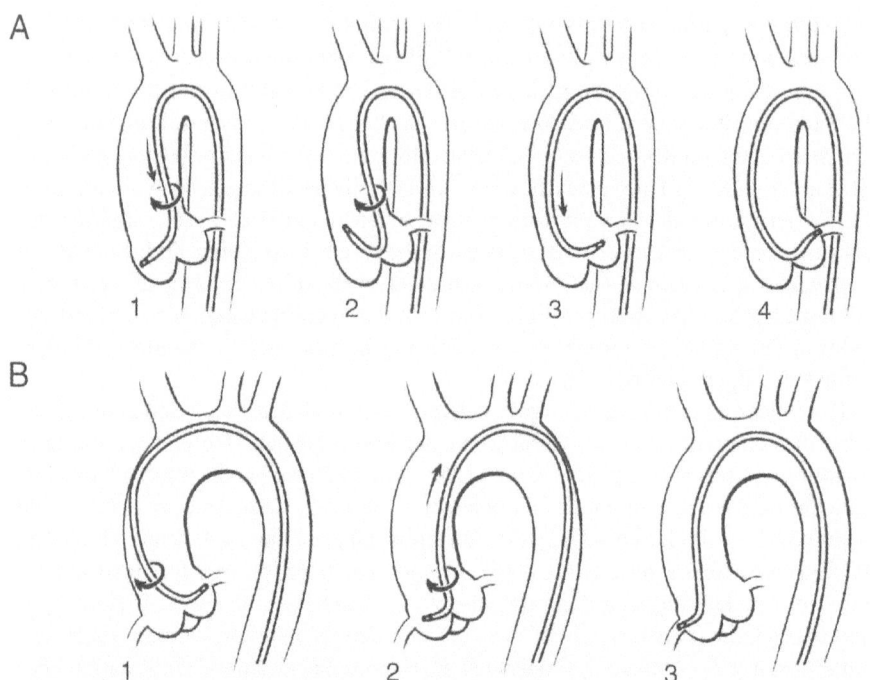

Abb. 3-9A, B. Multipurposetechnik. A Intubation der linken Koronararterie mit einem Multipurpose-katheter. *1* Der Katheter wird um den Aortenbogen so avanciert, daß die Katheterspitze posterior im nichtkoronaren Sinus zu liegen kommt. *2* Rotation im Uhrzeigersinn und Vorschieben des Katheters bewirkt, daß die Katheterspitze sich in Form einer Schleife aufstellt. *3* Weitere Rotation hat zur Folge, daß die Katheterspitze schließlich in den linken Koronarsinus fällt und *4* unter Vorschieben bzw. Retraktion das linke Koronarostium intubiert. B Intubation der rechten Koronararterie mit einem Multipurposekatheter. *1* Die Katheterspitze wird unter Formierung einer kleinen Schleife im linken Koronarsinus aufgestellt. *2* Durch Rotation im Uhrzeigersinn unter gleichzeitiger Retraktion kommt die Katheterspitze im rechten Koronarsinus zu liegen. *3* Weiteres Vorschieben mit geringfügiger Rotation resultiert häufig in der Intubation der rechten Koronararterie

Zur Sondierung der linken Koronararterie wird die Katheterspitze des Multipurposekatheter in der 30° RAO Projektion nach posterior zeigend im nichtkoronaren Sinus positioniert (Abb. 3-9A). Dort wird die Katheterspitze durch Rotation im Uhrzeigersinn (Rechtsdrehung) und gleichzeitiges Avancieren in Form einer Schleife aufgestellt. Durch weitere Rotation im Uhrzeigersinn fällt die Katheterspitze schließlich in den linken Koronarsinus und zeigt in Richtung des Ostiums der linken Koronararterie. Der Katheter wird dann durch leichtes Vor- oder Zurückziehen in das linke Koronarostium manövriert.

Eine Intubation der linken Koronararterie mit dem Multipurposekatheter ist ähnlich der Sones Technik auch von der A. brachialis her möglich. Hier wird die Katheterspitze in der LAO Projektion in den linken Koronarsinus avanciert. Durch Vorschieben stellt sich die Katheterspitze unter Bildung einer kleinen Schleife auf. Leichtes Vor- und Zurückziehen und Rotation im Gegenuhrzeigersinn (Linksdrehung) bewegt die Katheterspitze nach superior und posterior und intubiert dabei das linke Koronarostium. Manchmal wird die Schleife zu groß und die Katheterspitze zeigt nach superior oberhalb des Koronarostiums. Geringe Retraktion mit oder ohne Rotation führt dann häufig zur erfolgreichen Intubation. In der Regel müssen jedoch mehrere Versuche durchgeführt werden bevor die Katheterspitze das Koronarostium intubiert.

Die Sondierung der rechten Koronararterie mit dem Multipurposekatheter erfolgt in der LAO-Projektion (Abb. 3-8B). Der Katheter wird unter Formung einer kleinen Schleife im linken Koronarsinus aufgestellt (leichtes Zurückziehen aus dem linken Koronarostium nach Abschließen der Untersuchung der linken Koronararterie). Der Katheter wird dann kontinuierlich im Uhrzeigersinn (Rechtsdrehung) unter leichter Retraktion rotiert bis die Katheterspitze im rechten Koronarsinus zu liegen kommt. Ohne entsprechende Retraktionsbewegung hat der Katheter die Neigung in den linken Ventrikel zu prolabieren. Sobald sich die Katheterspitze im rechten Koronarsinus befindet, erfolgt unter leichtem Vorschieben mit oder ohne Rotation die Intubation der rechten Koronararterie. Bei einem nach inferior orientierten Verlauf der rechten Koronararterie kann der Multipurpose-Katheter zu einer ungewünscht tiefen Intubation („diving" des Katheters) mit dem damit vergesellschafteten Risiko einer Verletzung der Gefäßintima führen. Kurze Testinjektionen und eine ständige Kontrolle der arteriellen Blutdruckkurve sind daher essentiell.

Sones-Technik

Die Sones-Methode zur Sondierung der Koronargefäße erfolgt via brachialem Zugang. Der Sones-Katheter verfügt über einen Katheterschaft in verschiedenen Durchmessergrößen, die sich aber alle auf den letzten 5 cm gegen die Katheterspitze hin auf einen Durchmesser von 5 F verjüngen. Dieses Design resultiert in einer relativ flexiblen Spitze, die sich unter Druck des relativ steiferen Katheterschafts im Koronarsinus in verschiedenen Kurven aufstellen läßt. Der Sones-Katheter kann mit oder ohne Führungsdraht durch die A. subclavia und A. brachiocephalica in die Aorta ascendens avanciert werden. Die Passage von der A. subclavia in die Aorta ascendens kann durch das Kopfdrehen des Patienten nach links oder tiefe Inspiration erleichtert werden. Beim geringsten Widerstand in der A. subclavia sollte ein Führungsdraht zur weiteren Manipulation verwendet werden, um eine Dissektion zu vermeiden. Zur Intubation der linken Koronararterie wird der Katheter in der LAO-Projektion in den linken Koronarsinus dirigiert. Wenn die Katheterspitze den linken Koronarsinus berührt, wird durch weiteres Avancieren die flexible Katheterspitze in einer kleinen Schleife aufgestellt (umgekehrtes J). Leichtes Vorschieben mit Rotation im Gegenuhrzeigersinn (Linksdrehung) richtet die Katheterspitze nach superior und posterior und intubiert schließlich das linke Koronarostium. Die Katheterspitze kann durch leichtes Zurückziehen und Rotation im Uhrzeigersinn zur Durchführung der Koronarangiographie im Hauptstamm stabilisiert werden.

Nach vollständiger Untersuchung der linken Koronararterie wird der Katheter aus dem Hauptstamm in den linken Koronarsinus zurückgezogen. Zur Sondierung der rechten Koronararterie wird wiederum im linken Koronarsinus mit der flexiblen Katheterspitze eine kleine Schleife gebildet. Durch kontinuierliche Rotation im Uhrzeigersinn (Rechtsdrehung) dreht sich die Katheterspitze anterior über die Kommissur der Aortenklappensegel in den rechten Koronarsinus. Leichtes Vor- und Zurückziehen des Katheters hilft dabei die Drehbewegung auf die Katheterspitze zu übertragen. Da das Ostium der rechten Koronararterie sich inferior des linken Koronarostium befindet, sollte der Katheter während der Rechtsrotation leicht zurückgezogen werden bis das rechte Koronarostium intubiert ist. Der Sones-Katheter neigt zur tiefen Intubation der rechten Koronararterie, die oft ein leichtes Zurückziehen des Katheters erfordert.

Sondierung von aortokoronaren Bypassgrafts

Die koronarangiographische Untersuchung von Patienten nach aortokoronarer Bypassoperation stellt heute einen wachsenden Anteil der diagnostischen Eingriffe dar. Zwar leistet die Bypasschirurgie initial eine komplette Revaskularisierung, doch kommt es im Verlauf zu einer Erkrankung der venösen aortokoronaren Bypassgefäße, die in mehreren Phasen abläuft. Die Okklusionsrate für Venenbrücken ist am höchsten im ersten postoperativen Jahr. So sind bereits 60 Tage nach der Operation ungefähr 10% und ein Jahr nach der Operation 15–25% aller Venenbrücken verschlossen. Im 2.–5. postoperativen Jahr beläuft sich die jährliche Verschlußquote der Venenbrücken auf 2%, welche im 6.–10. postoperativen Jahr auf ungefähr 4% pro Jahr ansteigt. Nach 10 Jahren sind von den nach einem Jahr erhaltenen Venenbrücken etwa ein Drittel verschlossen, ein weiteres Drittel verfügt über eine signifikante Arteriosklerose und das restliche Drittel ist unverändert. Demgegenüber weisen arterielle Bypassgrafts wie die linke A. mammaria wesentlich bessere kurz- und langfristige Ergebnisse auf. So sind 6 Monate nach Bypassoperation 95% und 7–10 Jahre nach erfolgter Bypassoperation immer noch 85–95% aller Mammariagrafts offen. Das am häufigsten verwendete Bypassgefäß ist nachwievor ein autologes Segment der V. saphena magna, deren proximale Anastomose an der Aorta ascendens einige Zentimeter über dem Koronarsinus erfolgt. Da viele Herzchirurgen eine Kennzeichnung der proximalen Anastomosen mit röntgendichten Markern unterlassen, ist die Kenntnis des Operationsberichts und der Lokalisation von Bypassanastomosen zur erfolgreichen Darstellung aller Bypassgrafts wichtig (Abb. 3-10). Die Anastomose für rechtskoronare Bypassgrafts erfolgt in der Regel an der rechtsanterioren Oberfläche der Aorta ascendens einige Zentimeter superior des rechten Koronarostiums. Die Anastomosen der linkskoronaren Bypassgrafts befinden sich meistens an der linksanterioren Oberfläche der Aorta ascendens, wobei Bypassgrafts zum RIVA etwas inferior der Grafts zum RCX aufzufinden sind. Der Abgang von im Sinus transversus verlaufenden Bypassgrafts zum RCX ist gelegentlich an der posterioren Oberfläche der Aorta ascendens lokalisiert. Die Sondierung der Bypassgrafts wird im Anschluß an die Koronarangiographie der Nativgefäße durchgeführt. Dabei kommt initial der rechte Judkins-Katheter zur Verwendung, der sich vor allem zur Intubation des rechten Bypassgrafts eignet. Der Katheter wird in der LAO Projektion von inferior nach superior bewegt und bei erfolgloser Kanülierung um 5–10° rotiert mit Wiederholung der vertikalen Auf- und Abbewegung, um die zylindrische Oberfläche der Aorta ascendens systematisch abzutasten, bis die Katheterspitze in das Graftostium fällt. Nicht immer lassen sich alle Bypassgrafts mit dem rechten Judkins-Katheter darstellen. Wechsel auf einen Multipurposekatheter oder rechten Amplatz-Katheter kann vor allem bei der Intubation von rechtskoronaren und nach inferior orientierten Bypassgrafts hilfreich sein. Linkskoronare Bypassgrafts mit einem nach superior orientiertem Verlauf eignen sich hin-

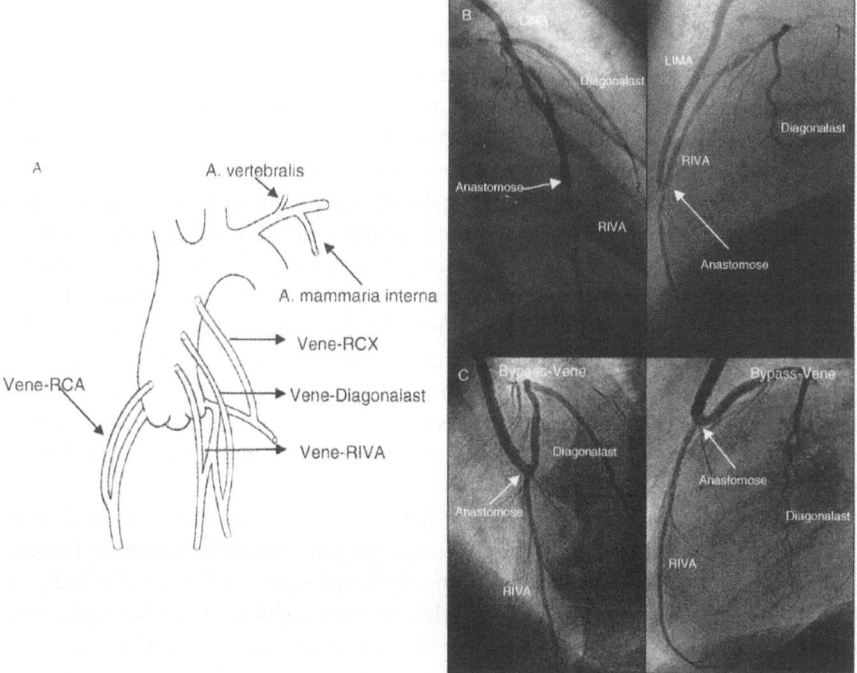

Abb. 3-10A–C. Angiographie von aortokoronaren Bypassgrafts. A Schematische Darstellung der üblichen Lokalisation von venösen Bypassgraft-Anastomosen auf der Aorta ascendens. Das Ostium von rechtskoronaren Bypassgrafts befindet sich in der Regel rechts-anterior einige Zentimeter über dem Ostium der nativen RCA. Die Anastomosen der linkskoronaren Bypassgrafts befinden sich hingegen an der links-anterioren Oberfläche der Aorta ascendens, wobei Bypassgrafts zum RIVA meist kaudal der Bypassgrafts zum RCX lokalisiert sind. B Angiographische Darstellung eines LIMA-Grafts auf den RIVA in der LAO kranialen und lateralen Projektion. C Angiographische Darstellung einer Venenbrücke auf den RIVA in der RAO kranialen und lateralen Projektion

gegen zur Verwendung eines linken Bypassgraft-Katheters, eines linken Mammaria-Katheters oder eines linken Amplatz-Katheters. Bei fehlenden Graftmarkierungen können gelegentlich hämostatische Clips und der Raum zwischen der zweiten und vierten Sternalcerklage als Referenzen bei der Graftsuche dienen. Bypassgrafts sollten nur dann als verschlossen beschrieben werden, wenn sich ein eindeutiger Graftstumpf nachweisen läßt. Falls das myokardiale Versorgungsgebiet eines gesuchten Bypassgrafts in der Ventrikulographie normal kontrahiert, und weder die nativen Koronargefäße noch andere Bypassgrafts Kollateralfluß zu diesem Versorgungsgebiet aufweisen, kann eine Aortographie zur Auffindung des entsprechenden Bypass hilfreich sein. Ein indirekter Hinweis für den Verschluß eines Bypassgrafts ist der Kollateralfluß eines Nativgefäßes bzw. eines anderen Bypassgraft zum distalen Gefäßabschnitt, der durch den gesuchten Bypassgraft versorgt sein sollte. Umgekehrt deuten eine retrograde Füllung eines Bypassgrafts durch das Nativgefäß sowie ein kompetitiver distaler Fluß zwischen Nativ- und Bypassgefäß auf einen normal funktionierenden Graft hin.

Sondierung der Arteriae mammariae

Die linke und rechte A. mammaria sind aufgrund ihrer gegenüber venösen Bypassgrafts überlegenen 10-Jahresergebnisse die bevorzugten Gefäße zur arteriellen Revaskularsierung der Koronargefäße. Zumindest ein Mammariagraft wird heute in über 90 % der Bypass-Operationen verwendet. Präoperativ kann daher bei Patienten, die aufgrund des koronarangiographischen Befundes einer Bypassoperation zugewiesen werden, die semiselektive Darstellung der Arteriae mammariae erwogen werden. Dies ermöglicht die Darstellung anatomisch wichtiger Details wie Länge, Kaliber, Freiheit von Stenosen und Abgang großer Seitenäste der Arteriae mammariae, welche intraoperativ ligiert werden können, um ein Steal-Phänomen zu verhindern. Ferner lassen sich asymptomatische, aber hämodynamisch wichtige Stenosen der A. subclavia, die den arteriellen Zustrom in die A. mammaria reduzieren, nachweisen und gegebenenfalls präoperativ korrigieren (Abb. 3-11). *Postoperativ* ist die selektive Darstellung von verwendeten Mammariaconduits bei Patienten mit rezidivierenden Symptomen oder Ischämie zur vollständigen koronarangiographischen Abklärung erforderlich.

Die linke A. mammaria (LIMA) entspringt inferior und anterior aus der A. subclavia zwischen der linken A. vertebralis (superior und posterior) und dem Truncus thyreocervicalis (superior). Zur Sondierung der LIMA eignen sich der rechte Judkins-Katheter (semiselektiv und manchmal selektiv) im Anschluß an die Koronarangiographie der rechten Koronararterie sowie der Mammariakatheter (selektiv). Der Katheter wird im Aortenbogen im Gegenuhrzeigersinn (Linksdrehung) rotiert, was die Streckung der Katheterspitze nach kranial zur Folge hat. Unter vorsichtiger Retraktion wird der Aortenbogen abgetastet. In der Regel fällt die Katheterspitze konsekutiv zunächst in den Truncus brachiocephalicus und unter kontinuierlichem Rückzug in die linke A. carotis und schließlich in die linke A. subclavia. Der Katheter wird dann vorsichtig in die A. subclavia bis zum Abgang der linken A. mammaria avanciert. Die

Abb. 3-11. Angiographische Darstellung einer Subclaviastenose. Die Kontrastmittelinjektion in die A. subclavia links zeigt eine leichtgradige Stenosierung am Abgang der A. subclavia aus dem Aortenbogen. Ferner findet sich eine ulzerierte Plaque im mittleren Segment vor Abgang der normal dimensionierten A. mammaria links. Dies sind wichtige Detailinformationen für den Herzchirurgen vor einer elektiven Bypass-Operation in der Absicht, arterielle Bypass-Conduits zu verwenden.

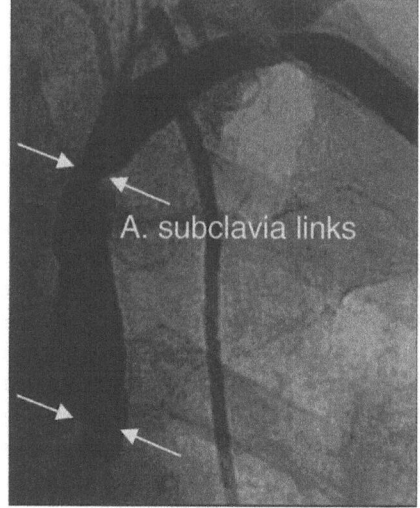

Katheterspitze sollte zur Intubation der LIMA nach inferior und anterior deuten. Mit Hilfe kleiner Testinjektionen wird der Abgang der LIMA visualisiert und unter vorsichtiger Rotation im Gegenuhrzeigersinn (Linksdrehung) intubiert. Die Sondierung sollte sehr vorsichtig erfolgen um eine Dissektion der relativ kleinkalibrigen Mammariagefäße zu vermeiden. Eine Druckdämpfung des arteriellen Blutdrucks weist auf eine möglicherweise gefährlich tiefe Intubation der LIMA hin und sollte umgehend korrigiert werden. Gelegentlich muß der Mammariakatheter mittels Führungsdraht bis in die distale A. subclavia vorgeschoben werden und anschießend unter vorsichtiger Drehung und Retraktion bis zum Abgang der LIMA zurückgezogen werden.

Die Sondierung der rechten A. mammaria (RIMA) ist schwieriger als die der LIMA und erfolgt durch Rotation des Katheters in den Truncus brachiocephalicus wie oben beschrieben. Der Katheter wird dann über einen Führungsdraht in die rechte A. subclavia distal des Abgangs der RIMA vorgeschoben. Die RIMA geht in der Regel inferior und anterior aus der rechten A. subclavia zwischen der rechten A. vertebralis und dem Truncus thyreocervicalis ab, kann aber zuweilen proximal der rechten A. subclavia direkt aus dem Truncus brachiocephalicus entspringen. Die Katheterspitze wird durch Rotation im Uhrzeigersinn (Rechtsdrehung) nach anterior gedreht und unter Rückzug in den Abgang der RIMA manövriert.

Sondierung der Arteria gastroepiploica

Selten wird die A. gastroepiploica zur arteriellen Revaskularisierung der linksventrikulären Hinterwand verwendet. Die A. gastroepiploica ist der größte Terminalast der A. gastroduodenalis und versorgt normalerweise die große Kurvatur des Magens. Nach entsprechender chirurgischer Dissektion wird die A. gastroepiploica durch das Zwerchfell getunnelt und meist mit dem RIVP anastomosiert. Eine Katheterisierung der A. gastroepiploica erfolgt zunächst durch Sondierung der A. hepatica communis mit einem speziellen viszeralen Katheter (Cobra-Katheter). Anschließend wird vorsichtig ein hydrophiler Führungsdraht (Terumo) in die A. gastroduodenalis und die A. gastroepiploica avanciert. Es erfolgt dann der Austausch des Cobra-Katheters mit einem Multipurpose- oder rechtem Judkins-Katheter zur selektiven Intubation der A. gastroepiploica.

Angiographische Projektionen

Die Koronarangiographie ermöglicht in den meisten Fällen eine Visualisierung der großen, epikardialen Koronargefäße sowie ihrer Seitenäste zweiter, dritter und vierter Ordnung bis zu einem Durchmesser von 100–200 μm. Kleinere Äste und das Kapillarnetz der Koronargefäße entziehen sich der direkten Darstellung, sind aber für die Pathogenese der koronaren Herzkrankheit von untergeordneter Bedeutung. Das Herz liegt schräg in der Thoraxhöhle, und die Koronararterien verlaufen in der atrioventrikulären bzw. interventrikulären Grube entsprechend der Orientierung der Längs- und Kurzachse des Herzens (Abb. 3-5). Zur umfassenden Beurteilung der Koronargefäße sollte der gesamte Gefäßverlauf möglichst im Profil dargestellt werden, was eine senkrechte Orientierung des Röntgenstrahls zum Gefäßverlauf zur Voraussetzung hat. Die angiographischen Projektionen erfordern daher eine schräge Orientierung sowohl in der Horizontalebene (klassische rechts-anteriore und links-anteriore Projektionen) als auch eine Angulierung in der Longitudinalebene (kranial und kaudal), um eine überlappungsfreie und unverkürzte Darstellung aller Gefäßabschnitte zu gewährleisten.

Nomenklatur

Die Röntgenanlagen sind heute so ausgelegt, daß sich die Röntgenröhre unter dem Untersuchungstisch und der Bildverstärker direkt über dem Patienten befindet. Die Position des Bildverstärkers relativ zum Patienten bestimmt per Konvention die Nomenklatur der angiographischen Projektionen und verhält sich damit umgekehrt zum Verlauf des Röntgenstrahls. Rotationen in der Longitudinalachse werden als *kranial* bezeichnet, wenn der Bildverstärker auf den Kopf des Patienten abgewinkelt ist, und werden als *kaudal* bezeichnet, wenn der Bildverstärker in Richtung auf die Füße des Patienten abgewinkelt ist. Rotationen in der Horizontalebene heißen *rechtsanteriore* (oblique) Projektion (RAO), wenn der Bildverstärker auf die rechte Patientenseite, und *linksanteriore* (oblique) Projektion (LAO), wenn der Bildverstärker auf die linke Seite des Patienten abgewinkelt ist. Die Parallelogrammkonstruktion moderner Röntgenanlagen erlaubt eine simultane Rotation von Röntgenröhre und Bildverstärker von bis zu ±45° in der Longitudinalebene und von bis zu ±180° in der Horizontalebene auf einer imaginären Kugeloberfläche mit dem Patienten im Isozentrum.

RAO-Projektionen

Bei den RAO Projektionen befindet sich die Wirbelsäule am linken Bildrand, und der RIVA verläuft in Richtung auf den rechten Bildrand. Die gerade (30°) RAO-Projektion eignet sich aufgrund von Verkürzungs- und Überlappungsproblemen des RIVA und der RCX nur wenig zur Darstellung der linken Koronararterie. Lediglich der distale RIVA, die distalen Aspekte der Diagonaläste und der distale RCX und seine Seitenäste sind ausreichend definiert. Die gerade RAO-Projektion eignet sich hingegen gut zur Aufzeichnung der mittleren RCA, des Konusastes der RCA, des RIVP sowie von eventuellen Kollateralen zu einem verschlossenen RIVA. Die (20–30°) kaudale (30°) RAO-Projektion eignet sich besonders zur Darstellung des Ostiums und des unverkürzten Verlaufs der RCX und der Marginaläste. Sie erlaubt auch eine Beurteilung des distalen Hauptstamms sowie des proximalen RIVA, während der mittlere und distale RIVA von Diagonalästen überlappt wird. Die kraniale (20–45°) RAO (30°) Projektion zeigt den Verlauf des mittleren und distalen RIVA und eignet sich zur Darstellung der Diagonal- und Septalastabgänge aus dem RIVA sowie der Endverzweigung der Marginaläste der RCX. Der proximale RIVA und der RCX sind in dieser Projektion jedoch häufig überlappt. Die TIMI-Projektion (30° kranial, 15° RAO) ist eine leicht modifizierte kraniale RAO-Projektion und eignet sich zur Darstellung des Hauptstamms und des gesamten Verlaufs des RIVA. Ferner lassen sich die Diagonalastabgänge gut beurteilen, während der RCX und seine Marginaläste in dieser Projektion nicht adäquat zur Darstellung kommen.

LAO-Projektionen

Die LAO-Projektionen sind daran zu erkennen, daß sich die Wirbelsäule am rechten Bildrand befindet, und der RIVA in Richtung auf den linken Bildrand verläuft. Die gerade (60°) LAO-Projektion eignet sich aufgrund von Überlappungs- und Verkürzungsartifakten nur wenig zur Darstellung der linken Koronararterie mit Ausnahme des mittleren Anteils des RCX. Sie ist ferner vorteilhaft bei der Darstellung des Ostiums und des vertikalen Segments der RCA. Die (10–20°) kaudale (40–60°) LAO-Projektion („spider view") ist hervorragend zur Darstellung des proximalen und mittleren RCX. Ferner kommt der Hauptstamm und der proximale RIVA vor allem bei horizontal liegenden Herzen gut zur Darstellung. Nachteile dieser Projektion sind eine Beeinträchtigung der Bildqualität durch Überlappung des Zwerchfells und der Wirbelsäule. Die (20–30°) kraniale (30–45°) LAO-Projektion (Aldridge Projektion) zeigt den distalen Hauptstamm, den proximalen und mittleren RIVA und seine Diagonaläste. Die Abgänge der Diagonaläste sind in der Regel klar definiert, selten auch die der Septaläste. Der Verlauf des RIVA sollte möglichst über der Lunge in dem wenig röntgendichten Winkel zwischen Wirbelsäule und rechter Zwerchfellhälfte dargestellt werden. Der Hauptstamm und proximale RIVA sind in dieser Projektion verkürzt dargestellt. Ferner kann der proximale und distale RCX nicht adäquat beurteilt werden, da die Marginaläste in der gleichen Richtung verlaufen. Bei linksdominanter Koronarzirkulation eignet sich die kraniale LAO-Projektion (Aldridge) hervorragend zur Darstellung der aus dem RCX entspringenden Posterolateraläste, die zur Hinterwand des linken Ventrikels ziehen und des RIVP, der auf die Apex zuläuft. Die kraniale LAO-Projektion eignet sich entsprechend zur Darstellung der Bifurkation der RCA und des Verlaufs des RIVP bei rechtsdominanter Versorgung.

AP-Projektionen

Diese Projektion eignet sich hervorragend zur Darstellung des Hauptstamms, speziell des Ostiums des Hauptstamms, wobei gelegentlich eine geringe RAO- oder LAO-Angulierung erforderlich ist, um eine Überlappung mit der Wirbelsäule bzw. dem Katheterschaft in der Aorta descendens zu vermeiden. Der RIVA und RCX werden in dieser Projektion verkürzt und überlappend dargestellt. Eine (15–20°) kaudale Angulierung hilft bei der Darstellung des distalen Hauptstamms sowie der Bifurkation in RIVA und RCX. Die (30–40°) kraniale Angulierung der AP-Projektion („chin shot") eignet sich zur Darstellung des proximalen und distalen RIVA mit seiner Aufzweigung in Diagonal- und Septaläste mit nur minimaler Überlappung im Bereich des proximalen RIVA.

Laterale Projektion

Diese Projektion eignet sich hervorragend zur Darstellung des mittleren RCX und des mittleren und distalen RIVA, während der Hauptstamm, proximale RIVA und proximale RCX überlappt sind. Ferner ist es die beste Projektion zur Darstellung der LIMA-Anastomose mit dem RIVA. Diese Projektion dient auch der Darstellung der mittleren

Tabelle 3-2. Angiographische Darstellung der linken Koronararterie

Frontale Projektion	Optimal dargestellte Gefäßabschnitte	Laterale Projektion	Optimal dargestellte Gefäßabschnitte
RAO kaudal	RCX, Marginaläste, proximaler RIVA	LAO kranial	Mittlerer RIVA, Diagonaläste
RAO kranial	Proximaler und mittlerer RIVA, Diagonaläste	LAO kaudal	Hauptstamm, proximaler RIVA und RCX
AP	Hauptstamm	Lateral	Mittlerer, distaler RIVA

Tabelle 3-3. Angiographische Darstellung der rechten Koronararterie

Frontale Projektion	Optimal dargestellte Gefäßabschnitte	Laterale Projektion	Optimal dargestellte Gefäßsabschnitte
RAO	mittlere RCA	LAO LAO kranial	Proximale, mittlere RCA Bifurkation der RCA, RIVP

Tabelle 3-4. Gefäßspezifische angiographische Projektionen

Gefäßabschnitt	Angiographische Projektion
Hauptstamm	AP AP, 10–30° kaudal 40–60° LAO, 10–20° kaudal 30–45° LAO, 20–30° kranial
Proximaler RIVA	20–30° RAO, 20–30° kaudal AP, 30–40° kranial 30–45° LAO, 20–30° kranial
Mittlerer RIVA	10–30° RAO, 30° kranial 30–45° LAO, 20–30° kranial Lateral
Distaler RIVA	10–30° RAO, 30° kranial AP, 30–40° kranial Lateral
Diagonaläste	10–30° RAO, 30° kranial 30–45° LAO, 20–30° kranial
Proximaler RCX	20–30° RAO, 20–30° kaudal 40–60° LAO, 10–20° kaudal
R. intermedius	20–30° RAO, 20–30° kaudal 40–60° LAO, 10–20° kaudal
Marginaläste	20–30° RAO, 20–30° kaudal 40–60° LAO, 10–20° kaudal 10–30° RAO, 20–30° kranial
Proximal RCA	60° LAO
Mittlere RCA	60° LAO 30° RAO Lateral
Distale RCA	Lateral 30–45° LAO, 20–30° kranial
RIVP	30–45° LAO, 20–30° kranial 30° RAO
Posterolateraläste	30–45° LAO, 20–30° kranial

RCA ohne störende Bewegungsartifakte. Der RIVP und die Posterolateraläste sind verkürzt.

In den Tabellen 3-2 und 3-3 findet sich eine Zusammenfassung des Untersuchungsablaufs mit einer biplanen Angiographieanlage zur effizienten und umfassenden Beurteilung der Koronararterien (Abb. 3-12). Bei speziellen Fragestellungen können zusätzliche Projektionen erforderlich werden.

A. Koronarangiographische Standard-Projektionen zur Darstellung der linken Koronararterie

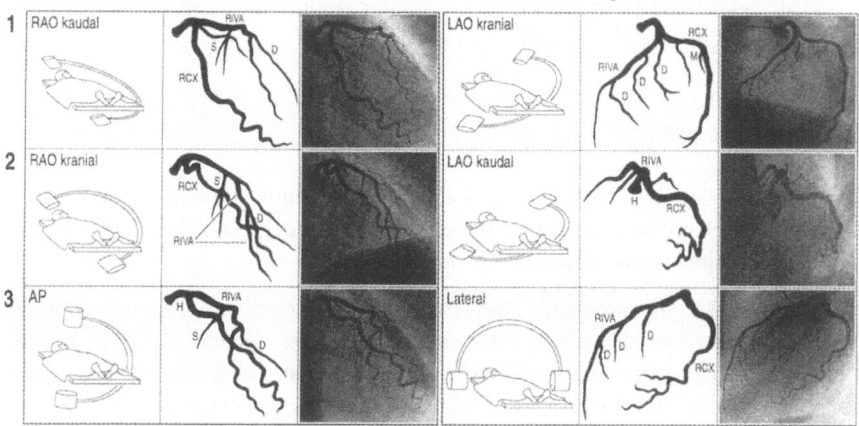

B. Koronarangiographische Standard-Projektionen zur Darstellung der rechten Koronararterie

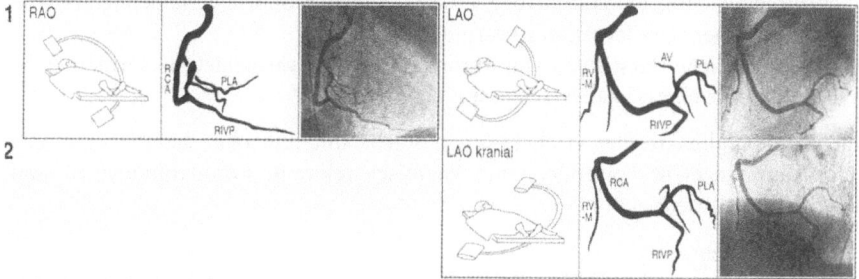

Abb. 3-12A, B. Angiographische Darstellung der LCA. Eine biplane Angiographie-Anlage erlaubt eine umfassende Beurteilung der LCA mit nur 3 Kontrastmittelinjektionen, entsprechend 6 verschiedenen Projektionen. *1* Simultane Einstellung der RAO kaudalen und LAO kranialen Projektion. RAO kaudal: Darstellung des Ostiums und des unverkürzten Verlaufs der RCX und der Marginaläste, des distalen Hauptstamms und des proximalen RIVA. LAO kranial (Aldridge): Darstellung des distalen Hauptstamms, des proximalen (verkürzt) und mittleren RIVA und der Abgänge der Diagonaläste. *2* simultane Einstellung der RAO kranialen und LAO kaudalen Projektion. RAO kranial: Darstellung des mittleren und distalen RIVA, der Diagonal- und Septaläste, sowie der Endverzweigung der Marginaläste. LAO kaudal („spider view"): Darstellung der proximalen und mittleren RCX und des Hauptstamms sowie des proximalen RIVA bei horizontal liegendem Herzen. *3* Simultane Einstellung der AP und lateralen Projektion. AP: Darstellung des Hauptstamms, speziell des Ostiums. Lateral: Darstellung des mittleren und distalen RIVA und der mittleren RCX. **B** Angiographische Darstellung der RCA. Umfassende Beurteilung der RCA mit 3 verschiedenen Projektionen. *1* Simultane Einstellung der RAO und LAO Projektion. RAO: Darstellung der mittleren RCA, des Konusastes und des RIVP. LAO: Darstellung des Ostiums und des vertikalen Segments der RCA. *2* LAO kranial: Darstellung der Bifurkation der RCA und des Verlaufs des RIVP

Bypassgrafts sollten in mindestens zwei rechtwinkligen Projektionen dargestellt werden unter Einschluß des Ostiums, des Bypassschafts und der distalen Anastomose. Der Abfluß im distalen Versorgungsgebiet sowie eventuelle Kollateralkreisläufe sollten ebenfalls beachtet werden. Zur Darstellung des Ostiums eines Bypassgrafts sollte die koaxial ausgerichtet Katheterspitze im Profil dargestellt werden. Die distale Anastomose des Bypassgrafts ist in der Regel am besten in derjenigen Projektion dargestellt, die sich auch zur Abbildung des Nativgefäßes eignet. RCA-Bypassgraft: LAO, RAO, lateral und LAO kranial. RIVA-Bypassgraft oder LIMA: RAO oder RAO kranial, LAO kranial, AP, lateral. RCX-Bypassgraft: RAO kaudal, LAO kaudal.

Tabelle 3-4 ist eine Zusammenfassung der angiographischen Projektionen, die sich zur Darstellung spezifischer Gefäßabschnitte eignen.

Koronaranomalien

Koronaranomalien finden sich in 1–2% aller Patienten und sind häufig mit anderen kongenitalen Herzerkrankungen vergesellschaftet. Eine gründliche Kenntnis der Koronaranomalien ist aus folgenden Gründen wichtig:

1) Bestimmte Koronaranomalien können ernsthafte Komplikationen, z.B. Angina pectoris, Herzinfarkt, Synkope oder einen plötzlichen Herztod zur Folge haben, die bei korrekter Diagnose verhindert werden können. Bei der Abklärung junger Patienten mit plötzlichem Herztod sollte daher immer die Präsenz einer Koronaranomalie ausgeschlossen werden.
2) Die Kenntnis und der Verlauf von anomalen Koronararterien ist für den Herzchirurgen wichtig, um eine iatrogene Verletzung der abnorm verlaufenden Gefäße während einer Herzoperation zu vermeiden.
3) Die erfolgreiche Darstellung von Koronaranomalien vermeidet die vermeintliche Fehldiagnose eines Gefäßverschlusses.

Koronaranomalien werden nach Levin in solche mit und ohne hämodynamische Signifikanz eingeteilt. Folgende, hämodynamisch relevante Koronaranomalien sind beschrieben worden:

1) Koronarfisteln,
2) ektoper Abgang der linken Koronararterie aus dem Pulmonalishauptstamm (Bland-White-Garland-Syndrom),
3) kongenitale Stenose oder Atresie der Koronararterien und
4) ektoper Abgang einer Koronararterie aus dem kontralateralen Sinus.

Koronaranomalien mit hämodynamischer Signifikanz

Koronarfisteln

Koronarfisteln sind mit einer Inzidenz von 0,3% im Autopsiegut und 1–2% in angiographischen Untersuchungen die häufigste Form von Koronaranomalien mit hämodynamischer Signifikanz. Es handelt sich dabei um direkte, präkapilläre Kommunikationen zwischen einer Koronararterie und einer Herzhöhle. Mehr als die Hälfte der Patienten mit Koronarfisteln bleiben asymptomatisch und werden selten einmal aufgrund eines kontinuierlichen, systolisch-diastolischen Geräusches abgeklärt. Die andere Hälfte der Patienten entwickelt Herzinsuffizienzsymptome aufgrund der Volumenbelastung bei Links-Rechts-Shunt oder eine Myokardischämie, infolge eines koronaren Steal-Phänomens. Etwa 50 % der Koronarfisteln entspringen jeweils der rechten oder linken Koronararterie, aber mehr als 90 % der Koronarfisteln drainieren via V. cava superior (1 %), rechten Vorhof (26 %), rechten Ventrikel (41 %), Koronarsinus (7 %) oder A. pulmonalis (17 %) in den venösen Systemkreislauf und bilden physiologisch einen Links-Rechts-Shunt. Die Diagnose von Koronarfisteln erfolgt vorwiegend durch die Koronarangiographie, kann heute aber auch echokardiographisch und mittels MRI nachgewiesen werden. Eine Indikation zum perkutanen oder operativen Verschluß besteht bei allen symptomatischen Koronarfisteln sowie bei asymptomatischen Koronarfisteln mit signifikantem Links-rechts-Shunt.

Ektoper Abgang der linken Koronararterie aus der A. pulmonalis (Bland-White-Garland Syndrom)

Die zweithäufigste Koronaranomalie mit hämodynamischer Signifikanz ist der ektope Abgang der linken Koronararterie aus dem Pulmonalishauptstamm. Die linke Koro-

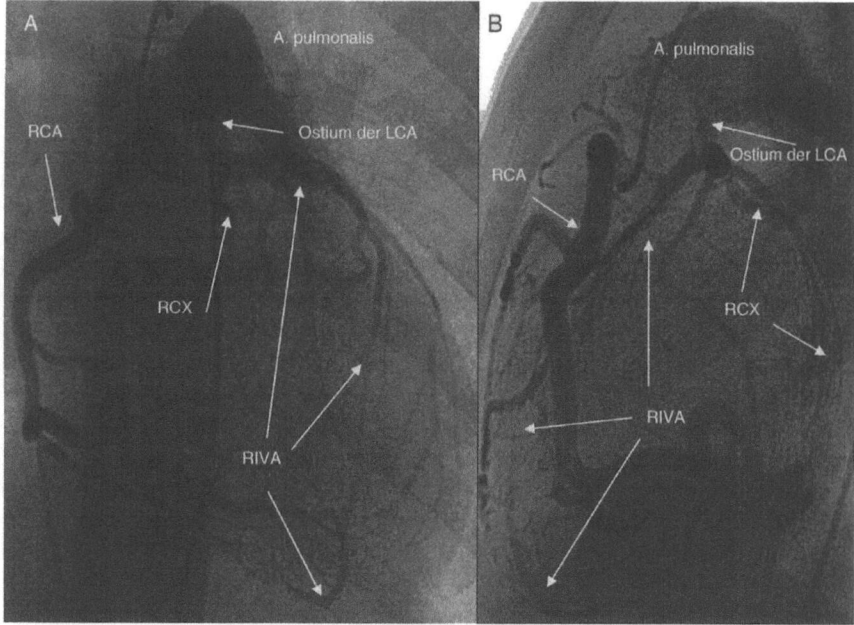

Abb. 3-13A, B. Bland-White-Garland-Syndrom. Ektoper Abgang der linken Koronararterie aus der A. pulmonalis. Die Kontrastmittelinjektion in die RCA (rechter Judkins-Katheter) führt zunächst zur Darstellung einer sehr großlumigen RCA. Anschließend kommt es via extensiver Kollateralgefäße zu einer Kontrastanreicherung der LCA, die sich während der späten Angiographiephase in Form eines Links-rechts-Shunts direkt in die A. pulmonalis entleert

nararterie wird dabei von der A. pulmonalis unter einem niedrigen venösen Druck mit unzureichender Sauerstoffsättigung perfundiert. Die meisten Patienten entwickeln daher Herzinsuffizienzsymptome während der ersten Lebensmonate, und 75–90 % der symptomatischen Patienten versterben in den frühen Kindheitsjahren. Bei ausreichender Kollateralisierung durch die rechte Koronararterie können jedoch bis zu 25 % der Patienten bis ins Erwachsenenalter überleben, entwickeln dann aber häufig Angina pectoris, Herzinsuffizienzsymptome und eine klinisch signifikante Mitralinsuffizienz. Bei starker Kollateralisierung durch die rechte Koronararterie kommt es durch retrograden Fluß in der linken Koronararterie zum Links-rechts-Shunt (Abb. 3-13). Sehr selten kann auch einmal eine rechte Koronararterie aus dem Pulmonalishauptstamm entspringen. Ein gemeinsamer Abgang beider Koronararterien aus der A. pulmonalis ist mit dem Leben nicht vereinbar. Die Therapie besteht in einer operativen Korrektur des ektopen Abgangs der Koronararterie durch Reimplantation in die Aorta ascendens.

Kongenitale Atresie oder Stenose der Koronararterien

Eine kongenitale Atresie oder Stenose der Koronararterien wird gelegentlich isoliert, meistens aber in Assoziation mit anderen Defekten, wie dem Hurler Syndrom, der Homozysteinurie, dem kongenitalen Rötelnsyndrom, der supravalvulären Aortenstenose und der Friedreich-Ataxie beobachtet. Die Koronardurchblutung wird oft durch Kollateralen der kontralateralen Koronararterie gewährleistet.

Ektoper Abgang einer Koronararterie aus dem kontralateralen Sinus Valsalva

Ein Abgang der rechten oder linken Koronararterie aus dem kontralateralen Koronarsinus macht eine genaue Beschreibung der Topographie mit den großen Gefäßen unabdingbar. Der ektope Abgang der linken Koronararterie aus dem rechten Sinus Valsalva oder aus der rechten Koronararterie mit anschließender Passage zwischen der Aorta und dem rechtsventrikulären Ausflußtrakt wurde mit dem Risiko für einen plötzlichen Herztod, vor allem in Verbindung mit körperlicher Anstrengung, assoziiert. Eine Hypothese ist, daß die Kompression der abnormal verlaufenden Koronararterie zwischen der Aorta und der Pulmonalarterie durch den plötzlich ansteigenden Pulmonalisdruck unter Anstrengung, bzw. der spitze Abgangswinkel der linken Koronararterie aus dem rechten Koronarsinus eine temporäre Okklusion und damit einen plötzlichen Herztod begünstigen. 5 anatomische Varianten sind gemäß der topographischen Beziehung der ektop entspringenden linken Koronararterie mit der Aorta ascendens und der Pulmonalarterie beschrieben worden (Abb. 3-14):

1) anterior,
2) zwischen Aorta und A. pulmonalis,
3) septal,
4) posterior oder
5) kombiniert.

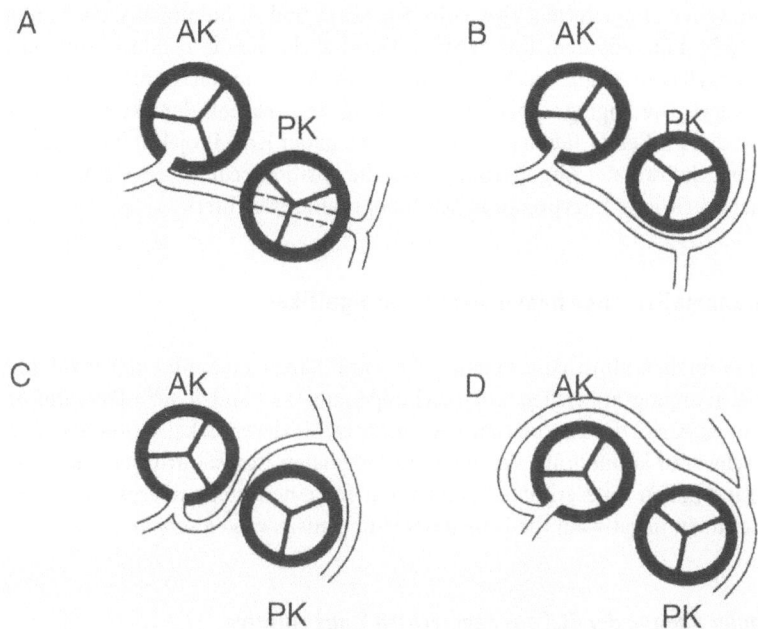

Abb. 3-14A–D. Ektoper Abgang der linken Koronararterie aus dem rechten Sinus Valsalva. Schematische Darstellung der topographischen Anatomie im Querschnitt der 4 wichtigsten anatomischen Varianten, **A** septaler, subpulmonaler Verlauf der LCA, **B** anteriorer Verlauf der LCA, **C** interarterieller Verlauf der LCA zwischen Aorta und Pulmonalishauptstamm, **D** posteriorer Verlauf der LCA

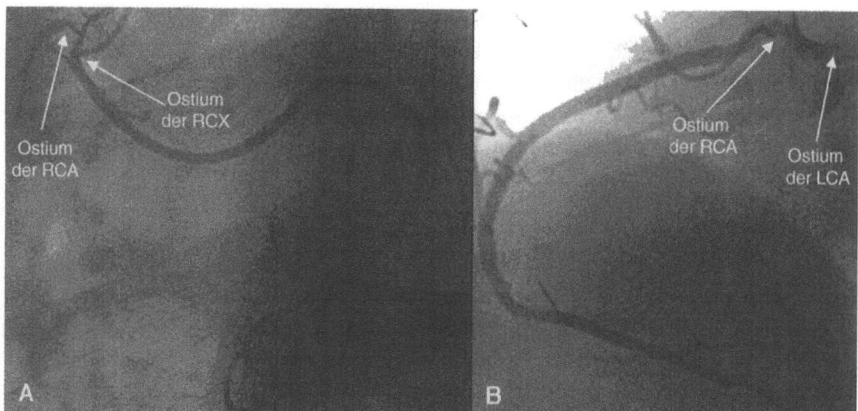

Abb. 15A, B. Ektoper Abgang einer Koronararterie aus dem kontralateralen Sinus Valsalva. **A** Ektoper Ursprung der RCX aus dem rechten Sinus Valsalva. Beachtenswert ist der anteriore Abgang der RCX in der LAO-Projektion mit gleichzeitigem Kontrastmittelübertritt in das Ostium der RCA. **B** Ektoper Abgang der RCA aus dem linken Koronarsinus. Die Katheterspitze deutet nach posterior in der LAO-Projektion. Ferner führt Kontrastmittelübertritt zur Darstellung des benachbarten Ostiums der LCA

Eine aus dem linken Sinus Valsalva entspringende rechte Koronararterie verläuft hingegen entweder interarteriell, also zwischen Aorta und A. pulmonalis, oder anterior (Abb. 3-15B). Eine aus dem linken Sinus Valsalva abgehende rechte Koronararterie wurde ebenfalls mit Angina pectoris, Synkope, Myokardinfarkt und plötzlichem Herztod assoziiert. Die angiographische Darstellung der Relation der ektopen Koronararterie zu den großen Gefäßen erfolgt am besten in der RAO Projektion und der LAO-Projektion mit kranialer Angulierung, wobei die Positionierung eines Katheters in der Pulmonalarterie eine Interpretation der Topographie erleichtert.

Koronaranomalien ohne hämodynamische Signifikanz

Koronaranomalien ohne hämodynamische Signifikanz treten mit einer Inzidenz von 0,3–1,0 % in angiographischen Untersuchungen auf. Es handelt sich dabei um ungewöhnliche Abgänge der Koronarien aus der Aorta, die deren Lokalisation und Sondierung erschweren können. Im Vergleich mit normalen Koronararterien weisen diese Koronaranomalien eine erhöhte Prädilektion für eine Arteriosklerose auf, die sich allerdings nicht negativ auf die Lebenserwartung auszuwirken scheint.

Abnormaler Abgang der RCX aus dem rechten Sinus Valsalva

Die häufigste Anomalie (0,4–0,7 %) ist der Abgang der RCX entweder aus dem rechten Koronarsinus oder der rechten Koronararterie, welche in der Hälfte der Fälle mit anderen kardialen Fehlbildungen assoziiert ist (Abb. 3-15A). Der RCX verläuft dabei immer posterior der Aorta und des nichtkoronaren Sinus, um dann in den linken Sulcus atrioventricularis zu münden. Am einfachsten läßt sich die Koronararterie mit einem rechten Amplatz- oder einem Multipurposekatheter sondieren. Zwei angiographische Befunde weisen auf das Vorliegen dieser Koronaranomalie hin:

1) Das Aortenwurzelzeichen: die RAO-Projektion während der Ventrikulographie läßt eine punktförmige Kontrastmittelanreicherung unmittelbar hinter der Aortenklappe, entsprechend dem posterioren Verlauf der RCX erkennen.
2) Die Darstellung eines ungewöhnlich langen Hauptstamms ohne abzweigende Äste zur Versorgung der lateralen Myokardwand.

Abgang des RIVA aus dem rechten Koronarsinus oder der rechten Koronararterie

Diese Koronaranomalie ist sehr selten, und der RIVA verläuft in der Regel anterior der großen Gefäße. Diese Koronaranomalie ist nur dann von klinischer Bedeutung, wenn das Gefäß zwischen den großen Gefäßen verläuft.

Separate Ostien der Koronararterien

Ein separater Abgang des Konusastes aus dem rechten Sinus Valsalva kommt in bis zu 50 % der Fälle vor. Das Ostium des Konusastes befindet sich dann meist mehr anterior relativ zur rechten Koronararterie. Der Darstellung des Konusastes kommt dann Bedeutung zu, wenn er als *Vieussens*-Ast eine wichtige Kollaterale zum stenosierten oder verschlossenen RIVA ausbildet. Separate Ostien des RIVA und des RCX im linken Sinus Valsalva kommen mit einer Inzidenz von 0,2–1,0 % vor. Sie sind häufiger bei Patienten mit kongenitaler Aortenstenose und Linksdominanz. Der Katheter sitzt meistens im RIVA und der Wechsel auf einen linken Amplatz- oder nächst größeren Judkins-Katheter kann bei der Sondierung des RCX helfen.

Hoher Abgang der Koronarostien

Beim hohen Abgang der Koronarostien befindet sich das Koronarostium oberhalb der sinotubulären Falte. Gemäß einer pathologischen Untersuchungsserie entspringen die linke Koronararterie in 30 %, die rechte Koronararterie in 8 % und beide Koronararterien in 6 % der Fälle knapp über der sinotubulären Falte. Nur selten sind die Koronarostien 1–2 cm über der Aortenwurzel lokalisiert.

Singuläre Koronararterie

Diese Anomalie ist sehr selten (0,04 %). Aufgrund des verminderten Querschnitts einer singulären Koronararterie im Vergleich zur Summe einer normal angelegten rechten und linken Koronararterie wurde der Verdacht auf Verminderung der koronaren Flußreserve mit konsekutiver Angina pectoris geäußert. Klinisch wichtig ist ein Verlauf der singulären Koronararterie zwischen Aorta und Pulmonalarterie mit dem Risiko einer temporären Okklusion.

Kollateralen

Die großen Koronargefäße sind aufgrund anatomischer Untersuchungen durch zahllose präkapilläre, arterielle Gefäße mit einem Durchmesser von 20–200 μm miteinander vernetzt. Unter physiologischen Bedingungen sind diese Kollateralgefäße aufgrund der geringen Größe und des geringen Flusses angiographisch nicht sichtbar. Im Falle eines totalen oder subtotalen Koronarverschlusses (> 90 % Stenose) kann es jedoch zur Rekrutierung und zum Wachstum dieser Kollateralgefäße kommen, die sich angiographisch als neue Gefäßverbindungen zu dem minderperfundierten Myokardareal darstellen. Die Entwicklung eines funktionstüchtigen Kollateralkreislaufs ist multifaktoriell und erfolgt wahrscheinlich in mehreren Phasen. In einem ersten Stadium kommt es durch den physikalischen Fluß- und Druckgradienten proximal und distal des Gefäßverschlusses zu einer passiven Öffnung und Erweiterung von präexistenten Gefäßverbindungen. In einer zweiten proliferativen Phase führt die Freisetzung von Wachstumsfaktoren und die Einwanderung von Monozyten zur Angiogenese mit deutlicher Vergrößerung der Kollateralgefäße. In einer letzten Phase erfolgt dann das arterielle Remodelling der Kollateralgefäße mit Ausbildung einer extrazellulären Matrix und glatter Muskelzellen, deren 3-Schichten-Aufbau dem einer normalen Koronararterie entspricht. Die Gründe für die großen interindividuellen

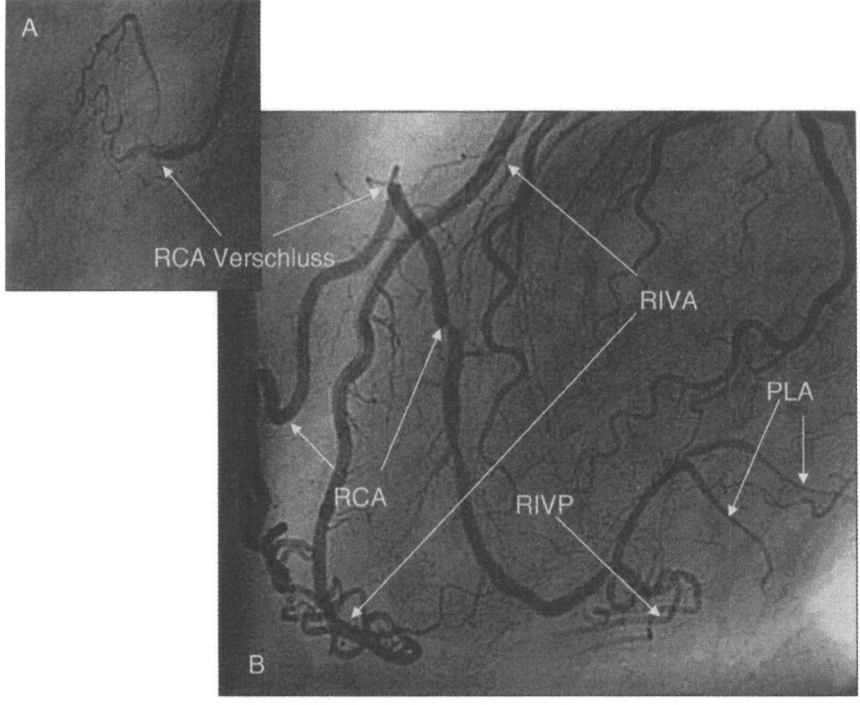

Abb. 3-16A, B. Darstellung eines kollateralisierten RCA Verschlusses. Die Kontrastmittelinjektion in die RCA zeigt einen proximalen RCA Verschluß. Die RCA stellt sich retrograd via Kollateralgefäße in ihrer Gesamtheit bis zum proximalen Verschluß dar (Grad-3-Kollateralfluß nach Cohen und Rentrop)

Unterschiede in der Ausbildung funktionstüchtiger Kollateralen sind nicht bekannt, doch scheint eine langsam progrediente Obstruktion das Wachstum von funktionstüchtigen Kollateralen zu begünstigen.

Der funktionelle Nutzen von gut ausgebildeten Kollateralen besteht in der Verminderung einer Ischämie durch Aufrechterhaltung der Myokardperfusion. So kann beispielsweise ein totaler Verschluß einer Koronararterie bei guter Kollateralisierung klinisch stumm verlaufen ohne elektrokardiographische oder angiographische Hinweise für einen abgelaufenen Myokardinfarkt (Abb. 3-16). Ferner ist die regionale, linksventrikuläre Kontraktilität beim totalen Verschluß einer Koronararterie häufig besser in denjenigen Gefäßabschnitten, die durch gute Kollateralen versorgt sind im Vergleich zu denjenigen ohne koronaren Kollateralfluß. Weiterhin bestehen Hinweise, daß Patienten mit akutem Gefäßverschluß infolge eines Myokardinfarkts bei ausreichender Kollateralisierung eine bessere linksventrikuläre Auswurffraktion, einen niedrigeren linksventrikulären enddiastolischen Druck und eine geringere Mortalität im Vergleich zu Patienten mit fehlenden Kollateralen aufweisen. Die temporäre Gefäßokklusion während der PTCA hat bei Patienten mit gut ausgebildetem Kollateralkreislauf weniger starke ST-Streckenveränderungen, weniger pectanginöse Beschwerden und einen höheren distalen Perfusionsdruck zur Folge im Vergleich zu Patienten mit fehlender Kollateralisierung.

Semiquantitative, angiographische Bewertung des Kollateralflusses nach Cohen u. Rentrop

Grad 0 *Kein Kollateralfluß:*

Grad 1 *Geringer Kollateralfluß:*

Kontrastmittel fließt durch Kollateralgefäße, füllt aber nicht das verschlossene Gefäß.

Grad 2 *Mäßiger Kollateralfluß:*

Kontrastmittel füllt das verschlossene Gefäß. Die Kontrastmittelanreicherung ist schwächer als im Nativgefäß und erfolgt langsam.

Grad 3 *Vollständiger Kollateralfluß:*

Komplette und rasche Kontrastmittelanreicherung des verschlossenen Gefäßes.

Intrakoronare Kollateralen sind Anastomosen zwischen unterschiedlichen Gefäßsegmenten des gleichen Gefäßes, während interkoronare Kollateralen Verbindungen zwischen zwei verschiedenen, meist kontralateralen Koronararterien herstellen. Eine detaillierte Beschreibung der Anatomie der wichtigsten Kollateralkreisläufe bei Patienten mit koronarer Herzkrankheit erfolgte durch Levin:

Kollateralkreisläufe zur RCA:

1. vom RIVA via Septaläste zum RIVP,
2. vom distalen RCX zur distalen RCA,
3. vom Marginalast der RCX zum Posterolateralast der RCA,
4. vom rechtsventrikulären Marginalast der RCA zu einem distalen Ast der RCA,
5. via Kugel-Arterie: eine der RCA oder dem RCX entspringende Arterie, die im anterioren Vorhofseptum verlaufend mit der AV-Knotenarterie der distalen RCA anastomosiert,
6. vom distalen RIVA um die Herzspitze zum RIVP,
7. vom distalen RCX oder seinem linksatrialen Ast zur AV-Knotenarterie der RCA,
8. von der Sinusknotenarterie der RCA zum Posterolateralast der RCA,
9. vom rechtsventrikulären Ast des RIVA zum rechtsventrikulären Marginalast der RCA.

Kollateralkreisläufe zum RIVA:

1. vom rechtsventrikulären Marginalast der RCA zum RIVA,
2. von Septalästen des proximalen RIVA zu distalen RIVA Segmenten,
3. vom Marginalast der RCX zum RIVA,
4. vom Konusast der RCA zum proximalen RIVA (Vieussens-Kollaterale),
5. vom Diagonalast des RIVA zu distalen RIVA Segmenten,
6. vom RIVP der RCA um die Herzspitze zum distalen RIVA,
7. vom RIVP via Septaläste zum RIVA.

Kollateralkreisläufe zum RCX:

1. vom linksatrialen Ast des RCX zum distalen RCX,
2. von einem proximalen Marginalast zu einem distalen Marginalast des RCX,
3. vom Diagonalast des RIVA zum Marginalast der RCX,
4. von der distalen RCA zur distalen RCX,
5. vom Posterolateralast der RCA zum Marginalast der RCX.

Qualitative Beurteilung von Koronarstenosen

Bewertungsmethoden

Die Beurteilung des Schweregrades von Koronarstenosen im klinischen Alltag erfolgt meistens durch visuelle Abschätzung des Durchmessers eines stenosierten Gefäßabschnitts im Vergleich mit einem normalen Gefäßabschnitt und wird in Prozenten (%) angegeben. Die offensichtlichen Schwächen dieser subjektiven Bewertungsmethode bestehen in der hohen Variabilität angiographischer Interpretationen, den auseinandergehenden Befunden in vergleichenden angiographischen und pathologischen Untersuchungen, und der fraglichen Korrelation des angiographisch-anatomischen Schweregrades einer Koronarstenose mit ihrer funktionell-physiologischen Signifikanz vor allem bei Patienten mit Mehrgefäßerkrankung.

Experimentelle Untersuchungen haben gezeigt, daß die koronare Flußreserve unter Hyperämiebedingungen bei einer Durchmesserreduktion der Koronararterien von >50% abfällt, daß mehrere Stenosen in Serie eine additive Flußbehinderung bewirken, und daß mit zunehmender Länge der Koronarstenose einerseits der Druckgradient ansteigt und andererseits der Ruhefluß abnimmt. Ausgehend von diesen Beobachtungen wird in klinischen Untersuchungen im allgemeinen eine 50–75%ige Koronarstenose als signifikant beurteilt. Diese Bewertung hat sich in mehreren klinischen Studien als prognostisch bedeutsam erwiesen, in welchen die Lebenserwartung von Patienten mit koronarer Herzkrankheit mit dem angiographisch bestimmten Schweregrad der Erkrankung korrelierte.

Mindestens ebenso wichtig wie die Bewertungsmethode zur Bestimmung des Schweregrades einer Koronarstenose ist die optimale technische Ausführung der Untersuchung. Dies erfordert eine genaue Kenntnis der angiographischen Projektionen zur unverkürzten und überlappungsfreien Darstellung der Koronarstenosen im Profil, die korrekte Zentrierung der Röntgenanlage zur Gewährleistung einer maximalen Auflösung, eine ausreichende Kontrastmittelfüllung der Koronararterien und eine qualitativ hochwertige Untersuchungsanlage.

Die umfassende Beschreibung einer Koronarstenose sollte folgende Merkmale beinhalten:

1) Lokalisation,
2) Schweregrad,
3) Länge,
4) Morphologie,
5) distale Kontrastmittelanreicherung und -abfluß („run-off"),
6) Präsenz von Kollateralen und
7) Gefäßkaliber distal der Stenose.

Darüber hinaus sollte der Befund der Koronarangiographie nicht isoliert erhoben werden, sondern jeweils mit der Kontraktilität des myokardialen Versorgungsgebiets korreliert werden. Die Beurteilung des Gefäßkalibers distal einer Stenose oder eines Verschlusses kann wichtige Konsequenzen für die Durchführbarkeit einer operativen oder perkutanen Revaskularisierung haben.

Schweregrad

Die Beurteilung des Schweregrades einer Koronarstenose wird häufig aufgrund folgender Einteilung gemacht:

a) normale Koronargefäße,
b) Wandunregelmäßigkeiten,
c) < 50 % Stenose,
d) 50–70 % Stenose,
e) 70–90 % Stenose,
f) > 90 % Stenose,
g) Gefäßverschluß.

Für die koronare Flußbehinderung ist jedoch weniger der Gefäßdurchmesser als dessen Querschnittsfläche maßgebend. Entsprechend korrespondiert eine 50 %ige, 70 %ige und 90 %ige Durchmesserreduktion der Koronararterie jeweils zu einer 75 %igen, 90 %igen und 99 %igen Abnahme der Querschnittsfläche. Der Durchmesser einer Stenose kann auch mittels einer elektronischen Schublehre gemessen und der Schweregrad der Koronarstenose wie folgt berechnet werden:

% Stenose = (1 – Durchmesser Stenose/Durchmesser Referenzgefäß) · 100

Die quantitative Auswertung mittels spezieller computergestützter Algorithmen wird ausführlich im Kap. 4 „Quantitative Koronarangiographie" diskutiert.

Morphologie

Eine Beurteilung der Morphologie von Koronarstenosen ist von besonderer Bedeutung vor einer geplanten Ballondilatation zur Abschätzung der Erfolgsquote und des Risikos des Eingriffs. Das Klassifizierungsschema der American Heart Association/ American College of Cardiology unterscheidet aufgrund morphologischer Kriterien Typ-A-Koronarstenosen mit einer hohen interventionellen Erfolgsrate (> 85 %) und geringem Risiko, Typ-B-Läsionen mit einer mäßigen Erfolgsquote von 60–85 % und einem mäßigen Risiko, und Typ-C-Läsionen mit einer geringen Erfolgschance von < 60 % und einem hohen Risiko. Typ-A-Läsionen sind in der Regel kurz (< 10 mm), konzentrisch, glatt begrenzt mit geringer oder ohne Kalkeinlagerung. Typ-B-Läsionen sind tubulär (10–20 mm), exzentrisch, mit unregelmäßiger Oberfläche und mäßig bis schwer verkalkt. Und Typ-C-Läsionen sind komplexe Stenosen mit einer Länge von > 20 mm, Stenosen an Bifurkationen großer, ungeschützter Seitenäste, chronische totale Verschlüsse und degenerativ veränderte Venenbrücken.

Koronarperfusion

Die Koronarangiographie erlaubt eine semiquantitative Beurteilung der Koronarperfusion gemäß der Einteilung der Arbeitsgruppe für Thrombolysis in Myocardial Infarction (TIMI), welche sich bei den angiographischen Untersuchungen im Anschluß an eine Thrombolyse beim akuten Myokardinfarkt bewährt hat:

TIMI Fluß 0: *Keine Perfusion.*

TIMI Fluß 1: *Geringe Perfusion:*
Kontrastmittel passiert die Stenose, stellt aber den distalen Gefäßabschnitt nicht oder ungenügend dar.

TIMI Fluß 2: *Partielle Perfusion:*
Kontrastmittel passiert die Stenose, füllt aber den distalen Gefäßabschnitt langsamer als vergleichbare Gefäßabschnitte ohne Stenosen an.

TIMI Fluß 3: *Normale Perfusion:*
Normaler antegrader Fluß.

Der Koronarfluß, beurteilt anhand der TIMI-Einteilung, erlaubt eine grobe Abschätzung der Prognose nach Myokardinfarkt und korreliert mit der linksventrikulären Funktion als auch der Mortalität.

Komplikationen der Koronarangiographie

Die Koronarangiographie ist eine invasive Untersuchungstechnik, die häufig bei Patienten mit signifikanter Herzerkrankung erfolgt und mit Komplikationen verbunden ist (Tabelle 3-5).

Komplikationen im Anschluß an eine Koronarangiographie sind somit in ungefähr 2% aller Patienten zu erwarten. Die Mortalität der Koronarangiographie bleibt mit durchschnittlich 0,1% gering, ist jedoch bei Patienten mit Hauptstammstenose, schwerer koronarer Dreigefäßerkrankung, instabiler Angina pectoris, schwer eingeschränkter linksventrikulärer Funktion und schwerer valvulärer Herzkrankheit deutlich erhöht (Tabelle 3-6).

Das Herzinfarktrisiko der Koronarangiographie beträgt ungefähr 0,1–0,2%. Ein akuter Myokardinfarkt wird heute bei entsprechender Indikation und Logistik durch eine sofortige Intervention (primäre PTCA) behandelt, während welcher das Infarktgefäß identifiziert und in der Regel erfolgreich revaskularisiert werden kann. Eine akute Ischämie während der Koronarangiographie wird vor allem bei instabilen Patienten oder solchen mit fortgeschrittener Koronarsklerose durch die momentane Verdrängung der Koronardurchblutung durch Kontrastmittel oder Okklusion des Koronarostiums durch die Katheterspitze (Hauptstammstenose), die akute Volumenbelastung und emotionalen Streß ausgelöst. Diese Situationen können meistens durch Entfernen des Katheters aus dem Ostium und eine Verzögerung der nächsten Injektion erfolgreich behoben werden. Bei persistierender Ischämie kann Nitroglycerin in-

Tabelle 3-5. Komplikationen bei diagnostischen Herzkatheteruntersuchungen

Studie	Jahr	Patienten (n)	Tod	MI	ZVI	Arrhythmien	Vaskuläre Komplikationen	Total
CASS	1979	7553	0,20%	0,25%	0,03%	0,63%	0,74%	1,85%
SCAI	1982	53581	0,14%	0,07%	0,07%	0,56%	0,57%	1,82%
CASS	1983	19309	0,07%	0,34%	0,13%	0,38%	0,83%	1,67%
SCAI	1989	222553	0,10%	0,06%	0,07%	0,47%	0,46%	1,74%

Tabelle 3-6. Risikofaktoren und Mortalitätsraten bei diagnostischen Herzkatheteruntersuchungen

Klinische Parameter	Mortalitätsrate [%]
Durchschnittsmortalität	0,14
Alter	
< 1 Jahr (Kleinkinder)	1,75
> 60 Jahre	0,25
Koronare Herzkrankheit	
Eingefäßerkrankung	0,03
Dreigefäßerkrankung	0,16
Hauptstammstenose	0,86
Herzinsuffizienz	
NYHA Klasse I oder II	0,02
NYHA Klasse III	0,12
NYHA Klasse IV	0,67
Valvuläre Herzkrankheit	
Mitralklappenerkrankung	0,34
Aortenklappenerkrankung	0,19

travenös oder sublingual verabreicht werden. Bei konkomittierender Sinustachykardie sind intravenös β-Blocker (Propanolol, Metoprolol, Esmolol) und bei arterieller Hypertonie sublingual Nitroglycerin oder Nifedipin hilfreich. Hält die Ischämie trotz dieser Maßnahmen an, sollten andere Ursachen persistierender Beschwerden, wie das Vorhandensein von Thrombus, Luft oder Dissektion der Koronararterie durch eine erneute Injektion ausgeschlossen werden.

Zerebrovaskuläre Insulte (ZVI) sind Folge einer Embolisierung von atheromatösem Material aus der Aorta oder von Thromben, die sich am Katheter, dem Führungsdraht oder im linken Ventrikel nach Myokardinfarkt gebildet haben. Zur Verminderung von iatrogenen Embolien sollten daher alle Katheter gespült, Luft sorgfältig evakuiert und der Führungsdraht vor Gebrauch mit heparinisierter Lösung gereinigt werden. Bei Risikopatienten oder protrahierter Untersuchungsdauer sollte zur Verminderung von thromboembolischen Komplikationen Heparin in einer Dosierung von 100 IE/kg verabreicht und gegebenenfalls wiederholt werden. ZVI werden derzeit in ungefähr 0,1 % der Patienten im Anschluß an eine Koronarangiographie beobachtet. Häufig handelt es sich um temporäre neurologische Ausfälle (TIA: transitorische ischämische Attacke oder PRIND: prolongiertes reversibles ischämisches neurologisches Defizit), die sich nach einigen Stunden oder Tagen wieder zurückbilden. Differentialdiagnostisch kommt vor allem bei antikoagulierten Patienten (z. B. Thrombolyse, Heparin, Glykoprotein-IIb/IIIa-Inhibitoren) eine intrakranielle Blutung in Frage, die bei entsprechendem Verdacht durch ein Schädel-MR oder CT und neurologische Konsultation ausgeschlossen werden sollte.

Herzrhythmusstörungen, die einer Therapie bedürfen, werden in etwa 0,5 % aller Patienten beobachtet. Störungen der AV-Überleitung oder Asystolie sind meist kurzdauernd und kontrastmittelinduziert, vor allem nach prolongierter Injektion in die RCA. Kräftiges Husten hilft nicht nur der Aufrechterhaltung eines Perfusionsdrucks, sondern beschleunigt auch die Rückkehr einer normalen Sinus- und AV-Knotenleitung. Die älteren, heute wenig gebräuchlichen hochosmolaren Kontrastmittel waren in dieser Beziehung ungünstiger. Seit Verwendung niederosmolarer Kontrastmittel ist diese Komplikation selten geworden. Supraventrikuläre Tachykardien sind sehr selten; supraventrikuläre Rhythmusstörungen mit einem Reentrymechanismus

(AVNRT, AVRT) können meist durch intravenöse Bolusinjektion von Adenosin unterbrochen werden (Ausnahme: Vorhofflattern). Bei tachykardem Vorhofflimmern oder Vorhofflattern können intravenös verabreichte β-Blocker oder Kalziumkanalblocker (Verapamil, Diltiazem) die AV-Überleitung verlangsamen. Bei hämodynamischer Instabilität sollte eine rasche Kardioversion erfolgen. Anhaltende Kammertachykardien sind selten und werden meist nur bei Patienten mit vorhergehendem Myokardinfarkt und eingeschränkter LV Funktion beobachtet. Kammerflimmern kann gelegentlich bei selektiver Injektion des Konusastes der RCA beobachtet werden, wie auch bei einer prolongierten Injektion in die Koronargefäße. Die temporäre Okklusion eines Koronarostiums durch einen tief intubierenden Katheter oder das Vorhandensein einer ostialen Läsion können durch die resultierende Ischämie ebenfalls Kammerflimmern provozieren, welches durch prompte Defibrillation effektiv terminiert wird.

Vaskuläre Komplikationen werden in etwa 1 % aller Patienten verzeichnet, sind die häufigsten Komplikationen der Koronarangiographie und haben oft eine prolongierte Hospitalisation zur Folge. Komplikationen beim femoralen Zugang sind lokale Hämatome, AV-Fisteln (Abb. 3-17), Pseudoaneurysmen, Gefäßdissektionen und periphere Embolien. Sehr selten können vor allem bei zu hoher Punktion auch retroperitoneale Blutungen beobachtet werden. Diese Komplikationen resultieren häufiger bei Patienten, die zum Zeitpunkt der Schleusenentfernung antikoaguliert sind, bei inadäquater Kompression der Punktionsstelle, bei großlumigen intraarteriellen Schleusen oder Mißachtung einer angemessenen Bettruhe.

Die Injektion von Luft in die Koronararterien hat eine temporäre Ischämie zur Folge und kann zum Myokardinfarkt, Hypotonie und Rhythmusstörungen führen. Injizierte Luft erscheint angiographisch als kontrastarme Blase, die sich von proximal nach distal fortbewegt. Geringe Mengen injizierter Luft sind meistens asymptoma-

Abb. 3-17. Angiographische Darstellung einer AV-Fistel mehrere Monate nach einer PTCA. Die Kontrastmittelinjektion in die A. iliaca communis führt zu einer fast simultanen Kontrastmittelanreicherung der A. femoralis und der V. femoralis via einer wenige Millimeter messenden AV-Fistel auf Höhe des Ligamentum inguinale

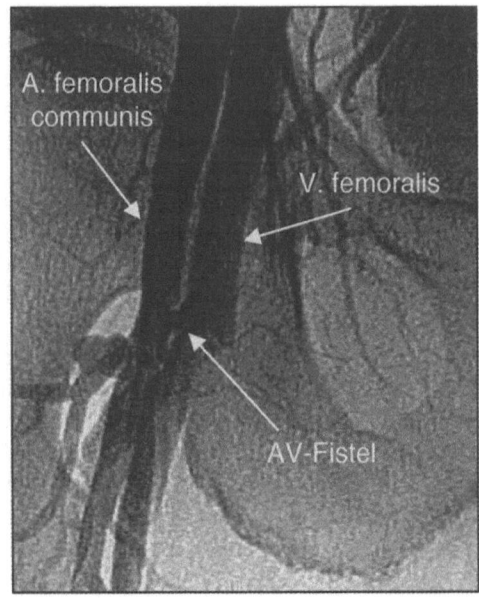

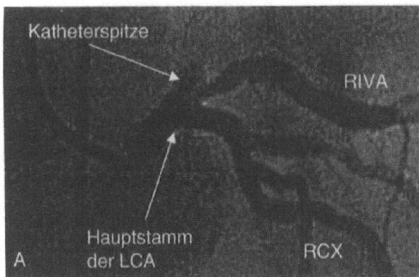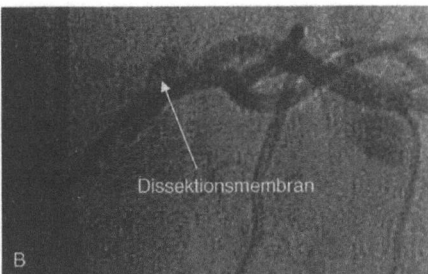

Abb. 3-18A, B. Iatrogene Hauptstammdissektion mit einem diagnostischen 5-F-Judkins-Katheter JL-4. **A** Subintimale Kontrastmittelinjektion mit einem tief intubierten Judkins-Katheter führt zur iatrogenen Hauptstammdissektion. **B** Darstellung einer diskreten Dissektionsmembran nach leichter Retraktion des Katheters. Der Patient wurde umgehend heparinisiert und einer notfallmäßigen aortokoronaren Bypassoperation unterzogen

tisch. Bei symptomatischer Luftembolie (ST-Streckenhebung, Angina pectoris) kann Spülen des Katheters im Koronarostium mit Kochsalzlösung die Resorption der Luftblase beschleunigen. Alternativ kann die Luft durch einen in die Koronarperipherie avancierten multifunktionellen Katheter aspiriert werden.

Dissektionen der Koronararterien durch diagnostische Katheter sind sehr selten, vor allem bei Kathetern, die mit einer weichen Katheterspitze versehen sind. Sie werden meist in arteriosklerotisch schwer veränderten Gefäßen oder bei zu tiefer Intubation beobachtet (Abb. 3-18). Kathetern mit dem Potential für eine tiefe Intubation (Amplatz, Multipurpose) wird eine höhere Dissektionsrate nachgesagt. Das Ausmaß der Dissektion, die Beeinträchtigung des Koronarflusses und das Versorgungsgebiet der Koronararterie bestimmen das weitere therapeutische Vorgehen. Bei kleinen Dissektionen mit geringer Kontrastmittelretention kann häufig auf eine Intervention verzichtet werden. Andererseits erfordert eine große Dissektion, z. B. des Hauptstammes der linken Koronararterie eine dringliche PTCA oder Bypassoperation, vor allem wenn der Koronarfluß kompromittiert ist.

Vasovagale Reaktionen sind gekennzeichnet durch Blutdruckabfall, Bradykardie, Übelkeit und Erbrechen. Vor allem bei älteren Patienten kann es zu einer vasovagalen Reaktion mit überwiegender Vasodepression ohne begleitende Bradykardie kommen. Vasovagale Reaktionen sind meistens Ausdruck schmerzhafter Punktionen oder Kathetermanipulationen und können üblicherweise durch intravenöse Verabreichung von Atropin, Volumenexpansion und Anheben der unteren Extremitäten rasch behoben werden. Bei Patienten mit schwerer Hauptstammstenose oder schwerer Aortenstenose kann rasches Handeln lebensrettend sein, da eine protrahierte Hypotension bei eingeschränkten Kompensationsmechanismen einen irreversiblen hämodynamischen Kollaps zur Folge haben kann.

Literatur

A. Originalarbeiten und Übersichtsartikel

1. Abrams HL, Adams DF (1969) The coronary arteriogram. Part 1: structural and functional aspects. N Engl J Med 281:1276
2. Abrams HL, Adams DF (1969) The coronary arteriogram. Part 2: structural and functional aspects. N Engl J Med 281:1336
3. Aldridge HA, McLoughlin MJ, Traylor KW (1975) Improved diagnosis in coronary cinearteriography with routine use of 110 oblique views and cranial and caudal angulation: comparison with standard transverse oblique views in 100 patients. Am J Cardiol 36:468
4. Aldridge H (1977) Better visualization of the asymmetric lesion in coronary arteriography utilizing cranial and caudal angulated projections. Chest 71:502
5. Amplatz K, Formanek G, Stanger P, Wilson W (1967) Mechanics of selective coronary artery catheterization via femoral approach. Radiology 89:1040
6. Arani DT, Bunnell IL, Greene DC (1975) Lordotoc right posterior oblique projection of the left coronary artery. Circulation 52:504
7. Bartlett BJ, Parfrey PS, Vavasour NM et al (1992) A comparison of nonionic, low osmolality agents with ionic, high-osmolality agents during cardiac catheterization. N Engl J Med 326:431
8. Bunnell IL, Greene DG, Tandon RN et al (1973) The half-axial projection: A new look at the proximal left coronary artery. Circulation 48: 1151
9. Califf RM, Bengtson JR (1994) Cardiogenic Shock. N Engl J Med 330:1724
10. Cameron A and others (0000) Coronary artery bypass surgery with internal-thoracic-artery grafts – effects on survival over a 15 year period. N Engl J Med 334:216
11. Click RL, Holmes DR, Vlietstra RE et al (1989) Anomalous coronary arteries: Location, degree of atherosclerosis and effect on survival – a report from the coronary artery surgery study. JACC 13: 531-537
12. Cohen M, Rentrop P (1986) Limitation of myocardial ischemia by collateral circulation during sudden controlled coronary artery occlusion in human subjects. Circulation 74:469.
13. Conti CR (1977) Coronary arteriography. Circulation 55:227
14. Elliott LR, Green CE, Rogers WJ et al (1981) Advantage of the cranial-right anterior oblique view in diagnosing mid left anteror descending and distal right coronary artery disease. Am J Cardiol 48:754
15. Favoloro RG (1968) Saphenous vein autograft replacement of severe segmental coronary artery occlusion: operative technique. Ann Thorac urg 5:334
16. Gensini GG, Bruto Da Costa BC (1969) The coronary collateral circulation in living man. AJC 24: 393
17. Grüntzig AR, Senning A, Siegenthaler WE (1979) Nonoperative dilatation of coronary-artery stenosis: percutaneous transluminal coronary angioplasty. N Engl J Med 301:61
18. Guidelines for coronary angiography (1987) A report of the American College of Cardiology/American Heart Association task force on assessment of diagnostic and therapeutic cardiovascular procedures. Circulation 76:963A
19. Guidelines for cardiac catheterization and cardiac catheterization laboratories (1991) A report of the American College of Cardiology/American Heart Association ad hoc task force on cardiac catheterization. JACC 18:1149
20. Guidelines for the early management of patients with acute myocardial infarction (1990) A report of the American College of Cardiology/American Heart Association task force on assessment of diagnostic and therapeutic cardiovascular procedures. Circulation 82:664
21. Hochman JS, Boland J, Sleeper LA et al (1995) Current spectrum of cardiogenic shock and effect of early revascularization on mortality: results of an international registry. Circulation 91:873
22. Judkins MP (1967) Selective coronary arteriography. Part 1: a percutaneous transfemoral technic. Radiology 89:815
23. Levin DC (1974) Pathways and functional significance of the coronary collateral circulation. Circulation 50:831
24. Levin DC, Fellows KE, Abrams HL (1978) Hemodynamically significant primary anomalies of the coronary arteries: Angiographic aspects. Circulation 58:25
25. Schlesinger MJ (1940) Relation of anatomic pattern to pathologic conditions of the coronary arteries. Arch Pathol 30:403
26. Schoonmaker FW, King SB (1974) Coronary arteriography by the single catheter percutaneous femoral technique: experience in 6800 cases. Circulation 50:735
27. Serota H, Barth CW, Seuc CA et al (1990) Rapid intentification of the course of anomalous coronary arteries in adults: The "dot and eye method". AJC 65:891–898

28. Solomon R, Werner C, Mann D et al (1994) Effects of saline, mannitol, and furosemide on acute decreases in renal function induced by radiocontrast agents N Engl J Med 332:1416
29. Sones FM, Shirey EK (1962) Cine coronary arteriography. Mod. Conc. Cardiovasc. Dis. 31:735
30. Sones F (1972) Indications and value of coronary arteriography. Circulation 46:1155
31. Sos TA, Lee JG, Lecon DC et al (1974) New lordotic projection for improved visualization of the left coronary artery and its branches. AJR 121:575
32. Sos TA, Baltaxe HA (1977) Cranial and caudal angulation for coronary angiography revisited. Radiology 56:119
33. Spaulding CM and others (1997) Immediate coronary angiography in survivors of out-of-hospital arrest. N Engl J Med 336:1629
34. Steinberg EP, Moore DM, Powe NR et al (1992) Safety and cost effectiveness of high osmolallity as compared with low-osmolality contrast material in patients undergoing cardiac angiography. N Engl J Med 326:425
35. The Gusto IIb Angioplasty Substudy Investigators (1997) A clinical trial comparing primary coronary angioplasty with tissue plasminogen activator for acute myocardial infarction. N Engl J Med 336:1621
36. The TIMI IIIB Investigators (1994) Effects of tissue plasminogen activator and a comparison of early invasive and conservative strategies in unstable angina and non-Q-wave myocardial infarction. Circulation 89:1545
37. Windecker S, Meyer BJ, Bonzel et al (1998) Interventional cardiology in Europe 1994. Eur Heart J 19:40–54

B. Lehrbücher und Buchkapitel

1. Baim DS, Grossman W (eds) (1996) Cardiac catheterization, angiography, and intervention, 5th edn. Williams & Wilkins, Baltimore
2. Bittl JA, Levin DC (1997) Coronary arteriography. In: Braunwald E (ed) Heart Disease, 5th edn. Saunders WB, Philadelphia
3. Franch HR, King SB III, Douglas JS (1994) Techniques of cardiac catheterization including coronary arteriography. In: Schlant RC, Alexander RW (eds) The Heart, 8th edn. New York, McGraw Hill
4. Kern MJ (ed) (1995) The cardiac catheterization handbook, 2nd edn. Mosby-Year book, St. Louis
5. Lichtlen PR (1990) Koronarangiographie, 2. Aufl. Perimed, Erlangen
6. Pepine CJ, Hill JA, Lambert CR (eds) (1994) Diagnostic and therapeutic cardiac catheterization, 2nd edn. Williams & Wilkins, Baltimore
7. Roubin GS (1994) Angiographic views and techniques for coronary intervention. In: Roubin GS, Califf RM, O'Neill WW (eds) Interventional cardiovascular medicine. Churchill Livingstone, New York
8. Tenaglia AA, Tcheng JE, Phillips HR (1994) Coronary angioplasty: femoral approach. In: Roubin GS, Califf RM, O'Neill WW (eds) Interventional cardiovascular medicine. Churchill Livingstone, New York
9. Uretsky BF (ed) (1997) Cardiac catheterization. Blackwell Science, Malden

KAPITEL 4

Quantitative Koronarangiographie

J. Hug · H. Oswald · E. Fleck

> *The image intensifier offers a wealth of data which is, at present, only partially used and seldom measured in clinical practice.*
> Geofredo Gensini, M.D., 1971
>
> Vision or reality in 1998 ?

Die Entwicklung der quantitativen Koronarangiographie ist gekennzeichnet durch eine breite Diskussion über Wert und Aussagekraft dieser Technik und gleichzeitig durch einen geringen Einsatz in der klinischen Routine.

In den Anfängen der Koronarangiographie war die Abbildungsqualität so ungenau, daß nur eine rein visuelle Auswertung am laufenden Cinefilm möglich war. Standbilder waren meist zu unscharf um Details zu erkennen. Obwohl die Filmqualität sehr rasch weiter entwickelt wurde, änderte sich das Verhalten der Untersucher nur sehr langsam. Das Hauptinteresse liegt in der Durchführung und der Verbesserung von Prozeduren und kaum in der quantitativen und damit reproduzierbaren Analyse der erhobenen Daten.

Die Bildakquisition hat durch die Nutzung digitaler Technik heute einen Stand erreicht, der neben der sofortigen Verfügbarkeit der Bildsequenzen auch hochwertige Standbilder liefert. Die Verwendung digitaler Bildgebung zur Durchführung und Kontrolle von Interventionen ist heutzutage unverzichtbar. Die weitere Entwicklung in der Angiographie ist durch den bereits absehbaren Schritt zum filmlosen Katheterlabor vorgezeichnet. Digitale Bildinformation mit der Möglichkeit effiziente Analysewerkzeuge, auch automatisiert darauf anzuwenden, wird durch die Verwendung von CD-ROM als Off-line-Speichermedien oder durch die Kommunikation über vernetzte Arbeitsplätze auch außerhalb des Katheterlabors verfügbar.

Die Notwendigkeit, Koronarbefunde zu quantifizieren, ist in der großen Variabilität der visuellen Beurteilung begründet (hohe Inter- und Intraobservervariabilität) [1, 2]. Darüber hinaus ist eine funktionelle Beurteilung erforderlich, z. B. ist die alleinige Angabe „Prozent Stenose" keine ausreichend exakte Beschreibung der vermuteten Auswirkung einer Verengung. Vielmehr ist die Bedeutung einer Stenose ableitbar aus einem komplexen Parametersatz von minimalem Stenosedurchmesser, von mittlerem Gefäßdurchmesser, der Stenoseform und -länge, des Blutdrucks und des Blutflusses. Die computergestützten Analysen erlauben dies zu quantifizieren und gleichzeitig die komplexen physiologischen Beziehungen zu berücksichtigen.

Die Entwicklung besserer und komplexerer Techniken insbesondere in der interventionellen Therapie, wie z. B. Atherektomie, Laserablation oder Stentimplantation, hat die Forderung nach objektivierbaren Analysemethoden forciert. Die daraus resultierende Notwendigkeit und auch einfacher Verfügbarkeit von computergestützer Quantifizierung hat zu einem unkontrolliertem Wachstum von QCA-Systemen geführt, mit dem Resultat einer großen Variabilität und einer nur bedingten Vergleichbarkeit der Ergebnisse. Die Erarbeitung von Methoden zur Qualitätssicherung ist derzeit Ziel verschiedener internationaler Arbeitsgruppen.

Um nachprüfbare Aussagen über die Effektivität, Restenosierungsraten oder Anwendungsgrenzen oben genannter interventioneller Methoden zu gewinnen, müssen die aufgenommenen koronarangiographischen Bilddaten, sowohl vor wie unmittelbar nach einer Intervention und gegebenenfalls im Follow-up analysiert werden. Daraus resultieren die klassischen Anforderungen an die quantitative Koronarangiographie: eine genaue, reproduzierbare, intra- und interobserverunabhängige Methode zur Vermessung von diskreten Stenosen in einem Gefäßabschnitt. Die Entwicklung und Anwendung von kardiovaskulären Medikamenten, die eine Regression einer bestehenden koronaren Herzerkrankung verzögern bzw. verhindern, erweiterten das Spektrum der quantitativen Koronarangiographie auf den Vergleich der Gefäßdurchmesser eines kompletten Gefäßsystems von Patientengruppen über mehrere Jahre. Die Fortschritte in der Computertechnik, vor allem in der Rechnergeschwindigkeit, erlauben es mittlerweile die Quantifizierung des gesamten Koronarbaumes innerhalb einer angemessenen Zeit durchzuführen. Mit der Verfeinerung der Quantifizierungstechniken und der Zunahme des Wissens über die koronare Herzerkrankung ergaben sich neue Fragestellungen, die neben einer hohen Abbildungsgenauigkeit eine räumliche Rekonstruktion des Koronargefäßsystems voraussetzen. Diese Technik erlaubt eine integrierte Gesamtsicht auf das Gefäßsystem, das die Versorgung des Herzmuskels mit sauerstoffreichem Blut gewährleistet. Physikalische und anatomische Flußmodelle ergeben eine Basis für die komplexe, mehrdimensionale Auswertung derartiger Versorgungsstrukturen.

Automatische Analyse von Koronarangiogrammen

Das Informationsangebot einer angiographischen Bildserie enthält eine morphologische und eine funktionelle Komponente. Die Analyse – das ist die Methode der Informationsverarbeitung – kann qualitativ und quantitativ erfolgen. In der konventionellen Angiographie wird das Informationsangebot ausschließlich qualitativ beurteilt und bezieht sich hauptsächlich auf die Morphologie. Funktionelle Parameter können ebenfalls nur qualitativ über mentale Integration aus einer oder mehreren Bildserien gewonnen werden oder durch Kombination und Integration der Wandbewegungsanalyse im Ventrikulogramm. Diagnostische Entscheidungen basieren auf einer visuellen Analyse der Kontrastmittelverteilung. Ein Ausweg aus dieser Situation, hin zu einer objektivierbaren und damit auch reproduzierbaren Beurteilung sind quantitative Analysen. Beispiele dafür sind die bisher benutzte „Papier- und Bleistiftmethode" in der Volumenberechnung und Wandbewegungsanalyse des Ventrikels und der Versuch, stenosierte Gefäße durch spezielle Schublehren oder durch Nachzeichnen und Digitalisieren der Gefäßkonturen quantitativ zu erfassen. Die Modelle, die dabei entwickelt wurden, sind direkt in die automatische computergestützte Analyse, basierend auf digitalen Bildern, übertragbar.

Definition des Koronargefäßabschnitts

Ein wesentlicher Schritt in der computergestützten Analyse besteht in der Auswahl eines geeigneten Bildes (Frame) oder Bildpaares aus der mono- bzw. biplanen angiographischen Bildsequenz. Dabei sind folgende Kriterien zu beachten:

- Das Gefäßsegment soll vollständig mit Kontrastmittel gefüllt sein. Dies ist meist im zweiten oder dritten Herzzyklus nach Kontrastmittelinjektion gegeben.
- Um Bewegungsunschärfen zu vermeiden und um eine Langzeitvergleichbarkeit zu ermöglichen soll ein Bild aus der enddiastolischen Phase gewählt werden, identifizierbar anhand des registrierten EKGs.
- Das gewünschte Gefäßsegment muß klar erkennbar sein, vorzugsweise ohne Überlagerung mit anderen Gefäßen oder Seitenästen.
- Biplaner Winkelbereich > 15° ist erforderlich.

Für die einfache Auswertung einer diskreten Stenose oder der Durchmesseranalyse eines definierten Gefäßsegmentes ist die interaktive Angabe jeweils eines Start- und Endpunktes innerhalb des Gefäßes ausreichend. Komplexere Auswertungen, wie die Analyse von Teilgefäßbäumen erfordern die Definition zusätzlicher Bezugspunkte im Raum, die üblicherweise an Gefäßaufzweigungen gewählt werden.

Automatische Konturfindung

Die primären Auswertealgorithmen, die aus einem digitalen Bild ein stenosiertes Gefäßsegment extrahieren, basieren auf Kantendetektionsverfahren und bilden die Voraussetzung für eine weitergehende Analyse. Nach Definition einer virtuellen Mittellinie zwischen Anfang und Ende des zu analysierenden Segmentes werden senkrecht zu dieser vorläufigen Mittellinie densitometrisch Dichteprofile erstellt und auf beiden Seiten mögliche Gefäßwandpunkte ermittelt (Abb. 4-1). Dazu werden numerische Ableitungen dieser Dichteprofile erstellt. Aus Phantomuntersuchungen ist bekannt, daß der „beste" Konturpunkt zwischen der 1. und 2. Ableitung des Dichteprofils liegt. In einer Zeile können auch mehrere mögliche Konturpunkte liegen z. B. bei Seitenästen, Gefäßabgängen und -überlagerungen. Alle diese Punkte werden in einer Matrix gesammelt und ein optimaler Weg durch Techniken der linearen Programmierung gesucht. Die Optimierungskriterien sind dabei sogenannte „minimale Kosten" der Kontur. Diese Technik ermöglicht es ein sehr robustes Werkzeug zur quantitativen Koronarangiographie zu entwickeln. Sowohl Weiterentwicklungen in den Methoden zur Bildverarbeitung, wie auch in den medizinischen Fragestellungen führten zu unterschiedlichen Verbesserungen bzw. Ergänzungen dieser Basismethode. Die genaue Erkennung von sehr irregulären Einengungen mit Einsackungen bzw. Umstülpungen im Gefäß ist durch diese Methode nicht möglich. Das Problem liegt im Konzept der minimalen Kosten beim Zusammensetzen der Kontur, das eine Konturumkehr bzw. sprunghafte Veränderungen in der Kontur nicht erlaubt. Der Vorteil dieser Technik liegt in deren Stabilität, das bedeutet, daß kleine Unregelmäßigkeiten als Folge von Hintergrundrauschen aber auch Gefäßabgänge für die Konturverfolgung keine Probleme darstellen. Eine Erweiterung dieser Technik, in der der Suchbereich für den jeweils folgenden Konturpunkt nicht auf die nächste Zeile beschränkt ist, sondern auch auf dieselbe, bzw. vorhergehende ausdehnt wird, erlaubt die Detektion von sehr irregulären Stenosen. Diese höhere Sensitivität wird durch häufigere Fehlinterpretation der Gefäßkontur hauptsächlich bei Seitenästen oder starkem Rauschen benachteiligt. Der Einsatz sollte daher sehr sorgfältig erwogen werden, bzw. da wo erforderlich.

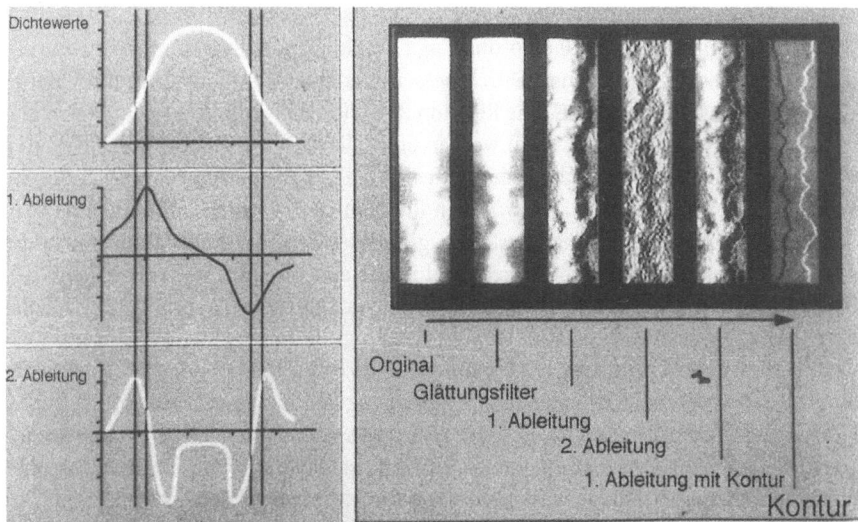

Abb. 4-1. Automatische Konturfindung eines Gefäßsegmentes mit Darstellung der einzelnen Schritte von der Extraktion des zu analysierenden Segmentes, Glättung, Bildung der numerischen Ableitungen anhand der Dichteprofile und Festlegung der endgültigen Gefäßkontur

Die rigide Einschränkung auf die Festlegung eines Anfangs- und Endpunktes stellt relativ enge Randbedingungen für eine Quantifizierung dar. Effizientere Algorithmen und schnellere Computer erlauben diese durch das Konzept einer dynamischen Konturdetektion zu ersetzen. Die Konturen werden berechnet, sobald zwei Punkte auf dem Gefäß gesetzt sind und neu berechnet, sobald zusätzliche Punkte definiert werden. Durch eine hierarchische Strukturierung dieser Konturen ist es darüber hinaus möglich ganze Gefäßbäume mit beliebigen Verzweigungen zu rekonstruieren. Die Konturdetektion basiert dabei auf Techniken der dynamischen Programmierung bzw. der Kostenmatrix. In einer Nachbearbeitung ist der Einsatz der oben beschriebenen Methode zur selektiven Verfeinerung der Kontur vorgesehen. Für die quantitative Analyse, wird dann das gewünschte Gefäß markiert. Dieser Vorgang ist wiederholbar um sukzessive alle Gefäßteile auszuwerten.

Die Übernahme von Bildbearbeitungsroutinen zur Dekomposition und Editierung von elektronischen Bildvorlagen aus dem Bereich des Desktop-Publishing (sog. „intelligent scissors") ermöglicht den Verzicht auf den Schritt der Berechnung der virtuellen Mittellinie [3]. Durch einfache Interaktion werden die rechte und linke Kontur automatisch entlang des Gefäßes eingezeichnet. Selbst komplexe Stenosen mit Füllungsdefekten lassen sich durch diese Technik einfach detektieren. Der Benutzer kann korrekt detektierte Konturteile fixieren und verändert damit interaktiv die Größe der Suchmatrix für die Kostenfunktion.

Kalibrierung

Ziel der Quantifizierung in der Koronarangiographie ist die Berechnung von absoluten Parameterwerten wie Länge, Durchmesser oder Querschnittsflächen und Volumina. Um dies zu erreichen muß eine Relation zwischen der wahren und der abgebildeten Größe gefunden werden. Dazu werden entweder Größen von im Bild sichtbaren bekannten Objekten, wie Katheterdurchmesser und Abstände von Markern, oder Systemparameter, wie der Abstand zwischen Röntgenröhre - Patient und Bildverstärker herangezogen. Bei monoplanen Systemen gilt dieser Vergrößerungsfaktor nur in der Ebene, die parallel zur Bildebene liegt und in der entweder das Referenzobjekt oder, bei Verwendung von Systemparametern, der virtuelle Referenzpunkt liegt. Bei biplanen Angiographiesystemen kann der Vergrößerungsfaktor für jeden beliebigen Punkt des Raumes, definiert durch die Abbildungsfunktion der beiden Röntgensysteme, exakt berechnet werden. Die konsequente Benutzung von biplanen Systemen ist für ein Höchstmaß an Genauigkeit bei der Quantifizierung eine notwendige Voraussetzung. Die zuweilen geforderte Orthogonalität ist nicht notwendig, wenn das Rekonstruktionsverfahren auch beliebige, exakt definierte Projektionen berücksichtigt.

Katheterspitze als Kalibrierungsdevice zur Bestimmung absoluter Größen

Die Bildqualität von mit Röntgentechnik aufgenommener Angiographiekatheter ist abhängig von dem Kathetermaterial, von der Konzentration des verwendeten Kontrastmittels und von der gewählten Aufnahmetechnik (kVp).

Wird der distale Katheterschaft zur Bildkalibrierung verwendet, sollten nachfolgende Punkte beachtet werden:

- Aus Nylon gefertigte Angiographiekatheter eignen sich nicht als Kalibrierungsdevice. Es sind Abweichungen von bis zu 10% vom wahren Katheterdurchmesser beschrieben worden [4].
- Entsprechendes ist über 6 und 5 French Angiographikatheter zu berichten. Die Unterschiede zwischen gemessenen und wahren Katheterdurchmessern sind zu groß [5].
- Bei Verwendung des distalen Katheterschaftes zur Kalibrierung sollte dieser zuvor mit Kochsalz gespült werden. Mit Kontrastmittel gefüllte Katheter zeigen bei den verschiedenen Aufnahmebedingungen Unterschiede in der Kontrastierung, mit Kochsalz gespülte Katheter geben dagegen einen einheitlichen Bildkontrast [4].
- Die während der Untersuchung benutzten Angiographiekatheter sollten aufbewahrt und der distale Katheterschaft nach der Untersuchung mit einer Mikrometerschraube nachgemessen werden. Untersuchungen zeigten, daß die von den Herstellern angegebene Kathetergröße in French von dem tatsächlichen Durchmesser abweicht.

Abstandskalibrierung

Bei dieser Art der Bildkalibrierung werden Systemparameter der Röntgenanlage zur Berechnung absoluter Größen verwendet. Aus dem bekannten Abstand zwischen

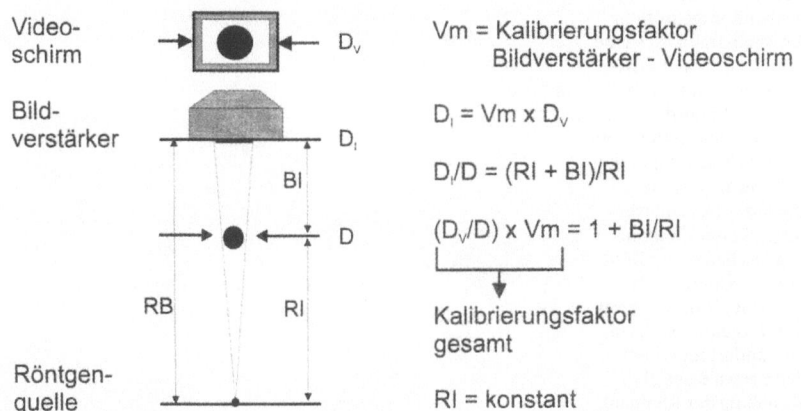

Abb. 4-2. Abstandskalibrierung: Bildkalibrierung durch Nutzung der Systemparameter der Röntgenanlage. Aus den bekannten Abständen zwischen Röntgenröhre – Patient und Bildverstärker (*RI, BI*) kann der Kalibrierungsfaktor exakt berechnet werden

Röntgenröhre und Patient und Bildverstärker kann auf einfache Weise der exakte Vergrößerungsfaktor berechnet werden (Abb. 4-2). Zu beachten jedoch ist, daß der auf diese Weise bestimmte Vergrößerungsfaktor nur für Objekte zutrifft, die sich in der Bildmitte d.h. im Isozentrum, oder in einer parallelen Ebene durchs Isozentrum befinden. Ein dadurch entstandener Fehler ist um so größer je weiter außerhalb sich ein Objekt von dieser Ebene befindet und kann bei einer durchschnittlichen Herzgröße und normalem Arbeitsabstand für Bildverstärker und Röntgenröhre von 100 cm ± 5 % betragen.

Klassisches Isocentermodell

Moderne biplane Angiographiesysteme liefern die notwendige Bildinformation, um räumliche Berechnungen aus 2 simultan aufgenommenen zweidimensionalen Angiographiebildern durchzuführen. Die beiden Röntgensysteme einer biplanen Röntgenanlage bilden ein Koordinatensystem mit einem angenommenen fixen Ursprung beider Systeme dem Isozentrum (Abb. 4-3a). Unter Nutzung analytischer geometrischer Methoden kann bei biplanen Angiographien der Vergrößerungsfaktor für jeden beliebigen Punkt des Raumes, der durch die beiden Abbildungen definiert ist, eindeutig von den korrespondierenden Projektionen berechnet werden [6, 7]. Die Geometrie wird abgeleitet von den bekannten Angulationsparametern und den Entfernungen der Röntgenquellen und der Bildverstärker von dem Isozentrum. Eine Orthogonalität der Ebenen ist nicht erforderlich, wenn im Rekonstruktionsverfahren auch beliebige Projektionen berücksichtigt werden.

Abb. 4-3a, b. Isocentermodelle.
a Die beiden Röntgenröhren
biplaner Angiographiesysteme
bilden ein Koordinatensystem
mit dem Isozentrum als Ursprung der Weltkoordinaten.
Der Vergrößerungsfaktor kann
für jeden beliebigen Punkt des
Raumes berechnet werden.
b Modifiziertes Isocentermo-
dell: Aufgrund der mechanischen Eigenschaften der Röntgenanlagen existiert das Isozentrum nicht als fixer Schnittpunkt der Projektionsachsen,
sondern wandert innerhalb
einer definierten Kugel. Für
jede Einstellung der Röntgenanlage wird das jeweilige Isozentrum exakt berechnet

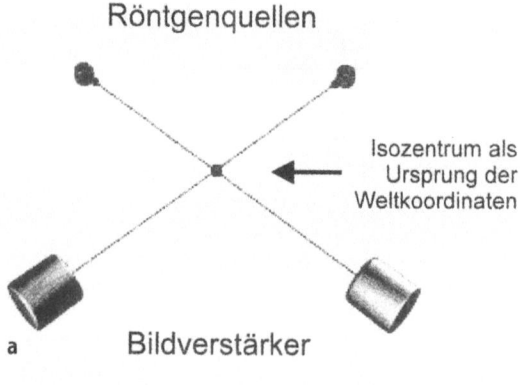

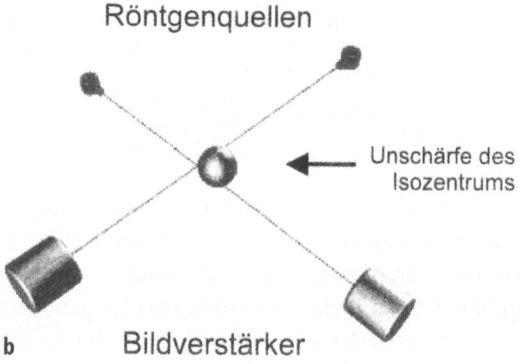

Modifizierte Isocentermethode

Voraussetzung für die Berechnung dreidimensionaler Strukturen anhand des Isocen-
termodelles ist eine stabile Geometrie der Röntgenanlage mit einem fixen Schnittpunkt der Projektionsachsen im Isozentrum. Untersuchungen mit geometrischen
Phantomen zeigten jedoch, daß diese Stabilität nur bedingt gewährleistet ist. Das Isozentrum als Schnittpunkt der Zentralstrahlen existiert in dieser Form nicht und wandert darüber hinaus innerhalb einer definierten Kugel (Abb. 4-3b). Ein Grund dafür
liegt in den mechanischen Eigenschaften der Röntgenanlagen, die es nahezu unmöglich machen, das Isozentrum für jede Position der Röntgenröhren hundertprozentig
stabil zu halten. Für eine dreidimensionale Rekonstruktion von Koronarangiogrammen ist aber solch eine Genauigkeit unabdingbar, da sich bei diesen Rekonstruktionen
ein Berechnungsfehler fortpflanzt. Es wurde deshalb weiterführend ein Kalibrations-
verfahren entwickelt, das nicht von der Voraussetzung eines stabilen und fixen Isozen-
trums abhängig ist, sondern auf einem flexiblen Isozentrum, auf einer Isoachse, beruht [8]. Für jede Angulations- oder Rotationsstellung der Röntgenanlage kann an-

hand der Isoachsen das jeweilige Isozentrum berechnet und dadurch auch der exakte Vergrößerungsfaktor ermittelt werden.

Fehlerkorrektur

Eine wesentliche Bedeutung für die Qualität eines Systems liegt in der Berücksichtigung und Korrektur von bekannten Fehlereinflüssen aus dem Verarbeitungsprozeß. Dazu sind folgende Abbildungsungenauigkeiten und unvermeidliche intrinsische Fehler im Meßergebnis zu berücksichtigen:

- Vergrößerung,
- Pincushion-Verzerrung,
- Abbildungsfehler aus der Punktstreufunktion,
- zusätzliche densitometrische Korrekturverfahren.

Vergrößerung

Zur Quantifizierung von Koronarangiogrammen ist die Berechnung absoluter Parametern eine der Grundvoraussetzungen. Dazu muß der Kalibrierungsfaktor zwischen wahrer und abgebildeter Größe gefunden werden, d.h. der Vergrößerungsfaktor berechnet werden. Fehler in der Kalibrierung pflanzen sich systematisch bei allen weiteren Berechnungen fort und können in nicht unerheblichem Maße die Genauigkeit quantitativer Analysen von absoluten Größen reduzieren.

Pincushionverzerrung

Die Pincushion- oder Kissenverzerrung beruht im wesentlichen auf folgenden Größen:

- die Elektronenstrahlen sind nur in der Bildmitte exakt focusiert, dadurch kommt es zu Abweichungen an den Bildrändern,
- die Bildverstärkereingangsoberflächen sind leicht gewölbt, daher ist die Abbildung nur in der Mitte exakt und unverzerrt,
- die Korrekturprogramme, die gewährleisten, daß das Bild immer aufrecht dargestellt wird, beeinflussen ebenfalls die Geometrie und
- die Elektronenstrahlen werden durch das Magnetfeld der Erde gering beeinflußt.

Bestimmt wird der Pincushionfehler über die Abbildung eines regelmäßigen Phantomgitters für jede Bildverstärkereinstellung und für die üblichen Angulationen und Projektionen (Abb. 4-4). Der erste Schritt in der geometrischen Korrektur ist die Entzerrung des durch die Bildverstärker bedingten Pincushionabbildungsfehlers. Die Auswirkungen dieses Fehlers sind zwar in der Quantifizierung von Koronarstenosen bei Verwendung von kleinen Bildverstärkergrößen durch elektronische Korrektur gering, sie müssen jedoch aus Gründen der Fehlerfortpflanzung von der Größenordnung bekannt sein. Es wird in letzter Zeit oft die Frage gestellt, ob die Bilder überhaupt

Abb. 4-4. Aufnahme eines regelmäßigen Phantomgitters in
30° LAO-Projektion mit Anzei-
ge der Fehlervektoren nach
Größe und Richtung

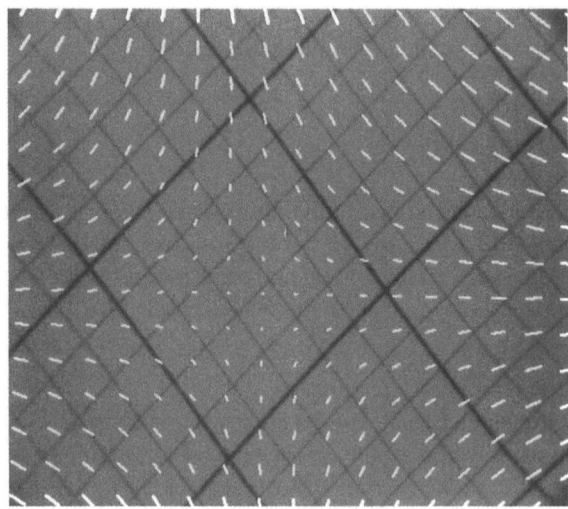

für die Pincushion-Verzerrung korrigiert werden müssen oder nicht [9, 10]. In aktuellen Arbeiten wird auf das Problem hingewiesen, daß infolge der Pincushionverzer-
rung eine Drehung in den Bildern in sich nachzuweisen ist, welche von der Aufnah-
megeometrie abhängig ist und sich innerhalb des Bildes unterschiedlich auswirkt
(Abb. 4-5). Dadurch stellt sich die Frage, ob durch eine Korrektur, die meist auf Gitter-
messungen in AP-Projektion beruht, der Fehler durch die Verzerrung infolge Angulation und Rotation der Röntgenanlage eher noch verstärkt wird. Zusätzlich sollte beachtet werden, daß moderne 7″-Bildverstärker nur noch eine relativ geringe Verzerrung aufweisen, die lediglich am Bildrand relevant ist. Aufgrund dieser Überlegungen
kann bei Quantifizierungen von Koronarstenosen, die relativ nahe in der Bildmitte liegen, auf eine Entzerrung verzichtet werden. Anders verhält es sich zum Beispiel bei Re-
gressionsstudien, bei denen ganze Koronarsegmente vermessen werden und die
Quantifizierung von Gefäßen auch am Bildrand erfolgt. In diesen Fällen sollte eine

Abb. 4-5. Darstellung der Auswirkung verschiedener Angulationen auf das Ausmaß des
Pincushionfehlers

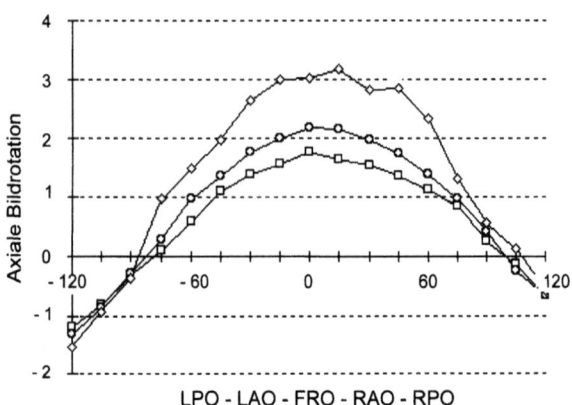

Pincushionkorrektur durchgeführt werden, individuell für jeden Bildverstärker und für jede Angulation und Projektion.

Punktstreufunktion

Obwohl Röntgensysteme durch eine hohe Auflösung auch von kleineren Objekten gekennzeichnet sind (moderne 5–7"-Bildverstärker haben eine Auflösung von ca. 3 Linienpaaren/mm), ist die Abbildungsgenauigkeit gerade von kleinen Objekten eingeschränkt. Dies ist bedingt durch die Punktstreufunktion, die jede Abbildung charakterisiert. Die praktische Auswirkung in der quantitativen Koronarangiographie ist, daß die Meßgenauigkeit unter 1 mm deutlich eingeschränkt, dadurch daß Objekte in diesem Submilimeterbereich zu groß abgebildet werden und mit quantitativer Koronarangiographie deshalb auch erheblich zu groß gemessen werden. Da jedoch gerade dieser Bereich für die Quantifizierung von hochgradigen Stenosen besonders relevant ist, sind verschiedene Korrekturverfahren zur Verbesserung dieses Problems bekannt. Eine analytische Methode basiert auf der exakten Messung der Punktstreufunktion. Durch Faltung dieser Funktion mit der Bildfunktion von kleinen Gefäßen wird eine höhere Meßgenauigkeit erreicht. Eine numerische Methode basiert auf der Generierung von Korrelationskurven für die Abbildungsketten, die den Zusammenhang zwischen wahren und gemessenen Werten herstellen. Daraus lassen sich empirische Korrekturtabellen für jede Röntgenröhre und für jeden Bildverstärkermode ableiten. Die damit erzielte Meßgenauigkeit erlaubt reproduzierbare Durchmesserquantifizierungen bis 0,5 mm.

Densitometrie

Densitometrische Messungen nutzen die Tatsache, daß die Helligkeits- bzw. Grauwerte in einem Bildpunkt des Gefäßes in direktem Zusammenhang mit der Menge des Kontrastmittels stehen, das den betreffenden Röntgenstrahl abschwächt. Das Integral zwischen rechter und linker Gefäßkante eines Grauwertprofils, senkrecht auf die Mittellinie, ist ein Index für die Querschnittsfläche des Gefäßes an dieser Stelle (Abb. 4-6). Auf diese Weise kann direkt die Gefäßquerschnittsfläche aus einer einzigen Projektion und ohne aufwendige Kantendetektionsalgorithmen exakt bestimmt werden [11–13]. Bedingung ist jedoch, daß der zu analysierende Abschnitt genau orthogonal getroffen ist und keine Überlagerungen aufweist. Eine weitere Voraussetzung für eine quantitative Vermessung dieser Integrale ist eine Quasilinearität des Systems. Bei digitalisierten Filmbildern kann diese Voraussetzung nicht angenommen werden. Digitale Angiographiesysteme, wie sie heute zur Verfügung stehen, sind in weiten Bereichen der densitometrischen Abbildung stabil, insbesonders läßt sich dies für lokale Umgebungen annehmen. Aufgrund dieser Überlegungen sollte die Densitometrie in kurzen genau definierten „regions of interest" als zusätzliches Korrekturinstrument vor allem bei kleineren Gefäßdurchmessern eingesetzt werden.

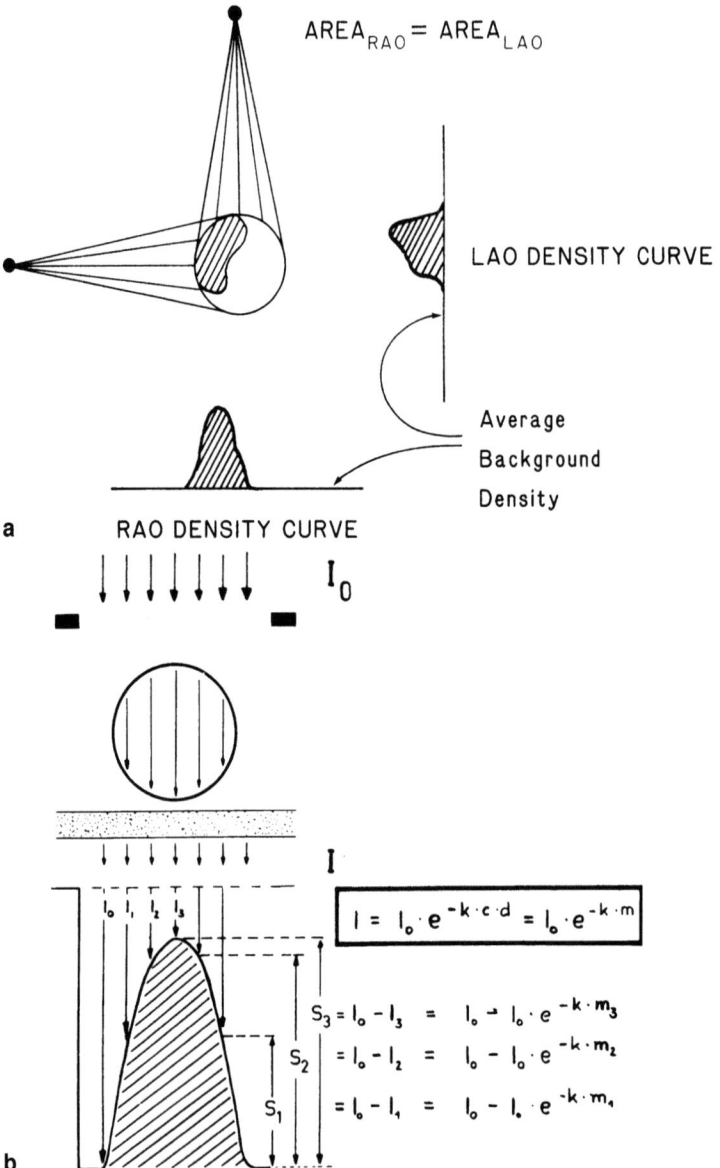

Abb. 4-6a, b. Grundprinzip densitometrischer Messungen: Die Intensität bzw. die Helligkeit der Kontrastmittelmenge innerhalb eines Gefäßes ist ein Index für die Querschnittsfläche des Gefäßes an dieser Stelle und ist unabhängig von der verwendeten Projektionsebene

Berechnung klinisch relevanter Parameter und Ergebnissdarstellung

Nachdem die endgültigen Konturen des zu analysierenden Koronarsegmentes erfaßt und nach oben genannten Kriterien korrigiert wurden, werden die relevanten klinischen Daten berechnet. Die Durchmesserfunktion oder das Durchmesserprofil des

Koronarabschnittes werden dadurch bestimmt, daß entlang der Mittellinie die Distanz zwischen linker und rechter Kontur ermittelt wird. Der Gefäßdurchmesser an einer bestimmten Stelle der Mittellinie ist definiert als der Abstand zwischen beiden Konturlinien senkrecht zur lokalen Mittellinie. Von dieser Durchmesserfunktion wird automatisch die Lage der maximalen prozentualen Einengung und der entsprechende Gefäßdurchmesser an dieser Stelle berechnet. Die automatische Bestimmung des Referenzdurchmessers, d. h. die beste Schätzung des „nicht erkrankten" Gefäßdurchmessers erfolgt anhand der Durchmesserfunktion mittels sogenannter iterativer linearer Regressionstechnik, wobei zur Berechnung verengte und ektatische Bereiche ausgeschlossen werden. Die auf diese Weise erhaltene Referenzdurchmesserfunktion repräsentiert die beste Annäherung der Größe des „nicht erkrankten" Bereiches des zu analysierenden Segmentes. Der Referenzdurchmesser wird als Durchmesserwert von der Referenzfunktion angegeben. Von Referenz- und Stenosedurchmeser werden die pozentuale Durchmesserstenose und die prozentuale Flächenstenose berechnet. Zusätzlich abgeleitete Größen beinhalten die Stenosegeometrie, wie Stenoselänge, Einfluß- und Ausflußwinkel, die atherosklerotische Plaquefläche und funktionelle Informationen hinsichtlich der theoretisch berechneten stenotischen Flußreserve und des transstenotischen Druckgradienten. Segmentbezogene Daten, unabhängig von stenotischen Einengungen, wie die Segmentlänge oder die Standardabweichnug der Durchmesserfunktion innerhalb eines Segmentes können erfaßt und getrennt angegeben werden (Abb. 4-7).

Die alleinige Angabe des prozentualen Stenosegrades, wie in der täglichen Routine bei visueller Graduierung von Einengungen angewendet und bezogen auf den Stenosedurchmesser, spiegelt nur ungenügend die wahre Bedeutung einer Stenose wider.

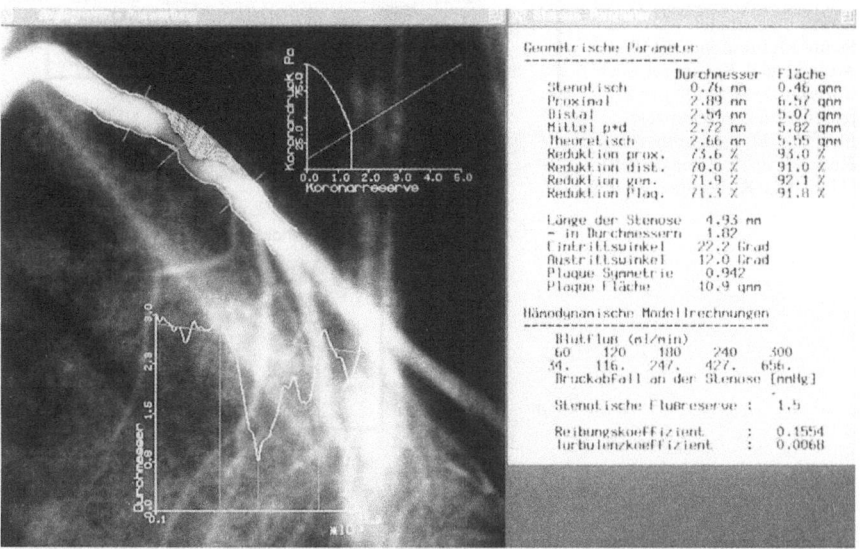

Abb. 4-7. Beispiel einer Stenoseauswertung vor Ballondilatation mit der Darstellung des Angiographiebildes und dem Ausdruck der berechneten geometrischen Parametern der Stenose und der hämodynamischen Modellrechnungen

Wichtigere und reproduzierbarere Parameter sind absolute Größen, wie der minimale Stenosedurchmesser oder der Gefäßdurchmesser des nicht erkrankten Referenzabschnittes. Außerdem ist zu bedenken, daß bei der prozentualen Angabe des Stenosegrades zwischen Stenosedurchmesser und Stenosefläche keine lineare Beziehung besteht. Eine 50 % Durchmesserstenose entspricht zum Beispiel bereits einer 75 % Flächenstenose. Zusätzlich variiert der prozentuale Stenosegrad in Abhängigkeit der Definition des Referenzsegmentes.

Mit den Fortschritten in den koronaren Rekanalisationstechniken (PTCA, Laser, Stents, Atherektomie) ist das Interesse an der Angabe absoluter Größen vor, während oder nach Interventionen gestiegen. Die Berechnung des minimalen Stenosedurchmessers, der minimalen Stenosefläche oder die exakte Angabe der Größe des Referenzsegmentes erlaubt dem Untersucher die optimale Devicegröße oder -länge (Ballon, Stent) während der Prozedur auszuwählen und den Erfolg direkt zu objektivieren.

Durch die zusätzliche Berechnung funktioneller Stenoseparameter wie z.B. des Druckabfalls über einer Stenose und die Angabe der Stenoseflußreserve kann das Verständnis über die Bedeutung einer Läsion verbessert werden (Abb. 4-8). Die Stenoseflußreserve wird basierend auf den quantitativ erhobenen morphologischen Daten theoretisch berechnet und ist als integratives Maß dieser Parameter zu sehen, das das Ausmaß einer Stenose am Besten beschreibt [14]. Experimentelle Arbeiten bestätigten eine gute Korrelation dieser theoretisch berechneten Flußreserve mit physiologisch erhobenen tierexperimentellen Daten [15]. Seitdem es möglich ist Blutflußgeschwindigkeitsmessungen in vivo in den Koronargefäßen durchzuführen liegen zahlreiche Untersuchungen über die gute Korrelation von theoretisch mit quantitati-

Abb. 4-8. Theoretische Modellrechnung über den Druckverlust über einer Stenose und der daraus berechneten Stenoseflußreserve CFR (*Pa* Aortendruck, *Pv* venöser Rückwärtsdruck, *Pc* koronarer Perfusionsdruck, *Q* koronarer Blutfluß, *Q/Q_{Ruhe}* koronare Flußreserve, *A, B* Konstanten) (Mod. nach Kirkeeide u. Gould)

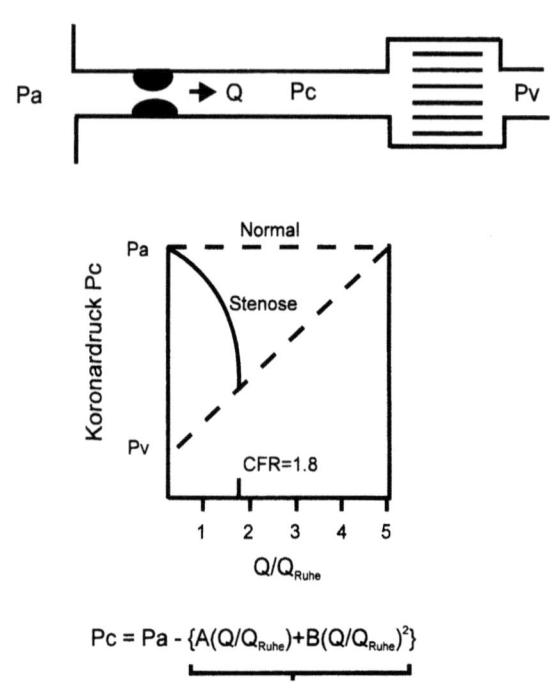

$$Pc = Pa - \{A(Q/Q_{Ruhe}) + B(Q/Q_{Ruhe})^2\}$$

Druckverlust über einer Stenose

ver Koronarangiographie berechneter und invasiv gemessener koronaren Flußreserve vor [16–19].

Validierung, Genauigkeit und Präzision digitaler quantitativer Koronarangiographie

Die computergestützte Analyse von Koronarangiogrammen liefert im ersten Schritt Gefäßkonturen, daraus wird eine Anzahl von Parametern abgeleitet, die die Morphologie des Gefäßsegmentes beschreiben. Offensichtlich ist es notwendig die Stärken und Schwächen, sowie auch die klinische Wertigkeit der unterschiedlichen Systeme zu bestimmen. Die Erfahrungen mit Systemen zur quantitativen Koronarangiographie zeigen, daß standardisierte Validierungsprozeduren durchgeführt und die daraus erarbeiteten statistischen Parameter mit Ergebnissen von validierten Systemen verglichen werden müssen. Eine Validierungsprozedur besteht aus folgenden Schritten:

- Ermittlung der Genauigkeit und Präzision der Konturdetektion,
- Bewertung der Reproduzierbarkeit der Ergebnisse quantitativer Analysen,
- Bestimmung von Kurz-, Mittel- und Langzeitvariabilität,
- Vergleichbarkeit zwischen unterschiedlichen Instituten bzw. Labors.

Als einheitliches Gütekriterium für die Beurteilung der Ergebnisse von Validierungsstudien werden üblicherweise Genauigkeit und Präzision der durchgeführten Messungen und Analysen angegeben. Genauigkeit wird definiert als der Mittelwert der Differenzen zwischen aktuellen und gemessenen Werten oder zwischen den Werten wiederholter Messungen und Präzision als die Standardabweichung der Differenzen [20, 21].

Ermittlung von Genauigkeit und Präzision der Konturdetektion

Zur Beurteilung der Kontur- oder Kantendetektion werden in vitro und in vivo Messungen mit Plexiglasphantomen durchgeführt. Die Phantome sollten präzisionsgefertigt sein, Durchmesser zwischen 0,5 mm und 5,0 mm haben und definierte Stenosierungen aufweisen (Abb. 4-9). Im ersten Schritt werden die Plexiglasphantome in vitro bei unterschiedlichen Bedingungen, wie verschiedene Kontrastmittelkonzentrationen, unterschiedliche kVp-Level oder verschiedene Bildverstärkermode, angiographiert, die Bilder quantitativ analysiert und die Genauigkeit und Präzision der durchgeführten Messungen bestimmt. Für etablierte quantitative Analysesysteme sollte die Genauigkeit nahe Null liegen, d. h. es liegen keine signifikanten Über- oder Unterschätzung vor und systematische Fehler können ausgeschlossen werden. Die Gesamtpräzision, die als Maß für die Irregularität der erkannten Konturen zu sehen ist, sollte in einer Größenordnung zwischen 0,10–0,13 mm liegen. Die alleinige Angabe der Gesamtgenauigkeit und der Gesamtpräzision ist jedoch kein ausreichendes Maß für die Güte eines Systemes. Infolge der Mittelwertbildung können lokale Unregelmäßigkeiten verdeckt werden, z. B. bei einer Überschätzung kleiner und gleichzeitiger Unterschätzung größerer Durchmesser. Aus diesem Grunde ist es unerläßlich, auch die Einzelergebnisse pro gemessenes Phantom mit anzugeben.

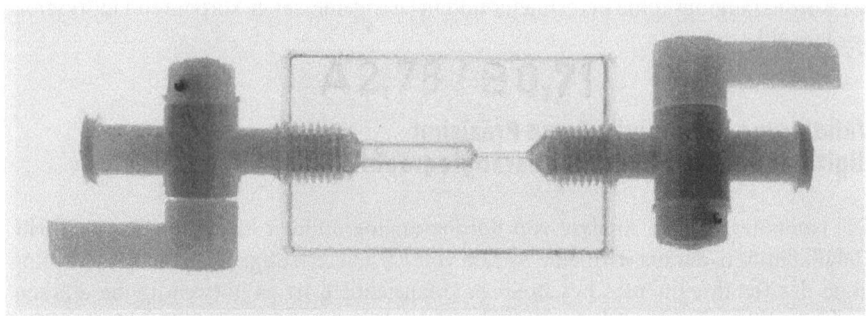

Abb. 4-9. Abbildung eines zu Validierungszwecken üblicherweise verwendeten Plexiglasphantomes mit 2 definierten, laseroptisch nachgemessenen Lumendurchmessern

Im nächsten Schritt werden die Plexiglasphantome auf dem Thorax von Patienten positioniert, angiographiert und die gleichen Messungen und Analysen unter diesen veränderten Bedingungen durchgeführt. Der inhomogenere Hintergrund und das geringere Signalrauschverhältnis führen zwangsläufig zu einer Abnahme der Güte der Messungen.

Als ultimativer Validierungsprozeß dienen tierexperimentelle Untersuchungen in vivo. Kleine Plexiglaszylinder werden in die Koronargefäße von Versuchstieren implantiert und die Validierungdschritte durchgeführt [22]. Bei diesen klinischen Bedingungen sind Präzisionswerte in der Größenordnung von 0,20 mm zu erwarten.

Reproduzierbarkeit der Ergebnisse quantitativer Analysen

Wurden Phantommessungen mit zufriedenstellenden Ergebnissen durchgeführt, folgt die Bewertung der Reproduzierbarkeit der Ergebnisse quantitativer Analysen durch Bestimmung der Inter- und Intraobservervariabilität an routinemäßig erhobenen Koronarangiogrammen. Die Angiogramme werden in der Regel von einem Observer ausgewählt, von mehreren Untersuchern unabhängig voneinander analysiert und nach mehren Wochen, ohne Kenntnis der Ergebnisse der ersten Analyse, erneut ausgewertet. Die Genauigkeit der Analysen sollte nicht erheblich differieren, die Präzision zwischen 0,12 und 0,14 mm liegen [23].

Bestimmung von Kurz-, Mittel- und Langzeitvariabilität

Die Inter- und Intraobservervariabilität wurde an einzelnen ausgewählten Angiographiebildern bestimmt. In der klinischen Praxis besteht der Einsatz von quantitativen Analysesystemen häufig jedoch in der Auswertung von Koronarangiogrammen, die zu unterschiedlichen Zeitpunkten durchgeführt wurden. Um diese zusätzlichen Variabilitätsquellen zu erfassen, werden die Kurz- Mittel- und Langzeitvariabilität quantitativer Messungen bestimmt. Unter Kurzzeitvariabilität ist die Variabilität wiederholter Messungen innerhalb eines Zeitraumes kleiner 5 Minuten ohne eine Änderung der

Geometrie der Röntgenanlage zu verstehen. Die mittlere Variabilität ist definiert durch die Variabilität der Analyse von Koronarangiogrammen zu Beginn und Ende einer Untersuchung. Dies beinhaltet automatisch eine erforderliche Repositionierung der Röntgenanlage. Schließlich ist die Langzeitvariabilität definiert durch die Variabilität der Analyse von Koronarangiogrammen zweier zeitlich unterschiedlicher Herzkatheteruntersuchungen. Der Zeitraum dazwischen sollte jedoch nicht länger als 6 Monate betragen, um Einflüsse durch eine Progression der koronaren Herzerkrankung auszuschließen. Es ist unumgänglich für diese Zwecke standardisierte Aufnahmeprotokolle und -techniken zu verwenden um die Fehlerquellen möglichst gering zu halten. Diese beinhalten unter anderem, die Gabe eines Vasodilatators, wie z. B. Nitroglyzerin, zu Beginn der Untersuchung, ein sorgfältiges Protokollieren der Rotations- und Angulationseinstellungen oder die Verwendung nicht ionischen Kontrastmittels. Das Ausmaß der Kurz- Mittel- und Langzeitvariabilität in der Analyse und Bestimmung absoluter Dimensionen von klinischen Koronarangiogrammen ist in einer Größenordnung von 0,20 mm und höher zu erwarten [23].

Vergleichbarkeit zwischen unterschiedlichen Instituten bzw. Labors

Mit der breiten Anwendung der quantitativen Koronarangiographie in unterschiedlichen Herzkatheterlaboren stellte sich schnell die Frage, wie gut die Ergebnisse dieser sogenannten „core-laboratories" untereinander korrelieren. Diese Fragestellung ist deshalb von nicht unerheblicher Bedeutung, weil die Ergebnisse dieser, auf quantitativer Koronarangiographie basierender Studien einen signifikanten Einfluß auf das klinische Vorgehen erlangt haben. Als Beispiele seien hier die Benestent, Stress oder Intact Studie genannt [24–28]. Vergleichsuntersuchungen zu Multicenterstudien, bei denen unterschiedliche quantitative Systeme eingesetzt wurden, ergaben, daß die Ergebnisse nicht direkt miteinander vergleichbar sind [29]. Einen hohen Qualitätsstandard und vergleichbare Ergebnisse können nur durch standardisierte Validierungsstudien für jedes einzelne „core-labaratory" erzielt werden. Für eine optimale Konsistenz der erhobenen Daten sind in großen Multicenterstudien zentrale „core-laboratories" erforderlich [30].

Speichermedien

S-VHS als dauerhaftes Speichermedium

Vor der Ära der digitalen Röntgensysteme war der 35-mm-Cinefilm das einzige brauchbare Speichermedium für Koronarangiogramme. Dies hat sich geändert, als es möglich wurde Bilder in Echtzeit digital zu speichern und die Filmsequenzen dem Untersucher in hervorragender Qualität auch sofort zur Verfügung standen. Seitdem wir der Ära des filmlosen Katheterlabors entgegen steuern ist die Diskussion um ein ideales Speichermedium dieser großen Menge digitaler Daten neu entfacht. In der Übergangszeit von Cinefilm auf digitales Speichermedium entschlossen sich viele Anwender S-VHS Kassetten als dauerhaftes Speichermedium zu verwenden. Dies steht im

Gegensatz zu den Richtlinien und Empfehlungen der ESC Task Force on Digital Imaging in Cardiology, die sich aufgrund der nicht akzeptablen Bildqualität von Videobändern und Bandkopien, deutlich gegen S-VHS oder U-Matic Videobänder als Speicher- und Transportmedium ausgesprochen haben [31]. Untersuchungen über die Verwendbarkeit von Videobilddaten für quantitative angiographische Studien zeigten eindeutig, daß wegen der geringen Bandbreite von Videobändern und dem dadurch bedingten schlechten Signal zu Rauschverhältnisses diese als Speicher und Transportmedium für quantitative Koronarangiographie inakzeptabel sind [32].

Das filmlose Katheterlabor

Mit der Einführung des ACC/ACR/NEMA und ESC Standard über den digitalen Transfer angiographischer Bilder, nämlich dem DICOM-3 Format ist man dem filmlosen Katheterlabor ein großes Stück näher gekommen [33, 34]. Probleme bereiten jedoch die großen digitalen Datenmengen, die während einer Herzkatheteruntersuchung entstehen. Bei einer Bildgeschwindigkeit von 25 Bildern/Sekunde und einer Matrixgröße von 512 × 512 × 8 Bit fallen pro Sekunde über 7,0 MByte Bilddaten an. Zur Speicherung dieser Datenmengen gibt es eine Reihe von Möglichkeiten. Keine dieser Methoden ist derzeit als ideal zu bezeichnen, favorisiert wird die Compactdisc, die CD-R, als portables Speichermedium. Große Nachteile der CD-R, wie sie in der jetzigen Form zur Verfügung steht, liegen in dem relativ großen Zeitaufwand, der notwendig ist die Daten auf CD zu übertragen, aber auch in der Zeit, die zur Wiedergabe von Bildsequenzen benötigt wird. Lösungsansätze wären, die Bildübertragungsgeschwindigkeit zu erhöhen oder andere Kompressionsverfahren, außer dem derzeit verwendeten JPEG Format, zu überprüfen. Eine andere Alternative wäre Hybridsysteme zu benutzen, die einen Suchmechanismus mit einer akzeptablen Geschwindigkeit auf Kosten der Bildqualität ermöglichen und die gesuchte Bildszene in gewohnter Qualität betrachtet werden kann.

QCA in Stents

Seit der Einführung von Stents hat sich deren klinische Anwendung von anfänglichem Einsatz in „Bailout"-Situationen über suboptimale PTCA Ergebnisse bis zu primären elektiven Stentimplantationen geändert. Die verschiedenen Materialien aus denen Stents gefertigt sind haben unterschiedliche Auswirkungen auf quantitative Analysen. Die Schwierigkeit Koronargefäße mit implantierten Stents quantitativ zu vermessen besteht darin, daß die Stents sowohl mit dem Kantendetektions- als auch mit dem Densitometriealgorithmus interferieren können und die Gefäßkontur falsch bestimmt wird. Dies kann durch eine ausreichende Kontrastmittelfüllung des zu analysierenden Koronarsegmentes in den meisten Fällen vermieden werden. Eine Kombination von Kantendetektion und Densitometrie ist am Besten geeignet die Ergebnisse nach Stentimplantation zu erfassen. Die nicht röntgendichten Edelstahlstents beeinflussen die Messungen nur wenig, die röntgendichten Tantalumstents dagegen können zu Überschätzungen des Gefäßdurchmessers führen.

3D-Rekonstruktion

Liegt eine diffuse koronare Herzerkrankung ohne lokalisierte höhergradige Stenosierungen vor, bedarf es im Hinblick auf quantitative Aussagen einer zusätzlichen Vorgehensweise. Selbst bei Patienten mit offensichtlicher diffuser koronarer Herzerkrankung, wie z. B. bei langjährigem Diabetes mellitus oder bei chronischer Dialyse, ist bislang nur eine qualitative Beschreibung möglich, ohne das gesamte Ausmaß der Erkrankung objektiv und reproduzierbar zu berücksichtigen. Die klinische Einschätzung derartiger diffuser Veränderungen erfordert die Entwicklung und Validierung geeigneter Werkzeuge.

Üblicherweise werden serielle Messungen der Gefäßdurchmesser oder der Gefäßquerschnitte mehrerer Koronarsegmente durchgeführt. Der Vergleich wiederholter Messungen identischer Segmente zu verschiedenen Zeitpunkten beschreibt den Verlauf einer diffusen Erkrankung jedoch nicht ausreichend. Neuerdings wird vorgeschlagen die Koronargefäßquerschnitte mit der totalen distalen Länge des Koronargefäßbaumes zu vergleichen, da eine gute Korrelation zwischen dem lokalen Gefäßdurchmesser oder Gefäßquerschnit und der regional durchbluteten Myokardmasse besteht [35, 36]. Die Progression einer diffusen koronaren Herzerkrankung, einhergehend mit einer chronischen Reduktion der Koronardurchblutung, scheint z. B. mit einer proximalen Volumenzunahme bei gleichzeitiger Volumenabnahme in der Peripherie verbunden zu sein, welche als Gefäßrarifizierung beschrieben wird.

Eine Möglichkeit diese Veränderungen quantitativ zu erfassen besteht in der 3D-Rekonstruktion des gesamten Koronargefäßbaumes. Der Koronargefäßbaum wird dabei in einzelne Gefäßabschnitte oder -segmente unterteilt, wodurch von proximal nach distal eine Hierarchie von Segmenten und Verzweigungen entsteht. Die einzelnen Parameter der Segmente wie deren Gefäßquerschnitte, Längen und Volumina werden in Relation zu dem jeweiligen zuführenden proximalen Segment gesetzt. Auf diese Weise ist eine objektive und reproduzierbare Erfassung einer diffusen Koronarsklerose möglich.

Ein zusätzliches Ziel dieser 3D-Rekonstuktionen besteht in der Berechnung und visuellen Darstellung optimaler Projektionen für die Planung von Interventionen oder Rekonstruktionen verschlossener Koronargefäße. Die 3D-Rekonstruktion beginnt mit der Bildaquisition, wobei biplane Koronarangiogramme unbedingt erforderlich sind (Abb. 4-10a). Eine Orthogonalität, d. h. senkrecht aufeinander stehende Projektionen, ist nicht notwendig, allerdings sollten Angulationen mit einem Winkel von > 15° benutzt werden. Durch interaktive Markierung korrespondierender anatomischer Strukturen in jeder Projektion, sogenannter Knotenpunkte an Gefäßaufzweigungen oder anderen markanten Punkten und unter Verwendung automatischer Konturerkennnung wird für jede Projektion ein 2D-Modell generiert (Abb. 4-11). Während die Knotenpunkte vom Benutzer mit definiert werden müssen, erfolgt die Bestimmung des Gefäßverlaufes und der Gefäßkanten automatisch von Knotenpunkt zu Knotenpunkt. Als Ergebnis besteht jedes Segment aus einer diskreten Anzahl von Elementen und Daten, anhand derer mittels eines komplexen Analyse- und Approximationsverfahrens der Bildgeometrie ein möglichst genaues 3D-Modell rekonstruiert wird (Abb. 4-10b). Das Modell kann entweder visuell dargestellt werden um einen realistischen Eindruck der Gefäßmorphologie zu erhalten oder es können quantitative Analysen durchgeführt werden.

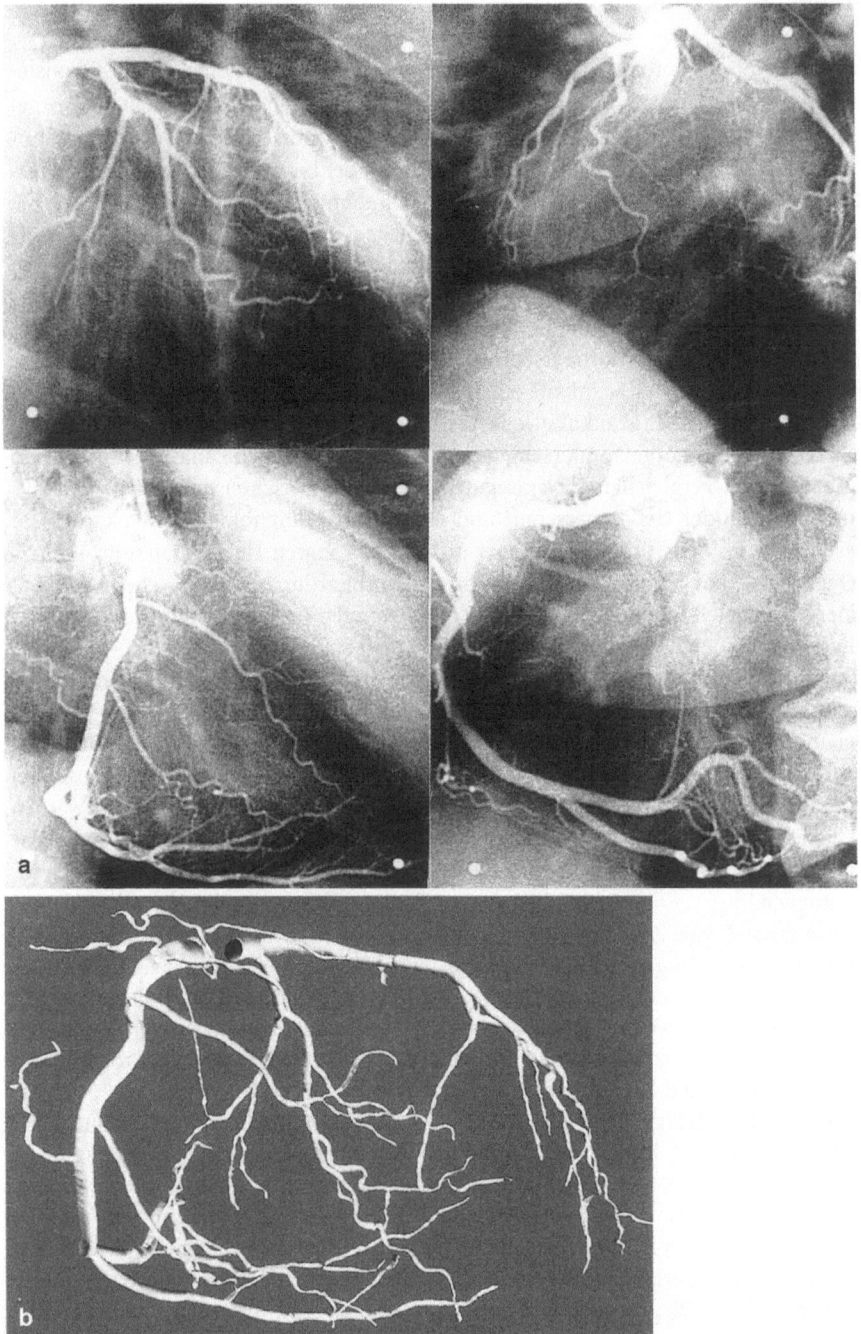

Abb. 4-10a,b. Biplane Angiogramme (**a**) einer linken und rechten Koronararterie eines Normalpa-
tienten ohne koronare Herzerkrankung mit der Darstellung des kompletten Koronargefäßbaumes.
b Rekonstruiertes 3D-Modell der rechten und linken Koronararterie von den in **a** dargestellten biplanen Angiogrammen

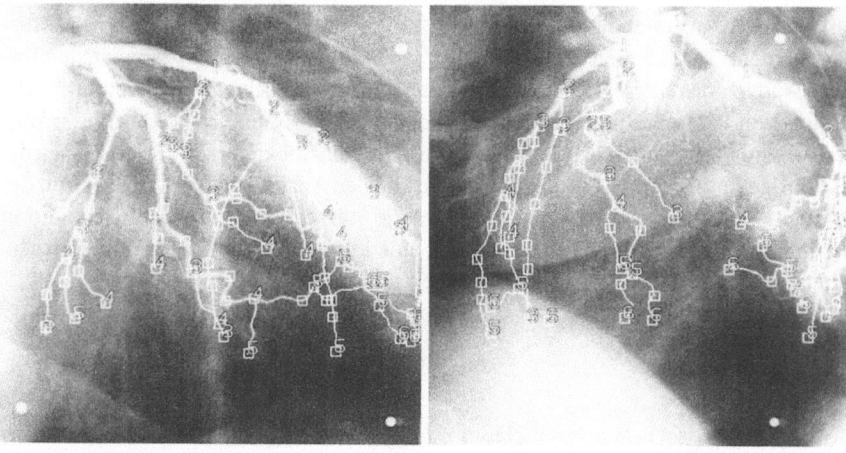

Abb. 4-11. Koronarangiogramme mit 2D-Gefäßskeletten und interner Gefäßhierarchie nach Ordnung ohne Bezug zu Unterbaumebenen

Die Analyse eines Koronargefäßbaumes ist mit relativ hohem Zeitaufwand verbunden und variiert in Abhängigkeit der Erfahrung des Untersuchers, der Komplexität der Koronaranatomie und in Abhängigkeit technischer Faktoren wie der Qualität der Angiogramme, der Präzision des technischen Equipements und der Exaktheit der Datenprotokollierung. Erklärtes Ziel derartiger 3D-Rekonstruktionen ist eine vollautomatische Gesamtanalyse des Koronargefäßsystemes sowie der Möglichkeit einer rechnergestützten Auffindung von Abweichungen innerhalb eines Normkollektives.

Zusammenfassung

Seit der Einführung der ersten Computersysteme zur quantitativen Analyse von Koronarangiogrammen in den Jahren 1977 und 1978, ist die Technik unentwegt weiterentwickelt worden und steht mittlerweile dem Untersucher, als eine zwar komplexe, aber einfach und schnell anwendbare Methode, zur objektiven und reproduzierbaren Beurteilung des Koronargefäßsystemes zur Verfügung. Es bestehen keine Zweifel, daß die konventionelle visuelle Interpretation zur Beurteilung der Effektivität neuer invasiver Verfahren oder zur Dokumentation einer Progression oder Regression der koronaren Herzerkrankung keine akzeptable Methode darstellt. Die Ergebnisse müssen mit quantitativer Koronarangiographie in einer objektiven und reproduzierbaren Weise analysiert werden, auf der Basis absoluter Parameter, die sowohl die Ausgangsbedingungen als auch die resultierenden Änderungen in der Koronarmorphologie genau beschreiben. Weiterentwicklungen in der quantitativen Koronarangiographie sowie in der digitalen Bildverarbeitung ermöglichen mittlerweile quantitative Analysen auch im täglichen Routinebetrieb online durchzuführen. Das Spektrum der heute zur Verfügung stehenden Techniken zur Koronarintervention hat eine Komplexität erreicht, die es nicht mehr erlauben sich nur an Hand von visuellen Einschätzungen für ein bestimmtes Therapieverfahren zu entscheiden. Eine quantitative Analyse ist ein entscheidender Bestandteil einer Qualitätssicherung im Katheterlabor, die nicht nur in Folge des zunehmenden Kostendrucks für die interventionellen Therapien gefordert werden. Neben diesen Anforderungen haben Ergebnisse aus experimentellen Untersuchungen das Interesse in der Koronarangiographie auch auf die quantitative Erfassung von Parametern gelenkt, die das gesamte Gefäßsystem charakterisieren können. Daraus leiten sich zusätzliche Anforderungen an derartige Systeme ab, die zukünftige Entwicklungen in der dreidimensionalen Analyse und Rekonstruktion des kompletten Koronargefäßsystems vorsehen. Die Stärke dieser Entwicklungen wird in der hohen Qualität und Verfügbarkeit für eine klinische Routineanwendung liegen, unterstützt durch aussagekräftige klinische Validierungen.

Literatur

1. Detre KM, Wright E, Murphy ML, Takaro T (1974) Observer agreement in evaluating coronary angiograms. Circulation 50(5):998–1005
2. Zir LM (1983) Observer variability in coronary angiography. Int J Cardiol 3(2): 171–173
3. Stalling D, Hege HC (1996) Intelligent Scissors for Medical Image Segmentation. In: Arnolds B, Müller H, Saupe D, Tolxdorff T, editors. Tagungdband zum 4. Workshop "Digitale Bildverarbeitung in der Medizin", Freiburg 14.-15-März 1996, S 32–36
4. Reiber JH, Kooijman CJ, den Boer A, Serruys PW (1985) Assessment of dimensions and image quality of coronary contrast catheters from cineangiograms. Cathet Cardiovasc Diagn 11: 521–531
5. Koning G, van der Zwet PM, von Land CD, Reiber JH (1992) Angiographic assessment of dimensions of 6F and 7F Mallinckrodt Softouch coronary contrast catheters from digital and cine arteriograms. Int J Card Imaging 8:153–161
6. Wollschlager H, Lee P, Zeiher A, Solzbach U, Bonzel T, Just H (1986) Mathematical tools for spatial computations with biplane isocentric X-ray equipment. Biomed Tech Berl 31:101–106
7. Wollschlager H, Lee P, Zeiher A, Solzbach U, Bonzel T, Just H (1986) Derivation of spatial information from biplane multidirectional coronary angiograms. Med Prog Technol 11:57–63
8. Wahle A, Wellnhofer E, Oswald H, Fleck E (1993) Biplane coronara angiography: accurate quantitative 3-D reconstruction without isocenter. Comput Cardiol 1993:97–100
9. Solzbach U, Wollschläger H, Zeiher A, Just H (1988) Optical distortion due to geomagnetism in quantitative angiography. Comput Cardiol 1988:355–357
10. Van der Zwet P, Meyer D, Reiber J (1995) Automated and accurate assessment of the distribution, magnitude and direction of pincushion distortion in angiographic images. Invest Radiol 30:204–213
11. Nichols AB, Berke AD, Han J, Reison DS, Watson RM, Powers ER (1988) Cinevideodensitometric analysis of the effect of coronary angioplasty on coronary stenotic dimensions. Am Heart J 115: 722-732
12. Nickoloff EL, Han J, Esser PD, Nichols AB (1987) Evaluation of a cinevideodensitometric method for measuring vessel dimensions from digitized angiograms. Invest Radiol 22:875–882
13. Silver KH, Buczek JA, Esser PD, Nichols AB (1987) Quantitative analysis of coronary arteriograms by microprocessor cinevideodensitometry. Cathet Cardiovasc Diagn 13:291–300
14. Gould KL, Kirkeeide RL, Buchi M (1990) Coronary flow reserve as a physiologic measure of stenosis severity. J Am Coll Cardiol 15:459–474
15. Demer L, Gould KL, Kirkeeide R (1988) Assessing stenosis severity: coronary flow reserve, collateral function, quantitative coronary arteriography, positron imaging, and digital subtraction angiography. A review and analysis. Prog Cardiovasc Dis 30:307–322
16. Bach RG, Donohue TJ, Kern MJ (1995) Intracoronary Doppler flow velocity measurements for the evaluation and treatment of coronary artery disease. Curr Opin Cardiol 10:434–442
17. Di Mario C, de Feyter PJ, Slager CJ, de Jaegere P, Roelandt JR, Serruys PW (1993) Intracoronary blood flow velocity and transtenotic pressure gradient using sensor-tip pressure and Doppler guidewires: a new technology for the assessment of stenosis severity in the catheterization laboratory. Cathet Cardiovasc Diagn 28:311–319
18. Kern MJ, Bach RG, Mechem CJ, Caracciolo EA, Aguirre FV, Miller LW, et al. (1996) Variations in normal coronary vasodilatory reserve stratified by artery, gender, heart transplantation and coronary artery disease. J Am Coll Cardiol 28:1154–1160

19. Ofili EO, Kern MJ, St Vrain JA, Donohue TJ, Bach R, al Joundi B, et al. (1995) Differential characterization of blood flow, velocity, and vascular resistance between proximal and distal normal epicardial human coronary arteries: analysis by intracoronary Doppler spectral flow velocity. Am Heart J 130:37–46

20. Herrington D, Walford G, Pearson T (1989) Issues of validation in quantitative coronary angiography. In: Reiber J, Serruys P (eds) New developments in quantitative coronary arteriography. Kluwer, Dodrecht, pp 153–166

21. Reiber J (1991) An overview of coronary quantitation techniques as of 1989. In: Reiber J, Serruys P (eds) Quantitative coronary arteriography. Kluwer, Dodrecht, pp 55–132

22. Haase J, Di Mario C, Slager CJ, van der Giessen WJ, den Boer A, de Feyter PJ, et al. (1992) In-vivo validation of on-line and off-line geometric coronary measurements using insertion of stenosis phantoms in porcine coronary arteries. Cathet Cardiovasc Diagn 27:16–27

23. Reiber JH, Serruys PW, Kooijman CJ, Wijns W, Slager CJ, Gerbrands JJ, et al. (1985) Assessment of short-, medium-, and long-term variations in arterial dimensions from computer-assisted quantitation of coronary cineangiograms. Circulation 71:280–288

24. Fischman DL, Leon MB, Baim DS, Schatz RA, Savage MP, Penn I, et al. (1994) A randomized comparison of coronary-stent placement and balloon angioplasty in the treatment of coronary artery disease. Stent Restenosis Study Investigators [see comments]. N Engl J Med 331:496–501

25. Foley DP, Melkert R, Umans VA, de Jaegere PP, Strikwerda S, de Feyter PJ, et al. (1995) Differences in restenosis propensity of devices for transluminal coronary intervention. A quantitative angiographic comparison of balloon angioplasty, directional atherectomy, stent implantation and excimer laser angioplasty. CARPORT, MERCATOR, MARCATOR, PARK, and BENESTENT Trial Groups [see comments]. Eur Heart J 16:1331–1346

26. Lichtlen PR, Nikutta P, Jost S, Deckers J, Wiese B, Rafflenbeul W (1992) Anatomical progression of coronary artery disease in humans as seen by prospective, repeated, quantitated coronary angiography. Relation to clinical events and risk factors. The INTACT Study Group [see comments]. Circulation 86:828–838

27. Serruys PW, Emanuelsson H, van der Giessen W, Lunn AC, Kiemeney F, Macaya C, et al. (1996) Heparin-coated Palmaz-Schatz stents in human coronary arteries. Early outcome of the Benestent-II Pilot Study. Circulation 93:412–422

28. Serruys PW, de Jaegere P, Kiemeneij F, Macaya C, Rutsch W, Heyndrickx G, et al. (1994) A comparison of balloon-expandable-stent implantation with balloon angioplasty in patients with coronary artery disease. Benestent Study Group [see comments]. N Engl J Med ; 331:489–495

29. Keane D, Haase J, Slager CJ, Montauban van Swijndregt E, Lehmann KG, Ozaki Y, et al. (1995) Comparative validation of quantitative coronary angiography systems. Results and implications from a multicenter study using a standardized approach. Circulation 91:2174–2183

30. Desmet W, De Scheerder I, Beatt K, Huehns T, Piessens J (1995) In vivo comparison of different quantitative edge detection systems used for measuring coronary arterial diameters. Cathet Cardiovasc Diagn 34:72–80

31. Simon R, Brennecke R, Heiss O, Meier B, Reiber H, Zeelenberg C (1994) Report of the ESC Task Force on Digital Imaging in Cardiology. Recommendations for digital imaging in angiocardiography. Eur Heart J 15:1332–1334

32. Reiber JH, Koning G, van der Zwet PM, Schiemanck L (1996) Inaccuracy of quantitative coronary arteriography when analyzed from S-VHS videotape. Cathet Cardiovasc Diagn 37:32–38

33. American College of Cardiology (1995) American College of Radiology and industry develop standard for digital transfer of angiographic images. ACC/ACR/NEMA Ad Hoc Group. J Am Coll Cardiol 25:800–802

34. Cardiac angiography without cine film: erecting a „Tower of Babel" in the cardiac catheterization laboratory (1994) American College of Cardiology Cardiac Catheterization Committee. J Am Coll Cardiol 24:834–837

35. Seiler C, Kirkeeide RL, Gould KL (1993) Measurement from arteriograms of regional myocardial bed size distal to any point in the coronary vascular tree for assessing anatomic area at risk. J Am Coll Cardiol 21:783–797

36. Seiler C, Kirkeeide RL, Gould KL (1992) Basic structure-function relations of the epicardial coronary vascular tree. Basis of quantitative coronary arteriography for diffuse coronary artery disease. Circulation 85:1987–2003

Einschwemmkatheteruntersuchungen zur Funktionsdiagnostik von kardiopulmonalen Erkrankungen und zur intensivmedizinischen Überwachung

R. Buchwalsky

Einschwemmkatheter lassen sich von peripheren Venen aus in die Pulmonalarterie ohne Röntgenkontrolle vorführen, wobei man sich über die Lage des Katheters anhand der charakteristischen Druckkurven orientiert. Die Einschwemmkatheteruntersuchungen erlauben die zentralvenösen Druckmessungen und Herzminutenvolumenbestimmungen auch unter den Bedingungen der ergometrischen Belastung und der intensivmedizinischen Überwachung. Dadurch lassen sich die Funktion des rechten und linken Ventrikels und die Durchblutungsverhältnisse der Lungen in unterschiedlichen Situationen ermitteln. Trotz der Einführung der Echokardiographie und der Ausweitung der Indikation zur Linksherzkatheteruntersuchung hat die Einschwemmkatheteruntersuchung einen Stellenwert bewahrt in der Funktionsdiagnostik kardiopulmonaler Erkrankungen und beim intensivmedizinischen Monitoring.

Historische Entwicklung

Mit einem selbstgefertigten Polyätylenkatheter sondierten Zohman und Williams 1959 erstmals die Pulmonalarterie und führten dabei auch Belastungsuntersuchungen durch. Dotter prägte 1962 den Begriff „Einschwemmkatheter", und Grandjean führte diese Untersuchungstechnik 1967 als „Mikrokatheter" in die chirurgische Intensivmedizin ein. Mit der Hinzufügung eines zweiten Lumens, durch das ein Ballon an der Katheter spitze aufgeblasen werden kann, wurde der Einschwemmvorgang erleichtert. Swan und Ganz führten diesen Einschwemmkatheter 1967 in die kardiologische Intensivmedizin ein. Bleifeld und Hanrath entwickelten auf der Basis von Einschwemmkatheterbefunden ein verändertes pathophysiologisches Verständnis mit neuen Therapieansätzen für den akuten Herzinfarkt. Der Durchführung von Katheteruntersuchungen mit ergometrischer Belastung durch Ekelund und Holmgren (1967) folgten 1970 Einschwemm katheteruntersuchungen bei Sportlern und Herzkranken in der Freiburger Schule unter Reindell mit Entwicklung einer Stadieneinteilung für chronische Herzerkrankungen, die die funktionsdiagnostische Bedeutung dieses Untersuchungsverfahrens belegten. Die Bedeutung des Einschwemmkatheter verfahrens zur Abschätzung der Prognose, der Belastbarkeit und für sozialmedizinische Fragestellungen nach Herzinfarkt wurde erkannt durch Schnellbacher, Gohlke und Buchwalsky Ende der siebziger Jahre.

Untersuchungstechnik

Der Einschwemmkatheter wird nach einer modifizierten Seldinger-Technik nach Punktion einer peripheren Vene eingeführt. Bevorzugt wird der Zugang über die V. basilica mediana in der rechten oder linken Ellenbeuge bei funktionsdiagnostischen Untersuchungen oder über die V. jugularis interna oder externa an der rechten Halsseite für die intensivmedizinische Überwachung. Wegen der Komplikationsmöglichkeiten werden Zugänge über die V. subclavia und V. femoralis vermieden.

Die Sondierung des rechten Vorhofs, des rechten Ventrikels und der Pulmonalarterie erfolgt in der Regel ohne Röntgenkontrolle, indem man sich an den charakteristischen *Druckkurven* der verschiedenen Herz- und Gefäßabschnitte orientiert.

Die *Herzminutenvolumenbestimmung* erfolgt entweder nach dem Fickschen Prinzip mit Messung des zentralvenösen O_2-Gehaltes durch Blutaspiration aus der Pulmonalarterie über den Einschwemmkatheter oder bei Verwendung eines dreilumigen Thermistorkatheters durch das Temperaturverdünnungsverfahren.

In der *Funktionsdiagnostik* hat sich vorwiegend der zweilumige und flexible 5-F-Einschwemmballonkatheter durchgesetzt, mit dem das rechte Herz ohne Auslösung erheblicher Rhythmusstörungen zu passieren ist, und mit dem fast immer eine Pulmonalkapillardruckkurve aufgezeichnet werden kann. Für die Routine des klinischen Alltags wird zur Vereinfachung der Herzminutenvolumenbestimmung nach dem Fickschen Prinzip:

$$\text{Herzminutenvolumen (HMV)} = \frac{\text{Sauerstoffaufnahme (VO}_2)}{\text{arteriovenöse Differenz (AVDO}_2)},$$

auf die spirometrische Bestimmung der Sauerstoffaufnahme in Ruhe und bei Belastung verzichtet und statt dessen die Sauerstoffaufnahme aus geschlechts- und altersbezogenen Normtabellen entnommen. Die arteriovenöse Sauerstoffdifferenz wird gebildet aus der Sauerstoffsättigung im zentralvenösen Blut der Pulmonalarterie und der arteriellen Sauerstoffsättigung im Kapillarblut des hyperämisierten Ohrläppchens, das über eine Stichinzision mit Aufnehmen eines Blutstropfens in eine Kapillare gewonnen wird. Die Blutgasanalyse erfolgt unter Berücksichtigung des Hämoglobinwertes – heute vereinfacht durch moderne Blutgasanalyseautomaten.

Für die Funktionsdiagnostik erfolgt eine stufenweise dosierte körperliche Belastung durch ein Ergometer im Liegen, wobei auf jeder Belastungsstufe die Pulmonalarteriendrücke registriert und die Herzminutenvolumenbestimmungen durchgeführt werden (Abb. 5-1 a, b). Unter körperlicher Belastung steigt das Herzminutenvolumen von durchschnittlich 6 l/min in Ruhe auf über 20 l/min an. Die Verdreifachung des Herzminutenvolumens führt nur zu einer Verdoppelung der Pulmonalarteriendrücke, weil sich die peripheren Lungengefäße öffnen und dadurch der Lungengefäßwiderstand sinkt (Tabelle 5-1).

Bei der *intensivmedizinischen Überwachung* wird in der Regel ein dreilumiger 7-F-Einschwemmkatheter verwandt, mit dem die Herzminutenvolumenbestimmung erfolgt nach Injektion einer Kältelösung über ein drittes Lumen in den rechten Vorhof und bei der die Temperaturänderung des Blutes bei Passage des rechten Ventrikels durch einen Thermistor an der Katheterspitze registriert wird. Durch ein Thermofilament im rechten Vorhof kann die Herzminutenvolumenbestimmung auch automa-

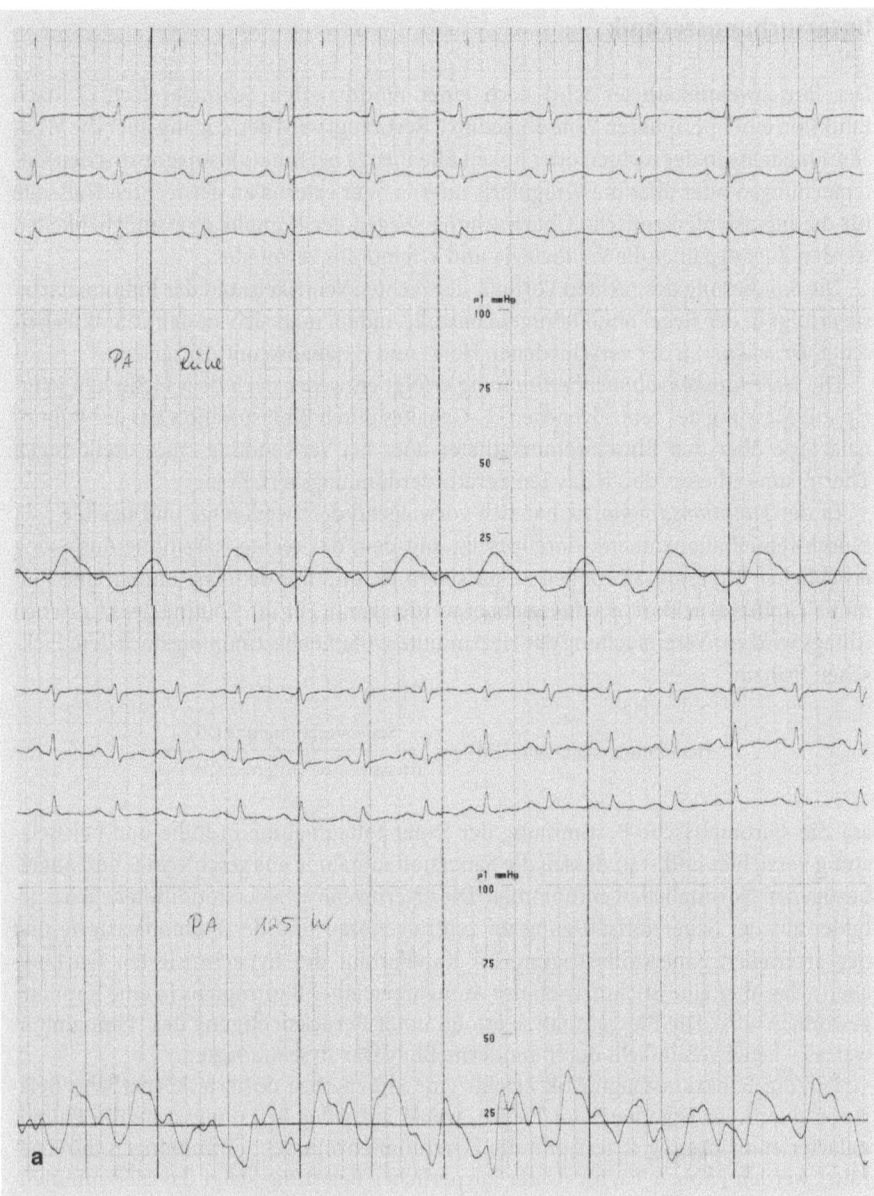

Abb. 5-1a. Pulmonalarteriendruckkurve in Ruhe (*oben*) und bei 125 W Belastung (*unten*) an einem Ergometer im Liegen

tisch und fast kontinuierlich für die intensivmedizinische Überwachung erfolgen, indem die Abkühlung bei der Passage des rechten Herzens durch den Thermistor gemessen wird. Durch eine zusätzliche Fiberoptik ist die kontinuierliche Registrierung der zentralvenösen Sauerstoffsättigung möglich.

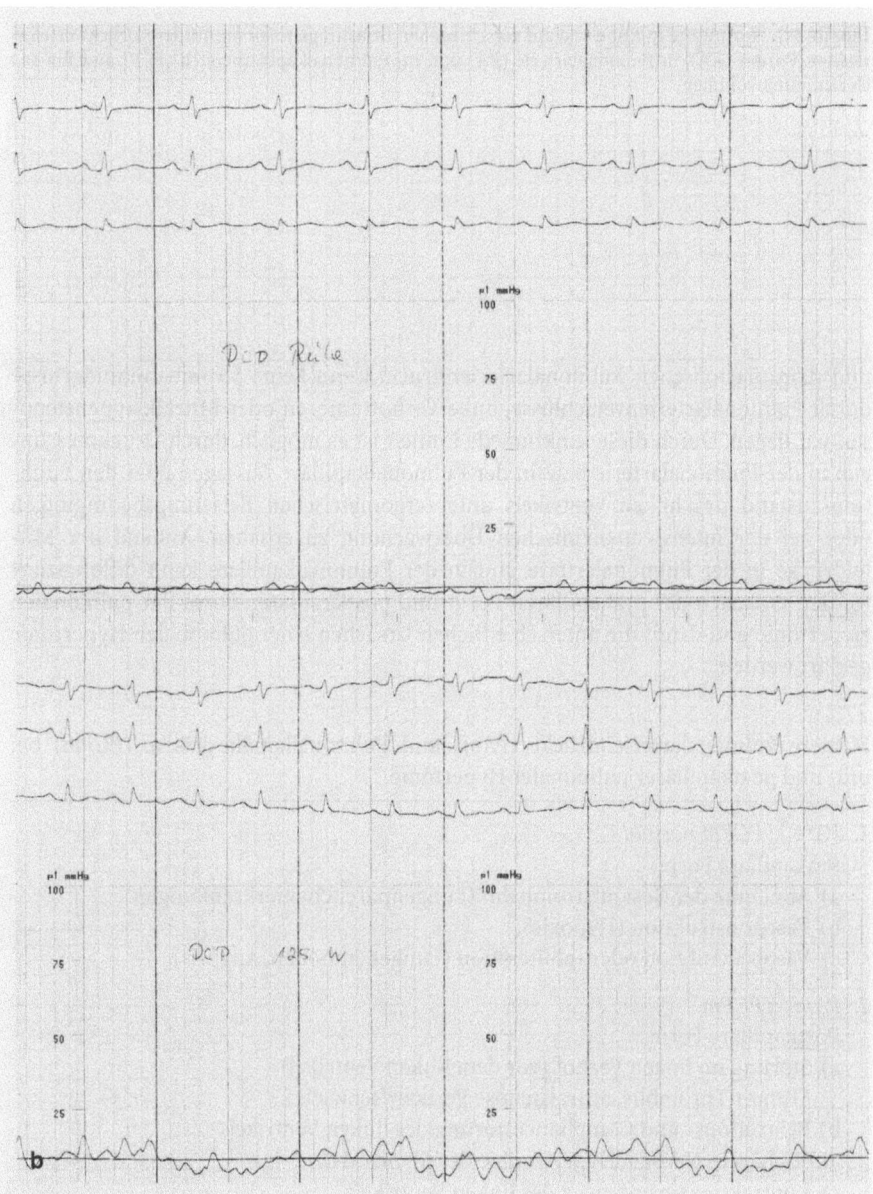

Abb. 5-1b. Pulmonalkapillardruckkurve in Ruhe (*oben*) und bei 125 W Belastung (*unten*) an einem Ergometer im Liegen

Das Einschwemmkatheterverfahren gewinnt dadurch an Aussagekraft, daß zwischen dem linken Ventrikel, dem linken Vorhof, der Pulmonalarterie und der Pulmonalkapillare eine funktionelle Einheit besteht. Der enddiastolische Druck im linken Ventrikel entspricht dem mittleren Druck im linken Vorhof, in der Pulmonalkapillare

Tabelle 5-1. Normwerte in Ruhe und auf verschiedenen Belastungsstufen für mittlere Druckwerte im rechten Vorhof (*RA*), in Pulmonalarterie (*PA*) und im Pulmonalkapillarbereich (*PCP*) und für das Herzminutenvolumen

	RA_m	PA_m	PCP_m	HMV
Ruhe	4– 5	12–16	8–12	6– 8
25 W	4– 8	16–20	13–18	8–10
75 W	4–10	18–22	15–20	10–14
Maximale Wattstufe (über 100 W)	4–10	25–35	20–22	16–24

und dem diastolischen Pulmonalarteriendruck, wenn keine Strombahnhindernisse durch Pulmonalarterienverschlüsse, linke Vorhoftumoren oder Mitralklappenstenosen vor liegen. Durch diese funktionelle Einheit ist es möglich, durch Druckmessungen in der Pulmonalarterie bzw. in der Pulmonalkapillare Aussagen über den Funktionszustand des linken Ventrikels unter ergometrischen Belastungsbedingungen oder bei der intensivmedizinischen Überwachung zu erhalten. Anhand der Mitteldrücke in der Pulmonalarterie und in der Pulmonalkapillare kann differenziert werden zwischen der präkapillären Form und postkapillären Form der pulmonalen Hypertonie und damit die unterschiedlichen Ursachen einer pulmonalen Hypertonie geklärt werden.

Mittlere Pulmonalarteriendrücke (*PAm*) und Pulmonalkapillardrücke (*PCPm*) bei prä- und postkapillärer pulmonaler Hypertonie

1. *PAm* ↑; *PCPm normal*
   Präkapillare Form.
   a) Abnahme der Gesamtstrombahn (Lungenparenchymerkrankungen),
   b) Vasokonstruktion (Hypoxie),
   c) Vasoobstruktion oder -obliteration (Lungenembolien, Angiitis).

2. *PAm* ↑; *PCPm* ↑
   Postkapillare Form:
   a) Störung im linken Vorhof (vor dem linken Ventrikel)
      (Tumor Thrombus, Mitralstenose Perikardschwiele),
   b) Relaxations- und Compliancestörung des linken Ventrikels
      (Ischämie, Narben, Hypertrophie des Myokards),
   c) Kontraktionsinsuffizienz des linken Ventrikels
      (Narben, Aneurysma, Entzündung des Myokards).

Aus der Differenz zwischen Pulmonalarterien- und Pulmonalkapillardruck unter Berücksichtigung des Herzminutenvolumens kann man den Lungengefäßwiderstand errechnen:

$$\text{pulmonaler Arteriolenwiderstand } (R_p) = \frac{\text{Pulmonalarteriendruck (PA}_m) - \text{Pulmonalkapillardruck (PCPm)}}{\text{Herzminutenvolumen (HMV)}}.$$

Komplikationen

Die Einschwemmkatheteruntersuchung wird als semi-invasives kardiologisches Untersuchungsverfahren bezeichnet, weil sie eine niedrige Komplikationsrate hat (Tabelle 5-2). Neben den folgenlosen *lokalen Komplikationen* in Form von Hämatomen und Venenreizungen sind es vorwiegend *katheterbedingte Komplikationen* mit Knoten und Schleifenbildungen, wobei die Schleifen sich in der Regel lösen, die Knoten sich meistens aus der Vene extrahieren lassen und nur selten chirurgisch entfernt werden müssen.

Unter den *kardialen Komplikationen* finden sich am häufigsten vagovasale Reaktionen, die auf intravenöse Atropingabe sofort abklingen. Seltener wird ein Vorhofflimmern ausgelöst beim Passieren des Einschwemmkatheters durch den rechten Vorhof. Im rechten Ventrikel werden ventrikuläre Extrasystolen ausgelöst, zum Teil in Salven, die auch zum Kammerflattern und -flimmern degenerieren können, was selten die elektrische Defibrillation notwendig macht. Bei schon vorliegendem Linksschenkelblock kann der Einschwemmkatheter einen totalen AV Block erzeugen, weshalb vorbeugend eine passagere Schrittmachersonde gelegt werden muß.

Wenn man bedenkt, daß die Pulmonalarterie mit einem Einschwemmkatheter direkt sondiert und in einer Pulmonalarterienaufzweigung ein Ballon aufgeblasen wird, und dies oft noch unter ergometrischen Belastungsbedingungen, dann müßten *pulmonale Komplikationen* häufiger beobachtet werden, als dies tatsächlich der Fall ist. Pulmonale Komplikationen als Folge von Thrombose, Embolie oder Ruptur der Pulmonalarterie sind vorwiegend in der intensivmedizinischen Überwachung aufgetreten und in Einzelfällen tödlich verlaufen.

Insgesamt ist die Komplikationsrate für die Einschwemmkatheteruntersuchung mit ergometrischer Belastung nicht höher anzusetzen als für eine Ergometrie allein; im Gegenteil kann man davon ausgehen, daß durch das hämodynamische Monitoring während einer Belastung ein akutes Herzversagen frühzeitiger erkannt und die körperliche Belastung entsprechend rechtzeitig abgebrochen werden kann.

Tabelle 5-2. Komplikationen bei Einschwemmkatheteruntersuchungen im Rahmen der kardiopulmonalen Funktionsdiagnostik (Gesamtzahl der Untersuchungen: 25 551)

Komplikationen	Anzahl
1. Lokale Kompllkationen (Hämatome, Phlebitis)	ca. 1 000 / ca. 3,9 %
2. Katheterbedingte Komplikationen (Knoten- und Schleifenbildung)	33 / 0,13 %
3. Kardiale Komplikationen	167 / 0,74 %
– Vagovasale Reaktionen	105
– Vorhofflimmern	9
– Ventrikulare Arrhythmien	
• beendet ohne Defibrillation	32
• beendet mit Defibrillation	10
– Totaler AV-Block	9
4. Pulmonale Komplikationen (Embolie, Ruptur, Hämoptoe)	2 / 0,01
5. Allgemeine Komplikationen (Sepsis, Infektion, Verblutung)	0 / 0 %
6. Todesfalle	0 / 0 %

Stellenwert der Einschwemmkatheteruntersuchung in der kardiopulmonalen Funktionsdiagnostik

Das Einschwemmkatheterverfahren liefert keine krankheitsspezifischen Diagnosen, zeigt aber die funktionellen Auswirkungen in Ruhe und unter körperlichen Belastungsbedingungen bei den verschiedenen Herz- und Lungenerkrankungen und läßt Aussagen zur Prognose, körperlichen Belastbarkeit und zum Ergebnis einer Therapie zu.

In der *Pneumonologie* kann mit dem Einschwemmkatheter eine pulmonale Hypertonie bei einer Lungenerkrankung sicher aufgedeckt und eingeschätzt werden, wobei diese präkapilläre (aktive) Form der pulmonalen Hypertonie charakterisiert ist durch die Anhebung des Pulmonalarterienmitteldrucks bei normalem Pulmonalkapillardruck und deutlich erhöhtem Lungengefäßwiderstand. Die pulmonale Hypertonie kann bedingt sein durch Abnahme des Gefäßquerschnitts der Lungenstrombahn bei Lungenparenchymkrankheiten, durch eine Vasokonstriktion der Arteriolen bei Sauerstoffmangel oder durch Obturation von Lungenarterien durch Lungenembolien. Oftmals wird erst durch eine körperliche Belastung die Beeinträchtigung der Lungendurchblutung aufgedeckt, insbesondere bei chronischen Lungenerkrankungen wie Lungenemphysem, Silikose, Lungenfibrose und Mikroembolien, wobei die Prognose dieser Lungenerkrankungen von den Pulmonalarteriendruckverhältnissen abhängt.

Die verschiedenen Formen der *Kardiomyopathie* lassen sich durch die Echokardiographie sicher einordnen, die Einschwemmkatheteruntersuchung mit ergometrischer Belastung liefert aber eine wichtige zusätzliche Information über die hämodynamischen Auswirkungen der Herzmuskelerkrankungen. Eine Wiederholung der Einschwemmkatheteruntersuchung informiert über den Krankheitsverlauf und die Auswirkungen einer Therapie. Dabei führen die hypertrophen, obstruktiven und restriktiven Formen der Kardiomyopathie schon frühzeitig zu stark pathologischen Pulmonalarteriendruckanstiegen unter Belastung, während die dilatativen Formen erst im Spätstadium zu einem Pulmonalarteriendruckanstieg und Abfall des Herzminutenvolumens unter Belastung führen. Die latente Kardiomyopathie, auch Syndrom X genannt, wird oftmals erst durch eine Einschwemmkatheteruntersuchung aufgedeckt bei normalen Untersuchungsbefunden in der Echokardiographie, Myokardszintigraphie und auch Ventrikulgraphie.

Bei der Abklärung von *angeborenen und erworbenen Herzfehlern* wird heute der Einschwemmkatheter häufig anstelle des halbsteifen Cournand-Katheters zur Rechtsherzkatheteruntersuchung verwandt, weil er leichter zu handhaben ist und eine ergometrische Belastung ermöglicht. Mit der Einschwemmkatheteruntersuchung ist die Messung von Druckgradienten an der Pulmonal- und Trikuspidalklappe möglich, und ein Sauerstoffsättigungssprung bei Vorhof- oder Ventrikelseptumdefekten läßt sich durch Blutabnahmen aus den verschiedenen Herz- und Gefäßabschnitten über den Einschwemmkatheter ermitteln. Die ergometrische Belastung läßt erkennen, ob die Entwicklung einer pulmonalen Hypertonie bei Shuntvitien droht. Bei der Mitralklappenstenose entspricht der Pulmonalkapillardruck der Mitralklappeneinengung und dem diastolischen Gradienten an der Klappe. Die ergometrische Belastung im Rahmen der Einschwemmkatheteruntersuchung läßt erkennen, wieweit eine Mitralklappeninsuffizienz oder eine Aortenklappeninsuffizienz sich auf die Lungenstrombahn auswirkt. Dadurch läßt sich oftmals der optimale Zeitpunkt für eine Herzklappenoperation präzisieren. Postoperative Einschwemmkatheterverlaufskontrollen können den Erfolg eines herzchirurgischen Eingriffs dokumentieren für unterschiedliche Operationsverfahren und Herzklappenprothesentypen.

Einen hohen Stellenwert hat die Einschwemmkatheteruntersuchung als funktionsdiagnostisches Verfahren bei der *koronaren Herzkrankheit*. Oft finden sich in Ruhe noch normale hämodynamische Verhältnisse. Die Funktionsstörung des linken Ventrikels wird erst aufgedeckt durch eine ergometrische Belastung mit einem pathologischen Anstieg des mittleren Pulmonalkapillar- bzw. Pulmonalarteriendrucks und einer nicht mehr adäquaten Steigerung des Herzminutenvolumens. Diese zentralhämodynamischen Auswirkungen einer koronaren Herzkrankheit sind bedingt durch die reversible, ischämiebedingte Störung der diastolischen Ventrikelfunktion mit Relaxations- und Complianceänderungen des Myokards und durch die irreversible Kontraktilitätsstörung durch Herzinfarktnarben mit Beeinträchtigung der systolischen Funktion.

Der Pulmonalkapillardruckanstieg unter Belastung korreliert eng zum Ausmaß des Koronargefäßbefalls. Steigt der Pulmonalkapillardruck um mehr als 30 mmHg an, dann liegt in 85 % der Fälle eine koronare Mehrgefäßerkrankung und in 12 % sogar eine linke Hauptstammstenose vor. Bei normalem Pulmonalkapillardruckverhalten mit Anstieg von maximal 10 mmHg kann mit ebensogroßer Wahrscheinlichkeit eine schwere koronare Herzkrankheit ausgeschlossen werden. Mit der Einschwemmkatheteruntersuchung kann deshalb die Indikation zu einer Koronarangiographie präzisiert werden. Es lassen sich die hämodynamischen Auswirkungen unter Belastungsbedingungen von grenzwertigen Koronarbefunden, Herzinfarktnarben und Herzwandaneurysmen überprüfen und damit die Befunde einer Koronarangiographie und Ventrikulographie funktionsdiagnostisch einordnen. Postoperativ lassen sich die Ergebnisse einer Revaskularisation, Aneurysmaresektion, aber auch einer Katheterintervention überprüfen.

Die Einschwemmkatheteruntersuchung kann auch zur Ergänzung eines Belastungselektrokardiogramms herangezogen werden, wenn dieses bei pathologischem Ruheelektrokardiogramm, fraglichen ST-Streckensenkungen und nicht einzuordnenden Herzbeschwerden nicht aussagefähig ist.

Indikationen zur Einschwemmkatheteruntersuchung bei nicht sicher aussagefähigen Belastungselektrokardiogrammen

1. Belastungs-EKG ist wegen eines pathologischen Ruhe-EKG nicht verwertbar: Linksschenkelblock, WPW, Digitalisimprägnation, Repolarisationsstörungen.
2. ST-Streckensenkung bei Frauen ohne typische Angina pectoris.
3. Deutliche Angina pectoris ohne typisches Belastungs-EKG.

Dies gilt auch bei Diskrepanzen zwischen kardiologischen Befunden und kardialen Beschwerden.

Indikation zur Einschwemmkatheteruntersuchung bei Diskrepanzen zwischen kardiologischen Befunden und kardialen Beschwerden

1. Atemnot bei normaler Herzgröße,
2. Herzschmerzen bei normalem Belastungs-EKG,
3. Herzvergrößerung ohne Dyspnoe,
4. ST-Streckensenkung im Belastungs-EKG ohne Angina pectoris.

Neben der Angina pectoris und der ST-Streckensenkung bei Belastung ist der pathologische Druckanstieg in der Pulmonalarterie ein wichtiger dritter Ischämieindikator mit hohem Informationswert, wenn andere kardiologische Untersuchungsmethoden keine eindeutige Aussage liefern.

In der *Rehabilitation* von Herzinfarktpatienten dient das Einschwemmkatheterverfahren zur Ermittelung der Belastbarkeit und Prognose.

Indikationen zur Einschwemmkatheteruntersuchung in der Rehabilitation von chronisch Herzkranken

1. Prüfung der zentralhämodynamischen Auswirkungen einer chronischen Herzerkrankung.
2. Herzfunktionsdiagnostische Einordnung kardialer Beschwerden aufgrund der Belastungshämodynamik.
3. Beurteilung der körperlichen Belastbarkeit für berufliche und sportliche Aktivitäten aufgrund zentralhämodynamischer Störungen bei körperlicher Belastung.
4. Prognostische Einschätzung einer chronischen Herzerkrankung aufgrund zentralhämodynamischer Parameter.
5. Zentralhämodynamische Verlaufsbeobachtung zur Beurteilung von Progredienz und Therapieauswirkung bei chronischer Herzkrankheit.

Dabei wird bei kardial beschwerdefreien Herzinfarktpatienten nicht selten durch die Einschwemmkatheteruntersuchung mit Belastung eine Ischämie oder eine stumme Myokardinsuffizienz aufgedeckt. So wird nur bei 40 % beschwerdefreier Herzinfarktkranker 6 Wochen nach dem akuten Ereignis eine normale zentrale Hämodynamik gefunden (Abb. 5-2). Diese Patienten können weitgehend als normal körperlich belastbar gelten. Bei 35 % wird aber eine pathologische Ventrikelfunktion festgestellt, häufig auf der Basis einer stummen Ischämie, die ein Ausdauertraining nurnoch unter ärztlicher Überwachung und Kontrolle zuläßt. Bei 25 % der Herzinfarktpatienten wird das Herzminutenvolumen nicht mehr adäquat unter körperlicher Belastung infolge einer Pumpinsuffizienz gesteigert, was eine Einschränkung der körperlichen Belastbarkeit bedeutet für Beruf, Freizeit und sportliche Aktivitäten. Von einer schweren Myokardschädigung ist auszugehen, wenn der Pulmonalkapillardruck bereits in Ruhe pathologisch erhöht und das Herzminutenvolumen erniedrigt ist. In Anlehnung an pathophysiologische Vorstellungen von Braunwald haben Roskamm und Reindell eine Staateneinteilung (Tabelle 5-3) vorgeschlagen, die zwischen Ventrikelfunktionsstörung und Pumpinsuffizienz in Ruhe und bei Belastung differenziert.

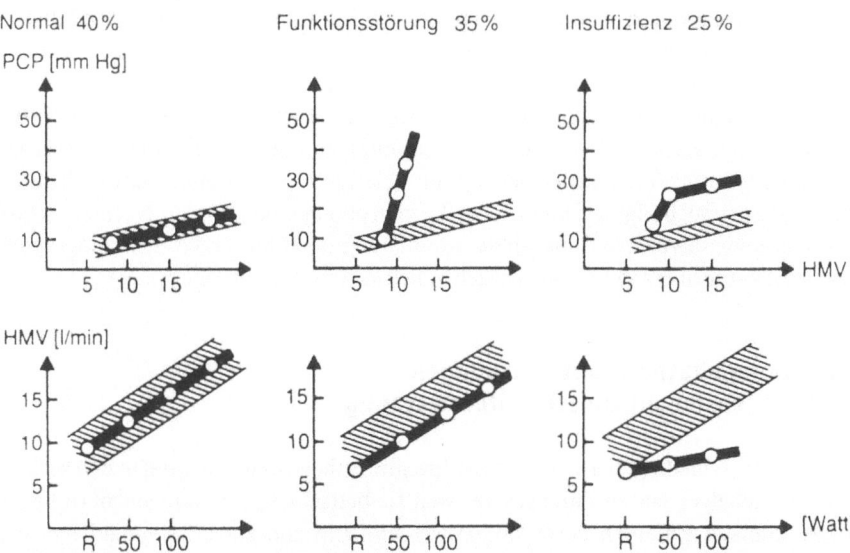

Abb. 5-2. Mittlerer Pulmonalkapillardruck (*PCP*) und Herzminutenvolumen (*HMV*) in Ruhe (*R*) und bei ergometrischer Belastung (50 und 100 W) bei 250 beschwerdefreien Patienten mit 4–6 Wochen zurückliegendem transmuralen Herzinfarkt

Eine Einschwemmkatheteruntersuchung mit ergometrischer Belastung ermöglicht eine prognostische Einschätzung von Herzinfarktpatienten. Wenn das Herzminutenvolumen unter Belastung nicht mehr über 10 l/min gesteigert werden kann und dabei der maximale Pulmonalkapillardruck auf über 35 mmHg ansteigt, dann ist mit einer Postinfarktmortalität von über 25 % in den folgenden vier Jahren zu rechnen, im Vergleich zu nur 4 %, wenn nach dem Herzinfarkt die Belastungshämodynamik normal ist (Buchwalsky 1983). Das Herzminutenvolumenverhalten bei Belastung war in seiner prognostischen Bedeutung höher anzusetzen als der Angiographiescore einer Koronarangiographie oder andere diagnostische Kriterien (Gohlke 1982).

Tabelle 5-3. Zentralhämodynamische Stadieneinteilung nach Herzinfarkt nach Reindell u. Roskamm

	HMV		PCP		Prozentuale Aufteilung 6 Wochen nach dem Herzinfarkt	
	R	B	R	B	Eigene Erfahrungen [%]	Nach Schenellbacher [%]
Stadium 0	n	n	n	n	40	57
Stadium I	n	n	n	+	30	23
Stadium II	n	n	+	+	5	10
Stadium III	n	+	+	+	15	8
Stadium IV	+	+	+	+	10	2

R = Ruhe ; B = Belastung
n = normal; + = pathologisch

Die Einschwemmkatheterbefunde liefern keine krankheitsspezifischen Befunde, denn die Myokardhypertrophie bei Hypertonie führt auch zu pathologischen Pulmonalarteriendruckanstiegen und zwischen ischämischen und myokardialen Funktionsstörungen bei koronarer Herzkrankheit kann nicht sicher unterschieden werden. Deshalb wird diesem semi-invasiven Untersuchungsverfahren in der Stufendiagnostik der koronaren Herzkrankheit nur noch ein untergeordneter Stellenwert zuerkannt. Die Einschwemmkatheteruntersuchung mit Belastung ist aber ein funktionsdiagnostisches Untersuchungsverfahren, das die morphologischen Befunde einer Echokardiographie, Myokardszintigraphie, Koronarangiographie und Ventrikulographie ergänzen kann zu Fragen der körperlichen Belastbarkeit und Prognose.

Einschwemmkatheteruntersuchungen in der intensivmedizinischen Überwachung

In der Intensivmedizin hat sich die Einschwemmkatheteruntersuchung in den sechziger und siebziger Jahren durchgesetzt, weil sie bettseitig ohne Röntgenkontrolle an schwerkranken Patienten durchgeführt werden kann und zur differentialdiagnostischen Abklärung der verschiedenen Ursachen eines plötzlichen Herzkreislaufversagens beiträgt. Es läßt sich anhand zentralvenöser Druckwerte, Herzminutenvolumina und Gefäßwiderstände klären, ob ein Schock kardiogen, pulmonal oder hypovolämisch bedingt ist. Das Einschwemmkathetermonitoring über Stunden und Tage ermöglicht eine Therapiesteuerung mit Volumensubstitution, vasodilatorischen und inotropen Substanzen und Diuretika (Tabelle 5-4). Dabei ist es bedeutsamer, die Entwicklung dieser Kreislaufparameter unter Einfluß dieser Therapien über ein Einschwemmkathetermonitoring zu verfolgen, als aufgrund einmaliger Messung dieser Werte Therapieentscheidungen zu treffen.

Die Einschwemmkatheteruntersuchung wird in der *Chirurgie und Anästhesie* zur prä-, peri- und postoperativen hämodynamischen Überwachung von gefährdeten Patienten bei größeren abdominellen und thorakalen Eingriffen eingesetzt. Vor der Operation ermittelt man die zentralhämodynamische Ausgangssituation und versucht

Tabelle 5-4. Zentralhämodynamische Störung im Schock bei Volumenmangel (*A*), Lungenembolie (*B*) und Herzinfarkt (*C*) und mögliche therapeutische Maßnahmen

Hämodynamische Störung	Therapeutische Maßnahmen			
	Volumen-substitution	Inotrope Substanzen	Vasodilatori-sche Substanzen	Diuretika
A CI↓ PCP↓ PAD↓	++	(+)	Ø	Ø
B CI n PCP n PAD↑	Ø	(+)	+	++
C CI↓ PCP↑ PAD↑	Ø	+	++	(+)
	↑	↑	↓	↓
Hämodynamische Wirkung	Vorlast	Kontraktilität	Nachlast	Vorlast

CI = „cardiac index"   PCP = Pulmonalkapillardruck   PDA = diastolischer Pulmonalarteriendruck
↑ = erhöht   ↓ = erniedrigt   n = normal
++ = sehr wirksam   + = wirksam   (+) = gering wirksam   Ø = unwirksam

diese eventuell noch zu stabilisieren. Während der Operation wird durch kontinuierliche Messung des Pulmonalarteriendrucks, der zentralvenösen Sauerstoffsättigung und des Herzminutenvolumens die Flüssigkeitszufuhr und die Gabe von adrenergen Substanzen gesteuert. Besonders wichtig ist die Kenntnis von Einschwemmkatheterbefunden in der postoperativen Phase, wenn die Auswurfleistung des Herzens ("low output failure") vermindert ist. Obwohl bekannt ist, daß ohne Kenntnis der Einschwemmkatheterbefunde hämodynamische Situationen nur in der Hälfte der Fälle richtig eingeschätzt werden und die Ermittlung von Einschwemmkatheterdaten in einem Drittel der Fälle zu entscheidenden Veränderungen der Therapie führten, gibt es heute viele Stimmen, die vor einem „Einschwemmkatheterkult" warnen und der Meinung sind, daß in der Vergangenheit zu häufig Einschwemmkatheter in der Chirurgie und Anästhesie gelegt wurden mit dem Risiko der katheterspezifischen Komplikationen.

Auf der *kardiologischen Intensivstation* ist das Einschwemmkathetermonitoring durch Ultraschallverfahren stark zurück gedrängt worden, da Herzinfarktkomplikationen sicher durch die Echokardiographie erfaßt werden. Mit der Pulmonalarteriendruckmessung und der Herzminutenvolumenbestimmung läßt sich das akute Infarktereignis nach Bleifeld und Hanrath (1973) in verschiedene Stadien einteilen, die eine unterschiedlich hohe Mortalität haben und zu unterschiedlichen Therapieansätzen führen (Abb. 5-3). Mit dem Einschwemmkatheterverfahren läßt sich zuverlässiger als mit jeder anderen Untersuchungstechnik die Infarzierung des rechten Ventrikels erfassen, die gekennzeichnet ist durch einen hohen rechtsventrikularen Füllungsdruck bei normalem oder niedrigem Pulmonalarteriendruck. Auch die elektrokardiographische Differentialdiagnostik zwischen Lungenembolie und Hinterwandinfarkt ist mit dem Einschwemmkatheterverfahren sicher möglich, da bei einer Lungenembolie ein hoher Pulmonalarterienmitteldruck gefunden wird bei normalem Pulmonalkapillardruck, während beim akuten Herzinfarkt der erhöhte Pulmonalkapillardruck dem erhöhten diastolischen Pulmonalarteriendruck entspricht.

Das Einschwemmkatheterverfahren sollte deshalb auf kardiologischen Intensivstationen auch in Zukunft zur Verfügung stehen, auch wenn heute der Echokardiographie beim Herzinfarkt geschehen zur Aufdeckung von Herzinfarktkomplikationen ein höherer Stellenwert zukommt. Der erhöhte Aufwand und das geringe Risiko der Einschwemmkatheteruntersuchung muß aber in einem sinnvollen Verhältnis stehen zu dem Informationswert, der durch die Einschwemmkatheteruntersuchung zu erwarten ist im Hinblick auf therapeutische Konsequenzen für den Patienten.

Wertvolle Aufschlüsse liefert das Einschwemmkatheterverfahren im Rahmen von *Herzkatheterinterventionen (PTCA)*, weil mit dem Pulmonalarteriendruckanstieg während einer Ballonaufweitung ein zusätzlicher Ischämieparameter gewonnen wird, der während eines Kathetereingriffs oftmals zuverlässiger und eindeutiger zu bewerten ist als die von den Patienten geklagten Beschwerden und die auf dem Monitor dargestellten EKG-Aufzeichnungen. Kommt es während der Katheterintervention zu Komplikationen wie akutem Koronararterienverschluß, dann läßt das Einschwemmkathetermonitoring die hämodynamischen Auswirkungen erfassen und erleichtert Therapieentscheidungen in Richtung Notfall-Herzchirurgie. Mit dem Einschwemmkatheter hat man auch einen sicheren zentralvenösen Zugang, zum Beispiel auch für eine passagere Schrittmacherstimulation. Eine Einschwemmkatheteruntersuchung mit ergometrischer Belastung vor und nach einer Katheterintervention dokumentiert

Abb. 5-3. Zentralhämodynamische Störungen beim akuten
Herzinfarkt, beurteilt aufgrund
des Verhaltens vom Herzminutenvolumen (*CI* = „cardiac-
index") und linksventrikulärer
Füllungsdrucke (*PCP* Pulmonalkapillardruck) bei der
Einschwemmkatheterunter-
suchung

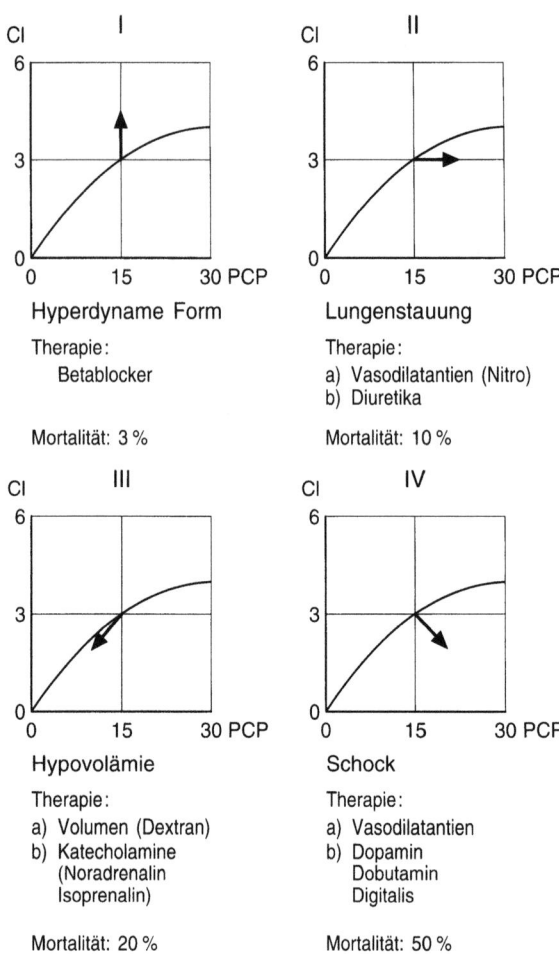

das Ergebnis einer Revaskularisation und kann deshalb oft anstelle einer Rekorona-
rangiographie zur Therapiekontrolle herangezogen werden, insbesondere dann, wenn
erneute kardiale Beschwerden des Patienten und EKG-Veränderungen nach einem Kathetereingriff nicht richtig einzuordnen sind. Eine Einschwemmkatheteruntersuchung läßt nach Rekanalisation von verschlossenen Infarktgefäßen auch erkennen, ob
eine Verbesserung der Pumpfunktion des Herzens durch den Kathetereingriff erreicht
wurde.

Literatur

Monographien

Armstrong PW, Baigrie RS (1980) Hemodynamic monitoring in the critically ill. Harper & Row, New York

Bayer O, Loogen F, Wolter H (1967) Die Herzkatheterisierung bei angeborenen und erworbenen Herzfehlern. Thieme, Stuttgart

Buchwalsky R (1996) Einschwemmkatheter – Technik, Auswertung und praktische Konsequenzen. PERIMED-spitta, Med. Verlagsges. mbH, Erlangen (4. Auflage)

Daum S (1978) Präkapilläre pulmonale Hypertonie. Dustri-Verlag, München

Deng MC, Scheld HH (1994) Perioperative Betreuung in der Erwachsenen-Herzchirurgie. Pabst Science Publisher, Lengerich

Görnandt L, Reindell H (1988) Einschwemmkatheteruntersuchung. In: Reindell H, Bubenheimer P, Dickhuth HH, Görnand L (Hrsg) Funktionsdiagnostik des gesunden und kranken Herzens. Thieme, Stuttgart New York

Grossmann W (1980) Cardiac catheterization and angiography. Lea & Febiger, Philadelphia

Guyton AC, Jones CE, Coleman TG (1973) Circulatory physiology – cardiac output and its regulation. Saunders, Philadelphia

Just H (1976) Herzkatheterdiagnostik. Boehringer, Mannheim

Kress P (Hrsg) (1992) Die Einschwemmkatheteruneruschung: ihre Rolle in der kardiologischen und pulmonologischen Diuagnostik und in der Intensivmedizin. Pflaum-Verlag, München

Sprung CL (Hrsg) (1988) Pulmonalarterienkatheter (übersetzt von K. Reinhart und L.Hannemann). Springer, Berlin Heidelberg New York Tokyo

Widimsky J (1981) Pulmonale Hypertonie. Thieme, Stuttgart New York

Reindell H, König K, Roskamm H (1967) Funktionsdiagnostik des gesunden und kranken Herzens. Thieme, Stuttgart

Reindell H, Bubenheimer P, Dickhuth HH, Görnandt L (1988) Funktionsdiagnostik des gesunden und kranken Herzens. Thieme, Stuttgart New York

Beitragswerke

Bauer U, Haerer W, Hidajat H, Benes K, Frick G (1987) Spezifität und Sensitivität der Kombination von Belastungs-EKG und Einschwemmkathetermeßwerten bei Frauen In: Weidemann H (Hrsg) Die koronare Herzkrankheit der Frauen. Steinkopff, Darmstadt.

Buchwalsky R, Bauer E (1986) Stellenwert der Einschwemmkatheteruntersuchung bei chronischen Herzkrankheiten. In: Loskot E (Hrsg) Herzerkrankungen. Steinkopff, Darmstadt

Gohlke-Bärwolf C, Gohlke H, Schnellbacher K et al. (1981) The value of exercise hemodynamics in diagnosis and management of patients with coronary artery disease: functional and angiograph correlations. In: Denolin H, Schnitzler H, Swan HJC (eds) Hemodynamics and ventricular function during exercise. Witzstrock, New York

Holliday RL, Doris PJ (1980) The critically ill surgical patients. In: Armstrong PW, Baigrie RS (eds) Hemodynamic monitoring in the critically ill. Harper & Row, New York

Konietzko N (1981) Rechtsherzkatheterismus in der pneumologischen Diagnostik. In: Matthys A, Nolte D (Hrtsg) Pneumologische Diagnostik. Dustri, München

Ourednik A, Susa Z (1978) Prognose von Patienten mit pulmonaler Hypertension bei chronisch obstruktiven Lungenerkrankungen In: Daum S (Hrsg) Präkapilläre pulmonale Hypertonie. Dustri, München, S 157

Pietak SP, Teasdale SI (1980) Anaesthesia for the high risk patient. In: Armstrong PW, Baigrie RS (eds) Hemodynamic monitoring in the critically ill. Harper & Row, New York

Stürzenhofecker P, Schnellbacher K, Roskamm H (1976) Cardiac output and filling pressures at rest and during exercise. In: Roskamm H, Hahn C (Hrsg) Ventricular function at rest and during exercise. Springer, Berlin Heidelberg New York Tokyo

Zwick H, Kubicek F (1978) Präkapilläre pulmonale Hypertonie kardialer und thromboembolischer Genes. In: Daum S (Hrsg) Präkapilläre pulmonale Hypertonie. Dustri, München

Zeitschriften

Abernathy WS (1974) Complete Heart block caused by the Swan Ganz catheter. Chest Dis Index 65:349

Ader R, Mozes M (1981). BMJ 3:746

Awan NA, Mason DT (1982) Evaluation of left ventricular function by dynamic exercise in patients with congestive heart failure. Herz 3:133

Balcon R, Barnett ED, Sowton GE (1972) Comparison of pulmonary artery diastolic and left ventricular enddiastolic pressures in patients with ischemic heart disease. Cardiovasc Res 6:172

Barash PG et al (1981) Catheter-induced pulmonary artery perforation – mechanisms, managements, and modifications. J Thorac Cardiovasc Surg 82:5

Beck OA (1988) Der Infarkt des rechten Ventrikels: Hämodynamik, Diagnose und Therapie. Intensivmedizin 25:377

Berisha S, Kastrati A, Goda A, Popa J (1990) Optimal value of filling pressure in the right side of the heart in acute right ventricular infarction. Br Heart J 63:98

Bleifeld W (1979) Therapie des akuten Herzinfarktes aus hämodynamischer Sicht. Dtsch Med Wochenschr 104:1215

Bleifeld W, Hanrath P (1975) Die hämodynamische Basis der The rapie des akutenMyokardinfarktes. Dtsch Med Wochenschr 100:1345

Bleifeld W, Mathey D, Hanrath P, Effert S (1973) Akuter Myokard infarkt. VII. Prognostische Bedeutung eines neuen Schockindex. Dtsch Med Wochenschr 98:1335

Blümchen G, Heid HP, Scharf-Bornhofen E, Reidemeister JC (1978) Langzeitbeobachtungen bei 27 Patienten mit nichtoperierten linksventrikulären Aneurysmen. Z Kardiol 67:736

Blümchen G, Esche HH (1981) Belastungshämodynamik des linken Ventrikels unter chronischer Betarezeptoren-Therapie bei Herzinfarktpatienten mit geringer Angina pectoris und guter Belast barkeit. Z Kardiol 70:678

Blümchen G, Brandt D, Schlei W (1981) Füllungsdruckmessungen (Einschwemmlcatheterverfahren) bei Herzinfarktpatienten im chronischen Stadium, zu welchem Zeitpunkt sind diese Untersuchungen sinnvoll? Herz/Kreislauf 10:479

Böhrer H, Wehlage DR, Stuth EEA (1990) Komplikationen der Swan-Ganz-Katheterisierung. Intensivmedizin 27:155–162

Böttiger BW, Soder M, Rauch H, Böhrer H, Motsch J, Martin E (1994) Accuracy of continuous cardiac output monitoring in the intensive care unit. Intensive Care Med [Suppl 3] 20:129

Boldt J, Menges T, Wollbruck M, Hammersmann H, Hempel G (1994) Is continuous cardiac output measurement using thermodilution technique reliable in the critically ill? Crit Care Med 22:1913–1918

Boldt J, Heesen M, Müller M, Hempelmann G (1995) Erweitertes Monitoring der kritisch Kranken mittels weiterentwickelter Pulmonalarterienkatheter. Anästhesist 44:423–428

Bonzel T, Schmidt H, Sigwart U, Mertens M, Gleichmann U (1975) Beziehungen zwischen linksventrikulärem enddiastolischem Druck und Pulmonalarteriendruck in Ruhe und unter Belastung bei simultaner Messung. Med Welt 26:1724

Brandstetter RD, Alarakhia M, Coli L, Gitler B (1984) Distal kinking of a pulmonary artery catheter as a cause of fatal hemoptysis. NY State J Med 84:521

Braunwald E, Ross J (1963) Ventricular enddiastolic pressure: appraisal of its value in the recognition of ventricular failure in man. Am J Med 34:147

Brauthwaite MA, Bradley RD (1968) Measurement of cardiac output by thermodilution in man. J Appl Physiol 24:434

Breuer HWM et al (1984) Hämodynamisches Monitoring eines dominierenden Rechtsherzinfarktes. Intensivmedizin 21:192

Buchbinder N, Ganz W (1976) Hemodynamic monitoring invasive techniques. Anesthesiology 45:146

Buchwalsky R, Wuller M, Schlecht G, Bauer E (1975) Trainings auswirkungen in Abhängigkeit von Pulmonalarterien- bzw. Pulmonal kapillardruck unter Belastung bei Herzinfarktpatienten. Z Kardiol 3:68

Buchwalsky R (1982) Hemodynamics before and after physical endurance training in patients with myocardial infarction under various physical and psychomotoric stress tests. Clin Cardiol 5:332

Buchwalsky R (1983) Hat körperliches Training direkte Auswir kungen auf Muskeldurchblutung und Herzfunktion bei peripherer und koronarer Herzkrankheit? Herz/Kreislauf 6:254

Buchwalscky R (1983) Prognostischer Stellenwert der Einschwemm katheteruntersuchung bei der koronaren Herzkrankheit. Herz/ Kreislauf 3:11

Buchwalsky R (1983) Therapiekontrolle durch Einschwemmkatheter. Z Kardiol 72:88

Buchwalsky R (1988) Nutzen und Risiken des hämodynamischen Monitorings durch Einschwemmkatheter beim akuten Herzinfarkt Z Kardiol [Suppl 4]:3

Bücking J, Dammann E, Peters H, Puls G, Wiskirchen H (1990) Die linksventrikuläre Vorlasterhöhung beim Schwimmen bei kardial kompensierten Herzinfarktpatienten. Herz/Kreislauf 22:112

Burkart F (1994) Central haemodynamic expressions of heart. Br Heart J 72 [Supp] 18:21

Burkart F, Follath F, Genzer HR (1970) Der Verlauf der obstruk tiven pulmonalen arteriellen Hypertension. Schweiz Med Wochenschr 4:111

Burkart F, Sefidpar M, Burckhardt D (1973) Die rechtsventriku läre Belastungshämodynamik bei Patienten mit verschiedenen Lungenerkrankungen. Schweiz Med Wochenschr 103:291

Buss J, Neuss H, Bilgin Y, Gottwik M, Schlepper M (1984) Mechanisch ausgelöste intraventrikuläre Blockierungen durch Rechtsherzeinschwemmkatheter – Häufigkeit und elektrophysiologische Befunde. Z Kardiol 73:679

Cerra F, Milch R, Lajos TZ (1973) Pulmonary catherization in critically ill surgical patients. Ann Surg 177:37

Chun GM, Elestad MH (1971) Perforation of the pulmonary artery by a Swan-Ganz catheter. N Engl J Med 284:1041–1042

Cohen A, Guyon PH, Johnson N, Chauvel C, Loglaster D, Costagliola D, Valty J (1955) Haemodynamic criteria for diagnosis of right ventricular ischemia associated with inferior wall left ventricular acute myocardial infarction. Am J Cardiol 76:220–225

Connally DC, Kirklen JW, Wood EH (1954) The relationship between pulmonary artery wedge pressure and left atrial pressure in man. Circ Res 2:434

Connors AF, McCaffree DR, Gray BA (1983) Evaluation of right heart catheterization in the critically ill patients without acute myocardial infarction. N Engl J Med 308:263

Crexells C, Chatterjee K, Forrester J, Swan HJC (1972) Optimal level of ventricular filling pressure in acute infarction. Circulation 45/46 [Suppl II]:585

Daily PO, Griepp RB, Shumway NE (1970) Percutaneous internal jugular venous cannulation. Arch Surg 101:534–536

Dalen JE (1979) Bedside hemodynamic monitoring. N Engl J Med 22:1176

Daum S (1971) Beurteilung der Lungenoperabilität vom Standpunkt der Hämodynamik in kleinen Kreislauf. Pneumologie 144:266

DeBoyd K, Thomas SJ, Gold J (1983) A prospective study of complications of pulmonary artery catheterization in 500 con secutive patients. Chest 3:245

Deming WM (1989) Hazards of pulmonary artery catheterization. N Engl J Med 302:808

Denolin H, Schmutzler H, Swan HJC (1981) Hemodynamics and ventricular function during exercise. Ad Clin Cardiol 2:41

Dexter L (1951) Effect of exercise on circulatory dynamics of normal individuals. J Appl Physiol 3:439

Dotter CT, Straube KR (1962) Flow guided cardiac catheterization. Am J Roentgenol 88:67

Dye LE et al (1978) Deep venous thrombous of the upper extremity associated with the use of Swan-Ganz catheter. Chest 73:673

Ekelund LG, Holmgren A (1967) Central hemodynamics during exercise. Circ Res 20 [Suppl I]:33

Ekelund, LG (1981) Central hemodynamics during exercise in normal subjects. In: Denolin H, Schmutzler A, Swan HJC (eds) Hemodynamics and ventricular function during exercise. Adv Clin Cardiol 2:3

Elliott CG, Zimmermann GA, Clemmer TP (1979) Complications of pulmonary artery catheterization in the care of critically ill patients. Chest 76:647

Feild BJ, Russell R0, Hunt D, Rackley CE (1970). Clinical usefulness of hemodynamic monitoring in acute myocardial infarction. Am J Cardiol 26:632

Fitzpatrick GF, Hampson LG, Burgess JH (1972) Bedside deter mination of left atrial pressure. Can Med Assoc J 106:1293

Forrester J, Ganz W, Diamond G, McHugh T, Chonette D, Swan HJC (1972) Thermodilution cardiac output determination with a single flow-directed catheter. Am Heart J 83:306

Fudes Rlf, Heuser RR, Yin FCP, Brinker JA (1982) Limitations of pulmonary wedge waves in diagnosing mitral regurgitation. Am J Cardiol 49:849

Ganz V, Forrester JS, Chonette D (1970) A new flow-directed catheter technique for measurement of pulmonary artery and capillary wedge pressure without fluoroscopy. Am J Cardiol 25:96

Geha DG, Davin NJ, Lappas DC (1973) Persistant atrial arrhythmias associated with placement of a Swan-Ganz catheter. Anaesthesiology 39:651

Gohlke H, Gohlke-Bärwolf, Stürzenhofecker P, Schnellbacher K, Samek L, Schmuziger M, Roskamm H (1979) Functional improvement after aortocoronary bypass surgery in relation to degree of revascularization. Circulation 59/60:236

Gohlke H, Samek L, Beth P, Roskamm H (1982) Prognostic relevance of invasive and noninvasive data in angiographically defined subgroups of patients with coronary heart disease. In: Prognosis of coronary heart disease. Symposium in Krozingen, Abstracts

Gohlke H, Betz P, Roskamm H (1988) Improved risks stratification in patients with coronary artery disease. Application of a survival function using continuous exercise and angiographic variables. Eur Heart J 9:427

Gohlke H, Thomas H, Beth P, Roskamm H (1983) Transmurale Vorderwandinfarkte mit isoliertem Befall des Ramus interventricularis anterior. Z Kardiol 72:156-162

Goldon MS, Pinder T, Anderson WT, Cheitlin MD (1973) Fatal pulmonary hemorrhage complicating use of a flow-directed balloon-tipped catheter in a patient receiving anticoagulant therapy. Am J Cardiol 32:865

Goodman DJ, Rider AK, Billingham ME, Schweder JS (1974) Thromboembolic complications with the indwelling balloon-tipped pulmonary arterial catheter. N Engl J Med 291:777

Gorlin R (1951) Hydraulic formula for calculation of stenotic mitral walve, other cardiac valves and central-circulatory shunts. Am Heart J 42:1-29

Grandjean T (1967) Une microtechnique du cathéterisme cardiac droit practicable au lit du malade sans controle radioscopique. Cardiologica 51:184

Greene JF, Fitzwater JE, Clemener TP (1975) Septtiv endocarditis and indwelling pulmonary artery catheters. JAMA 233:891

Grossman W, McLaurin LP, Rollett WL (1979) Alterations of left ventricular relaxation and diastolic compliance in congestive cardiomyopathy. Cardiovasc Res 13:514

Gulba DC (1993) Zentralvenöser Katheter bei akutem Herzinfarkt? Dtsch Med Wochenschr 118:119-120

Haapaniemie J, Gadowski R, Naini M (1979) Massive hemoptysis secondary to flow-directed thermo-dilution catheters. Cath Cardiovasc Diagnk 5:151

Haerer W, Bauer U, Frick G (1984) Belastungs-EKG und Einschwemmuntersuchung bei Frauen. Herz/Kreislauf 16:299-303

Haerer W, Kress P, Hombach V (1990) Die Einschwemmkatheter untersuchung bei Kardiomyopathi-en. Herz/Kreislauf 22:118

Hall VE (1968) The interrelation between blood flow and metabolic rate: a graphic representation. Physiologist 11:207

Hanrath P, Bleifeld W, Mathey D (1973) Die klinische Wertig keit der Pulmonalarteriendruckmessung bei der hämodynarnischen Überwachung des akuten Myokardinfarktes. Verh Dtsch Ges Inn Med 79:1161

Hanrath P, Bleifeld W, Mathey D, Merx W (1974) Akuter Myokard infarkt. IX. Die Bedeutung der Pulmonalarteriendrucküberwa chung. Prognose und Therapie. Dtsch Med Wochenschr 99:219

Hanrath P, Bleifeld W (1975) Anwendungsmöglichkeiten von Balloneinschwemmkathetern im Rah-men der internistischen Inten sivmedizin. Herz/Kreislauf 7:171

Heinrich F (1989) Diagnostik der Lungenembolie. Med Welt 40:569

Hellerns HK, Haynes FW, Dexter L (1949) Pulmonary capillary pressure in man. J Appl Physiol 2:24

Holle J, Muhar F, Schlick W (1973) Hämodynamik des Lungenkreislaufs in Ruhe und bei Belastung bei obstruktiver Ventilationssstörung. Med Klin 68:1-10

Horstkotte, D., Hearten K, Körfer R (1984) Der prothetische Herzklappenersatz, hämodynamische Ergebnisse und postoperative Erfolgsbeurteilung. Intern Welt 1:28

Hugenholtz G, Heikkila J, Pool J, Paladino D, Hagemeyer F, Artzenius AC (1972) Invasive or non-invasive monitoring. Circulation 45/46 [Suppl II]:95

Hunt D, Pombp J, Potamin C, Russell RO, Rackley CE (1980) Intravascular monitoring in acute myo-cardial infarction. Am J Cardiol 25:104

Jaedicke, W, Tönissen R, Lange H, Straub H, Ong TS, Chen T, Barmeyer J (1982) Hämodynamische Auswirkungen einer Digitalistherapie bei Koronarpatienten mit verschieden großen Infarktnar-ben. Med Welt 33:1726

Jarzebski J, Goldberg RJ, Gore JM, Alpert JS (1994) Temporal trends and factors associated with pulmonary artery catheterization in patients with acute myocardial infarction. Chest 105:1003-1008

Jehle J, Heerdt M, Spiller P, Loogen F (1982) Verlaufsbe obachtungen bei Patienten mit Aneurysma des linken Ventrikels nach konservativer und chirurgischer Therapie. Z Kardiol 71:566

Jehle J, Hofimann V, Spiller P, Loogen F (1983) Wertigkeit der Einschwemmkatheteruntersuchung in der kardiologischen Diagnostik. Z Kardiol 72:514

Jehle J, Lauber A, Schmiel FK, Spiller P (1981) Ventrikel- und Myokardfunktion des durch körperliche Belastung hypertrophier ten linken Ventrikels. Herz 5:300

Kaukel E (1988) Die pulmonale Zirkulation bei Lungenfibrose. Internist 29:676

Klein W, Kaufmann P, Sinolle KH, Zwecker R, Gasser R, Eber R (1995) Hämodynamisches Monitoring – was ist möglich? Was ist nützlich? Intensivmedizin 32:438-442

Klocke RK, Kux A, Mager G, Wendeler H, Höpp HW, Hilger HH (1991) Hamodynamisches Monito-ring. Intensivmedizin 28:212-216

Kress P, Wieshammer S, Seibold H, Schmidt A, Haerer W, Ahnefeld FW, Stauch U, Hombach V (1990) Die Rolle der Einschwemmkatheteruntersuchung bei Mitral- und Aortenfehlern. Herz/Kreislauf 22:25

Kress P, Wieshammer S, Seibold H, Schmidt A, Haerer W, Ahnefeld FW, Stauch U, Hombach V (1989) Die Rolle der Einschwemmkatheteruntersuchung bei Klappenfehlern des rechten Herzens und bei Shuntvitien. Herz/Kreislauf 21:468

Kuhn H (1980) Die latente Kardiomyopathie. Intern Welt 10:373

Lange PE, Berger F, Gorenflo M et al. (1994) Pulmonale Hypertension bei angeborenen Herzfehlern. Z Herz-Thorax-Gefäßchir 8:231–239

Lipp H, O`Donoghue K, Resnekow L ((1971) Intracardiac knotting of a flow-directed balloon catheter. N Engl J Med 284:220

Lowenstein E, Tetick R (1980) To PA-catheterize or not to PA-catheterize - that is the question. Anesthesiology 53:361

Meister SG, Helfant RH (1972) Rapid bedside differentiation of ruptured interventricular septum from acute mitral insufficiency. N Engl J Med 298:1024

Merx W, Bleifeld W, Hanrath P, Heinrich KW (1973) Akuter Myokardinfarkt. IV. Beziehung zwischen linksventrikularem Füllungsdruck und enddiastolischem Pulmonalarteriendruck. Z Kardiol 62:835

Michel M, Marsh M, McMichan JC, Southorn PA, Brewer NS (1971) Infection of pulmonary artery catheters. JAMA 245:1032

Mond HG, Clark DW (1975) Technique for unknotting an intracardiac flow-directed balloon catheter. Chest 67:731

Mostbeck G, Gassner A, Sommer G, Minor E, Pichler M (1986) Komplette AV-Blockierung während einer Einschwemmkatheteruntersuchung mittels Swan-Ganz-Katheter. Z Kardiol 75:700

Naylor CD, Sibbold WJ, Sprung CL, Winfold S, Calvin JE, Cerra FB (1993) Pulmonary artery Catheterization. JAMA 269:2407–2411

Nechwatal E, Eversmann A, König E (1975) Erfahrungen mit dem Einschwemmkatheter in der Funktionsdiagnostik des Herzens. MMW 39:1565

Nechwatal E, Eversmann A, König E (1976) Die Bestimmung des Herzzeitvolumens mit einer automatisierten Thermodilutionsmethode. Klin Wochenschr 54:677

Oakley C (1988) Importance of right ventricular function in congestive heart failure. Am J Cardiol 62:14A

Ottervanger JP, Kruijssen HACM, Hoes AW, Hofmann A (1994) Long-term prognostic importance of a single pulmonary wedge pressure measurement after myocardial infarction: a ten year follow-up study. Int J Cardiol 43:233–238

O'Toole JD, Wurzbacher JJ, Wearner NE, Jain AC (1979) Pulmonary-valve injury and insufficiency during pulmonary catheterization. N Engl J Med 301:1167

Olschewski H, Seeger W (1994) Pathophysiologie der pulmonalen Hypertonie. Z Kardiol 83 [Suppl 6]:181–191

Pace NL (1977) A critique of flow-directed pulmonary arterial catheterization. Anaesthesiology 47:455

Parker JO, West RO, DiGiorgi S (1968) Hemodynamic response to exercise in patients with healed myocardial infarction without angina. Circulation 36:734

Pearson KS, Gomes JR, Carter JG, Tinker JH (1989) A cost/ benefit analysis of randomized invasive monitoring for patients undergoing cardiac surgery. Anesth Analg 69:336–351

Porter CM, Karp RB, Russell RO, Rackley CE (1971) Pulmonary artery pressure monitoring in cardiogenic shock. Arch Intern Med 127:304

Preisack MB, Maute J, Meisner C, Voelker W, Karsch MR (1996) Oxymetrische Shuntdiagnostik des Vorhofseptumdefektes im Erwachsenenalter. Z Kardiol 85:90–96

Quinn K, Quebbeman EJ (1981) Pulmonary artery pressure monitoring in the surgical care unit. Arch Surg 116:872

Reindell H, Wink K, Barmeyer J, Blümchen G, Buchwalsky R, Heiss HW, Jaedicke W, Keul J (1973) Die funktionelle Röntgendiagnostik des Herzens. Internist 14:406

Rentrop P, Burkhardt K, Roskamm H (1975) Leistungsfähigkeit und Hämodynamik bei Koronarpatienten: Einfluß der Koronarinsuffizienz und der Narbengröße. Herz/Kreislauf 7:406

Rentrop P, Friedrich B, Roskamm H (1975) Hämodynamik in Ruhe und bei Belastung in Abhängigkeit vom Gefäßbefall bei Koronarkranken. Med Klinik 70:1962

Robin ED (1985) The cult of the Swan-Ganz catheter. Ann Intern Med 103::445

Rowley KM, Clubb KS, Smith GJW, Cabin MS (1984) Right-sided infective endocarditis as a consequence of flow-directed pulmonary artery catheterization: a clinico-pathological study of 55 autopsied patients. N Engl J Med 311:1152

Rosenbaum RW, Hayes jr. MF, Morello DC, Matsumoto T (1973) The importance of pulmonary artery pressure monitoring. Surg Gynec Obstet 136:261

Roskamm H, Weidemann H, Meinecke B, Petersen J, Reindell H (1970) Diagnostik einer beginnenden Herzinsuffizienz mit Hilfe des Einschwemmkatheterverfahrens. Z Kreislaufforsch 59:119

Roskamm H (1975) Hämodynamische Befunde bei koronarer Herzerkrankung. Verh Dtsch Ges Kreislaufforsch 41:38

Roskamm H, Schmuziger M, Weisswange A (1977) Ergometrische und hämodynamische Ergebnisse nach aortokoronarer Bypass-Operation bei 368 Patienten. Schweiz Med Wochenschr 107:1888

Roskamm H, Schnellbacher K, Samek L (1983) Zustand nach Herzinfarkt: welche Untersuchungen zu welchem Zeitpunkt und bei welchen Patienten? Z Kardiol 72:195

Roskamm H, Schnellbacher K, Samek L, Betz P (1983) Does exercise testing withinvasive measurements of cardiac output and pressure really contribute? Eur Heart J 3:127

Russell RO, Hunt D, Potanin C, Rackley (1972) Hemodynamic monitoring in a coronary intensive care unit. Arch Intern Med 130:370

Rutherford BD, McCann W, O'Donovan PB (1971) The value of monitoring pulmonary artery pressure for early detection of left ventricular failure following myocardial infarction. Circulation 43:655

Sabin G, Klusener W (1980) Die Beeinflussung der hämodynamischen Komplikationen des akuten Myokardinfarktes durch kombinierte Anwendung von Dopamin und Nitroglycerin. Herz/Kreislauf 12:345

Schartl M, Grosse G, Krais T, Paeprer H, Schmutzler H (1981) Central hemodynamics of left ventricular function during exercise in mitral stenosis. Adv Clin Cardiol 2:81

Schirmer H, Hemisch H, Kress P, Ahnefeld FW, Hombach V (1990) Der Einsatz des Pulmonalarterienkatheters in der Anästhesie. Herz/Kreislauf 22:265

Schmidt A, Gabrielsen F, König W, Kress P, Hombach V (1990) Die Rolle des Einschwemmkatheters in der internistischen Intensivmedizin. Herz/Kreislauf 22:192 Schneider H, Podoßzus T, von Wichert P (1995) Die pulmonalarterielle Druckmessung zur Analyse des kleinen Kreislaufs. Internist 36:35–41

Schnellbacher K, Betz P, Gohlke H, Roskamm H (1986) Normales Herzminutenvolumen: Indikator der Langzeitprognose bei Patienten mit koronarer Herzkrankheit. Z Kardiol 75 [Suppl 1]:65

Schofer J, Mathey DG (1988) Hämodynamisches Monitoring in kardialen Notfallsituationen mittels Swan-Ganz Thermodilutionskatheter. Intensivmedizin 25:205

Schuster HP (1991) MQnitoring und Computer in der Intensivmedizin – notwendig oder überflüssig? Intensivmedizin 28:180–182

Schwartz AJ (1987) Pulmonary artery catheters: There are still concerns with their routine use. J Cardiothorac Anesth 1:7–9

Seibold H, Kress P, Wieshammer S (1990) Die Rolle der Einschwemmkatheteruntersuchung bei pulmonalen Erkrankungen. Herz/Kreislauf 22:151

Seldinger SI (1953) Catheter replacement of the needle in percutaneous arteriography. Acta Radiol Diagn 39:368

Selzer A, Sudrann RB (1958) Reliability of the determination of cardiac output in man by means of the Fick principle. Circ Res 6:523

Sharefkin JB, Mac Artuhur JD (1972) Pulmonary arterial pressure as a guide to the hemodynamic status of surgical patients. Arch Surg 150:699

Shaver JA (1983) Hemodynamic monitoring in the critically ill patient. N Engl J Med 308:277

Shaw TJK (1979) The Swan-Ganz pulmonary artery catheter. Anaesthesia 34:651

Shoemaker WC (1994) Use and abuse of balloon tip pulmonary artery (Swan-Ganz) catheter: Are patients getting their money's worth? Crit Care Med 18:1294–1296

Sill V, v. Wichert P (1973) Pulmonale Hypertonie bei Lungenerkrankungen. Internist 14:454

Smith WR, Glanser RL, Jennison P (1976) Ruptured chordae of the tricuspid valve: the consequence of flow-directed Swan Ganz catheterization. Chest 70:790

Stanek V, Riedel M, Widimsky J (1978) Hemodynamic monitoring in acute pulmonary embolism. Bull Eur Physiopath Respir 14:561

Stanger P, Heymann M.A., Hoffman JE, Rudolph AM (1972) Use of the Swan-Ganz catheter in cardiac catheterization of infants and children Am Heart J 83:749

Swan HJC, Ganz W, Forrester J, Marcus H, Diamond G, Chonette D (1970) Catheterization of the heart in man with use of a flow directed balloon-tipped catheter. N Engl J Med 283:447

Swan HJC (1975) Role of hemodynamic monitoring in the manage ment of the critically ill. Crit Care Med 3:83

Swan HJC (1989) Hemodynamic monitoring in anesthesiology past, present and future. J Cardiothorac Anesth 3:356–360

Theisen K, Angermann C, Silber S, Weber M, Jahrmärker H (1986) Überflüssige kardiologische Diagnostik. Internist 27:552

Tumin KJ (1988) Does pulmonary artery catheterization improve outcome in high risk cardiac surgery patients? Anesth Analg 67:237

Van Ahen H, Baum J, Lawin P (1982) Präoperative Bestimmung der Starling-Kurve bei kritisch Kranken. Dtsch Med Wochenschr107:7351

Vender JS (1993) Clinical utilization of pulmonary artery catheter monitoring. Int Anesthesiol Clin 31:57–85

Vincent JL (1990) The pulmonary artery catheter: twenty years of usei Clin Intensive Care 2:244–248

Vogt A, Neuhaus KL (1988) Diagnostische Möglichkeiten des Rechtsherzkatheters. Dtsch Med Wochenschr 113:1520

Weidemann H, Hutzelmann W, Reindell H, Roskamm H, Schnellbacher K, Suplie D (1971) Die Bedeutung des Einschwemmkatheterverfahrens für die Funktionsdiagnostik des Herzens. Therapiewoche 21:3981

Weidemann H, Matthay MA (1984) Cardiovascular pulmonary monitoring in the intensive care unit (parts 1 and 2). Chest 85:537–656

Westermann KW (1973) Technik und klinische Bedeutung der Ein schwemmkatheter-Methode. Med Klin 68:1057

Widimsky J, Kasalicky J, Prerovsky I, Dejdar R (1966) Central hemodynamics in reçurrent embolism. Am Heart J 71:206

Wieshammer S, Delagardelle C, Kress P, Hombach V (1989) Die Einschwemmkatheteruntersuchung bei Verdacht auf koronare Herzerkrankung. Herz/Kreislauf 21:344

Wilken K, Riba A (1979) Swan-Ganz monitoring: complication and impact on patient care. Circulation 60:247

Wink K, Keller U, Schlosser V, Spillner G, Ahmadi A (1979) Klinische und hämodynamische Untersuchungen vor und nach Mitralklappenersatz. Herz 4:303

Wirtzfeld G, Bibra V, Alt E, Goedel-Meinen L, Schmidt G (1983) Prä- und postoperative Hämodynamik bei Patienten mit verschiedenen Schrittmachersystemen. Z Kardiol 72:7

Wittels P, Meczock J, Pachinger O, Kliepera N (1985) Verlaufsbeobachtung bei isoliertem Rechtsventrikelinfarkt. Z Kardiol [Suppl 5]:70

Wood EH, Leusen JR, Warner HR, Wright JL (1954) Measurement of pressures in man by cardiac catheters. Circ Res 2:294

Zohman LR, Williams jr MH (1959) Percutaneous right heart catheterization using polyethylene tubing. Am J Cardiol 4:373

Zohman LR, Tobis JS (1967) The effect of exercise training on patients with angina pectoris. Arch Pphys Med 48:525

KAPITEL 6

Ventrikelfunktion: Systolische und diastolische Funktion

E. Nagel · O. M. Hess

Die fundamentale Aufgabe des kardiovaskulären Systems ist die adäquate Versorgung der Organe mit Blut. Die komplexe Funktion des Herzens ist dabei das Resultat von myokardialen Eigenschaften, zentralnervösen Einflüssen, humoralen Faktoren, zirkulierendem Blutvolumen und peripheren Gefäßwiderständen. Eine wesentliche Determinante der kardialen Funktion ist die systolische Ventrikelfunktion, die hauptsächlich von folgenden vier Mechanismen abhängig ist:

1. Vorlast (Frank-Starling-Mechanismus),
2. Kontraktilität,
3. Nachlast,
4. Herzfrequenz.

Diese vier Mechanismen ermöglichen dem Herzen, die Ventrikelfunktion den wechselnden Bedürfnissen der peripheren Organe anzupassen und erlauben bei einer Einschränkung der Ventrikelfunktion, die Versorgung der Peripherie mit Blut aufrecht zu erhalten. Lange Zeit wurde bei der Beurteilung der Herzfunktion fast ausschließlich die systolische Funktion analysiert, während die diastolischen Funktionsparameter nur in geringem Maße zur Beurteilung von Funktionsstörungen herangezogen wurden. Die diastolische Ventrikelfunktion spielt jedoch eine bedeutsame Rolle in der Gesamtbeurteilung der Herzfunktion und beeinflußt sowohl die Vor- als auch die Nachlast. Eine wesentliche Determinante der diastolischen Eigenschaften ist die Myokardstruktur, die mit ihren Muskeleigenschaften die diastolischen Funktionsparameter zu einem entscheidenden Teil beeinflußt. So führt z. B. eine Zunahme des bindegewebigen gegenüber dem muskulären Anteil zu einer Abnahme der Myokardelastizität und zu einer Erhöhung des diastolischen Füllungsdruckes und damit zur Lungenstauung, ohne daß eine systolische Dysfunktion vorliegt. Andere Faktoren wie zum Beispiel das Perikard spielen ebenfalls eine wichtige Rolle in der Regulation der diastolischen Ventrikelfüllung. So beeinflußt z. B. das Füllverhalten des einen Ventrikels über die ventrikuläre Interaktion, die durch das Septum oder das Perikard übertragen wird, das Füllverhalten des kontralateralen Ventrikels.

Systolische Ventrikelfunktion

Terminologie

Vorlast:	Kraft, die die Ventrikelwand während der Enddiastole dehnt und die Sarkomerlänge vor der Kontraktion bestimmt.
Nachlast:	Kraft, die von den Myokardfasern während der Auswurfphase zur Überwindung des peripheren Widerstandes aufgebracht werden muß.
Inotropie:	Fähigkeit der Myokardfasern zur Verkürzung und Kraftentwicklung (= Kontraktilität).
Herzminutenvolumen:	Schlagvolumen × Herzfrequenz.
Schlagarbeit:	mittlerer systolischer Blutdruck × Schlagvolumen.
Schlagkraft:	Schlagarbeit pro Austreibungszeit.
Streß:	Kraft pro Fläche.
Wandstreß:	Druck × Radius / 2 × Wanddicke.
Compliance:	Volumenänderung / Druckänderung (dV/dP).
Elastance:	Druck-Volumen Verhältnis.

Bei einer Analyse der systolischen Ventrikelfunktion muß zwischen der *Pumpfunktion* des Ventrikels, die sich auf die Globalfunktion des Herzens bezieht, und der *Myokardfunktion*, die sich auf die Funktion des Herzens als Muskel bezieht, unterschieden werden. Die Auswurfleistung des Herzens ist von der *Vor- und Nachlast*, der *Synchronie* des Kontraktionsablaufs und der *Myokardkontraktilität (Inotropie)* abhängig. Die *Herzfrequenz* beeinflußt durch Veränderungen der Vor- und Nachlast sowie der Inotropie ebenfalls die Pumpfunktion. Die *Vorlast* kann durch Messung des enddiastolischen Drucks oder Volumens und genauer durch Berechnung des enddiastolischen Wandstreß abgeschätzt werden. Die *Nachlast* kann durch Messung des systolischen oder mittleren Aortendrucks abgeschätzt werden. Genauer ist jedoch die Berechnung des systolischen Wandstreß, der von Ventrikeldruck, Ventrikelgröße und Wanddicke abhängig ist. Eine Veränderung des Kontraktionsablaufs (= *Asynchronie*) kann bei Linksschenkelblock, schwerer Linkshypertrophie und Ischämie auftreten.

Die *Kontraktilität* oder *Inotropie* wird in der Physiologie aus der maximalen Verkürzungsgeschwindigkeit der kontraktilen Elemente unter lastfreien Bedingungen oder aus der maximalen isometrischen Kraftentwicklung (ohne externe Faserverkürzung) bestimmt.

Beim Menschen können diese elementaren Größen jedoch nicht direkt gemessen werden. Es ist aber möglich mit Hilfe von hämodynamischen Parametern, die von der kontraktilen Funktion des Myokards abhängig sind, auf die Kontraktilität des Herzmuskels zu schließen. Diese im Folgenden diskutierten Parameter der systolischen Funktion sind aber nicht ausschließlich von der Myokardkontraktilität, sondern auch von Vor- und Nachlast abhängig. Einen optimalen (absoluten) Parameter zur Bestimmung der Myokardkontraktilität beim Menschen gibt es nicht.

Hämodynamik

Klassische Parameter zur Bestimmung der linksventrikulären Funktion sind das *Herzminutenvolumen* („cardiac output"), das *Schlagvolumen*, die *Schlagarbeit* (mittlerer systolischer Blutdruck × Schlagvolumen) und die *Schlagkraft* (Schlagarbeit pro Austreibungszeit). Während man aus einer Reduktion dieser Werte meist auf eine eingeschränkte Kontraktilität schließen kann, sind differenzierte Aussagen über die Myokardkontraktilität nur dann möglich, wenn ein Maß für die Vordehnung der Herzmuskelfasern (enddiastolisches Volumen, enddiastolischer Druck oder enddiastolische Wandspannung) hinzugenommen wird. Die Abhängigkeit des Schlagvolumens von der Vorlast wurde schon früh erkannt und drückt sich im Frank-Starling-Mechanismus aus [1, 2]. Bei Zunahme der Vorlast kann man eine Zunahme des Schlagvolumens beobachten und vice versa. Durch Bestimmung der Schlagarbeit bei mehreren (mindestens zwei) verschiedenen Vorlastbedingungen kann eine *Ventrikelfunktionskurve* [3] erstellt werden, deren Steilheit eine Abschätzung der linksventrikulären Kontraktilität erlaubt. Solche Veränderungen der Vor- oder Nachlast können durch isometrische oder dynamische Belastung, Volumenbelastung (Beinhochlagerung, Volumeninfusion), Druckbelastung (pharmakologisch durch Angiotensin, Methoxamin oder Phenylepinephrin) oder Vorlastreduktion (Cavaokklusion) erhalten werden. Zwischen Schlagarbeit und enddiastolischem Volumen („preload recruitable stroke work") besteht beim Hund eine lineare Beziehung, deren Kurvensteilheit (Steigungskoeffizient) eng mit der Kontraktilität korreliert [4].

Der Vergleich verschiedener Patienten untereinander ist jedoch problematisch, da die anhand von Ventrikelfunktionskurven berechnete Kontraktilität bei verschiedenen Patienten oder verschiedenen Messungen des gleichen Patienten unterschiedlich sein kann. Außerdem können Nachlastveränderungen die Schlagarbeit und damit die Lage der linksventrikulären Funktionskurve unabhängig von einer Kontraktilitätsänderung beeinflussen. Enddiastolischer Druck, enddiastolisches Volumen oder enddiastolische Faserlänge können nicht gegeneinander ausgetauscht werden, da zwischen verschiedenen Patienten Unterschiede bezüglich der linksventrikulären Dehnbarkeit, das heißt der Muskeleigenschaften bestehen [5]. Beim intakten Organismus kann keine ideale Ventrikelfunktionskurve ohne Beeinflussung der Kontraktilität konstruiert werden, da schon die zur Gewinnung des zweiten Datenpaares erforderliche Kreislaufbeeinflussung direkt oder indirekt über Veränderungen des autonomen Nervensystems zu Veränderungen der Kontraktilität führt. Beeinflussungen des rechtsventrikulären Füllungsdrucks oder Koronarperfusionsdrucks verursachen ebenfalls Verschiebungen der linksventrikulären Druck-Volumen Beziehung. Die Konstruktion einer Ventrikelfunktionskurve aus mehreren hämodynamischen Meßwerten ist außerdem für die klinische Routine zu kompliziert.

Volumen- und Dimensionsparameter

Globale Funktionsparameter

Linksventrikuläre Auswurffraktion

Die Auswurffraktion (EF [%], s. Tabelle 6-1) ist wegen ihrer prognostischen Aussagekraft der gebräuchlichste Parameter zur Beschreibung der linksventrikulären Pumpleistung. Sie ist ebenfalls nicht nur von der Kontraktilität, sondern auch von Vor- und Nachlast, Synchronie und Herzfrequenz abhängig. Durch einen starken Nachlastanstieg kann die Auswurffraktion auch bei Herzgesunden bis auf knapp unter 50 % sinken, eine Reduktion der Auswurffraktion auf 45 % oder darunter ist jedoch, unabhängig von der Art der Herzerkrankung und der aktuellen Vor- und Nachlast, ein sicheres Anzeichen für eine eingeschränkte Myokardfunktion.

Regionale Funktionsparameter, Verkürzungsgeschwindigkeit

Eine Normalisierung der Auswurffraktion für unterschiedliche Herzfrequenzen kann durch Teilung der Auswurffraktion durch die systolische Austreibungszeit erreicht werden (mean normalized systolic ejection rate = MNSER). Dieser Parameter wurde auch als Kontraktilitätsindex verwendet, fand aber wegen geringer Sensitivität keine größere Verbreitung.

Als regionaler Verkürzungsparameter wurde die mittlere Geschwindigkeit der zirkumferentiellen Faserverkürzung (Vcf) auf Höhe des Äquators berechnet:

$$\text{mittlere Vcf} = (M_{ED} - M_{ES}) / ET \times M_{ED} \text{ [circ/s]},$$

wobei M_{ED} und M_{ES} = linksventrikulärer transversaler Durchmesser in Enddiastole und Endsystole und ET = linksventrikuläre Austreibungszeit. Durch Einschluß der Geschwindigkeit in die Berechnung dieses Parameters scheint dieser bei der Beschreibung der Kontraktilität genauer, als die EF oder das Schlagvolumen zu sein.

Tabelle 6-1. Normalwerte der linksventrikulären systolischen Funktion

1. Volumen- und Dimensionsparameter	♂	♀
EF [%]	63 ± 4	65 ± 7
MNSER [EDV/s]	2,1 ± 0,26	1,96 ± 0,23
EDVI [min/²]	95 ± 15	73 ± 12**
LMMI [g/m²]	96 ± 16	80 ± 15*
2. Druckabhängige Parameter		
Max. dP/dt	1610 ± 290 mmHg/s	
V_{pm}	1,47 ± 0,19 ml/s	
E_{es}	4,9 mmHg/ml/m²	
E_{max}	5,5 mmHg/ml	
Systolischer Wandstreß		
(„thin-walled model")	375 ± 60 kdyn/cm²	
(„thick-walled model; Mirsky")	348 ± 44 kdyn/cm	

EF Auswurffraktion, *MNSER* „mean normalized systolic ejection rate", *EDVI* enddiastolischer Volumenindex, *LMMI* LV-Muskelmassenindex, *max. dP/dt* 1. Ableitung des Drucks nach der Zeit, V_{pm} isovolumetrische Verkürzungsgeschwindigkeit, E_{es} endsystolische Elastance, E_{max} maximale Elastance, * p < 0,025, ** p ≤ 0,005

Bei Patienten mit Klappen- oder Myokarderkrankungen ist die Verkürzungsgeschwindigkeit ähnlich der normalisierten Austreibungsgeschwindigkeit als Maß für die globale linksventrikuläre Funktion benutzt worden, obwohl sie streng genommen ein regionaler Funktionsparameter ist.

Berechnung der Vor- und Nachlast

Vorlast

Die Vorlast wird durch den venösen Rückfluß und damit durch die Dehnbarkeit des venösen Systems bestimmt. Klinische Merkmale für die Vorlast sind enddiastolischer Ventrikeldruck, enddiastolisches Volumen oder genauer enddiastolischer Wandstreß. Das enddiastolische Volumen kann nichtinvasiv z. B. echokardiographisch bestimmt werden, zur Berechnung des Wandstreß ist eine invasive Untersuchung erforderlich (s. unten).

Nachlast

Als klinisches Maß für die Nachlast kann, wenn keine Aortenstenose oder Veränderung der arteriellen Compliance vorliegt, der systolische Blutdruck herangezogen werden. Genauer ist die Verwendung des peripheren Gefäßwiderstands. Um jedoch den pulsatilen Charakter der linksventrikulären Funktion in die Berechnung zu integrieren kann zur Bestimmung der Nachlast die Impedanz herangezogen werden. Hierzu wird der Druck durch den gleichzeitigen Fluß dividiert. Die Impedanz variiert während des Herzzyklus ständig. Faktoren, die den Fluß erniedrigen, wie z. B. arterieller Hypertonus, Aortenstenose oder reduzierte arterielle Compliance erhöhen die Impedanz und damit die Nachlast.

Druckabhängige Kontraktilitätsparameter

Ähnlich der in-vitro Messungen am *isometrisch* kontraktierenden Herzmuskel können beim Menschen während der isovolumetrischen Kontraktion verschiedene Geschwindigkeitsparameter berechnet werden. Auch diese Parameter beinhalten methodologische Einschränkungen und Annahmen und spiegeln deshalb nicht ausschließlich die Myokardkontraktilität wieder, sie erlauben jedoch empirisch die Unterscheidung zwischen normaler und verminderter Kontraktilität sowie eine Aussage über Verbesserungen oder Verschlechterungen durch eine Intervention [6].

Maximale Druckanstiegsgeschwindigkeit

Die maximale Druckanstiegsgeschwindigkeit (max. dP/dt) ist ein weit verbreiteter Parameter zur Erfassung von akuten Veränderungen der Kontraktilität. Während max. dP/dt von den Veränderungen der Nachlast nur wenig beeinflußt wird, ist dieser Parameter jedoch nicht nur von der Inotropie, sondern auch von der Vorlast [7, 8], Herzfrequenz [8] und Muskelmasse [9, 10] abhängig.

Durch Auftragung der max. dP/dt gegen das enddiastolische Volumen kann eine „isovolumetrische Ventrikelfunktionskurve" erstellt werden [7]. Die Steigung dieser Kurve ist ein von der Vor- und Nachlast unabhängiger Kontraktilitätsparameter, der zur Berechnung jedoch mindestens zwei Meßpunkte bei gleicher Kontraktilität erfordert.

Isovolumetrische Verkürzungsgeschwindigkeit

Als Maß für die linksventrikuläre Kontraktilität wurde die isovolumetrische Verkürzungsgeschwindigkeit der kontraktilen Elemente (V_{CE}) berechnet. Sie kann anhand der isovolumetrischen Druck-Geschwindigkeits Kurven (Abb. 6-1) bestimmt (V_{pm} = peak measured velocity) oder extrapoliert (V_{max} = maximal velocity of contractile element shortening) werden. Ausgehend von der Vorstellung des Herzmuskels als Zweikomponentenmodell und der Annahme, daß während der isovolumetrischen Kontraktion keine Faserverkürzung stattfindet, kann die Verkürzungsgeschwindigkeit der kontraktilen Elemente nach folgender Formel berechnet werden [11, 12]:

$$V_{CE} = dP/dt/(kP + c)$$

wobei P = linksventrikulärer Druck, k = Steifigkeitskonstante und c = Interzept.

Da c sowohl bei Messungen am isolierten Katzenpapillarmuskel [13], als auch am linksventrikulären menschlichen Herzmuskel [14] klein ist, kann es für die Berechnung von V_{CE} vernachlässigt werden.

Für die Steifigkeitskonstante k wurde generell der in Experimenten am isolierten Katzenpapillarmuskel bestimmte Wert von 28 verwendet. Verschiedene Patienten haben jedoch verschiedene Steifigkeitskonstanten, so daß man besser nach folgender Formel einen individuellen Wert für jeden Patienten berechnet [14]:

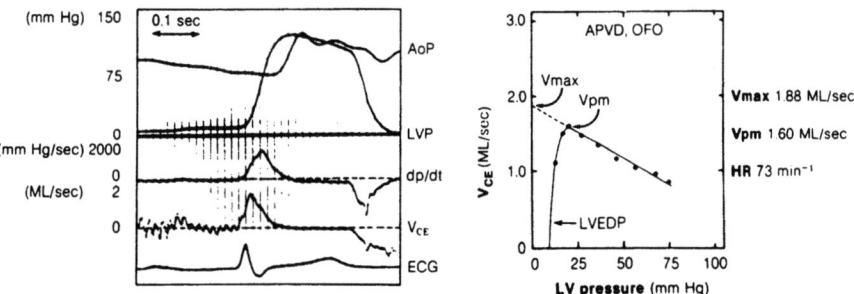

Abb. 6-1. Linksventrikuläre Druckkurve mit der 1. Ableitung des Drucks nach der Zeit (dP/dt), sowie dP/dt dividiert durch den instantanen Druck (V_{CE}) und eine Standardableitung des EKG. Rechts ist die Verkürzungsgeschwindigkeit (V_{CE}) gegenüber dem linksventrikulären Druck (L_{VP}) aufgetragen. Während der isovolumetrischen Kontraktionsphase besteht eine lineare Beziehung, und der höchste gemessene Wert entspricht Vpm und der extrapolierte Wert beim Druck 0 Vmax. Angegeben sind die Werte von einer Normalperson. (Nach [70])

$$k \, (circ^{-1}) = 0{,}87 \, (max \, dS/dt)/Sp \times Vcf_{SP}$$

(Sp = maximaler systolischer Wandstreß, Vcf_{SP} = zirkumferentielle Faserverkürzungs-geschwindigkeit bei maximalem Wandstreß). Bei dieser Berechnung wird davon aus-gegangen, daß sich dS/dt eines isovolumetrischen Schlags bei einem systolischen Wandstreß, der dem maximalen systolischen Wandstreß des gleichen auxotonischen (auswerfenden) Schlags entspricht auf 87 % des max dS/dt beläuft. Diese Prozentzahl wurde durch den Vergleich von isovolumetrischen und auxotonischen Schlägen bei Patienten am offenen Thorax ermittelt. Bei Gesunden war k nach der obigen Glei-chung 15 ± 1 (SD) $circ^{-1}$. Bei Patienten mit schwerer Aortenstenose betrug k 14 ± 3 (SD) $circ^{-1}$. Diese Ergebnisse entsprechen denen von Tierversuchen, bei denen eine druckbedingte Hypertrophie nicht zu einer Veränderung der aktiven Steifigkeit führ-te [15].

Endsystolische Druck-Volumen Beziehung (max. Elastance)

Die endsystolische Druck-Volumen Beziehung ist als vor- und nachlastunabhängiger Kontraktilitätsindex verwendet worden. Anhand der instantanen endsystolischen Druck-Volumen Punkte von Herzschlägen mit verschiedener Vor- und Nachlast kann durch eine lineare Regressionsanalyse die Steilheit dieser Kurve (= Maß für die Kontraktilität) berechnet werden [16]. Diese Steigung wird zeitabhängige *Elastance* [mmHg/ml] genannt und als

$$E(t) = P(t) / V(t) - V_0(t)$$

berechnet, wobei V_0 = extrapoliertes Volumen bei Druck Null, P = Druck und V = Vo-lumen. Wird die Regressionsgerade durch das maximale Verhältnis aus Druck und Volumen gelegt so entspricht die Steigung der maximalen Elastance (E_{max}), legt man hingegen die Regressionsgerade durch die endsystolischen Punkte, so entspricht die Steigung der endsystolischen Elastance (E_{es}) [17] (Abb. 6-2).

Annäherungen der so berechneten „wahren" E_{es} wurden mit Hilfe von linearen Re-gressionen des arteriellen „dicrotic notch" Drucks und gleichzeitigen linksventri-kulären Volumens, des linksventrikulären Drucks und Volumens zum Zeitpunkt der minimalen dP/dt, des minimalen linksventrikulären Volumens und gleichzeitigen linksventrikulären Drucks als auch des maximalen linksventrikulären oder systemi-schen Drucks und minimalen linksventrikulären Volumens erhalten [18]. Die Steigun-gen dieser endsystolischen Druck-Volumen Beziehungen korrelieren verschieden gut mit der „wahren" E_{es} (18) oder E_{max} (19).

Bei der Berechnung der endsystolischen Elastance gibt es mehrere Probleme. Die Bestimmung von lediglich zwei oder drei Datenpaaren für Druck-Volumen Koordina-ten, wie dies gelegentlich gemacht wird, kann für eine statistisch ausreichende Regres-sionsanalyse ungenügend sein. Außerdem können die Veränderungen der Vor- und Nachlast vor allem bei Patienten mit normaler Ventrikelfunktion die Kontraktilität direkt beeinflussen, allerdings ist dies bei Patienten mit eingeschränkter Ventrikel-funktion weniger der Fall. Es ist möglich, daß die Korrelation der endsystolischen Druck-Volumen Beziehung im oberen oder unteren Normbereich nicht mehr linear, und somit die lineare Extrapolation zur Bestimmung von V_0 fehlerhaft ist. Die zur Beeinflussung der Vor- und Nachlast durchgeführten Manöver können direkte Aus-

Abb. 6-2. Zeitabhängige ($E_{(t)}$), maximale (E_{max}) und endsystolische Elastance (E_{es}). $E_{(t)}$ ist zu den Zeitpunkten 10, 40, 60 und 260 ms nach Beginn der Systole berechnet (*gestrichelte Linie*). 260 ms nach Beginn der Systole entspricht $E_{(t)} = E_{max}$. Die endsystolische Elastance (*durchgezogene Linie*) hat eine deutlich flachere Steigung als die E_{max}. (Nach [17])

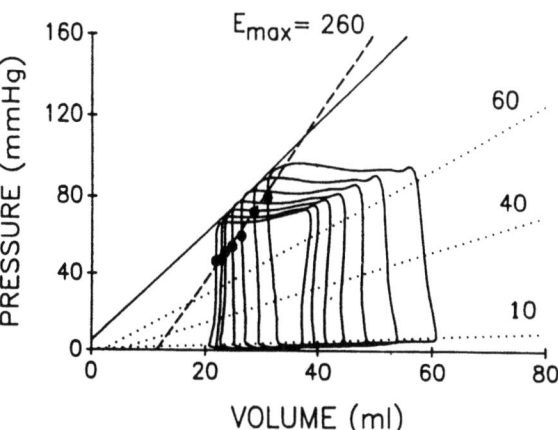

wirkungen auf die E_{es} haben. Im Tierexperiment führte eine Steigerung des endsystolischen Druckes bei konstantem enddiastolischen Volumen zu einer größeren E_{es} als eine ähnliche Steigerung des endsystolischen Druckes bei gleichzeitiger Vergrößerung des enddiastolischen Volumens und Schlagvolumens [20]. Außerdem sind E_{es} und E_{max} von der Ventrikelgröße und -masse abhängig und müssen zur genauen Berechnung korrigiert werden, wenn zwischen den Untersuchten große Unterschiede des enddiastolischen Volumens oder der Ventrikelmasse bestehen [21, 22].

Die endsystolische Elastance sollte wegen der fehlerhaften Annahme, daß die tatsächliche endsystolische Druck-Volumen Kurve das Volumen bei Null schneidet nicht durch Berechnung des Quotienten zwischen linksventrikulärem systolischem Druck und endsystolischem Volumen [23] approximiert werden.

Linksventrikulärer Wandstreß

Bei Patienten mit chronischer Druck- und/oder Volumenbelastung mit linksventrikulärer Hypertrophie und Kammerdilatation kann die endsystolische Last genauer durch Berechnung des *Wandstreß*, als durch den linksventrikulären Druck bestimmt werden [24, 25]. Durch die Anwendung von endsystolischem Streß anstelle des Druckes kann eine falsche Beurteilung der Inotropie, wie sie bei konzentrischer Hypertrophie bei Aortenstenosen und Anwendung der E_{es} vorkommt, vermieden werden [25]. Um Veränderungen der Vor- und Nachlast zur Konstruktion der endsystolischen Streß-Volumen Beziehung zu umgehen, wurden Streß-Volumen Beziehungen innerhalb eines Herzschlags mit Hilfe des maximalen systolischen Streß und des enddiastolischen Streß bestimmt [26]. Diese Beziehung ist zwar relativ linear, hat jedoch einer flachere Steigung als die tatsächliche endsystolischen Streß-Volumen Beziehung.

Da sowohl die Kammergröße, als auch die Wanddicke die Vor- und Nachlast beeinflussen, kann bei Steigerung der Nachlast durch Zunahme der Muskelfaser- bzw. Wanddicke die Wandspannung im Normbereich gehalten werden. Dieser Kompensationmechanismus erlaubt dem Herzen die Verkürzung des Herzmuskels und den Sauerstoffverbrauch pro 100 g Muskelmasse im Normbereich zu halten.

Zur Berechnung des linksventrikulären Wandstreß werden verschiedene Modelle für kleine und große Wanddicken verwendet. Nach dem Modell für kleine Wanddicken (thin-walled model) von Sandler und Dodge [27] berechnet sich der Wand-streß folgendermaßen:

Zirkumferentieller Wandstreß [dyn cm² × 10³] = (P × b / h) × {1 − b³ / (a² × (2 b + h))}

und nach dem Modell für große Wanddicken (thick-walled model) von Falsetti [28] folgendermaßen:

Zirkumferentieller Wandstreß = (P × 2 b/4 h) × {(4 a² − 2 b²) / (2 a² − 2 b² × h)}

wobei P = linksventrikulärer Druck, h = linksventrikuläre Wanddicke, b = kurze Halbachse und a = lange Halbachse.

Alternativ kann für große Wanddicken auch ein Modell von Mirsky [29] verwendet werden:

Zirkumferentieller Wandstreß = (P × b/h) × (1 − h/2 b − b²/2 a²).

Da zwischen der linksventrikulären Faserverkürzung, der Auswurffraktion und der Nachlast eine inverse Beziehung besteht, d. h. je größer die Nachlast, desto geringer die Verkürzung, kann diese Beziehung zur Beschreibung der linksventrikulären Kontraktilität benutzt werden [30, 31]. Bei Patienten mit eingeschränkter Kontraktilität ist die Beziehung zwischen systolischer Verkürzung und linksventrikulärer Nachlast gegenüber Kontrollwerten nach unten verschoben [30–33] (Abb. 6-3). Dabei ist darauf zu achten, daß die Kontrollwerte auch eine erhöhte Wandspannung, wie dies bei Patienten mit linksventrikulärer Druck- oder Volumenbelastung der Fall ist, beinhalten. Solche Kontrollwerte können durch akute Druckerhöhung mit Methoxamin oder Angiotensin II erhalten werden. Eine Vorlasterhöhung führt zu einer Verschiebung dieser Beziehung nach rechts. Fehlt diese Verschiebung muß von einer eingeschränkten Kontraktilität ausgegangen werden [30].

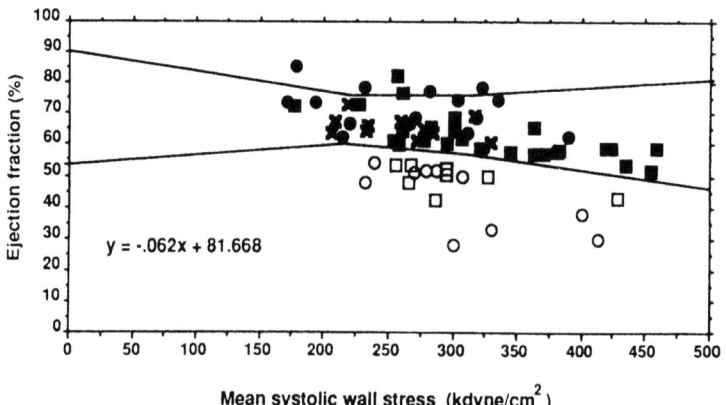

Abb. 6-3. Beziehung zwischen systolischer Verkürzung und linksventrikulärer Nachlast bei Herzgesunden (*Kreuze*), Patienten mit schwerer Aortenstenose und normaler (*Punkte*) bzw. eingeschränkter (*Kreise*) Kontraktilität, sowie Patienten mit schwerer Aorteninsuffizienz und normaler (*gefüllte Vierecke*) bzw. eingeschränkter (*offene Vierecke*) Kontraktilität. Angegeben sind die 95 %-Konfidenzlimiten für Herzgesunde. (Nach [33])

Belastung

Zur Beurteilung der Kontraktilitätsreserve können isometrische oder dynamische Belastungsuntersuchungen durchgeführt werden. Hierbei wird einerseits eine Druck-, andererseits eine Volumenbelastung des linken Ventrikels erreicht. Aus den so gewonnenen Daten kann durch Auftragen der Schlagarbeit gegenüber des enddiastolischen Drucks oder des pulmonalen Kapillardrucks eine Ventrikelfunktionskurve erstellt werden. Ebenso kann V_{pm} gegenüber dem linksventrikulären enddiastolischen Druck aufgetragen werden, um einen isovolumetrischen Kontraktilitätsindex zu erhalten. Bei Belastungsuntersuchungen ist jedoch zu beachten, daß die passiven diastolischen Eigenschaften des Ventrikels eine große Rolle spielen. Unter Belastung treten jedoch Veränderungen der diastolischen Funktion oft schon vor Veränderungen der systolischen Funktion auf.

Eine genaue Methode zur Erkennung von belastungsinduzierten Veränderungen der globalen oder regionalen systolischen Funktion, Relaxation, Ventrikelfüllung und passiven diastolischen Eigenschaften ist die Durchführung einer Ventrikulographie mit invasiver Druckmessung unter Belastung [34, 35].

Zusammenfassung

Eine exakte Erfassung des inotropen Zustands des Herzmuskels ist unter klinischen Bedingungen schwierig und oft ungenau. Als gebräuchlichster Parameter hat sich die Auswurffraktion durchgesetzt und als prognostisch bedeutsamer Faktor bestätigt.

Diastolische Ventrikelfunktion

Definitionen

Im klassischen Sinne dauert die Diastole von Beginn der Mitralklappenöffnung bis zum Mitralklappenschluß bei Beginn der nächsten Ventrikelkontraktion. Klinisch wird im allgemeinen die isovolumetrische Relaxation mit in die Diastole eingeschlossen, die bei Aortenklappenschluß beginnt (Abb. 6-4). Da die Relaxation ein aktiver ATP-verbrauchender Prozeß ist, muß sie bei strenger Auslegung der Systole zugerechnet werden. Damit beginnt nach Brutsaert die Diastole erst mit der passiven Füllungsphase des Ventrikels. In diesem Kapitel wird allerdings die klinische, von den meisten Kardiologen verwendete Definition der Diastole angewendet.

Terminologie

Streß:	Kraft pro Fläche.
Strain (e):	Längenänderung in Prozent der initialen Länge.
LaGrangian Strain:	$e = (l - l_0)/l_0$ l = instantane Länge, l_0 = Referenzlänge bei einer gemeinsamen (niedrigen) Vorlast.

Abb. 6-4. Schematische Darstellung des linksventrikulären Druckes und Volumens (*1* Aortenklappenöffnung, *2* Aortenklappenschluß: entspricht der Endsystole, *3* Mitralklappenöffnung, *3a* niedrigster diastolischer Druck, *4* Ende der schnellen diastolischen Füllungsphase, *5* Enddiastole). Die isovolumetrische Relaxation (*a*) erstreckt sich von der Endsystole bis zur Mitralklappenöffnung, die schnelle Füllungsphase (*b*) von der Mitralklappenöffnung bis zu dem Zeitpunkt, an dem die schnelle Füllung sich plötzlich verlangsamt und die passive diastolische Füllung (*c*) vom niedrigsten diastolischen Druck bis zur Enddiastole

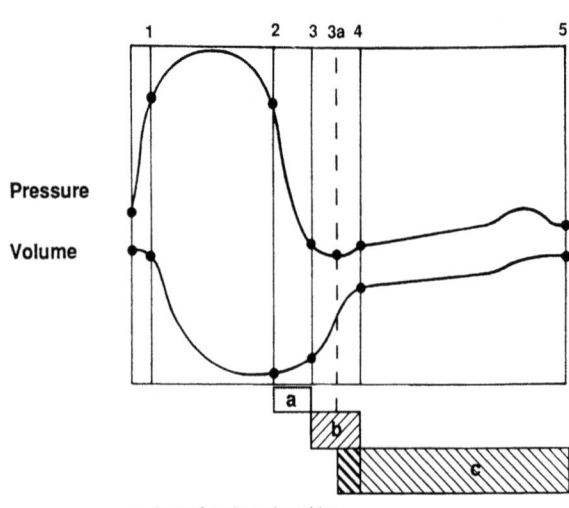

a isovolumic relaxation
b rapid diastolic filling
c passive diastolic filling

Natural Strain:	$e = \ln(l/l_0)$.
Elastizität:	Eigenschaft eines Materials nach Entfernung der dehnenden Kraft zu seiner ursprünglichen Länge zurückzukehren.
Dehnbarkeit:	Volumenänderung pro Druckänderung (dV/dP); entspricht der Compliance.
Steifigkeit:	Druckänderung pro Volumenänderung (dP/dV). Die *ventrikuläre* Steifigkeit ist ein Wert für die Veränderungen des Ventrikels als Ganzes; die *myokardiale* Steifigkeit bezieht sich auf Veränderungen des Myokards selbst. Die Eigenschaften des Ventrikels werden durch *Druck-Volumen-Kurven* beschrieben, die Eigenschaften des Myokards hingegen durch *Streß-Strain-Beziehungen*.
Creep:	zeitabhängige Dehnung eines Materials bei gleichbleibender Wandspannung.
Streß-Relaxation:	zeitabhängiger Abfall des Streß bei gleichbleibender Dehnung.
Viscoelastiztiät:	Eigenschaft eines Materials die auf der Längenänderung (Strain) und der Geschwindigkeit der Längenänderung (Strainrate) beruht.

Physiologie der linksventrikulären diastolischen Funktion

Relaxation

Die isovolumetrische Relaxation beginnt mit dem Aortenklappenschluß und endet mit der Mitralklappenöffnung. Beginn und Geschwindigkeit der Relaxation werden durch *Vor-* und *Nachlast, Inaktivierung* und *Synchronie* beeinflußt. Die wichtigsten Determinanten der Relaxation sind der maximale systolische Druck, die endsystolische Faserdehnung, der Koronarfluß („erectile effect") und die Deformationsenergie (elastic recoil). Die Inaktivierung (von der Inotropie abhängig) und Synchronie der Relaxation sind hauptsächlich für die Relaxationsgeschwindigkeit maßgeblich.

Zur Quantifizierung der Relaxation sind verschiedene Parameter verwendet worden, z. B. die min. dP/dt, die Zeitkonstante des isovoumetrischen Druck- oder Streßabfalls oder die Zeit bis zur Druckhalbierung. Diese Parameter sind wiederum von den Lastbedingungen, der Inaktivierung und der Uniformität der Relaxation abhängig.

Kammerfüllung

Die schnelle Füllungsphase erstreckt sich von der Mitralklappenöffnung bis zu dem Zeitpunkt, bei dem die Füllungsgeschwindigkeit plötzlich abnimmt, d. h. bis zum Ende der E-Welle [37]. Die Geschwindigkeit und das Ausmaß der schnellen diastolischen Füllung wird von vier Mechanismen beeinflußt:

1. den internen und externen Rückstellungskräften (elastic recoil), die den diastolischen Sog und damit die frühe diastolische Ventrikelfüllung bestimmen,
2. der Geschwindigkeit der Relaxation die von der Inotropie und Uniformität der Relaxation abhängig ist,
3. dem Füllungsdruck, der dem Druckgradienten zwischen linkem Vorhof und linkem Ventrikel entspricht,
4. der passiv-elastischen Eigenschaften des Vorhofs und des Ventrikels.

Die Geschwindigkeit der schnellen Füllung kann durch Einzelbildanalyse des LV Angiogramms oder heute viel einfacher nichtinvasiv mittels Doppler-Echokardiographie bestimmt werden. Sowohl die maximale Füllungsgeschwindigkeit, als auch die mittlere Füllungsgeschwindigkeit während der ersten Diastolenhälfte [38] kann als Maß für die schnelle diastolische Füllung verwendet werden.

Die spätdiastolische bzw. atriale Füllungsphase erstreckt sich von der Diastase bis zur Enddiastole.

Passive elastische Eigenschaften

Die passiven elastischen Eigenschaften des linken Ventrikels können anhand der diastolischen Druck-Volumen Kurve (*Ventrikeleigenschaften*) bzw. der diastolischen Streß-Strain Beziehung (*Myokardeigenschaften*) erfaßt werden.

Die passiv-elastischen Eigenschaften werden während der diastolischen Füllung bestimmt, wenn sich die Muskelfasern in einem völlig entspannten Zustand befinden, das heißt am Ende der raschen diastolischen Füllung bzw. Vom niedrigsten diastolischen Druck bis zur End-Diastole. Einige Autoren beziehen in diese Phase ebenfalls den kurzen Zeitraum zwischen dem niedrigsten diastolischen Druck bis zum Ende der schnellen Füllungsphase mit ein. Dies kann in einigen Fällen gerechtfertigt sein, ist jedoch problematisch, wenn die Relaxation beim niedrigsten diastolischen Druck noch nicht beendet ist, wie dies bei einer Verspätung der Relaxation, z. B. bei Patienten mit linksventrikulärer Hypertrophie vorkommt. Während der frühen diastolischen Füllung spielen visköse Kräfte eine wichtige Rolle und können in Phasen mit hohem Fluß, z. B. bei belastungs- oder schrittmacherinduzierter Tachykardie Abweichungen von der monoexponentiellen Druck-Volumen Beziehung verursachen. Nach Weisfeldt et al. ist die Relaxation 3,5 Zeitkonstanten (T; vide infra) nach Aortenklappenschluß in 97 % der Fälle abgeschlossen. Bei Kontrollpersonen konnte der niedrigste diastolische Druck nach 3,9 Zeitkonstanten gemessen werden, während der tiefste Druck bei Patienten mit hypertropher Kardiomyopathie nach 2,4 Zeitkonstanten auftrat und damit eine deutliche Überlagerung von Relaxation und passiver diastolischer Füllung resultierte.

Kammereigenschaften

Die Kammereigenschaften werden durch die diastolische Druck-Volumen bzw. Druck-Durchmesser Beziehung charakterisiert. Die Steigung der exponentiellen linksventrikulären Druck-Volumen Kurve wird durch die Kammersteifigkeitskonstante (β) beschrieben. Die Steigung und Lage der Druck-Volumen Kurve und damit der Kammersteifigkeit wird durch intrinsische (Myokardstruktur, Volumen-Masse Verhältnis, Koronarperfusion) und extrinsische Faktoren (ventrikuläre Interaktion, Perikardkonstriktion) beeinflußt (Abb. 6-5).

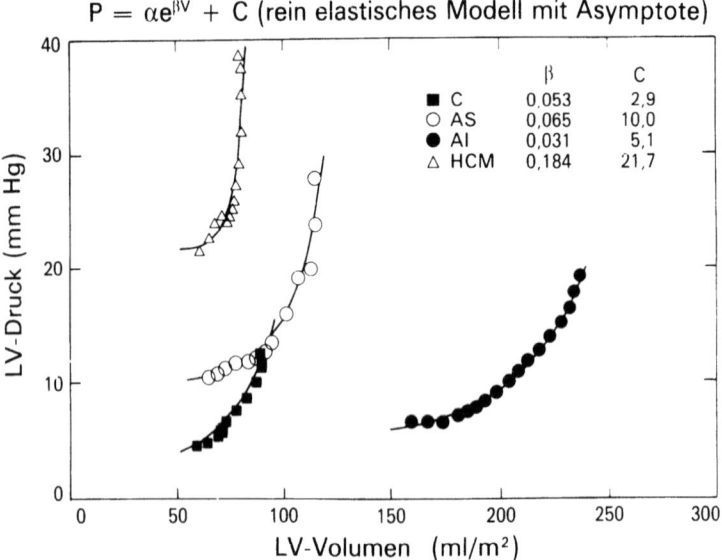

Abb. 6-5. Diastolische Druck-Volumen-Beziehung bei einem Herzgesunden (*C*), Patienten mit Aortenstenose (*AS*), hypertropher Kardiomyopathie (*HCM*) und Aorteninsuffizienz (*AI*). Die Druck-Volumen Kurve ist bei Volumenbelastung nach rechts, aber bei Druckbelastung und v. a. bei schwerer Myokardhypertrophie nach oben und links verschoben. Die Steigung (β) der Druck-Volumen Kurve entspricht der Kammersteifigkeit und ist bei Aortenstenose leicht (0,065), bei hypertropher Kardiomyopathie deutlich erhöht (0,184), aber bei Volumenbelastung erniedrigt (0,031)

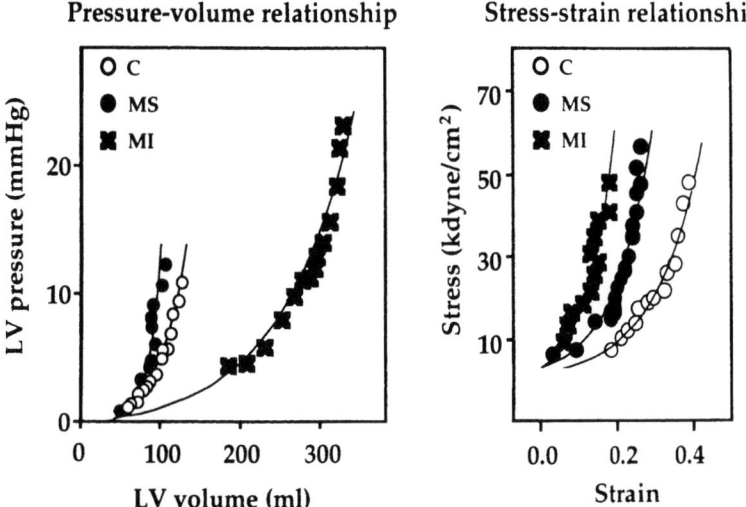

Abb. 6-6. Vergleich der Druck-Volumen (*links*) bzw. der Streß-Strain Beziehung (*rechts*) bei einer Kontrollpersonen und einem Patienten mit Mitralstenose (*MS*) bzw. Mitralinsuffizienz (*MI*). Während die Druck-Volumen-Kurve bei chronischer Volumenbelastung nach rechts verschoben ist, kommt diese bei Mitralstenose links von der Kontrollkurve zu liegen. Nach Korrektur für die linksventrikuläre Geometrie und Wanddicke sind beide Kurven nach links zu höheren Muskelsteifigkeiten verschoben

Muskeleigenschaften

Die Muskeleigenschaften werden durch die diastolische Streß-Strain, das heißt Wandspannungs-Längen Beziehung dargestellt (Abb. 6-6). Die Steigung der exponentiell verlaufenden linksventrikulären Streß-Strain Beziehung wird durch die Muskelsteifigkeitskonstante (β^*) beschrieben. Da der Strain auf eine gemeinsame Vorlast (z. B. 0 oder 1 g/cm^2) normalisiert wird, ist die Lage der Streß-Strain Beziehung bei verschiedenen Patienten ähnlich [39]. Die Steigung – und damit die Muskelsteifigkeit – wird jedoch von der Myokardstruktur (Kollagenaufbau), dem Volumen-Masse Verhältnis, dem Koronargefäßvolumen und der Myokardperfusion, als auch von der Temperatur beeinflußt.

Berechnungsverfahren

Isovolumetrische Relaxation

Die Zeitkonstante des isovolumetrischen Druckabfalls (T; ms) ist das gebräuchlichste Maß zur Quantifizierung der Relaxationsgeschwindigkeit. Der isovolumetrische Druckabfall ist in der Regel exponentiell, kann jedoch bei schwerer Myokardhypertrophie oder bei akuter Myokardischämie von einem monoexponentiellen Verlauf abweichen. Weiss et al. berechneten die Zeitkonstante anhand des logarithmischen Druckabfalls gegenüber der Zeit unter der Annahme, daß sich der Druck asymptotisch Null nähert. Bei Hunden, aber auch bei Patienten wurde jedoch beobachtet, daß der linksventrikuläre Druck beim normal schlagenden Herzen auf negative Werte absinken kann [37]. Deshalb wurde von einigen Autoren eine semilogarithmische Beziehung zwischen Druck und Zeit favorisiert, bei der eine Verschiebung der Grundlinie (= Asymptote) berücksichtigt wird. Trägt man während der isovolumetrischen Relaxation neg. dP/dt gegenüber dem linksventrikulären Druck auf (Abb. 6-7), so kann die Zeitkonstante wie folgt berechnet werden:

$$P = Ae^{-at} + Pb$$

wobei P = linksventrikulärer Druck [mmHg], A = linksventrikulärer Druck bei min. dP/dt [mmHg], e = Basis des natürlichen Logarithmus, a = Steigung der Druck-Zeit Beziehung [1/s], t = Zeit [s] und Pb = Asymptote [mmHg].

Die Zeitkonstante (T) kann nun wie folgt berechnet werden (40):

$$T = - 1/a$$

Zur Berechnung stehen verschiedene Modelle zur Verfügung, wobei sich für klinische Belange die lineare Regressionsanalyse zwischen neg. dP/dt und linksventrikulärem Druck (Tabelle 6-2) am besten bewährt hat:

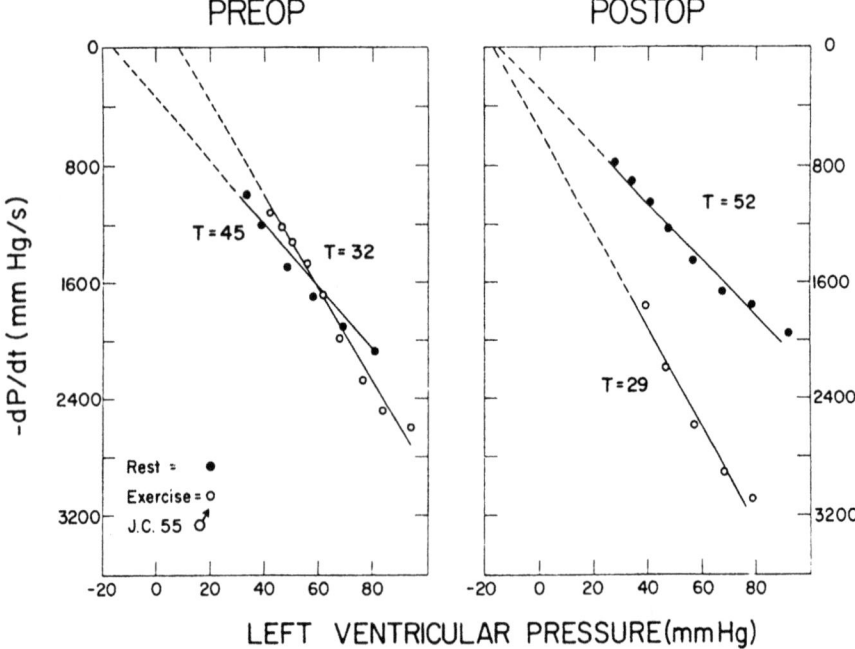

Abb. 6-7. Beziehung zwischen negativem dP/dt und linksventrikulärem Druck in Ruhe (*Punkte*) und unter Belastung (*Kreise*) bei einem Patienten mit koronarer Herzkrankheit vor und nach Bypassoperation. Die Zeitkonstante des isovolumetrischen Druckabfalls (*T*) kann aus der linearen Beziehung zwischen – dP/dt und linksventrikulärem Druck berechnet werden, wobei die Asymptote c bei dP/dt = 0 bestimmt wird. Nach Revaskularisation zeigt sich ein normales Verhalten der Relaxation unter Belastung mit Zunahme der Relaxationsgeschwindigkeit unter inotroper Stimulation. (Nach [71])

Tabelle 6-2. Berechnung der Zeitkonstanten der isovolumetrischen Relaxation (T)

Formeln: dP/dt = – 1/T × (P – Pb); T = – 1 / a	
dP/dt	Druck
–1799	63
–1654	56
–1498	50
–1346	44
–1208	38
–1025	31
– 895	26
– 798	26
– 736	18
– 654	14

Berechnete lineare Regression: dP/dt = 23,8 × P – 299
T = 42 ms
Pb = – 12,5 mmHg
r = 0,9994

dP/dt 1. Ableitung des linksventrikulären Drucks [mmHg/s], *a* Steigung der Beziehung zwischen dP/dt und Druck [1/s], *T* Zeitkonstante des isovolumetrischen Druckabfalls [ms], *Pb* Interzept bei dP/dt = 0 [mmHg], *r* Korrelationskoeffizient. Für die Berechnung von a und Pb wurde eine lineare Regressionsanalyse genutzt.

$$dP/dt = a (P - Pb)$$
$$\text{oder } dP/dt = - 1/T (P - Pb)$$
$$\text{oder } T = - (P - Pb) / (dP/dt)$$

Der Normalwert für T berechnet sich nach diesem Modell (n = 10) auf 41 ± 12 ms [39].

Kammerfüllung

Die Kammerfüllung kann anhand von Einzelbildanalysen von linksventrikulären Angiogrammen mit einer hohen zeitlichen Auflösung (z. B. 20 ms) quantifiziert werden. Zur Rauschunterdrückung kann die Volumen-Zeit Kurve mit einer „5th grade moving average" gefiltert werden:

$$FR = V_{(t + 0,02)} - V_{(t - 0,02)}/0.04 \text{ s},$$

wobei FR = Füllungsgeschwindigkeit [ml/s], V = linksventrikuläres Volumen [ml] und t = Zeit [s].

Die früh- und spätdiastolische Füllungsgeschwindigkeit (E- und A-Welle) werden separat berechnet und als Maximalwert oder als Mittelwert über die Zeit (Diastolenhälfte) [38] angegeben (Abb. 6-8). Als Normalwerte für die mittleren Füllungsgeschwindigkeiten gelten 358 ± 104 ml/s für die Früh- und 119 ± 111 ml/s für die Spätdiastole [41] beziehungsweise 483 ± 111 ml/s respektive 321 ± 102 ml/s als Maximalwerte [38]. Das E/A-Verhältnis berechnet sich demnach bei Normalpersonen auf 1,5 und ist vergleichbar mit den nichtinvasiv erhobenen Werten der Doppler-Echokardiographie (normal > 1,0) [42].

Abb. 6-8. Linksventrikuläre diastolische Füllungskurve bei einem Herzgesunden. Die Kammervolumina wurden angiographisch alle 20 ms bestimmt (*oben*). Die instantanen LV-Füllungsgeschwindigkeiten (*unten*) und maximalen Füllungsgeschwindigkeiten während der frühen Diastole (*PFR1*) und der Vorhofkontraktion (*PFR2*) sind eingezeichnet. Die prozentuale Füllung in der ersten (% V1) und zweiten (% V2) Diastolenhälfte (t_1 bzw. t_2) wurde als Maß für die früh- und spätdiastolische Füllung betrachtet (*ES* = Endsystole). (Nach [38])

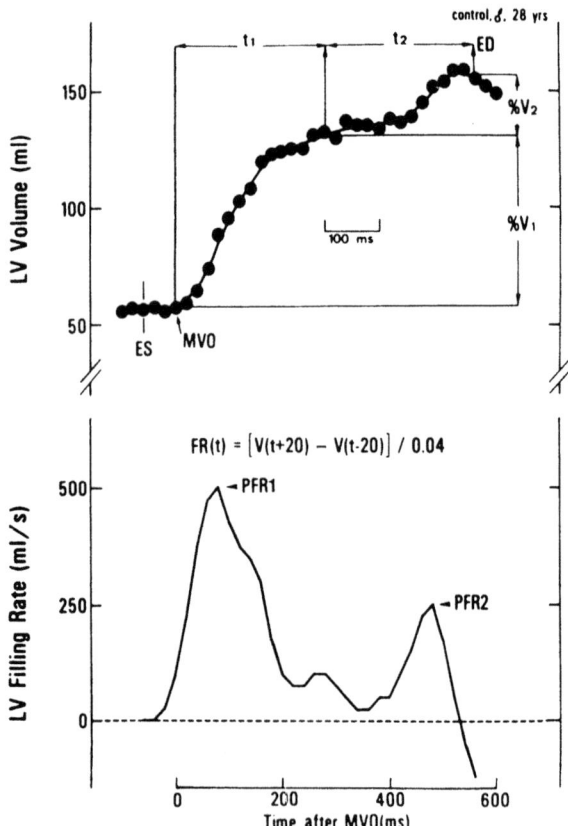

Passive elastische Eigenschaften

Kammereigenschaften

Die Kammersteifigkeit kann durch Auftragen des linksventrikulären Füllungsdrucks gegenüber dem linksventrikulären Volumen, bzw. Radius oder Kammerdurchmesser berechnet werden. Dabei wird das Intervall vom niedrigsten diastolischen Druck bis zur Enddiastole (einschließlich oder ausschließlich der raschen frühdiastolischen Füllungsphase) zur Berechnung herangezogen. Die diastolische Druck-Volumen oder Druck-Dimensions Beziehung verläuft in der Regel exponentiell und kann durch verschiedene semilogarithmische Beziehungen beschrieben werden: elastisches, viskoelastisches oder asymptotisches Kurvenmodell. Das in der Literatur am häufigsten verwendete Kurvenmodell ist das asymptotische Kurvenmodell:

$$P = a\,e^{\beta V} + c$$

Durch Auflösung dieser Gleichung mit 2 Variablen (P, V) und 3 Konstanten (a, β, c) erhält man:

$$\ln (P - c) = \ln a + \beta V$$

wobei P = LV Druck, V = LV-Volumen, a = Interzept (= elastische Konstante), β = Steigung der Druck-Volumen Beziehung (= Kammersteifigkeitskonstante) und c = Asymptote.

Diese Gleichung kann durch Einsetzen von verschiedenen Werten für c in Schritten von 0,1 bis 1 mmHg aufgelöst werden, wobei als Abbruchkriterium der Korrelationskoeffizient verwendet, das heißt, die Lösung mit dem höchsten Korrelationskoeffizienten als optimal betrachtet wird (= Iterationsverfahren).

Normalwerte (n = 9) für die Kammersteifigkeitskonstante (β) sind 0,029 ± 0,011 ml^{-1} und für die Asymptote (c) 0,2 ± 4,5 mmHg.

Das elastische Modell ist von vielen Autoren über mehrere Jahre hinweg benutzt worden; es beschreibt jedoch die tatsächliche Druck-Volumen Beziehung nur ungenügend, da Abweichungen von der Nullinie und visköse Einflüsse nicht korrigiert werden. Das viskoelastische Modell korrigiert für rasche Veränderungen der Druck-Volumen Kurve mit Abweichungen von der rein elastischen (= statischen) Beziehung und das asymptotische Modell korrigiert für Abweichungen von der Nullinie z. B. bei Myokardischämie, Myokardhpertrophie oder Nachlastveränderungen.

Muskeleigenschaften

Durch Auftragen des linksventrikulären Wandstreß gegenüber der diastolischen Längenänderung (= Strain) kann die linksventrikuläre Myokardsteifigkeit berechnet werden (Abb. 6-6). Dabei wird wiederum das Intervall vom niedrigsten diastolischen Druck bis zur Enddiastole (einschließlich oder ausschließlich der raschen frühdiastolischen Füllungsphase) zur Berechnung herangezogen.

Die Längenänderung in der Mitte der Wand wurde nach der Definition des LaGrangian oder natürlichen Strains bestimmt, die von der Referenzlänge beim Wandstreß Null oder 1 g/cm^2 abhängig sind. Da nur bei wenigen Patienten der Wandstreß Null erreicht wird, kann vor allem bei Patienten mit Klappenvitien die Referenzlänge (L1) durch Extrapolation beim Wandstreß von 1 $kdyn/cm^2$ oder 1 g/cm^2 (ca. 0,8 mmHg) berechnet werden:

$$S = ae^{\beta L} + c$$

wobei L1 = $- \ln a/\beta$ bzw. e = ln (L/L1) (Natural Strain) oder e = (L - L1)/L1 (LaGrangian Strain)

Normalwerte für L1 (n = 9) sind 14,5 ± 2,8 cm.

Die Muskelsteifigkeitskonstante (β^*) kann anhand verschiedener semilogarithmischer Beziehungen beschrieben werden, wobei elastische, viskoelastische und asymptotische Modelle verwendet werden. Das in der Literatur am meisten verwendete Kurvenmodell ist das asymptotisch verlaufende Modell:

$$S = a^* e^{\beta^* c} + c^*,$$

wobei a^* = Interzept (= elastic constant), β^* = Steigung der Streß-Strain Beziehung (Muskelsteifigkeitskonstante), c^* = Asymptote.

In Analogie zur Kammersteifigkeitskonstante kann die Gleichung durch ein Iterationsverfahren gelöst werden (Tabelle 6-3). Normalwerte (n = 10) für β^* sind 14,0 ± 4,0 und für c^* 1,1 ± 5,8 kdyn/cm [43].

Die myokardiale Steifigkeitskonstante ist ein Maß für die passiv-elastischen Eigenschaften des Herzmuskels. Je höher die Konstante, desto steifer der Muskel. Bei schnellen Änderungen des Strain ist verschiedentlich das viskoelastische Modell, bei Abweichungen von der Nullinie (akute Ischämie, Druckhypertrophie, pharmakologische Einflüsse etc.) wurde vorwiegend das asymptotische Modell verwendet.

Tabelle 6-3. Berechnung der Muskelsteifigkeitskonstanten mit dem asymptotisch verlaufenden Modell mit Hilfe des Iterationsverfahrens

Formeln: $S = a^* e^{\beta^* e} + c^*$ (1)   oder $\ln(S - c^*) = \ln a^* + \beta^* e$ (2).
Gleichung (2) wird für die Berechnung von a und β mit der linearen Regressionsanalyse genutzt. Die Konstante c wird mit dem Iterationsverfahren angepaßt, bis der Korrelationskoeffizient (r) der linearen Regression zwischen $\ln(S - c^*)$ und $\ln a^* + \beta^* e$ maximal ist. Bei der Iteration wird für c mit einem Wert begonnen, der dem niedrigsten diastolischen Streß entspricht und dann in Schritten von 1 und 0,1 g/cm² gesteigert.

	r	β*	c*
Iterationsschritte = 1,0	0,9554	10,0	11,1
	0,9847	5,5	10,1
	0,9823	3,7	9,1
Iterationsschritte = 0,1	0,9847	6,0	10,3
	0,9848	5,7	10,2
	0,9847	5,5	10,1

Das Ergebnis ist β* = 5,7, c* = 10,2 g/cm² und der Korrelationskoeffizient für die Streß-Strain Beziehung beträgt 0,9848.

Pathophysiologie der linksventrikulären diastolischen Funktion

Isovolumetrische Relaxation

Der Beginn und die Geschwindigkeit der Relaxation wird durch verschiedene Faktoren, wie Vor- und Nachlast, Inaktivierung und Uniformität der Last beeinflußt. Diese Faktoren sind die entscheidenden Determinanten der isovolumetrischen Relaxation.

Vor- und Nachlastbedingungen

Experimentell konnte gezeigt werden, daß bei einer akuten Nachlasterhöhung während der frühen Kontraktionsphase (= contraction load) die Relaxation verspätet und verlangsamt auftritt, hingegen eine akute Nachlasterhöhung während der späten Systole (= „relaxation load") zu einer Beschleunigung der Relaxation führt [44]. Die Lastbedingungen der Relaxation werden hauptsächlich durch den systolischen Blutdruck, das Ausmaß der endsystolischen Verformung, die Koronarfüllung und intramyokardialen Turgor („erectile effect" bzw. myokardiale Faserdehnung), als auch durch die Ventrikeldimensionen bestimmt. Eine Steigerung des linksventrikulären Drucks oder Aortendrucks führt generell zu einer Zunahme der Zeitkonstante (T) [44]. Eine Vorlasterhöhung hat im Gegensatz dazu keinen Einfluß auf die Relaxationsgeschwindigkeit. Ein Anstieg der Zeitkonstante tritt regelmäßig bei schwerer Myokardhypertrophie auf. Bei Patienten mit Aortenstenose (T = 52 ms) oder Aorteninsuffizienz (T = 75 ms) ist die Zeitkonstante gegenüber Kontrollpersonen (T = 41 ms) signifikant verlängert. Diese Verlängerung der Zeitkonstante beruht einerseits auf der linksventrikulären Hypertrophie und andererseits auf der Nachlasterhöhung. Nach erfolgreichem Aortenklappenersatz wird bei Vorliegen einer Aortenstenose eine Normalisierung der Relaxation (T = 47 ms) und bei präoperativer Aorteninsuffizienz eine signifikante Verkürzung (T = 51 ms) beobachtet. Interessanterweise tritt eine Verlängerung der Zeitkonstante bei Patienten mit linksventrikulärer Hypertrophie vor einer Einschränkung der systolischen Funktion (z.B. der isovolumetrischen Kontraktionsparameter oder Ejektionsfraktion) auf [39].

Inaktivierung

Veränderungen der Inotropie gehen üblicherweise mit Veränderungen der Relaxation einher. Eine Steigerung der Inotropie führt zu einer beschleunigten Relaxation (Abfall von T) und vice versa. Dabei müssen Ereignisse die eine gleiche Veränderung der Inotropie bewirken nicht die gleichen Auswirkungen auf die Zeitkonstante haben. Während Katecholamine die Relaxation beschleunigen, wird diese bei postextrasystolischen Schlägen verlängert [45]. Dies kann durch die intrazelluläre Kalziumakkumulation erklärt werden, die zu einer verbesserten systolischen Kontraktion, aber verlangsamten Relaxation führt.

Synchronie

Bei asynchroner Kontraktion oder Relaxation, wie dies bei Erregungsausbreitungsstörungen (z.B. Linksschenkelblock), asymmetrischer Hypertrophie oder akuter Myokardischämie auftritt, ist die Relaxation in der Regel verlängert. Bei kurzer Diastolendauer z.B. unter körperlicher Belastung kann es vorkommen, daß das Myokard bis zur nächsten systolischen Kontraktion nicht vollständig relaxiert ist. Bei Vorliegen einer großen akinetischen (z.B. infarzierten) oder ischämischem Zone kann die Relaxationsgeschwindigkeit durch regionale Unterschiede im zeitlichen Ablauf verringert werden. Diese Änderungen im zeitlichen Ablauf können zu Störungen der Interaktion zwischen verschiedenen Regionen des linken Ventrikels führen. So kann sich der ischämische Bereich nach Dehnung während des vorangegangenen Schlages passiv zusammenziehen (late systolic shortening) und dadurch zum Auftreten von regionalen Asynchronien führen. Da bei Myokardischämie ein zweiphasiger Druckabfall des linken Ventrikels mit einem frühen flachen und einem späten steilen Anteil beschrieben wurde [46], verwendeten einige Autoren zur Berechnung der Zeitkonstante (T) ein biexponentielles Modell. Daraus resultieren zwei Zeitkonstanten; eine frühe (T1) während der ersten 40 ms nach min. dP/dt und eine späte (T2) während der restlichen isovolumetrischen Relaxationsphase. T2 wird als die tatsächliche Relaxationskonstante angesehen, T1 charakterisiert eine frühe Relaxationsphase mit verschiedenen Relaxationsgeschwindigkeiten in verschiedenen Ventrikelregionen. Bei 14 Patienten mit koronarer Herzkrankheit betrug T1 55 ± 8 ms und T2 44 ± 7 ms in Ruhe und verlängerte sich bei akuter Myokardischämie (20-sekündige Ballonokklusion) auf 79 ± 17 ms (T1) bzw. 51 ± 8 ms (T2) [47].

Kammerfüllung

Die linksventrikuläre Füllung ist ein dynamischer Prozeß der aktive und passive Eigenschaften des Vorhofs und Ventrikels einschließt. Die Geschwindigkeit des linksventrikulären Druckabfalls und der atrioventrikuläre Druckgradient sind die wichtigsten Determinanten der frühen diastolischen Füllung, während die diastolische Steifigkeit des linken Ventrikels im Verlauf der Ventrikelfüllung immer wichtiger wird. Der atrioventrikuläre Druckgradient wird durch mehrere Faktoren, wie die elastischen Rückstellkräfte („elastic recoil"), die Geschwindigkeit des linksventrikulären Druckabfalls, den Druck im linken Vorhof zum Zeitpunkt der Mitralklappenöffnung, die Füllungszeit und das Schlagvolumen beeinflußt.

Elastische Rückstellkräfte („elastic recoil")

Das endsystolische Volumen des normal kontrahierenden linken Ventrikels ist kleiner als sein elastisches Equilibrium. Die daraus resultierenden diastolischen Rückstellkräfte erzeugen einen negativen linksventrikulären Druck und verursachen damit einen diastolischen Sog. Durch Ansaugen des Blutes aus dem linken Vorhof wird die frühdiastolische Kammerfüllung begünstigt. Ein Verlust dieser elastischen Rückstellkräfte, wie z. B. bei akuter Ischämie ist mit einer Abnahme der frühdiastolischen Kammerfüllung verbunden und muß durch eine Erhöhung des linksatrialen Füllungsdrucks kompensiert werden [41]. Eine Quantifizierung des elastischen Recoils unter klinischen Bedingungen ist schwierig, als Maß dafür wurde jedoch von einigen Autoren das endsystolische Volumen verwendet; je kleiner das Volumen, desto größer die Rückstellkräfte und vice versa. Besonders unter körperlicher Belastung bei Verkürzung der Diastolendauer spielen die elastischen Rückstellkräfte eine große Rolle bei der Erhaltung der frühdiastolischen Ventrikelfüllung. Als Folge des erhöhten elastischen Recoils und der schnelleren Relaxation sinkt der minimale diastolische Druck unter Belastung ab [48].

Relaxation

Der frühdiastolische Druck und die Füllungsgeschwindigkeiten werden entscheidend von der Relaxationsgeschwindigkeit beeinflußt. Eine verzögerte oder inkomplette Relaxation (> 3,5-mal die Zeitkonstante T) kann den Beginn der diastolischen Füllung verzögern. Eine Myokardhypertrophie [39], akute Ischämie oder Erregungsausbreitungsstörungen (Linksschenkelblock) können die Relaxation verlängern und führen konsekutiv zu einem Anstieg des frühdiastolischen Füllungsdrucks. Durch eine verstärkte Muskelkontraktion mit Zunahme des elastischen Recoils kann eine verzögerte Relaxation teilweise kompensiert werden, wie dies bei Patienten mit hypertropher Kardiomyopathie beschrieben worden ist. Bei den meisten Patienten sind jedoch häufig die Relaxationsgeschwindigkeit und die elastischen Rückstellkräfte parallel verändert, wie z. B. bei der Myokardischämie oder beim systolischem Pumpversagen. Füllungsbehinderungen bei Mitralstenose oder konstriktiver Perikarditis sind als Zeichen des diastolischen Soges mit negativen frühdiastolischen Druckwerten verbunden.

Füllungsdruck („driving pressure")

Der atrioventrikuläre Druckgradient beeinflußt die frühdiastolische Kammerfüllung erheblich. Bei gleichbleibendem Vorhofdruck beschleunigt sich die diastolische Kammerfüllung bei Zunahme der Druckabfallsgeschwindigkeit deutlich. Eine Verminderung der linksventrikulären Füllung kann durch eine Zunahme des Vorhofdrucks kompensiert werden. Die Füllung kann bei diastolischer Füllungsbehinderung (= „compliance failure") sogar gesteigert sein, wie dies z. B. bei Patienten mit schwerer Aortenstenose der Fall ist [38]. Bei Patienten mit akuter Myokardischämie kann wegen der Abnahme der elastischen Rückstellkräfte und dem Auftreten einer Relaxationsstörung häufig eine Verminderung der frühen Kammerfüllung beobachtet werden.

Passive elastische Eigenschaften

Die passiven elastischen Eigenschaften beeinflussen auf komplexe Art die frühdiastolische Kammerfüllung: zu Beginn der diastolischen Füllung ist das Herz klein und die instantane (= operative) Steifigkeit als Folge des niedrigen Druck-Volumen Quotienten gering, am Ende der Diastole ist das Herz jedoch gefüllt und die instantane Steifigkeit groß. Damit nimmt der Einfluß der passiven elastischen Eigenschaften auf die diastolische Kammerfüllung während der Füllungsphase stetig zu. Die diastolische Füllung wird aber nicht nur durch die passiv elastischen Eigenschaften, sondern auch durch die Ventrikelgröße, die Muskelmasse und die strukturellen Veränderungen determiniert. Veränderungen der passiven elastischen Eigenschaften und Veränderungen der Füllung treten vor allem bei Patienten mit Ventrikeldilatation oder veränderter Kollagenstruktur bzw. Myokardfibrose (z. B. hypertrophe Kardiomyopathie, Myokardinfarkt) auf.

Passive diastolische Funktion

Aus praktischen Gründen ist es sinnvoll, zwischen ventrikulären und myokardialen Eigenschaften zu unterscheiden. Die ventrikulären d. h. Kammereigenschaften sind direkt zu den Symptomen des Patienten korreliert, während die myokardialen Eigenschaften mehr mit den strukturellen Veränderungen des Herzmuskels verbunden und von der Gesamtfunktion des Herzens weniger abhängig sind. Histologische Untersuchungen haben gezeigt, daß weniger die Gesamtheit des kollagenen Bindegewebes als vielmehr deren struktureller Aufbau (= „collagen network") für die Veränderungen der passiv-elastischen Muskeleigenschaften verantwortlich ist.

Viskoelastizität

Das Herz ist ein viskoleastischen Organ; visköse Kräfte verzögern die Verformung und sind proportional zu den Geschwindigkeitsgradienten zwischen den einzelnen Muskelschichten. Folgende zwei Phänomene werden mit der Viskoelastizität des Herzens verbunden: Das Creep-Phänomen (Verlängerung des Muskels unter gleichbleibender Last) und die Streß Relaxation (zeitabhängige Verringerung der Wandspannung bei gleichbleibender Muskellänge). Beide Phänomene konnten am isolierten Papillarmuskel und in Tierversuchen beobachtet werden. Visköse Effekte sind aber auch bei schnellen Längenänderungen wie z. B. bei der frühdiastolischen Kammerfüllung oder während der Vorhofkontraktion beschrieben worden [49, 50]. Visköse Effekte werden vor allem bei Patienten mit schwerer Myokardhypertrophie und vergrößertem linken Ventrikel beobachtet. Erhöhte visköse Kräfte treten hauptsächlich zum Zeitpunkt der frühdiastolischen Füllung auf, während sie zum Zeitpunkt der Diastase gering sind. Eine mathematische Korrektur für die Abweichungen von einer rein monoexponentiellen Druck-Volumen Kurve bedingt durch viskose Einflüsse kann durch Verwendung eines viskoelastischen Modells erreicht werden [49, 51].

Myokardstruktur und Volumen-Massen-Verhältnis

Die passiven elastischen Eigenschaften des linken Ventrikels werden durch die Myokardstruktur wesentlich beeinflußt. Die Zusammensetzung des Myokards aus verschiedenen Muskel- und Kollagenbestandteilen, das Kollagennetzwerk mit den peri- und endomysialen Fasern, als auch die Verbindungen („struts" und „strands") zwischen den einzelnen Muskelfasern sind wahrscheinlich für die mechanischen Eigenschaften des Herzmuskels letztlich verantwortlich. Ein verändertes Kollagennetzwerks als Folge von Abweichungen der Geometrie und Größe des Ventrikels führt zu einer Veränderung der elastischen Eigenschaften [52]. Das Volumen-Massen Verhältnis wurde als einfaches Maß für die Geometrie und die Art der Hypertrophie (exzentrisch und konzentrisch) verwendet. Dabei ist ein großes Volumen-Masse Verhältnis (=exzentrische Hypertrophie) mit einer niedrigen Kammersteifigkeit und ein kleines Volumen-Masse Verhältnis (=konzentrische Hypertrophie) mit einer erhöhten Kammersteifigkeit verbunden.

Ventrikuläre Interaktion und Perikard

In Tierversuchen und am Menschen konnte eine Interaktion zwischen den beiden Herzkammern beobachtet werden. Eine vermehrte Füllung des rechten Ventrikels führt dabei zu einer Parallelverschiebung der linksventrikulären diastolischen Druck-Volumen Kurve nach oben, die durch eine Zunahme des intraperikardialen Drucks oder Verschiebung des interventrikuläre Septums mit Anstieg der Muskelsteifigkeit oder Dehnung der gemeinsamen septalen Fasern erklärt werden kann [53]. Nitroprussidinfusion führt hingegen zu einer Parallelverschiebung der Druck-Volumen Kurve nach unten mit einem Abfall des intraperikardialen Drucks. Nach Entfernung des Perikards konnten diese Verschiebungen nicht mehr beobachtet werden [54].

Die Parallelverschiebung der diastolischen Druck-Volumen Beziehung nach oben bei der akuten Ischämie ist auf ein komplexes Zusammenspiel verschiedener Mechanismen, wie z.B. ventrikuläre Interaktion, Verlust der elastischen Rückstellkräfte, verzögerte und inkomplette Relaxation, Aktivierung des Frank-Starling Mechanismus wegen der Abnahme der systolischen Ventrikelfunktion und Zunahme des intramyokardialen Turgors durch Ödem und vermehrtes intravaskuläres Volumen zurückzuführen. Als direktes Maß für den intraperikardialen Druck kann bei Ausschluß einer signifikanten Rechtsherzerkrankung der rechtsatriale Druck verwendet werden.

Intramyokardialer Turgor (= „erectile effect")

Ein Anstieg des intramyokardialen Blutvolumens kann zu einer Parallelverschiebung der diastolischen Druck-Volumen Kurve nach oben führen [55]. Dieser Effekt wurde durch einen Anstieg des myokardialen Turgors (= „erectile effect") erklärt, welcher gleichzeitig zu einer Zunahme der Myokardsteifigkeit führt. In einer späteren Arbeit [56] konnte jedoch dieser Effekt nicht bestätigt werden. Der intramyokardiale Turgor scheint lediglich mit geringen, beim Patienten schwierig meßbaren Effekten verbunden zu sein.

Dreidimensionale Bewegungen des Herzens

Ein neues Magnetresonanz-Verfahren erlaubt durch Markierung (= „tagging") von einzelnen Myokardarealen eine nichtinvasive Bestimmung der 3D-Bewegungen des Herzens. Dabei kann mittels „SPAtial modulation of magnetization" (= SPAMM) [57–59] ein Muster (z.B. Gitter oder Stern) auf das Myokard projiziert werden (Abb. 6-9). Anhand der Verformung des Gitters kann die kardiale Rotation während der systolischen Kontraktion und diastolischen Relaxation quantitativ erfaßt werden.

Der normale linke Ventrikel zeigt während der Systole eine Auswringbewegung („wringing motion") mit einer im Uhrzeigersinn gerichteten Rotation im Bereich der Herzbasis bzw. einer im Gegenuhrzeigersinn gerichteten Rotation an der Herzspitze („twisting") [60, 61]. Mit dieser Auswringbewegung kann bei minimaler Verkürzung der Muskelfasern ein hoher intrakavitärer Druck erzeugt werden [62] – ein Mechanismus, der vergleichbar ist mit dem Auswringen eines nassen Handtuchs. Während der Diastole findet die Rückstellbewegung („untwisting") in entgegengesetzter Richtung statt, wobei die Rotation an der Herzbasis im Gegenuhrzeigersinn und im Herzspitzenbereich im Uhrzeigersinn abläuft [63]. Beim normalen linken Ventrikel finden systolische Rotation und diastolische Rückstellbewegung vorwiegend während der isovolumetrischen Kontraktion bzw. Relaxation statt.

Bei Patienten mit systolischer Dysfunktion wie z.B. bei Vorderwandaneurysma oder Herzinsuffizienz ist die systolische Auswringbewegung aufgehoben bzw. Deutlich vermindert. Bei Patienten mit vorwiegend diastolischer Dysfunktion z.B. bei schwerer Aortenstenose, hypertropher Kardiomyopathie oder Hypertonie ist die diastolische Rückrotation stark verzögert [60, 64, 65].

Diastolische Ventrikelfunktion unter Belastung

Bei körperlicher Belastung und dem damit verbundenen Anstieg der Herzfrequenz verkürzt sich vor allem die Dauer der Diastole.

Durch die vermehrte inotrope Stimulation unter Belastung kommt es zu einer Zunahme des elastischen Recoils und zu einer Beschleunigung der Relaxation. Damit können bei Herzgesunden die Füllungsdrücke unter Belastung konstant gehalten werden.

Unter körperlicher Belastung verschiebt sich die diastolische linksventrikuläre Druck-Volumen Beziehung nach unten [48] (Abb. 6-10). Diese Verschiebung ist während der frühen Diastole am auffälligsten und wurde mit einem erhöhten elastischen Recoil und der beschleunigten Relaxation in Verbindung gebracht (siehe oben). Der Anstieg der Steigung der diastolischen Druck-Volumen-Beziehung bei Belastung wird vermutlich durch einen erhöhten viskösen Widerstand, der durch den schnellen

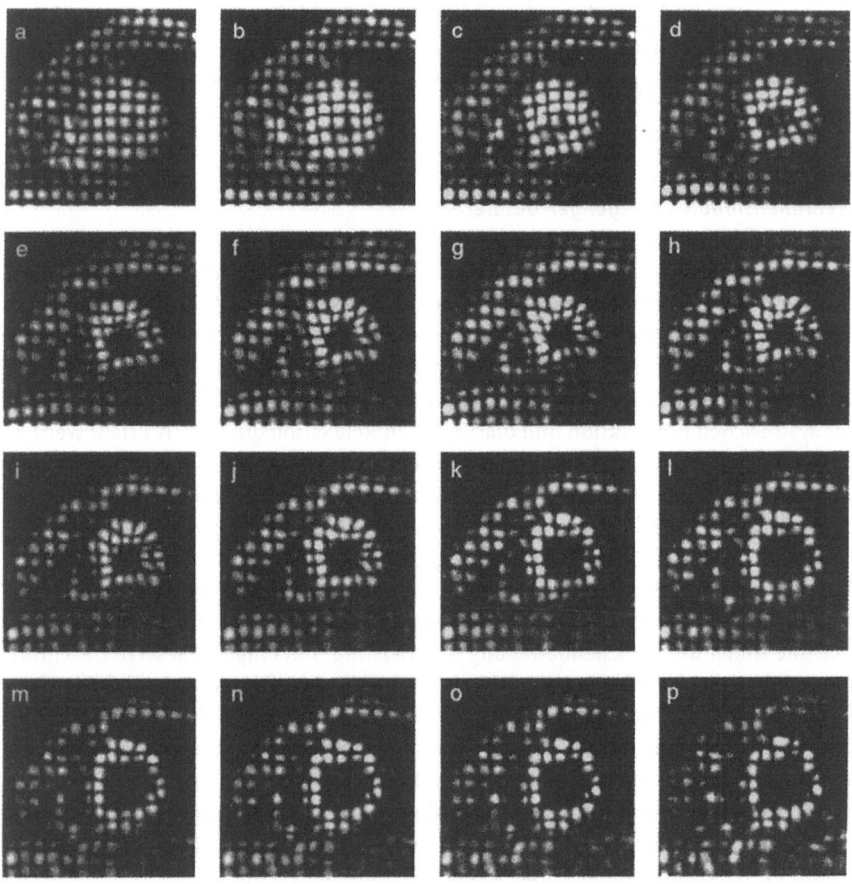

Abb. 6-9a–p. Magnetresonanzbilder des linken Ventrikels auf Höhe des Apex (apikaler Kurzachsenschnitt) bei einem Herzgesunden. Ein rechtwinkliges Gittermuster wurde enddiastolisch auf den Herzmuskel projiziert (Linienabstand 8 mm). Die Verformung dieses Gitters während der systolischen Kontraktion und diastolischen Füllung wurde mittels eines Computersystems semiautomatisch erfaßt. Anhand dieser Verformung kann die systolische Rotation (= „twisting") und die diastolische Rückrotation (= „untwisting") bestimmt werden. (Nach [59])

Einfluß mit hohen diastolischen Dehnungsgeschwindigkeiten ausgelöst wird, verursacht.

Rechtsventrikuläre Funktion

Während der linke Ventrikel bei der Beurteilung der Herzfunktion weit mehr Aufmerksamkeit erfährt als der rechte, kann dieser doch entscheidend zu einer Herzinsuffizienz beitragen [66]. Während generell die gleichen Konzepte von Vor- und Nachlast sowie Kontraktilität gelten, wie für den linken Ventrikel, ist jedoch der

Abb. 6-10. Linksventrikuläre Druck-Volumen Kurve bei einem Kontrollpatienten mit normaler LV-Funktion. Unter Belastung wird die Kurve nach unten verschoben als Ausdruck der verbesserten Relaxation und schnelleren Kammerfüllung

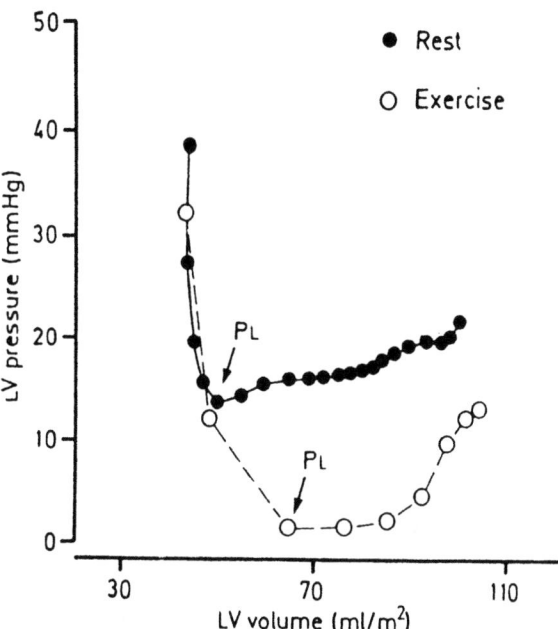

Einfluß der Nachlast auf den dünnwandigen rechten Ventrikel einiges größer [67] (Abb. 6-11). Eine Dilatation des rechten Ventrikels führt über eine Erweiterung des Trikuspidalannulus zu einer funktionellen Trikuspidalinsuffizienz [68] die wiederum die Ventrikelfunktion erheblich beeinflußt. Die endsystolische Druck-Volumen-Beziehung verhält sich ähnlich der oben diskutierten linksventrikulären Beziehung. Im physiologischen Rahmen ist korrelieren Druck und Volumen des rechten Ventrikels linear mit einer Verschiebung nach links und oben bei Steigerung der Kontraktili-

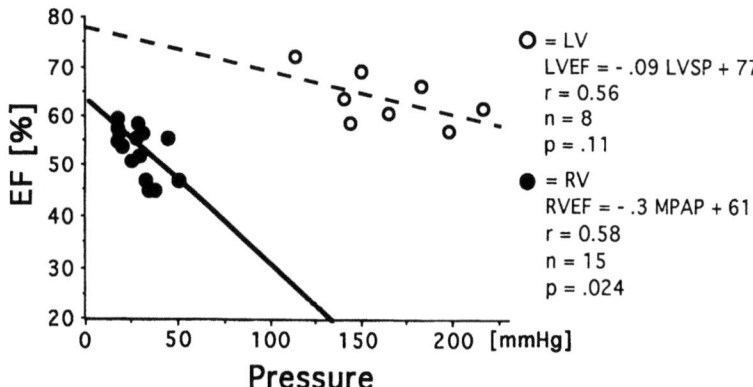

Abb. 6-11. Abhängigkeit der rechts- (*Punkte*) bzw. Linksventrikulären (*Kreise*) Auswurffraktion von der Nachlast, d.h. mittlerem Pulmonalarteriendruck (MPAP) bzw. linksventrikulärem Druck (LVSP). (Nach [67])

tät und einer Verschiebung nach rechts und unten bei Kontraktilitätsabfall [69]. Keiner der untersuchten Parameter erreichte jedoch eine ausreichende Genauigkeit, so daß die Quantifizierung der rechtsventrikulären Kontraktilität nach wie vor schwierig ist.

Literatur

1. Frank O (1895) Zur Dynamik des Herzmuskels. Z Biol 32:370
2. Starling EH (1918) Linacre lecture on the law of the heart. Longmans, London
3. Sarnoff SJ, Berglund E (1954) Ventricular function: I. Starling's law of the heart studied by means of simultaneous right and left ventricular function curves in the dog. Circulation 9:706
4. Glower D, Spratt J, Snow N, et al. (1985) Linearity of the Frank-Starling relationship in the intact heart: The concept of preload recruitable stroke work. Circulation 71:994–1009
5. Glantz S, Parmley W (1978) Factors which affect the diastolic pressure volume curve [editorial]. Circ Res 142:171–180
6. Brutsaert DL, Sonnenblick EH (1973) Cardiac muscle mechanics in the evaluation of myocardial contractility and pump function: Problems, concepts and directions. Progr Cardiovasc Dis 16:337–361
7. Little WC (1985) The left ventricular dP/dtmax end-diastolic volume relation in closed-chest dogs. Circ Res 56:808–815
8. Wallace AK, Skinner NS, Mitchell JH (1963) Hemodynamic determinants of the maximal rate of rise of left ventricular pressure. Am J Physiol 205:30–36
9. Krayenbuehl HP, Rutishauser W, Wirz P, et al. (1973) High-fidelity left ventricular pressure measurements for the assessment of cardiac contractility in man. Am J Cardiol 31:415–427
10. Mason DT (1969) Usefulness and limitations of the rate of rise of intraventricular pressure (dP/dt) in the evaluation of myocardial contractility in man. Am J Cardiol 23:516–527
11. Mason DT, Spann JFJ, Zelis R (1970) Quantification of the contractile state of the intact human heart. Am J Cardiol 26:248–257
12. Sonnenblick EH, Parmley WW, Urschel CW (1969) The contractile state of the heart as expressed by force-velocity relations. Am J Cardiol 23:488–503
13. Yeatman LAJ, Parmley WW, Urschel CW, Sonnenblick EH (1971) Dynamics of contractile elements in isometric contractions of cardiac muscle. Am J Physiol 220:534–542
14. Ritter M, Hess OM, Murakami T, et al. (1988) Left ventricular systolic series elastic properties in aortic stenosis before and after valve replacement. Cardiovasc Res 22:759–767
15. Grossman W, Haynes F, Paraskos JA, et al. (1972) Alterations in preload and myocardial mechanics in the dog and in man. Circ Res 31:83–94
16. Suga H, Sagawa K (1974) Instantaneous pressure-volume relationships and their ratio in the excised, supported canine left ventricle. Circ Res 35:117–126
17. Kass DA, Maughan WL (1988) From „Emax" to pressure-volume relations: A broader view. Circulation 77:1203–1212
18. Aroney CN, Herrmann HC, Semigran MJ, et al. (1989) Linearity of the left ventricular end-systolic pressure-volume relation in patients with severe heart failure. J Am Coll Cardiol 14:127–134
19. Starling MR, Walsh RA, Dell'Italia LJ, et al. (1987) The relationship of various measures of end-systole to left ventricular maximum time-varying elastance in man. Circulation 76:32–43
20. Baan J, Van der Velde ET (1988) Sensitivity of left ventricular end-systolic pressure-volume relation to type of loading interventrions in dogs. Circ Res 62:1247–1258
21. Belcher P, Boerboom L, Oliger G (1985) Standardization of end-systolic pressure-volume relation in the dog. Am J Physiol 249:H547–H554
22. Hsia HH, Starling MR (1990) Is standardization of left ventricular chamber elastance necessary? Circulation 81:1826–1836
23. Nivatpumin T, Katz S, Scheuer K (1979) Peak left ventricular systolic pressure/end-systolic volume ratio: A sensitive detector of left ventricuar disease. Am J Cardiol 43:969–974
24. Reichek N, Wilson J, Sutton M, et al. (1982) Non-invasive determination of left ventricular end-systolic stress: Validation of the method and initial application. Circulation 65:99–108
25. Shroff SG, Weber KT, Janicki JS (1984) End-systolic relations: Their usefulness and limitations in assessing left ventricular contractile state. Int J Cardiol 5:253–259
26. Pouleur H, Rousseau MF, van Eyll C, et al. (1982) Assessment of left ventricular contractility from late systolic stress-volume relations. Circulation 65:1204–1212
27. Sandler H, Dodge HT (1963) Left ventricular tension and stress in man. Circ Res 13:91-104

28. Falsetti HL, Mates RE, Grant C, et al. (1970) Left ventricular wall stress calculated from one-plane cineangiography. Circ Res 26:71–83
29. Mirsky I (1969) Left ventricular wall stress in the intact human heart. Biophys J 9:189–208
30. Corin WJ, Monrad ES, Murakami T, Nonogi H, Hess OM, Krayenbuehl HP (1987) The relationship of afterload to ejection performance in chronic mitral regurgitation. Circulation 76:59–67
31. Taniguchi K, Nakano S, Kawashima Y, et al. (1990) Left ventricular ejection performance, wall stress, and contractile state in aortic regurgitation before and after valve replacement. Circulation 82:798–807
32. Krayenbuehl HP, Hess OM, Schneider J, Turina M (1983). Physiologic or pathologic hypertrophy. Eur Heart J
33. Villari B, Hess OM, Kaufmann P, Krogmann ON, Grimm J, Krayenbuehl HP (1992) Effect of aortic valve stenosis (pressure overload) and regurgitation (volume overload) on left ventricular systolic and diastolic function. Am J Cardiol 69:927–934
34. Carroll JD, Hess OM, Studer NP, Hirzel HO, Krayenbuehl HP (1983) Systolic function during exercise in patients with coronary artery disease. J Am Coll Cardiol 2:206–216
35. Carroll JD, Hess OM, Hirzel HO, Krayenbuehl HP (1983) Exercise-induced ischemia: the influence of altered relaxation on early diastolic pressures. Circulation 67:521–528
36. Yellin E, Nikolic S, Frater R (1990) Left ventricular filling dynamics and diastolic function. Cardiovasc Dis 32:247–271
37. Murakami T, Hess OM, Gage JE, Grimm J, Krayenbuehl HP (1986) Diastolic filling dynamics in patients with aortic stenosis. Circulation 73:1162–1174
38. Eichhorn P, Grimm J, Koch R, et al. (1982) Left ventricular relaxation in patients with left ventricular hypertrophy secondary to aortic valve disease. Circulation 65:1395–1404
39. Weiss J, Frederiksen J, Weisfeldt M (1976) Hemodynamic determinants of the time-course of fall in canince left ventricular pressure. J Clin Invest 58:751–760
40. Carroll JD, Hess OM, Hirzel HO, Krayenbuehl HP (1983) Dynamics of left ventricular filling at rest and during exercise. Circulation 68:59–67
41. Zarich S, Arbuckle B, Cohen L, Roberts M, Nesto R (1988) Diastolic abnormalities in young asymptomatic diabetic patients assessed by pulsed doppler echocardiography. J Am Coll Cardiol 12:114–120
42. Villari B, Vassalli G, Monrad ES, Chiariello M, Turina M, Hess OM (1995) Normalization of diastolic dysfunction in aortic stenosis late after valve replacement. Circulation 91:2353–2358
43. Gaasch W, Carroll J, Blaustein A, Bing O (1986) Myocardial relaxation: Effects of preload on the time course of isovolumetric relaxation. Circulation 73:1037–1041
44. Carroll J, Widmer R, Hess O, et al. (1983) Left ventricular isovolumic pressure decay and diastolic mechanics after postextrasystolic potentiation and during exercise. Am J Cardiol 51:583–590
45. Brower R, Meij S, Serruys P (1983) A model of asynchronous left ventricular relaxation predicting the bi-exponential pressure decay. Cardiovasc Res 17:482–488
46. Serruys P, Wijns W, Piscione F, et al. (1988) Ejection, filling and diastasis during transluminal occlusion in man: Consideration on global and regional left ventricular function. In: Grossman W, Lorell B (eds) Diastolic relaxation of the heart. Boston-Dordrecht-Lancaster: Martinus Nijhoff Publishing, pp 255–279
47. Nonogi H, Hess OM, Ritter M, Krayenbuehl HP (1988) Diastolic properties of the normal left ventricle during supine exercise. Br Heart J 60:30–38
48. Pouleur H, Karliner J, LeWinter M, Covell J (1979) Diastolic viscous properties of the intact canine left ventricle. Circ Res 45:410–419
49. Noble M (1977) The diastolic viscous properties of cat papillary muscle. Circ Res 40:288–292
50. Hess OM, Grimm J, Krayenbuehl HP (1979) Diastolic simple elastic and viscoelastic properties of the left ventricle in man. Circulation 59:1178–1187
51. Weber K (1985) Cardiac interstitium in health and disease: The fibrillar collagen network. J Am Coll Cardiol 5:811–826
52. Ross J (1979) Acute displacement of the diastolic pressure-volume curve of the left ventricle: Role of the pericardium and the right ventricle. Circulation 59:32–37
53. Shirato K, Shabetai T, Bhargava V, et al. (1978) Alteration of the left ventricular diastolic pressure-segment length relation produced by the pericardium: Effects of cardiac distension and afterload reduction in conscious dogs. Circulation 57:1191–1198
54. Salisbury P, Cross C, Rieben P (1960) Distensibility and water content of the heart muscle before and after injury. Circ Res 8:788
55. Templeton G, Ecker R, Mitchell J (1972) Left ventricular stiffness dring diastole and sytole: The influence of canges in volume and inotropic state. Cardiovasc Res 6:95
56. Zerhouni EA, Parish DM, Rogers WJ, Yang A, Shapiro EP (1988) Human heart: tagging with MR imaging – a method for noninvasive assessment of myocardial motion. Radiology 169:59–63

57. Axel L, Dougherty L (1989) Heart wall motion: Improved method of spatial modulation of magnetization for MR imaging. Radiology 172:349–350
58. Fischer SE, McKinnon GC, Scheidegger MB, Prins W, Meier D, Boesiger P (1994) True myocardial motion tracking. Magn Reson Med 31:401–413
59. Maier SE, Fischer SE, McKinnon GC, Hess OM, Krayenbuehl HP, Boesiger P (1992) Evaluation of left ventricular segmental wall motion in hypertrophic cardiomyopathy with myocardial tagging. Circulation 86:1919–1928
60. Buchalter MB, Rademakers FE, Weiss JL, Rogers WJ, Weisfeldt ML, Shapiro EP (1994) Rotational deformation of the canine left ventricle measured by magnetic resonance tagging: effects of catecholamines, ischaemia, and pacing. Cardiovasc Res 28:629–635
61. Beyar R, Sideman S (1986) The dynamic twisting of the left ventricle: a computer study. Ann Biomed Eng 14:547–562
62. Rademakers FE, Buchalter MB, Rogers WJ, et al. (1992) Dissociation between left ventricular untwisting and filling. Accentuation by catecholamines. Circulation 85:1572–1581
63. Young AA, Kramer CM, Ferrari VA, Axel L, Reichek N (1994) Three-dimensional left ventricular deformation in hypertrophic cardiomyopathy. Circulation 90:854–867
64. Nagel E, Stuber M, Matter C, Lakatos M, Boesiger P, Hess O (1996) Rotational and translational motion post myocardial infarction. J Cardiovasc Pharmacol 28:31–35
65. Dell'Italia L (1991) The right ventricle: Anatomy, physiology, and clinical importance. Curr Probl Cardiol 16:108
66. Nagel E, Stuber M, Hess OM (1996) Importance of the right ventricle in valvular heart disease. Eur Heart J 17:829–836
67. Ubago J, Figueroa A, Ochoteco A, Colman T, Duran R, CG D (1983) Analysis of the amount of tricuspid valve annular dilatation required to produce functional tricuspid regurgitation. Am J Cardiol 52:155–158
68. Finnegan P, Forbes M, Bishop J (1977) Evaluation of pressure-derived indices of right ventricular contractility. Eur J Cardiol 6:139–155
69. Krayenbuehl H, Hess O, Turina J (1978) Assessment of left ventricular function. Cardiovasc Med 3:883–910

KAPITEL 7

Koronarfluß

R. Simon · M. Elsner · V. Schächinger · A. M. Zeiher

7.1
Koronarflußmessung mit Hilfe von Indikatorverfahren

R. Simon

Bisher existiert keine Methode, die eine Messung des absoluten Blutflusses in beliebigen einzelnen Koronararterien beim wachen Menschen erlaubt. Klinisch anwendbare Verfahren messen entweder die Blutflußgeschwindigkeit in einzelnen Arterien (Dopplermethode) oder die mittlere Durchblutung in größeren Myokardarealen (Fremdgasmethoden, Thermodilution). Die Kontrastmitteldensitometrie ist zur absoluten Flußbestimmung bestimmten Gefäßen vorbehalten (s. dort).

Fremdgasmethoden

Fast alle Fremdgasmethoden sind abgeleitet von der von Kety u. Schmidt [8, 13] ursprünglich zur Bestimmung der Hirndurchblutung entwickelten N_2O-Methode. Basis ist das Ficksche Prinzip der Erhaltung der Indikatormasse; Voraussetzung ist ein gleichförmiger (stationärer) Blutfluß [12, 14].

Die aufgenommene Menge des Indikators (I) während der Meßzeit (t) ist unter diesen Umständen gegeben durch das Produkt von Blutfluß (Q) und integrierter Konzentrationsdifferenz des Indikators im arteriellen Einstrom (c_a) und venösem Ausstrom (c_v)

$$I = Q \int_0^t (c_a - c_v)\, dt \qquad (1)$$

Die vom Myokard aufgenommene Indikatormenge am Ende der Meßperiode t kann auch ausgedrückt werden als:

$$I = \frac{M\lambda c_v(t)}{\rho} \qquad (2)$$

Wobei M = Gesamtmasse des durchbluteten Myokards, λ = Partitionskoeffizient Blut und Myokard (hier 1), und $c_v(t)$ = Indikatorkonzentration im venösen Ausstrom bei Aufsättigung des Myokards am Ende der Meßperiode; ρ = spezifisches Myokardgewicht.

Als Durchblutung pro Einheit Myokard ergibt sich durch Zusammenfassung beider Formeln:

$$\frac{Q}{M} = \frac{c_v(t)}{\int_0^t (c_a - c_v)\,dt} \cdot \frac{100 \cdot \lambda}{\rho} \tag{3}$$

(Q/M in ml/100 g; ρ = 1,05 g/cm³)

Als Indikatoren für diese Methode wurden neben N_2O inerte Gase wie Krypton-85 [7], Wasserstoff [16], Argon [20] oder Helium [15] verwendet, die in geringer Konzentration mit der Atemluft eingeatmet werden (z. B. 15 % N_2O).

Vorteil dieser Fremdgasmethoden ist die einfache Meßmethodik am Patienten -- es ist lediglich die Einführung eines Koronarsinuskatheters und einer arteriellen Kanüle zur Bestimmung der Fremdgaskonzentrationen in regelmäßigen Abständen während der Meßperiode nötig. Nachteile liegen allerdings darin, daß über einen größeren Zeitraum von mehreren Minuten gemessen werden muß, daß der Fluß in dieser Meßzeit konstant sein soll, und daß nur eine mittlere Durchblutung in einem großen Drainageareal, nämlich dem Drainageareal des Koronarsinus, gemessen werden kann. Regionale Unterschiede oder rasche Flußänderungen können nicht erfaßt werden. Diese Methoden wurden daher bevorzugt für wissenschaftliche Studien eingesetzt – in der klinischen Praxis haben sie wenig Bedeutung.

Die einzige Methode zur regionalen Myokarddurchblutung unter den Fremdgastechniken ist die „präkordiale Clearancemethode" mit ^{133}Xenon [5, 15, 21]. ^{133}Xenon wird dabei als Bolus in die linke oder rechte Koronararterie injiziert. Mit Hilfe einer Gammakamera, die das ganze Herz überdeckt, werden aus multiplen kleinen Arealen Xenon-Auswaschkurven registriert. Unter Annahme einer exponentiellen Auswaschkurve kann die regionale Durchblutung bestimmt werden nach der Formel:

$$\frac{Q}{M} = K \cdot \frac{100 \cdot \lambda}{\rho} \tag{4}$$

Für diese Methode ist der Partitionskoeffizient Blut/Myokard λ = 0,72; das spezifische Myokardgewicht ρ ist wiederum 1,05 g/cm³.

Die Steilheit der exponentiellen Auswaschung K wird anhand einer semilogarithmischen Darstellung der Einzelmeßwerte für jeden Bereich, wegen des erheblichen Bestimmungsaufwandes zweckmäßig mit Hilfe eines Computerprogramms, ermittelt, wobei die szintigraphisch gemessenen Daten schon während der Messung digitalisiert und dem Computer zugeführt werden.

Abbildung 7.1-1 demonstriert einen typischen Computerausdruck für die regionale Durchblutungsmessung nach linkskoronarer Injektion (Werte in ml/100 g Myokard) in parametrischer und numerischer Form.

Auch diese Methode benötigt eine längere Meßzeit unter stationären Flußbedingungen, und ist somit nicht zur Darstellung rascher Flußänderungen geeignet. Vor allem ist sie mit dem Nachteil behaftet, daß hohe Flüsse unterschätzt werden [4].

Koronarsinus-Thermodilutionsmethode

Etwa 80 % des Blutes, das das linksventrikuläre Myokard des menschlichen Herzens durchströmt, fließt ab in den Koronarsinus, so daß eine dynamische Messung des

Abb. 7.1-1. Regionale Myokarddurchblutungsmessung nach der präkordialen Xenon-Clearence-Methode vor und nach sublingualer Nitroglycerinapplikation. *Linker Bildabschnitt:* numerische Flußwerte (ml/100 g/min) jeweils vor und nach Nitroglycerin (oberer und unterer Wert in jedem Kästchen), regional zugeordnet zum Gebiet des Ramus interventricularis anterior und des Ramus circumflexus, bei hochgradiger proximaler Stenose im Ramus interventricularis anterior. *Rechter Bildabschnitt:* parametrische Flußdarstellung in der gleichen LAO-Projektion vor (*oben*) und nach Nitroglycerin (*unten*)

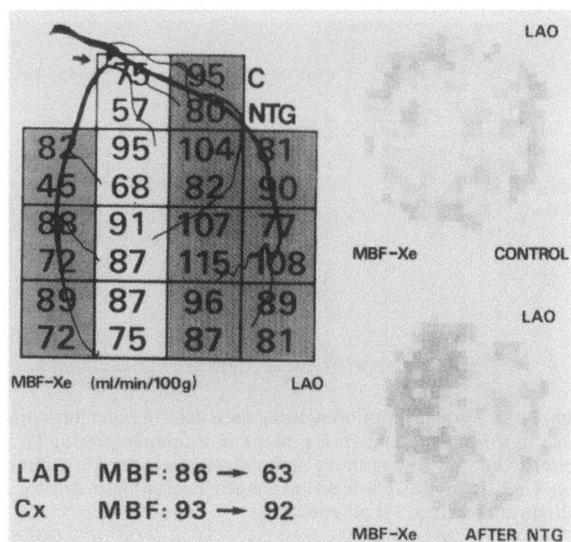

Koronarsinusflusses eine relevante Aussage über Änderungen in der Durchblutung des linksventrikulären Myokards erlaubt. Ganz et al. [9] haben eine Indikatormethode vorgeschlagen, die eine dynamische Messung der Koronarsinusdurchblutung ermöglicht.

Über einen in den Koronarsinus eingeführten speziellen Katheter wird eine raumtemperierte Kochsalzlösung oder Dextroselösung (5%) mit konstanter Geschwindigkeit in den distalen Koronarsinus infundiert. Zu einer optimalen Mischung sind für niedrige Flüsse mindestens 35 ml/min, für höhere Flüsse bis zu 60 ml/min Infusionsgeschwindigkeit erforderlich. Um eine Aufwärmung bei der Passage des Infusionskatheters innerhalb des Körpers des Patienten zu reduzieren, ist das Infusatlumen wärmeisoliert. Am Austrittspunkt aus dem Katheter in das Koronarsinusblut wird die Infusattemperatur mit Hilfe eines Temperaturfühlers (Thermistor) gemessen. Ein zweiter Thermistor, außen auf dem Katheter angebracht, mißt vor Beginn der Infusion die Bluttemperatur und während der Infusionsphase die Temperatur des Blut-Infusat-Gemisches im proximalen Koronarsinus stromab des Infusionspunktes. Bei Erreichen der Steady-state-Situation ergibt sich für den Blutfluß Q_B:

$$Q_B = Q_I \cdot k \cdot \frac{T_m - T_i}{T_B - T_m} \tag{5}$$

Hierbei sind Q_B Blutfluß in ml/min, Q_I Infusionsrate in ml/min, T_m Temperatur Blut-Infusat-Gemisch, T_i Temperatur Infusat am Exitpunkt des Katheters, T_B Bluttemperatur des Patienten.

Die Konstante k ergibt sich zu 1,08 und 1,09 je nach Verwendung von Natriumchlorid oder Dextrose als Infusat nach:

$$h = \frac{\rho_i \cdot c_i}{\rho_b \cdot c_b} \tag{5}$$

wobei ρ_i, ρ_b, dem spezifischen Gewicht von Infusat und Blut und c_i, c_b, dem spezifischen Wärmekoeffizienten von Infusat und Blut entsprechen.

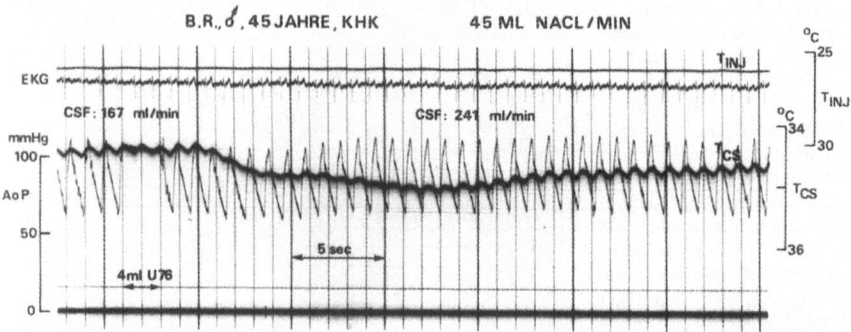

Abb. 7.1-2. Koronarsinusflußmessung nach der Thermodilutionsmethode. Dargestellt sind *von oben nach unten* die kontinuierlich gemessene Infusattemperatur (T_{INJ}), das EKG, die Temperatur im Koronarsinus (T_{CS}, Erwärmung nach unten!) sowie der Aortendruck. Nach intrakoronarer Injektion von 4 ml Urografin 76 % sieht man einen zweigipfligen Anstieg des Koronarsinusflusses von 167 ml/min auf maximal 241 ml/min

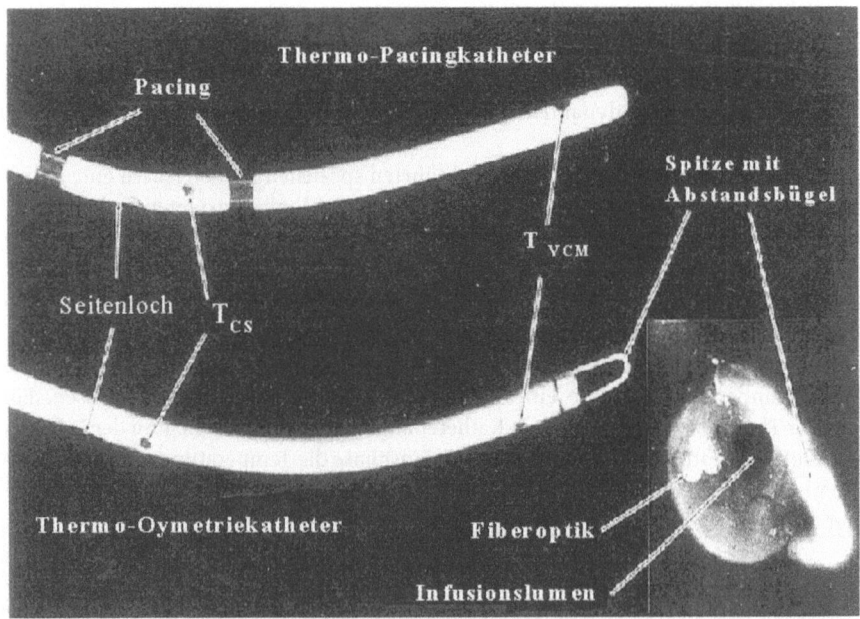

Abb. 7.1-3. Katheter zur Messung des Koronarsinusflusses nach Baim et al. [1]. *Im oberen Bildanteil* ist ein Katheter zur Flußmessung in der V. cordis magna und im Koronarsinus mit Stimulationselektroden zur Vorhofstimulation dargestellt, *im unteren Abschnitt* ein kombinierter Thermodilutionsoxymetriekatheter mit zusätzlichem Fiberoptikbündel zur Messung der O_2-Sättigung des Koronarblutes nach der Reflexionsmethode. *Rechts unten im Bild* die Spitze des Katheters mit dem Fiberoptikbündel und dem Infusionslumen. T_{CS}, T_{VCM}: Thermistor zur Messung der Temperatur im Koronarsinus und in der V. cordis magna auf der Außenseite des Katheters

Ein typisches Beispiel einer Koronarsinusflußmessung nach dem Thermodilutionsprinzip gibt Abb. 7.1-2 wieder.

Die Kontrastmittelinjektion in den linken Ventrikel führt zu einer Vasodilatation während Passage des Kontrastmittels durch die Koronararterien. Entsprechend steigt der Koronarsinusfluß an, was durch einen Anstieg der Blut-Infusat-Mischtemperatur im Koronarsinus (T_{cs}) reflektiert wird – die Infusattemperatur (T_{inj}) bleibt konstant.

Die ursprüngliche von Ganz et al. vorgeschlagenen Katheter mit nur einem Thermistor zur Flußmessung sind inzwischen modifiziert worden: nach Pepine [18] und Baim et al. [1] sind Katheter im Handel, die mit 2 äußeren Thermistoren die simultane Messung des Flusses im Koronarsinus und in der V. cordis magna erlauben. Einen solchen Katheter nach Baim zeigt Abb. 7.1-3.

Der Katheter nach Baim kann einen zusätzlichen Fiberoptik-Meßkanal enthalten, der nach der Reflexionsoxymetriemethode eine kontinuierliche Messung der Sauerstoffsättigung im Koronarsinus ermöglicht; Abb. 7.1-4 zeigt eine derartige Messung des Flusses im Koronarsinus, in der V. cordis magna und eine gleichzeitige O_2-Sättigungsbestimmung in der V. cordis magna während einer intrakoronaren Injektion von 5 cm^3 eines nichtionischen Kontrastmittels in die linke Koronararterie. Der Anstieg der Durchblutung in beiden Arealen wird begleitet von einem Anstieg der Koronarsinussättigung: dies dokumentiert eine primäre Vasodilatation im Sinne einer „Luxusdurchblutung" ohne eine Änderung der myokardialen O_2-Aufnahme.

Wie die Beispiele zeigen, erlaubt diese Methode die Erfassung von dynamischen Durchblutungsänderungen des Myokards im Bereiche der Vorderwand (V. cordis magna) sowie des nahezu gesamten linksventrikulären Myokards (Koronarsinus). Die

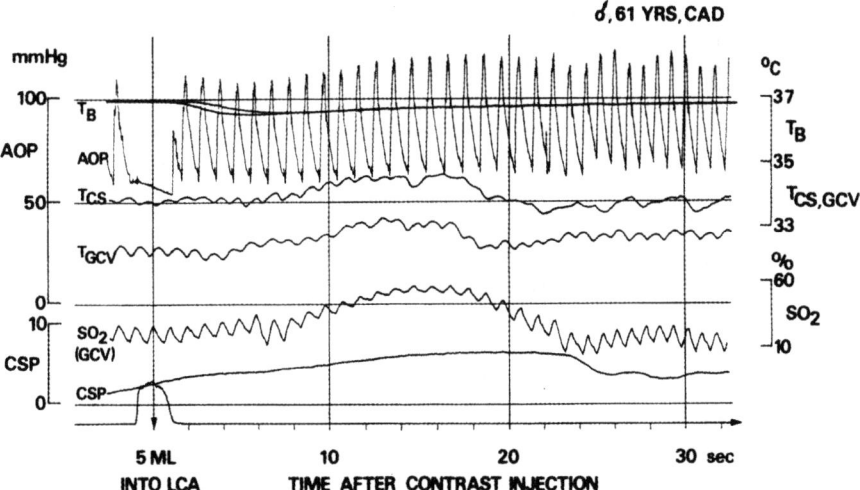

Abb. 7.1-4. Kontinuierliche Messung der Bluttemperatur, der Temperatur im Koronarsinus (T_{CS}) und in der V. cordis magna (T_{GCV}), des Aortendruckes (*AOP*) und des Koronarsinusdruckes (*CSP*) im Rahmen der Koronarangiographie nach Injektion von 5 ml eines nicht ionischen Kontrastmittels (*KM*) in die linke Koronararterie. Simultaner Anstieg der Mischtemperatur sowohl im Koronarsinus als auch in der V. cordis magna durch die KM-induzierte Widerstandsabsenkung mit konsekutivem Flußanstieg im Koronarkreislauf

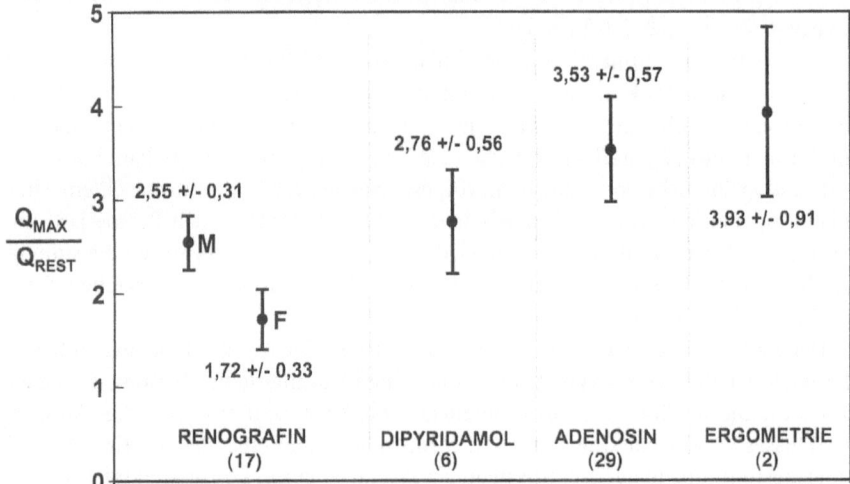

Abb. 7.1-5. Publizierte Werte für die maximale Koronarflußsteigerung nach Kontrastmittel (Renografin), Dipyridamol, Adenosin und bei maximaler Fahrradergometerbelastung, bestimmt mit der Koronarsinus-Thermodilutionsmethode. $\dfrac{Q_{MAX}}{Q_{REST}}$: Quotient aus Maximalfluß und Ruhefluß. Die Klammern beziehen sich auf das Literaturverzeichnis

Volumenbelastung des Patienten ist auch bei längeren Meßphasen und einer Infusionsrate von 60 ml/min relativ gering.

Pepine et al. haben die Koronarsinus-Thermodilutionsmethode mit der Methode der elektromagnetischen Blutflußmessung, die nach wie vor als „golden standard" in der Flußmessung gilt, während der aortocoronaren Bypassoperation am Patienten verglichen. Die gleichzeitige Messung des Durchflusses durch einen frisch implantierten Bypassgraft zum Ramus interventricularis anterior sowie des Flusses in der V. cordis magna durch die Thermodilutionsmethode ergab eine befriedigende Übereinstimmung der Meßwerte mit einem Korrelationskoeffezienten von r = 0,89 [18].

Die Methode ist inzwischen vielfältig und von vielen Arbeitsgruppen eingesetzt worden, insbesondere zur Messung von Durchblutungsänderungen und zur Bestimmung der sog. Koronarreserven für das linksventrikuläre Myokard. Die Abb. 7.1-5 gibt relevante Meßergebnisse aus verschiedenen Untersuchungen wieder für die hyperämische Stimulation mit Kontrastmittel [17], Adenosin [29], Dipyridamol [6] und ergometrische Belastung [2]. Es sind jeweils die Mittelwerte für die einzelnen Situationen angegeben.

Kontrastmittel-Densitometrie

Rutishauser et al. [22, 23] und Smith et al. [27] haben 1970 und 1971 unabhängig voneinander vorgeschlagen, das im Rahmen der Koronarangiographie injizierte Kontrastmittel als Indikator für eine Durchflußmessung in einzelnen Koronararterien zu

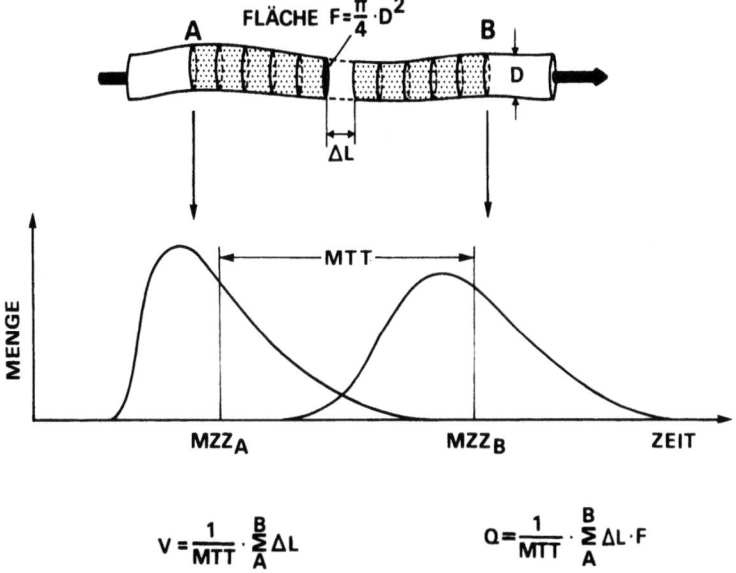

Abb. 7.1-6. Prinzip der kontrastmitteldensitometrischen Flußmessung an Gefäßen. *Oberer Bildabschnitt:* skizziertes Gefäß mit den Meßpunkten A und B. *Unterer Bildabschnitt:* skizzierte densitometrische Kontrastmittelverdünnungskurven bei A und B. *MZZ_A, MZZ_B:* mittlere Zirkulationszeit am Ort A und B nach Zierler (entspricht jeweils der Schwerelinie der Kurve). *MTT:* mittlere Zirkulationszeit zwischen A und B als Zeitdifferenz zwischen den beiden Schwerelinien. Die Blutflußgeschwindigkeit V und der Fluß Q lassen sich nach den unten genannten Formeln bestimmen

verwenden. Das Prinzip der Methode ist in Abb. 7.1-6 dargestellt. Durch das im oberen Bildanteil schematisierte Gefäß fließt Blut von A nach B. Jeweils am Meßpunkt A und B wird im Röntgenfernsehbild ein Meßareal plaziert und mittels dieses Meßareals wird die Passage des Kontrastmittels in dieser „region of interest" mit Hilfe eines „Videodensitometers", das die Bildhelligkeiten im Meßareal fortlaufend mißt und die Kontrastmittelpassage als Abdunklung erkennt, registriert. Es resultieren zwei „Kontrastmitteldensitogramme" (schematisch im unteren Bildabschnitt). Aus der Differenz der mittleren Zirkulationszeit (MZZ) beider Densitogramme nach der Theorie von Zierler [32] wird die mittlere Transitzeit MTT ermittelt: diese entspricht der Zeit, die ein statistisch relevantes Indikatorteilchen für die Passage von A nach B benötigt.

$$MTT = MZZ_A - MZZ_B \qquad (7)$$

$$MZZ_{A,B} = \frac{\int\limits_0^t d_{A,B}(t) \cdot t_{A,B}\, dt}{\int\limits_0^t d_{A,B}(t)\, dt} \qquad (8)$$

Hierbei sind d Kontrastmitteldichte und t jeweilige Zeit von Beginn der Kurve.

Bei Kenntnis des Volumens des Gefäßes und der wahren Distanz zwischen A und B lassen sich Fluß und Flußgeschwindigkeit bestimmen nach:

$$Q = Vol/MTT \tag{9}$$

$$V = Dist/MTT \tag{10}$$

Hierbei sind Q, V Fluß, Flußgeschwindigkeit; Vol, Dist Volumen, Distanz zwischen A und B; MTT mittlere Transitzeit.

Abbildung 7.1-7 zeigt eine entsprechende densitometrische Messung mit 2 „regions of interest" über dem proximalen und distalen Abschnitt eines Venenbypasses zum Ramus interventricularis anterior.

Da Koronargefäße meist nicht streng in der Projektionsebene des Röntgenbildes verlaufen, ist eine Rekonstruktion des tatsächlichen Volumens und der wahren Distanz aus orthogonal aufeinanderstehende biplanen Angiogrammen erforderlich.

Eine einfache Möglichkeit zur Bestimmung des Gefäßvolumens eines venösen Bypasses zwischen den Meßabschnitten zeigt Abb. 7.1-8. Der Bypass wird in beiden Projektions-ebenen in die gleiche Anzahl äquidistanter paralleler Abschnitte aufgeteilt und das Volumen wird durch Summation der als Zylinder mit elliptischer Grundfläche berechneten Einzelvolumina ermittelt. Die räumliche Längsachse wird entsprechend aus den Zentralachsen der Zylinder nach dem trigonometrischen oder pythagoreischen Prinzip bestimmt [25].

Rutishauser et al. wie auch Smith et al. haben diese Methode tierexperimentell mit elektromagnetischen Flußmessungen verglichen und eine gute Übereinstimmung über einen weiten Meßbereich gefunden.

Spiller et al. haben ähnliche Vergleichsmessungen bei Patienten während einer Bypassoperation durchgeführt: sie verglichen elektromagnetische Messungen des Durchflusses an Bypassgrafts mit der simultanen videodensitometrischen Messung, wobei sie die Meßmethodik dahingehend vereinfachten, daß sie statt der in der Be-

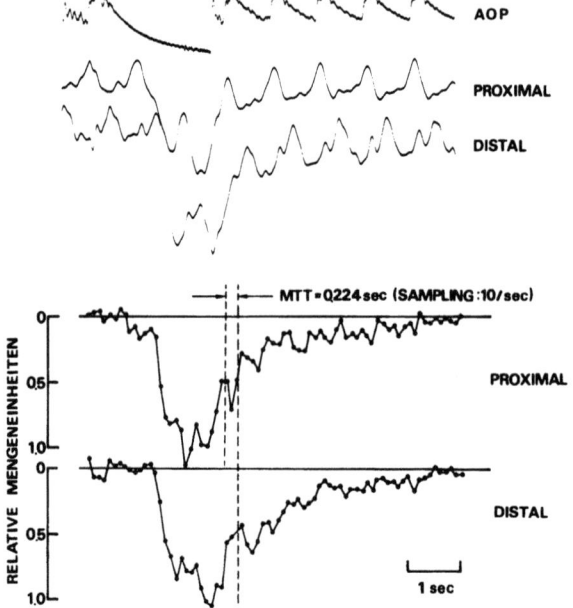

Abb. 7.1-7. Densitometrische Transitzeitmessung am Beispiel eines Bypasses zum Ramus interventricularis anterior. *Oberer Bildabschnitt:* Originalkurven mit Aortendruck (*AOP*) und densitometrischer Kurve gemessen am proximalen und distalen Bypass. *Unterer Bildabschnitt:* densitometrische proximale und distale Kontrastmittelkurve nach Subtraktion der rhythmischen, herzaktionsbedingten Helligkeitsschwankung in Systole und Diastole. Es wurde eine mittlere Transitzeit von 0,224 s bestimmt

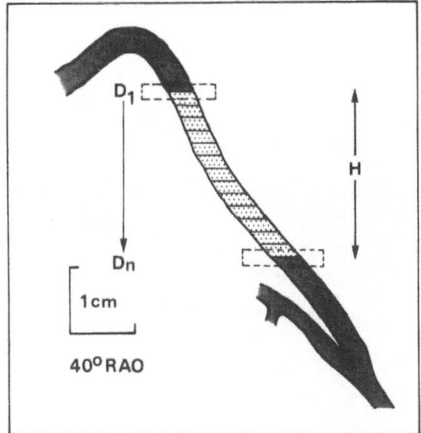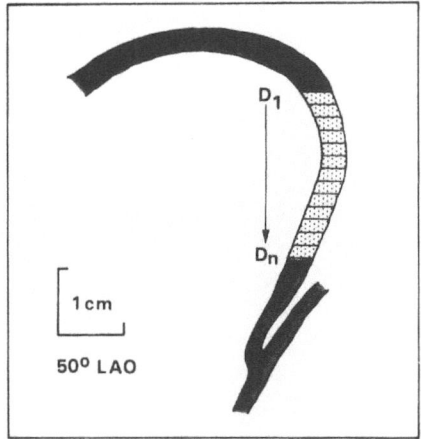

$$\text{VOL}_{\text{ACVB}} = \frac{\pi \cdot H}{4 \cdot n} \cdot \sum_{1}^{n} D_{\text{RAO}} \cdot D_{\text{LAO}}$$

Abb. 7.1-8. Prinzip der Bestimmung des Volumens eines Bypasses zwischen 2 Meßarealen (gegeben durch die Rechtecke in der RAO-Projektion) aus simultanen biplanen Aufnahmen des Grafts. Die Formel für die numerische Aproximation des Graftvolumens ist unten angegeben

stimmung relativ aufwendigen mittleren Transitzeit die Zeitdifferenz der halben Anstiegsamplitude beider Kurven verwendeten [28]. Auch sie fanden im Mittel eine gute statistische Übereinstimmung, allerdings eine systematische leichte Überschätzung der densitometrisch gemessenen Flüsse. Nach der Zierlerschen Kreislauftheorie [32] ist dies auf die zwangsläufig kürzere Zeitdifferenz zwischen den mittleren Anstiegszeiten im Vergleich zu den mittleren Transitzeiten zu erklären.

Voraussetzung für densitometrische Flußmessungen sind neben der Aquisition der Kontrastmittelkurven in inspiratorischer Apnoe des Patienten (zur Vermeidung von Atemartefakten) apparative Voraussetzungen wie hochstabilisierte Röntenstrahlung, EKG-getriggerte Injektionen des Kontrastmittels mit Erfassung des Injektionszeitpunktes, und die Verfügbarkeit eines Videodensitometers zur Aufzeichnung der Kurven mit der Möglichkeit der Kompensation der sog. „Untergrundfunktion" (s. hierzu ausführlich [3, 11].

Die Methodik blieb daher über längere Zeiträume wenigen Laboratorien mit spezieller Erfahrung auf diesem Gebiete vorbehalten. Es ist weiterhin zu berücksichtigen, daß eine absolute Gefäßmessung in ml pro Zeiteinheit nur in Gefäßen ohne relevante Seitenäste möglich ist, wie etwa in Bypassgrafts oder im Stammverlauf der rechten Koronararterie. In verzweigten Gefäßen kann die Densitometrie nur zur relativen Durchblutungsmessung, etwa für die Bestimmung der Koronarreserve vor und nach einer hyperämischen Intervention, verwendet werden [24].

Vogel et al. [30, 31] haben für die besondere Situation der Koronarreservebestimmung eine Modifikation vorgeschlagen, die die geometrische Bestimmung von Gefäßlängen und Gefäßvolumina zwischen 2 Meßpunkten überflüssig machen soll. Das Grundprinzip ihrer Methode, die als „CMAP"-Technik bekannt geworden ist, wird in

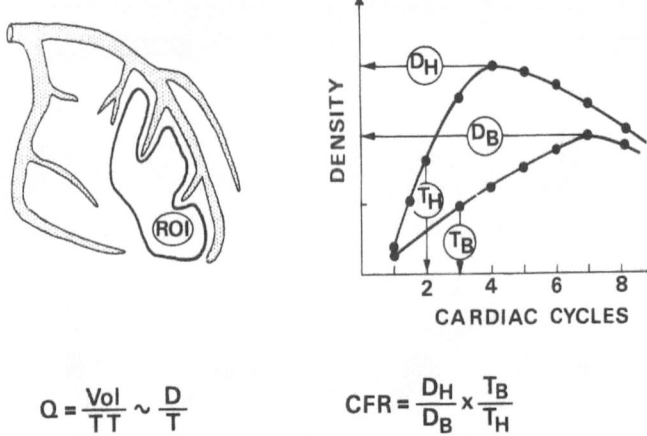

$$Q = \frac{Vol}{TT} \sim \frac{D}{T} \qquad\qquad CFR = \frac{D_H}{D_B} \times \frac{T_B}{T_H}$$

Abb. 7.1-9. Prinzip der Flußreservebestimmung nach dem CMAP-Prinzip. *Linker Abschnitt:* Schema des linken Koronarsystems mit Meßareal (ROI, „region of interest") im myokardialen Drainageareal des Ramus interventricularis anterior. *Rechter Bildabschnitt:* Kontrastmitteleinwaschkurve, ermittelt jeweils aus einer enddiastolischen Messung pro Herzzyklus, vor und während maximaler Hyperämie. T_B, D_B: Kontrastmittelerscheinungszeit (definiert als Zeitpunkt bei 30 % des Kurvenmaximums) und maximale Kontrastmitteldichte vor Hyperämie (entspricht T_{bas} und D_{bas} in Formel 17). T_H, D_H: entsprechende Erscheinungszeit und maximale Dichte des Kontrastmittels während Hyperämie (entspricht T_{hyp}, D_{hyp} in Formel 17)

Abb. 7.1-9 demonstriert. Es wird davon ausgegangen, daß bei maschineller Kontrastmittel-injektion auf eines der Meßareale verzichtet werden kann: der Eintritt des Kontrastmittels ins Koronargefäß wird durch das Injektionssignal der Spritze selbst definiert.

Das verbliebene Meßareal wird nicht über dem Gefäß selbst, sondern in der myokardialen Peripherie des zu untersuchenden Gefäßes plaziert. Das Erscheinen des Kontrastmittels im Meßareal entspricht somit der Ankunft im Myokard, die gemessene Zeitdifferenz zwischen Injektionsbeginn und Myokardankunft entspricht der Laufzeit des Kontrastmittels durch den Gefäßbaum (T). Der Fluß Q ergibt sich aus dem Volumen des Gefäßbaumes (Vol) und der Passagezeit T als

$$Q = Vol/T \qquad\qquad (11)$$

Die Koronarreserve nach pharmakologischer Stimulation einer Hyperämie ergibt sich als Quotient des hyperämischen (hyp) zum basalen (bas) Flusses als:

$$CFR = \frac{Q_{hyp}}{Q_{bas}} = \frac{Vol_{hyp}}{Vol_{bas}} \cdot \frac{T_{hyp}}{T_{bas}} \qquad\qquad (12)$$

Es wird weiterhin angenommen, daß eine Vasodilatation in der hyperämischen Phase alle Teile des Gefäßesbaumes homogen betrifft, so daß eine Volumenänderung im Kapillarbereich repräsentativ für die Volumenänderung im gesamten Gefäßbaum ist. Zusätzlich wird angenommen, daß im Maximum der densitometrischen Kurve das Blut komplett durch Kontrastmittel ersetzt ist, so daß die Kontrastmittelkonzentration (c) zum Zeitpunkt „basale" und „hyperämische" Kurve identisch ist. Da das densitometrische Signal (D) jeweils der Kontrastmittelmenge (M) im Meßareal entspricht, gilt:

$$D \sim M = Vol \times c \tag{13}$$

$$D_{bas} = Vol_{bas} \times c \tag{14}$$

$$D_{hyp} = Vol_{hyp} \times c \tag{15}$$

Daraus würde folgen:

$$\frac{Vol_{hyp}}{Vol_{bas}} = \frac{D_{hyp}}{D_{bas}} \tag{16}$$

Einsetzen in Formel 10 ergibt:

$$CFR = \frac{D_{hyp}}{D_{bas}} \cdot \frac{T_{bas}}{T_{hyp}} \tag{17}$$

Ohne Dimensionsmessungen wäre damit eine Bestimmung der CFR aus zwei Angiogrammen vor und nach Hyperämie möglich. In tierexperimentellen Untersuchungen konnten Vogel et al. zunächst eine ausreichende Meßgenauigkeit zeigen. Untersuchungen am Patienten haben allerdings ergeben, daß bei hohen Flüssen die Messung nach diesem Prinzip unzuverlässig wird, im wesentlichen deshalb, weil die Forderung einer vollständigen Verdrängung von Blut durch Kontrastmittel unter diesen Bedingungen nicht mehr erfüllt wird [26].

Für eine relative Koronarreservebestimmung vor und nach einer Intervention kann dieses Problem dadurch umgangen werden, daß lediglich Zeitumessungen unter maximaler Vasodilatation miteinander verglichen werden. Nach Formel (11) ergibt sich unter diesen Bedingungen:

$$Q_{prä} = \frac{Vol_{prä}}{T_{prä}} \tag{18}$$

$$Q_{post} = \frac{Vol_{post}}{T_{post}} \tag{19}$$

Da unter maximaler Hyperämie $Vol_{prä}$ und Vol_{post} als identisch angenommen werden können, folgt:

$$\frac{Q_{post}}{Q_{prä}} = \frac{T_{prä}}{T_{post}} \tag{20}$$

Unter diesen Bedingungen kann damit das Flußverhältnis vor und nach einer Intervention allein aus dem Verhältnis der Transitzeiten unter maximaler Hyperämie ermittelt werden [10, 19].

In der „Cinefilm-Aera" waren die Röntgenanlagen im Herzkatheterlaboratorium für derartige Untersuchungen routinemäßig nicht ausgerüstet, so daß die Kontrastmittel-Densitometrie einigen wenigen Laboratorien vorbehalten blieb. Mit der digitalen Angiokardiographie ist dies anders geworden: Heute verfügen dem Stand der Zeit entsprechende digitale Katheterlaboratorien durchweg über die notwendigen Einrichtungen und Voraussetzungen für densitometrische Messungen, so daß es vorstellbar erscheint, daß die Kontrastmitteldensitometrie zur Untersuchung der Hämodynamik des Koronarkreislaufs mit den oben beschriebenen Methoden eine Renaissance erlebt.

Literatur

1. Baim DS, Rothman MT, Harrison DC (1982) Simultaneous measurement of coronary venous blood flow and oxygen saturation during transient alterations in myocardial oxygen supply and demand. Am J Cardiol 49:743
2. Bertrand ME, Carre AG, Ginested AP et al. (1977) Maximal exercise in normal subjects: changes in coronary sinus blood flow, contractility, and myocardial extraction of FFA and lactate. Eur J Cardiol 5:481
3. Bürsch J, Kirbach H, Schnürer C, Heinzen P (1971) Accuracy of videodensitometric flow measurement. In: Heinzen PH (ed) Roentgen-, cine- and videodensitometry. Thieme, Stuttgart
4. Cannon PJ, Sciacca RR, Fowler DL et al. (1975) Measurement of regional myocardial blood flow in man: description and critique of the method using xenon-133 and a scintillation camera. Am J Cardiol 36:783
5. Cannon PJ, Weiss MB, Sciacca RR (1977) Myocardial blood flow in coronary artery disease: studies at rest and during stress with inert gas washout techniques. Prog Cardiovasc Dis 29:95
6. Cannon RO, Schenke WH, Leon MB et al. (1987) Limited coronary flow reserve after dipyridamole in patients with ergonovine- induced coronary vasoconstriction. Circulation 75:163
7. Cohen LS, Elliott WC, Gorlin R (1962) Measurement of myocardial blood flow using krypton-85. Am J Physiol 203:122
8. Eckenhoff JE, Hafkenschiel JH, Harmel MH et al. (1948) Measurement of coronary blood flow by the nitrous oxide method. Am J Physiol 152:356
9. Ganz W, Temura K, Marcus HS et al. (1971) Measurement of coronary sinus blood flow by continuous thermodilution in man. Circulation 44:181
10. Haude M, Caspari G, Baumgart D et al. (1996) Comparison of myocardial perfusion reserve before and after coronary balloon dilation and after stent implantation in patients with post angioplasty restenoses. Circulation 94:286
11. Heinzen PH, Bürsch JH (eds) (1978) Roentgen-video-techniques. Thieme, Stuttgart
12. Kety SS (1951) The theory and application of the exchange of inert gas at the lungs and tissues. Pharmacol Rev 3:1
13. Kety SS, Schmidt CF (1945) The determination of cerebral blood flow in man by use of nitrous oxide in low concentration. Am J Physiol 143:53
14. Klocke FJ (1976) Coronary blood flow in man. Prog Cardiovasc Dis 19:117
15. Klocke FJ, Bunnell U, Greene DG et al. (1974) Average coronary blood flow per unit weight of left ventricle in patients with and without coronary disease. Circulation 50:547
16. Klocke FJ, Koberstein RC, Pittman DE et al. (1968) Effects of heterogeneous myocardial perfusion on coronary H2-desaturation curves and calculation of coronary flow. J Clin Invest 47:2711
17. Miller HI (1977) Assessment of left coronary reserve by measurement of coronary sinus blood flow during contrast injection. Herz 2:56–59 (1)
18. Pepine CJ, Mehta J, Webster WW jr., Nichols WW (1978) In vivo validation of a thermodilution method to determine regional left ventricular blood flow in patients with coronary disease. Circulation 58:795
19. Pijls NH, Aengevaeren WR, Uiyen GJ et al. (1991) Concept of maximal flow ratio for immediate evaluation of percutaneous transluminal coronary angioplasty results by videodensitometry. Circulation 83:854
20. Rau VG (1969) Messung der Koronardurchblutung mit der Argon-Fremdgasmethode. Arch Kreislaufforsch 58:322
21. Ross RS, Ueda K, Lichtlen PR et al. (1964) Measurement of coronary blood flow in animals and man by selective injection of radioactive inert gas into the coronary arteries. Circ Res 15:28
22. Rutishauser W, Bussmann W, Noseda G et al. (1970) Blood flow measurement through single coronary arteries by roentgen densitometry. Part I: A comparison of flow measured by a radiologic technique applicable in the intact organism and by electromagnetic flowmeter. Am J Roentgenol 109:12
23. Rutishauser W, Noseda G, Bussmann W, Preter B (1970) Blood flow measurement through single coronary arteries by roentgen densitometry. Part II: Right coronary artery flow in conscious man. Am J Roentgenol 109:21
24. Simon R (1989) Videometrie und Videodensitometrie: Möglichkeiten im Rahmen der klinischen Angiokardiographie. Z Kardiol 78:173–180
25. Simon R, Amende I, Oelert H et al. (1982) Blood velocity, flow and dimensions of aortocoronary venous bypass grafts in the postoperative state. Circulation 66 (Suppl I):1–34
26. Simon R, Herrmann G, Amende I (1990) Comparison of three different principles in the assessment of coronary flow reserve from digital angiograms. Int J Cardiac Imag 5:202

27. Smith HC, Frye RL, Donald DE et al. (1971) Roentgen videodensitometric measurement of coronary blood flow. Determination from simultaneous indicator-dilution curves at selected sites in the coronary circulation and in coronary artery saphenous vein grafts. Mayo Clin Proc 46:800

28. Spiller P, Schmiel FK, Pölitz B et al. (1983) Measurement of systolic and diastolic flow rates in the coronary artery system by x-ray densitometry. Circulation 68:337

29. Sylven C, Jonzon B, Edlund A (1989) Angina pectoris-like pain provoked by i.v. bolus of adenosine: relationship to coronary sinus blood flow, heart rate, and blood pressure in healthy volunteers. Eur Heart J 10:48

30. Vogel R, Le Free M, Bates E et al. (1984) Application of digital techniques to selective coronary arteriography: use of myocardial contrast appearance time to measure coronary flow reserve. Am Heart J 107:153

31. Vogel RA (1985) The radiographic assessment of coronary blood flow parameters. Circulation 72:460

32. Zierler KL (1962) Circulation times on the theory of indicator substances in relation to flow analysis in tissues and organs. Williams & Wilkins, Baltimore (Handbook of physiology, sect 2: Circulation, vol I, pp 585 ff.)

7.2
Intrakoronare Dopplerflußmessungen

M. Elsner · V. Schächinger · A. M. Zeiher

Intrakoronare Doppler-Flußmessung

Die funktionelle Koronardiagnostik befaßt sich mit dynamischen Veränderungen des koronaren Lumens und der Gefäßwand, des koronaren Blutflusses, intrakoronarer Drücke sowie der myokardialen Perfusion in Abhängigkeit von definierten pharmakologischen Interventionen. Die erhobenen Daten dienen einerseits der Charakterisierung physiologischer Regulationsmechanismen, andererseits der Aufdeckung pathophysiologischer Vorgänge und der Entwicklung therapeutischer Ansätze, insbesondere im Hinblick auf die Entstehung der koronaren Arteriosklerose.

Hierzu bedient sie sich einer Reihe direkter (invasiver) und indirekter (nichtinvasiver) Untersuchungsverfahren. In die erste Gruppe fallen intrakoronare Dopplerflußmessung, koronare Druckmessung, quantitative Koronarangiographie sowie intravaskulärer Ultraschall. In die zweite Gruppe fallen koronare Doppler-Echokardiographie, Positronen-Emissions-Tomographie, Myokardszintigraphie sowie Magnetresonanzbildgebung. Die verschiedenen Verfahren ergänzen einander aufgrund unterschiedlicher zugrundeliegender technischer und physiologischer Prinzipien.

Die kombinierte koronarinvasive Funktionsuntersuchung im Herzkatheterlabor bietet jedoch alleinig die Möglichkeit einer simultanen Betrachtung von hochauflösender bildgebender Diagnostik und direkten physiologischen (Fluß- und Druck-) Messungen unter lokaler Applikation von Testsubstanzen. Neben der Anwendung im Rahmen der grundlagenorientierten Forschung hat die koronare Doppler-Flußmessung mittlerweile auch Einzug in die klinische Routine gehalten und findet Verwendung unter anderem zur Evaluierung der hämodynamischen Wirksamkeit von Koro-

Tabelle 7.2-1. Anwendungsgebiete der koronaren Blutflußmessung

Bereich:	Fragestellung
Klinische Forschung	• Physiologische Regulationsmechanismen der koronaren Vasomotorik • Frühformen und funktionelle Vorläufer der koronaren Arteriosklerose • Pharmakologische Interventionsstudien (z. B. Risikofaktor-Modifikation)
Diagnostik	• Hämodynamische Relevanz angiographisch ambivalenter Koronarstenosen • Evaluierung von Muskelbrücken • Hämodynamische Bedeutung von Koronaranomalien (z. B. Fisteln)
Therapie	• Indikationsstellung und funktionelle Erfolgskontrolle koronartherapeutischer Interventionen • Beurteilung der Notwendigkeit adjuvanter Interventionen (z. B. Stent)

narveränderungen sowie der Erfolgskontrolle nach therapeutischen Interventionen im Herzkatheterlabor (Tabelle 7.2-1).

Die ersten beim Menschen invasiv verwendeten koronaren Dopplersonden waren an der Spitze von 8F-Führungskathetern montiert und erlaubten keine selektive koronare Blutflußmessung, da je nach Lage des Katheters im Ostium des Herzkranzgefäßes erhebliche Übelagerungen mit aortalen Flußsignalen und katheterinduzierten Turbulenzen auftraten [1]. In Folge wurden selektiv intrakoronar plazierbare Kathetersysteme entwickelt, die jedoch entweder aufgrund ihres Durchmessers ihrerseits Veränderungen der koronaren Hämodynamik hervorriefen oder keine koaxialen Messungen zuließen [2, 3]. Erst die Entwicklung koronarer Doppler-Führungsdrähte von zunächst 0,018 inch (0,45 mm) und mittlerweile 0,014 inch (0,35 mm) Durchmesser erlaubte eine lokale Blutflußgeschwindigkeitsmessung bis in die distalen Gefäßabschnitte sowie die Passage von Koronarstenosen. Darüber hinaus führt der kleine Durchmesser dieser Doppler-Drähte nur zu sehr geringen Flußartefakten im Gefäß [4].

Die physikalische Grundlage der intrakoronaren Blutflußmessung mittels Ultraschall ist wie bei den nichtinvasiven sonographischen Verfahren der Doppler-Effekt, d. h. die Frequenzverschiebung eines von bewegten Körpern (Erythrozyten) reflektierten Schallsignals in Abhängigkeit von Bewegungsrichtung und Geschwindigkeit. Es gilt die Doppler-Gleichung: $V = [(F_1 - F_0) \times (C)] / [2 \times F_0 \times \cos(\Phi)]$, wobei V die Flußgeschwindigkeit, F_0 die Sendefrequenz, F_1 die Frequenz des reflektierten Signals, C die Ausbreitungsgeschwindigkeit der Schallwellen und Φ den Winkel zwischen Blutfluß und Schallstrahl bezeichnen. Aufgrund der linearen Beziehung zwischen Geschwindigkeit und Frequenzänderung läßt sich die Flußgeschwindigkeit unter Annahme einer koaxialen Lage des Ultraschallstrahls im Blutfluß ($\cos 0° = 1$) exakt quantifizieren. In gewundenen Gefäßen, im Bereich von Gefäßaufzweigungen sowie bei axialer Angulation des Schallwandlers kann es zu entsprechenden Unterschätzungen der wahren Blutflußgeschwindigkeit kommen. Ein Winkelfehler im Bereich von $< 15°$ ($\cos 15 = 0,97$) ist vernachlässigbar; eine Fehllage um $< 30°$ ($\cos 30 = 0,86$) ist häufig für klinische Zwecke noch akzeptabel, bietet jedoch für quantitative Auswertungen im Rahmen wissenschaftlicher Fragestellungen bereits Probleme. In großen Gefäßen kann darüber hinaus eine exzentrische Lage des Schallwandlers zu einer Unterschätzung der wahren maximalen Blutflußgeschwindigkeit führen, da das Geschwindigkeitsprofil eines laminaren Flusses die Form einer Parabel hat und die tatsächliche

Maximalgeschwindigkeit nur in der Gefäßmitte vorherrscht. Aus diesen Gründen ist es überaus wichtig, eine über die Zeitdauer des Untersuchungsprotokolls stabile Lage von Dopplersonden zu gewährleisten. Bei konstanter Lage des Schallaufnehmers lassen sich auch unter suboptimalen Winkelbedingungen reproduzierbare relative Quotienten aus seriellen Messungen, z. B. unter pharmakologischer Testung, erhalten.

Die Hüllkurve eines in Echtzeit registrierten Doppler-Spektrums entspricht der maximalen Blutflußgeschwindigkeit zum jeweiligen Zeitpunkt. Aus ihr läßt sich durch Integration die mittlere Blutflußgeschwindigkeit errechnen. Der absolute volumetrische Fluß in einem Gefäß ist das Produkt aus durchflossener Querschnittsfläche und mittlerer Flußgeschwindigkeit ($Q = A \cdot \bar{v}$). Bei gleichzeitiger Dokumentation von Blutfluß mittels Doppler einerseits und Gefäßlumen mittels Angiographie oder IVUS andererseits (Abb. 7.2-1) läßt sich somit eine absolute Quantifizierung des volumetrischen Blutflusses erreichen [4, 5]. Als koronare Flußreserve bezeichnet man den Quotienten aus volumetrischem Blutfluß unter maximaler Hyperämie und dem Blutfluß unter Ruhebedingungen [6]. In Verbindung mit Dopplerdraht-Untersuchungen wird vielfach die koronare Flußreserve vereinfacht ausgedrückt als Quotient der mittleren Spitzenflußgeschwindigkeiten unter Hyperämie und in Ruhe.

Eine *in vitro* Validierung von Doppler Führungsdrähten mittels pulsatiler Flußmuster in Teströhren mit einem Durchmesser von 0,79 bis 4,76 mm ergab eine hervorragende Korrelation der gemessenen Blutflußgeschwindigkeiten mit dem Referenzstandard der elektromagnetischen Flußmessung für alle untersuchten Gefäßkaliber ($r^2 > 0,98$). Lediglich in sehr großen (7,94 mm) oder stark gewundenen Phantomen zeigte sich eine eingeschränkte Aussagefähigkeit [4]. Bei dem Doppler FloWire (Cardiometrics) handelt es sich um einen 175 cm langen koronaren Führungsdraht mit einem Durchmesser von 0,014 inch (0,35 mm). Die Spitze ist wie bei einem konventio-

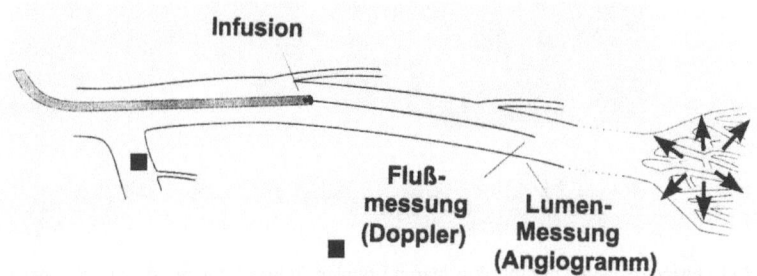

Abb. 7.2-1. Prinzip der selektiven pharmakologischen Stimulation unter simultaner Registrierung von Doppler-Flußprofil und angiographischem Lumen. Der Zugang zur Koronararterie wird über einen regulären PTCA-Führungskatheter (nicht gezeigt) gewährleistet. Über den liegenden koronaren Dopplerdraht wird ein dünnlumiger Infusionskatheter in das proximale Gefäßsegment eingebracht. Über diesen können selektiv Testsubstanzen appliziert werden, die sich auf die Weite der nachgeschalteten epikardialen Leitgefäßabschnitte und/oder der Mikrozirkulation im Versorgungsgebiet auswirken. Die Erfassung des volumetrischen Koronarflusses erfolgt durch Kombination der intrakoronaren Dopplerflußmessung und der simultan durchgeführten angiographischen Dokumentation, die im Off-line-Betrieb quantitativ ausgewertet wird. Neben der aufwendigeren selektiven pharmakologischen Stimulation im Rahmen wissenschaftlicher Fragestellungen reicht für klinische Belange, wie z.B. die Frage der hämodynamischen Relevanz einer Koronarstenose, eine systemische Applikation von Adenosin (140 µg/kg/min i.v.) zur Evaluierung der koronaren Flußreserve aus. Der Infusionskatheter entfällt dann entsprechend

nellen PTCA-Draht formbar, um eine intravasale Steuerung zu ermöglichen. Distal befindet sich ein integrierter piezoelektrischer Ultraschall-Wandler. Die Verbindung zur Meßkonsole ist unter sterilen Bedingungen dis- und rekonnektierbar, sodaß im Bedarfsfalle handelsübliche PTCA-Ballonkatheter über den FloWire eingeführt werden können und somit die Möglichkeit zur koronartherapeutischen Intervention ohne erneute Gefäßpassage besteht.

Die spektrale Datenaufbereitung des Rohsignals erfolgt in Echtzeit. Eine fortlaufende Dokumentation geschieht durch Video-Aufzeichnung; Standbilder können auf einem Thermodrucker ausgegeben werden. Die Bildschirmaufteilung der Meßkonsole ist wählbar, sodaß während des Eingriffes simultan das aktuelle Doppler-Signal, die maximale Spitzenflußgeschwindigkeiten (MPV, „maximum peak velocity") sowie eine durch Integration der Hüllkurve berechnete mittlere Spitzenflußgeschwindigkeit (APV, „average peak velocity") angezeigt werden können. Zusätzlich ist die Darstellung z. B. einer Trendanalyse der APV über mehrere Minuten möglich (Abb. 7.2-2). Veränderungen des koronaren Blutflusses unter medikamentöser Stimulation werden

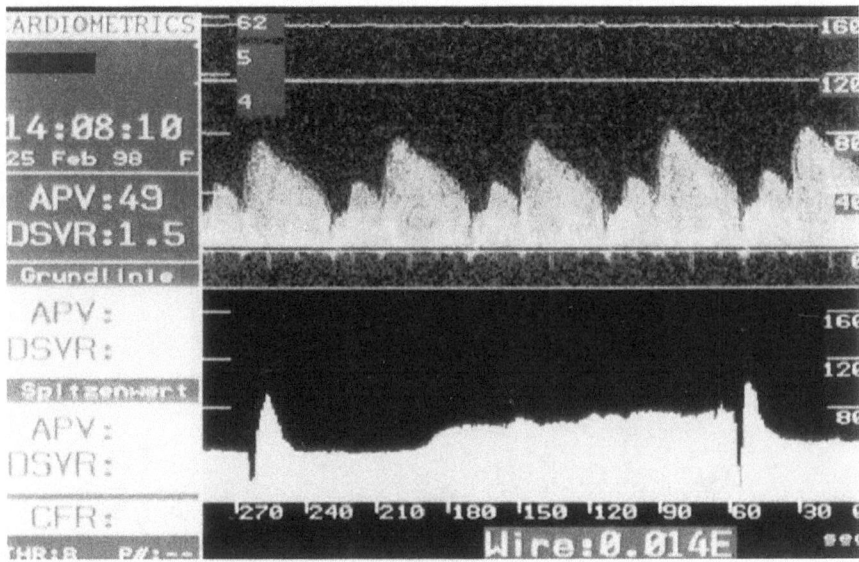

Abb. 7.2-2. Bildschirmdarstellung der intrakoronaren Doppler-Flußmessung mit dem Cardiometrics FloWire. Die Abbildung zeigt ein typisches Standbild während einer koronaren Funktionsuntersuchung. Der Bildschirm ist in drei Hauptsegmente aufgeteilt:

Patientendaten,	Echtzeitdarstellung des aktuellen Dopplerflußprofils
Uhrzeit,	
aktuelle Meßwerte	Trendanalyse (5 min)

Das Dopplerflußprofil zeigt die charakteristische systolisch-diastolische Zweigipfligkeit mit vorwiegend diastolischer Koronarperfusion. In der Trendanalyse erkennt man zwei kurzzeitige Anstiege der Blutflußgeschwindigkeit (bei 270 und 60 s), die der reaktiven Hyperämie nach Kontrastmittelinjektionen entsprechen. Bei 240–210 s liegen die Ausgangsbedingungen vor; zwischen 180–60 s erfolgt eine pharmakologische Stimulation mittels intrakoronarer Acetylcholininfusion. Die mittlere Spitzenflußgeschwindigkeit (APV „average peak velocity") wird durch Integration der Hüllkurve des Spektraldopplersignals errechnet in der Regel als Quotient der mittleren Spitzenflußgeschwindigkeiten ausgedrückt. Die koronare Flußreserve (CFR, „coronary flow reserve") errechnet sich vereinfacht als APV_{max} / APV_{basal}, wobei APV_{max} den mittleren Spitzenfluß unter maximaler induzierter Hyperämie bezeichnet. Auch dieser Parameter wird bei entsprechender Geräteeinstellung automatisch ermittelt.

Das normale Doppler-Flußsignal der Koronararterien zeigt eine typische systolisch-diastolische Zweigipfligkeit [7], wobei die diastolische Flußgeschwindigkeit in der linken Kranzarterie deutlich über der systolischen liegt, während in der rechten Kranzarterie geringere Unterschiede zwischen diastolischer und systolischer Maximalgeschwindigkeit bestehen. Die unter Adenosin-induzierter Hyperämie in der linken und rechten Koronararterie ermittelten Flußreserven unterscheiden sich nicht signifikant [8]. Sowohl unter Ruhe- als auch unter Hyperämie-Bedingungen bleibt die Flußgeschwindigkeit im longitudinalen Verlauf der Koronararterien weitgehend konstant. Es besteht ein Trend zu höheren koronaren Flußreserven bei Frauen (2,9 ± 0,6) im Vergleich zu Männern (2,7 ± 0,6; P = 0,07) [8].

Im Rahmen koronarer Funktionsuntersuchungen finden verschiedene Testsubstanzen Anwendung. Man unterscheidet hierbei direkte (endothelunabhängige) und indirekte (endothelabhängige) Wirkprinzipien; einige Pharmaka weisen sowohl endothelabhängige als auch -unabhängige Wirkkomponenten auf. Darüber hinaus lassen sich Substanzen mit vorwiegendem Effekt auf die epikardialen Leitgefäße von solchen mit überwiegender Wirkung auf die mikrozirkulären Widerstandsgefäße abgrenzen (Tabelle 7.2-2).

Eine nahezu maximale koronare Flußsteigerung läßt sich sowohl mit Papaverin [9] als auch mit Adenosin [10] erreichen (Abb. 7.2-3). Für die intrakoronare Papaverin-Gabe ist die Induktion ventrikulärer Tachyarrhythmien auf dem Boden einer Verlängerung des QT-Intervalls beschrieben [11], weshalb die Anwendung dieser Substanz aus Sicherheitsgründen in unmittelbarer Defibrillationsbereitschaft erfolgen sollte. Demgegenüber hat sich Adenosin als überaus sicher erwiesen. Die häufigen subjektiven Nebenwirkungen wie Flush, Kopf- und unspezifische Thoraxschmerzen sind in der Regel nur mäßig ausgeprägt und nach Beendigung der Medikation aufgrund der kurzen Wirkdauer rasch reversibel. Neben der lokalen intrakoronaren Applikation bietet Adenosin darüber hinaus auch die Möglichkeit einer intravenösen Anwendung, die ebenfalls eine maximale koronare Flußsteigerung bewirkt [12]. Der systemische Blutdruck wird hierbei nur wenig beeinträchtigt; es kommt jedoch zu einem reflektorischen Anstieg der Herzfrequenz um ca. 15 %. Im Gegensatz zur intravenösen Bolusgabe von Adenosin bei der Differentialdiagnostik und Therapie supraventrikulärer Herzrhythmusstörungen sind höhergradige AV-Blockierungen unter i.v.-Dauerinfusion überaus selten. Bei einer geplanten Funktionsuntersuchung mit Adenosin ist neben der üblichen, obligaten Pausierung vasoaktiver Medikamente auf eine entsprechende Methylxanthin-Karenz (Tee, Kaffee, Theophyllin-Derivate) im Vorfeld zu achten, da diese Substanzen die Adenosin-Wirkung antagonisieren. Dipyridamol führt im Vergleich zu Adenosin zu einer submaximalen Hyperämie und ist darüber hinaus aufgrund seiner längeren Wirkdauer für Untersuchungsprotokolle mit serieller Verwendung mehrerer Testsubstanzen weniger geeignet [13].

In Abwesenheit signifikaner Koronarstenosen oder eines manifesten Vasospasmus ist der volumetrische Koronarfluß weitgehend unabhängig vom Tonus der Leitgefäße. Umgekehrt paßt sich jedoch die Weite der epikardialen Gefäße den Bedürfnissen eines

Tabelle 7.2-2. Pharmakologische Beeinflussung des koronaren Blutflusses

Substanz	Endothel-abhängig	Endothel-unabhängig	Epikardiale Wirkung	Mikrovaskuläre Wirkung	Dosierung	Appli-kation	Bemerkung	Literatur
Acetylcholin	+	0 (-)*	+ (-)*	+++ (-)*	Infusion: 3–300 µg/min	i.c.	Endothelabhängige Vasodilatation *: paradoxe Vasokonstriktion bei gestörter Endothelfunktion (direkte Wirkung auf glatte Muskelzellen)	15, 16, 30–32
Adenosin	0**	+	+	+++	Infusion: 140 µg/kg/min	i.v.	Endothelunabhängige (Adenosin-rezeptorvermittelte) Dilatation der Mikrozirkulation. **: sekundär flußinduzierte epikardiale Vasodilatation	12, 13, 33
					Bolus: 18 µg (LCA), 10 µg (RCA) Infusion: 0,02–2,2 µg/min	i.c.		8, 10, 32, 34–36
Dipyridamol	0**	+	+	++	Infusion: 0,56 mg/kg–0,84 mg/kg	i.v.	Erhöhung der myokardialen Adenosin-Konzentration durch Hemmung der zellulären Wiederaufnahme; lange Wirkdauer. **: sekundär flußinduzierte epikardiale Vasodilatation	13, 36, 37
L-NMMA (L-Nitro-Mono-Methyl-Arginin)	–	0	– –	– –			Inhibition der NO-Produktion (L-Arginin-Analogon)	17
Nitrate	0	+	+++	0	Bolus: 0,1–0,25 mg	i.c.	Maximale epikardiale Vasodilatation; keine Wirkung auf Mikrozirkulation (dort keine enzymatische Freisetzung von NO aus organischen Nitraten)	31
Papaverin	0*	++	+	+++	Bolus: 12,5 mg (LCA) 8 mg (RCA)	i.c.	Maximale Vasodilatation der Mikrozirkulation; cave: Induktion von Tachyarrhythmien **: sekundär flußinduzierte epikardiale Vasodilatation	9, 38–40

i.c. intrakoronar, *i.v.* intravenös, + Vasodilatation, – Vasokonstriktion, 0 keine Wirkung

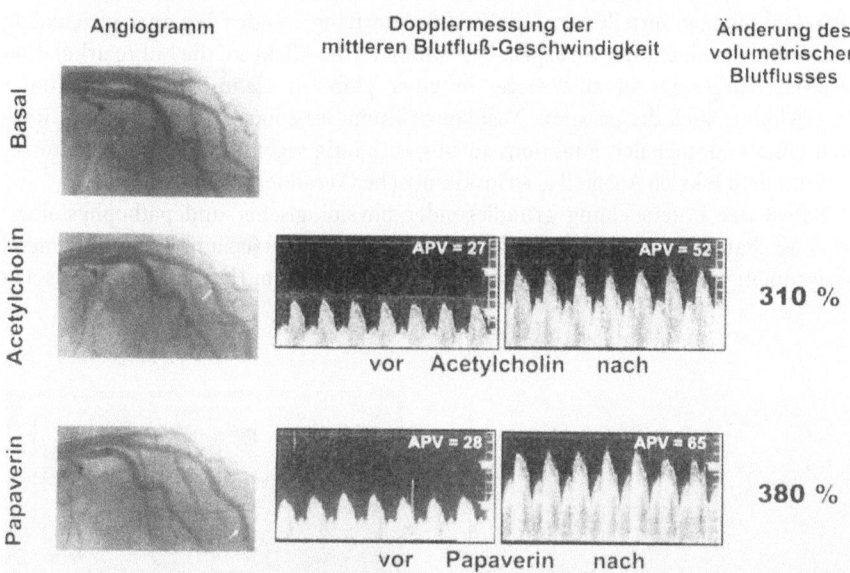

Abb. 7.2-3. Volumetrische Quantifizierung des koronaren Blutflusses im Rahmen der koronaren Funktionsdiagnostik. Die simultane Registrierung von Dopplerflußprofil und Koronarangiographie erlaubt die Quantifizierung des volumetrischen Blutflusses sowie dessen Beeinflussung durch verschiedene pharmakologische Testsubstanzen. Das linke obere Angiogramm zeigt die Ausgangsbedingungen, darunter sind den Angiogrammen unter intrakoronarer Infusion von Acetylcholin bzw. Papaverin die jeweils korrespondierenden Dopplerflußmessungen gegenübergestellt. Unter beiden pharmakologischen Stimuli zeigt sich eine regelrechte Zunahme des Koronarflusses

auf mikrovaskulärer Ebene gesteigerten Blutflusses als Reaktion auf vermehrt auftretende Scherkräfte am Gefäßendothel an (flußabhängige Vasodilatation). Bei Vorliegen höhergradiger Koronarstenosen wird die Flußreserve jedoch durch die epikardiale Flußbehinderung limitiert. In diesen Fällen kann daher keine isolierte funktionelle Beurteilung der Endstrombahn erfolgen. Die Abhängigkeit der CFR von anderen hämodynamischen Parametern wie Herzfrequenz und Vorlast [14] ist insbesondere bei der Beurteilung von Verlaufsuntersuchungen oder im Rahmen längerer Untersuchungsprotokolle zu berücksichtigen.

Die intrakoronare Dopplerflußmessung ist hervorragend geeignet, Mechanismen der endothelialen Dysfunktion zu untersuchen. Die zur Beurteilung der endothelialen Funktion gebräuchlichste Substanz ist Acetylcholin, welches einerseits die endothelvermittelte NO-Freisetzung stimuliert und somit eine Vasodilatation der Mikrozirkulation bewirkt; andererseits hat Acetylcholin einen direkten, endothelunabhängigen stimulierenden Effekt auf glatte Muskelzellen und kann somit eine Vasokonstriktion hervorrufen. Bei Vorliegen eines funktionell intakten Endothels überwiegt die NO-modulierte Vasodilatation sowohl der epikardialen Leitgefäße als auch der mikrovaskulären Widerstandsgefäße. Es resultiert eine konsekutive Flußsteigerung auf das bis zu 2,5fache. Bei gestörter Endothelfunktion kommt es hingegen zu einer paradoxen Vasokonstriktion durch Überwiegen der direkten glattmuskulären Wirkungen, die ebenfalls sowohl die epikardialen Leitgefäße, als auch die Mikrozirkulation betreffen kann [15–17]. Die Acetylcholin-Effekte im mikrovaskulären Stromgebiet können regional inhomogen verteilt sein, sodaß neben konstringierenden Regionen gleichzeitig solche mit Vasodilatation vorliegen. Der summarische Effekt auf die Mikrozirkulation resultiert insgesamt in aller Regel in einer globalen Netto-Flußzunahme unter Acetylcholin. Auch die paradoxe Vasokonstriktion der epikardialen Gefäße im Rahmen einer endothelialen Funktionsstörung ist häufig segemental betont und korreliert mit dem lokalen Ausmaß arteriosklerotischer Veränderungen.

Neben der Untersuchung grundlegender physiologischer und pathophysiologischer Mechanismen findet die intrakoronare Doppler-Untersuchung auch zunehmend Verwendung im Rahmen therapeutischer Interventionen im Herzkatheterlabor, sei es

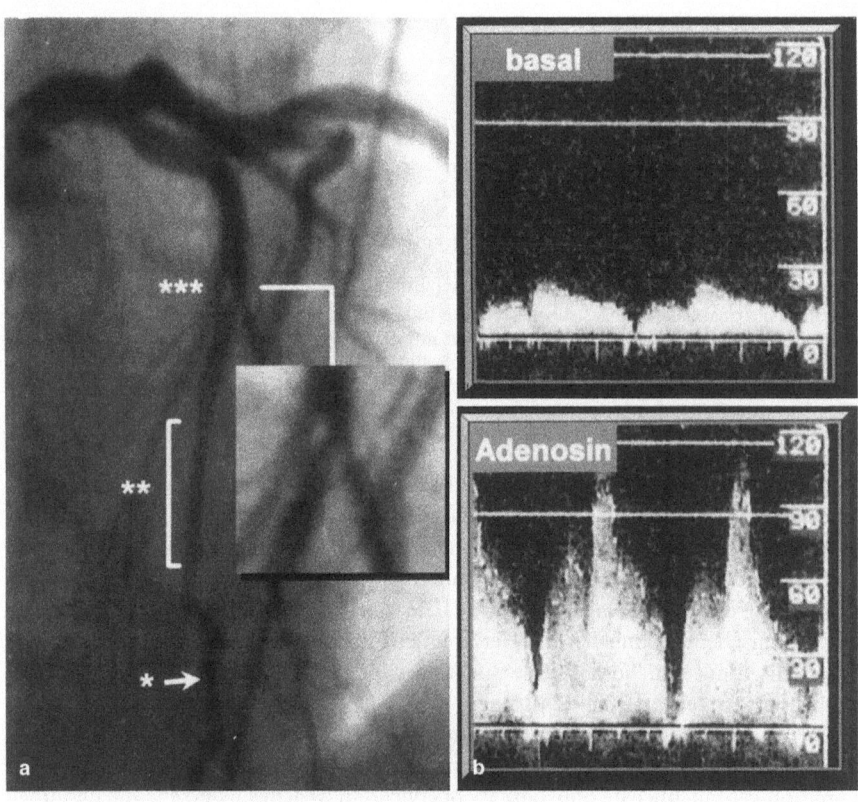

Abb. 7.2-4a, b. Klinische Anwendung der intrakoronare Doppler-Flußmessung. **a** Angiographisch ambivalente Bifurkationsläsion [***] an der Aufzweigungsstelle von Ramus interventrikularis anterior (RIA) und erstem Diagonalast. Gleichzeitig besteht eine Muskelbrücke im mittleren Verlaufsdrittel des RIA [**]. Der Doppler-Draht wird in der Peripherie des Gefäßes plaziert [*]. **b** Intrakoronare Flußmessung mit dem FloWire (Cardiometrics). Unter Ausgangsbedingungen [basal, linkes Bild] zeigt sich ein normales Koronarflußprofil mit typischer systolisch-diastolischer Zweigipfligkeit. Die mittlere Spitzenflußgeschwindigkeit (APV; average peak velocity) beträgt 13 cm/s. Während Adenosin-Infusion [Adenosin, rechtes Bild] steigt die APV auf 54 cm/s an. Es errechnet sich eine normale koronare Flußreserve (CFR: 4,1), woraufhin die Therapieentscheidung zugunsten eines konservativen Prozederes fällt

zur Überprüfung der Indikationsstellung bei angiographisch intermediären Läsionen (Abb. 7.2-4), zur unmittelbaren Erfolgskontrolle nach PTCA oder zur Überprüfung der Notwendigkeit weiterer Behandlungsschritte (z. B. Stent-Implantation) [18–22]. Bei der Betrachtung mittelgradiger Koronarveränderungen vermag die Bestimmung der Flußreserve ergometrische Ischämiereaktionen [23] oder Perfusionsdefekte in der ^{201}Tl-Szintigraphie vorherzusagen (Übereinstimmung 88 %; κ=0,77; 95 %-Konfidenzintervall 0,57–0,97) [24]. Intrakoronare Doppler-Flußmessungen können darüber hinaus zur Beurteilung der hämodynamischen Relevanz symptomatischer Muskelbrücken beitragen und den Effekt einer medikamentösen (β-Blockade [25]) oder interventionellen (Stent-Implantation [26]) Therapie hämodynamisch signifikanter Muskelbrücken erfassen. Mittels Dopplerdraht-Untersuchungen gelang es auch, die Veränderungen des koronaren Blutflusses unter aortaler Ballon-Gegenpulsation direkt zu dokumentieren [27]. Außerdem erlaubt die intrakoronare Doppler-Flußmessung unter proximaler Ballonokklusion, z. B. im Rahmen einer PTCA, die Quantifizierung des kollateralen Blutflusses [28]. Auch die hämodynamische Beurteilung von Koronarfisteln kann mittels Dopplerdraht vorgenommen werden [29].

Die Notwendigkeit zur intrakoronaren Instrumentation bedingt prinzipiell ein gewisses Risiko für den Patienten, weshalb auch diagnostische Dopplerfluß-Messungen nur von Untersuchern mit hinreichender therapeutisch-interventioneller Erfahrung durchgeführt werden sollten. Unter dieser Voraussetzung sind die mit der intrakoronare Doppler-Flußmessung assoziierten Komplikationsraten als äußerst gering anzusehen. Bei 120 Patienten ohne hochgradige Koronarveränderungen wurde nach intrakoronarer Instrumentation mit dem Dopplerdraht keine einzige Draht-assoziierte Komplikation beobachtet. In einer großen Serie von mehr als 1800 koronaren Druck- und Flußuntersuchungen wurden nur 3 dem Führungsdraht zuzuordnende ernsthafte Komplikationen berichtet [18].

Zusammenfassend erlaubt die intrakoronare Dopplerflußmessung mit den heute verfügbaren Systemen eine exakte, reproduzierbare Quantifizierung des koronaren Blutflusses sowohl im Rahmen von klinisch-wissenschaftlichen Funktionsuntersuchungen, als auch im Rahmen der invasiven Diagnostik und Therapie im Herzkatheterlabor. Die als koronare Führungsdrähte ausgelegten Dopplersonden finden Einsatz im Rahmen der Indikationsstellung und Erfolgsbeurteilung interventioneller Therapieverfahren und somit zunehmend Einzug in die klinische Routine. Vertrautheit mit den methodischen Grundlagen und hinreichende Erfahrung des Untersuchers sind Voraussetzung für einen sicheren und effizienten Einsatz dieser Methode.

Literatur

1. Hartley CJ, Cole JS (1974) An ultrasonoc pulsed Doppler system for measuring blood flow in small vessels. J Appl Physiol 37:626
2. Wilson RF, Laughlin DE, Ackell PH, et al. (1985) Transluminal subselective measurement of coronary artery blood flow velocity and vasodilator reserve in man. Circulation 72:82
3. Tadaoka S, Kigiyama M, Hiramatsu O, et al. (1990) Accuracy of 20 MHz Doppler catheter coronary artery velocimetry for measurement of coronary blood flow velocity. Catheterization & Cardiovascular Diagnosis 19:205
4. Doucette JW, Corl PD, Payne HM, Flynn AE, Goto M, Nassi, et al. (1992) Validation of a Doppler guide wire for intravascular measurement of coronary artery flow velocity. Circulation 85:1899–1911

5. Chou TM, Sudhir K, Iwanaga S, Chatterjee K, Yock PG (1994) Measurement of volumetric coronary blood flow by simultaneous intravascular two-dimensional and Doppler ultrasound: validation in an animal model. American Heart Journal 128:237–243
6. Bourdarias JP (1995) Coronary reserve: concept and physiological variations. European Heart Journal 16 Suppl I:2–6
7. Tron C, Donohue TJ, Kern MJ (1995) Interventional physiology. Part XVI: normal coronary flow velocity patterns: considerations of artifacts, arrhythmias, and anomalies. Catheterization & Cardiovascular Diagnosis 34:337–346
8. Kern MJ, Bach RG, Mechem CJ, Caracciolo EA, Aguirre FV, Miller LW, et al. (1996) Variations in normal coronary vasodilatory reserve stratified by artery, gender, heart transplantation and coronary artery disease. Journal of the American College of Cardiology 28:1154–1160
9. Wilson RF, White CW (1986) Intracoronary papaverine: An ideal coronary vasodilator for studies of the coronary circulation in conscious humans. Circulation 73:444
10. Zijlstra F, Juilliere Y, Serruys PW, Roelandt JR (1988) Value and limitations of intracoronary adenosine for the assessment of coronary flow reserve. Catheterization & Cardiovascular Diagnosis 15:76–80
11. Kern MJ, Deligonul U, Serota H, Gudipati C, Buckingham (1990) Ventricular arrhythmia due to intracoronary papaverine: analysis of QT intervals and coronary vasodilatory reserve. Catheterization & Cardiovascular Diagnosis 19:229–236
12. Kern MJ, Deligonul U, Tatineni S, Serota H, Aguirre F, Hilton TC (1991) Intravenous adenosine: continuous infusion and low dose bolus administration for determination of coronary vasodilator reserve in patients with and without coronary artery disease. Journal of the American College of Cardiology 18:718–729
13. Chou TM, Sudhir K, Amidon TM, Klinski CS, DeMarco T, Chatterjee K, et al. (1996) Comparison of adenosine to dipyridamole in degree of coronary hyperemic response in heart transplant recipients. American Journal of Cardiology 78:908–913
14. de Bruyne B, Bartunek J, Sys SU, Pijls NH, Heyndrickx GR, Wijns W (1996) Simultaneous coronary pressure and flow velocity measurements in humans. Feasibility, reproducibility, and hemodynamic dependence of coronary flow velocity reserve, hyperemic flow versus pressure slope index, and fractional flow reserve. Circulation 94:1842–1849
15. Ludmer PJ, Selwyn AP, Shook TL (1986) Paradoxical vasoconstriction induced by acetylcholine in atherosclerotic coronary arteries. New England Journal of Medicine 315:1046
16. Zeiher AM, Drexler H, Wollschlager H, Just H (1991) Modulation of coronary vasomotor tone in humans. Progressive endothelial dysfunction with different early stages of coronary atherosclerosis. Circulation 83:391–401
17. Quyyumi AA, Dakak N, Andrews NP, Gilligan DM, et al. (1995) Contribution of nitric oxide to metabolic coronary vasodilation in the human heart. Circulation 92:320–326
18. Kern MJ, de Bruyne B, Pijls NH (1997) From research to clinical practice: current role of intracoronary physiologically based decision making in the cardiac catheterization laboratory. Journal of the American College of Cardiology 30:613–620
19. Kern MJ, Dupouy P, Drury JH, Aguirre FV, Aptecar E, Bach RG, et al. (1997) Role of coronary artery lumen enlargement in improving coronary blood flow after balloon angioplasty and stenting: a combined intravascular ultrasound Doppler flow and imaging study. Journal of the American College of Cardiology 29:1520–1527
20. Kern MJ, Donohue TJ, Aguirre FV, Bach RG, Caracciolo EA, Ofili E, et al. (1993) Assessment of angiographically intermediate coronary artery stenosis using the Doppler flowire. American Journal of Cardiology 71:26D–33D
21. Kern MJ, Donohue TJ, Aguirre FV, Bach RG, Caracciolo EA, Wolford T, et al. (1995) Clinical outcome of deferring angioplasty in patients with normal translesional pressure-flow velocity measurements. Journal of the American College of Cardiology 25:178–187
22. Serruys PW, Di Mario C, Piek JJ, Schroeder J, Vrints CJ, Probst P, et al. (1997) Prognostic value of intracoronary flow velocity and diameter stenosis in assesing the short- and long-term outcomes of coronary balloon angioplasty. Circulation 96:3369–3377
23. Schulman DS, Lasorda D, Farah T, Soukas P, Reichek N, Joye JD (1997) Correlations between coronary flow reserve measured with a Doppler guide wire and treadmill exercise testing. American Heart Journal 134:99–104
24. Heller LI, Cates C, Popma J, et al. (1997) Intracoronary Doppler assessment of moderate coronary artery disease: comparison with 201Tl imaging and coronary angiography. FACTS Study Group. Circulation 96:484–490
25. Schwarz ER, Klues HG, vom DJ, Klein I, Krebs W, Hanrath P (1996) Functional, angiographic and intracoronary Doppler flow characteristics in symptomatic patients with myocardial bridging: effect of short-term intravenous beta-blocker medication. Journal of the American College of Cardiology 27:1637–1645

26. Klues HG, Schwarz ER, vom DJ, Reffelmann T, Reul H, Potthast K, et al. (2997) Disturbed intra-coronary hemodynamics in myocardial bridging: early normalization by intracoronary stent pla-cement. Circulation 96:2905–2913
27. Kern MJ, Aguirre FV, Tatineni S, Penick D, Serota H, Donohue T, et al. (1993) Enhanced coronary blood flow velocity during intraaortic balloon counterpulsation in critically ill patients. Journal of the American College of Cardiology 21:359–368
28. Bach RG, Donohue TJ, Caracciolo EA, Wolford T, Aguirre FV, Kern MJ (1995) Quantification of collateral blood flow during PTCA by intravascular Doppler. European Heart Journal 16 Suppl J: 74–77
29. Meissner A, Lins M, Herrmann G, Simon R (1997) Multiple coronary artery-left ventricular fistulae: haemodynamic quantification by intracoronary Doppler ultrasound. Heart 78:91–93
30. Quyyumi AA, Dakak N, Andrews NP, Husain S, Arora S, Gilligan DM, et al. (1995) Nitric oxide activity in the human coronary circulation. Impact of risk factors for coronary atherosclerosis. J Clin Invest 95:1747–1755
31. Schachinger V, Zeiher AM (1995) Quantitative assessment of coronary vasoreactivity in humans in vivo. Importance of baseline vasomotor tone in atherosclerosis. Circulation 92:2087–2094
32. Treasure CB, Klein JL, Vita JA, et al. (1993) Hypertension and left ventricular hypertrophy are associated with impaired endothelium-mediated relaxation in human coronary resistance ves-sels. Circulation 87:86–93
33. van der Voort PH, van Hagen E, Hendrix G, van Gelder B, Bech JW, Pijls, et al. (1996) Comparison of intravenous adenosine to intracoronary papaverine for calculation of pressure-derived frac-tional flow reserve. Catheterization & Cardiovascular Diagnosis 39:120–125
34. Smits P, Williams SB, Lipson DE, Banitt P, Rongen GA, Creager MA (1995) Endothelial release of nitric oxide contributes to the vasodilator effect of adenosine in humans. Circulation 92: 2135–2141
35. Wilson RF, Wyche K, Christensen BV, Zimmer S, Laxson DD (1990) Effects of adenosine on hu-man coronary arterial circulation. Circulation 82:1595–1606
36. Lupi A, Buffon A, Finocchiaro ML, Conti E, Maseri A, Crea F (1997) Mechanisms of adenosine-induced epicardial coronary artery dilatation. European Heart Journal 18:614–617
37. Finocchiaro ML, Buffon A, Beltrame JF, Lupi A, Conti E, Lanza GA, et al. (1995) Differences in va-sodilatory response to dipyridamole between patients with angina and normal coronary arteries and patients with successful coronary angioplasty. Coronary Artery Dis. 6:479–487
38. Zijlstra F, Serruys PW, Hugenholtz PG (1986) Papaverine: the ideal coronary vasodilator for in-vestigating coronary flow reserve? A study of timing, magnitude, reproducibility, and safety of the coronary hyperemic response after intracoronary papaverine. Catheterization & Cardiovas-cular Diagnosis 12:298–303
39. Serruys PW, Di Mario C, Meneveau N, de Jaegere P, Strikwerda S, de, et al. (1993) Intracoronary pressure and flow velocity with sensor-tip guidewires: a new methodologic approach for asses-sment of coronary hemodynamics before and after coronary interventions. Am J Cardiol 71: 41D–53D
40. McGinn AL, White CW, Wilson RF (1990) Interstudy variability of coronary flow reserve. Influence of heart rate, arterial pressure, and ventricular preload. Circulation 81:1319–1330

KAPITEL 8

Intravaskulärer Ultraschall

R. Erbel

Die bildgebenden Verfahren in der Kardiologie können in nicht invasive und invasive Methoden unterteilt werden. Eine genauso wichtige Einteilung ist die in Konturmethoden – Koronarographie, Magnetresonanztomographie, Elektronenstrahltomographie, Synchrotonkoronarographie – und Schnittbildverfahren – intravaskulärer Ultraschall, Elektronenstrahltomographie, Magnetresonanztomographie und optische Kohärenztomographie

Lange Zeit galt die Koronarographie als „golden standard" zur Diagnose der koronaren Herzerkrankung, der Todesursache Nummer eins in den westlichen Ländern, obwohl bekannt war, daß zum Teil erhebliche Diskrepanzen zu pathologisch – anatomischen Befunden bestehen (Freudenberg 1981; Isner 1981; Vlodover 1971). Ursache ist die kompensatorische Größenzunahme der Arterien während der Entwicklung der Atherosklerose (Glagov 1987). Erst ab einer Zunahme der Plaquefläche auf mehr als 40% ist der kompensatorische Mechanismus erschöpft. Eine Lumeneinengung tritt auf

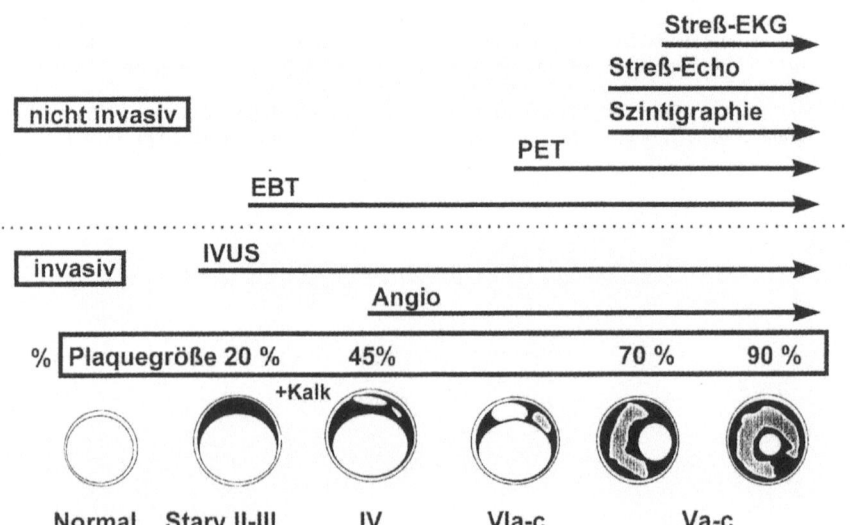

Abb. 8-1. Bildgebende Verfahren, Diagnostik der koronaren Herzerkrankung. *IVUS* intravaskulären Ultraschalluntersuchung, *EBT* Elektronenstrahltomographie, *PET* Positron-Emissions-Tomographie, *EKG* Elektrokardiogramm, *Stary* Arterioskleroseentwicklung mit Lipidpool (*hellgrau/kalk/schwarz*). (Erbel 1996)

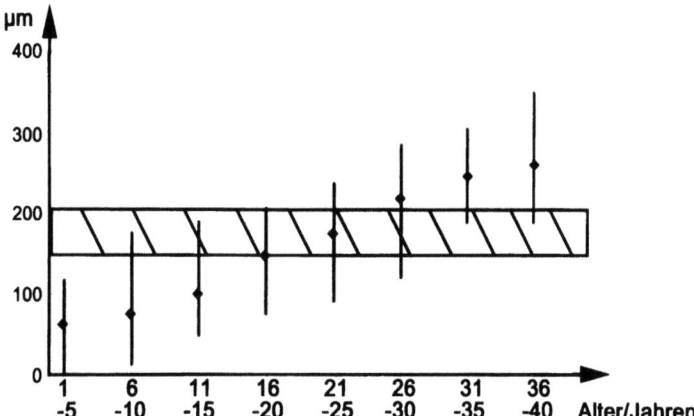

Abb. 8-2. Darstellung der Zunahme der Intimaverdickung im Laufe des Lebensalters aufgetragen auf der Ordinate in μm (Velican u. Velican 1981). Eingezeichnet ist das Auflösungsvermögen des intravaskulären Ultraschall im Bereich zwischen 150 und 200 μm bei 20–30 MHz. Nach Überschreiten des Auflösungsvermögens wird die Intimaverdickung als 3-Schichtung im Ultraschallbild sichtbar

(Glagov 1987; Zarins 1988). Daher ist die Angiographie, wie alle anderen Konturmethoden, nicht in der Lage, eine Frühdiagnose der koronaren Herzerkrankung zu stellen. Noch weniger sind indirekte Verfahren wie das Belastungs-EKG, das Belastungsechokardiogramm oder die Belastungsszintigraphie in der Lage eine Frühdiagnose zu stellen, da sie erst positiv werden, wenn die koronaren Gefäße mehr als 50–70% eingeengt sind und eine Perfusions- oder Wandbewegungsstörung eintritt (Gould 1990).

Nur die Elektronenstrahltomographie (EBCT, Ultrafast-CT) ist in der Lage, nicht invasiv die koronare Herzerkrankung durch die Erfassung von Verkalkungen im Gefäßbaum im Frühstadium zu diagnostizieren und zwar noch bevor Einengungen der Gefäße vorhanden sind, da Verkalkungen nicht im Spätstadium, sondern schon im Frühstadium nachweisbar sind (Detrano 1994; Rumberger 1995; Schmermund 1995) (Abb. 8-1).

Die intravaskuläre Ultraschalluntersuchung (IVUS) ist dagegen in der Lage, verkalkte und nicht verkalkte Plaques bereits ab einer Intimaverdickung von mehr als 150–200 μm zu erfassen (Abb. 8-2). Die IVUS Technik ist zum neuen „golden standard" geworden (Erbel 1995). Die Entwicklung der Technik, die Methodik, die diagnostische Wertigkeit sowie die Möglichkeiten im Rahmen von Interventionen werden im folgenden dargestellt.

Indikation zur intravaskulären Ultraschalluntersuchung aus diagnostischen Gründen:

- Normales Koronarogramm und Ischämiezeichen im EKG oder SPECT, und/oder typische/atypische Angina pectoris,
  EKG mit ST-T-Streckenänderungen in Ruhe und unter Belastung,
  positives Thallium-SPECT-Szintigramm,
  positives Belastungsechokardiogramm,
- Verdacht auf Muskelbrücke,

- Abklärung eine Slow-flow-Syndroms,
- unklare angiographische Struktur,
- Verdacht auf Syndrom X,
- mikrovaskuläre Gefäßerkrankung.

Intravaskulärer Ultraschall bei Intervention:

A) Präinterventionelle Ultraschalluntersuchung
- Lumen: Plaqueflächen der Stenose,
- Lumen: Plaqueflächen des Referenzsegments,
- Bestimmung der Plaquestruktur,
- Nachweis von Verkalkungen mit Lokalisation (oberflächlich, tief),
- Auswahl der interventionellen Methode.

B) Periinterventionelle Ultraschalluntersuchung
- Steuerung und Kontrolle des Eingriffs,
  z. B. größere Ballonkatheter, höhere Ballondrücke,
- Steuerung der Atherektomie (Ausrichtung und Tiefe der Plaqueresektion,
  Bestimmung des Ausmaßes der Abtragung,
  Kontrolle der Plaqueabtragung).

C) Postinterventionelle Kontrolle
- Reststenose,
- Lumenerweiterung,
- Aufdeckung von Dissektionen, Thromben.

Rotablation
- Indikation zur Rotablation,
- Auswahl der Bohrkopfgröße,
- Kontrolle nach zusätzlicher Ballondilatation,
- Rotablationserfolgskontrolle.

Stenting
- Selektion der Stent- und Ballongröße zur Implantation entsprechend des Gefäß-
  durchmessers im Referenzgefäßes,
- Aufdeckung von Restdissektionen,
- Nachweis einer kompletten Gefäßstützenapposition,
- Erfolgskontrolle.

Entwicklung des intravaskulären Ultraschalls

Bereits kurze Zeit nach ersten Versuchen, den Ultraschall im Bereich der Medizin einzusetzen, wurde auch versucht Ultraschallkristalle auf Sonden zu plazieren, um Bilder
oder Doppler-Signale vom Inneren des Körpers zu gewinnen. Die erste intraluminale
Bildgebung erfolgte durch Wild 1955 zum Nachweis von rektalen Tumoren und die
zweite bereits 1962 durch Omoto zur Darstellung von intrakardialen Strukturen. Dies
mündete in die erste transösophageale Anschallung durch Ebina 1964 und Weiterentwicklung kardialer Sonden 1971 durch Bom (Bom 1989). Messungen wurden mit in-

traluminalen Systemen bereits 1956 von Ciesynski, dann von Kossof 1966 und Peronneau 1970 und Carleton 1969 durchgeführt.

Der intravaskuläre Doppler wurde erstmalig von Stegall 1967 mit Hilfe des kontinuierlichen Dopplers und 1974 durch Reid mittels gepulstem Doppler durchgeführt. Die Kathetersonden waren 7–8F. Einen Katheter, der zentral über einen Führungsdraht geführt wurde, benutzte 1986 Sibley mit einem 21 MHz Schallkopf. Martin kombinierte 1975 die Bildgebung mit der Flußanalyse. Sein Katheter war 7F und nutzte einen 15 MHz Schallkopf (Hartley 1989).

Die Auflösung der ersten Systeme war sehr gering; die interventionelle Technik in der Kardiologie nicht entwickelt, der Einsatz des Ultraschall selbst perkutan noch nicht etabliert. Die Wissenschaftler waren wie so häufig, ihrer Zeit in den Gedanken voraus. Andreas Grüntzig hatte bereits bei der Entwicklung der perkutanen transluminalen koronaren Angioplastie (PTCA) die Idee, Ultraschallkatheter zu benutzen, um die Aussagenkraft der Koronarographie zu erhöhen und war Mitbegründer der Firma Endosonics. Wissenschaftler in San Francisco (Yock, Fitzgerald), in Trondheim (Angelsen, Linker) und in Rotterdam (Bom, Roelandt) trieben die Entwicklung voran.

Technik

Derzeit werden die Katheter mit Ultraschallkristallen bestückt, die mit einer Schallfrequenz von 30 oder 40 MHz senden. Bisher steht die seitliche Bildgebung im Vordergrund. Die Ultraschallblickgebung nach vorn ist erst in experimentellen Anfängen. Die Abb. 8-3 zeigt die unterschiedlichen Kathetertechniken, die zur Gewinnung intravaskulärer Ultraschallaufnahmen verwandt werden. Neben mechanischen stehen elektronische Systeme (Erdosonics) zur Verfügung. Bei den mechanischen Systemen unterscheiden wir zwischen Kathetern, die den Schallkopf rotieren (Boston Scientific) und Kathetern, die einen feststehende Ultraschallkristall bei rotierendem Spiegel verwenden. (CVIS Boston Scientific). Das Auflösungsvermögen liegt axial bei 150–170 µm, lateral bei 200 µm und longitudinal bei 250 µm (DiMario 1992; Ge 1991; Lookwood 1992; Tobis 1991). Die Kathetergröße liegt zwischen 2,9 und 4,8 F, so daß Gefäße ab einem Durchmesser von etwa 1,0–1,5 mm untersucht werden können. Die Führung der Katheter erfolgt über ein Drahtsystem, das bei interventioneller Technik verwendet wird (0,3–0,37 mm). Daneben stehen elektronische Systeme zur Verfügung. Bei diesen Systemen werden schmale akustische Elemente in der Katheterspitze eingebaut, die zylindrisch um die Katheterspitze positioniert und angesteuert werden (32–128). Die Spitze enthält elektronische Schaltungen, um die Zahl der notwendigen Kabel zu reduzieren.

Die Vorteile der mechanischen Katheter liegen in der hohen Auflösung und im guten Nahfeld. Eine Neuentwicklung ist die Führung der Schallköpfe in einer Plastikhülle, so daß eine Reibung durch die Führung des Katheters entlang der Gefäßwand entfällt, die Rotation freier ist und die Reibungskräfte vermindert werden. Eine gleichförmige Rotation wird erreicht, die bei fehlender Verwendung von Führungshüllen nicht gegeben ist, vor allen Dingen, wenn die Gefäße stark gewinkelt verlaufen und verkalkt sind.

Die elektronischen Systeme haben den großen Vorteil, daß mechanische Teile fehlen und der Bildaufbau nicht gestört wird. Sicherlich ist auch ein Vorteil, daß damit die

Abb. 8-3. Bildgebende Systeme für den intravaskulären Ultraschall, mechanische und elektronische Systeme, unten Schema der Bildgebung im Gefäß. (Erbel 1995)

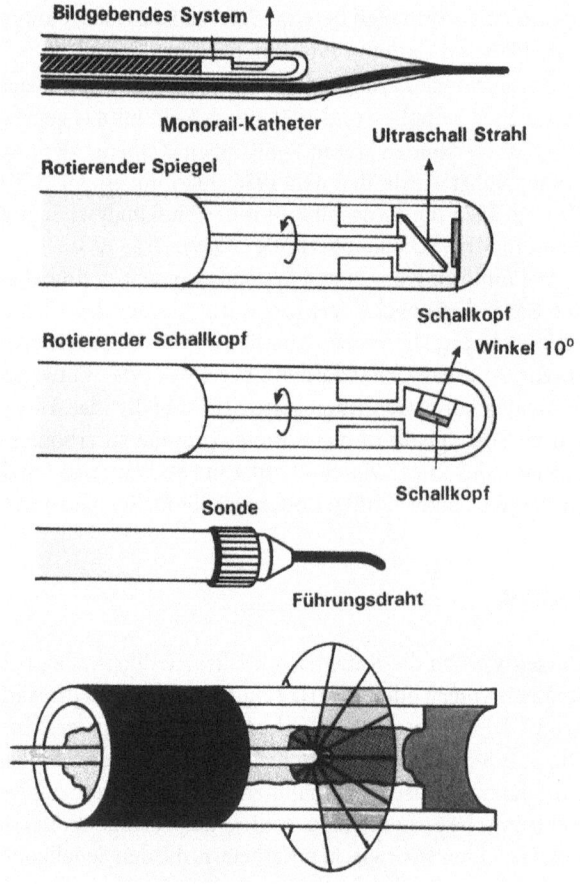

Kombination mit anderen Kathetersystemen leichter gelingt, wie zum Beispiel die Kombination des Ultraschalls mit einem Atherektomiekatheter (Yock 1989) oder eines sichtgesteuerten Laser-Atherektomiekatheters (Ge 1997). Auch Kombinationssysteme mit Laserkathetern sind entwickelt worden (Arets 1989). In der klinischen Routine werden bereits kombinierte Ultraschallkatheter eingesetzt, die einen Ballon enthalten (Hodgson 1989).

Neben der Entwicklung kombinierter bildgebender und therapeutischer Systeme wird die antegrade Blickrichtung in den Vordergrund des Interesse stehen. Erste Systeme wurden bereits vorgestellt.

Ganz wesentlich erscheint die Entwicklung des Mikromotors, der wesentliche Nachteil der nicht ganz gleichförmigen Rotation des Ultraschallkatheters eliminiert, da die Antriebswelle auf den Mikromotor begrenzt ist. Auch die Rotation bedarf keiner hohen Rotationskräfte, so daß das Drehmoment des Mikromotors ausreicht. Die ersten Patienten konnten anläßlich eines Workshops in der Abteilung Kardiologie Essen, im Mai 1995 gemeinsam von Patrick Serruys und Raimund Erbel untersucht werden (Almagor 1997).

Anwendung des intrakoronaren Ultraschalls im Katheterraum

Prämedikation

Vor Anwendung des intrakoronaren Ultraschalls muß ein Führungsdraht (0,014 Inch) in die Koronararterie eingeführt werden. Dies bedeutet, daß das Gefäß vor Koronarspasmen und Thrombenbildungen geschützt werden muß, die durch den Draht ausgelöst oder induziert werden können. Daher werden zusätzlich zur Standard-Heparintherapie weitere 5000 IE intravenös injiziert und 0,2 mg Nitroglyzerin intrakoronar appliziert. Die meisten Patienten, die zum Katheterraum kommen, erhalten Plättchenaggregationshemmer, so daß diese zusätzliche Prämedikation nicht notwendig ist.

IVUS-Kathetertechnik

Nach Positionierung des Drahtes, der eine weiche, flexible Spitze aufweist und möglichst weit distal vorgeschoben wird, erfolgt die Vorführung des Ultraschallkatheters durch den Führungskatheter, der mindestens 8 F in der Größe besitzen muß. Unter laufender Bildgebung kann die Durchleuchtung reduziert werden.

Wird ein erschwertes Vorführen des Ultraschallkatheters festgestellt, wird die Positionierung unter Durchleuchtung korrigiert. Das Vorführen der Katheter erfolgt derzeit mit der sogenannten Monorail-Technik. Dies bedeutet, daß bei den derzeitigen kurzen Führungsstücken Probleme bei stark gewinkeltem Gefäßverlauf auftreten können. Eine Knickbildung des Drahtes ist unbedingt zu vermeiden. Grundsätzlich sollte nur ein leichtes Vorführen erlaubt sein, da eine erschwerte Vorführung bedeutet, daß eine erhöhte Reibung an der Gefäßwand die Gefahr der Ausbildung einer Dissektion, eines Koronarspasmus oder generell einer Gefäßwandschädigung Vorschub leisten kann. In diesen Fällen ist erneut die Indikation zu überprüfen und eventuell die Katheteruntersuchung zu beenden.

Probleme treten gelegentlich auch beim Rückzug der Kathetersysteme im Koronargefäß auf, da durch einen erhöhten Reibungswiderstand ebenfalls Knick- oder Schleifenbildungen des Drahtes auftreten, die dazu führen können, daß der Ultraschallkatheter nicht mehr zurückgezogen werden kann. Das Problem kann durch Rückzug des gesamten Systems gelöst werden.

Bei elektronischen Systemen muß vor der Einführung ins Koronargefäß im Nahfeld der Ring-down-Artefakt gelöscht werden. Dazu wird der Draht so positioniert, daß nach Verlassen des Führungskatheters die Ultraschallspitze in der Aorta liegt und die Artefaktbildung beseitigt werden kann.

Wenn der Ultraschallkatheter in das Gefäßsegment, das von Interesse ist, vorgeführt worden ist, beginnt der kontinuierliche Rückzug. Selbst für klinische Belange ist ein Rückzugmotor zu empfehlen, der mit 1 mm/s eine konstante Bildgebung während des Rückzugs gewährleistet. Für wissenschaftliche Fragestellungen ist eine Rückzugsgeschwindigkeit zwischen 0,25 und 0,5 mm/s sinnvoll, sonst von 1 mm/s. Der Rückzug des Bildgebenden Systems innerhalb eines Katheters ist besonders günstig, da weniger Reibung auftritt und ein sprunghaftes Verlagern der Position des Katheters vermieden wird.

Kommentare zu den einzelnen Positionen des Schallkopfes sind günstigerweise mittels eines Mikrofons aufzuzeichnen und auf einem Videoband zu speichern. Wesentlich besser ist die kombinierte Bilddarstellung von Röntgenbild und Ultraschallbild, so daß in jedem Fall die Position des IVUS-Katheters im Gefäß sichtbar wird (Abb. 8-4). Einen großen Fortschritt bildet das Echo-map-System (Siemens, Erlangen), das die Transformation des Ultraschallvideosignals auf das hochauflösende digitale Röntgensignal vornimmt (HICOR, Siemens, Erlangen) und eine Bild- in Bildgebung ermöglicht. Hervorzuheben ist die sehr gute Bilddarstellung des Koronarogramms und auch des Ultraschallbildes, das ohne Informationsverlust gespeichert wird. Das bedeutet, daß zu jeder Position auch das entsprechende Ultraschallbild digital archiviert werden kann. Nicht nur das stehende sondern auch das laufende Bild kann aufgezeichnet werden. Ein weiterer Vorteil ist die Speicherung auf CD in DI-COM-Version. Die gleichzeitige Speicherung in analoger Form ist notwendig, da nicht alle Aufnahmen auch mittels Röntgenaufnahme dokumentiert werden können, da sonst die Strahlenbelastung zu hoch würde. Auch ein kontinuierlicher langsamer Rückzug mit 1 mm/s über eine längere Strecke ist nicht möglich. Hierzu dient die Speicherung auf Video. Neue Systeme (Endosonics, DuMed) erlauben aber auch die digitale Speicherung von bis zu 40 s, so daß auch Rückzüge digital gespeichert, verarbeitet und sogar netzwerkfähig zur Verfügung stehen. Auch hier ist die elektronische Ultraschallbildgebung und Weiterverarbeitung günstig.

Bei Rückzugvorgängen wird der Start und das Ende dokumentiert. Wichtig ist der Start an Seitenästen, damit eine Reproduzierbarkeit auch bei Verlaufsuntersuchungen gegeben ist. Wird nur auf Video gespeichert, muß eine Numerierung, vokale Dokumentation und intermittierende Röntgenuntersuchung die Lage der Katheter wiedergeben.

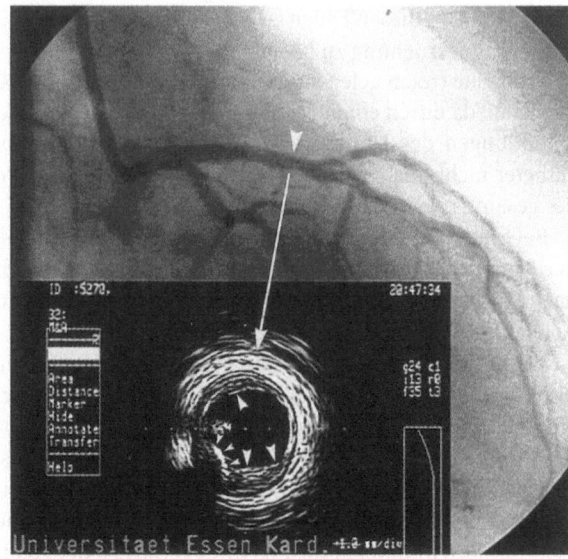

Abb. 8-4. Koronarographie der linken Koronararterie und intravaskuläres Ultraschallbild mit Positionskennzeichnung des Ultraschallkatheters im Ramus interventricularis anterior und Gewinnung des entsprechenden intravaskulären Ultraschallbildes. Die *großen Pfeilköpfe* weisen auf die Intimaverdickung hin. Im Gefäß ist eine 3-Schichtung erkennbar. Die *kleinen Pfeilköpfe* weisen auf Kalkablagerungen im oberflächlichen Bereich des Plaques hin. Distal Schallschattengebung durch arteriosklerotische Kalkablagerung. Der Abstand der Punkte im intravaskulären Ultraschall ist 1 mm. Die Aufnahmen wurden mit einem 30-MHz-Schallkopf gewonnen

Intrakoronare Doppler

Zunächst standen für die intrakoronare Doppleruntersuchung nur 3-F-Katheter mit endständigen ringförmigen Kristallen zur Verfügung, die zentral über einen Draht geführt wurden. Mit diesen Kathetern war die Anschallung mit 20 MHz möglich. Über den gepulsten Doppler würde die Erfassung der Flußgeschwindigkeit und der Flußrichtung möglich. Da der Ultraschallstrahl sich fast ohne Winkel im Gefäß parallel ausbreitet, ist eine gute Flußgeschwindigkeitserfassung möglich. Die fehlende Spektralanalyse erlaubte aber nur eine Bestimmung nach dem Prinzip des Null-Wert-Durchganges. Damit ergab sich eine wesentliche Limitation für die Erfassung der Flußgeschwindigkeit vor allen Dingen in kleinen Gefäßen und bei Koronarstenosen. In großen frei durchgängigen Gefäßen hingegen war die Flußgeschwindigkeit Registrierung zuverlässig.

Ein wesentlicher Fortschritt wurde durch die Entwicklung des Ultraschalldoppler-Drahtes erreicht, der nicht nur die Verwendung dieses Drahtes an Stelle eines allgemein üblichen Führungsdrahtes erlaubt, sondern auch eine Verwendung der Fast Fourier Transformation- (FFT-)Analyse zur Bestimmung der maximalen und mittleren Flußgeschwindigkeit.

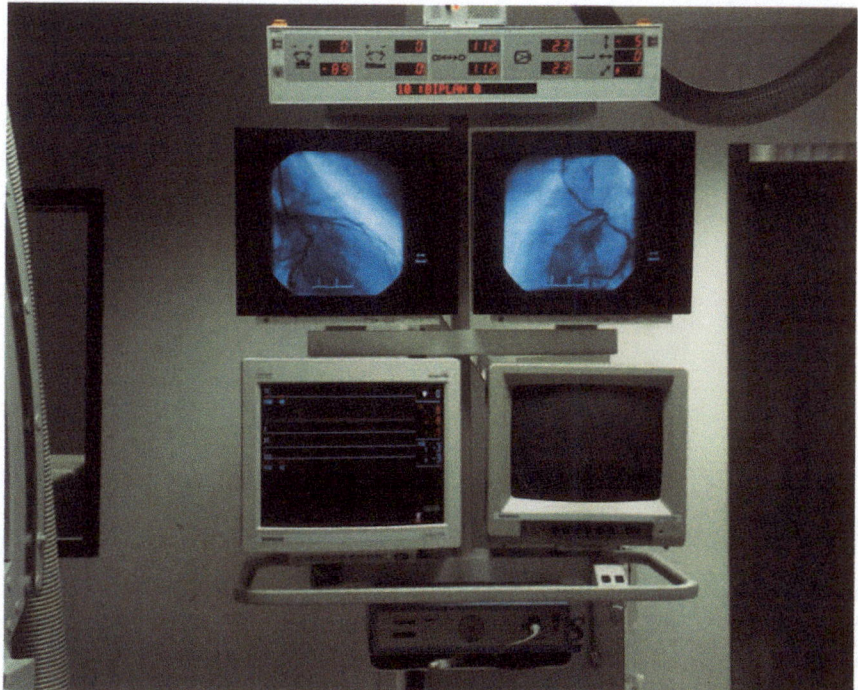

Abb. 8-5. Moderne Herzkatheterintegration mit Monitor für Hämodynamik, Röntgen mit A- und B-Ebene (*oben*) sowie Ultraschall (*unten rechts*), Hämodynamik (*unten links*), unten angebracht das Modul für die Ultraschalldoppler Analyse (Flow Map, Cardiometrics)

Wie für den Ultraschall benötigt man für den Koronaren Doppler eine eigene Konsole. Zwischenzeitlich ist aber der Aufbau modular, so daß ein entsprechendes System in die Herzkatheter Monitoranlage implementiert werden kann (Abb. 8-5) (Baumgart 1995; „flow map cardiometrics").

Wie die intrakoronaren Ultraschallaufnahme können auch die intrakoronaren Dopplerflußanalysen über das EchoMap-System digital gespeichert werden, so daß jederzeit die Fluß- aber auch die Trendanalysen zur Verfügung stehen und gemeinsam gespeichert werden, so daß die Positionierung des Schalldrahtes im Gefäß erfaßt und eine Doppelarchivierung vermieden wird (Abb. 8-6).

Die Steuerung des Systems geschieht über eine Infrarotverbindung vom Operateur selbst oder durch einen(e) Assistenten(in).

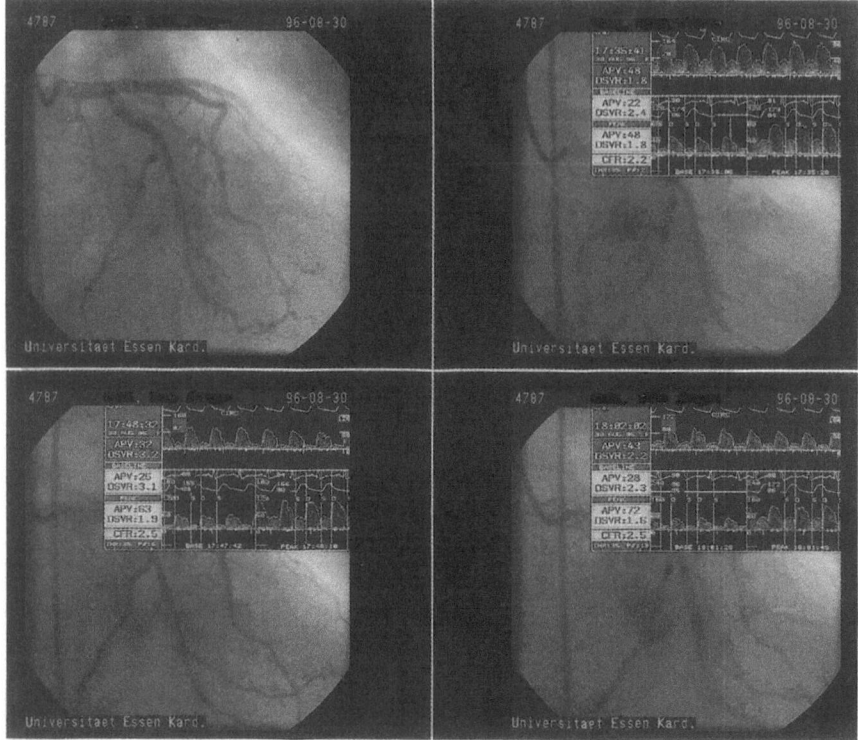

Abb. 8-6. Intravaskuläre Dopplerregistrierungen und Koronarogramm. Dargestellt ist die Doppleranalyse im Ramus circumflexus mit Mehrfachbestimmungen. Die Dilatation und Stentimplantation führt zur Erhöhung der koronaren Flußreserve von 2,2 auf 2,5 (*CFR*). *APV* „average peak velocity", Anstieg nach Vasodilatation von 48 cm/s auf 63 cm/s und 72 cm/s. *DSVR* „diastolic-systolic velocity ratio". Angegeben sind die Werte in Ruhe und unter maximaler Stimulation nach Injektion von Adenosin. Mit *weißer Schrift* auf schwarzem Grund ist die aktuelle Flußanalyse sichtbar. Zusätzlich erkennbar die Uhrzeit und in den Registrierungen die phasische Dokumentation mit Ausgangswert und unter Stimulation. Gleichzeitig dargestellt die Herzfrequenz und sowohl digital als auch analog der systolische und diastolische Blutdruck

Auswertung

Intravaskulärer Ultraschall

Von der Gefäßquerschnittsfläche des Ultraschalls kann ein maximaler und minimaler Durchmesser vor allen Dingen bei Asymmetrie des Lumens bestimmt werden. Genauer ist aber die Erfassung der Gefäßquerschnittsfläche. Im Normalfall ist diese Fläche kreisrund und die beiden Durchmesser sind fast identisch. Die heutigen Geräte erlauben die direkte Ausmessung am Gerät. Voraussetzung ist eine EKG-Triggerung, da durch die Pulsation des Gefäßes eine systolische Aufweitung eintritt. Umgekehrt ergeben sich bei myokardialen Brücken systolische Kompressionen. Die Auswertung erfolgt enddiastolisch wie für die Koronarographie.

Liegen Plaquebildungen vor, so wird als Gefäßquerschnittsfläche die Lamina elastica externa konturiert sowie die Plaquelumenfläche (PA). Aus der Differenz von Gefäßquerschnittsfläche (VA) und Lumenfläche (LA) ergibt sich die Plaquefläche (Abb. 8-7), die auch die Media umfaßt, da eine klare Abtrennung nicht möglich ist.

$$PA = VA - LA \ (mm^2)$$

Durch Bezug der Lumenfläche auf die Gefäßfläche wird die Flächenstenose (FA) berechnet:

$$FA\,(\%) = \frac{LA}{VA} \cdot 100$$

Wird die Einengung des Gefäßes entsprechend der koronarographischen Methode der Stenosebestimmung analysiert, so wird die Gefäßquerschnittsfläche in einem Referentsegment (FA_R) zu den Stenosesegment (FA_s) gewählt.

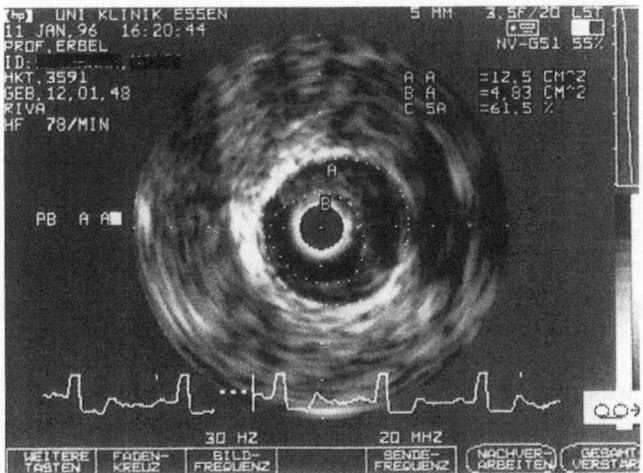

Abb. 8-7. Berechnung der Plaquefläche aus der Differenz von Gefäßfläche (*A*) minus Lumenfläche (*B*) dividiert durch Gefäßfläche (*A*) · 100. In diesem Beispiel ergibt sich eine Einengung des Lumens auf 61,5 %. 30-MHz-Schallkopf, Abstand der Eichpunkte 1 mm

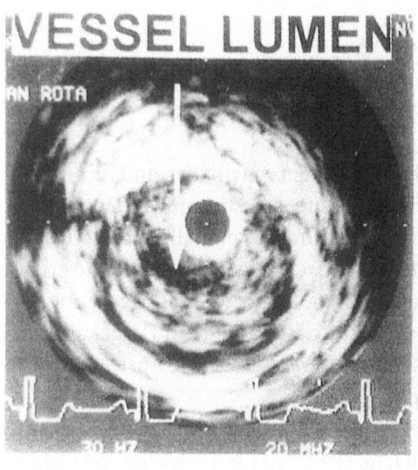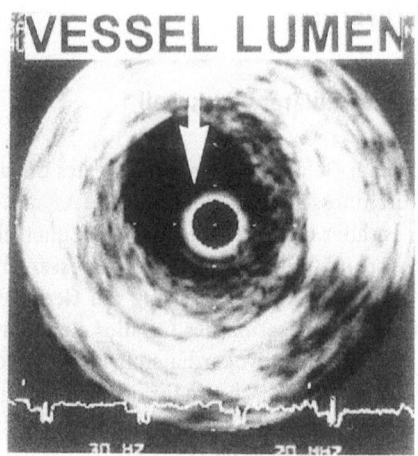

Abb. 8-8. Exzentrische Plaquebildung mit (*linke Bildhälfte*) und ohne (*rechte Bildhälfte*) Einengung des Lumens. 20-MHz-Schallkopf, Abstand der Eichpunkte 1 mm. Eine Exzentrizität liegt vor, wenn das Verhältnis der beiden Gefäßdurchmesser aus kurzer und langer Achse weniger als 0,5 beträgt

$$FA = \frac{FA_s - FA_R}{FA_R} \cdot 100 \ (\%)$$

Die Intravaskuläre Ultraschalluntersuchung zeigt aber, daß das Referentsegment oft selbst arteriosklerotisch verändert ist, so daß diese Methode häufig nicht angewendet werden kann (Mintz 1995).

Bei exzentrischer Stenosierung des Gefäßes wird ein Quotient gebildet aus dem größten und kleinsten Durchmesser (D). Sinnvoll ist die Unterscheidung zwischen einer Excentrizität (E) bei kontralateralem normalem und pathologischem Gefäßabschnitt, da entsprechend unterschiedliche Effekte durch eine PTCA oder Intervention erwartet werden können (Abb. 8-8).

$$E = \frac{D\,min}{D\,max}$$

Die Flächenanalyse in Diastole und Systole, besser kontinuierlich Bild für Bild, ergibt eine Information über die prozentuale Flächenänderung während eines Herzzyklus, die im Normalfall über 10 % ausmacht (Ge 1995).

Die gleichzeitig Berücksichtigung des intrakoronaren Druckes, meist wird der Aortendruck verwandt, erlaubt sogar eine Bestimmung der Compliance des Gefäßes mit Analyse der Hysterese, die sich aus der Steigung ergibt und den Unterschied zwischen der Aufdehnung und der Relaxation des Gefäßes niederspiegelt.

Sicherheit und Nebenwirkungen

Als invasives Verfahren ist die Intravaskuläre Ultraschalluntersuchung potentiell mit leichten und schweren Nebenwirkungen (Tabelle 8-1) behaftet (Hausmann 1995).

Die Einführung eines Drahtes in das Koronarsystem birgt die Gefahr des Auslösens von Koronarspasmen in sich. Bei ungenügender Antikoagulation können sich Throm-

Tabelle 8-1. Komplikationen mit sicherer oder unsicherer Beziehung zur intravaskulären Ultraschall-untersuchung. (Hausmann 1995)

	Diagnostischer IVUS bei Herz-transplantation	Diagnostischer IVUS (n = 656)	IVUS während Interventionen (n = 1048)	Alle Patienten (n = 2207)
Spasmen	15/0	12/0	27/0	63 (2,9%) / 0
Akute Komplikationen				
Akuter Verschluß	0/0	1/0	2/5	3/5
Dissektionen	0/0	0/0	1/3	1/3
Thrombus	0/0	1/0	0/0	1/0
Embolie	0/0	0/0	1/0	1/0
Arrhythmien	0/0	0/1	0/0	0/1
Gesamt	0/0	2/1	4/8	6 (0,3%) / 9 (0,4%)
Schwere Komplikationen				
Nicht tödlicher Infarkt	0/0	0/0	3/2	3/2
Notfall ACVB	0/0	0/1	0/2	0/3
Todesfall	0/0	0/0	0/0	0/0
Gesamt	0/0	0/1	3/4	3 (0,1%) / 5 (0,2%)

ben ausbilden. Daher gehört zur Prämedikation die zusätzliche Applikation von Heparin (z. B. 3000–5000 IE) und Nitroglyzerin (0,2 mg). Es sind aber auch ausgedehnte Spasmen der Koronararterien bis zum Verschluß des Gefäßes beobachtet worden (Ge 1995), die mit ausgeprägten Ischämiereaktionen verbunden sein können.

Der Vergleich der Nebenwirkungsrate von intravaskulären Ultraschalluntersuchung, die aus diagnostischen Gründen durchgeführt werden mit denen, die aus interventionellen Gründen durchgeführt werden, ergab, daß schwerwiegende Nebenwirkungen wie maligne Arrhythmien, Herzinfarkt oder gar Todesfälle immer mit interventionellen Maßnahmen verbunden gewesen sind.

Eine große multizentrische Studie hat die Befunde von über 2000 intravaskulären Ultraschalluntersuchungen analysiert (s. oben). Leichte Nebenwirkungen kamen in 2–4%, schwere Nebenwirkungen wie Infarkt oder erneute Dissektion eines Gefäßes nach durchgeführter erfolgreicher PTCA in 0,4% der Fälle vor.

Die intravaskulären Ultraschalluntersuchung ist also als invasives Verfahren mit einem kalkulierbaren, sehr niedrigen Risiko verbunden.

Nicht endgültig beantwortet worden ist die Frage allerdings, ob durch die Einführung eines Drahtes und eines Ultraschallkatheters in das Koronargefäß ein ausgelöster Intima- und Endothelschaden eine Intimaproliferation und damit die Entwicklung der Arteriosklerose induziert. Diese Frage haben Pinto et al. 1994 in Standford untersucht. Sie verglichen die Veränderung der Koronargefäße in einem mit intravaskulären Ultraschallsondenuntersuchten und in einem nicht untersuchten Gefäßabschnitt bei Patienten, die wegen einer Transplantation zur intravaskulären Ultraschall-untersuchung kamen. Im untersuchten Gefäß fand sich keine signifikante Lumenreduktion. Da aber die Analyse der Daten einen Trend erkennen läßt, der eine stärkere Lumeneinengung für den Gefäßabschnitt aufwies, der mit dem intravaskulären Ultraschall untersucht worden ist, muß zunächst noch die Analyse weiterer

Studien abgewartet werden, bevor endgültig sicher gestellt ist, daß die intravaskuläre Ultraschalluntersuchung, die aus diagnostischen Gründen durchgeführt wird, keine Intimaproliferation, die klinische bedeutungsvoll ist, auslöst.

Gewebedifferenzierung

Bereits jetzt gelingt mit der intravaskuläre Ultraschalluntersuchung eine semiquantitative Gewebedifferenzierung. Die höchste Sensitivität und Spezifität besitzt der intravaskuläre Ultraschall zum Nachweis von Verkalkungen der Koronargefäße. Der Ultraschall wird bei Kalkeinlagerungen des Gefäßes fast vollständig reflektiert. Es entsteht distal ein Schallschatten (Abb. 8-9). Die Schallschattenbildung kann an der Gefäßoberflächlich oder in tiefen Lagen des Atheroms vorkommen. Schon Kalkablagerungen einer Größenordnung von mehr als 1 mm werden sicher nachgewiesen. Im Ver-

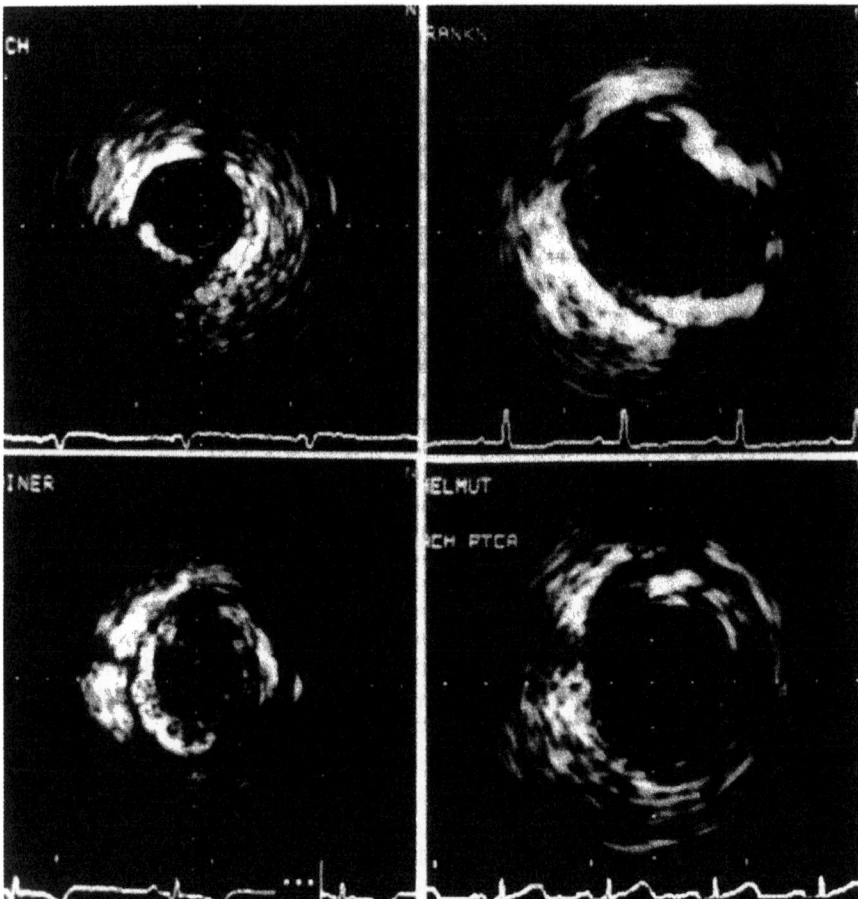

Abb. 8-9. Oberflächliche (*oben links* und *oben rechts*) und tiefe (*unten links* und *unten rechts*) Verkalkungen der Arteriosklerose im Koronargefäß erkennbar an einer Schallschattenbildung, die weniger als 10%, aber bis über 180% beträgt. Abstand der Eichpunkte 1 mm. Schallkopf 20 MHz

Abb. 8-10. Darstellung der Mediasklerose bei schwerer arterieller Hypertonie und Niereninsuffizienz. Typische, in der Media liegende, zirkuläre starke Reflexionsstruktur

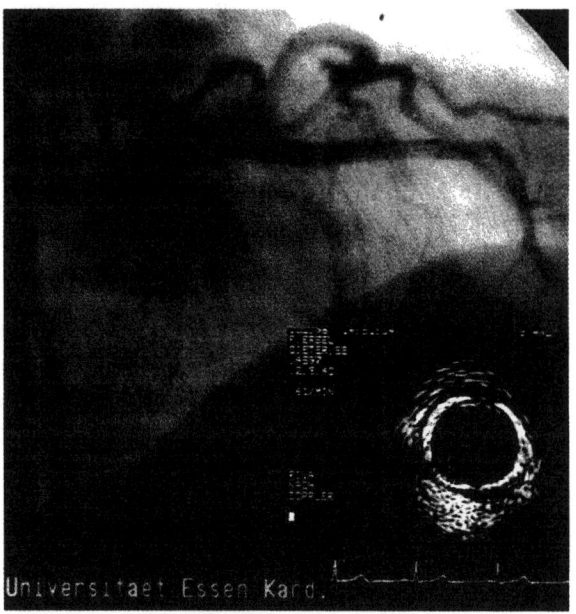

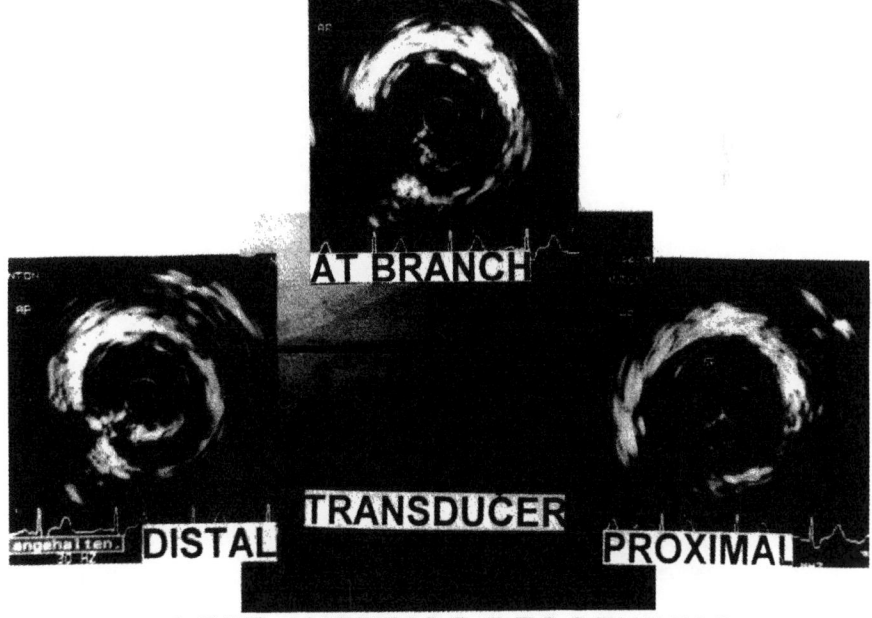

Abb. 8-11. Intravaskuläre Ultraschallaufnahme des Ramus interventricularis anterior mit Darstellung einer großen echoarmen Zone (*linke Bildhälfte*) in der Tiefe der Plaquebildung angrenzend an eine kleine Verkalkung erkennbar an einer Schallschattenbildung. Der Abgang eines Seitenastes ist unauffällig (*Bildhälfte Mitte*). Im proximalen Bereich des Ramus interventricularis anterior nur Intimaverdickung ohne Lumeneinengung (*rechte Bildhälfte*)

gleich zu flächenförmigen Verkalkungen weisen Mikroverkalkungen keine Schallschattenbildung auf. Bei arterieller Hypertonie ist in Einzelfällen eine Mediasklerose
erkennbar (Abb. 8-10).

Lipidablagerungen im Gefäß, die bei progredienter Artherosklerose Stadium IV
und Va zunehmen, sind an einer echoarmen Zone im Bereich des Plaques eines Gefäßes erkennbar (Abb. 8-11). Sie liegen zunächst in der Tiefe. Die Sensitivität ist nach
Di Mario et al. relativ niedrig, die Spezifität hoch. Für klinische Belange reicht die Genauigkeit sicher aus. Der Einsatz höherfrequenter Schallköpfe wird in der Zukunft
eine noch weitergehende Differenzierung erlauben und sicher eine höhere Sensitivität
und Spezifität erreichen.

Fibrotische Anteile des Gefäßes, die auf Kollageneinlagerungen beruhen, werden
durch helle unregelmäßige Reflektionen der Intimaverdickung des Gefäßes erkennbar
und sind typisch für das Stadium Vb der Atherosklerose. Die Sensitivität und Spezifität ist höher als für die Erfassung von Lipideinlagerungen (Abb. 8-12).

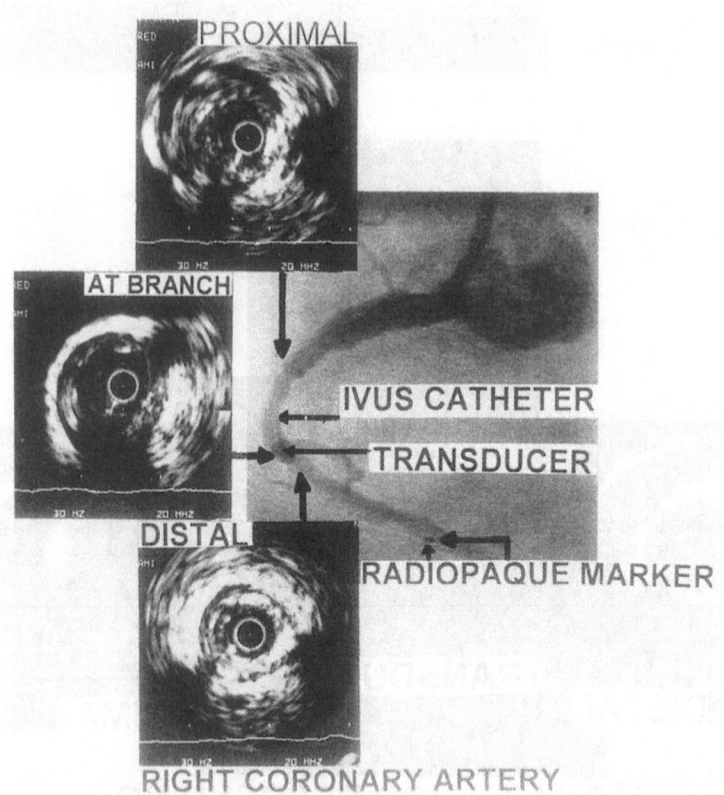

Abb. 8-12. Fibrotische Plaquebildung im distalen Bereich der rechten Koronararterie mit wenig re-
flektierender früher Plaquebildung (*obere Bildhälfte*) und freier Abgang eines Seitenastes (*mittlere
Bildhälfte*) der rechten Koronararterie. Abstand der Eichpunkte 1 mm, Schallkopf 20 MHz. Die Fibrosierung ist an der verstärkten Reflektionsbildung ohne Schallschattengebung erkennbar (Stary Vb).
An 2 Stellen zusätzliche Schallschattenbildung als Ausdruck einer geringen Verkalkung (Stary Vc)

Schwierig ist in vielen Fällen die Erkennung einer Thrombusbildung im Gefäß. Ragt der Thrombus in das Lumen des Gefäßes vor und zeigt sich im laufenden Bild eine flottierende Bewegung, so ist die Identifizierung einfach. So konnten sowohl bei akuter Lungenembolie als auch bei akutem Infarkt und unstabile Angina Thromben identifiziert werden (Görge 1991; Boksch 1994; Kearney 1996). Typisch für die Thrombenbildung ist bei fehlender Protrusion in das Lumen eine Schichtbildung, die als sogenanntes „Layering" im Gefäß erkannt werden kann (Kearney). In Koronargefäßen führen die Ultraschallkatheter bei frischen Thromben zu Abdrücken, die als Aussparung im Gefäß imponieren und als Hinweis auf eine murale Thrombusbildung gedeutet werden können (Boksch 1994). Thromben zeigen auch ein feines eher gleichmäßig reflektierendes Bild und sind bei muraler z. T. mehrfacher Schichtbildung von der darunter liegenden arteriosklerotischen oder verkalkten Gefäßwand abgrenzbar (Kearney 1996).

Gefäßaufbau

Wichtig ist die Beachtung des Gefäßaufbaus. Typisch für die Anschallung aller Arten von Membranen ist, daß durch Ultraschall ein Ein- und Austrittsecho und somit eine 3-Schichtung entsteht (Ge 1991). In vitro gelingt eine gute Differenzierung von Gefäßen, die einen muskulären (Koronararterien) oder elastischen Aufbautyp (Aorta) zeigen (Gussenhoven 1989). Auch in Koronararterien ist eine 3-Schichtung erkennbar. Zunächst wurde angenommen, daß die echoarme mittlere Schicht der Media entspricht (Gussenhoven 1989). Weitergehende Untersuchungen haben gezeigt, daß auch eine Aorta, selbst wenn die Intima entfernt ist, eine 3-Schichtung zeigt. Die Reflektion der inneren Schicht ist jedoch intensiver als im Koronargefäß. Die 3-Schichtung im Koronargefäß ist also einem Ein- und Austrittsecho zuzuordnen. Die 3-Schichtung ist bei den kommerziell erhältlichen Schallsonden von mittlerer Qualität bei Gesunden nicht vorhanden. Erst mit Zunahme der Intimadicke (Abb. 8-13) wird die 3-Schichtung sichtbar (Velican 1981) und zwar wenn die Intimadicke das Auflösungsvermögen des Ultraschalls übersteigt, d.h. mehr als 150–200 µm erreicht (Erbel 1995). Eine homogene oder auch leicht asymmetrische Intimaverdickung, die einer 3-Schichtung im Koronargefäß entspricht, kann nicht als pathologisch gelten, wenn ein Alter von über 40 Jahren erreicht wird. Eine 3-Schichtung, die im früheren Lebensalter auftritt, kann aber einen Hinweis auf eine beginnende Arteriosklerose geben.

Mit höherer Schallfrequenz (> 30 MHz), wird bei verbessertem Auflösungsvermögen eine Intimaverdickung in Zukunft auch schon im früheren Stadien sichtbar werden. Dies wird aber die Differenzierung eher erschweren als erleichtern. Wünschenswert wäre, wenn die Intima- und Mediadicke separat bestimmt werden könnte. Zahlreiche experimentelle Untersuchungen haben jedoch gezeigt, daß nur eine zuverlässige Bestimmung der gesamten Wanddicke bestehend aus Media und Intima im Koronargefäß möglich ist; Einzelabschnitte sind jedoch nicht zuverlässig erkennbar. Die Durchmesserbestimmung reicht also vom Endothel bis zur Lamina Elastica externa. Die Adventitia kann meistens vom umliegenden Gewebe nicht abgegrenzt werden. Praktisch wichtig ist aber die Möglichkeit, bei sich überkreuzenden Gefäßen oder bei ganz epikardial gelegenen Gefäßen einen Eindruck von der Wanddicke des Gefäßes zu bekommen, die deutlich geringer ausfällt, als allgemein angenommen wird (Abb. 8-14).

Abb. 8-13. 3-Schichtung als
Ausdruck einer degenerativen
altersbedingten Intimaverdickung (rechter unterer Qua-
drant bei einer frühen Arteriosklerose im Ramus interventricularis anterior). Plaquebildung Stary II. Abstand
der Eichpunkte 1 mm,
30-MHz-Schallkopf

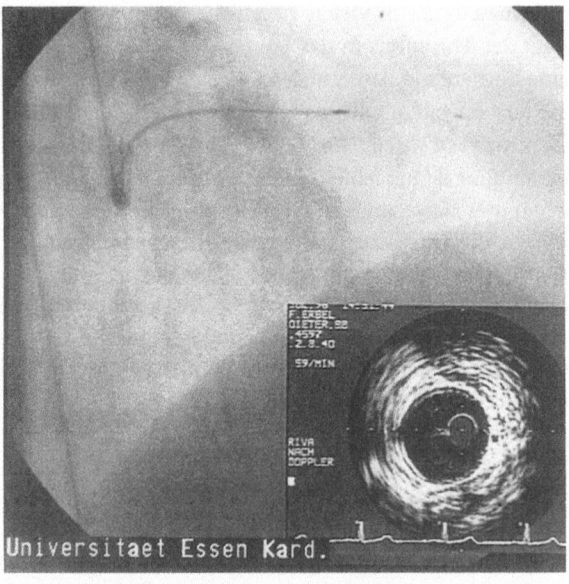

Auch die Wand der *Pulmonalarterie* erscheint überwiegend einschichtig, multiple
Schichtbildungen sind bei chronischer pulmonaler Druckerhöhung vorhanden. Die
Differenzierung zwischen pulmonaler atherosklerotischer fokaler Wandverdickung
und muraler Thrombenbildung kann problematisch sein. Hilfreich ist die Suche nach
Zeichen einer multiplen Schichtbildung, weil dies typisch für die murale Thrombus-
bildung bei chronischer pulmonaler Hypertonie ist. Die Erkennung flottierenden

Abb. 8-14. Darstellung der
Koronararterienwand an der
Überkreuzung (*Pfeile*) der
Arterie (*A*) durch eine Vene (*V*)

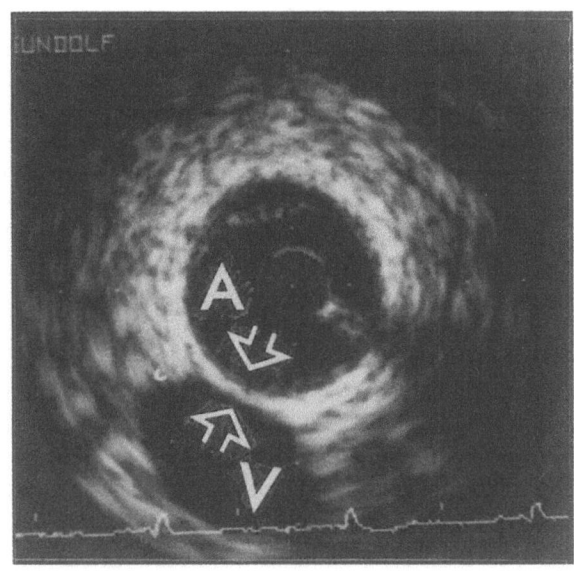

Thromben bei pulmonaler Hypertonie oder rezidivierender Lungenembolie ist dagegen unproblematisch (Görge 1991).

Die *Aortenwand* ist 3schichtig aufgebaut. Gut abgrenzbar sind Intimaverdickungen, die auch schon im jugendlichen Alter im Bereich der Aorta abdominalis häufiger als im Bereich der Aorta thoracalis erfaßt werden (Gerber 1992). Diese Wandveränderungen werden bei zunehmender Aortensklerose in verschiedene Stadien differenziert, die von der Intramuralen Hämatombildung, die unten besprochen wird, abgetrennt werden muß.

Atherosklerose der Koronararterien

Die Atherosklerose der Koronararterien ist eine fokale, zunächst umschriebene, an besonderen Prädelektionsstellen sich entwickelnde Erkrankung der Intima. Die Erkrankung verläuft in Schüben und kann in der Folge multiple Stellen der Koronararterien erfassen.

Die Arteriosklerose beginnt zunächst im proximalen Bereich der linken oder rechten Koronararterie und zwar in den ersten 2 cm und die Prädelektionsstelle ist die Bifurkation der linken Koronararterie. An dieser Stelle finden sich schon im Kindesalter Intimaverdickungen (Stary I und II), die aber noch nicht als Ausdruck einer Arteriosklerose im progredienten Stadium gedeutet werden können (Montenegro 1968; Wolkoff 1929; Stary 1990).

Der Verlauf der Arteriosklerose wird in 6 Stadien unterschieden (Stary 95). Die Abb. 8-15 gibt schematisch die Entwicklung bis zum Stadium 5 wieder. Die Stadien zeigen folgende Charakteristika, die histologisch und mittels intravaskulärem Ultraschall (IVUS) unterschieden werden können (Erbel 1995, 1999):

Abb. 8-15. Entwicklung der Arteriosklerose mit zunehmender Intimaverdickung von Stary 0 bis Stary V (Va) und Einlagerung von Lipiden

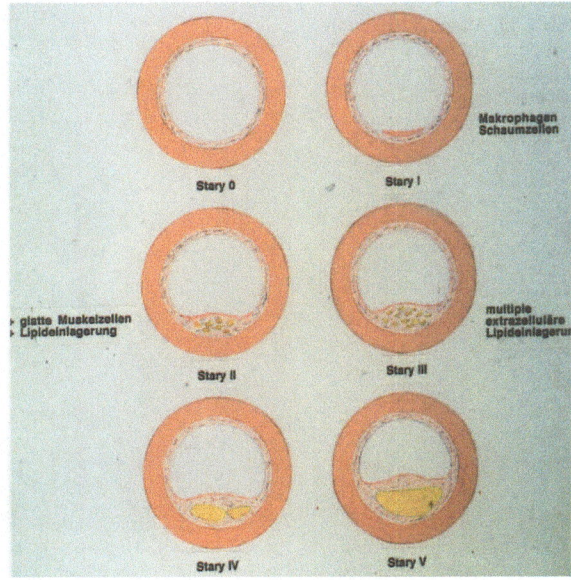

Stary I   – Focale Intimaverdickung.

Stary II – Focale Intimaverdickung mit Lipideinlagerung,
             Stary I und II im Ultraschall (IVUS) nicht nachweisbar.

Stary III – Fokale Intimaverdickung, lokalisiert auf wenige mm des Gefäßes mit
             Begrenzung auf Teile des Gefäßperimeters und vorwiegend an Bifur-
             ationen ohne echoarme Zone (Lipidpool; Abb. 8-16).

Abb. 8-16. Frühstadium der
Atherosklerose mit flacher,
relativ homogener Plaque-
bildung ohne Stenosierung
(Stary III) im Ramus circumflexus

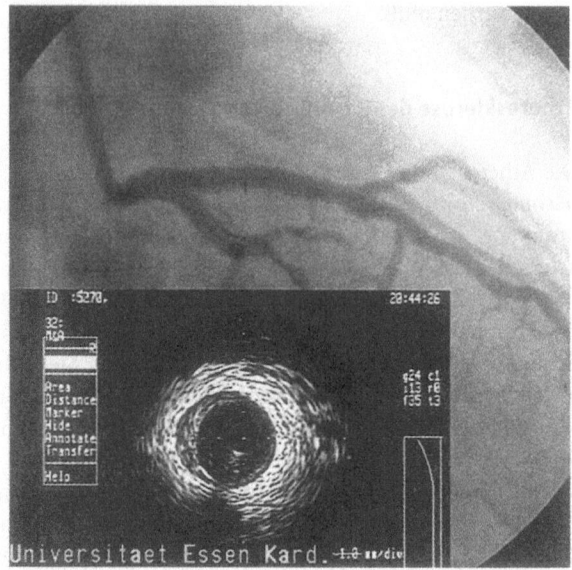

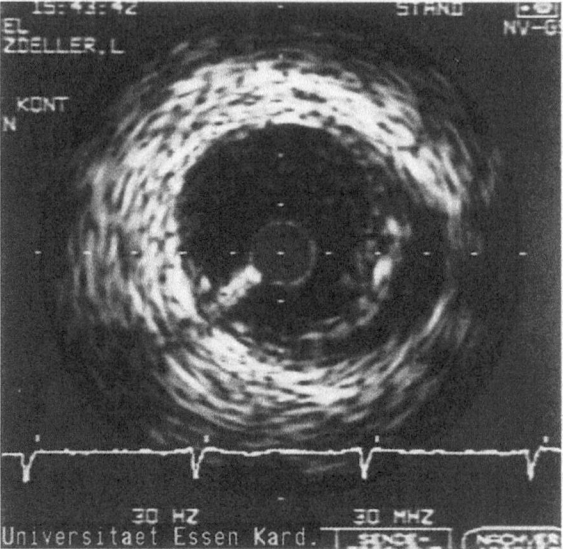

Abb. 8-17. Atherosklerose mit
tiefer echoarmer Zone 2–6 Uhr
(Lipidpool) als Stary IV ohne
Lumeneinegung

Stary IV – Atherom, zentrale Lipidakkumulation, im IVUS als echoarme Zone der Intima erkennbar, exzentrische Plaquebildung, erhaltene Pulsation (Abb. 8-17).

Stary Va – Fibroatherom, im Vergleich zu Stary IV noch größere echoarme Zone, dünne fibröse Kappe, durch Kollageneinbau verminderte Pulsation. Ohne Kalk, Mehrfachschichtbildung mit großer echofreier Zone (Lipidpool) im IVUS (Abb. 8-18).

Abb. 8-18. Atherosklerose mit großer echoarmer Zone als Lipidpool und dünner fibröser Kappe (Stary Va) im Ramus interventricularis anterior

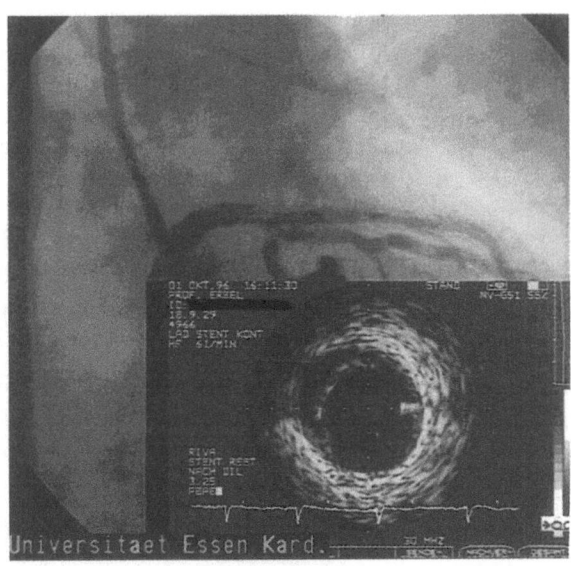

Abb. 8-19. Plaqueruptur Stadium Stary VIa mit Nachweis einer großen echofreien Zone und Kombination über die fibröse Kappe, die unterbrochen ist bei exzentrischer Plaquebildung und zusätzlicher Verkalkung. Die Größe der echoarmen Zone überschreitet 40% der gesamten Plaquebildung und bedeutet daher ein erhöhtes Risiko der Ruptur, die eingetreten ist

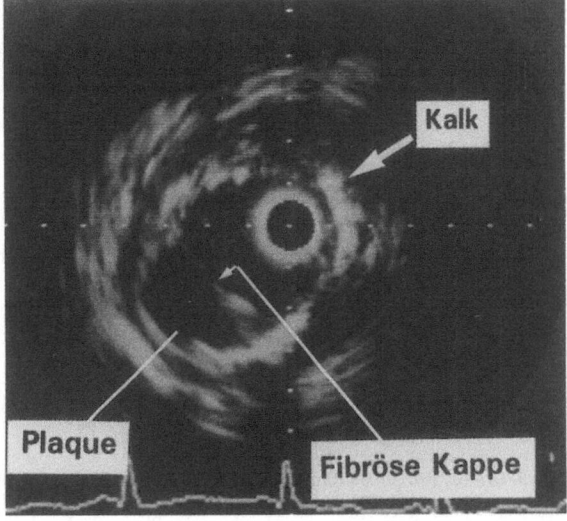

Stary Vb – Mit Kalkeinlagerung, früher als Typ Stary VII bezeichnet, im IVUS als-
oberflächliche oder tiefe Schallschattenbildung erkennbar.

Stary Vc – Fibrotischer, stark kollagenhaltiger Plaque, früher Typ VIII, häufig in peripheren Gefäßen, keine echoarmen Zonen (keine Lipidpools).

Im Gegensatz zu Typ IV wird das Gefäß bei Typ V im Lumen stärker eingeengt.

Typ II bis V-Läsionen können Risse, Hämatome und Thrombusauflagerungen zeigen und sich zu Stary VI-Läsion (komplexe Läsionen) umwandeln.

Stary Typ VI a – Plaqueruptur, Plaqueeinriß. Im IVUS: Ulcerationen, fibröse Kap-
penreste, Deckmembranunterbrechung mit echofreier Zone (Abb.
8-19) und Kommunikation zum Lumen (Kontrastinjektion).

Typ VI b – Plaquehämatom oder -hämorrhagie.
Im IVUS Hämatom: multiple kleine echoarme Zonen
(Pulsationsänderungen, Differenzierung zur Lipidaccumulation
schwierig, keine Kommunikation).
Hämorrhagie: diffuse Einblutung und Verdickung, schwierige Dif-
ferenzierung im IVUS zu Stary IV und V. Verlaufsbeobachtung

Typ VI c – Plaqueaufbruch mit muraler Thrombusbildung: Im IVUS rauhe
Oberfläche, frei flottierende Strukturen, Schichtbildung(en), Ka-
theterabdruck, Plaquereduktion nach PTCA (Abb. 8-20).

Durch individuelle Faktoren und reparative Vorgänge können viele Plaquevarianten
entstehen. Da Plaques häufig mehrschichtig aufgebaut sind, wird immer die höchste
Stary Stufe angegeben. Treten akute Ereignisse auf, werden folgende Angaben gewählt:

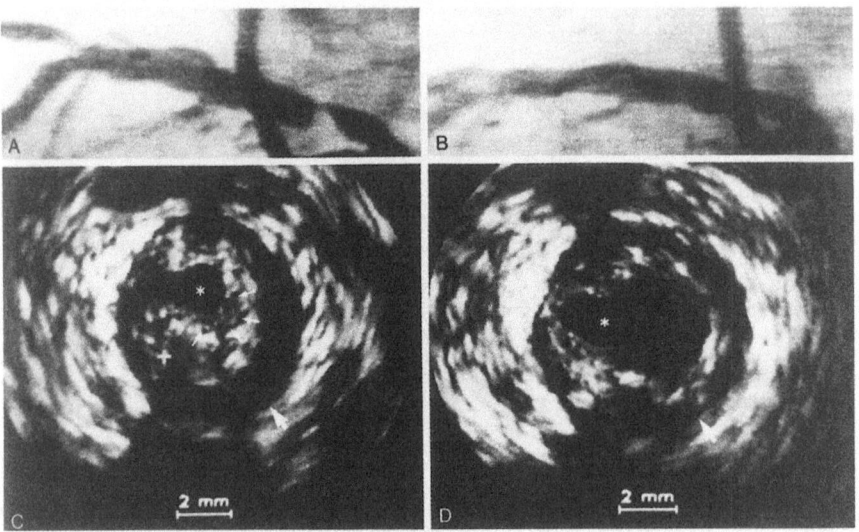

Abb. 8-20 A–D. Proximale Ramus interventricularis Stenose vor (**A**) und nach PTCA (**B**) mit IVUS-
Bild vor (**C**) und nach (**D**) PTCA. Erkennbar in c Schichtbildung (*Thrombus*) und tiefe echoarme Zone (*großer Pfeil*). Nach PTCA (**d**) Abnahme der Plaquefläche ohne Gefäßflächenänderung. Abnahme
der echoarmen Zone. * Katheter im Gefäß

an erster Stelle die komplexe Läsion z. B. VI a und an zweiter Stelle die Plaquemorphologie z. B. III, d. h. VI a/III (Baumgart 1995; Stary 1995).

Remodelling

Die fokale Entwicklung der Arteriosklerose führt zunächst nicht, wie man vermuten könnte, zu einer Lumeneinengung, sondern induziert eine Gefäßexpansion. Damit kompensiert das Gefäß die potentielle Lumeneinengung, die sich durch die Plaqueentwicklung einstellen könnte. Diese Kompensation erschöpft sich, wenn die Plaquefläche 40 % erreicht (Glagov 1987). Betrachtet man den Umfang des Gefäßes, ist die Kompensation erschöpft, wenn die Gefäßeweite um mehr als 83 % zugenommen hat (Zarins 1988). Mittels intravaskulärem Ultraschall können diese pathologisch – anatomischen Befunde nachvollzogen werden, indem proximale und distale gesunde Gefäßabschnitte mit der erkrankten Gefäßstrecken verglichen werden. Bis zu einer Paquefläche von 8–10 mm² reicht der Kompensationsmechanismus aus, um eine Gefäßeinengung zu verhindern (Abb. 8-21). Dies entspricht einer durchschnittlichen Plaquefläche von 45 % bezogen auf den Gefäßquerschnitt (Begrenzung durch die Lamina elastica externa; Ge 1993). Das Gefäßremodelling oder Glagov-Phänomen erklärt, warum Frühzeichen der Arteriosklerose nicht in der Koronarographie, die eine Konturmethode darstellt, erkannt werden können.

Berücksichtigt man die jetzt bekannten Relationen zwischen Angiographie und Ultraschall, so wird verständlich, warum eine Plaquefläche von 65 % im intravaskulären Ultraschall angiographisch nur eine Einengung von 20–25 % ergibt (Abb. 8-22). Dies

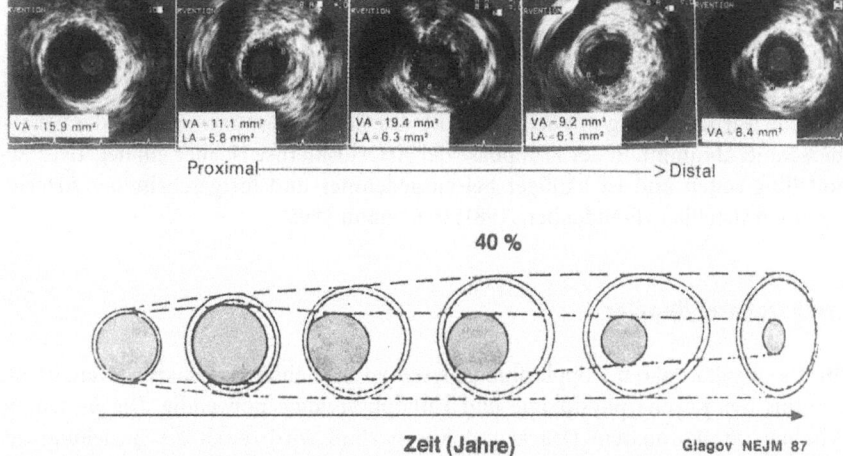

Abb. 8-21. Remodeling der Koronararterie (Glagov-Phänomen) mit Nachweis einer Gefäßgrößenzunahme bei Entwicklung der Arteriosklerose mit Kompensation bis zu einer Lumeneinegung um 40 %. Bei Anschallung einer Läsion im Ramus interventricularis anterior von proximal nach distal ist die Gefäßflächenzunahme von 15,9 auf 19,4 mm² erkennbar. Erst weiter distal Abnahme der Gefäßfläche auf 8,4 mm². Im proximalen Abschnitt zunächst Verjüngung des Gefäßes (shrinkage = negatives Remodeling). (Nach Ge et al. 1993)

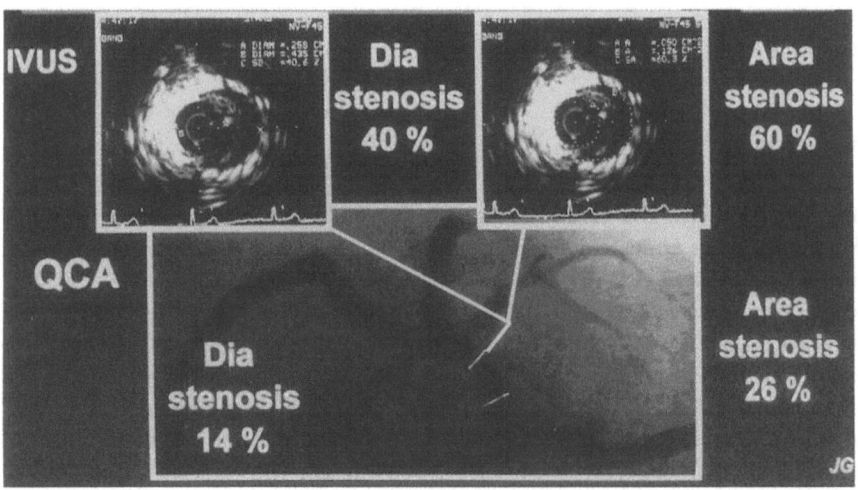

Abb. 8-22. Angiographie einer intermittierenden Stenose mit intravaskulärem Ultraschall, Angabe der prozentualen Flächeneinengung für IVUS und Angiographie. Die Differenz erklärt sich durch Remodeling (40–45 %)

erklärt auch, warum nach erfolgreicher PTCA im Mittel eine Plaquefläche von 65–70 % entsprechend einer Reststenose von 27–30 % erfaßt wird (Gerber 1994; Jain 1994; Mintz 1995). Daher liegen die Plaqueflächen, die ein Gefäß einengen, auch im Bereich von 12–16 mm^2 in den proximalen großen Gefäßen.

Negatives Remodelling

Nicht bei allen Gefäßen ist die Frühphase der Arteriosklerose mit einem Gefäßremodelling verbunden. Wahrscheinlich, ausgelöst durch ausgedehnte Apoptosen, kann es auch zur Narbenbildung mit Schrumpfung des Gefäßes kommen, so daß der Gefäßquerschnitt abnimmt. In der Frühphase der Arteriosklerose ist aber ein negatives Remodelling selten und ist häufiger bei ausgedehnter und fortgeschrittener Arteriosklerose feststellbar (Freudenberg 1981; Hausmann 1995).

Intrakoronarer Doppler

Um die intrakoronaren Dopplerflußanalysen zu verstehen und auszuwerten, ist die Kenntnis der Koronarphysiologie und Pathophysiologie notwendig. Die Beziehung zwischen intrakoronarem Druck und Koronarfluß wird durch die Beziehung der homöostatischen Regulation beschrieben. Dies bedeutet, daß in einem weiten Bereich die Steigerung des Koronarperfusionsdruckes keine Steigerung des Koronarflusses zur Folge hat. Erst unterhalb einer kritischen Grenze von ca. 80 mmHg, fällt auch der Koronarfluß ab und oberhalb einer kritischen Grenze von 200 mmHg steigt auch der Koronarfluß an (Abb. 8-23).

Abb. 8-23. Koronare Flußreserve. Darstellung der Autoregulation des Koronarsystems in Ruhe und nach maximaler Vasodilatation mit Darstellung der Ursache der Anhebung des Ruhefluß und Reduktion des maximalen Flusses. Die Differenz von Ruhe- zu maximalem Fluß repräsentiert die koronare Flußreserve (modifiziert nach Hofmen 1984)

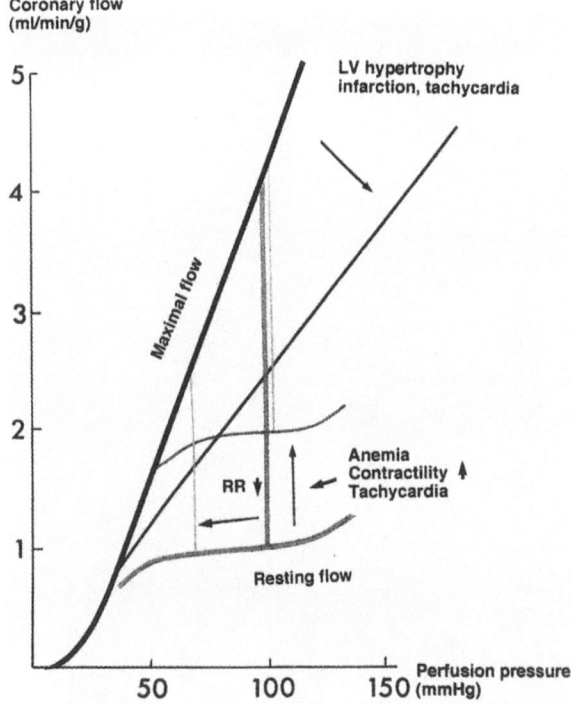

Die Autoregulation des Koronargefäßsystems kann durch sogenannte Vasodilatatoren (Adenosin, Papaverin, Moxaverin, Dipyridamol, Röntgenkontrastmittel) teilweise oder vollständig aufgehoben werden. In der Folge findet sich dann eine maximale Steigerung des Blutflusses, der jetzt linear zum Koronarperfusionsdruck korreliert ist. Dies entspricht der physiologischen Situation einer maximalen Steigerung des Sauerstoffverbrauchs zum Beispiel unter körperlicher Belastung (Abb. 8-23). Verschiedene Faktoren können die Autoregulation beeinflussen. So wird der Ruhefluß bei Hyperthyreose, Tachykardie und Hypertonie gesteigert und die maximale Flußsteigerung bei Tachykardie, abgelaufenem Infarkt und mikrovaskulären Perfusionsstörungen reduziert.

Durch Vasodilatatoren kann also die maximale Flußreserve (FR) berechnet werden. Die Beziehung zwischen maximalem Blutfluß (V max) dividiert durch den Ruheblutfluß (V min) ergibt die Koronare Flußgeschwindigkeitsreserve

$$CFR' = \frac{V\,max}{V\,min}$$

Für die Berechnung der koronaren Flußreserve (CFR) ist Voraussetzung die Bestimmung der Blutflußgeschwindigkeit (V) und der Gefäßquerschnittsfläche (LA), die aus dem Angiogramm berechnet oder aus dem intravaskulären Ultraschall bestimmt werden kann. Vorzugsweise empfiehlt sich die Anwendung des Koronarogramms und die Berechnung der Querschnittsfläche (LA), da mit intravaskulärem Ultraschall nur bedingt in der Position des „Sample volumes", das sich 5 mm von der Drahtspitze entfernt

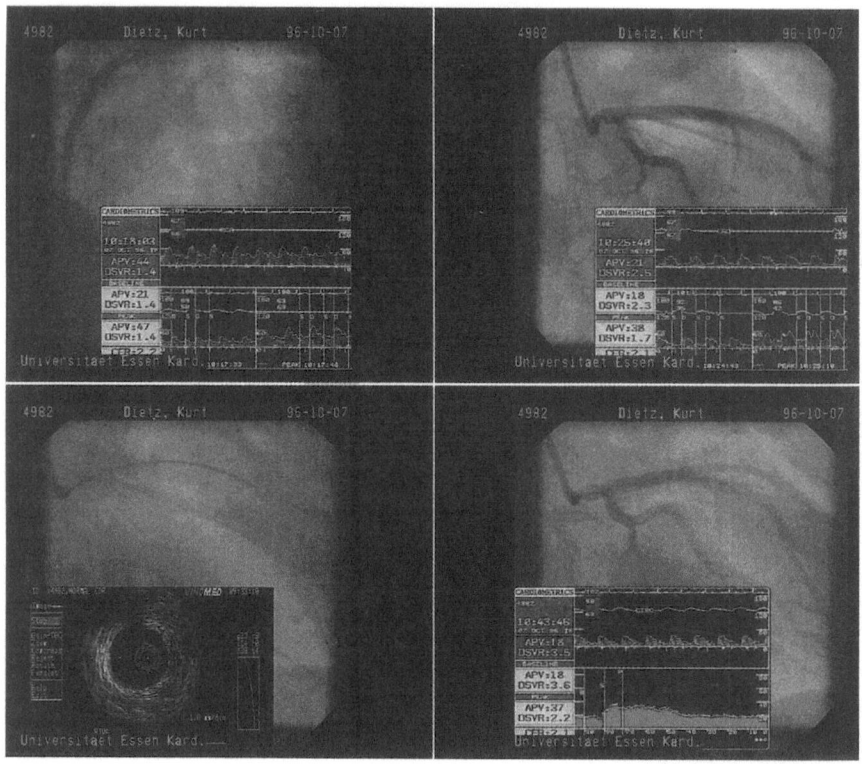

Abb. 8-24. Darstellung der Basisflußgeschwindigkeit und maximalen Flußgeschwindigkeit mit Berechnung der koronaren Flußreserve bei einem Patienten mit Diabetes mellitus und angiographisch normalen Koronararterien und normalem IVUS (*links unten*), aber reduzierter Flußreserve (CFR = 2,1) Trenddarstellung (*unten rechts*). APV „average peak velocity", DSVR „diastolic/systolic velocity ratio"

befindet, intravaskuläre Ultraschallaufnahmen gleichzeitig angefertigt werden können, da eine erhebliche Interaktion der beiden Schallwellen miteinander resultiert. Für diese Analysen hat sich das EchoMap-System bewährt (Abb. 8-24), da in einer Abbildung die Blutflußgeschwindigkeit (V) und die Koronarweite bestimmt werden können.

$$\text{CFR} = \frac{Q\max}{Q\min} \qquad Q = V \cdot LA \ (ml/min)$$

Klinisch hat sich bewährt, als Abschätzung der Koronarflußreserve die Koronare Flußgeschwindigkeitsreserve (CFR′) zu bestimmen. Das Verhältnis wird über das Flow map System automatisch berechnet.

Neben der Berechnung der koronare Flußreserve wird zunehmend auch die absolute maximale Steigerung der mittleren Blutflußgeschwindigkeit und auch das Verhältnis von diastolischen zur systolischen Blutflußgeschwindigkeiten analysiert. Das letztere sollte mehr als 1,3 betragen, da eine Angleichung auf eine Limitierung des Blutflusses in den Koronararterien hinweist. Der Vergleich von Referenzgefäß zu stenosiertem Gefäß hilft, eine mögliche mikrovaskuläre Perfusionsstörung zu berücksichtigen (Baumgart 1996, 1999)

Normalwerte

Bezüglich der Koronarographie liegen nur wenige Publikationen für Normalwerte der Koronararterien vor, da die Berechnung in früheren Jahren immer bedeutete, daß eine Off-line-Auswertung notwendig war. Eine On-line-Auswertung ist erst mit digitalen Systemen, heute auch mit quantitativen koronaren Angiographieauswertungen möglich (QCA).

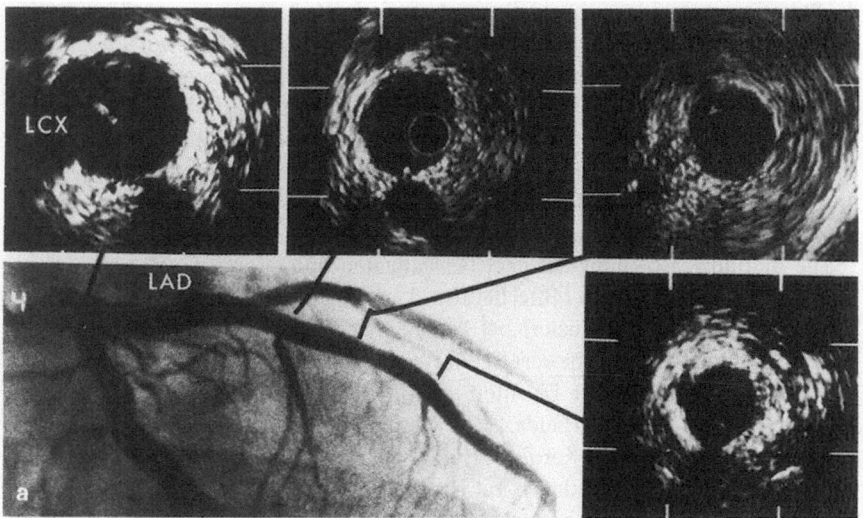

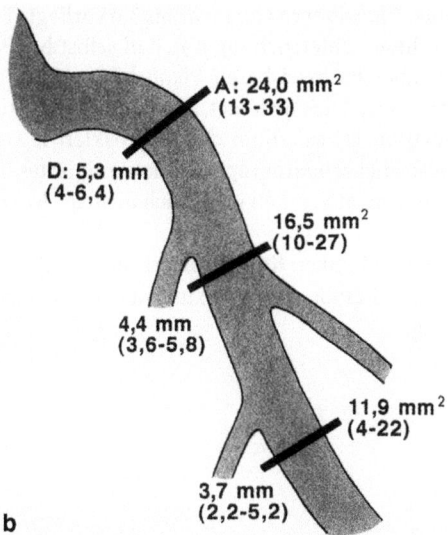

Abb. 8-25. a Darstellung eines normalen Koronarogramms mit normalem intravaskulären Ultraschallbild der Koronararterie im Bereich des Ramus interventricularis anterior (LAD/RIVA). **b** Normalwerte des Hauptstamms und des RIVA im proximalen und mittleren Drittel in mm für die Durchmesser und mm² für die Fläche

Mit Hilfe des intravaskulären Ultraschall kann an jeder beliebigen Stelle des Gefäßes die Koronarweite als Durchmesser oder Fläche (Abb. 8-25a) bestimmt werden. Normwerte für die linke und rechte Koronararterie sind zwischenzeitlich publiziert worden (Ge 1994). In Abb. 8-25b sind die Mittelwerte und die Streubereiche wiedergegeben.

Zu beachten ist, daß das Gefäß systolisch und diastolisch eine Änderung der Querschnittsfläche durch die pulsatile Funktion aufweist. Die Pulsation macht normalerweise mehr als 10 % Änderung für das Koronargefäß aus. Bei arterieller Hypertonie ist die Pulsation vermindert, ohne daß morphologische Veränderungen der Koronararterien sichtbar sind. Dies ist auf die Mediahyperplasie und -sklerose zurückzuführen. Bei Atherosklerose und Ausbildung von Plaques findet sich eine zunehmende Verminderung der Pulsation auf Grund einer Zunahme der Steifigkeit, die bei Kollageneinbau im Stadium Stary V höher als im Stadium IV ist. Mit zunehmender Plaquebildung erlischt die pulsatile Funktion, was eine zusätzliche Beeinträchtigung der Koronardurchblutung darstellt, da keine Energie während der Systole gespeichert wird, die diastolisch zur Verfügung steht.

Die Blutflußgeschwindigkeit liegt bei Patienten ohne koronare Herzerkrankung und ohne Risikofaktoren im Mittel bei 10 ± 3 cm/s, koronare Flußgeschwindigkeitsreserve 5,2 ± 1,8. Sie ist reduziert bei Patienten mit koronarer Herzerkrankung auf 4,3 ± 0,8. Als unterer Toleranzwert ist ein Wert von 3,0 anzusehen (Erbel 1996). Dieser Wert ist auch mit Hilfe der Densitometrie im Bereich des Myokards von anderen Autoren bestätigt worden (Haude 1996). Werden die Normalwerte bei Patienten bestimmt, bei denen nur das Koronarogramm zur Verfügung steht, werden niedrigere Werte berechnet. Untersuchungen mit Hilfe des intravaskulären Ultraschalls und des intrakoronaren Dopplers haben ergeben, daß nur bei 30 % der Patienten mit normalem Koronarogramm tatsächlich ein normaler Intravaskulärer Ultraschall und ein normaler intrakoronarer Doppler mit einer Flußreserve von mehr als 3,0 vorliegt (Erbel 1996). Die wichtigste Erkenntnis aus dieser Untersuchung war, daß selbst bei Patienten mit normalem Koronarogramm aber nachweisbaren Plaquebildungen eine Einschränkung der Flußreserve festzustellen ist. Dies bedeutet, daß nicht flußlimitierende Stenosen, aber Perfusionsstörungen im Frühstadium der Atherosklerose vorhanden sein können (Erbel 1996). Wird also ein koronarographisch determiniertes Patientengut untersucht, werden diese Befunde nicht gesehen und falsch niedrige Normwerte erstellt (Kern 1992, Miller 1996).

Die koronare Flußreserve in der rechten und linken Koronararterie aber auch zwischen Ramus interventricularis anterior und Ramus circumflexus unterscheidet sich nicht und liegt in gleicher Größenordnung.

Koronare Anomalien

Muskelbrücken

Muskelbrücken des Ramus interventricularis anterior und auch anderer Koronararterien werden pathologisch anatomisch in bis zu 85 % der Autopsien nachgewiesen. Es handelt sich also um eine sehr häufige Anomalie, die koronarographisch 1981 erstmalig von Porstmann als systolische Kompression im Koronarogramm nachgewiesen wurde und in 1–1,5 % aller Patienten diagnostiziert wird (Ge 1994). Wird nach einer Routinekoronarographie Nitroglyzerin und als zusätzliches Stimulanz eine positive inotrope Substanz infundiert, nimmt die Kompression der Koronararterien zu und auch bisher nicht erkannt Musklebrücken werden manifest. In diesem Fall weisen bis zu 45 % der Patienten Myokardbrücken des Ramus interventricularis anterior auf (Diefenbach 1995) Bisher wird angenommen, daß Myokardbrücken des Ramus interventricularis anterior Anomalien von fehlender funktioneller Bedeutung sind, da die Kompression systolisch auftritt und die Koronarperfusion überwiegend diastolisch geschieht. Bei dieser Betrachtungsweise wird aber vernachlässigt, daß die Systole durchaus eine Bedeutung bei der Perfusion besitzt und daß besonders in der schnellen Phase des diastolischen Einstrom in das Myokard die Myokardbrücke noch nicht vollständig relaxiert ist und eine verzögerte Weitstellung (Abb. 8-26) nachweisbar ist (Erbel 1993; Ge 1995). Werden intravaskuläre Druckmessungen durchgeführt, so können mit Dopplertipkathetern intrakoronare Druckgradienten nachgewiesen werden, die die in der Dopplerflußanalyse nachweisbare frühdiastolische Flußgeschwindig-

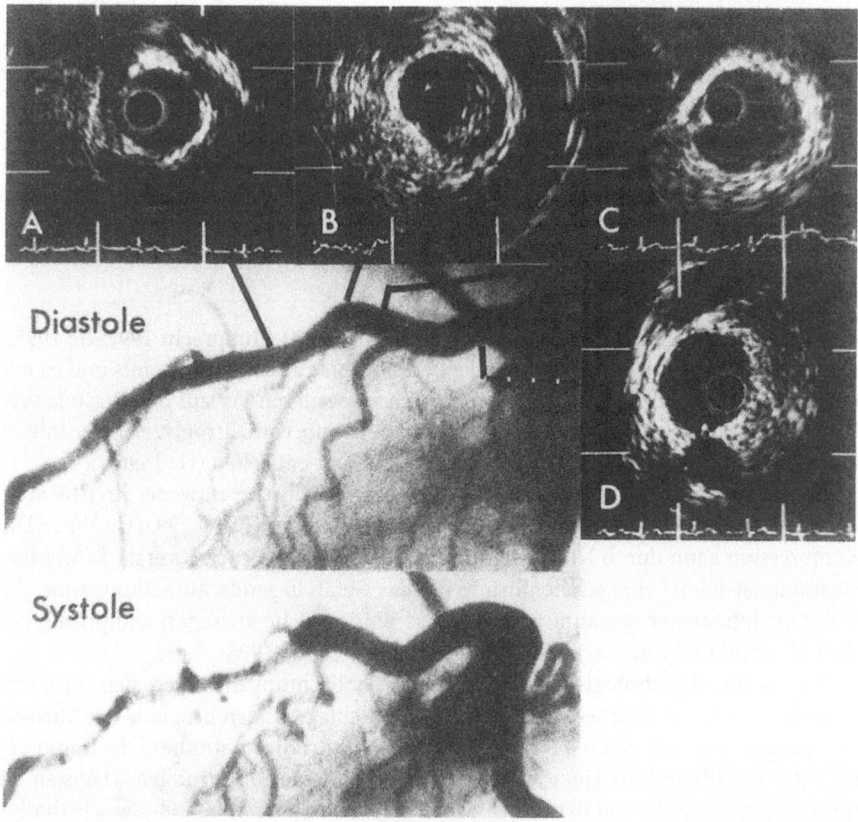

Abb. 8-26. Muskelbrücke des RIVA mit systolischer Kompression und proximaler (*B, C*) Plaquebildung (Stary III–IV)

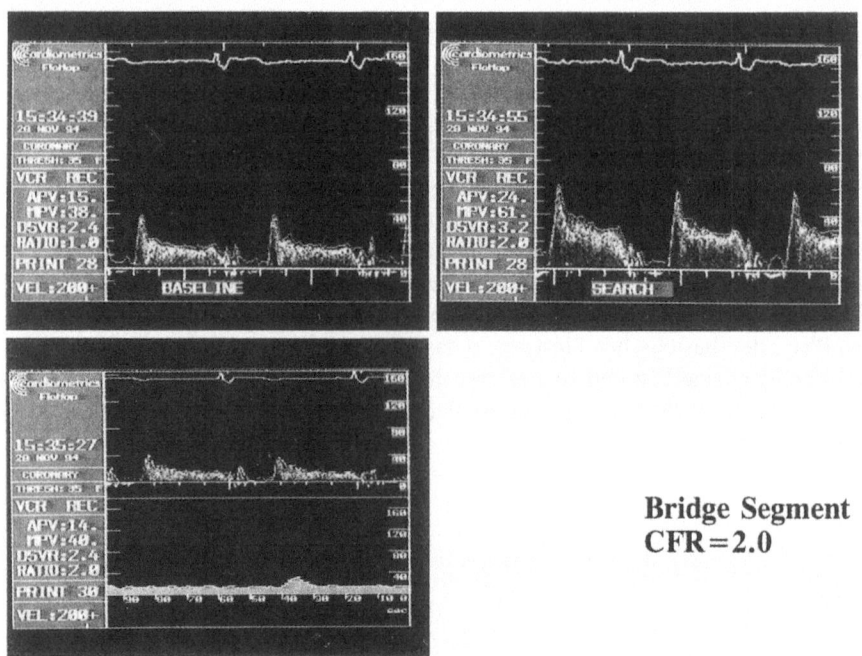

Bridge Segment
CFR = 2.0

Abb. 8-27. Intrakoronare Dopplerregistrierung bei Myokardbrücke mit typischer Unterbrechung des systolischen Flusses und Nachweis eines frühdiastolischen Flußmaximums mit Reduktion der Flußgeschwindigkeit in der Diastole als Ausdruck eines Finger-tip-Phänomens. Die Flußreserve ist mit 2,0 eingeschränkt; im Trend (*untere linke Bildhälfte*) ist die geringe Steigerung des Flusses nach Adenosin erkennbar

keitsmaxima erklären (Finger Tip-Phänomen; Abb. 8-27) (Rupprecht 1992; Ge 1995). Diese Steigerung der Flußgeschwindigkeit erreicht bis zu 120 und 130 cm/s und ist mit einem raschen Abfall der Flußgeschwindigkeit im weiteren Verlauf der Diastole verbunden. Als Provokationstest eignet sich die Injektion von Nitroglyzerin. Systolisch kann eine Flußunterbrechung oder sogar Flußumkehr entstehen (Ge 1996).

Im intravaskulären Ultraschall findet sich eine systolische entweder kreisförmige konzentrische oder exzentrische Kompression des Gefäßes (Erbel 1993; Ge 1995). Die Kompression kann durch Nitroglyzerin und Senkung des Druckes verstärkt werden. Charakteristisch ist eine schalenförmig um das Gefäß liegende Aufhellungszone, die Halbmondphänomen genannt wird und das Bindegewebe zwischen komprimierendem Myokard und Koronararterie darstellt (Abb. 8-28; Ge 1996).

Entsprechend pathologische anatomischen Beobachtungen finden sich im intravaskulären Ultraschall atheriosklerotische Plaqueablagerungen proximal der Muskelbrücke und nicht innerhalb oder distal. Scheinbar führt die kontinuierliche Kompression der Gefäßwand zu einer Verhinderung von Plaqueablagerungen. Dagegen ist wahrscheinlich auf Grund der hohen Scherkräfte, durch die hohen Flußgeschwindigkeiten proximal der Muskelbrücken, regelmäßig eine Plaqueablagerung nachweisbar, die vor allen Dingen im Frühstadium der Arteriosklerose die Differenzierung bei Komplikationen wie akutem Infarkt, unstabiler Angina und Herzrhythmusstörungen

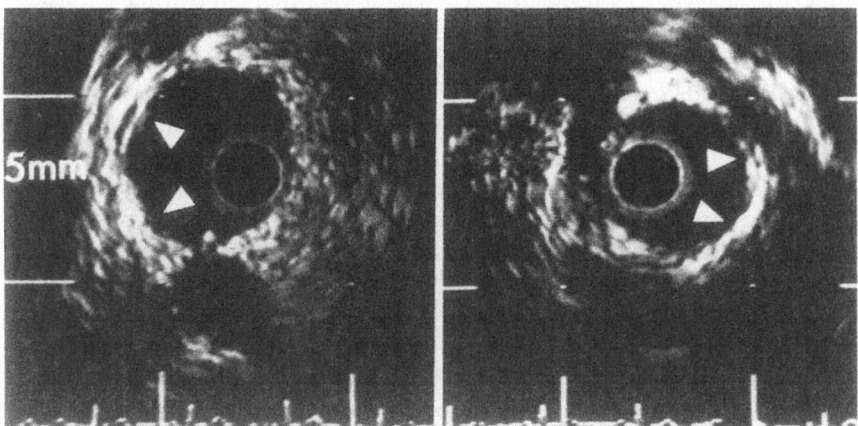

Abb. 8-28. IVUS in Systole und Diastole in einer Muskelbrücke des RIVA mit erkennbarer konzentrischer Kompression und Lumenreduktion (30 MHz). In Systole typisches Halbmond-Phänomen (links vom Gefäß zwischen 12 und 6 Uhr)

zwischen Muskelbrückeninduzierten und arteriosklerotische Plaqueaufbrüchen bezogenen Ereignissen erschwert.

Grundsätzlich gehört zur Abklärung der Myokardbrücke des Koronarsystems die intravaskuläre und intrakoronare Ultraschalluntersuchung und zwar vor und nach Provokation z. B. mit 0,2 mg Nitroglyzerin und Alupent bis zur Steigerung der Herzfrequenz auf 120/min.

Koronare Herzerkrankung

Mit Hilfe des intravaskulären Ultraschalls können basierend auf der Empfehlungen der American Heart Association die Plaquebildungen der Stary-Klassifikation zugeordnet werden (Erbel 1999). Zu beachten ist, daß die Koronare Herzerkrankung gerade im Frühstadium fokal und zwar vor allen Dingen in den ersten 2 cm in der linken und rechten Koronararterien auftritt. Im Frühstadium sind auch einzelne zum Teil verkalkte Plaquebildungen im Koronarogramm nicht sichtbar, aber im intravaskulären Ultraschall nachweisbar. Trotzdem können diese einzelnen Plaquebildungen schwere Infarkte bei Plaqueaufbrüchen verursachen. Deshalb ist die Unterscheidung zwischen stabilen und unstabilen Plaquebildungen wichtig. Die Tabelle 8-2 gibt auf

Tabelle 8-2. Differenzierung zwischen stabilen und unstabilen Plaque

	Stabile Plaques	Unstabile Plaques
Gefäßkontur	Glatt	Unregelmäßig
Gefäßverkalkung	Häufig	Selten
Schichtbildung	Fehlt meist	Typisch
Plaqueaufbrüche	Selten	Häufig
Ulzeration	Selten	Häufig
Echoarme Zone	Klein, tief gelegen	Schmale Kappe, große echoarme Zone

Grund der pathologische anatomischen und intravaskulären Ultraschalluntersuchungen die Unterscheidung wieder.

Plaqueaufbrüche können im intravaskulären Ultraschall von stabilen Plaques unterschieden werden, wenn nach der Plaqueruptur das Atherom ausgewaschen und eine Resthülle verbleibt (Plaqueulcus). Wenn die Hülle sich mit thormbotischen Material füllt, ist eine Differenzierung im intravaskulären Ultraschall derzeit fast nicht möglich. In diesen Fällen kann ein Plaqueaufbruch erkannt werden, wenn zusätzlich eine murale Thrombenbildung im Gefäß vorhanden ist, die auf einen Plaqueaufbruch mit konsekutiver Thrombosierung hinweist (Tabellen 8-3, 8-4). Ist die Thrombosierung inkomplett, entwickelt sich eine unstabile Angina, ist sie komplett, entsteht ein akuter Infarkt. Wichtig ist darauf hinzuweisen, daß Plaqueaufbrüche auch an mehreren Stellen des Gefäßes sogar gleichzeitig im Koronarogramm und in peripheren Arterien auftreten können. Typisch für den Plaqueaufbruch ist die bei ausgewaschenem Atherom nachweisbare dünne fibröse Kappe, die eine Ruptur aufweist und die echoarme Zone im Bereich eines großen Plaques (Erbel 1995).

Im Koronarogramm sind Plaqueaufbrüche häufig als Aneurysmata zu erkennen, als ob sie einem Extravasat entsprechen (Zamorano 1994). In Wirklichkeit stellen sie aber weder wahre noch falsche Aneurysmata sondern Plaqueulcerationen dar (Ge 1999).

Tabelle 8-3. Präinterventionelle Läsion: Morphologie und PTCA Mechanismus bei stabiler und unstabiler Stenose. (Nach Kearney 1996)

	Stabile Stenose (n = 15)	Unstabile Stenose (n = 18)	χ^2 p
a) Intravasculäre Ultraschallmorphologie			
Echoarm	7 (46%)	13 (72%)	$0 \cdot 13$
Echodichte Schallschatten	12 (80%)	11 (61%)	$0 \cdot 24$
Schichtbildung	1 (7%)	14 (77%)	$< 0 \cdot 01$
b) Angioplastie Mechanismus			
Dehnung	11 (73%)	4 (22%)	$< 0 \cdot 01$
Remodelling	2 (13%)	14 (77%)	$< 0 \cdot 01$
Oberflächlich	8 (53%)	7 (39%)	$0 \cdot 41$
Tiefer Riß	2 (13%)	3 (17%)	$0 \cdot 79$

Tabelle 8-4. Gefäßdimensionen vor und nach PTCA bei stabiler und unstabiler Läsion (*CSA* Gefäßquerschnitt). (Nach Kearney 1996)

	Pre PTCA		Post PTCA	
	Stabile Läsion	Unstabile Läsion	Stabile Läsion	Unstabile Läsion
Maximales Lumen Durchmesser [mm]	$1 \cdot 9 \pm 0 \cdot 5$	$1 \cdot 6 \pm 0 \cdot 4$	$2 \cdot 9 \pm 0 \cdot 7$	$2 \cdot 7 \pm 0 \cdot 6$
Minimales Lumen Durchmesser [mm]	$1 \cdot 6 \pm 0 \cdot 4$	$1 \cdot 5 \pm 0 \cdot 3$	$2 \cdot 1 \pm 0 \cdot 5$	$2 \cdot 4 \pm 0 \cdot 5$
Lumen CSA [mm²]	$2 \cdot 3 \pm 1 \cdot 0$	$1 \cdot 8 \pm 1 \cdot 7$	$4 \cdot 4 \pm 1 \cdot 7$	$4 \cdot 7 \pm 1 \cdot 9$
Gefäß CSA [mm²]	$12 \cdot 4 \pm 3 \cdot 8$	$16 \cdot 7 \pm 6 \cdot 6$	$14 \cdot 0 \pm 4 \cdot 3$	$17 \cdot 7 \pm 6 \cdot 6$
Plaque CSA[mm²]	$10 \cdot 1 \pm 3 \cdot 5$	$14 \cdot 8 \pm 6 \cdot 1$	$9 \cdot 7 \pm 3 \cdot 6$	$12 \cdot 8 \pm 5 \cdot 9$
Prozent Stenose [%]	$80 \cdot 8 \pm 8 \cdot 0$	$88 \cdot 7 \pm 3 \cdot 3$	$68 \cdot 7 \pm 10 \cdot 2$	$71 \cdot 8 \pm 9 \cdot 1$

Koronare Aneurysmen

Von Koronaraneurysma wird definitionsgemäß gesprochen, wenn der Durchmesser in dem betroffenen Gefäßareal mehr als das 1,5fache des Referentsegmentes ausmacht (Daoud 1963). In wahren Aneurysmen sind alle Wandschichten an der Ausweitung beteiligt und häufig ist die Ausdehnung ohne Arteriosklerose feststellbar. Die Durchmesser können bis zu 10 mm im Koronargefäß erreichen (Ge 1995; Abb. 8-29). Generalisierte Aneurysmabildung finden sich beim Kawasaki-Syndrom.

Pseudoaneurysmen (falsche Aneurysmen) entstehen, wenn bei gedeckten Perforationen eine Vorwölbung des Gefäßlumens in den extravasalen Raum entsteht. Spontan wird dies sicherlich eine Rarität sein. Entsprechende Pseudoaneurysmata werden aber nach Koronarangioplastie, Atherektomie und Stentimplantation beschrieben worden (Zeiher 1993). Die Differenzierung gelingt durch die Beachtung der Wandstruktur und Suche nach einer isolierten Durchbrechung der Wand, wie sie bei Pseudoaneurysmen vorliegt. In wahren Aneurysma wird sich der normale Wandaufbau vor allen Dingen bei leichter Arteriosklerose mit der 3-Schichtung nachweisen lassen, die sich auch in der arteriosklerotischen Ulceration mit vorgetäuschtem Pseudoaneurysma findet.

Die intravaskulären Ultraschalluntersuchung hat also dazu beigetragen, unklare angiographische Befunde, die Aneurysmabildungen betreffen, näher zu differenzieren und zu klassifizieren. Dies hat therapeutische Konsequenzen, da bei Auftreten von Koronaraneurysmen die Operation empfohlen wird In vielen Fällen sind Aneurysmen Plaqueulcerationen, die nach Plaqueruptur entstehen, wenn der Lipidpool ausgewaschen wird (Ge 1996).

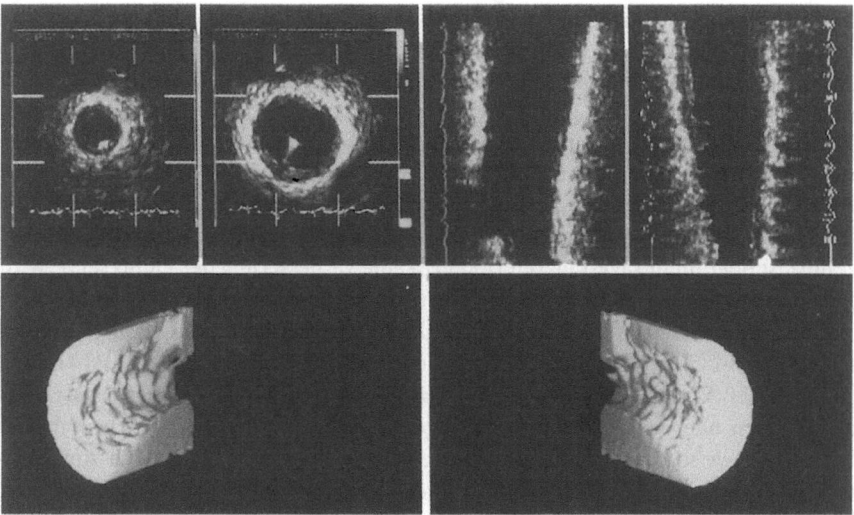

Abb. 8-29. Darstellung eines echten Koronaraneurysmas beginnend nach Abgang eines Seitenastes, der im Längsschnitt (*oben rechts*) gut sichtbar ist und nur eine geringe Arteriosklerose der Wand aufweist. Darstellung in 2 Schnittbilder (*obere Bildhälfte links*) und im dreidimensionalen Bild (*untere Bildhälfte*)

Intravaskulärer Ultraschall bei Intervention

Plaquemorphologie basierte Patientenselektion

Die Angiographie hat nur begrenzte Möglichkeiten Informationen zur differenzierten Plaqueanalyse zu geben. Zwar kann in Einzelfällen eine Verkalkung des Koronargefäßes fluoroskopischer erfaßt werden. Spezifische Zeichen rupturierter Plaques sind von Ambrose (1986, 1989) beschrieben worden. Es gelingt aber keine sichere Unterscheidung zwischen oberflächlicher und tiefer Verkalkung des Gefäßes, vor allen Dingen die Beurteilung der Ausdehnung der Verkalkung ist nur begrenzt möglich (Mintz 1995). Demgegenüber bietet der intravaskuläre Ultraschall die Unterscheidung zwischen oberflächlichen und tiefen Kalkablagerungen, so daß die Unterscheidung in unterschiedliche Grade gelingt.

Außerdem bietet sich die Möglichkeit zwischen unstabilen und stabilen Plaques zu unterscheiden und die Intervention oder sogar die Medikation zu steuern (z. B. Rheo Pro°). Untersuchungen an einer großen Zahlen von Patienten haben ergeben, daß in bis zu 50 % der Patienten durch eine vorherige intravaskuläre Ultraschalluntersuchung die Intervention geändert bzw. andere Systeme benutzt worden sind (Mintz 1994) z. B. Dissektionen – Stents, Verkalkungen – Rotablation, Thromben – Rheo Pro°, stabile Plaque – PTCA, fibrotische Plaques – Atherektomie oder PTCA.

Interventionssteuerung

Während der Intervention kann intermittierend das Ergebnis der Lumenerweiterung überprüft oder die Gefäßaufweitung quantifiziert werden. Dabei ergibt sich die Möglichkeit sowohl die Beurteilung des Lumens als auch der Wandbeurteilung.

Koronare Dissektionen (s. oben) sind im intravaskulären Ultraschall häufiger als im Angiogramm nachweisbar. Nach Gerber (1994) unterscheiden wir entsprechend einer konzentrischen oder exzentrischen Plaquemorphologie 7 Unterklassen (Abb. 8-30) abhängig davon, ob intimale (Abb. 8-31), subintimale oder submediale Dissektionen entstehen. Eine Klasse 5 mit zirkulärer Dissektionen und Ausbildung eines wahren und falschen Lumens wird getrennt beschrieben. Wenn gleichzeitig zum Beispiel durch die Angiographie festgestellt wird, daß der Abfluß des Kontrastmittels gestört ist oder im intravaskulären Doppler keine Verbesserung der Flußreserve, wird eine koronare Stentimplantation oder Atherektomie angeschlossen.

Ganz wesentlich ist der intravaskuläre Ultraschall, um bei unklarem angiographischem Befund (Typ-I–IIb-Befunde nach Ambrose) eine Unterteilung und Abklärung zu erhalten. Bei Implantationen von Koronarstützen sind proximale oder distale Restdissektionen oder akute Thrombosierungen aufzudecken. Sind akute Thrombosierungen nachweisbar, wird mit Applikation eines Glycoprotein (GP)-IIb/IIIa-Antagonisten eine sofortige Stabilisierung und Rückbildung solcher zum Teil ausgedehnter Thrombosierung erreicht. Der Effekt läßt sich dann mit Hilfe des intrakoronaren Ultraschalls monitorisieren, da er in wenigen Minuten eintritt.

Abb. 8-30. Klassifizierung der durch die PTCA-induzierten Änderungen der Koronararterien mit Ausbildung oberflächlicher und tiefer Dissektionen bei exzentrischen und konzentrischen Stenosen

Type		Description	Appearance
Concentric plaque	1	Smooth walled	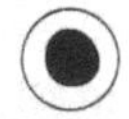
	2	Short linear tear	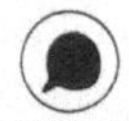
	3	Deep linear tear (reaches media)	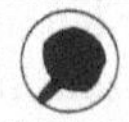
	4a	Subintimal dissection with flap (media intact)	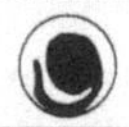
	4b	Submedial dissection with flap (media disrupted)	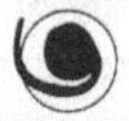
Concentric and eccentric plaque	5	Circular/semicircular dissection without flap (concentric or eccentric)	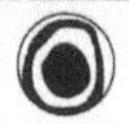
Eccentric plaque	6	Smooth walled	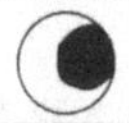
	7a	Subintimal dissection with flap (media intact)	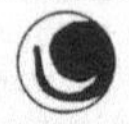
	7b	Submedial dissection with flap (media disrupted)	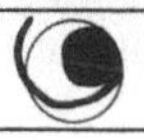

Abb. 8-31. Nachweis einer Rißbildung eines konzentrischen Plaques nach Dilatation (Gerber Klasse 4)

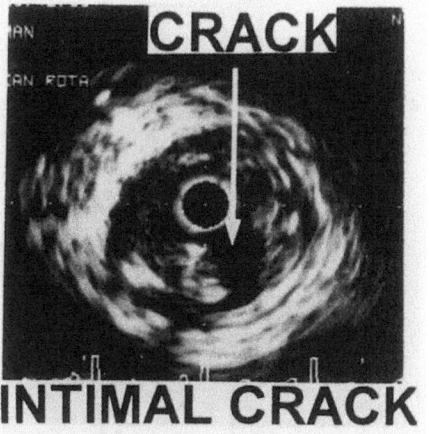

Therapiekontrolle

Nach Ballondilatation findet sich in der Regel eine Dissektion (70–80 %). Diese ist, wenn sie der Wand anliegt, und der Fluß nicht limitiert wird, als Effekt der PTCA zu betrachten und muß nicht eine Stentimplantation zur Folge haben, vor allen Dingen dann, wenn eine hohe Flußreserve von über 2,5 nachgewiesen wird (Serruys 1997). Ist nämlich gleichzeitig eine Lumenaufweitung von mehr als 2,5 erreicht, findet sich eine

Restenose nur in 16 % der Fälle. Zu beachten ist allerdings, daß der Ultraschallkatheter selbst eine Dissektion abstützen kann und so ein freies Lumen eventuell vor-
täuscht. Beschrieben wurde auch, daß eine Anlage an die Gefäßwand durch eine Ultraschalluntersuchung wieder gelöst wird (Hausmann 1995).

Im Mittel findet sich nach PTCA eine Plaquerestfläche von 65–70 %. Dies entspricht
einer Plaquefläche von 12–15 mm². Wird dabei berücksichtigt, daß durch das Gefäßremodelling bis zu 40–45 %ige Lumeneinengungen angiographisch nicht erfaßt
werden, ist verständlich, daß im Koronarogramm Reststenosen von 25–30 % nachweisbar sind (Gerber 1994).

Nach Atherektomie ist eine Verminderung der Plaquefläche nachweisbar. Mit Hilfe
des intravaskulären Ultraschalls kann die Abtragung (Abb. 8-32) auch geführt werden,
da die Abtragung kontrolliert und erst beendet wird, wenn ausreichend Material abgetragen worden ist (Kimura 1992; Fitzgerald 1995).

Nach hochfrequenter Rotationsangioplastie wird im Gegensatz zur Dilatation eine
glatte Gefäßoberfläche festgestellt, selbst wenn die Gefäße vollständig verkalkt sind

Abb. 8-32. Koronarogramm
und intravaskulärer Ultraschall
vor (*1*), während (*2*) und nach
(*3*) Atherektomie (J. Zamorano,
J. Alfonso, Madrid)

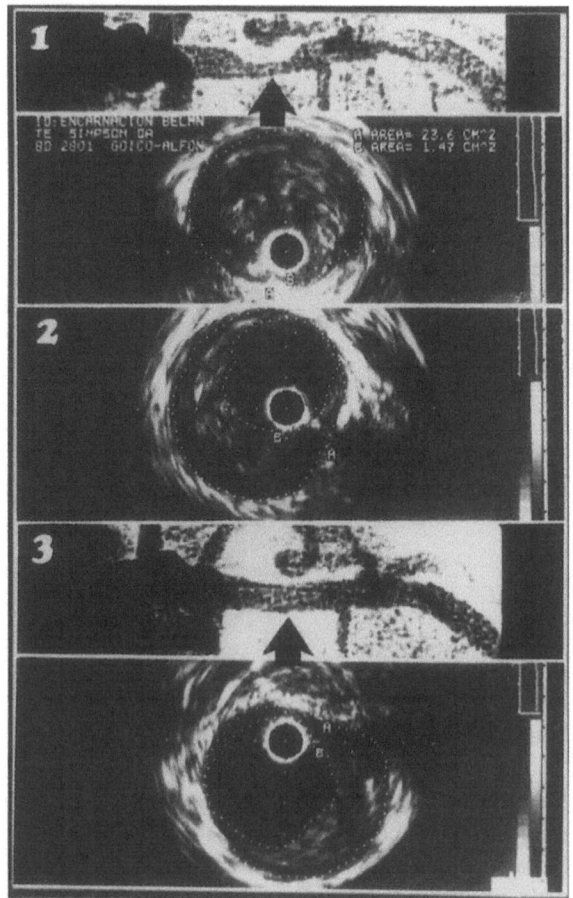

(Ge 1994; von Birgelen 1996). Damit bestätigt der intravaskuläre Ultraschall, was experimentell bereits belegt wurde (Dietz 1991).

Ultraschall während Koronaratherektomie

Mit Hilfe der von Simpson entwickelten Atherektomie kann Plaquegewebe, wenn es nicht stark verkalkt ist, abgetragen werden. Große vergleichende Studien, aus Kanada und aus USA (CAVEAT), ergaben jedoch enttäuschende Ergebnisse, da ein Durchbruch im Bezug auf die Restenoserate durch Verminderung der Plaquefläche im Vergleich zur PTCA nicht erreicht werden konnte (CAVEAT 1994, CCAT 1994, Holmes 1994). In der CAVEAT-Studie betrug die Reststenose angiographisch 33 %, im intravaskulären Ultraschall 61 %. Die Restenoserate war 50 % nach Atherektomie.

Um den Effekt der Atherektomie zu verbessern, wird jetzt während der Intervention mittels intravaskulärem Ultraschall überprüft, ob genügend Plaquematerial abgetragen worden ist und außerdem erfolgt die Ausrichtung der Öffnung des Atherektomiekatheters ultraschallgesteuert (Abb. 8-32). Unter Verwendung dieser Kriterien konnte die OARS-Studie belegen, daß tatsächlich eine ausgedehnte Reduktion der Plaquefläche auch der Restenoserate erreicht werden kann.

In der CAVEAT-Studie betrug die Reststenose angiographisch 33 %, im Intravaskulären Ultraschall 61 %. Die Restenoserate war 50 % nach Atherektomie. Wurde die Atherektomie durch intravaskulären Ultraschall kontrolliert, so war die Reststenose angiographisch nur noch 7 %, im intravaskulären Ultraschall 57 % und die Restenoserate betrug nur 30 %. In der zwischenzeitlich durchgeführten ABACAS-Studie aus Japan konnte die Reststenose im intravaskulären Ultraschall auf 44 % gesenkt werden, die angiographische Reststenose auf 13 % und die Restenoserate auf 21 %. Dies bedeutet, daß durch die intravaskulären Ultraschallgesteuerte Atherektomie das Ergebnis der Intervention deutlich verbessert werden kann. Die Restenoserate erreicht damit Ergebnisse, die von der Stress- und Benestent-Studie bekannt sind. Ein weiterer Fortschritt wird erwartet, wenn der intravaskuläre Ultraschall mit einem kombinierten System, das P. Yock entwickelt hat, durchgeführt werden kann. Dies wird von der SAIL-Studie getestet.

Um die Limitationen der Atherektomie zu überwinden, ist ein kombinierter Katheter von P. Yock 1984 entwickelt worden. Der Ultraschallkristall sitzt im rotierenden Messer. Gleichzeitig zum Schneidemechanismus wird mittels Ultraschall das Gefäß geschallt. Dabei erlaubt die Metallkapsel nur einen Schall der Wand im Bereich des geöffneten Fensters. Von uns wurde dagegen eine sichtgesteuerte (Ultraschall oder Angioskopie) Atherektomie entwickelt (Erbel 1994), wobei das mechanische Messer durch Laserstrahlen ersetzt wurde.

Koronare Gefäßstützenimplantation (Stentimplantation)

Die koronare Stentimplantation wurde vor über 10 Jahren entwickelt, um akute Dissektionen abzustützen, drohende Gefäßverschlüsse zu verhindern und die Restenoserate zu vermindern. Diese Ziele konnten tatsächlich erreicht werden. Heute stellt eine symptomatische Dissektion eine klare Indikation zur Stentimplantation dar (Haude 1991).

Abb. 8-33. Superposition eines intrakoronaren Thrombus nach Palmaz-Schatz-Stenimplantation. Wichtig ist die Beachtung einer schlechten Gefäßstützenstrebenposition bei 1 Uhr, 7 Uhr und 8 Uhr sowie 4 und 5 Uhr, die möglicherweise die Ursache für die Thrombosierung (3–6 Uhr) gewesen ist

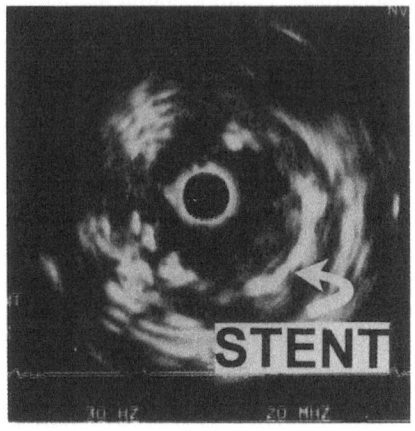

Zu Beginn der Entwicklung war durch die Implantation meist ein gutes Ergebnis festzustellen. In der Folge traten aber subakute Thrombosierungen (Abb. 8-33) mit Entwicklung von akuten Infarkten auf. Selbst extrem aufwendige Monitorisierungen der Gerinnung reichten nicht aus, um die subakuten Thrombosierungen vollständig zu blockieren. Die Therapie mit Heparin und Acetylsalicylsäure war nicht ausreichend. Colombo et al. (1995) in Mailand konnten zeigen, daß bei Verwendung der Palmaz-Schatz-Gefäßstützen die vorgenommene Aufdehnung nicht ausreicht, um die Gefäßstütze vollständig an die Wand anzulegen. Erst bei Verwendung von hohen Drücken von bis zu 20 Atmosphären, war ein gutes Ergebnis zu erzielen. Wie schon von Richard Schatz empfohlen, mußten zum Teil auch größere Ballon gewählt werden. Gleichzeitig mit dieser Entwicklung wurde auch Ticlopidin von französischen Arbeitsgruppen in die Therapie eingeführt. Sie konnte belegen, daß dadurch eine Antikoagulation überflüssig wird, so daß heute nur noch die Kombinationstherapie mit Acetylsalicylsäure und Ticlopidin notwendig ist. Diese Änderung der Strategie der Implantation der Gefäßstützen hatte zur Folge, daß heute in einigen Labors bis zu 70–80% der Patienten mittels Koronargefäßstützen versorgt werden.

Colombo und Mitarbeiter entwickelten spezifische Kriterien mit denen die Koronargefäßstützenimplantation durch intrakoronaren Ultraschall überprüft wird (Tab. 8-5).

MUSIC-Kriterien (de Jaegere 1998) lauten:

– Aufdehnung des stenotischen Segmentes auf mehr als 90% des Referentsegmentes
– erreichen einer Querschnittsöffnungsfläche von mehr als 8 mm^2.

Unsere eigenen Untersuchungen ergaben, daß die Erhöhung des Ballondrucks von 10 auf im Mittel 16 mmHg eine Aufweitung des Gefäßes meist von über 8 mm^2 erlaubt (Görge 1995). Dies ist aber trotz Verwendung von sehr hohen Drücken nicht bei allen Patienten möglich, besonders bei Verkalkungen oder starker Sklerosierung des Gefäßes.

Nur in 70% der Fälle ist eine symmetrische runde Aufdehnung des Gefäßes möglich, in den übrigen Fällen wird eine Asymmetrie im Bereich der Stenose besonders bei exzentrischer Plaquebildung übrig bleiben (Görge 1995).

Tabelle 8-5. IVUS-Kriterien für optimale Stentimplantation

Studie	Expansion der MLA	Dissektion	Apposition	Andere
Columbo et al.	60% der (PVR + DRV)	–	ja	keine andere Läsion
Colombo et al. (1995)	Gefäß CSA/2; also 100% DRV Lumen CSA			> 60% CSA Symmetrieindex > 0,7
Russo et al. Russo et al. (1995) Russo et al. (1996)	90% DRV Lumen CSA	Ja	Ja	–
A.V.I.D. Russo et al. (1996) Russo et al. (1995) Russo et al. (1995)	90% DRV Lumen CSA	Ja	Ja	–
MUSIC de Jaegere et al. (1996)	90% (PRV + DRV) Lumen CSA/2 und 100% CSA des schmaleren Referenzlumen	–	Ja	Symmetrieindex > 0,7
RAVES Wong et al. (1995) Wong et al. (1995)	90% (PRV + DRV Lumen/2)	–	Ja	Symmetrieindex > 0,7

(*MLA* minimale Gefäßfläche, *PRV* proximales Referenzgefäß, *DRV* distales Referenzgefäß, *CSA* Querschnittsfläche)

Mittels intravaskulärem Ultraschall kann überprüft werden, ob distal oder proximal des Stents freie Dissketionsmembrane vorhanden sind, die eventuell ebenfalls abgestützt werden müssen. Außerdem ist zu überprüfen, ob proximal oder distal noch höhergradige Stenosen vorhanden sind, die weiter aufgedehnt und abgestützt werden müssen.

Die Ultraschallbilder sind wie die Röntgenbilder der Stents sehr unterschiedlich. Recht gut sind die Plamaz-Schatz-Gefäßstützen von den NIR-Stützen (Abb. 8-34) und den Giantorco-Roubin-Stützen (Abb. 8-35) abzutrennen. Dies ist aber nicht einhundertprozentig möglich und neben der Dokumentation der Implantation wird meist das Röntgenbild oder das Ultrafast-CT die Differenzierung aufzeigen.

Derzeit laufen verschiedene multizentrische Studien, die vergleichen, ob die Hochdruckballonimplantation mit oder ohne intrakoronarem Ultraschall bessere Ergebnisse bringt. Nach den bisher vorliegenden Informationen ist ein Zusatz durch die Ultraschallkontrolle nicht gegeben. Da aber, wie die Cleveland Clinic nachweisen konnte, häufig unklare angiographische Befunde mit zum Teil intrakoronaren Flußdefekten bestehen bleiben, die an Thromben denken lassen, ist mittels intravaskulärem Ultraschall häufig eine Klärung notwendig. Sicherlich ist aber ein routinemäßiger Einsatz bei der Stentimplantation nicht erforderlich.

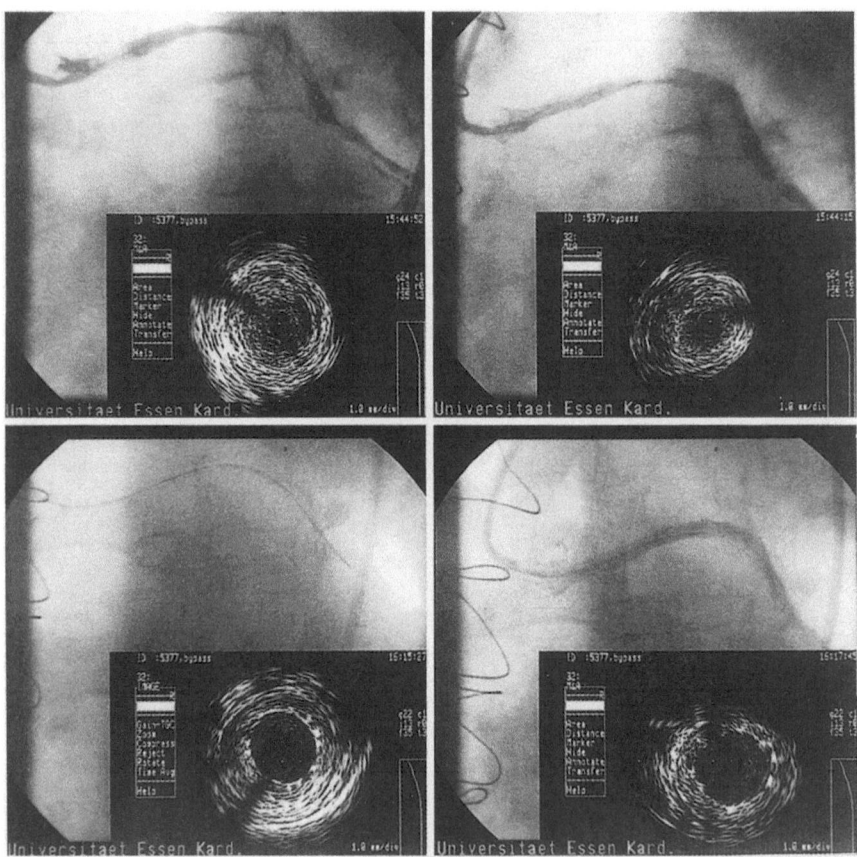

Abb. 8-34. Doppel-NIR-Stent im intravaskulären Ultraschall mit Darstellung eines gleichmäßigen runden Lumens und zirkulärer Darstellung von Gefäßstreben vor und nach Implantation einer Bypass-Stenose

Intravaskulärer Ultraschall nach Transplantation

Die Herztransplantation ist zur Behandlung der schweren Herzinsuffizienz aber auch der schweren koronaren Herzerkrankung zur Standardtherapie geworden. Die 5-Jahres-Überlebenszeit liegt derzeit bei 80 %. Neben akuten und chronischen Abstoßungsreaktionen sowie opportunistischen Infektionen unter Zytostatischer Therapie mit Ciclosporin und Kortikoiden ist die *Transplantationsvaskulopathie* die Erkrankung, die die Patienten nach Transplantation am meisten bedroht.

Pathologisch anatomisch ist die Transplantationsvaskulopathie charakterisiert durch:

- ausgedehnte Intimaproliferation,
- vorwiegend konzentrische Intimaverdickung,
- diffuse Beteiligung des gesamten Gefäßsystems mit Einschluß von Seitenästen,
- distalen Gefäßgebiete.

Abb. 8-35. Gianturco-Roubin-Stent. Im intravaskulären Ultraschall ist keine zirkuläre Gefäßstützendarstellung vorhanden. Es handelt sich um einen spiralig geformten Draht, so daß nur einzelne Drahtabschnitte 12–8 Uhr sichtbar werden

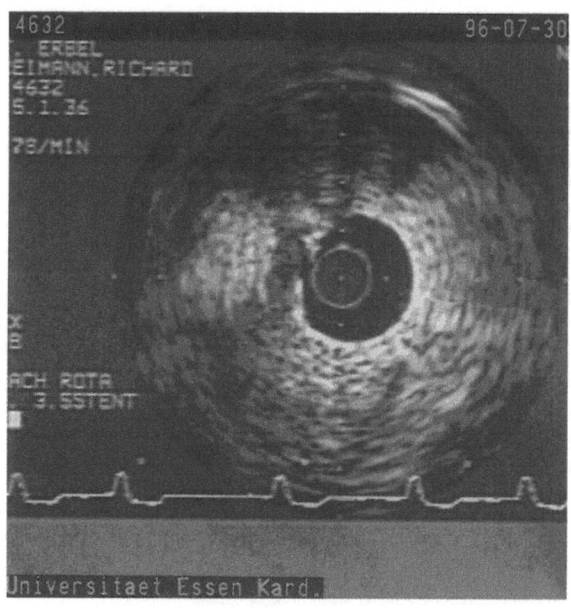

Die intravaskuläre Ultraschalluntersuchung von transplantierten Herzen ergab, daß vor allen Dingen eine Differenzierung zu atherosklerotischen Läsionen des transplantierten Herzens selbst zur Transplantationsvaskulopathie vorgenommen werden muß. Die Differenzierung kann erfolgen, wenn eine frühe intravaskuläre Ultraschalluntersuchung durchgeführt wird, da die Angiographie selbst diese Frühform der Atherosklerose nicht aufdeckt. Die Untersuchung innerhalb von wenigen Wochen nach Transplantation erlaubt die Erkennung einen Donor-Atherosklerose, vor allen Dingen wenn Verkalkungen vorhanden sind und die Ablagerung proximal und an Aufzweigungen von Ramus interventricularis und Ramus circumflexus lokalisiert sind.

Bei Untersuchungen von transplantierten Herzen ist die Differenzierung im weiteren Verlauf schwierig. Typischerweise ist aber nach Angaben der Arbeitsgruppen in Stanford und Cleveland typisch, daß die Erkrankung mehr distal und diffus verteilt ist. 50% der Patienten entwickeln im Verlauf neue Läsionen, die in einem Drittel der Fälle fokal und nicht zirkumferenziell lokalisiert sind.

Die Untersuchung der transplantierten Herzen ergab in 10% der Fälle Koronarspasmen. Schwerwiegendere Nebenwirkungen wurden aber nicht beobachtet.

Mit der intravaskulären Ultraschalluntersuchung wird auch eine intrakoronare Doppleruntersuchung eingesetzt, um nach Transplantation Einschränkungen der koronaren Flußreserve zu erfassen, noch bevor eine stenosierende koronare Herzerkrankung im Angiogramm oder auch mittels intravaskulärem Ultraschall aufgedeckt werden kann. Anscheinend ist die Einschränkung der koronaren Flußreserve eines der frühestens Zeichen, das auf die beginnende koronare Transplantations-Vaskulopathie hinweist (Ge 1996).

Abb. 8-36. Angiographie und intravaskulärer Ultraschall nach Aortendissektion mit Darstellung der abgehenden Gefäße insbesondere der A. renalis im abdominellen Bereich und Intimamembran. (*Ard/ Ars*). Wl/fl 0 wahres/falsches Lumen, *AMS* A. mesenterica superior, *Aics* A. iliaca sommunis sinister. (Nach Düber 1991)

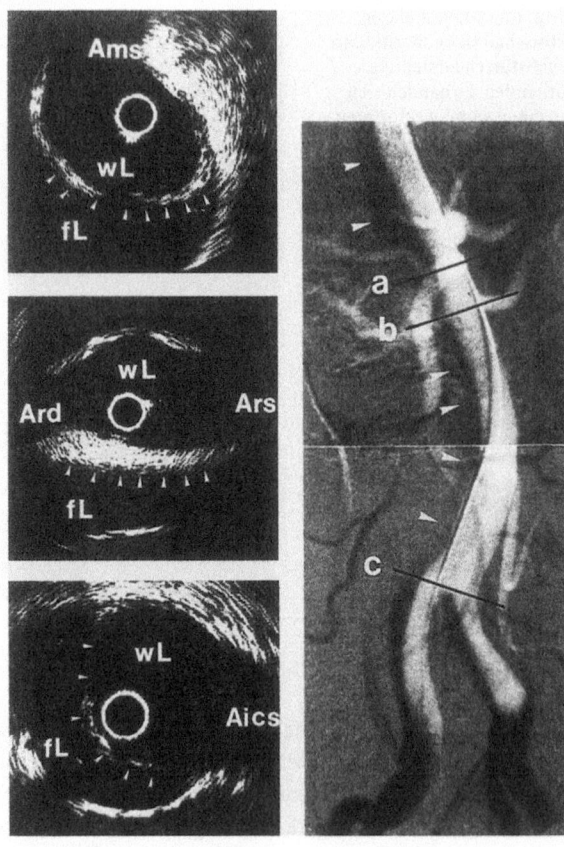

Abb. 8-37. Intramurales Hämatom im intravaskulären Ultraschall, erkennbar an der fokalen Wandverdickung. Im Lumen liegender Katheter (4,8 F) (20 MHz)

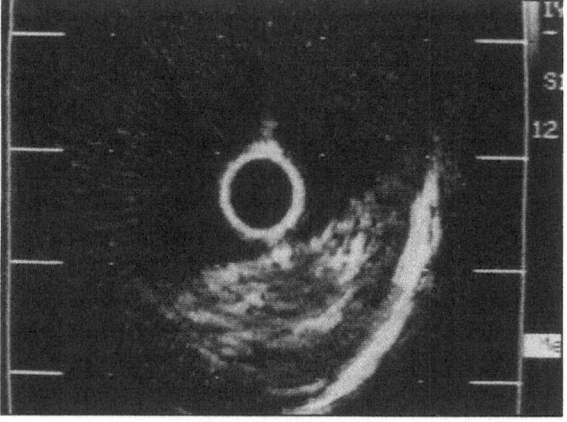

Ultraschallorientierung

Die Orientierung des Ultraschallbildes ist schwierig. Die Darstellung des Perikards im intravaskulären Ultraschall läßt erkennen, wo sich die Herzoberfläche befindet. Im Bereich des Hauptstammes der linken Koronararterie befindet sich der transversale Perikardsinus, der zum Teil mit Flüssigkeit gefüllt ist, und ab Abgang des Ramus circumflexus findet sich das Dreieck nach Brocq-Mpuchet. Im Bereich des Ramus interventricularis anterior findet sich ein senkrechter Abgang der septalen Äste und ein schräger Abgang der diagonalen Äste. Parallel läuft die vordere absteigende Vene, die an der Seite durchverläuft, ab der auch die diagonalen Äste verlaufen, so daß sich dort die linke Seite des Herzens befindet. Am ersten und am zweiten diagonalen Ast findet sich eine Überkreuzung von diagonalen Venen. Diese kreuzen zum Teil zweifach. Im Bereich des Ramus circumflexus sieht man parallel proximal das linke Vorhofohr und das vordere Mitralklappensegel. Außerdem befindet sich im distalen Teil die große Herzvene. Die rechte Koronararterie hat keine parallele Venen, die im Verlauf parallel zu erwarten ist. Einzelne kleine Venen kreuzen den Verlauf der rechten Koronararterie.

Intraaortaler Ultraschall

Mittels des intravaskulären Ultraschalls kann die Größe und Form sowie Kontur des Lumens der Aorta erfaßt werden. Im Vergleich zur Angiographie ergeben sich bei normalen Strukturen gute Korrelationen. Es zeigt sich aber, daß mittels Angiographie, auch bei einer biplanen Technik, die Arteriosklerose mit der Ausprägung einer deutlichen unregelmäßigen Konturierung des Lumens des Gefäßes nicht möglich ist und die Kalzifizierung sowie Thrombosierung der Aortenwand unterschätzt wird (Abb. 8-36).

Die diagnostische Wertigkeit des intrakoronaren Ultraschalls wurde zunächst für die klassischen Aortendissektion (Görge 1993; Weintraub 1992) und später auch für die intramurale Hämatombildung der Aorta belegt (Görge 1993; Alfonso 1996; Yamada 1996).

Die Vorteile liegen darin, daß die gesamte Aorta geschallt werden kann und vor allen Dingen die abdominellen Seitenäste in ihrem Ursprung aus dem falschen oder wahren Lumen wiedergegeben werden können (Abb. 8-36). Eine genaue Kenntnis der Anatomie ist notwendig, um die Bilder zu interpretieren. Der unterschiedliche Fluß erlaubt meist eine Differenzierung von wahrem und falschem Lumen. Im falschen Lumen findet sich häufig eine Thrombosierung und/oder spontane echokardiographische Kontrastierung. Ist kein Fluß vorhanden oder ein Thrombus sichtbar, ist bei vollständigem Fehlen der Kommunikation (Abb. 8-37) eine nicht kommunizierende Dissektion oder ein intramurales Hämatom vorhanden.

Die Ausbreitung der Dissektion in Richtung auf die rechte oder linke Iliaca kann beschrieben werden. Dies ist für die chirurgische Vorgehensweise oder auch für eine notwendige Katheterisierung von Gewinn.

Erstmalig konnte auch belegt werden, daß mit Hilfe des intravaskulären Ultraschalls eine Fenestrierung der Intimamembran interventionell möglich ist. Nur die Ausrichtung mittels intravaskulärem Ultraschallkontrolle erlaubte die sichere Vorführung einer transseptalen Nadel und die anschließende Vorführung von Drahtsystemen und Ballons, um eine gute Kommunikation beider Lumina zu erreichen (Görge 1996).

Auch bei der interventionellen Implantationen von Aortenprothesen besonders im Abdomenbereich ist die intravaskuläre Ultraschalluntersuchung hilfreich.

Nachteilig ist derzeit noch, daß das Kathetersystem nicht steuerbar ist. Von Görge et al. (1995) wurde ein System vorgestellt, das steuerbar ist und eine Zentrierung des Ultraschallkopfs gewährleistet. Dadurch werden Verzerrungen der Bildgebung vermieden und eine bessere Ausrichtung ermöglicht. Da der Katheter ohne Röntgenkontrolle vorgeführt werden kann, wird eine Reduktion der Strahlenbelastungs erreicht. Die Orientierung an den Seiten erlaubt bei fehlendem Widerstand eine freie Vorführung des Katheters, die allenfalls bei starker Windung und Elongation der Aorta schwierig sein kann. Die Führung über Drahtsysteme entfällt.

Derzeit ist die Auflösung vor allen Dingen bei sehr großer Aorta noch unbefriedigend. Neue Entwicklungen mit niederfrequenten Schallköpfen mit höherer Energie sind aber notwendig, um eine gute Darstellung im Bereich der thorakalen Aorta zu erreichen. Die Schallqualität im Bereich der Aorta abdominalis ist bereits gut. Leider fehlt die zusätzliche Information über den Aortenfluß. Zukünftige Weiterentwicklungen werden sicher diese Lücke schließen. Von J. Seward ist ein 9 F Katheter mit linearer Anschallung entwickelt worden.

Die Dehnbarkeit der Aorta determiniert die Windkesselfunktion der Aorta. Mit dem Alter nimmt die Windkesselfunktion durch Arteriosklerose ab und die Pulswellenlaufgeschwindigkeit zu. Bisher ist die Pulswellenlaufgeschwindigkeit als nicht invasives Maß für die Bestimmung der Aortencompliance analysiert worden und viele Autoren sind der Meinung, daß durch Analyse der Aortencompliance auf das Vorliegen einer koronare Herzerkrankung geschlossen werden kann. Während mit Hilfe der transösophagealen Echokardiographie die Analyse der Änderung der Aortenquerschnittsfläche nur im Bereich der thorakalen Aorta möglich ist, kann dies mit Hilfe des intravaskulären Ultraschalls im gesamten Bereich der Aorta erfolgen. Wird zusätzlich der Aortendruck berücksichtigt, kann auch die Hysterese der Aorta bestimmt und die Auswirkung der Arteriosklerose aber auch die Auswirkung von Gefäßveränderungen bedingt durch Medikamente analysiert werden. So konnte nachgewiesen werden, daß ACE-Hemmer die Compliance der Aorta ändern. Sicherlich wird diese Frage für die intravaskuläre Ultraschalluntersuchung im wesentlichen eine wissenschaftliche bleiben, da der invasive Charakter eine breite Anwendung nicht ermöglicht. Die Methode kann aber in Kombination mit dem Druck als Validierungsmethode für andere Analyseverfahren gewählt werden.

Intravaskulärer Ultraschall der Pulmonalarterie

Die Pulmonalarterie ist mittels eines Ultraschall-Katheters nicht einfach zu erreichen. Bewährt hat sich das Vorführen eines Pigtail-Katheters, der das Vorführen eine 2,60 m 0,34 inch Drahtes erlaubt. Über diesen Draht wird ein rechter Führungskatheter 8 F (z. B. Medtronic, Cordis) eingewechselt, der das Vorführen des intravaskulären Ultraschallkatheters erlaubt. Der Katheter selbst kann dann mit oder ohne Draht vorgeführt werden. Meist können aber nur die unteren Pulmonalgefäße in der Peripherie erreicht werden. Für das erreichen aller auch der oberen Pulmonalvenen ist dagegen ein steuerbarer Katheter notwendig (Görge 1996).

Die normale Pulmonalarterie zeigt einen einschichtigen Wandaufbau und ist gekennzeichnet durch eine starke Pulsation des Gefäßes während der Herzaktion (Abb. 8-38).

Abb. 8-38. Intravaskulärer Ultraschall einer Pulmonalklappe
im geöffneten Zustand

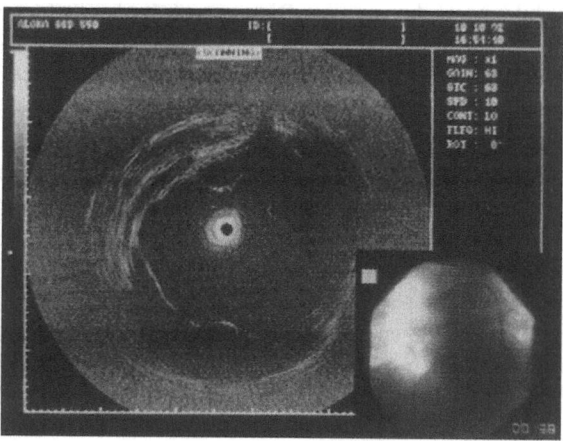

Bei bestehender pulmonaler Hypertonie entwickelt sich im chronischen Stadium
eine ausgeprägte Arteriosklerose, die dazu führen kann, daß eine ausgeprägte fokale
und lokalisierte Wandverdickung sichtbar wird. Bei chronischer Pulmonalhypertonie
auf dem Boden rezidivierender Pulmonalarterienembolie finden sich murale Throm-

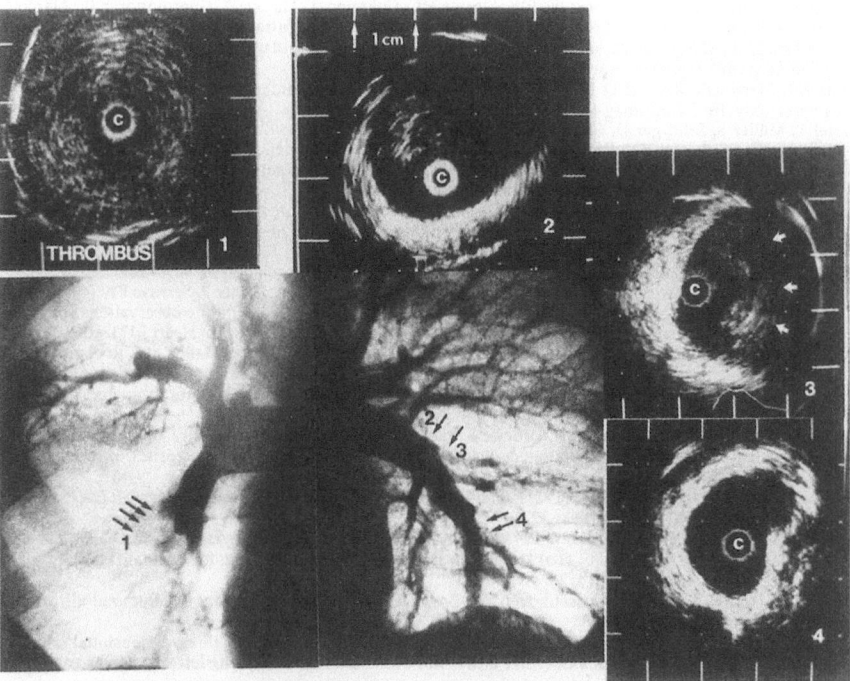

Abb. 8-39. Intravaskulärer Ultraschall bei Lungenembolie. Im Angiogramm Gefäßabbruch, im IVUS
Thromben im Gefäßlumen mit unregelmäßiger Lumenbegrenzung, 4,8 F, 20 MHz. Im Angiogramm
multiple periphere Gefäßabbrüche (rechts > links)

busbildungen, die vor allen Dingen auch in den kleinen Gefäßen festgestellt werden. Nicht immer ist die Trennung von chronischer pulmonaler Hypertonie und chronisch rezidivierender Lungenembolie möglich (Abb. 8-39) (Görge 1997). Die akute Lungenembolie ist gekennzeichnet durch frei flottierenden Thromben im Bereich der Pulmonalarterie die bei chronisch rezidivierender Lungenembolie auch murale Anteile aufweisen (Görge 1997). Die intravaskulären Ultraschalluntersuchungen können auch benutzt werden, um den thrombolytischen Effekt zu monitorisieren (Abb. 8-39).

Der Vorteil der intravaskulären Ultraschalluntersuchung liegt, im direkten Nachweis des Thrombus begründet im Gegensatz zu indirekten Zeichen der Angiographie, die sich auf den Nachweis von Füllungsdefekten stützt.

Vor allen Dingen bei der pulmonalen Hypertonie unklarer Ursache kann mit Hilfe der intravaskulären Ultraschalluntersuchung eine weitergehende Diagnostik erreicht werden. Dies ist zum Teil die Voraussetzung für die mögliche zum Teil sehr erfolgreiche durchgeführte Thrombektomie oder Dilatation. Neu ist die Kombination der Angioskopie mit der Ultraschalltechnik.

Literatur

Alfonso F, Macaya C, Giocolea J, Hernandez R, Segovia J, Zamorano J, Banuelos C, Zarco P (1994) Determinants of coronary compliance in patients with coronary artery disease: an intravascular ultrasound study. J Am Coll Cardiol 15,2:879–884

Alfonso F, Almeria C, Fernandez-Ortiz A, Segovia J, Ferreiros J, Goicolea J, Hernandez R, Banuelos C, Gil-Aguado M, Macaya C (1997) Aortic dissection occurring during coronary angioplasty: angiographic and transesophageal echocardiographic findings. Cathet Cardiovasc Diagn 42 (4):412–415

Almagor Y, Feld S, Kiemeneij F, Serruys PW, Morice MC, Colombo A, Macaya C, Guermonprez JL, Marco J, Erbel R, Penn IM, Bonan R, Leon MB (1997) First international new intravascular rigid-flex endovascular stent study (FINESS): clinical and angiographic results after elective and urgent stent implantation. The FINESS Trial Investigators. J Am Coll Cardiol Oct; 30 (4):847–854

Aretz HT, Martinelli MA, LeDet EG (1989) Intraluminal ultrasound guidance of transverse laser coronary atherectomy. Int J Card Imag 4:153–157

Bartel T, Müller S, Schürger D, Gaßmann B, Rüttermann V, Erbel R (1997) Quantitative Gewebe-Doppler-Echokardiographie im Vergleich mit M-mode-Messungen bei Gesunden. Z Kardiol 86:131–137

Baumgart D, Liu F, Haude M, Görge G, Erbel R (1995) Acute plaque rupture and myocardial stunning in patient with normal coronary arteriography. Lancet 346:193–194

Baumgart D, Haude M, Ge J, Görge G, Liu F, Shah V, Erbel R (1996) Online integration of intravascular ultrasound images into angiographic images. Cath Cardiovasc Diagn 39:328–229

Baumgart D, Haude M, Görge G, Liu F, Ge J, Große-Eggebrecht C, Erbel R, Heusch G (1999) Augmented α-adrenergic constriction of atherosclerotic human coronary arteries. Circulation 99:2090–2097

Birgelen C von, Gil R, Ruygrok P, Prati F, Di Mario C, van der Giessen WJ, de Feyter P, Serruys PW (1996) Optimized expansion of the Wallstent compared with the Palmaz-Schatz stent: On-line observations with two- and three-dimensional intracoronary ultrasound after angiographic guidance. Am Heart J 131:1067–1075

Birgelen C von, van der Lugt A, Nicosia A, Mintz G, Gussenhoven EJ, de Vrey E, Mallus MT, Roelandt JRTC, Serruys PW, de Feyter PJ (1996) Computerized assessment of coronary lumen and atherosclerotic plaque dimensions in three-dimensional intravascular ultrasound correlated with histomorphometry. Am J Cardiol 78:1202–1209

Bocksch WG, Schartl M, Beckmann SH, Dreysse S, Paeprer H (1994) Intravascular ultrasound imaging in patients with acute myocardial infarction: comparison with chronic stable angina pectoris. Coron Artery Dis 5(9) 727–735

Bom N, Lancee CT, Van Egmond FC (1972) An ultrasonic intracardiac scanner. Ultrasonics 10:72–76 and US patent No. 1,402,192, filed February 22, 1973

Bom N, Lancee CT, Slager CJ, et al (1987) Ein Weg zur intraluminalen Echoarteriografie. Ultraschall 8:233–236

Bom N, Slager CJ, Van Egmond FC, et al (1988) Intra-arterial ultrasonic imaging for recanalization by spark erosion. Ultrasound Med Biol 14:257–261

Bom N, ten Hoff H, Lancee CT, Gussenhoven WJ, Bosch JG (1989) Early and recent intraluminal ultrasound devices Int J Card Imag 4:79–88

Buck T, Hunold P, Wentz KU, Tkalec W, Nesser HJ, Erbel R (1997) Tomographic three-dimensional echocardiographic determination of chamber size and systolic function in patients with left ventricular aneurysm. Circulation 96:4286–4297

Carleton RA, Sessions RW, Graettinger JS (1969) Diameter of heart measured my intracavitary ultrasound. Med Res Engng May/June:28–32

Cieszynski T (1960) Intracardiac method for the investigation of structure of the heart with the aid of ultrasonics. Arch Immun Ter Dow 8:551–557

Colombo A, Hall P, Nakamura S, Almagor Y, Maiello L, Martini G, Gaglione A, Goldberg SL, Tobis JM (1995) Intracoronary stenting without anticoagulation accomplished with intravascular ultrasound guidance. Circulation 91 (6):1676–1688

Daoud AS, Pankin D, Rulgan H, Florentin RA (1963) Aneurysms of the coronary artery: report of ten cases and review of literature. Am J Cardiol 11:228–237

De Feyter PJ, Ozaki Y, Baptista J, Escaned J, Di Mario C, De Jaegere PPT, Serruys PW, Roelandt JRTC (1995) Ischemia-related lesion characteristics in patients with stable and unstable angina: a study with intracoronary angioscopy and ultrasound. Circulation 92:1408–1413

de Jaegere P, Mudra H, Figulla H, Almagor Y, Doucet S, Penn I, Colombo A, Hamm C, Bartorelli A, Rothman M, Nobuyoshi M, Yamaguchi T, Voudris V, DiMario C, Makovski S, Hausmann D, Rowe S, Rabinovich S, Sunamura M, van Es GA (1998) Intravascular ultrasound-guided optimized stent deployment. Immediate and 6 months clinical and angiographic results from the Multicenter Ultrasound Stenting in Coronaries Study. Eur Heart J 19 (8):1214–1223

Detrano RC, Wong ND, Tang W, French WJ, Georgiou D, Young E, Brezden OS, Doherty TM, Narahara KA, Brundage BH (1994) Prognostic siginificance of cardiac cineflouroscopy for coronarys calcific deposits in asymptomatic high risk subjects. J Amer Coll Cardiol 24: 354–358

Detrano R, Hsiai T, Wantg s, Puentes G, Fallavollita J, Shields P, Stanford W, Wolfkiel C, Georgiou D, Budhoff M (1996) Prognostic value of coronary calcification and angiographic stenoses inpatients undergoing coronary angiography J Amer Coll Cardiol 27:285–290

Diefenbach C, Erbel R, Treese N, Bollenbach E, Meyer J (1994) Häufigkeit von Myokardbrücken nach adrenerger Stimulation und Nachlastsenkung bei Patienten mit Angina pectoris, aber unauffälligen Koronararterien. Kardiol 83:809–815

Dietz U, Erbel R, Pannen B, Haude M, Nixdorff U, Iversen S, Thoenes W, Auth D, Meyer J (1991) Angiographic and histologic findings in high frequency rotational ablation in coronary arteries in vitro. Z Kardiol 80 (3):222–229

Di Mario C, The SHK, Madretsma S (1992) Detection and characterization of vascular lesions by intravascular ultrasound An in vitro study correlated with histology. J Amer Soc Echocard 5:135–146

Di Mario C, Görge G, Peter R, Kearney P, Pinto F, Hausmann D, von Birgelen C, Colombo A, Mudra H, Zeiher A, Roelandt J, Erbel R: Guidelines for image interpretation and clinical application of intracoronary ultrasound. Europ Heart J (in press)

Di Mario C, Görge G, Peters R, Kearney P, Pinto F, Hausmann D, von Birgelen C, Colombo A, Mudra H, Roelandt J, Erbel R on behalf of the Study Group on intracoronary imaging of the working group of coronary circulation and of the subgroup on intravascular ultrasound of the working group of echocardiography of the european society of cardiology (1998) Clinical application and image interpretation in intracoronary ultrasound: Clinical application and image interpretation in intracoronary ultrasound. Europ Heart J 19: 207–229

Ebina T, Okla S, Tanaka M, Kosaka S, Kikuchi Y, Uchida R, Hagiwara Y (1965) The diagnostic application of ultrasound to the disease in mediastinal organs. Ultrasono-tomography for the heart and great vessels. Sci Rep Res Inst Tohoku Univ 12:199–212

Erbel R, Rupprecht HJ, Ge J, Gerber TH, Görge G, Meyer J (1993) Coronary artery shape and flow changes induced by myocardial bridging. Echocardiogr 1:71–77

Erbel R, Ge J, Kearney P, v. Birgelen C, Schmermund A, Baumgart D, Brennecke R, Rupprecht HJ, Meyer J (1995) Intravaskuläre Sonographie bei koronarer Herzkrankheit. Dtsch Med Wschr 120:847–854

Erbel R, Ge J, Bokisch A, Kearney P, Görge G, Haude M, Schümann D, Zamorano J, Rupprecht HJ, Meyer J (1996) Value of intracoronary ultrasound and Doppler in the differentiation of angiographically normal coronary arteries: a prospective study in patients with angina pectoris. Eur Heart J 17:880–889

Erbel R (1996) The Dawn of a New Era – Non Invasive coronary imaging. Editorial Herz 21: 75–77

Erbel R, Ge J, Görge G, Baumgart D, Haude M, Jeremias A, Birgelen C von, Jollet N, Schwedtmann J (1999) Intravascular ultrasound classification of atherosclerotic lesions according to American Heart Association recommendation. Coron Artery Dis 10 (7):489–499

Fitzgerald PJ, Ports TA, Yock PY (1992) Contribution of localized calcium deposits to dissection after angioplasty, an observational study using intravascular ultrasound. Circulation 86:64–70

Fitzgerald PJ, Belef M, Connolly AJ, et al (1995) Design and initial testing of an ultrasound – guided directional atherectomy device. Am Heart J 129:593–598

Freudenberg H, Lichtlen PR (1981) The normal wall segment in coronary stenoses. A postmortal study. Z Kardiol 70:863–869

Ge J, Erbel R, Seidel I, Görge G, Riechert T, Gerber T, Meyer J (1991) Experimentelle Überprüfung der Genauigkeit und Sicherheit des intraluminalen Ultraschalls Z Kardiol 80:595–601

Ge J, Erbel R, Görge G, Gerber Th, Brennecke R, Seidel I, Reichert Tm Meyer J (1992) Intravascular ultrasound imaging of arterial wall architecture. Echocard 5:475–481

Ge J, Erbel R, Zamorano J, Koch L, Kearney P, Görge G, Gerber T, Meyer J (1993) Coronary artery remodelling in atherosclerotic disease: an intravascular ultrasonic study in vivo. Coronary Artery Disease 4:981–986

Ge J, Erbel R, Gerber T, Görge G, Koch L, Haude M, Meyer J (1994) Intravascular ultrasound imaging of angiographically normal coronary arteries: A prospective study in vivo. Br Heart J 71:572–578

Ge J, Erbel R, Rupprecht HJ, Koch L, Kearney P, Görge G, Haude M, Meyer J (1994) Comparison of intravascular ultrasound and angiography in the assessment of myocardial bridging. Circ 89(4):1725–1732

Ge J, Erbel R, Görge G, Haude M, Meyer J (1995) High wall shear stress proximal to myocardial bridging and atherosclerosis: intracoronary ultrasound and pressure measurements. Br Heart J 73:462–465

Ge J, Liu F, Kearney P, Görge G, Haude M, Erbel R (1995) Acute coronary artery closure following intracoronary ultrasound examination. Cath Cardiovasc Diagn 35:232–235

Ge J, Liu F, Kearney P, Görge G, Haude M, Baumgart D, Ashry M, Erbel R (1995) Intravascular ultrasound approach to the diagnosis of coronary artery aneurysms. Am Heart J 130:765–771

Ge J, Koch L, Roth T, Görge G, Kearney P, Haude M, Baumgart D, von Birgelen C, Brennecke R, Meyer J, Erbel R
    (1995) Rekonstruktionsverfahren zur 3D-Darstellung und Quantifizierung von intrakoronaren Ultra-
    schallquerschnittsbildern unter Verwendung biplaner Fluoroskopie. Herz 20:263–276
Ge J, Liu F, Kearney P, Görge G, Haude M, Erbel R (1995) Acute coronary artery losure following intracoronary
    ultrasound examination. Cath Cardiovasc Diasgn 35:232–235
Ge J, Liu F, Kearney P, Görge G, Haude M, Baumgart D, Ashry M, Erbel R (1995) Intravascular ultrasound
    approach to the diagnosis of coronary artery aneurysms. Am Heart J 130:765–771
Ge J, Schwedtmann J, Görge G, Haude M, Baumgart D, Shah V, v Birgelen C, Sack S, Boudoulas H, Erbel R
    (1999) Screening of ruptured plaques in patients with coronary artery disease by intravascular ultrasound.
    Heart 81:621–627
Ge J, Koch L, Roth TH, Erbel R (1997) Vision guided laser atherectomy. Min Invas Ther β allied Technol
    6:209–212
Gerber ThC, Erbel R, Görge G, Ge J, Rupprecht H-J, Meyer J (1992) Classification of Morphologic Effects of
    Percutaneous Transluminal Coronary Angioplasty Assessed by Intravascular Ultrasound. Am J Cardiol
    70:1546–1554
Gerber ThC, Erbel R, Görge G, Ge J, Rupprecht HJ, Meyer J (1994) Extent of atherosclerosis and remodelling of
    the left main coronary artery determined by intravascular ultrasound. Am J Cardiol 73:666–671
Glagov S, Weisenberg E, Zarins CK, Stakunavicius R, Kolettis GJ (1987) Compensatory enlargement of human
    atherosclerotic coronary arteries: New Engl J Med 316:1371–1375
Görge G, Erbel R, Schuster S, Ge J, Meyer J (1991) Intravascular ultrasound in daignosis of acute pulmonary
    embolism. Lancet 337:623–624
Görge G, Haude M, Ge J, Voegele E, Gerber Th, Rupprecht HJ, Meyer J, Erbel R (1995) Intravascular Ultra-
    sound After Low and High Inflation Pressure Coronary Artery Stent Implantation. J Am Coll Cardiol 26:
    725–730
Görge G, Erbel R (1996) Intravasaler Ultraschall zur Steuerung der perkutanen Fenestration einer Aorten-
    dissektionsmembran. Dtsch Med Wschr 121:1598–1602
Görge G, Schuster ST, Ge J, Meyer, R. Erbel (1997) Intravascular ultrasound in patients with acute pulmonary
    embolism after treatment with intravenous urokinase and high-dose heparin. Heart 77:73–77
Gould KL, Kirkeeide R, Buchi M (1990) Coronary flow reserve as a physiological measure of stenosis severity,
    I: relative and absolute coronary flow reserve during changing aortic pressure; II: determination from
    angiographic stenosis dimensions under standardized conditions. J Am Coll Cardiol 15:459–474
Gussenhoven WJ, Essed CE, Frietman P, Mastik F, Lancee C, Slager Cm, Serruys P, Gerritsen P, Pieterman H,
    Bom N (1989) Intravascular echographic assessment of vessel wall characteristics: a correlation with histol-
    ogy. Int J Card Imag 4:105–116
Hausmann D, Erbel R, Alibelli-Chemarin MJ, Boksch W, Caracciolog E, Cohn JM, Culp SC, Daniel WG,
    De-Scheerder I, DiMario C, et al (1995) The safety of intracoronary ultrasound. A multicenter survey of
    2207 examinations. Circulation 91(3):623–630
Haude M, Erbel R, Straub U, Dietz U, Schatz R, Meyer J (1991) Results of intracoronary stents for management
    of coronary dissection after balloon angioplasty. Am J Cardiol 67:691–696
Haude M, Caspari G, Baumgart D, Eich B. Liu F, Brennecke R, Meyer J, Erbel R (1996) Normalisierung der
    myokardialen Perfusionsreserve nach koronarer Stentimplantation im Gegensatz zur alleinigen Ballon-
    anagioplastie. Z Kardiol 85:260–272
Hartley CJ (1989) Review of intracoronary Doppler catheters. Int J of Cardiac Imag 4:159–168
Hodgson JMcB, Graham SP, Savakus AD, Dame SSG, Stephens DN, Dhillon PS, Brands D, Sheehan H, Eberle
    MJ (1989) Clinical percutaneous imaging of coronary anatomy using an over-the-wire ultrasound catheter
    system. Int J Card Imag 4:187–193
Holmes DR Jr, Topol EJ, Adelman AG, Cohen EA, Califf RM (1994) Randomized trials of directional cordonary
    atherectomy: implications for clinical practice and future investigation. J Am Coll Cardiol 24(2):431–439
Isner JM, Kishel J, Kent KM (1981) Accuracy of angiograhic determination of the left main coroanry arterial
    narrowing. Circulation 63:1065–1061
Jain SP, Jain A, Collins TJ, et al (1994) Predictors of restenosis: a morphometric and quantitative evaluation by
    intravascular ultrasound. Am Heart J 128:664–763
Kearney P, Erbel R, Rupprecht HJ, Koch L, Voigtländer T, Stähr P, Görge G, Meyer J (1996) Differences in mor-
    phology of unstable coronary lesions and their impact on the mechanisms of angioplasty – An in vivo study
    with intravascular ultrasound Eur Hear J 17:721–730
Kern MJ (1992) Syndrome X: Understanding and evaluating the patient with chest pain and nromal coronary
    arteriograms. Heart Dis Stroke 1:299–302
Kimura FJ, Fitzgerald PJ, Sudhir K, et al (1992) Guidance of directional coronary atherectomy by intracoro-
    nary ultrasound imaging. Am Heart J 124:1385–1369
Kossoff G (1966) Diagnostic applications of ultrasound in cardiology. Australas Radiol X:101–106
Lookwood G, Ryan L, Gotlieb A, Lonn E, Hunt J, Liu P, Foster S (1992) In vitro high resolution intravascular
    imaging in muscular and elastic arteries. J Amer Coll Cardiol 20:153–160
Martin RW, Pollack GH, Phillips J (1975) An ultrasonic catheter tip instrument for measuring volume blood
    flow. IEEE Ultrasonics Symp Proc 301–5
Miller DD, Donohue TJ, Wolford TL, Kern MJ, Bergmann SR (1996) Assessment of blood flow distal to coro-
    nary artery stenoses. Correlations between myocardial positron emission tomography and poststenotic
    intracoronary Doppler flow reserve. Circulation Nov 15; 94(10):2447–2454
Mintz GS, Popma JJ, Pichard AD, et al (1995) Patterns of calcification in coronary artery disease. A statistical
    analysis of intravascular ultrasound and coronary angiography in 1.155 lesions. Circulation 91:1959–1965
Mintz GS, Painter JA, Pichard AD, Kent KM, Satler LF, Popma JJ, Chuang YC, Bucher TA, Sokolowicz LE, Le-
    on MB (1995) Atherosclerosis in angiographically „normal" coronary artery reference segments: an intra-
    vascular ultrasound study with clinical correlations. J Am Coll Cardiol 25(7):1479–1485

Mintz GS, Popma JJ, Picard AD, Kent KM, Satler FL, Chuang YC, Ditrano CJ, Leon MB (1995) Patterns of calcification incoronary artery disease. A statistical analysis of intravascular ultrasound and coronary angiography in 1155 lesions. Circulation 91(7) 1959–1965

Montenegro MR, Eggen DA (1968) Topography of atherosclerosis in the coronary arteries. Lab Invest 18: 586–593

Omoto R (1967) Intracardiac scanning of the heart with the aid of ultrasonic intravenous probe. Jpn Heart J 8 (6): 569–581

Peronneau P: Catheter with piezoelectric transducer. U.S Patent No. 3,542,014, 1970

Pinto FJ, Chenzbraun A, Botas J, Valantine HA, St-Goar FG, Alderman EL, Oesterie SN, Schroeder JS, Popp RL (1994) Feasibility of serial intracoronary ultrasound imaging for assessment of progression of intimal proliferation in cardiac transplant recipients. Circ 90(5) 2348–2355

Porstmann W, Iwig J (1960) Die intramurale Koronarie im Angiogramm. 92: 129–133

Reid JM, Davis DL, Ricketts HJ, Spencer MP (1974) A new Doppler flowmeter system and its operation with catheter mounted transducers. In: Reneman RS (ed) Cardiovascular applications of ultrasound. Amsterdam/London: North-Holland Publishing Co, pp 183–192

Rensing BJ, Hermans WRM, Vos J, Beatt KJ, Bossuyt P, Rutsch W, Serruys PW (1993) Luminal narrowing after PTCA. A study of clinical procedural and lesional factors related to long-term angiographic outcome. Circulation 88: 975–985

Rumberger JA, Simons DB, Fitzpatrick LA, Sheedy PF, Schartz RS (1995) Coronary artery calcium area by electron-beam computed tomography and coroanry atherosclerotic plaque area. A histophthologic correlative study. Circulation 92: 2157–2162

Roelandt JR, Bom N, Serruys B, et al (1989) Ultrasound angioscopy: real-time, two-dimensional cross-sectional echocardiography. Echocardiography 6:1–8

Rupprecht HJ, Erbel R, Ge J, Görge G (1992) Abnormal Flow-Pattern and Reduced Flow-Reserve in Patients with Muscle-Bridging. Circulation 86: Suppl I-322; 1283

Schmermund A, Baumgart D, Görge G, Ge J, Grönemeyer D, Seibel R, Altmaier K, Sehnert C, Erbel R (1995) Arteriosklerotische Veränderungen bei Patienten mit koronarer Herzkrankheit – Elektronenstrahltomographie und IVUS [abstr.]. Z Kardiol 84 (Suppl):31

Schmermund A, Lange S, Sehnert C, Altmaier K, Baumgart D, Görge G, Erbel R, Seibel R, Grönemeyer D (1995) Elektronenstrahltomography bei koronarer Herzkrankheit. Dtsch med Wschr 120: 1229–1235

Schuster S, Weilemann S L, Erbel R, Meyer J (1998) Inhomogenität der linksventrikulären Kontraktion unter der Beatmung mit positiv-endexspiratorischem Druck. Intensivmedizin 35:114–123

Serruys PW, di Mario C, Piek J, Schroeder E, Vrints C, Probst P, de Bruyne B, Hanet C, Fleck E, Haude M, Verna E, Voudris V, Geschwind H, Emanuelsson H, Muhlberger V, Danzi G, Peels HO, Ford AJ Jr, Boersma E (1997) Prognostic value of intracoronary flow velocity and diameter stenosis in assessing the short- and long-term outcomes of coronary balloon angioplasty: the DERATE Study Doppler Endpoints Balloon Angioplasty Trial Europe). Circulation 96 (10):3369–3377

Sibley DH, Millar HD, Hartley CJ, Whitlow PL (1986) Subselective measurement of coronary blood flow velocity using a steerable Doppler catheter. J Am Coll Cardiol 8:1332–1340

Stary HC (1990) The sequency of cell and matrix chatges in atherosclerotic lesions of coronary arteries in the first forty years of life. Eur Heart J 11:Suppl 3–19

Stary HC, Chandler AB, Dinsmore RE, Fuster V, Glagowv S, Insull W, Rosendfeld ME, Schartz CJ, Wagner WD, Wissler RW (1995) A definition of advanced types of atherosclerotic lesions and a histological classification of atherosclerosis. Circulation 92:1355–1374

Stegall HF, Stone HL, Bishop VS, Laenger C (1967) A catheter-tip pressure and velocity sensor Proc 20th Ann Conf Eng Med Biol 27:4 (Abstract)

Tobis JM, Mallery J, Mahon D (1991) Intravascular ultrasound imaging of human coronary arteries in vivo. Circulation 83:913–926

Velican D, Velican C (1981) Comparative study on age-related chages and atherosclerotic involvment of the coronary arteries of male and female subjects up to 40 years of age. Atherosclerosis 38:39–50

Vlodover Z, Edwards JE (1971) Pathology of coronary atherosclerosis Progr. cardiovasc Dis 14:256–274

Weintraub AR, Erbel R, Gorge G, Schwartz SL, Ge J, Gerber T, Meyer J, Hsu TL, Bojar R, Iliceto S, et al (1994) Intravascular ultrasound imaging in acute aortic dissection. J Am Coll Cardiol 24 (2):495–503

Widmann M, Weisener T, Bark C, Vögele G, Schraft RD, Schweizer M, Erbel R, Baumgart D (1997) Microperfusion pump-systems and development. Min Invas Ther & Allied Technol 6:204–208

Wild JJ, Reid JM (1955) Ultrasonic rectal endoscope for tumor location. Am Inst Ultrasonics Med 4:59

Wolhoff K (1929) Über die Atherosklerose der Koronararterien des Herzens. Beitr path Anat 82:555–596

Yamada E, Matsumura M, Kyo S, Omoto R (1995) Usefulness of a prototype intravascular ultrasound imaging in evaluation of aortic dissection and comparison with angiographic study, transesophageal echocardiography, computed tomography, and magnetic resonance imaging. Am J Cardiol 75 (2):161–165

Yock PG (1987) Catheter apparatus. European patent No 0234951

Yock PG, Linker DT, Thapliyal HV, et al (1988) Real-time, two-dimensional catheter ultrasound: a new technique for high-resolution intravascular imaging. J Am Coll Cardiol 11:30 A (abstr)

Yock PG, Linker DT, White NW, Rowe MH, Selmon MR, Robertson GC, Hinohara T, Simpson JB (1989) Clinical applications of intravascular ultrasound imaging in atherectomy. Int J Card Imag 4:117–125

Yock PG, Johnson EL, Linker DT (1988) Intravascular ultrasound: development and clinical potential. Am J Card Imag 2:185–193

Zamorano J, Erbel R, Ge J, Görge G, Kearney P, Scholte A, Meyer J (1994) Vessel wall chages in the proximal non-treated segment after PTCA. An in vivo intracoronary ultrasound study. Eur Heart J 15:1505–1511

Zarins CK, Weisenberg E, Kolettis G, Stankunavicius R, Glagov S (1988) Differential enlargement of artery segments in response to enlarging atherosclerotic plaques. J vasc Surg Suppl 7:386–394

Zeiher AM, Drexler H, Saurbier B, Just HJ (1993) Endothelium-mediated coronary blood flow modulation in humans. J Clin invest 92:652–662

KAPITEL 9

Koronare Endoskopie

M. Höher · J. Wöhrle · V. Hombach

Unter der Koronarendoskopie versteht man die optisch, angioskopische Darstellung der endoluminalen Gefäßstrukturen mittels eines ultradünnen Fiberendoskopes. Als Besonderheit gegenüber anderen endoskopischen Verfahren (z. B. Gastroskopie, Zystoskopie) erfordert die Blutfüllung der zu untersuchenden Arterie eine konstante Spülung mit einer klaren Lösung. Die Anatomie der Koronararterien bedingt sehr dünne Endoskope (0,5 mm Durchmesser) ohne Abwinkelungsmechanik, so daß nur eine passive Steuerung durch den intrakoronaren Führungsdraht möglich ist.

Nach einer längeren Entwicklungsphase ist die Methode heute technisch gereift. Die historische Entwicklung, die derzeitige Technik und die Klassifikation der koronarendoskopischen Befunde werden im folgenden dargestellt. Aus der Sicht des interventionellen Kardiologen ist die Koronarendoskopie eine interessante Spezialmethode, deren klinische Wertigkeit jedoch noch nicht abschließend beurteilt werden kann. Neben der Zuordnung endoskopischer Strukturen zu klinischen Krankheitsbildern (Thromben und Plaqueulzera bei instabiler Angina) wurden in letzter Zeit auch Daten zur prognostischen Relevanz der Befunde publiziert, deren aktueller Stand zusammenfassend diskutiert wird.

Historische Entwicklung

Die ersten endoskopischen Untersuchungen am Herzen wurden bereits 1913 von Rhea und Walker [1, 2] durchgeführt. Bei diesen initialen Untersuchungen stand die Diagnostik von Klappenvitien im Vordergrund. So versuchten Rhea und Walker tierexperimentell nach Thorakotomie die Mitralklappe durch eine transauriculär eingeführte Metallröhre mit einer frontständiger Linse darzustellen. Die Experimente, die von den Autoren selbst nicht veröffentlicht wurden, waren im wesentlichen durch Herzrhythmusstörungen limitiert. 1922 konnten Allen und Graham [3, 4] erstmalig intrakardiale Strukturen durch eine Metallröhre mit integriertem Skalpell und elektrischer Beleuchtung darstellen. An Leichenherzen gelang ihnen die erfolgreiche Inspektion und Therapie stenosierter Mitralklappen. 1923 wandte Cutler [2] erstmals das Kardioskop am Menschen an. Die 31jährige Patientin mit Mitralstenose verstarb jedoch nach der transauriculären Einführung des Instruments. 1936 wurde von Sakakibara [5] die lokale Spülung mit Ringer-Lösung eingeführt, die wegen der starken hämodynamischen Kreislaufbelastung jedoch nicht am Menschen angewandt wurde. Keith und Wappler (zitiert in [1]) erreichten 1941 eine Verbesserung des Blickwinkels durch Anbringen einer Glaskammer am seitlichen Linsensystem an der Spitze ihres Instrumentes. Die

Sicht war jedoch aufgrund der geringen Sichtfläche, sowie durch den intermittierenden Wandkontakt aufgrund der Pulsationen stark limitiert. 1943 konnten Harken und Glidden [1] das Sichtfeld durch einen durchsichtigen Ballon an der Instrumentenspitze, der mit 8–15 ml Kochsalzlösung insuffliert wurde, vergrößern. Der Ballon war jedoch aufgrund der geringen Stabilität nicht für intraventrikuläre Anwendungen geeignet. Eine erneute Anwendung am Menschen, diesmal bei Patienten mit Pulmonalstenose, erfolgte 1948 durch Brock [6], wobei beide untersuchten Patienten nachfolgend verstarben. Die zusätzliche Heparingabe zur Vermeidung von Auflagerungen wurde 1950 durch Murray eingeführt. 1951 berichtete Butterworth [7] über ein starres Kunststoffendoskop mit externer Lichtquelle. Bolton konnte 1954 [8] erstmals mit einem ähnlichen, retrograd über eine Inzisur am Aortenbogen eingeführten Instrument, ein Koronarostium darstellen. Die erste starre Kardioskopie ohne vorherige Thorakotomie erfolgte 1961 durch Carlens und Silander [9, 10]. Hierzu führten sie das 4 mm dicke, mit einem insufflierbaren Gummiballon ausgestattete Endoskop über die Vena jugularis externa dextra ein. Bei Tierexperimenten kam es lediglich zu Extrasystolen, so daß das Instrument nachfolgend an sechs Patienten in der Diagnostik von Vorhofseptumdefekten und Fehlmündung von Lungenvenen erfolgreich eingesetzt wurde.

Mit Einführung der Herzlungenmaschine und der damit möglichen offenen Klappenchirurgie wurde die Kardioskopie dann praktisch vollständig verlassen. Statt dessen benutzte Greenstone 1966 [11] erstmals ein flexibles Fiberendoskop (Choledochoskop mit 660 Glasfasern, 50 cm Länge und 7 mm Durchmesser) zur Darstellung intravasaler Strukturen und beschrieb tierexperimentell die Detektion von Thromben und Intimadissektionen in Iliacal- und Femoralarterien. In der Folgezeit wurde die intraoperative Angioskopie nach Arteriotomie durch Vollmar [12, 13] zu einem Routineverfahren im Rahmen der aortoiliakalen und femoropolitealen Thrombendarteriektomie ausgebaut.

Nach Einführung der koronaren Ballondilatation durch Grüntzig (1977) [14] ergab sich die Frage, inwieweit interventionelle Maßnahmen koronarendoskopisch „unter Sicht" vorgenommen werden könnten. Über die erste therapeutische Anwendung der Angioskopie berichtete Lee 1982 [15], der experimentell Laserangioplastien unter endoskopischer Kontrolle vornahm. Die erste in-vivo Koronarendoskopie des Ramus interventricularis anterior führte 1983 Spears [16, 17] intraoperativ während einer Bypass-Operation durch. 1985 berichtete Höher [18] erstmals über die perkutane Angioskopie der Iliacalgefäße, im gleichen Jahr führte Spears [19] erstmals eine Koronarangioskopie an drei Patienten mit verschlossener rechter Koronararterie durch. Die erste perkutane Koronarangioskopie eines nicht verschlossenen, stenosierten Gefäßes nahm 1986 Hombach [20] vor. Die notwendige Spülung des Gesichtsfeldes mit klarer, kristalliner Lösung erfolgte hierbei vom Koronarostium durch einen 9-F-Führungskatheter. 1990 erweiterte Höher [21] das System um einen intrakoronaren Spülkatheter, mit welchem eine selektive, lokale Spülung des Gesichtsfeldes sowie eine Angioskopie auch weiter distal gelegener Stenosen möglich wurde. Die derzeit am weitesten verbreitete Technik mit lokaler Spülung und Unterbrechung des Blutflusses durch einen Ballon wurde 1991 erstmals von Ramee und White [22] beschrieben.

Im Zusammenhang mit der antiarrhythmischen Ablationstherapie wurde zwischenzeitlich nochmals versucht, die Katheterplazierung mittels intraventrikulärer Endoskopie der Mitralklappenbasis zu überwachen, was bislang jedoch noch nicht weiter angewandt wurde.

Entwicklung der Koronarendoskopietechnik

Die Abb. 9-1 zeigt eines der ersten koronar verwendeten Endoskope mit einem Außendurchmesser von 1,8 mm (Olympus Co.). Das Instrument ähnelt im Aufbau den aus der Gastroenterologie bekannten Endoskopen und bestand aus einer 1,8 mm dicken Glasfiberoptik mit 8000 Fasern, einem relativ großen Handstück, über das die Lichteinspeisung vorgenommen wurde und einem Kameraadapter mit Ankoppelung an eine konventionelle Spiegelreflexkamera. Die Dokumentation der endoskopischen Aufnahmen mittels Einzelphotographien erforderte einerseits eine hohe Lichtleistung (300 W mit zusätzlicher Blitzeinrichtung) sowie die letztendlich schwierige Abstimmung zwischen dem photographierenden Untersucher und dem interventionell tätigen Kardiologen.

Die Abb. 9-2a zeigt schematisch das Procedere bei den ersten Koronarendoskopien. Hierbei wurde ein 9-French-Führungskatheter im Koronarostium plaziert. Das 1,8 und später 1,4 mm dicke Olympus-Endoskop wurde langsam unter Röntgenkontrolle vorgeführt und das Gesichtsfeld durch kräftiges manuelles Spülen über den Führungskatheter mit vorgewärmter Kochsalzlösung freigespült. Eine vollständig freie Sicht ließ sich dabei im Regelfall nur durch partielle Blockade des Ostiums mit dem Führungskatheter erreichen, weshalb die Untersuchungszeit auf wenige Sekunden begrenzt war. Ein weiteres limitierendes Element war das Volumen der Spülflüssigkeit, welches 500 ml nicht überschreiten sollte. Das Schema zeigt darüberhinaus ein weiteres wesentliches Problem der Methodik. Das ungeführte und relativ starre Fiberskop richtete sich in Biegungen der Koronararterie naturgemäß in Richtung des äußeren Randes, weshalb ein vollständiger Blick auf die Läsion nur in geraden Abschnitten, nicht jedoch in Gefäßbiegungen zu erzielen war. Mit der genannten Technik ließ sich jedoch bereits eine recht gute Bildqualität erreichen. Die Abb. 9-3 zeigt eine der ersten

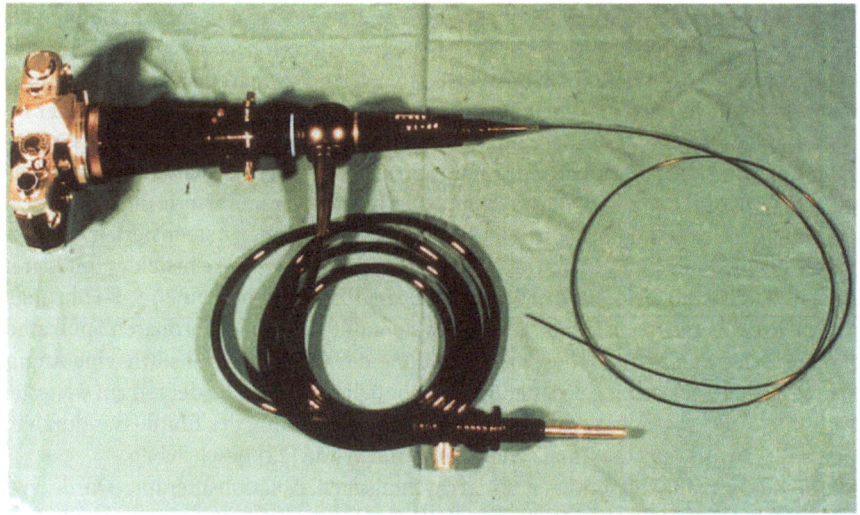

Abb. 9-1. Eines der ersten koronar verwendeten Angioskope (1,8 mm Durchmesser) (Olympus PF18) mit Handstück und Kamera

Abb. 9-2. a Bei den initialen Koronarendoskopien erfolgte die Spülung vom Koronarostium über einen 9-French-Führungskatheter, durch den das Endoskop vorgeführt wurde. **b** Mit Verfügbarkeit dünnerer Endoskope (0,5 mm) konnte die Spülung lokal und gezielter über einen intrakoronaren 4,1-French-Spülkatheter erfolgen

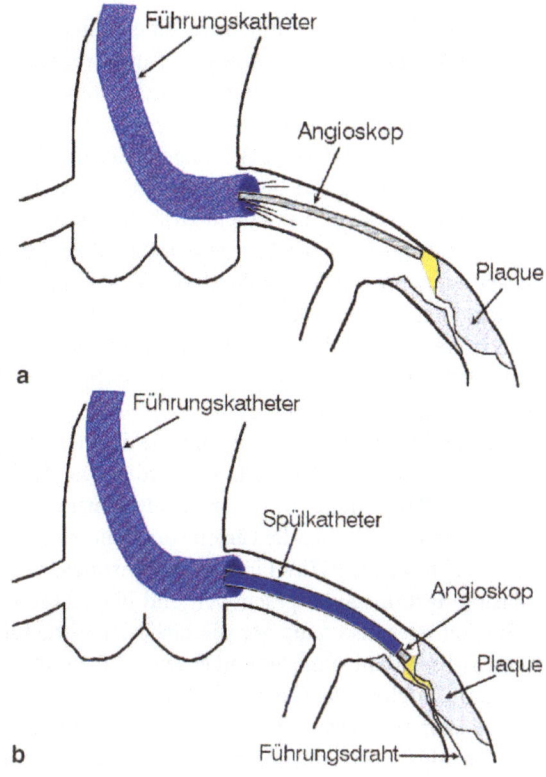

Abb. 9-3. Gelbe atheromatöse Plaque. Intraoperative Angioskopie (Olympus PF14, Glasfaserendoskop) mit Blick durch den distal bereits anastomosierten Venenbypass

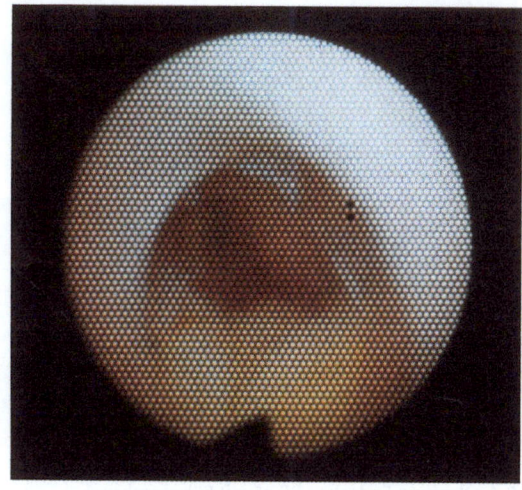

koronarendoskopischen Aufnahmen einer atheromatösen Plaque. Durch die Glas-
fasertechnik ergab sich eine recht gute Farbwiedergabe, deutlich besser als bei der ersten Generation der nachfolgenden Kunststoffendoskope. Ein Problem der Glasfiber-
endoskope bestand in deren hoher mechanischer Empfindlichkeit mit Faserbrüchen
hervorgerufen durch stärkere Biegungen oder Knickungen des Endoskopes.

Um die Endoskopspitze besser in Richtung der Zielläsion zu führen, wurde das Endoskop in der Folgezeit mit einem zusätzlichen Kanal ausgestattet (Abb. 9-4), durch
das ein Führungsdraht vorführbar war. Nachdem die Läsion mit dem Führungsdraht
passiert war, wurde die Optik durch den Draht auf die Stenose hingeführt. Hierdurch
ließ sich einerseits eine deutlich verbesserte Zentrierung des Endoskopes erreichen,
andererseits war das Instrument jedoch etwas dicker als für die Glasfiber alleine
erforderlich und die Spülung mußte weiterhin vom Koronarostium aus über den
Führungskatheter erfolgen.

Eine wesentliche Verbesserung brachte die Benutzung eines einlumigen, intrakoronaren Spülkatheters (4,1 French, Fa. Cordis). Die Abb. 9-2b zeigt schematisch die intrakoronare Anordnung. Über einen 8-F-Führungskatheter wurde zuerst ein 0,014-
inch-Führungsdraht über die Läsion vorgeschoben. Dieser diente der Sicherung sowie
für die nachfolgende PTCA. Ein zweiter Führungsdraht wurde dann ebenfalls über die
Zielläsion nach distal vorgeschoben und über diesen zweiten Führungsdraht wurde
der Spülkatheter bis knapp vor die Zielläsion vorgeführt. Der zweite Draht im Spülkatheter wurde dann entfernt und gegen das 0,8 mm dicke Miniatur-Endoskop ausgetauscht. Die Spülung des Gesichtsfeldes erfolgte manuell über den Spülkatheter. Damit
das Endoskop frei beweglich war wurde ein Y-Adapter mit Gummiklappen verwendet
(Fa. Schneider). Der Führungskatheter wurde mit einem Doppel-Y-Stück versehen,
durch das einerseits der Spülkatheter und andererseits der Sicherungsdraht vorge-

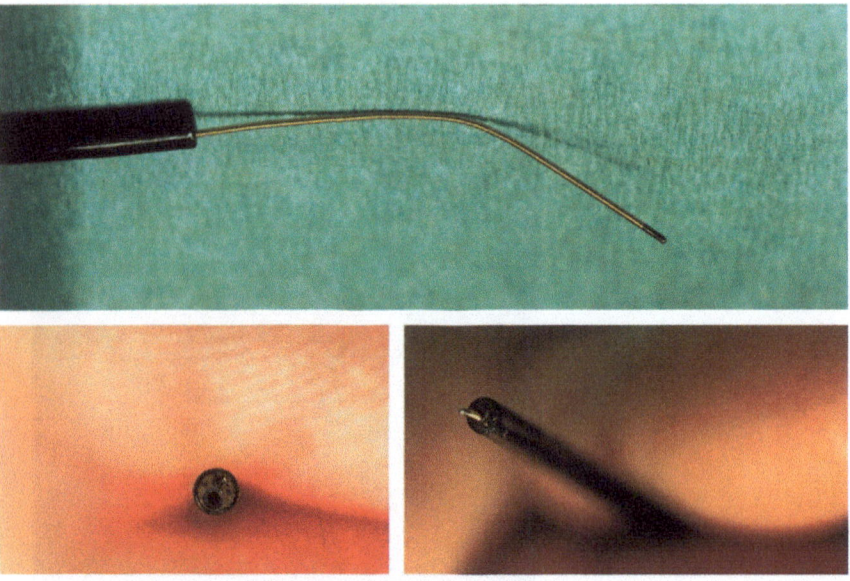

Abb. 9-4. Olympus-Endoskop PF-15 mit Führungskanal

Abb. 9-5. Hochgradige, proximale RIVA-Stenose. Komplizierte Läsion mit wandständigen Thromben. Am Bildrand erkennt man den blauen Spülkatheter (Olympus PF-5 Angioskop). Wegen der erforderlichen kurzen Belichtungszeiten war die Dokumentation mittels Kamerastandbild deutlich lichtschwächer als das direkte Endoskopiebild während der Untersuchung

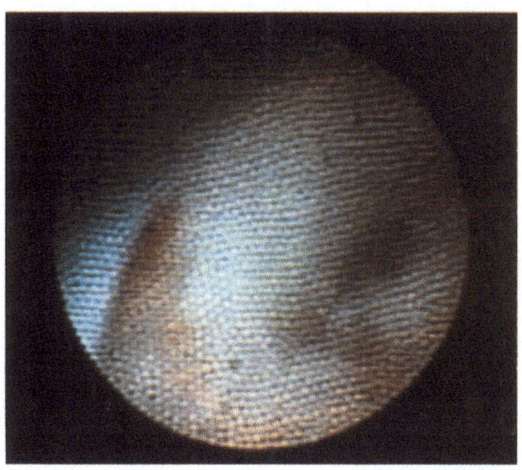

führt wurde. Zusätzlich zur lokalen Spülung konnte über den Führungskatheter selber vom Ostium gespült werden.

Mit der Verfügbarkeit von 0,5 mm Endoskopen und Verbesserung des Spülkatheters (Cordis) paßten dann der 0,014-inch-Führungsdraht und das Endoskop in das Lumen des Spülkatheter, so daß die Notwendigkeit des zweiten Führungsdrahtes entfiel. Über den zuerst plazierten Draht wurde nun zuerst der Spülkatheter vorgeführt und dann das Endoskop in diesen eingeführt. Die Abb. 9-5 zeigt ein mit dem Olympus PF-5 aufgenommenes Kamerastandbild einer hochgradigen RIVA-Stenose mit etwas unregelmäßiger Gefäßkontur und einigen wandadhärenten thrombotischen Auflagerungen. Links oben im Bild erkennt man noch das blaue, distale Ende des koronaren Spülkatheters. Dadurch, daß die Endoskopspitze praktisch bündig mit dem Spülkatheter abschloß, ergab sich eine Art Düseneffekt beim Spülen, wodurch eine relativ gute Sicht erreicht wurde. Ein wesentliches Problem stellte jedoch die adäquate Dokumentation der Ergebnisse dar. Als Alternativen standen eine Videodokumentation oder die Anfertigung von Einzelaufnahmen mittels Photokamera zur Verfügung. Die Videodokumentation hatte hierbei den Vorteil, daß sie weniger Licht benötigte. Nachteilig waren die schlechte Farbwiedergabe und insbesondere die problematische Anfertigung von Einzelbildern von der Videoaufzeichnung (Videobilder bestehen aus zwei zeitlich versetzten Halbbildern mit jeweils nur halber Auflösung), was praktisch nur durch abphotographieren des Videoschirmes erreicht werden konnte. Die Benutzung einer Photokamera wiederum erlaubte keine vollständige Dokumentation und erforderte mehr Licht, was bei den sehr dünnen Angioskopen von 0,5 mm Außendurchmesser weitaus problematischer war als bei den früheren Modellen.

Technik der Koronarendoskopie

Eine wesentliche Vereinfachung der koronarendoskopischen Technik wurde durch das Baxter-Angioskop COV45 erreicht (Abb. 9-6), bei der das intrakoronare Spülsystem zusätzlich mit einem Latexballon ausgestattet ist. Hiermit wird der Blutstrom unter-

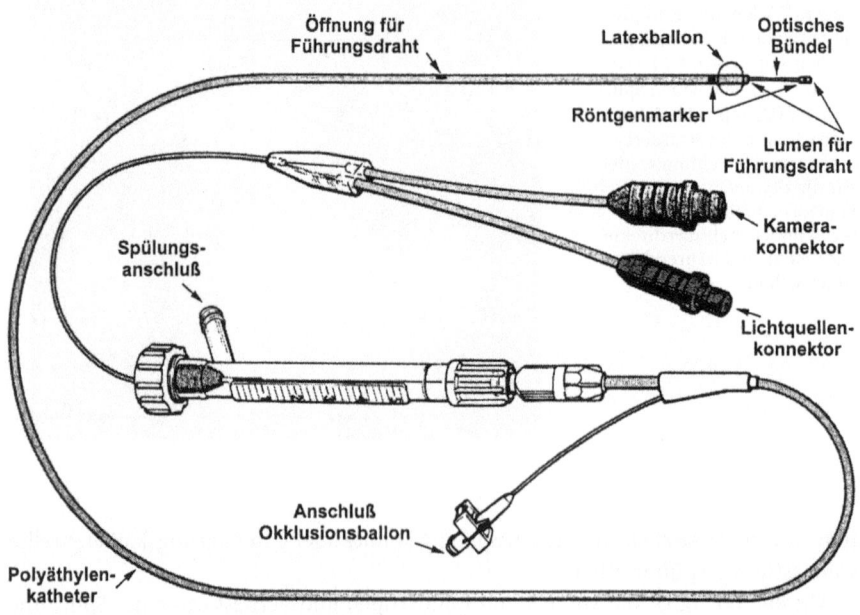

Abb. 9-6. Baxter-Angioskop COV45 (Details s. Text)

brochen und das peripher des Ballons gelegene Gesichtfeld kann mit einer geringen Menge (0,5 ml/s) kristalliner Flüssigkeit klar gespült werden.

Das System ist das einzige derzeit kommerziell erhältliche Komplettsystem zur Koronarendoskopie. Bei dem als Einmalsystem ausgelegten Instrument sind das über 4–5 cm verschiebliche fiberoptische Bündel, ein über einen eigenen Kanal aufdehnbarer Latexokklusionsballon und ein Spülkatheter zu einer Einheit integriert. Die Spitze des Endoskopes ist exzentrisch verdickt und weist einen kurzen Kanal auf, durch den der Führungsdraht im Sinne einer monorail-Technik geführt wird. Der 130 cm lange Polyethylen-Außenkatheter sowie die Instrumentenspitze messen jeweils 1,5 mm im Durchmesser. Das 0,6 mm dicke optische Bündel besteht aus 3000 Kunststoffasern mit einem Durchmesser von je 2 µm. Die Tiefenschärfe beginnt bei 0,5 mm, der Blickwinkel beträgt 55° in Luft (in Wasser ca. 40°) und der minimale Krümmungsradius 5 mm. Der Okklusionsballon läßt sich mit einer Mini-Schraubspritze (1 ml) mit 0,03 ml Flüssigkeit auf 3 mm, mit 0,04 ml auf 4 mm und mit 0,08 ml auf 5 mm Durchmesser aufdehnen.

Die Abb. 9-7 zeigt das Procedere mit dem Baxter-Angioskop. Zuerst wird die Koronararterie mit einem 8-French- oder 7-French-high-flow-Führungskatheter sondiert. Bei Verwendung von 7-French-Führungskathetern empfiehlt sich die Verwendung von Kathetern geringer Biegung (z.B. Cordis XB anstelle des linkskoronaren Judkins). Der Patient erhält Nitro intrakoronar sowie mindestens 5000 Einheiten Heparin. Die Koronararterie wird mit einem etwas steiferen 0,014-inch-Führungsdraht sondiert (z.B. ACS-Extra-S'port). Das Angioskop wird extern luftblasenfrei gespült und mit der maschinellen Spülung (Kontrastmittelinjektor) verbunden, der Latexballon getestet sowie die Fiberoptik fokussiert. Danach wird das Endoskop über den vorher plazierten

Abb. 9-7. Anwendung des
Baxter Angioskopes. Lokale
Spülung während proximaler
Gefäßokklusion mit dem
integrierten Latexballon

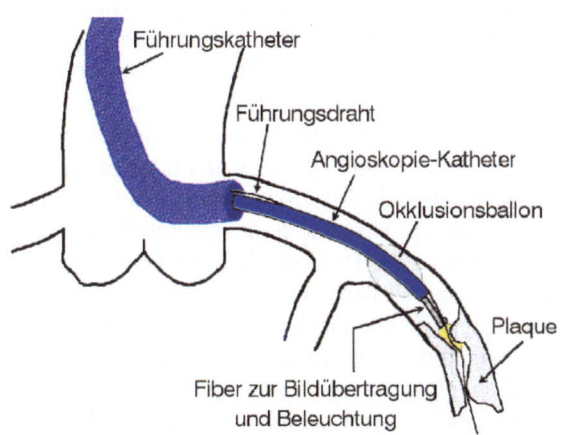

Führungskatheter

Führungsdraht

Angioskopie-Katheter

Okklusionsballon

Plaque

Fiber zur Bildübertragung
und Beleuchtung

Führungsdraht bis ca. 0,5–1 cm proximal der Läsion vorgeschoben. Das Endoskop ist gut röntgensichtbar, das proximale Ende des Latex-Ballons ist mit einem Metallring markiert. Die Lage des Endoskopes wird unter Durchleuchtung kontrolliert. Gerade bei proximalen RIVA-Stenosen muß darauf geachtet werden, daß der Latex-Okklusionsballon nicht bis in den Hauptstamm reicht.

Die maschinelle Spülung erfolgt mit temperierter Ringer-Laktat oder physiologischer Kochsalzlösung (0,5 ml/s bei 100 PSI) und während der laufenden Spülung wird der Latexballon vorsichtig mit bis zu 0,1 ml Lösung (50 % Kontrastmittel) insuffliert. Das Aufblasen des Latexballons geschieht unter Durchleuchtung und Monitoring des Endoskopiebildes gerade soweit, bis der Blutstrom hinreichend unterbrochen ist, d. h. das endoskopische Bild blutfrei wird. Die Spülung durch das Baxterendoskop kann bei unzureichendem Fluß bis auf maximal 1 ml/s bei 200 PSI gesteigert werden, was vom Hersteller jedoch nicht empfohlen wird, da es hierbei bereits zur Perforation des Spülkatheters kommen kann. Nach unserer Erfahrung treten solche Perforationen jedoch immer im proximalen Anteil des Instrumentes auf (meist noch außerhalb des Führungskatheters und des Patienten). Während der Spülung sollte das hämostatische Ventil nur leicht geschlossen sein, damit es hier nicht zu einer Kompression des Spülkanals kommt. Wir verwenden zur Endoskopie der linken Koronararterie Ringer-Laktat. Der Laktat-Puffer hat den Vorteil, daß es unter der Hypoxie zu einer geringeren Acidose kommt und damit der Patient weniger pectanginöse Beschwerden hat. In der rechten Koronararterie verwenden wir physiologische Kochsalzlösung. Das in der Ringerlactatlösung enthaltene Kalium führt in der rechten Koronararterie relativ häufig zu einer ausgeprägten Sinusbradykardie bis zum Sinusarrest oder einem AV-Block.

Während der Spülung wird nun das im Katheter bewegliche Endoskop langsam über die Läsion vorgeschoben unter Beobachtung von Blutdruck, EKG und Angina-Symptomatik des Patienten. Das Angioskopiebild wird alleine oder zusammen mit dem Röntgenbild nach digitaler Bildmischung als Videobild auf S-VHS aufgezeichnet. Die Aufzeichnungsdauer pro Endoskopiesequenz beträgt ca. 30–60 s. Am Ende wird der Latexballon wieder desuffliert und erst danach die Spülung beendet. Zwischen den einzelnen Endoskopiesequenzen sollte abgewartet werden, bis sich alle Ischämiezeichen vollständig zurückgebildet haben. Eventuell ist es hierfür auch notwendig, das gesamte Endoskop in den Führungskatheter zurückzuziehen.

Gelegentlich ist es nicht möglich, das Gesichtsfeld vollständig zu klären. Häufig handelt es sich hierbei um Kollateralblut von Gefäßen distal des Okklusionsballons. Zur Verbesserung kann entweder die Spülmenge vorsichtig auf 0,7–0,8 ml/s erhöht werden oder das Endoskop wird weiter distal plaziert, damit der Latexballon das Kollateralgefäß verschließt (z. B. Septalast). Beim Zurückziehen des Endoskopes empfiehlt es sich, den Führungsdraht zu beobachten. Gelegentlich gleitet die Endoskopspitze nicht über den Draht sondern knickt diesen ab, da die Schienung im Gegensatz zu einem Monorail-Ballon nur wenige Millimeter beträgt. Zur Vorbeugung empfehlen sich relativ steife und gleitbeschichtete Führungsdrähte. Außerdem sollte der Draht vorsichtig mit nach distal gezogen werden.

Erfahrungsgemäß lassen sich während des Endoskop-Rückzuges bessere Bilder gewinnen, da die Spitze dann weniger der Wand anliegt. Am Ende der Gesamtprozedur wird das Endoskop komplett entfernt. Der weiterhin liegende Führungskatheter und -draht kann dann für eine nachfolgende Angioplastie genutzt werden. Bevor das Endoskop für eine postinterventionelle Kontrolle erneut eingeführt wird, empfiehlt es sich, die Linse sorgfältig von Blut oder Fibrinauflagerungen zu reinigen.

Klassifikation koronarangioskopischer Befunde

Wie bei allen endoskopischen Verfahren ist auch bei der Koronarangioskopie die Befunderhebung visuell und nicht quantitativ. Im Hinblick auf die Nachvollziehbarkeit und Reproduzierbarkeit von Befunden ist daher eine eindeutige Klassifikation erforderlich. Hierbei muß zwischen der eigentlichen Bildbeschreibung (deskriptive Klassifikation) und der hieraus resultierenden Interpretation (diagnostische Klassifikation) unterschieden werden. Die deskriptive Klassifikation umfaßt die weitgehend objektiv und untersucherunabhängig erfaßbaren Aspekte des angioskopischen Bildes (z.B. glatte, rote, in das Lumen protrudierende Struktur, die im Spülstrom persistiert) während die diagnostische Klassifikation deren Interpretation widergibt (hier: Thrombus).

Tabelle 9-1 zeigt die von uns verwendete deskriptive Klassifikation. Diese umfaßt die generelle Bildqualität, die Vollständigkeit der Darstellung der Läsion, die Lumeneinengung in Relation zur umgebenden Gefäßareal, die Erkennbarkeit des Führungsdrahtes sowie dessen Relation zum Restlumen in der Stenose als semiquantitatives Maß des minimalen Gefäßdurchmessers, die Form der Einengung sowie deren Oberflächenmorphologie und -farbe. Anhand dieser Daten erfolgt dann die Einteilung in die folgende diagnostische Klassifikation (Tabelle 9-2): normales Segment, unkomplizierte oder komplizierte Läsion. Eine unkomplizierte Läsion wird von uns weiter unterteilt in eine atheromatöse oder endothelialisierte Plaque. Die komplizierte Läsion umfaßt eine Wandhämorrhagie, eine ulzerierte Plaque, eine Dissektion oder einen Thrombus.

Die von uns verwendete und unten beschriebene Klassifikation entspricht weitgehend der „Ermenonville"-Klassifikation [23], welche um die Definition einer endothelialisierten Plaque erweitert wurde. Die Ermenonville-Klassifikation wurde 1994 als Konsensus verschiedener Arbeitsgruppen erstellt, wobei die Autoren erstmals die

Tabelle 9-1. Deskriptive Klassifikation angioskopischer Befunde

Bildqualität	0	Unzureichend
	1	Adäquat
Darstellung der Läsion	0	Kein erkennbares Bild
	1	Nur Gefäßwand, kein Lumen erkennbar
	2	Gefäßwand und Lumen inkomplett
	3	Gefäßwand und Lumen komplett
	4	Zentrale Lumendarstellung
Lumeneinengung	0	Nicht beurteilbar
	1	Keine Einengung
	2	Geringe Einengung
	3	Plaque < 50%
	4	Stenose > 50%
	5	Subtotale Stenose
	6	Kompletter Verschluß
Führungsdraht	0	Nicht sichtbar
	1	Sichtbar
	2	Relation Lumen/Führungsdraht
Form der Einengung	0	Nicht beurteilbar
	1	Keine
	2	Konzentrisch
	3	Exzentrisch a) elliptisch
		b) schlitzförmig
	4	Komplexe Gestalt
Gefäßwandoberfläche	0	Nicht beurteilbar
	1	Glatt a) spiegelnd
		b) matt
	2	Nicht mobile Protrusion
	3	Mobile Protrusion
	4	Mobile und nicht mobile Protrusion
Farbkontur	1	Homogen
	2	Gemischt, multiple Farben
Oberflächenfarbe	1	Weiß
	2	Grauweiß
	3	Gelb
	4	Gelblich
	5	Gelb-glänzend
	6	Rot
	7	Andere (z. B. braun, rosa)

intraindividuelle und interindividuelle Reproduzierbarkeit der einzelnen deskriptiven und diagnostischen Items untersuchten. Hierzu wurden 30 angioskopische Videosequenzen zusammengestellt und sechs in der Methode erfahrenen Untersuchern auf zwei zeitlich auseinanderliegenden Treffen jeweils zweimal in zufälliger Reihenfolge präsentiert. Die intraindividuelle Übereinstimmung in der Beurteilung des angioskopischen Nachweises von Lumeneinengung, Atherom, Dissektion, roter, weißer und gemischter Thrombus lagen durchschnittlich bei 91%. Die interindividuelle Übereinstimmung lag erwartungsgemäß niedriger, jedoch weiterhin bei durchschnittlich 83% [23]. Durchweg zeigte sich jedoch eine geringere Übereinstimmung in der Beurteilung deskriptiver Parameter als in der nachfolgenden Interpretation und Einteilung in die diagnostische Klassifikation.

Tabelle 9-2. Diagnostische Klassifikation angioskopischer Befunde

Normales Segment			0	Nicht vorhanden
			1	Vorhanden
Unkomplizierte Läsion:				
Atheromatös			0	Nicht vorhanden
			1	Nicht protrudierend
				a) lokal b) diffus
			2	Protrudierend
Endothelialisiert			0	Nicht vorhanden
			1	Nicht protrudierend
				a) lokal b) diffus
			2	Protrudierend
Komplizierte Läsion:				
Wandeinblutung			0	Nicht vorhanden
			1	Vorhanden
Ulzeration			0	Nicht vorhanden
			1	Nicht protrudierend
				a) lokal b) diffus
			2	Protrudierend
Dissektion			0	Keine
			1	Kleine Flaps
			2	Mediadissektion
			3	Große mobile Flaps
Thrombus	1	Rot	1	Keiner
	2	Weiß	2	Ein wandständiger Thrombus
	3	Gemischt	3	Multiple wandständige Thromben
			4	Protrudierender Thrombus

Ein *normales Gefäßsegment* (Abb. 9-8) weist endoskopisch eine kontinuierlich glatte, grauweiße bis rosa, vorwiegend spiegelnde Gefäßwandoberfläche auf. Nur bei großer Distanz der Angioskopspitze von dem zu beurteilenden Gefäßareal (vorwiegend bei Sicht auf den distal der Stenose gelegenen Abschnitt vor Angioplastie) stellt sich die Oberfläche eines normalen Segmentes matt und grau dar. Ein normales Seg-

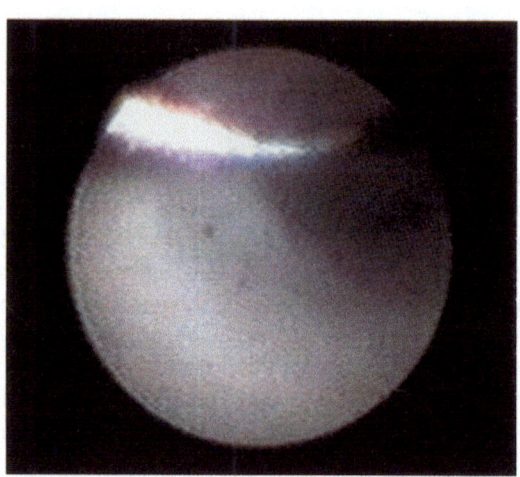

Abb. 9-8. Normales Gefäßsegment. Im Gefäßlumen erkennt man den metallisch reflektierenden Führungsdraht

Abb. 9-9. Hochgradige Stenose
durch eine endothelialisierte
Plaque

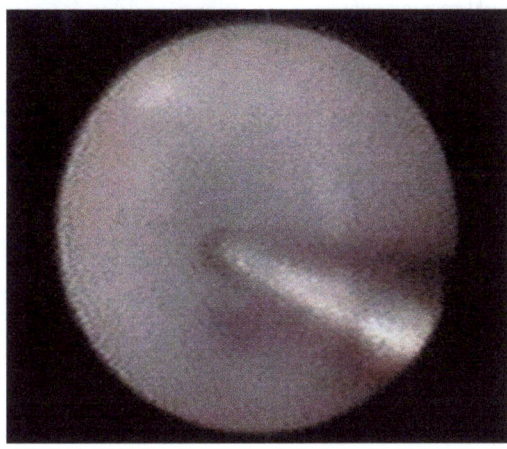

ment hat keine flottierenden, intraluminalen Strukturen (Flaps, Thromben) und die
Wand protrudiert nicht in das Lumen.

Unkomplizierte Läsionen: Eine *endothelialisierte Plaque* (Abb. 9-9) ist von uns definiert als eine homogene, grauweiße bis rosa, nicht bewegliche Gefäßwandprotrusion
mit einer kontinuierlich glatten, nicht-reflektierenden Oberfläche. Da die Gefäßwand
vor allem bei geringem Abstand zur Angioskoplinse durch die Lichtreflexion wie ein
normales Segment imponieren kann, erfordert diese Klassifikation eine exakte angiographische Lokalisationskontrolle der Spitze des Koronarangioskopes. Eine endothelialisierte Plaque entspricht somit morphologisch einer Stenosierung durch eine intramurale Plaquebildung bei unauffälliger innerer Gefäßoberfläche, das heißt vollständig erhaltener und optisch nicht durchscheinender fibröser Kappe über der stenosierenden Veränderung.

Abb. 9-10.
Lokale atheromatöse Plaque

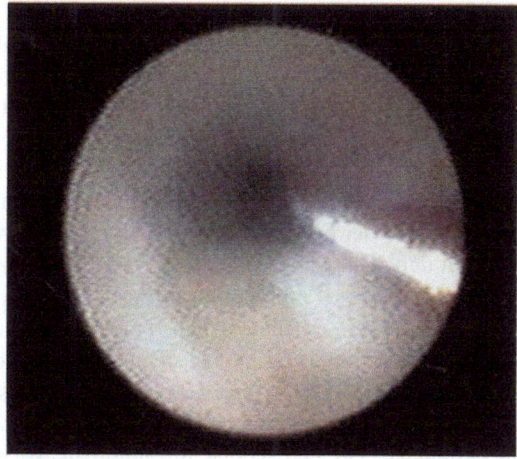

Abb. 9-11. Ausgeprägte Atherosklerose mit diffusen atheromatösen Plaques

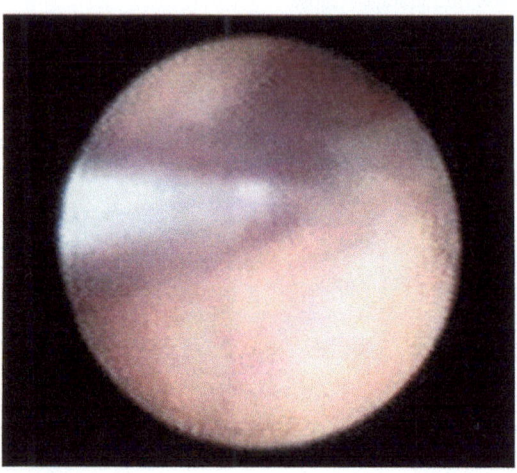

Im Gegensatz zur endothelialisierten Plaque weist die atheromatöse Plaque eine veränderte Gefäßinnenkontur auf. Eine *atheromatöse Plaque* ist definiert als eine nicht bewegliche, homogene, gelbliche, gelbe oder gelb glänzende Wandveränderung. Diese kann eher lokal als begrenzte Läsion (Abb. 9-10) oder in diffuser Ausprägung vorhanden sein (Abb. 9-11). Gerade diffuse atheromatöse Plaques liegen häufig fast auf normalem Wandniveau im Sinne einer nicht-protrudierenden atherosklerotischen Läsion. Bei Bestehen einer Lumeneinengung durch das Atherom handelt es sich um eine protrudierend atheromatöse Plaque.

Komplizierte Läsionen: Eine *Wandhämorrhagie* oder subintimale Einblutung stellt sich als fleckig rote, im Niveau der Intima liegende Struktur dar, welche im Spülstrom persisitiert.

Eine *ulzerierte Plaque* (Abb. 9-12) zeigt eine in das Lumen hervorstehende rauhe, kraterförmige und nicht bewegliche Oberfläche, deren Kontinuität durch einzelne unterschiedlich große Exkavationen unterbrochen ist. Das farblich inhomogene und unregelmäßige Erscheinungsbild beinhaltet grauweiße, gelbliche und braune Areale. Im Falle des angioskopischen Nachweises roter, den Ulzerationen aufgelagerter und im Spülstrom persistierender Areale handelt es sich um eine ulzerierte Plaque mit Thromben.

Bei *Dissektionen* lassen sich zwei Formen differenzieren: der Intimaflap und die Mediadissektion. *Intimaflaps* (Abb. 9-13) sind kleine, im Spülstrom zumeist stark flottierende Areale in der Farbe der zugrundeliegenden Läsion. Intimaflaps sind deutlich sichtbar mit der Gefäßwand verbunden. Die *Mediadissektion* zeigt sich als ein Einriß des Gefäßendothels in Kombination mit großen beweglichen oder aber auch unbeweglichen Strukturen, welche ebenfalls eine Verbindung mit der Gefäßwand aufzeigen. Dissektionen können das Lumen stenosieren und können sogar je nach Größe die Sicht auf das Gefäßlumen verlegen. Die farbliche Darstellung einer Dissektion entspricht jeweils der Farbe der zugrundeliegenden Wandläsion.

Ein *Thrombus* stellt sich als eine intraluminale, vorwiegend nicht bewegliche, der Wand aufgelagerte Veränderung oder Protrusion mit Verbindung zur Gefäßwand dar,

Abb. 9-12. Ulzerierte Plaque
ohne Thromben

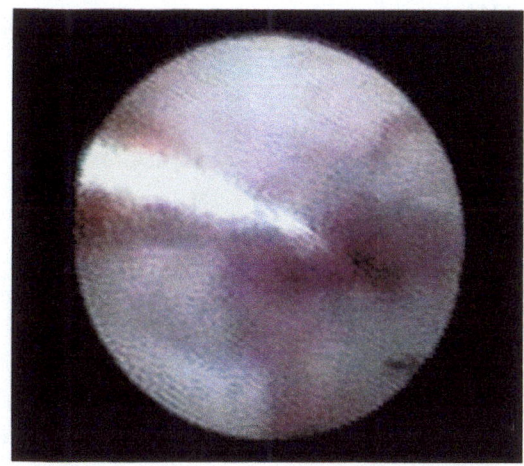

Abb. 9-13. Präinterventionell
nachweisbare Intimadissektion
auf atheromatöser Plaque

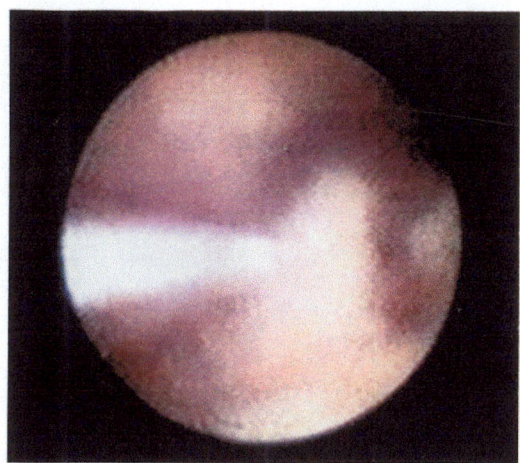

welche sicher als eine separate Struktur zu erkennen ist. Die Art der Thromben wird
anhand der Farbe in rot (Abb. 9-14), weiß (Abb. 9-15) oder gemischt unterteilt.

Die aufgeführten morphologischen Gefäßwandveränderungen bestehen häufig
auch in Kombination. So finden sich wandadhärente Thromben fast ausschließlich auf
ulzerierten Plaques. Ebenso kann eine eigentlich endothelialisierte Plaque (unauffällige Oberfläche) zusätzlich eine lokale atheromatöse Läsion aufweisen, wenn diese wie
aufgelagert wirkt und offenkundig nicht dem eigentlich stenosierenden Prozeß entspricht.

Im Hinblick auf die klinisch bedeutsame Unterscheidung „komplizierte Läsion"
versus „unkomplizierte Läsion" genügt bereits das Vorhandensein eines Merkmals
einer komplizierten Läsion (Dissektion, Ulzeration, Wandeinblutung oder Thrombus)
zur Klassifikation als komplizierte Läsion.

Abb. 9-14.
Multiple rote Thromben

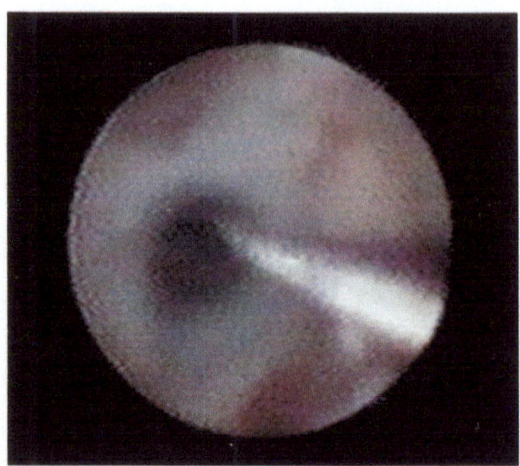

Abb. 9-15. Weißer in das
Gefäßlumen protrudierender
Thrombus

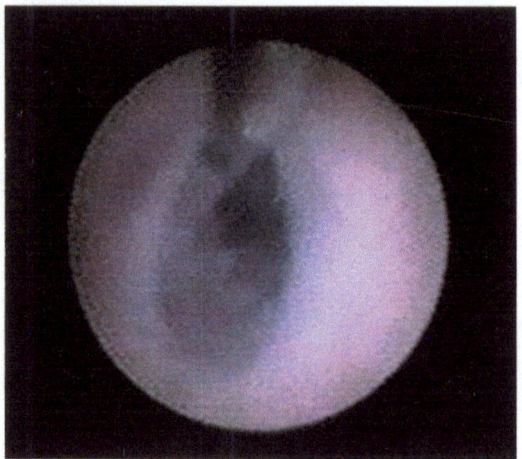

Klinische Ergebnisse

Thromben und Plaqueulzerationen bei instabiler Angina

Den ersten klinischen Beitrag leistete die Koronarendoskopie bei der Erkennung
koronarer Thromben. Auf Basis der damaligen angiographischen Befunde wurden
intrakoronare Thromben bei instabiler Angina oder Myokardinfarkt Ende der 70er
Jahre mit <5% als eher seltenes und klinisch wenig relevantes Ereignis eingestuft
[24, 25]. Mit Entwicklung der Lysetherapie [26] und aufgrund autoptischer Daten [27]
rückten thrombotische Ereignisse in den achtziger Jahren in den Mittelpunkt des
Interesses und wurden dann auch angiographisch als Füllungsdefekte im Sinne eines
indirekten Nachweises in bis zu 52% der Patienten mit instabiler Angina beschrieben

[28]. Den ersten direkten Nachweis von Koronarthromben bei instabiler Angina führte Sherman [29] mittels intraoperativer Koronarendoskopie während Bypassoperation. Von je 10 koronarendoskopisch untersuchten Patienten mit stabiler und instabiler Angina pectoris fanden sich Thromben bei 7/10 und Plaqueulzerationen bei 4/10 Patienten mit instabiler Angina. Alle Patienten mit instabiler Beschwerdesymptomatik wiesen zumindest eines dieser beiden Merkmale einer komplizierten Läsion auf. Keiner der Patienten mit stabiler Angina hatte eine Plaqueulzeration oder einen intrakoronaren Thrombus. Bei der vorher durchgeführten Angiographie ließen sich nur 1/4 (25 %) der Plaqueulcera und 1/7 (14 %) der angioskopisch nachgewiesenen Thromben detektieren.

Die niedrige Sensitivität der Angiographie im Vergleich zur Angioskopie in der Detektion von intimalen Dissektionen und Thromben wurde in anderen Studien bestätigt [30, 31]. In einem von Uretsky [30] untersuchten Kollektiv von 40 Patienten betrug die Sensitivität der Angiographie (bezogen auf die Angioskopie als Goldstandard gleich 100 %) in der Detektion von Thromben 37 % und von Intimaflaps 45 %. Die Sensitivität war hierbei deutlich von der Größe der jeweiligen Läsion abhängig. Bei angioskopisch kleinen Läsionen mit einer Lumeneinengung von weniger als 25% reduzierte sich die Sensitivität der Angiographie auf 28 % in der Detektion von Intimaflaps und auf 30 % in der Detektion von Thromben. Ähnliche Ergebnisse berichtete Teirstein [31] in einer Untersuchung über 75 Patienten. Von 48 angioskopisch sichtbaren Thromben konnten mit der Angiographie lediglich 10 bestätigt werden (Sensitivität 21 %). In weiteren 4 Fällen mit einem angiographisch vermuteten Thrombus zeigte sich angioskopisch eine andere Ursache des intraluminalen Füllungsdefektes. In einer eigenen Untersuchung an 40 Patienten konnten von 17 angioskopisch verifizierten Thromben nur 2/17 (12 %) angiographisch nachgewiesen werden. Von insgesamt 10 angioskopisch nachgewiesenen Dissektionen vor Angioplastie zeigte sich keine im Koronarangiogramm. In 10/15 (67 %) Fällen zeigte sich eine Dissektion postinterventionell in der Koronarangioskopie, wovon lediglich 3/10 (30 %) in der Angiographie zu erkennen waren.

Der von Sherman [29] beschriebene Zusammenhang zwischen instabiler Angina und dem Nachweis einer komplexen koronaren Läsion mit Thromben wurde in anderen angioskopischen Studien bestätigt (Tabelle 9-3). In einem eigenen Kollektiv von 40 Patienten, die angioskopisch vor PTCA untersucht wurden, fanden sich Thromben, Dissektionen oder Ulzerationen bei 18/25 (72 %) der Patienten mit instabiler Angina. Patienten mit stabiler Angina hatten nur in 13 % (2/15) eine angioskopisch komplizierte Stenosenmorphologie (Thrombus, Dissektion, Ulzeration) [32] (Tabelle 9-4).

Innerhalb der Patienten mit instabiler Angina scheinen wiederum Patienten mit Diabetes mellitus Typ II die höchste Inzidenz von Ulzerationen und Thromben aufzuweisen. Nach den Untersuchungen von Silva [33] an 55 koronarangioskopierten Patienten mit instabiler Angina pectoris war eine ulzerierte Plaque in 16/17 (94 %) Patienten mit Diabetes mellitus vs. 23/38 (60 %) ohne Diabetes mellitus nachweisbar. Eine ähnliche Verteilung ergab sich beim Nachweis intrakoronarer Thromben mit ebenfalls 16/17 (94 %) in der Gruppe mit Diabetes mellitus und 21/38 (55 %) im Kollektiv ohne Diabetes mellitus. Die höhere Inzidenz einer ulzerierten Plaque sowie thrombotischer Auflagerungen bei Patienten mit Diabetes mellitus und instabiler Angina pectoris korreliert gut zum klinisch vermehrten Auftreten von Mehrgefäßerkrankungen und akuten koronaren Problemen in dieser Patientengruppe.

Tabelle 9-3. Häufigkeit komplizierter Läsionen bei instabiler Angina und Postinfarktangina

Literatur	Patienten (n)	Thrombus	Ulzeration/Dissektion
Sherman 1986 [29]	10	7 (70%)	3 (30%)
Hickey u. Litvack 1987 [93]	33	16 (48%)	19 (56%)
Ramee u. White 1991 [22]	16	8 (50%)	7 (44%)
Mizuno 1992 [94]	15	14 (93%)	–
White u. Ramee 1993 [95]	40	23 (57%)	26 (65%)
de Feyter 1995 [57]	44	30 (68%)	20 (46%)
Silva 1995 [33]	55	37 (67%)	39 (71%)
Tabata 1995 [37]	51	22 (43%)	23 (45%)
Waxman 1996 [54]	42	17 (41%)	20 (48%)
Feld 1996 [53]	33	13 (39%)	13 (39%)
Höher u. Wöhrle 1996 [32]	25	11 (44%)	16 (64%)
Thieme u. Kleber 1996 [55]	36	–	14 (39%)
Gesamt	400	198/364 (54,4%)	200/385 (51,9%)

Tabelle 9-4. Häufigkeit komplizierter Läsionen bei stabiler Angina

Literatur	Patienten (n)	Thrombus	Ulzeration/Dissektion
Sherman 1986 [29]	10	0 (0%)	0 (0%)
Hickey u. Litvack 1987 [93]	17	0 (0%)	0 (0%)
Ramee u. White 1991 [22]	4	0 (0%)	0 (0%)
White u. Ramee 1993 [95]	11	1 (9%)	2 (18%)
de Feyter 1995 [57]	23	4 (17%)	3 (13%)
Itoh 1995 [52]	36	7 (19%)	–
Höher u. Wöhrle 1996 [32]	15	2 (13%)	0 (0%)
Thieme u. Kleber 1996 [55]	23	–	6 (26%)
Gesamt	139	14/113 (12,1%)	11/103 (10,7%)

Im akuten Myokardinfarkt lassen sich koronare Thromben bei praktisch allen Patienten nachweisen. Allerdings liegen hierzu nur geringe Untersuchungszahlen vor. Ueda [34] fand Thromben bei 10/10 Patienten und Ulzerationen oder Dissektionen bei 5/10 Patienten mit akutem Myokardinfarkt. Mizuno [35] beschrieb koronare Thromben bei 95% der 22 Patienten, die er innerhalb von 8 h nach Myokardinfarkt untersuchte. Bezüglich der Art der Thromben beschrieb Mizuno in einer weiteren Untersuchung [36], daß es sich beim Myokardinfarkt ausschließlich um rote Thromben (13/13 Patienten) handelte, während Patienten mit instabiler Angina zu 69% (9/13) grau-weiße und nur zu 23% (3/13) rote Thromben aufwiesen.

Ähnlich der instabilen Angina besteht auch bei Postinfarktangina eine erhöhte Inzidenz von intrakoronaren Thromben. Tabata [37] fand bei 51 Patienten, welche durchschnittlich 12 Tage nach akutem Myokardinfarkt angioskopiert wurden, Thromben bei allen 17 Patienten mit Postinfarktangina im Vergleich zu 5/34 (15%) der beschwerdefreien Patienten. Der Nachweis einer gelben Plaque oder einer unregelmäßigen Oberflächenmorphologie war in beiden Gruppen gleich häufig.

Angioskopische Kontrolle koronarer Interventionen

Analog zur Vorgehensweise in der gastroenterologischen Endoskopie war die visuelle Kontrolle therapeutischer Verfahren von Anfang an ein Hauptziel der Koronarendoskopie. Aufgrund seiner in-vitro Versuche propagierte Lee [15] bereits 1982 eine gezielte Laserangioplastie unter Sicht. Wegen der erforderlichen Miniaturisierung sowie der Entwicklungs- und Verbrauchskosten der hierfür eigentlich notwendigen Kombinationsinstrumente ist dieses Ziel bis heute nicht erreicht. Neben den technischen Problemen waren hierbei sicher auch der schnelle Wechsel bei der Entwicklung alternativer Angioplastieverfahren in den letzten Jahren sowie die Verteilung des angioskopischen und kathetertechnischen Know-how auf verschiedene Firmen von Bedeutung. Die Angioskope wurden daher als eigenständige Instrumente weiterentwickelt, die dann relativ schnell über den Führungsdraht gegen das eigentliche Therapieinstrument (Ballon, Laser etc.) ausgetauscht werden können. Die Kontrolle erfolgt somit sequentiell und nicht parallel. Tabelle 9-5 gibt eine Übersicht über den klinischen Einsatz der Koronarangioskopie mit verschiedenen interventionellen Angioplastieverfahren.

Den Heijer [38] beobachtete bei 13 Patienten die intraluminalen Veränderungen in der ersten Stunde nach erfolgreicher Ballonangioplastie. Neben dem angioskopischen Nachweis von Thromben oder Dissektionen wurde die Ausdehnung der Läsionen durch ein semiquantitatives Punktesystem beurteilt. Innerhalb der ersten Stunde zeig-

Tabelle 9-5. Kombination der Koronarangioskopie mit verschiedenen interventionellen Techniken

Literatur	Intervention	Patienten (n)	Angioskopie vor Intervention	Angioskopie direkt nach Intervention	Therapierelevanz
Ueda 1994 [44]	Stent	21	–	21	–
Teirstein 1995 [96]	Stent	50	43	48	Ja
Hosokawa 1995 [43]	Stent	54	–	23	–
Sakatani 1995 [42]	Stent	19	–	19	–
Larrazet 1994 [97]	Laser und PTCA	44	44	44	–
Bauters 1995 [50]	PTCA	133	120	81	–
Cribier 1995 [39]	PTCA	41	–	41	Ja
Itoh 1995 [52]	PTCA	47	36	24	–
den Heijer 1994 [38]	PTCA	13	–	13	Ja
Höher u. Wöhrle 1996 [32]	PTCA	40	40	–	–
White 1996 [41]	PTCA	122	122	–	–
Bauters u. Bertrand 1996 [56]	PTCA	15	14	13	–
Alfonso 1995 [98]	PTCA	21	21	18	–
Annex 1994 [99]	TEC-Atherektomie	14	14	14	Ja
Kaplan 1995 [100]	TEC-Atherektomie	16	16	10	Ja
Thieme u. Kleber 1996 [55]	Simpson-Atherektomie	63	63	51	–
Ventura 1993 [101]	IVUS	29	29	–	–
Feld 1996 [53]	IVUS, Stent, Laser	40	33	39	Ja

ten sich in den dilatierten Arealen eine signifikante Vergrößerung der Läsionen mit einer Zunahme der Anzahl thrombotischen Auflagerungen von 38% auf 92% sowie einer Zunahme von Intimaflaps oder Dissektionen von 69% auf 100%. Mit der Angiographie konnten weder die thrombotischen Auflagerungen noch die Intimaflaps nachgewiesen werden. Die quantitative Koronarangiographie zeigte jedoch ebenfalls eine signifikante Abnahme des minimalen Gefäßdurchmessers ($1,79 \pm 0,49$ mm auf $1,48 \pm 0,53$ mm; $p = 0,011$) und eine Zunahme der prozentualen Diameterstenose ($31,4 \pm 18,5\%$ auf $42,6 \pm 16,5\%$; $p = 0,025$). Interessanterweise zeigte sich nach einer Stunde angioskopisch bei 6/13 (46%) der dilatierten Areale eine vollständige Lumenverlegung, eine Re-PTCA wurde jedoch nur bei 3/13 (23%) der Fälle durchgeführt, so daß mindestens die Hälfte der koronarendoskopischen Verschlüsse angiographisch offenkundig dennoch einem hinreichenden Ergebnis entsprachen. Ob die hohe Rate an angioskopisch sichtbaren Okklusionen und Re-Interventionen wirklich durch die dilatatierte Läsion bedingt waren und als typisches PTCA-Resultat angesehen werden können oder artefiziell durch die wiederholte Prozedur bei durchgehend liegendem Führungsdraht bedingt waren, müßte jedoch in weiteren Studien geklärt werden.

Cribier [39] verglich den Einfluß einer prolongierten Inflation (länger als 12 min) vs. einer normalen Angioplastie mit einer Inflationsdauer unter 3 min. Angioskopisch zeigte sich in der Gruppe mit längerer Dilatationsdauer eine signifikante Reduktion der Intimaflaps, jedoch kein Einfluß auf die Inzidenz thrombotischer Auflagerungen. Follow-up Daten, inwieweit das bessere optische Ergebnis auch ein besseres Langzeitresultat impliziert, liegen jedoch nicht vor. Ein ähnliches Procedere wurde jedoch in einer multizentrischen, angiographischen Studie [40] über 478 Patienten untersucht. Das Auftreten angiographisch sichtbarer Dissektionen war auch hier signifikant niedriger nach prolongierter Inflation über 15 min mit 9% vs. 3% nach einminütiger Dilatation. Dies hatte jedoch keinen Einfluß auf die Restenosierungsrate oder das Auftreten koronarer Ereignisse im Follow-up.

Bezogen auf den Akutverlauf nach PTCA zeigte White [41] in einer multizentrischen Studie die Bedeutung eines koronarangioskopisch, preinterventionell vorhandenen Thrombus auf das Auftreten koronarer Ereignisse (Re-PTCA, Angina mit ischämietypischen EKG-Veränderungen, Okklusion, Tod, Myokardinfarkt, Bypass-Operation). Angioskopisch fanden sich Thromben bei 70/95 (74%) Patienten mit instabiler Angina pectoris und bei 4/27 (15%) der Patienten mit stabiler Beschwerdesymptomatik ($p < 0,001$). Koronare Ereignisses waren mit 32% (24/74 Patienten) signifikant häufiger in der Gruppe mit intrakoronarem Thrombus im Vergleich zu 10% (5/48 Patienten) im Kollektiv ohne Thrombus ($p = 0,01$).

Zur Kontrolle nach Stentimplantation wurde die Koronarendoskopie mit Palmaz-Schatz-Stents (Johnson & Johnson) [42, 43], Wiktor-Stents (Medtronic) [44] und Gianturco-Roubin-Stents (Cook) [43] eingesetzt. Endoskopisch kann hierbei sowohl die Wandbeschaffenheit des gestenteten Abschnittes (Ulzeration, Thrombus), die Ausdehnung der Wandläsion im Vergleich zum Stent und die Adaption der einzelnen Struts an die Wand dargestellt werden. Die Abb. 9-16 zeigt ein angioskopisch optimales Ergebnis direkt nach Implantation eines Devon-Stents (Pura).

Die angioskopische Untersuchung im Follow-up erlaubt eine Beurteilung der Neo-Endothelialisierung der Stent-Struts. Hier scheinen deutliche Unterschiede zwischen den einzelnen Stent-Designs (Slotted tube, Coil) zu bestehen. Ueda [44] beschrieb beim Wiktor-Stent eine vollständige Endothelialisierung nach 1–3 Monaten. Hoso-

Abb. 9-16. Optimales Ergebnis nach Implantation eines Slotted-tube-Stents (Devon) in eine präinterventionell unkomplizierte, endothelialisierte Plaque

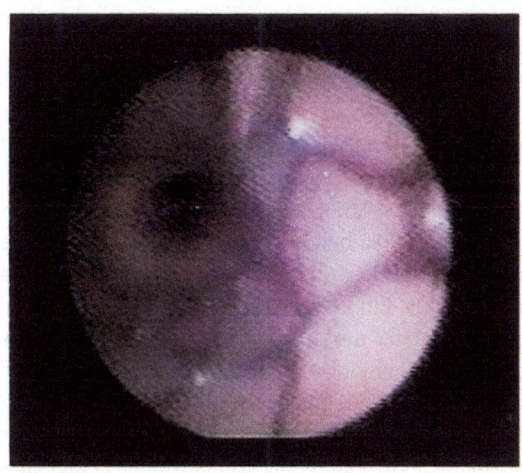

kawa [43] fand im selben Zeitraum eine Reendothelialisierung beim Palmaz-Schatz-Stent in 67% und beim Gianturco-Roubin-Stent lediglich in 40%, welche beim letzteren sogar nach einem Jahr noch nicht vollständig abgeschlossen war. Nach eigenen Erfahrungen finden sich gerade beim Wiktor-Stent auch nach 6 Monaten noch scheinbar freie, im Wandniveau liegende Strutanteile. Hierbei handelt es sich offenkundig um eine sehr dünne endotheliale Zellschicht über den Drähten, die optisch weiterhin durchschimmern. Inwieweit diese Daten eine prognostische Bedeutung haben und eine vom Stent-Typ abhängige Endothelialisierung besteht, muß noch geklärt werden.

Prognostische Relevanz der Koronarendoskopie

Die Angiographie als Standardverfahren der Koronardiagnostik ist limitiert in bezug auf die Abschätzung des Risikos einer individuellen Läsion. Dies gilt sowohl für das Risiko einer Plaqueruptur als Ursache einer Koronarthrombose und nachfolgenden Infarktes als auch für die individuelle Abschätzung des Restenoserisikos nach Angioplastie [45]. Es stellt sich somit die Frage, welche prognostische Bedeutung hier die koronarendoskopische Information hat. Hierzu ergeben sich zwei Ansatzpunkte. Bei Patienten mit instabiler Angina und somit wahrscheinlich koronaren Thromben ist neben einem erhöhten Infarktrisiko auch eine höhere Restenoserate bekannt [28, 46–48]. Aufgrund ihrer höheren Sensitivität für die Erkennung von Thromben [30, 31] könnte die Angioskopie hier eine bessere Risikoabschätzung erlauben. Das Risiko einer Plaqueruptur ergibt sich aus dem histomorphologischen Aufbau einer Läsion, insbesondere aus der Ausdehnung des Lipidkerns und der Dicke der darüberliegenden fibrösen Kappe [49]. Die angioskopisch erfaßbare Farbe und Oberflächenstruktur einer Läsion könnte hier einen indirekten Hinweis auf die Ausdehnung (Größe der Läsion, Vorwölbung) und die Dicke der fibrösen Kappe über einem Lipidkern (durchscheinende gelbe Farbe) geben. Zu beiden Fragestellungen wurden in der letzten Zeit erste Untersuchungen vorgelegt.

Bauters [50] untersuchte die prognostische Relevanz der koronarendoskopischen Information bei 117 Patienten, bei denen er eine Koronarangioskopie vor und nach Ballonangioplastie durchführte. Bei 99 (85%) Patienten wurde nach 6 Monaten ein angiographischer Follow-up erhoben. Der angioskopische Nachweis eines Thrombus im Bereich der Zielläsion vor oder nach PTCA ging mit einer signifikant erhöhten Restenoserate im Follow-up (definiert als Diameterstenose von mehr als 50%) einher ($p < 0,05$). In Abhängigkeit von der Thrombusausdehnung betrug die Restenoserate 38% bei fehlendem Thrombus, 47% bei Nachweis einer wandständigen thrombotischen Auflagerung und 65% bei Vorhandensein eines protrudierenden Thrombus. Ein kompletter Gefäßverschluß im Follow-up zeigte sich bei vier Patienten, ebenfalls nur in der Gruppe mit einer thrombotischen Protrusion. Postinterventionell, angioskopisch sichtbare Dissektionen hatten keinen Einfluß auf die Restenoserate. Die Plaquefarbe und die Oberflächenmorphologie hatte keinen signifikanten Einfluß, obwohl tendentiell bei Vorliegen gelber Plaques eine höhere Restenoserate (49% 30/61 Patienten) als bei weißer Plaquefarbe (37% 13/35 Patienten) beobachtet wurde.

Tabelle 9-6 zeigt die Häufigkeit des Nachweises gelber und weißer Plaque in verschiedenen Untersuchungen und Patientenkollektiven. Hierbei fällt auf, daß weiße Plaques häufiger in Kollektiven mit überwiegend stabiler Angina beobachtet wurden [51, 52], während in Kollektiven mit instabiler Angina gelbe Plaques überwogen [33, 53]. Dennoch finden sich auch bei ähnlicher Kollektivbeschreibung, z.B. den Ergebnissen von Waxman [54] und Feld [53] bei instabiler Angina und post-Infarktpatienten, große Unterschiede in der Verteilung gelber und weißer Plaques. Inwieweit diese

Tabelle 9-6. Angioskopische Plaquefarbe in Bezug zur klinischen Symptomatik

Literatur	Patienten (n)	Klinik	Farbverteilung	
			Gelb	Weiß
Uchida 1995 [51]	157	Stabile Angina, vasospastische Angina, „chest pain syndrome"	24,8%	75,2%
Itoh 1995 [52]	36	Stabile Angina,	36,1%	63,9%
Waxman 1996 [54]	42	Non-q-Myokardinfarkt, instabile Angina	42,9%	57,1%
Tabata 1995 [37]	51	Post Myokardinfarkt	51,0%	49,0% nicht gelb
Bauters u. Bertrand 1995 [50]	99	Stabile Angina, instabile Angina, post Myokardinfarkt	61,6%	35,4%
de Feyter 1995 [57]	67	Stabile Angina, instabile Angina	67,2%	32,8%
Thieme u. Kleber 1996 [55]	59	Stabile Angina, instabile Angina, post Myokardinfarkt	72,9%	23,7% 3,4% rot
Höher u. Wöhrle 1996 [32]	40	Stabile Angina, instabile Angina	75%	25%
Feld 1996 [53]	33	Instabile Angina, post Myokardinfarkt	81,8%	18,2%
Silva 1995 [33]	55	Instabile Angina	85,5%	14,5%
Ueda 1996 [34]	10	Akuter Myokardinfarkt	100%	0%

durch eine unscharfe Eingrenzung des Studienkollektivs und die kleine Fallzahl oder durch methodische Probleme bei der angioskopischen Definition der Plaquefarbe bedingt sind, muß durch größere Untersuchungen geklärt werden.

Die Frage der prognostischen Relevanz einer gelben Plaquefarbe läßt sich derzeit noch nicht endgültig beantworten. Tabelle 9-7 gibt eine Übersicht über koronarangioskopische Studien mit klinischem oder angiographischem Follow-up. Die Untersuchungen von Uchida [51], Waxman [54] und Feld [53] zeigen übereinstimmend ein häufigeres Auftreten akuter koronarer Ereignisse (Tod, instabile Angina pectoris, Myokardinfarkt, Re-PTCA, ACVB-Operation) bei Patienten mit angioskopisch nachgewiesenen gelben Plaques. Nach PTCA galt dies sowohl im Akutverlauf innerhalb der ersten 24 Stunden [54] als auch im klinischen Follow-up über 12 Monate [53]. Die Untersuchung von Uchida [51] bezieht sich dagegen auf den Spontanverlauf innerhalb von 12 Monaten ohne verherige PTCA bei 157 Patienten mit angiographisch nicht signifikanten Stenosen.

Thieme und Kleber [55] führten angioskopisch kontrollierte, koronare Atherektomien durch und verglichen den histologischen Aufbau der Atherektomie Specimen mit der angioskopischen Farbinformation. Hierbei zeigte sich, daß histologisch lipidhaltige Plaques angioskopisch immer als grau-gelblichen, tief-gelben oder gelb-roten Läsionen imponierten. Die sich hieraus ergebende Hypothese, daß angioskopisch gelbe Plaques einer Läsion mit hohem Lipidgehalt und hieraus resultierend einem höheren Ruptur- und Thrombogenitätsrisiko entspricht, wird von Kleber et al. derzeit in der prospektiven, multizentrischen GEMMA-Studie (German multicenter study for the Evaluation of Mild to Moderate coronary artery stenosis by Angioscopy) untersucht.

Während gelbe, lipidhaltige Plaques also eher mit einer erhöhten Inzidenz koronarer Akutereignisse auf dem Boden einer Plaqueruptur assoziiert sind, scheinen prä-interventionell angioskopisch unkomplizierte, intakte Plaques ein höheres Restenose-risiko anzuzeigen. Itoh [52] angioskopierte 36 Patienten mit stabiler Angina pectoris vor Ballonangioplastie und führte nach 6 Monaten eine Kontrollangiographie durch. Die Restenoserate des Gesamtkollektivs betrug 42 %. Die Plaquefarbe erwies sich univariat und multivariat als signifikanter Prädiktor für eine Wiedereinengung. So betrug die Restenoserate bei Patienten mit einer gelben Plaque 17 % vs. 58 % im Falle einer preinterventionell weißen Plaque.

Bauters und Bertrand [50] fanden dagegen bei 99 kontrollangiographierten Patienten keinen signifikanten Unterschied in der Restenoserate gelber und weißer Plaques, wobei tendentiell eine höhere Restenosierung bei gelben Plaques beobachtet wurde. In einem eigenen Kollektiv [32] von 40 Patienten mit überwiegend klinischem Follow-up (Reangiographie Rate 33%) über 12 Monate war die Restenoserate ebenfalls unabhängig von der alleinigen Farbinformation weiß oder gelb. Das Vorliegen einer präinterventionell angioskopisch unkomplizierten Plaque mit glatter Wandoberfläche war jedoch signifikant häufiger mit einer Wiederverengung bzw. klinischen Verschlechterung verbunden. Mögliche Erklärungen für die von Itoh [52] und uns gefundene höhere Restenoserate bei intakter Plaqueoberfläche ohne typisches Lipidbild wären eine größere Plaquemasse und/oder ein Überwiegen glatter Muskelzellen in solchen Läsionen als Zeichen einer schon primär höheren proliferativen Plaqueaktivität. So erscheinen auch Restenosen angioskopisch fast immer weiß mit glatter Oberflächenstruktur [56].

Tabelle 9-7. Prognostische Relevanz der Koronarangioskopie

Literatur	Patienten (n)	Klinik	Follow-up	Endpunkt	Bezug zur Plaquefarbe	Odds ratio 95% Konfidenzintervall	Interpretation
Uchida 1995 [51]	157	Stabile Angina, vasospastische Angina, „chest pain syndrome"	12 Monate klinisch	Tod, Herzinfarkt, instabile Angina	Gelb	15,7 5,2–47,2	Gelbe Plaques häufiger mit koronaren Ereignissen assoziiert
Waxman 1996 [54]	42	Non-Q-Myokardinfarkt, instabile Angina	24 h	Tod, Herzinfarkt, ACVB, Re-PTCA	Gelb	11,5 1,2–106,9	Gelbe Plaques häufiger mit koronaren Ereignissen verbunden
Feld 1996 [53]	33	Instabile Angina, post Myokardinfarkt	12 Monate klinisch	Tod, Herzinfarkt, PTCA, ACVB, Szintigraphie	Gelb	2,5 0,3–23,6	Gelbe Plaques vermehrt mit koronaren Ereignissen assoziiert
Höher u. Wöhrle 1996 [32]	40	Stabile Angina, instabile Angina	12 Monate klinisch und angiographisch	Tod, Re-PTCA, Myokardinfarkt, klinische Verschlechterung	Gelb	2,7 0,3–25,5	Klinische Progredienz und Restenose signifikant häufiger bei unkomplizierten Plaques
					Unkompliziert	10,2 1,1–93,3	Plaquefarbe prognostisch nicht relevant
Itoh 1995 [52]	36	Stabile Angina	3 Monate mit Kontrollangiografie	Restenose	Gelb	0,1 0,02–0,9	Gelbe Plaques weniger mit Restenosierung verbunden
Bauters u. Bertrand 1995 [50]	99	Stabile Angina, instabile Angina, post Myokardinfarkt	6,4 Monate mit Kontrollangiografie	Restenose	Gelb	1,6 0,7–3,8	Tendentiell vermehrt Restenosierung bei gelben Plaques

Angioskopie vs. intravaskulärer Ultraschall

Bei beiden Methoden, Angioskopie und intravaskulärem Ultraschall (IVUS), handelt es sich um ergänzende Verfahren zur Koronarangiographie, da jeweils nur ein Ausschnitt des gesamten Koronarsystems eingesehen werden kann und die Positionskontrolle angiographisch erfolgen muß. Beide Untersuchungstechniken ermöglichen eine Differentialdiagnostik einer einengenden Plaque, wobei jedoch unterschiedliche Aspekte erfaßt werden.

De Feyter [57] fand in einer vergleichenden Untersuchung von Koronarangioskopie und IVUS an 67 Patienten keine Korrelation zwischen einer angioskopisch glatten oder thrombotischen Gefäßwandoberfläche mit der ultrasonographischen Echogenität dieser Läsionen. Da die Art der erhobenen Befunde der beiden Untersuchungstechniken unterschiedlich ist, ergänzen sich die beiden Methoden. Die sensivste Methode zur Detektion von Thromben ist die Angioskopie [30, 31, 58, 59]. Mit der Plaquefarbe und der Oberflächenstruktur bietet die Angioskopie einen indirekten Hinweis auf die Histomorphologie einer Läsion [55]. Beide Informationen sind auch prognostisch von Bedeutung (s. oben [32, 50–54]), neben der verbesserten Kontrolle im Rahmen einer Intervention.

Die Stärke des IVUS ist der Nachweis der intramuralen Ausdehnung einer Läsion sowie die quantitative Auswertung der realen Lumeneinengung bezogen auf die Lamina elastica externa als Begrenzung des lokalen echten Gefäßkalibers [60, 61].

Im Nachweis von Dissektionen sind beide Untersuchungsmethoden der Koronarangiographie deutlich überlegen [62–64]. Sind die Wandeinrisse zart und ausschließlich im Bereich der Intima lokalisiert, so ist die Angioskopie sensitiver [30]. Der IVUS hingegen erfaßt deren Ausdehnung und Tiefe bis in den Bereich der Media oder Adventitia [62, 65] und ermöglicht die Diagnose eines Extravasates [66]. Weiterhin kann mit IVUS der Grad einer Gefäßverkalkung beurteilt werden [67]. Die Ultrasonographie ermöglicht durch die Darstellung eines Gefäßquerschnittes eine Vermessung des Lumens mit guter Korrelation zur Histologie [68] und zur Angiographie [69–72]. Durch die senkrechte Lage des sonographischen Wandschnitts zum Katheter versagt diese Methode allerdings im Nachweis und in der Differenzierung eines Verschlusses.

Mit beiden Verfahren können je nach Fragestellung gezielt weiterführende Informationen gewonnen werden (z. B. Nachweis von Thromben oder Dissektionen). Die Koronarangioskopie erlaubt die beste Erfassung der intravasalen Pathologie. Ausschließlich mit IVUS können dagegen intramurale Veränderungen bereits in vivo erfaßt und quantitativ vermessen werden, wie zum Beispiel die Bestimmung der Dicke einzelnen Wandschichten oder die Messung der Ausdehnung eines Plaques [73, 74]. In praxi sollten die Verfahren daher gezielt und bezogen auf die Fragestellung eingesetzt werden. Die sicherlich interessante kombinierte Anwendung ist wegen Kosten und Aufwand beider Verfahren nur im Rahmen von wissenschaftlichen Untersuchungen machbar.

Die Materialkosten einer IVUS oder Angioskopie Untersuchung sind in etwa vergleichbar (ca. 2000,- DM). Der Zeitaufwand der Angioskopie ist etwas höher, insbesondere bei Untersuchung längerer Gefäßabschnitte wegen der dann erforderlichen Repositionierung des Spülkatheters bzw. Okklusionsballons. Ein Wechsel auf einen größeren Führungskatheter oder einen speziellen Koronardraht ist heute bei beiden Verfahren nicht mehr notwendig.

Limitationen – technische Weiterentwicklungen

Bereits 1985 wies Spears [19] auf die eingeschränkte quantitative Auswertbarkeit der Koronarangioskopie hin. Durch die frontständige konvexe Linse wird der Blickwinkel des Angioskopes vergrößert, gleichzeitig ergibt sich jedoch eine nichtlineare Abhängigkeit der Abbildungsgröße zum Linsen-Objekt Abstand. Mit zunehmender Nähe vom Objekt wird dieses nichtlinear vergrößert und es finden sich geometrische Verzerrungen vorwiegend im Randbereich des Bildes.

Derzeit existieren drei Ansätze zur quantitativen Auswertung der angioskopischen Bilder, die bei in-vitro Experimenten auch zu guten Ergebnissen führten. Schuurbiers [75] projizierte mittels einer 0,25 mm dicken Glasfiber mit distal an der Faser angebrachtem Spiegel Laserlicht auf die lateral liegende Gefäßwand. Anhand des fixen Abstandes zur distalen Angioskoplinse (Baxter COV45) konnte bei komplett einsehbarem Lichtring die Lumenfläche berechnet werden. Die lineare Korrelation zwischen der gemessenen und der tatsächlichen Fläche stenosierter Koronararterien betrug 0,97 mit einem relativem Meßfehler von nur 3,9 ± 7,1 %. Da jedoch zur volumetrischen Vermessung der Lichtring komplett einsehbar sein muß, konnten aufgrund von Gefäßbiegungen oder Gefäßstenosierungen lediglich knapp die Hälfte (19/40) der Segmente analysiert werden. Spears [76] benutzte einen ähnlichen Ansatz, wobei der Lichtring anstelle des Spiegels über einen speziellen, an einer Stelle rechtwinklig Licht abstrahlenden Führungsdraht erreicht wurde. Als farbige Lichtquelle wurde ein Laser verwendet. Sowohl die Endoskopspitze als auch die Lichtaustrittsstelle im Draht wurden mit Goldmarkern versehen, womit der aktuelle für die Berechnung der Fläche notwendige Abstand gemessen werden konnte. Mit diesem Ansatz erzielte Spears eine sehr gute Korrelation des gemessenen Durchmessers (r = 0,99) und der gemessenen Fläche (r = 0,99) mit den realen Werten.

Sladczyk [77] entwickelte in Zusammenarbeit mit uns einen Algorithmus zur interaktiven Vermessung des koronaren Führungsdrahtes mit Berücksichtigung der optischen Verjüngung mit zunehmendem Linsenabstand und Berechnung der endoluminalen Fläche im Vergleich zum bekannten Querschnitt des Drahtes. Hierzu wird in einem ersten Arbeitsschritt der Führungsdraht mit zwei anliegenden Geraden begrenzt und dann die Winkelhalbierende der beiden Linien berechnet. Nachfolgend wird das freie Lumen vom Anwender interaktiv begrenzt. In Abhängigkeit vom Schnittpunkt des umrandeten Lumens mit der berechneten Winkelhalbierende des Führungsdrahtes wird der Durchmesser des Führungsdrahtes markiert und über die Steigung der Winkelhalbierenden berechnet. Über die Anzahl der Bildpunkte kann dann die zugehörige Lumenfläche gemessen werden (Abb. 9-17). Anhand der Messungen an Phantommodellen und isolierter Arterien ließ sich die Stenosefläche mit einer Genauigkeit von ± 10 % berechnen. Alle drei Meßmethoden zeigen in vitro vielversprechende Ergebnisse, wurden jedoch wegen des zusätzlichen Aufwandes und der bislang fehlenden online Videoverarbeitung klinisch noch nicht eingesetzt.

Eine weitere Einschränkung der Angioskopie ergibt sich aus der Notwendigkeit der Spülung der Zielläsion mit klarer Lösung und der hierfür notwendigen proximalen Okklusion. Aufgrund des konstruktionsbedingten Abstandes zwischen Latexballon und Angioskopspitze können ostiale oder sehr proximale Läsionen sowie der Hauptstamm nicht angioskopiert werden. Eine Ausnahme bildet ein geschützter Hauptstamm bei offenem Bypass.

Abb. 9-17. Quantitative Gefäß-
lumenvermessung im Vergleich
zum in der Läsion liegenden
Führungsdraht. (Nach [77])

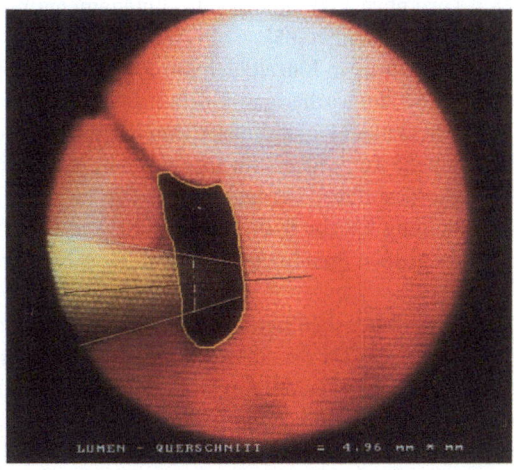

Die bisherigen, koronaren Angioskope verfügen nicht über eine aktive Steuerung der Endoskopspitze. Die Ausrichtung des optischen Systems auf die Zielläsion erfolgt passiv über den Führungsdraht. Trotz der Flexibilität des 0,6 mm optischen Bündels folgt die Angioskopspitze bei stärkeren Gefäßbiegungen dem Draht nur unvollkommen (u. a. wegen der Steifigkeit des distalen optischen Systems und der nur wenige Millimeter langen Monorail-Drahtbefestigung). Läsionen in Biegungen lassen sich daher häufig nicht zentrisch darstellen, da die Angioskopspitze zumindest partiell auf die außen liegende Gefäßwand gerichtet ist (vgl. Abb. 9-2).

Im Hinblick auf eine breitere Anwendung der Koronarangioskopie wäre eine Verbesserung und Standardisierung der optischen Aufzeichnung und Auswertung (digitale Bildverarbeitung) wünschenswert. Nicht zuletzt stellen die hohen Kosten der nur einmal verwendbaren Angioskope eine Limitation dar.

Komplikationen der Koronarangioskopie

Die Koronarangioskopie durch den erfahrenen Untersucher gilt als eine sichere und komplikationsarme Untersuchungsmethode [78, 79], abgesehen von den durch die kurzzeitige Koronarokklusion bedingten pektanginösen Beschwerden und elektrokardiographischen Veränderungen [80–82]. Im Rahmen der eigenen Untersuchungen traten bei etwa der Hälfte der Patienten pektanginöse Beschwerden oder ischämische EKG-Veränderungen während des Freispülens auf. In einem frühen angioskopierten Kollektiv kam es einmalig zu Kammerflimmern bei Plazierung des Angioskops in der rechten Koronararterie, noch vor Beginn des Spülens, welches problemlos elektrisch terminiert wurde [83].

Postmortale experimentelle Studien ergaben auch bei rigider Handhabung des Angioskops keine Ausbildung einer Mediadissektion, einer Gefäßperforation oder eines Aneurysmas [84]. Das Auftreten von Intimadissektionen und Flaps stieg dagegen mit der Zahl des Vor- und Zurückschiebens des Angioskops im Lumen [84]. In experimentellen Untersuchungen an 37 Gefäßen bei Hunden führten solche Flaps nicht zu

lokalen Thromben. Eine signifikante Lumeneinengung nach 1–4 Wochen fand sich bei
1/37 (2,7 %) Segmenten [85].

Dennoch wurde in Einzelfällen durch die angioskopische Untersuchung eine Verschlechterung des vorherigen Dilatationsergebnis [86], ein akuter Gefäßverschluß
[52] und ein akuter Myokardinfarkt durch den Okklusionsballon [87] beschrieben. Als
weitere, seltene Komplikation wurde einmalig beschrieben, daß der Okklusionsballon
nicht mehr desuffliert werden konnte. Die in einer solchen Situation empfohlene
Druckerhöhung bis zur Ballonruptur führte in dem beschriebenen Fall zur Ausbildung eines großen Pseudoaneurysmas mit der Notwendigkeit einer Bypassoperation
[88].

Ein konstruktionsbedingtes Problem kann bei Monorail-Angioskopen (z. B. Baxter
COV45) auftreten. Da der Führungsdraht nur am distalen Ende fixiert ist, kann er
durch das Zurückziehen des Angioskops geknickt werden. Die dabei mögliche Schlingenbildung des Drahtes kann zu einer mechanischen Schädigung der Gefäßwand
führen [89]. Bei Kenntnis des Problems läßt sich dies durch kombiniertes Rückziehen
von Draht und Endoskop-Spitze vermeiden.

Den möglichen Einfluß der Insufflation des Latex-Okklusionsballons des Baxter-
Angioskops COV45 untersuchten Hamon und Bertrand [90] an 52 Patienten. Bei 37
Patienten wurde eine quantitative Gefäßvermessung nach 6 Monaten durchgeführt.
Weder an den Inflationsstellen des Okklusionsballons (n = 40) noch in nicht interventionell behandelten Kontrollsegmenten (n = 25) fanden die Autoren eine signifikante
Änderung des Lumendurchmessers. Diese Ergebnisse lassen auf eine sichere Anwendung der Okklusionsballons schließen. Die durch die Insufflation möglicherweise her-
vorgerufene Endotheldenudation scheint keine relevante Traumatisierung des Gefäßes zu verursachen und damit zumindest angiographisch keine nachfolgend sichtbare neointimale Proliferation zu triggern.

Indikationen zur Koronarangioskopie

Trotz der interessanten Befunde stellt die Koronarendoskopie derzeit eine Spezialmethode dar, die nur in relativ wenig Zentren durchgeführt wird. In einer Umfrage bei 15
angioskopierenden Zentren durch White [91] ergab sich eine Anwendung der Koronarangioskopie in weniger als 10 % der jeweiligen Gesamtanzahl an Interventionen.
Der Einsatz der Koronarangioskopie erfolgte in etwa der Hälfte der Fälle im Rahmen
koronarer Interventionen, etwa zur Differenzierung eines intrakoronaren Füllungsdefektes oder zur Klärung eines akuten Gefäßverschlusses während Intervention [92]. In
circa 80 % erfolgte der Einsatz zu wissenschaftlichen Zwecken zur Detektion morphologischer Kriterien mit Einfluß auf eine Progression oder Regression der koronaren
Herzkrankheit.

Die Koronarendoskopie ist derzeit das einzige Verfahren, das in-vivo einen Einblick
in die Oberflächenmorphologie koronarer Läsionen erlaubt. Bezüglich des Nachweis
intrakoronarer Thromben hat die Angioskopie die höchste Sensitivität aller verfügbaren Verfahren. Gerade im Hinblick auf die aktuellen Fragen der Plaqueruptur, Plaque-
heilung und lokaler Thrombusbildung als Mechanismen der Progression der koronaren Herzerkrankung sind die koronarendoskopischen Befunde daher von hohem wissenschaftlichen Interesse.

Klinische Indikationen sind die Differenzierung unklarer Koronarbefunde (Spontandissektionen, Aneurysmata, fragliche Thromben, Okklusionen) sowie die Kontrolle interventioneller Verfahren (Atherektomie, Stents, Ballondilatation). Inwieweit die oben diskutierte prognostische Wertigkeit koronarendoskopischer Befunde (Plaquefarbe, Oberflächenstruktur) einen breiteren Einsatz rechtfertigt, muß in weiteren prospektiven Studien evaluiert werden.

Literatur

1. Harken DE, Glidden EM (1943) Experiments in intracardiac surgery. J Thorac Surg 12:566–572
2. Cutler EC, Levine SA, Beck CS (1924) The surgical treatment of mitral stenosis: Experimental and clinicalk studies. Arch Surg 9:689–821
3. Allen DS (1924) Intracardiac Surgery. Arch Surg 8:317–319
4. Allen DS, Graham EA (1922) Intracardiac surgery – a new method. JAMA 79:1028–1030
5. Sakakibara S, Iikawa T, Hattori J, Inomata K (1958) Direct visual operation for aortic stenosis: Cardioscopic studies. J int Coll Surg 29:548–562
6. Brock RC (1948) Pulmonary valculotomy for the relief of congenital pulmonary stenosis. BMJ 1:1121-1126
7. Butterworth RF (1951) A new operating cardioscope. J Thorac Surg 22:319–322
8. Bolton HE, Bailey CP, Costas-Durieux J, Gemeinhardt W (1954) Cardioscopy – simple and practical. J Thorac Surg 27:323–329
9. Carlens E, Silander T (1963) Cardioscopy. J Cardiovasc Surg 4:512–515
10. Carlens E, Silander T (1961) Method for direct inspection of the right atrium: experimental investigation in the dog. Surgery 49:622–624
11. Greenstone SM, Shore JM, Heringman EC, Massell TB (1966) Arterial endoscopy (arterioscopy). Arch Surg 93:811–812
12. Vollmar JF, Laubach K, Gruss JD (1969) Zur Technik der Thrombendarteriektomie. Bruns Beitr Klin Chir 217:678
13. Vollmar JF (1969) Die Gefäßendoskopie. Ein neuer Weg der intraoperativen Gefäßdiagnostik. Endoscopy 1:141
14. Gruentzig AR, Sennig A, Siegenthaler WE (1979) Nonoperative dilation of coronary-artery stenosis: percutaneous transluminal coronary angioplasty. N Engl J Med 301:61–68
15. Lee G, Ikeda RM, Stobbe D, et al. (1983) Laser irradiation of human atherosclerotic obstructive disease: Simultaneous visualization and vaporization achieved by a dual fiberoptic catheter. Am Heart J 105:163–164
16. Spears JR, Marais HJ, Serur J, Paulin S, Grossman W (1982) In vivo coronary angioscopy. Circulation 66 (Supp II):II–366 (abstract)
17. Spears JR, Marais HJ, Serur J, et al. (1983) In vivo coronary angioscopy. J Am Coll Cardiol 1:1311–1314
18. Höher M, Behrenbeck DW, Winter UJ, Hombach V, Hilger HH (1985) Perkutane Gefäßendoskopie mittels ultradünner Fiberendoskope: Erste Erfahrungen. Z Kardiol 74 (Supp 3):99 (abstract)
19. Spears JR, Spokojny AM, Marais HJ (1985) Coronary angioscopy during cardiac catheterization. J Am Coll Cardiol 6:93–97
20. Hombach V, Höher M, Hannekum A (1986) First clinical experiences with coronary endoscopy. Dtsch Med Wochenschr 111:1135–1139
21. Höher M, Kochs M, Eggeling T, Haerer W, Hombach V (1990) Verbesserung der Koronarangioskopie durch Anwendung eines Spülkatheters. Z Kardiol 79 (Supp 1):109 (abstract)
22. Ramee SR, White CJ, Collins TJ, Mesa JE, Murgo JP (1991) Percutaneous angioscopy during coronary angioplasty using a steerable microangioscope. J Am Coll Cardiol 17:100–105
23. Den Heijer P, Foley DP, Hillege HL, Lablanche JM, Van Dijk RB, Franzen D, Morice MC, De Scheerder IK, Serruys PW, Lie KI (1994) The „Ermenonville" classification of observations at coronary angioscopy – evaluation of intra- and inter-observer agreement. Eur Heart J 15:815–822
24. Vetrovec GW, Cowley MJ, Overton H, Richardson DW (1981) Intracoronary thrombus in syndromes of unstable myocardial ischemia. Am Heart J 102:1202-1208
25. Holmes DRJ, Hartzler GO, Smith HC, Fuster V (1981) Coronary artery thrombosis in patients with unstable angina. Br Heart J 45:411–416

26. Gunnar RM, Passamani ER, Bourdillon PD, Pitt B, Dixon DW, Rapaport E, Fuster V, Reeves TJ, Karp RB, Russell RO, et al. (1990) Guidelines for the early management of patients with acute myocardial infarction. A report of the American College of Cardiology/American Heart Association Task Force on Assessment of Diagnostic and Therapeutic Cardiovascular Procedures (Subcommittee to Develop Guidelines for the Early Management of Patients with Acute Myocardial Infarction). J Am Coll Cardiol 16:249–292

27. Maseri A, Crea F (1991) The elusive cause of instability in unstable angina. Am J Cardiol 68: 16B–21B

28. Capone G, Wolf NM, Meyer B, Meister SG (1985) Frequency of intracoronary filling defects by angiography in angina pectoris at rest. Am J Cardiol 56:403–406

29. Sherman CT, Litvack F, Grundfest W, et al. (1986) Coronary angioscopy in patients with unstable angina pectoris. New Engl J Med 315:913–919

30. Uretsky BF, Denys BG, Counihan PC, Ragosta M (1994) Angioscopic evaluation of incompletely obstructing coronary intraluminal filling defects: comparison to angiography. Catheter Cardiovasc Diagn 33:323–329

31. Teirstein PS, Schatz RA, DeNardo SJ, Jensen EE, Johnson AD (1995) Angioscopic versus angiographic detection of thrombus during coronary interventional procedures. Am J Cardiol American-Journal-of: 1083–1087

32. Höher M, Wöhrle J, Kochs M, Hombach V (1996) Coronary angioscopy – prognostic impact of plaque colour and of plaque morphology during 12 months follow-up after percutaneous transluminal coronary angioplasty. Eur Heart J 17 (Suppl.):92 (abstract)

33. Silva JA, Escobar A, Collins TJ, Ramee SR, White CJ (1995) Unstable Angina. A comparison of angioscopic findings between diabetic and nondiabetic patients. Circulation 92:1731–1736

34. Ueda Y, Asakura M, Hirayama A, Komamura K, Hori M, Kodama K (1996) Intracoronary morphology of culprit lesions after reperfusion in acute myocardial infarction: serial angioscopic observations. J Am Coll Cardiol 27:606–610

35. Mizuno K, Tanagida T, Shibuya T, Arakawa K, Arai T, Satomura K, Isojima K, Kurita A, Nakamura H (1992) The effectiveness of coronary angioscopy in detecting intraluminal pathologic changes. Jpn Circ J 56:586–591

36. Mizuno K, Hikita H, Miyamoto A, Satomura K, Shibuya T, Arakawa K, Kurita A, Nakamura H (1992) The pathogenesis of an impending infarction and its treatment. An angioscopic analysis. Jpn Circ J 56:1160–1165

37. Tabata H, Mizuno K, Arakawa K, Satomura K, Shibuya T, Kurita A, Nakamura H (1995) Angioscopic identification of coronary thrombus in patients with postinfarction angina. J Am Coll Cardiol Journal-of-the-Ameri: 1282–1285

38. Den Heijer P, Van Dijk RB, Hillege HL, Pentinga ML, Serruys PW, Lie KI (1994) Serial angioscopic and angiographic observations during the first hour after successful coronary angioplasty: A preamble to a multicenter trial addressing angioscopic markers for restenosis. Am Heart J 128:656–663

39. Cribier A, Jolly N, Eltchaninoff H, Koning R, Baala B, Kothari M, Chan C, Letac B (1995) Angioscopic evaluation of prolonged vs standard balloon inflations during coronary angioplasty. A randomized study. Eur Heart J 16:930–936

40. Ohman EM, Marquis J-F, Ricci DR, Brown RIG, Knudtson ML, Kereiakes DJ, Samaha JK, Margolis JR, Niederman AL, Dean LS, Gurbel PA, Sketch MH, Wildermann NM, Lee KL, Califf RM (1994) A randomized comparison of the effects of gradual prolonged versus standard primary balloon inflation on early and late outcome. Circulation 89:1118–1125

41. White CJ, Ramee SR, Collins TJ, Escobar AE, Karsan A, Shaw D, Jain SP, Bass TA, Heuser RR, Teirstein PS, Bonan R, Walter PD, Smalling RW (1996) Coronary thrombi increase PTCA risk. Angioscopy as a clinical tool. Circulation 93:253–258

42. Sakatani H, Degawa T, Nishida T, Mitsuo K, Tsunoda T, Ui K, Nakamura S, Yamagu T (1995) Coronary angioscopy observation of time course changes. Neointimal coverage in Palmaz-Schatz coronary stenting. Circulation 92 (Suppl.):I-688 (abstract)

43. Hosokawa H, Tani T (1995) Time course of neointimal stent coverage by coronary angioscopy: Palmaz-Schatz vs Gianturco-Roubin stents. Circulation 92 (Suppl.):I-327–I-328 (abstract)

44. Ueda Y, Nanto S, Komamura K, Kodama K (1994) Neointimal coverage of stents in human coronary arteries observed by angioscopy. J Am Coll Cardiol 23:341–346

45. Virmani R, Farb A, Burke AP (1994) Coronary angioplasty from the perspective of atherosclerotic plaque: Morphologic predictors of immediate success and restenosis. Am Heart J 127:163–179

46. Cowley MJ, DiSciascio G, Rehr RB, Vetrovec GW (1989) Angiographic observations and clinical relevance of coronary thrombus in unstable angina pectoris. Am J Cardiol 63:108E–113E

47. Quigley PJ, Hlatky MA, Hinohara T, Rendall DS, Perez JA, Phillips HR, Califf RM, Stack RS (1989) Repeat percutaneous transluminal coronary angioplasty and predictors of recurrent restenosis. Am J Cardiol 63:409–413

48. Bresnahan DR, Davis JL, Holmes DRJ, Smith HC (1985) Angiographic occurrence and clinical correlates of intraluminal coronary artery thrombus: Role of unstable angina. J Am Coll Cardiol 6:285-289

49. O'Keefe JH, Conn RD, Lavie CJ, Bateman TM (1996) The new paradigm for coronary artery disease: altering risk factors, atherosclerotic plaques, and clinical prognosis. Mayo-Clin-Proc 71:957-965

50. Bauters C, Lablanche J, McFadden EP, Hamon M, Bertrand ME (1995) Relation of coronary angioscopic findings at coronary angioplasty to angiographic restenosis. Circulation 92:2473-2479

51. Uchida Y, Nakamura F, Tomaru T, Morita T, Oshima T, Sasaki T, Morizuki S, Hirose J (1995) Prediction of acute coronary syndromes by percutaneous coronary angioscopy in patients with stable angina. Am Heart J American-Heart-Journ:195-203

52. Itoh A, Miyazaki S, Nonogi H, Daikoku S, Haze K (1995) Angioscopic prediction of successful dilatation and of restenosis on percutaneous transluminal coronary angioplasty. Circulation 91:1389-1396

53. Feld S, Ganim M, Carell ES, Kjellgren O, Kirkeeide RL, Vaughn WK, Kelly R, McGhie AI, Kramer N, Loyd D, Anderson HV, Schroth G, Smalling RW (1996) Comparison of angioscopy, intravascular ultrasound imaging and quantitative coronary angiography in predicting clinical outcome after coronary intervention in high risk patients. J Am Coll Cardiol 28:97-105

54. Waxman S, Sassower MA, Mittleman MA, Zarich S, Miyamoto A, Manzo KS, Muller JE, Abela GS, Nesto RW (1996) Angioscopic predictors of early adverse outcome after coronary angioplasty in patients with unstable angina and non-q-wave myocardial infarction. Circulation 93:2106-2113

55. Thieme T, Wernecke KL, Meyer R, Brandenstein E, Habedank D, Hinz A, Felix SB, Baumann G, Kleber FX (1996) Angioscopic evaluation of atherosclerotic plaques: Validation by histomorphologic analysis and association with stable and unstable coronary syndromes. J Am Coll Cardiol 28:1-6

56. Bauters C, Lablanche J, McFadden EP, Hamon M, Bertrand ME (1996) Morphological changes after percutaneous transluminal coronary angioplasty of unstable plaques. Insights from serial angioscopic follow-up. Eur Heart J 17:1554-1559

57. De Feyter PJ, Ozaki Y, Baptista J, Escaned J, Di Mario C, De Jaegere PPT, Serruys PW, Roelandt JRTC (1995) Ischemia-related lesion characteristics in patients with stable or unstable angina: A study with intracoronary angioscopy and ultrasound. Circulation 92:1408-1413

58. Siegel RJ, Ariani M, Chae JS, Bowers J, Forrester JS, Fishbein MC (1990) Histopathologic validation of angioscopy and intravascular ultrasound. Circulation 82 (Suppl III):III-458 (abstract)

59. Siegel RJ, Ariani M, Fishbein MC, Chae J, Park JC, Maurer G, Forrester JS (1991) Histopathologic validation of angioscopy and intravascular ultrasound. Circulation 84:109-117

60. Porter TR, Sears T, Xie F, Michels A, Mata J, Welsh D, Shurmur S (1993) Intravascular ultrasound study of angiographically mildly diseased coronary arteries. J Am Coll Cardiol 22:1858-1865

61. Alfonso F, Macaya C, Goicolea J, Iniguez A, Hernandez R, Zamorano J, Perez Vizcayne MJ, Zarco P (1994) Intravascular ultrasound imaging of angiographically normal coronary segments in patients with coronary artery disease. Am Heart J 127:536-544

62. Honye J, Mahon DJ, Jain A, White CJ, Ramee SR, Wallis JB, Al Zarka A, Tobis JM (1992) Morphological effects of coronary balloon angioplasty in vivo assessed by intravascular ultrasound imaging. Circulation 85:1012-1025

63. Höher M, Hombach V, Höpp HW, Hannekum A, Hugel W, Hilger HH (1988) Coronary angioscopy during cardiac catheterization and cardiac surgery. Int J Card Imaging 3:153-159

64. Neville RFJ, Yasuhara H, Watanabe BI, Canady J, Duran W, Hobson RWII (1991) Endovascular management of arterial intimal defects: An experimental comparison by arteriography, angioscopy, and intravascular ultrasonography. J Vasc Surg 13:496-502

65. Gerber TC, Erbel R, Gorge G, Ge J, Rupprecht H, Meyer J (1992) Classification of morphologic effects of percutaneous transluminal coronary angioplasty assessed by intravascular ultrasound. Am J Cardiol 70:1546-1554

66. Franzen D, Sechtem U, Hopp HW (1993) Perspectives of coronary angioscopy and intravascular ultrasound. Herz Kreisl 25:178-180

67. Ventura HO, White CJ, Jain SP, Smart FW, Jain A, Stapleton DD, Collins TJ, Ramee SR (1993) Assessment of intracoronary morphology in cardiac transplant recipients by angioscopy and intravascular ultrasound. Am J Cardiol 72:805-809

68. Nishimura RA, Edwards WD, Warnes CA, Reeder GS, Holmes DR, Tajik AJ, Yock PG (1990) Intravascular ultrasound imaging: In vitro validation and pathologic correlation. J Am Coll Cardiol 16:145-154

69. Nissen SE, Grines CL, Gurley JC, Sublett K, Haynie D, Diaz C, Booth DC, DeMaria AN (1990) Application of a new phased-array ultrasound imaging catheter in the assessment of vascular dimensions. In vivo comparison to cineangiography. Circulation 81:660-666

70. Ge J, Erbel R, Gerber T, Görge G, Rupprecht HJ, Meyer J (1992) Intravascular ultrasound visualization of angiographically „silent" atherosclerotic plaques. Eur Heart J 13 [Suppl]:272 (abstract)
71. Davidson CJ, Skeikh KH, Harrison JK, Himmelstein SI, Leithe ME, Kisslo KB, Bashore TM (1990) Intravascular ultrasonography versus digital subtraction angiography: A human in vivo comparison of vessel size and morphology. J Am Coll Cardiol 16:633–636
72. Nissen SE, Gurley JC, Grines CL, Booth DC, McClure R, Berk M, Fischer C, DeMaria AN (1991) Intravascular ultrasound assessment of lumen size and wall morphology in normal subjects and patients with coronary artery disease. Circulation 84:1087–1109
73. Mallery JA, Tobis JM, Griffith J, Gessert J, Mcrae M, Moussabeck O, Bessen M, Moriuchi M, Henry WL (1990) Assessment of normal and atherosclerotic arterial wall thickness with an intravascular ultrasound imaging catheter. Am Heart J 119:1392–1400
74. Potkin BN, Bartorelli AL, Gessert JM, Neville RF, Almagor Y, Roberts WC, Leon MB (1990) Coronary artery imaging with intravascular high-frequency ultrasound. Circulation 81: 1575–1585
75. Schuurbiers JCH, Slager CJ, Serruys PW (1994) Luminal volume reconstruction from angioscopic video images of casts from human coronary arteries. Am J Cardiol 74:764–768
76. Spears JR, Ali M, Raza SJ, Iyer GS, Ravi S, Crilly RJ, Fromm B, Cheong W-F (1994) Quantitative angioscopy: A novel method of measurement of luminal dimensions during angioscopy with the use of a „lightwire". Cardiovasc Intervent Radiol 17:197–203
77. Sladczyk S (1990) Quantitative Bestimmung des Stenosegrades in Blutgefäßen mit Hilfe der Angioskopie. Fachhochschule Hamburg: Diplomarbeit
78. Van Stiegmann G, Pearce WH, Bartle EJ, Rutherford RB (1987) Flexible angioscopy seems faster and more specific than arteriography. Arch Surg 122:279–282
79. Mizuno K, Miyamoto A, Satomura K, Kurita A, Arai T, Sakurada M, Yanagida S, Nakamura H (1991) Angioscopic coronary macromorphology in patients with acute coronary disorders. Lancet 337:809–812
80. Mizuno K, Arai T, Satomura K, Shibuya T, Arakawa K, Okamoto Y, Miyamoto A, Kurita A, Kikuchi M, Nakamura H, Utsumi A, Takeuchi K (1989) New percutaneous transluminal coronary angioscope. J Am Coll Cardiol 13:363–368
81. Konishi T, Inden M, Nakano T (1989) Clinical experience of percutaneous coronary angioscopy in cases with coronary artery disease. Angiology 40:18–23
82. Hombach V, Höher M, Kochs M, Schmidt A, Höpp HW, Hilger HH (1988) Pathophysiology of unstable angina pectoris. Correlations with coronary angioscopic imaging. Eur Heart J 9: 40–45
83. Höher M, Hombach V, Höpp HW, Eggeling T, Kochs M, Arnold G, Hannekum A, Hugel W (1988) Diagnostic potential of angioscopy in patients with coronary heart disease. Z Kardiol 77:152–159
84. Lee G, Beerline D, Lee MH, Wong W, Argenal AJ, Chan MC, Theis JH, Mason DT (1988) Hazard of angioscopic examination: Documentation of damage to the arterial intima. Am Heart J 116:1530–1536
85. Hsiang YN, Fragoso M, Lundkist A, Weis M (1992) The natural history of intimal flaps caused by angioscopy. Ann Vasc Surg 6:38–44
86. Alfonso F, Hernandez R, Goicolea J, Silva JC, Segovia J, Banuelos C, Zarco P, Macaya C (1994) Angiographic Deterioration of the previously dilated coronary segment induced by angioscopic examination. Am J Cardiol 74:604–606
87. Uchida Y, Fujimori Y, Hirose J, Oshima T (1992) Percutaneous coronary angioscopy. Jpn Heart J 33:271–294
88. Wolff MR, Resar JR, Stuart RS, Brinker JA (1993) Coronary artery rupture and pseudoaneurysm formation resulting from percutaneous coronary angioscopy. Catheter Cardiovasc Diagn 28:47–50
89. Hopp HW, Franzen D (1990) Entrapment of an angioscope in a coronary artery: A potential hazard using a guide wire steerable angioscope. J Cardiovasc Technol 9:123–126
90. Hamon M, Lablanche JM, Bauters C, McFadden EP, Quandalle P, Bertrand ME (1994) Effect of balloon inflation in angiographically normal coronary segments during coronary angioscopy: A quantitative angiographic study. Catheter Cardiovasc Diagn 31:116–121
91. Faxon DP, Holmes DR, Sanborn TA, Schatz RA, White CJ (1995) Coronary Angioscopy: Seeing is Believing. Interventional Cardiology 3:1–8
92. White CJ, Ramee SR, Collins TJ, Jain SP, Escobar A (1995) Coronary angioscopy of abrupt occlusion after angioplasty. J Am Coll Cardiol Journal-of-the-Ameri:1681–1684
93. Hickey A, Litvack F, Grundfest W, Lee M, Chaux A, Blanche C, Kass R, Sherman T, Glick D, Swan HJC, Matloff J, Forrester J (1987) Coronary angioscopy: The spectrum of disease in the first 100 patients. J Am Coll Cardiol 9:197A (abstract)

94. Mizuno K, Satomura K, Miyamoto A, Arakawa K, Shibuya T, Arai T, Kurita A, Nakamura H, Ambrose JA (1992) Angioscopic evaluation of coronary-artery thrombi in acute coronary syndromes. New Engl J Med 326:287-291

95. White CJ, Ramee SR, Collins TJ (1993) A comparison of unstable angina and stable angina lesion morphology using percutaneous coronary angioscopy. J Am Coll Cardiol 21:195A (abstract)

96. Teirstein PS, Schatz RA, Wong SC, Rocha-Singh KJ (1995) Coronary stenting with angioscopic guidance. Am J Cardiol 75:344-347

97. Larrazet FS, Dupouy PJ, Rande J-LD, Hirosaka A, Kvasnicka J, Geschwind HJ (1994) Angioscopy after laser and balloon coronary angioplasty. J Am Coll Cardiol 23:1321-1326

98. Alfonso F, Goicolea J, Hernandez R, Goncalves M, Segovia J, Banuelos C, Zarco P, Macaya C (1995) Angioscopic findings during coronary angioplasty of coronary occlusions. J Am Coll Cardiol 26:135-141

99. Annex BH, Larkin TJ, O'Neill WW, Safian RD (1994) Evaluation of thrombus removal by transluminal extraction coronary atherectomy by percutaneous coronary angioscopy. Am J Cardiol 74:606-609

100. Kaplan BM, Safian RD, Grines CL, Goldstein JA, Marsalese DL, Ajluni S, O'Neill WW (1995) Usefulness of adjunctive angioscopy and extraction atherectomy before stent implantation in high-risk aortocoronary saphenous vein grafts. Am J Cardiol 76:822-824

101. Ventura HO, White CJ, Jain SP, Smart FW, Jain A, Stapleton DD, Collins TJ, Ramee SR (1993) Assessment of intracoronary morphology in cardiac transplant recipients by angioscopy and intravascular ultrasound. Am J Cardiol 72:805-809

KAPITEL 10

Myokardbiopsien und Perikardioskopien

B. Maisch

Definitionen

Endomyokard-, Epikard-, und Perikardbiopsien stellen invasive Methoden zur histologischen, immunhistologischen und molekularbiologischen bzw. genetischen Validierung einer klinischen Verdachtsdiagnose bei entzündlichen Myokard- und Perikarderkrankungen dar.

Die Perikardioskopie ist ein invasives Verfahren zur transkutanen optischen Inspektion von Epikard und Perikard im Rahmen einer diagnostischen oder therapeutischen Perikardpunktion. Sie wird im Regelfall durch die Perikardergußanalyse mittels Zytologie, Mikrobiologie, Immunologie und konventioneller Laborchemie, sowie in Zentren mit der nötigen Erfahrung durch Epikard- und Perikardbiopsien ergänzt. Nachfolgend soll der Einsatz dieser Methoden anhand der dafür in Frage kommenden Krankheitsbilder dargestellt werden, wobei der Anatomie von außen nach innen folgend zuerst Perikard- dann Myokarderkrankungen beschrieben werden.

Erkrankungen des Perikards

Perikarderkrankungen umfassen sterile und infektiöse Entzündungen des Epi- und Perikards mit und ohne Ergußbildung, den neoplastische Perikarderguß sowie die *chronische und chronisch rezidivierende Perikarditiden,* sowie die *Pericarditis constrictiva* als Folgezustände der *akuten Perikarditis.* Die pathologisch-anatomische Diagnose *Concretio pericardii* ist eine Verwachsung des viszeralen mit dem parietalen Perikardblatt, die *Accretio pericardii* stellt eine Verwachsung des parietalen Perikardblatts mit der Umgebung dar.

Anatomie und Physiologische Funktion des Perikards

Die Kenntnisse von Anatomie und der physiologischen Funktion des Perikards stellen wie bei jeder anderen organbezogenen Diagnostik die Voraussetzung für eine ätiopathogenetisch orientierte Diagnostik und pathophysiologisch sinnvolle Therapie dar.

Die Außenseite des Perikards ist aus einer äußeren Bindegewebsschicht („Fibrosa") und einer inneren Mesothelzellschicht („Serosa") aufgebaut, die als seröse, flüssigkeitssezernierenden Membran fungiert. Letztere zeigt sich bei der elektronenmikroskopischen Untersuchung als ein von Mikrovilli und Zilien belegtes Mesothel. Die Mikrovilli vergrößern die seröse Oberfläche für den Flüssigkeitstransport und ermöglichen die Anpassung des Perikards an den Kontraktionszyklus des Herzens. Die seröse Membran steht in direktem Kontakt zum Epikard, dem sog. viszeralen Perikardblatt, das dem Myokard nach außen aufliegt. Zwischen beiden finden sich Verbindungen aus elastischen Fasern, Bindegewebsfaszikel, sowie die Perikardflüssigkeit und ggf. epikardiales Fettgewebe. Zwischen Perikard und Pleura bestehen zahlreiche Poren bzw. Fenestrationen in einer Größe von unter 50 µm, die beide Höhlen miteinander verbinden.

Die Funktionen des normalen Perikards lassen sich in mechanische, membranspezifische bzw. sekretorische und in die Haltefunktion für das Herz unterteilen.

Epidemiologie

Bei 2–10 % aller Autopsien findet sich eine Perikarditis. Wie epikardbioptische Untersuchungen ausweisen sind epikardnahe Myokardschichten in der Regel bei der Perikarditis mitentzündet. Die Häufigkeit kleiner Perikardergüsse wird im klinischen Alltag oft unterschätzt bzw. wegen der fehlenden hämodynamischen Relevanz leicht übersehen. Ca. 2–5 % des Patientengutes eines Echokardiographielabors zeigen eine vermehrte Perikardflüssigkeit (Typ-B-, -C-, -D-, -E- oder -F-Separation nach Horowitz, Marburger Perikarditisregister 1999).

Ätiologie und Pathogenese

Hinsichtlich der Ätiologie wird zwischen einer infektiösen und sterilen Perikarditis, und bei letzteren zwischen einer autoimmunen und metabolischen Ursache der Perikarditis unterschieden werden. Infektiöse Herzbeutelentzündungen können durch Infiltration der Erreger aus der Nachbarschaft, lymphogen und hämatogen hervorgerufen werden. In Tabelle 10-1 sind häufige Ursachen und die Pathogenese von Perikarderkrankungen aufgeführt. Zur Ursachenabklärung sind Perikardpunktion, Perikardzytologie und ggf. Perikardioskopie und Epikardbiopsie erforderlich.

Pathologie

Abhängig von der Ätiologie der Perikarditis zeigt sich pathologisch-anatomisch eine vorwiegend granulozytäre oder lymphozytär-mononukleäre Infiltration des Epi- und Perikards sowie häufig auch des epikardnahen Myokards. Der begleitende Erguß ist zellreich und purulent im Fall einer bakteriellen Infektion, häufig hämorrhagisch bei der Tuberkulose oder einer Neoplasie, oder serös und serofibrinös bei viraler, immunologisch reaktiver oder autoimmuner Genese.

Tabelle 10-1. Übersicht über Ätiologie, Häufigkeit und Pathogenese der Perikarditis. (Nach [1–3])

Ätiologie	Häufigkeit [%]	Pathogenese
Idiopathisch	>50% aller Perik-arditiden	Sterile, seröse oder fibrinöse, manchmal hämorrhagische Entzündung mit fraglich viraler, meist autoimmuner und postinfek-tiöser sekundärer Immunpathogenese

Infektiöse Perikarditis
– durch Viren
  (Coxsackie A9, B1-4, Echo Typ 8, Mumps, EBV, CMV, Varicella, Rubela, HIV),
– durch Bakterien
  (Lues, Pneumo-, Meningo-, Gono-kokken, Hämophilus, Treponema pallidum, Borrelen und Chlamydien)
  und bei Tuberkulose,
  bei Lues,
– durch Pilze (Candida, Histoplasma)
– durch Parasiten (Entamöba histo-lytica, Echinokokkus, Toxoplasma)
	30–50%
	
	5-10%
	
	3–20%
	selten
	selten
	selten
		Durch Vermehrung der Erreger und ggf. Bildung von Toxinen im Perikardgewebe verursachte seröse, fibrinöse, z. T. hämorrhagische Entzündung (Bakterien, Viren, Tuberkulose, Pilze) oder purulente Entzündung (Bakterien)

Perikarditis bei Kollagenkrankheiten – Lupus erythematodes disseminatus, – rheumatische Arthritis (PCP), – Spondylitis ankylopoetica, – Sklerodermie, – Dermatomyositis, – Panarteriitis nodosa, – M. Reiter	30% 30% 1% >50% selten selten ca. 2 %	Die kardiale Organmanifestation im Rahmen der Grundkrankheit wird häufig klinisch nicht genügend beachtet
Perikarditis als Immunprozeß (Typ 2 oder autoreaktiv) – rheumatisches Fieber, – Postkardiotomiesyndrom, – Postmyokardinfarktsyndrom, – Autoreaktive (chronische) Perikarditis	 20–50% ca. 20% 1–5%	Pfropft sich als Zweiterkrankung auf einen viralen oder bakteriellen oder operativen Vorgang auf. – Meist auf die akute Phase beschränkt, – beginnt ca. 10-14 Tage postoperativ, – ist von der Perikarditis epistenocardica abzugrenzen, – s. oben, häufigste Perikarditisform, Diagose oft per exclusionem
Perikarditis und Perikarderguß bei Erkrankungen benachbarter Organe – Myokardinfarkt (P. epistenocardica), – Myokarditis, – Aortenaneurysma, – Lungeninfarkt, – Pneumonie, – Ösophaguserkrankungen	 30% 30% selten selten selten selten	Bei Pleuritis und Pneumonie als infektiöse (Viren, Bakterien) oder als para- und post-infektiös steril auftretende Entzündung; – 1–5 Tage nach akutem transmuralem Infarkt, – als Begleitmyoepikarditis: serös, – bei Aortenaneurysma: blutiger Erguß
Perikarditis bei Stoffwechselerkran-kungen – Nireninsuffizienz (Urämie), – Myxödem,	 Häufig 30%	 – Virale, toxische und/oder autoimmuno-logische fibrinöse Entzündung bei Nireninsuffizienz; – seröser, cholesterinreicher Erguß bei Myxödem.

Tabelle 10-1. Fortsetzung

Ätiologie	Häufigkeit [%]	Pathogenese
– Addison-Krise,	selten	
– diabetische Ketoazidose,	selten	Membranöses Leck ?
– Cholesterinperikarditis,	sehr selten	Transsudation von Cholesterin nach Perikardverletzung, das eine sterile, serofibrinöse Entzündung verursacht
– Schwangerschaft	selten	
Perikarditis bei Traumen infolge		
– *direkter Einwirkung* bei penetrierender Thoraxverletzung Ösophagusperforation Fremdkörpereinwirkung.	Selten	
– *indirekte Einwirkung* bei Nicht penetrierenden Thoraxtraumen Bestrahlung (mediastinales Stehfeld)	selten	Vor Einführung der Pendelkonvergenzbestrahlung häufiger
Perikarderguß bei Tumoren		
– primäre Herztumoren,	Selten	seröse oder fibirinöse, häufig hämorrhagische Begleitperikarditis durch die Infiltration maligner Zellen;
– sekundäre metastasierende Tumoren bei	häufig	
• Bronchialkarzinom,	40 %	(nach Goodie RB: Secondary tumors of the heart and pericardium Br Heart J 17:
• Brustkrebs,	22 %	183, 1955; und Scott RW, Garvin CF:
• Magen- und Colonkarzinom,	3 %	Tumors of the heart and pericardium.
• andere Karzinome,	6 %	Am Heart J 17: 431, 1939, und Maisch B
• Leukosen und Lymphome,	15 %	1998: Marburger Perikarditisregister)
• Melanome,	3 %	
• Sarkome,	4 %	
• andere Tumoren	7 %	

Pathophysiologie

Fibrinöse Beläge am Perikard verursachen durch Reibung die meist heftigen präkordialen Schmerzen sowie ein präsystolisches, systolisches und früdiastolisches Geräusch bei der Perikarditis. Wegen der Straffung des Perikards bei inspiratorischem Tiefertreten des Herzbeutels können bei der Einatmung sowohl die Schmerzen als auch der Geräuschbefund zunehmen.

Eine rasche Ergußentwicklung im Perikard führt durch Kompression des rechten Ventrikels und gegebenenfalls des rechten und/oder linken Vorhofes zur Füllungsbehinderung der Herzkammern und damit zum Abfall des Herzminutenvolumens und des Blutdrucks. Die venöse Einflußstauung vor dem rechten Herz ist an Halsvenenstauung und dem hohen zentralen Venendruck zu erkennen.

Bei langsamer Ergußentwicklung dehnt sich sich das Perikard meist mit. Dadurch kann es zu einem Erguß von bis zu 2 Litern ohne manifeste Herzbeuteltamponade kommen.

Die Pericarditis constrictiva entsteht durch bindegewebig narbige und häufig auch kalkeinlagernde Organisation der Entzündung im Perikard. Auch hierbei kommt es zur Füllungsbehinderung insbesonders des rechten Ventrikels. Die chronische venöse Einflußstauung verursacht periphere Ödeme, Ascites sowie eine „Cirrhose cardiaque".

Verlauf

Der Verlauf einer Perikarditis wird in erster Linie von seiner Ätiopathogenese geprägt. Bei *purulenter Perikarditis* stehen ein septischer Zustand des Patienten mit hohem Fieber und Schüttelfrost im Vordergrund. Bei den übrigen Perikarditiden kann eine Temperaturerhöhung bis 39 °C aufteten. Häufig steht die perikardiale Erkrankung im Hintergrund der Allgemeinerkrankung und wird zufällig bei echokardiographischen oder radiologischen Untersuchungen entdeckt.

Nach ihrem Verlauf lassen sich Perikarditiden einteilen in eine
- *akute Perikarditis,*
- *rezidivierend akute Perikarditis,*
- *chronische Perikarditis,*
- *Pericarditis constrictiva.*

Jede akute Perikarditis kann in eine akute und chronisch rezidivierende Verlaufsform übergehen, ohne daß dafür prädisponierende Faktoren abgesehen von einer autoreaktiven Entwicklung im Sinn eines Autoaggressionssyndroms bekannt wären: Während bei den akuten infektiösen Perikarditiden Erreger die Entzündung verursachen, sind ihre Rezidive meistens als sterile, postinfektiös autoimmune Erkrankung aufzufassen.

Nichtinvasive und invasive Diagnostik der Perikarderkrankungen

Symptome

Im Vordergrund stehen bei Perikarditis sicca unklare Thoraxschmerzen, die durchaus mit Angina pectoris verwechselt werden können, meist jedoch belastungsunabhängig und fluktuierend sind und bei Eintreten der Ergußbildung sich zurückbilden können aber nicht müssen. Sie können sich bei der Inspiration durch den intensiveren epiperikardialen Kontakt verstärken. Mit zunehmender Ergußbildung dominieren Halsvenenstauung mit doppeltem Venenkollaps, Hepatomegalie mit Aszitesbildung und laborchemischen Zeichen der Leberstauung. Bei Chronifizierung kann hieraus eine Stauungszirrhose der Leber entstehen („cirrhose cardiacque"). Weiterhin können sich als Folge der Stauung periphere Ödeme, eine exsudative Enteropathie (Eiweißverlust in den Darm) und eine Stauunsalbuminurie entwickeln.

Klinische Untersuchung

Inspektion

Halsvenenstauung, periphere Ödeme incl. Ascites, niedrige arterielle Blutdruckwerte mit einem Pulsus paradoxus sind *klinische Zeichen* einer Perikardentzündung bzw. eines Perikardergusses. Die Silhouette der absoluten Herzdämpfung ist nach beiden Seiten vergrößert.

Auskultation

Perikardreiben (systolisch-diastolisches ohrnahes Geräusch das als Dreier- oder Zweierrhythmus imponieren kann, leise Herztöne). Bei leisem 1. Und 2. Herzton kann ein früher 3. Herzton (Perikardton, protodiastolischer Galopp) auftreten. Bei Exsudation an der Herzhinterwand und größeren Ergüssen kann das Perikardreiben fehlen.

Apparative Stufendiagnostik

Die invasive Diagnostik einschließlich Perikardioskopie und Epi- bzw. Perikardbiopsie setzt eine gut dokumentierte Stufendiagnostik mit nicht invasiven diagnostischen Maßnahmen voraus bevor sie zur Anwendung kommt. Von der drohenden Tamponade abgesehen stellen Perikardpunktion und Biopsie nicht die ersten sondern in der Regel die abschließenden diagnostischen oder therapeutischen Maßnahmen dar.

Elektrokardiographie

Im *EKG* kann eine ST-Streckenelevation (eigentlich ist es eine PR-Absenkung) aus dem deszendierenden „S" (Abb. 10-1), eine periphere und zentrale Niedervoltage, bei großem Erguß mit einem „swinging heart" auch ein elektrischer Alternans bestehen. Im Verlauf der Perikarditis können verschiedene Stadien der Endstreckenalteration durchlaufen werden (nach Holzmann [8]), die von der sich rückbildenden Hebung bis zu ST-Streckensenkungen und T-Inversionen reichen.

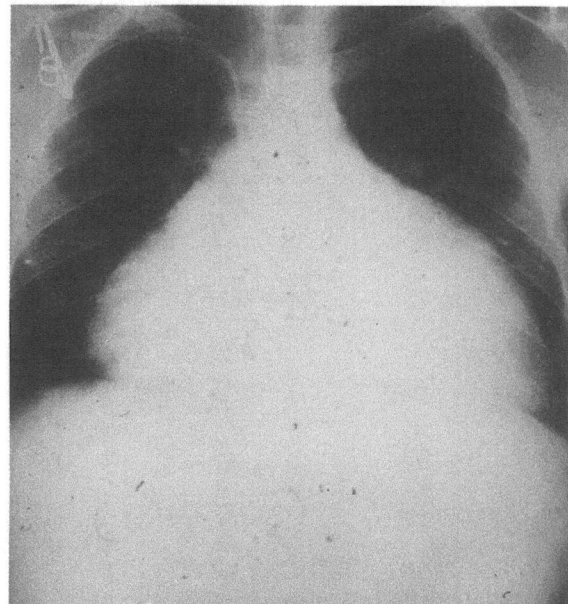

Abb. 10-1. Bocksbeutelartige oder zeltförmige Verbreiterung des Herzens bei großem Perikarderguß. Es fällt die fehlende Lungenstauung besonders auf, die bei „Kardiomegalie" myogenen Ursprungs sonst charakteristisch wäre.
Von rechts ist ein Subklaviakatheter eingeführt zum hämodynamischen Monitoring

Röntgenthorax und Computertomographie

Die „bocksbeutelartige" Verbreiterung der Herzsilhouette im *Röntgenbild der Thorax-organe* legt den Verdacht auf einen großen Perikarderguß nahe (Abb. 10-1). Kleine Perikardergüsse sind radiologisch meist stumm.

Bei Durchleuchtung und p.-a. und Seitenaufnahme lassen sich Perikardverkalkungen dokumentieren. Im p.-a.-Bild gilt die Verbreiterung der oberen und unteren Hohlvene, die sich auch in der Sonographie darstellen läßt, als wegweisender Befund.

Mittels Computertomographie können die größeren Ergüsse ähnlich wie im Echokardiogramm dargestellt werden. Zusätzlich ist eine Untersuchung der umgebenden Thoraxorgane gerade bei malignen Ergüssen zur Lokalisation des Primärtumors notwendig.

Bei der konstriktiven Perikarditis kann das CT Perikarddicke und Fibrose/Kalkanteil gut dokumentieren. Bei putriden Ergüssen oder Hämatomen im Perikard sind Sedimentations- und Schichtphänomene hinweisend.

Magnetresonanztomographie

Sie dokumentiert Ergußmenge, Lokalisation und ermöglicht ggf. auch eine Differenzierung eines Hämatoms vom serösen Erguß (FE-Gehalt). Wie im CT sind Perikarddickenmessung, Konstriktionsdiagnostik und Umgebungsdiagnostik zum Tumornachweis möglich.

Dopplerechokardiographie

Das *Echokardiogramm* stellt heute die sensitivste Methode zur Diagnose eines Perikardergusses dar. Selbst kleine Ergußmengen von 5–10 ml können sicher festgestellt

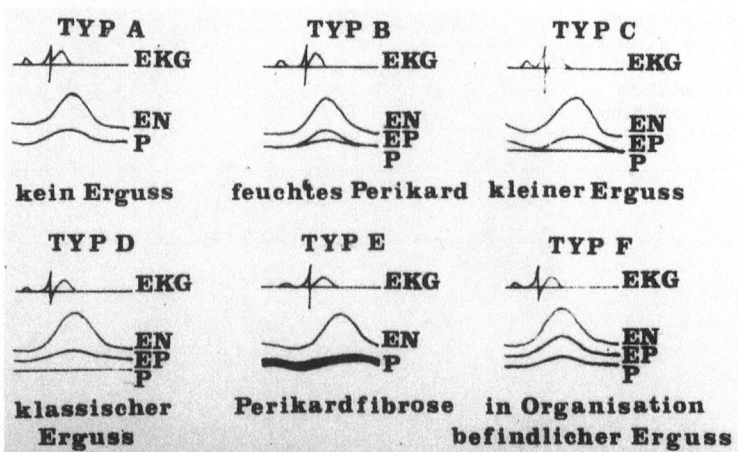

Abb. 10-2. Typen des Perikardergusses. (Nach [4])

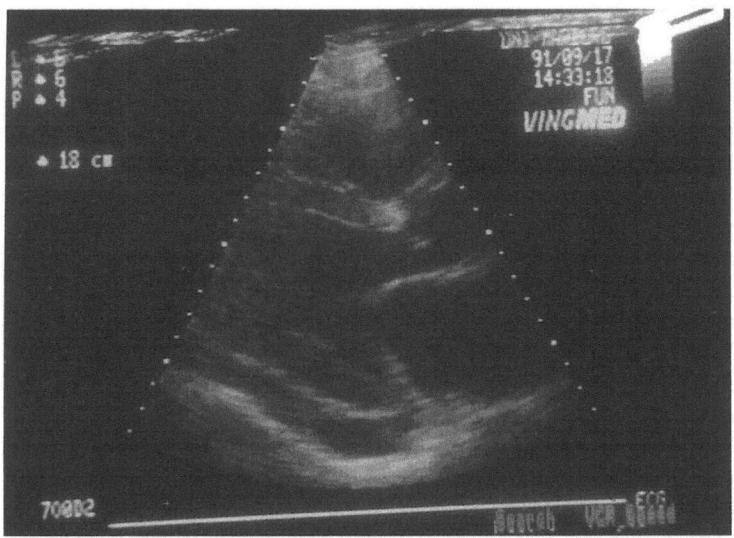

Abb. 10-3. Zweidimensionales Echokardiogramm eines Perikardergusses mit Fibrinfäden zwischen Epi- und Perikard. Der Erguß ist überwiegend an der Hinterwand lokalisiert

werden. Man unterscheidet je nach Ausdehnung und Organisationsgrad des Ergusses 6 Typen, die in Abb. 10-2 schematisch aufgeführt sind. Abb. 10-3 zeigt im zweidimensionalen Echokardiogramm einen großen zirkulären Perikarderguß, der sich teilweise in Organisation befindet. Bei „swinging heart" pendelt das Herz im großen, meist chronischen Perikarderguß hin und her.

Die Echokardiographie mit Doppleruntersuchung kann wertvolle Hinweise insbesondere bei konstriktiver Perikarditis liefern. Dies hat Bedeutung beim Versuch der Abgrenzung von einer restriktiven Kardiomyopathie [7].

Invasive Diagnostik und interventionelle Maßnahmen

Herzkatheteruntersuchung

Die Herzkatheteruntersuchung ist nicht die Maßnahme der ersten Wahl und kommt in Frage zur Messung des Drucks vor dem rechten Herzen, zur Abklärung einer Myokardbeteiligung bei akuter Perikarditis mittels Lävokardiographie und Endomyokardbiopsie.

Dagegen erfordert eine Pericarditis constrictiva auch heute noch oft die invasive Diagnostik durch *Herzkatheterismus*, die ebenfalls eine Endomyokardbiopsie zur Unterscheidung der restriktiven (infiltrativen) Kardiomyopathie beinhaltet.

Perikardiozentese

Eine Aufklärung des Ätiologie und Pathogenese ermöglicht in vielen Fällen die *Perikardiozentese (Perikardpunktion)* mit anschließender mikrobiologischer, serologischer, laborchemischer und zytologischer Untersuchung des Punktates. Eine erste wichtige Unterscheidung liefert, ähnlich wie bei den Pleuraergüssen, die Unterscheidung eines Transsudates vom Exsudat. Zwar finden sich hämorrhagische Perikardergüsse häufiger bei neoplastischen Ergüssen, im Einzelfall ist dieses Kriterium jedoch nicht entscheidend. Leukozytenzahl, Bakteriologie und Virologie stellen wichtige Maßnahmen zur ätiologischen Differenzierung dar. Die PCR der DNA oder RNA der in Frage kommender Erreger aus Erguß oder Epikardbiopsie sind heute möglich, werden aber noch viel zu selten durchgeführt. Die Zytologie und Epikardbiopsie gestatten auch die Differenzierung von malignen, idiopathischen, lympho-mononukleären und autoreaktiven Perikardergüssen. Für die Diagnose eines tuberkulösen Perikardergusses ist die Bestimmung der Adenosindeaminase (ADE) im Erguß hilfreich. Tabelle 10-2 gibt eine aktuelle Übersicht über die laborchemische Differenzierungsmöglichkeit der Perikardergüsse nach Aspekt (serös vs. hämorrhagisch vs. purulent), Proteingehalt, Enzym, Cholesterin und Glukosekonzentration, perikardioskopischer Makroinformation und epikardbioptischer virologischer, histologischer und immunologischer Mikrobefunden.

Perikardioskopie und Epi- bzw. Perikardbiopsie

Die *Perikardioskopie* kann gefahrlos ab einer Ergußmenge von ca. 200 ml durchgeführt werden kann. Dabei wird ein mindestens 8F großer Einführungskatheter in den Herzbeutel eingebracht, der Erguß entfernt und ca. 150 ml sterile, angewärmte Kochsalzlösung instilliert. Über ein flexibles Endoskop können Epikard und Endokard inspiziert und auffällige Strukturen biopsiert werden (Abb. 10-4a hier eine Perikardkalzifikation). Dadurch konnte die diagnostische Aussagefähigkeit der Perikardiozentese deutlich gesteigert werden [5, 6]. Die Bildqualität ist mit einem starren Perikardioskop allerdings besser (Abb.10-4b).

Eine Perforation haben wir bei der Perikardioskopie, wenn Sie wie oben durchgeführt wurde, nicht beobachtet. Dagegen ist bei der Entnahme von Epikardproben eine Perforation in den Ventrikel mit einer sekundären Einblutung in Perikard nicht ausgeschlossen (< 5%), insbesondere wenn nicht optisch kontrolliert biopsiert wird.

Zur Vermeidung einer Blutung oder Perforation bei der Epikardbiopsie ist es deshalb notwendig optisch kontrolliert zu biopsieren (Abb. 10-4c und 10-4d), um Gefäße, auch Tumorgefäße auszusparen. Die Branchen des Bioptoms sind unmittelbar nach der Einführung gespreizt zu halten. Wir legen, um schwerwiegenden Komplikationen für den Fall einer Perforation vorzubeugen, vor der Epikardbiopsie einen dünnen Führungsdraht (ACS 14) ins Perikard, damit gegebenenfalls über diesen Draht als Leitschiene sofort ein Pigtailkatheter eingeführt werden kann, über den eine Blutung ins Perikard sofort entlastet werden kann, bis es zur spontanen Blutstillung kommt. Die Komplikationsrate bei der diagnostisch weniger aussagekräftigen Perikardbiopsie, bei der die laterale Wand der Herzsilhouette aufgesucht wird, ist geringer. Theoretisch besteht die Möglichkeit eines Pneumothorax, den wir aber bisher nicht beobachten konnten.

Tabelle 10-2. Laborchemische, zytologische und immunologische Differenzierung von Perikardergüssen

Parameter (5% o.ä.) im Erguß	Idiopathisch	Viral	Autoimmun	Bakteriell	TBC	Urämie	Radiatio	Hypothyreoidismus	Trauma	Neoplasie
Serös	30–70	30–70	90	50–70	50	25–50	50–75	75	0	10
Hämorrhagisch	30	30	10	30–50	50	50	25–50	25	100	90
Ppurulent	0	0	0	90–100	100	20	0	0		0
Leukozyten	>10000	>5000	<5000	>>10000	>8000	<4000	<5000	<1000	wie BB	>8000
Rel. Monozytose	+/−	−	−	+	−	−	+	++	+	++
Rel. Neutrophilie	−	+/−	+	++	−	−		−	−	−
LDH	+/−	−	−	erniedrigt	+	+/−	+	+	−	+
Glukose	wis*	wis*	wis*	erniedrigt	erniedrigt	wis*	wis*	wis*	erniedrigt	wis*
Cholesterin**)	wis*	wis*	wis*	wis*	wis*	wis*	wis*	erhöht	wis*	wis*
Adenosindeaminase	−	−	−	++	erhöht	−	−	−	−	−
Gramfärbung	−	−	−	++	−	−	−	−	−	−
ASA/AMLAs	50	70	100	80	80	80	80	0	0	50
IL 6	+	+	+/−	+	?	−	−	−	−	+
Zytologie wegweisend	−	+	+/−	−	−	−	−	−	−	++
Virus-PCR wegweisend	−	++	Ausschluß	−	−	−	−	−	−	−

*   Wie im Serum.
** Erhöht vor allem bei Cholesterinperikarditis.
Aus Maisch B. et al Marburger Perikarditisregister (1999) und Meyers et al. Chest 111:1213–21 (1997)

Abb. 10-4a–f. a Röntgenbild
der Perikardioskopie mit einem
flexiblen Glasfiberinstrument.
Das Fiberglasendoskop kann zu
vielen Epikard- und Perikard-
lokalisationen gesteuert werden, nachweisbar sind hier Pe-
rikardkalzifikationen. **b** Starres
Perikardioskop (7 F). **c** Perikardioskopie einer fibrinösen Perikarditis mit spiegelglattem Epikard und Fibrinsträngen sowie
einer vermehrt epikardialen
Gefäßinjektion und Neovaskularisation

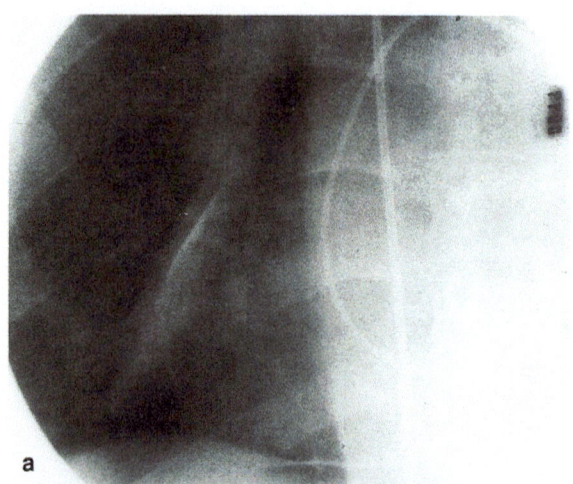

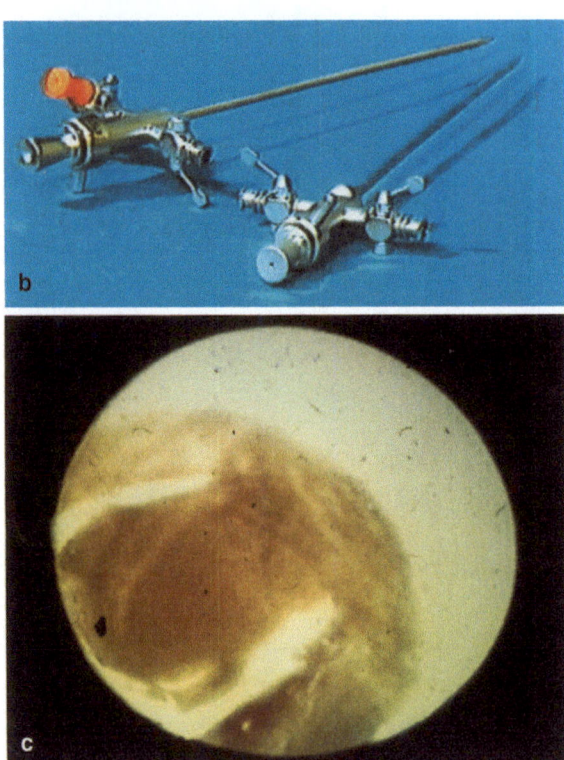

Bei der Perikardioskopie kann makroskopisch eine fibrinöse Perikarditis (Abb. 10-4c)
gut von einer neoplastischen Perikardaffektionen mit Protrusionen (Abb. 10-4e) differenziert werden. Die Perikardzytologie ergibt Hinweise auf einen entzündlichen Erguß (Abb. 10-4f) oder einen neoplastischen Prozeß (Abb. 10-4h); kleinzellige Bron-
chialkarzinomaussaat im Perikard). Die Epikardbiopsie ermöglicht eine histologische

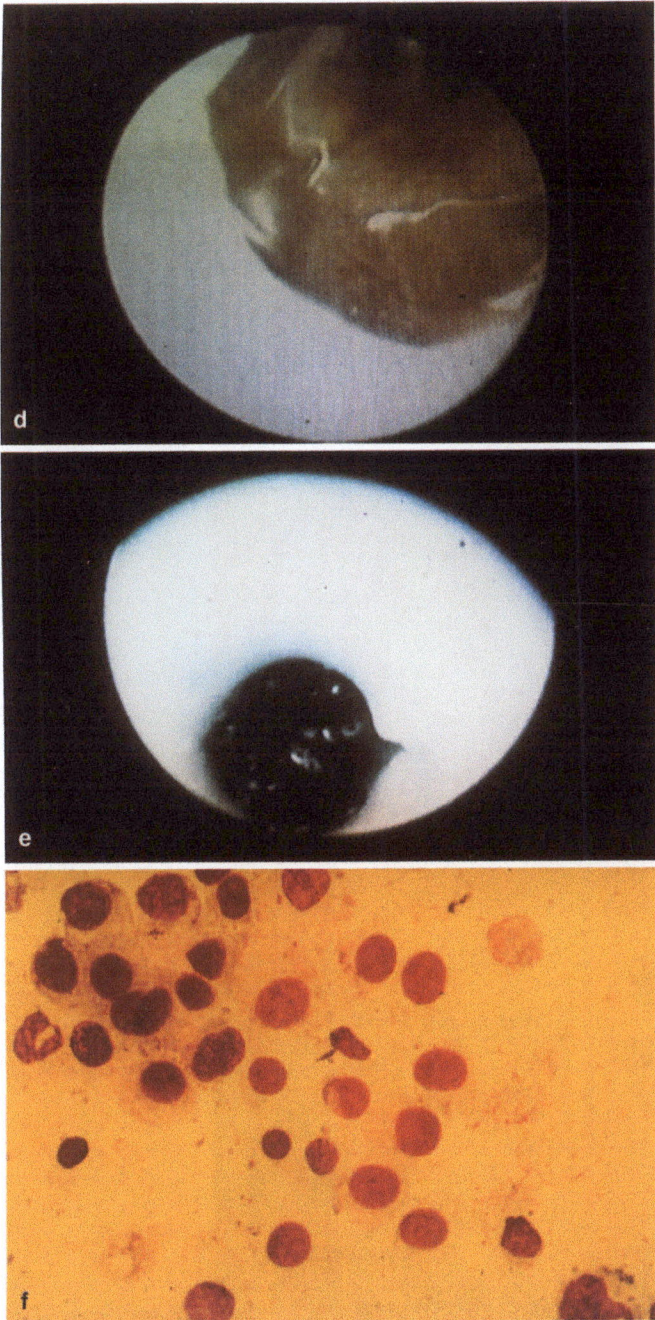

Abb. 10-4a–f. d Optisch kontrollierte Biopsieentnahmestelle. Der kleine Biopsiekrater ist gut einsehbar, eine Blutstillung nicht erforderlich. **e** Perikardioskopie einer neoplastischen Perikardaffektionen mit Protrusionen und Neovaskularisation. **f** Zytologisch entzündlicher Erguß (lympho- und leukozytenreich)

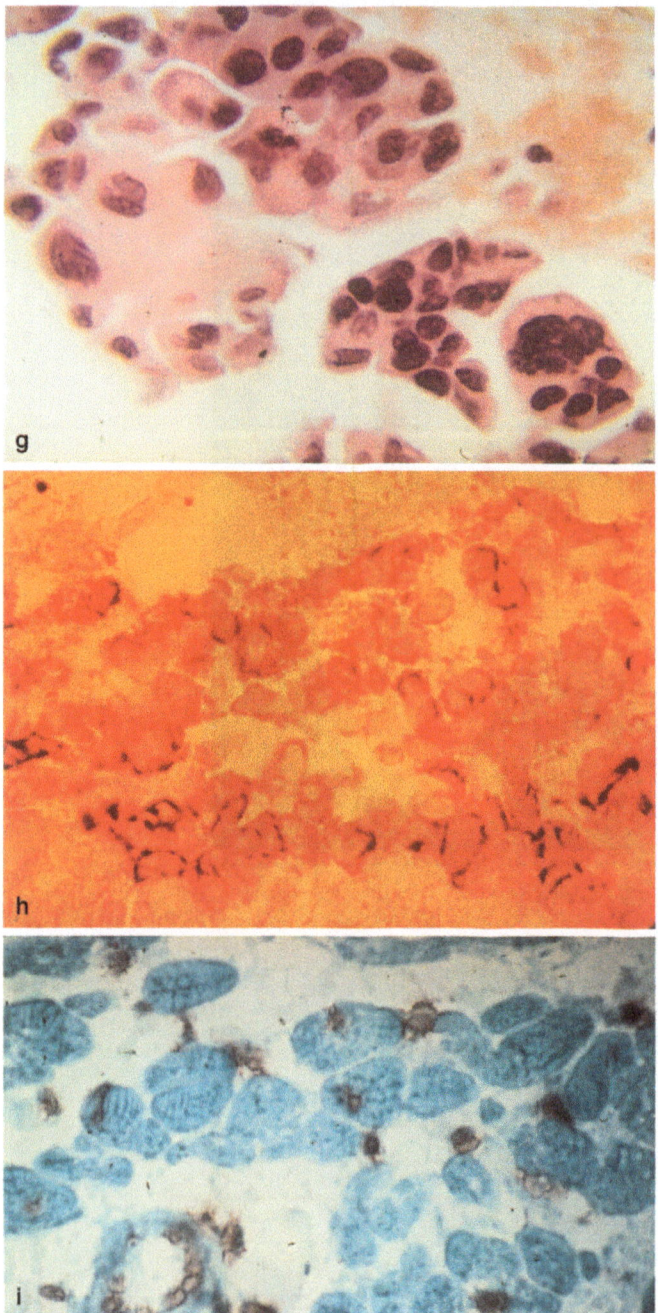

Abb. 10-4g–i. g Epikardbiopsie einer aktiven Epimyokarditis mit Zellinfiltraten, Myozytolyse und interstitiellem Ödem. **h** Histologisch gesicherte Metastasen eines Bronchialkarzinoms aus der Epikardbiopsie. **i** CMV-positive Epikarditis: die in-situ Hybridisierung zeigt eine positive Reaktion der Kerne von Endothelzellen, Fibroblasten und Myozyten

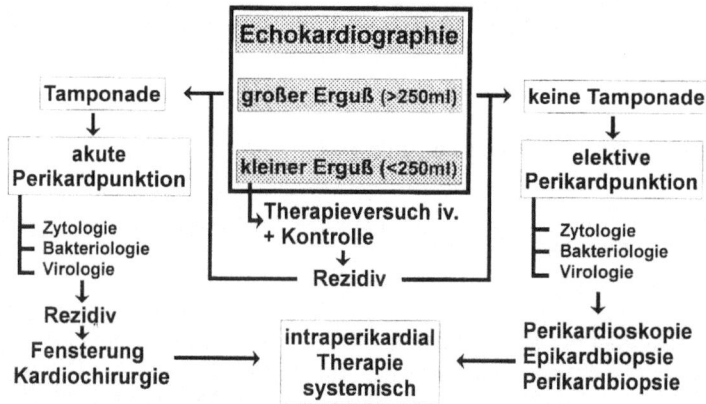

Abb. 10-5. Diagnostisch-therapeutisches Stufenschema bei Perikarderguß

(Beispiel: lymphozytäre Perimyokarditis Abb. 10-4g), immunhistologische und mole-
kularvirologische (PCR) Diagnose oder enteroviruspositive oder CMV-positive Epikarditis (Abb. 10-4i).

Eine Synopsis eines diagnostischen Ablaufs ist in Abb. 10-5 vorgegeben: In Abhängigkeit von der Größe des im Echokardiogramm validierten Ergusses und dem Auftreten einer Tamponade ist die Ergußpunktion dringlich oder elektiv vorzusehen. Bei
kleinen Ergüssen kann zunächst ein Therapieversuch mit Antiphlogistika unternom-
men werden, bevor eine diagnostische Perikardpunktion angestrebt wird.

Allgemeine Aspekte der Therapie

Die Therapie der Perikarditis und des Perikardergusses hängt stark von seiner Ätiologie und Genese ab. *Deshalb sollte der Behandlung immer eine ausreichende Diagnostik
möglichst mit Punktion des Perikardergusses bzw. Biopsie des Perikards vorausgehen.*
Die häufig starken Schmerzen der Perikarditis sprechen in der Regel auf die Gabe
von nichtsteroidalen Antirheumatika besser an als auf Morphinderivate. Vorsicht ist
bei der Gabe von Antikoagulantien gegeben, da therapeutische Marcumardosierun-
gen und Heparingaben im Rahmen der Exsudation zu Einblutungen in den Herzbeutel führen können. Eine niedrigdosierte Heparingabe kann jedoch durchgeführt
werden.

Perikardtamponade

Eine sofortige Intervention erfordert die Perikardtamponade, da sie durch Kompression meist des rechten Ventrikels, aber auch des rechten und/oder linken Vorhofes zur
Füllungsbehinderung der Kammern mit Halsvenestauung, Pulsus paradoxus, Abfall

des arteriellen Blutdruckes und einem kardiogenen Schock einhergeht. Die wichtigsten Ursachen für eine Perikardtamponade sind:

neoplastische Erkrankungen,
idiopathische (virale) Perikarditiden,
Urämie,
akuter Myokardinfarkt (v. a. bei Antikoagulation),
bakteriell, tuberkulös,
nach Bestrahlung,
Postperikardiotomiesyndrom,
Vaskulitiden, Kollagenosen.

Die Diagnose Perikardtamponade wird echokardiographisch, vor allem aber klinisch gestellt. Eine große Ergußmenge allein sollte nicht zur Diagnose einer Perikardtamponade verleiten, da bei rascher Entwicklung des Ergusses selbst 100 ml zur Tamponade führen können, andererseits bei langsamer Entstehung 2 l Erguß klinisch keine Tamponadezeichen hervorrufen müssen [9].

Bei Perikardtamponade sollte nach Einleitung blutdruckunterstützender Maßnahmen durch Volumenzufuhr und der Gabe von Katecholaminen umgehend die Perikardiozentese durchgeführt werden. Dazu wird das Perikard in Lokalanästhesie von links subxiphoidal in Richtung rechtes Ohr punktiert und zur Drainage ein Pigtail-Katheter eingelegt. Ausnahmsweise kann auch in Richtung linkes Ohr, von apikal oder von präkordial punktiert werden, obwohl hierbei wesentlich häufiger die Komplikationen eines Pneumothorax, einer Verletzung der Koronararterien oder Punktion der rechten Kammer oder rechten Vorhofes auftreten.

Bei wiederholtem Auftreten von die Hämodynamik beeinträchtigender Perikardergüsse sollte die Fensterung des Perikards (Abb. 10-6) durch eine Ballonkathetertechnik [10] oder durch die operative Fensterung des Perikards erfolgen.

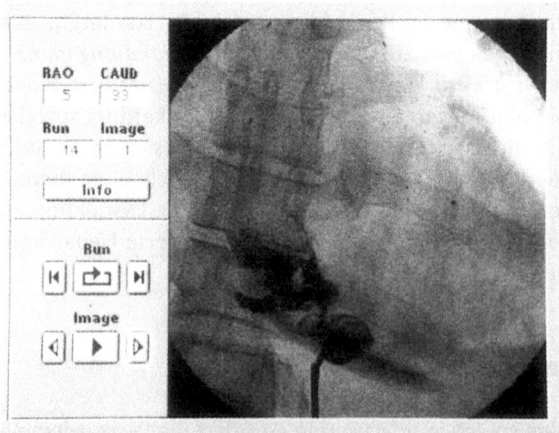

Abb. 10-6. Einführung eines Valvuloplastiekatheters zur transkutanen Perikardfensterung. Die sanduhrförmige Einengung vor Entfaltung des Mansfield-Ballonkatheters ist gut zu erkennnen

Pericarditis constrictiva

Bei der Pericarditis constrictiva kommt es zur chronischen Füllungsbehinderung des Herzens durch eine Fibrosierung und/oder Verkalkung des Perikards und/oder des Epikards. Die häufigsten Ursachen der Pericarditis constrictiva sind:

idiopathisch,
tuberkulös,
urämisch,
rheumatoide Arthritis und Lupus erythematodes,
neoplastische Infiltration des Perikards,
nach mediastinaler Bestrahlung,
nach Hämoperikard,
nach bakterieller und mykotischer Perikarditis.

Klinisch imponieren meistens Zeichen der chronischen Rechtsherzinsuffizienz mit peripheren Ödemen, Aszites und auch Leberzirrhose. Eine Kalksichel um die Herz-silhouette kann im Röntgenbild der Thoraxorgane Hinweise auf die Diagnose geben. Die sichere Diagnose erlaubt die Herzkatheteruntersuchung, bei der ein (enddiasto-lischer) Druckangleich in allen 4 Herzhöhlen auffällt und die Endomyokardbiopsie eine Abgrenzung zur restriktiven (infiltrativen) Kardiomyopathie ermöglicht [2].

Die geeignete Therapie besteht in der oprativen (Teil-)Resektion des Perikards. Die Mortalität dieser Operation beträgt bis zu 20%. Postoperativ tritt häufig eine akut oder protrahiert einsetzende Dilatation des Herzens auf, die mit Digitalis sowie Vor- und Nachlastsenkung behandelt werden kann. Auch nach erfolgreicher Perikard-resektion kann durch eine Epicarditis constrictiva erneut eine Rechtherzinsuffizienz auftreten, deren Therapiemöglichkeiten sehr begrenzt sind [11].

Spezielle Stufentherapie der Perikarditis und des Perikardergusses

Bakterielle, tuberkulöse und mykotische Perikarditis

Die meist mit hohem Fieber und septischem Krankheitsbild einhergehende Infektion des Herzbeutels durch Bakterien verursacht einen purulenten Perikarderguß. Peri-karditiden durch Pilze, die vor allem bei immunsupprimierten Patienten auftreten, können klinisch auch mit geringen Infektionszeichen verlaufen. Bei bakteriellen In-fektionen der das Herz umgebenden Lunge, Herzoperationen sowie die Anlage epikardialer und sehr viel seltener auch endomyokardialer Schrittmachersonden muß mit dieser lebensbedrohlichen Erkrankung gerechnet werden. Dementsprechend sind Pneumokokken, Staphylokokken und Streptokokken besonders häufige Erreger [12, 13].

Die Punktion des Ergusses ermöglicht zwar die Diagnose, die Isolation des Erre-gers und die testgerechte antibiotische und antimykotische Therapie. Die Infektion kann jedoch nur durch die frühzeitige chirurgische Eröffnung des Perikards und An-lage einer Saugspüldrainage beherrscht werden. Die alleinige Drainage des Ergusses nach Punktion und Instillation von antimikrobiellen Substanzen führt in der Regel nicht zum dauerhaften Erfolg. Die Prognose der Erkrankung ist meiner Mortalität bis 50 % ernst, insbesondere wenn die chirurgische Intervention erst spät erfolgt.

Mit dem Rückgang der tuberkulösen Erkrankungen in Westeuropa ist auch die tuberkulöse Perikarditis selten geworden. Sie stellt aber in Entwicklungsländern immer noch eine bedeutende Komplikation der Tuberkulose dar. Die Diagnose kann durch Perikardpunktion und ggf. perikardioskopisch geführte Biopsie gesichert werden, ist aber klinisch auch bei einer Lungen-TBC und Perikarderguß wahrscheinlich. Dennoch sind isolierte tuberkulöse Perikardergüsse gar nicht so selten, so daß eine weitere wegweisende akute Organmanifestation an Lunge oder Niere nicht obligat ist. Die Therapie erfolgt mit einer antituberkulotischen Viererkombination für mindestens 6 Monate. Zusätzlich führt die Gabe von 60 mg Prednison, v. a. zu Anfang der Behandlung, zu einer schnelleren klinischen Besserung. Ob die Steroidmedikation die Inzidenz und die Ausprägung einer Pericarditis constrictiva zu senken vermag bleibt umstritten [14, 15].

Virale Perikarditis

Als Erreger werden, ähnlich der Myokarditis, in erster Linie Coxsackievirus der Typ B und A, Echo-, Masern-, Röteln- und Mumpsvirus sowie EBV und Zytomegalievirus angeschuldigt. Wegen der zeitlichen Verzögerung zwischen Virusinfektion und klinischer Manifestation gelingt in der Regel die Isolation des Virus aus dem Herzbeutel nicht, so daß nur serologisch und, bei epikardialer Biopsie, molekularbiologisch (PCR bzw. in situ Hybridisierung auf Enterovirus-RNA und CMV-DNA) Hinweise auf die Ätiologie gewonnen werden können [6, 16].

Die Therapie richtet sich nach dem klinischen Bild. Bei großen Erguß oder Tamponadezeichen muß eine Perikardiozentese, gegebenfalls mit Perikardioskopie und Epikardbiopsie durchgeführt werden. Eine Schmerzlinderung ist meist durch Gabe von nicht-steroidalen Antirheumatika (Acetylsalicysäure 2–3 g/Tag oder Indomathacin 100–200 mg/Tag) zu erzielen. Eine antivirale Behandlung von Perikarditiden mit Hyperimmunserum (z. B. bei CMV-assoziiertem Perikarderguß) oder von Interferon α oder γ wurden bisher nur in Kasuistiken berichtet. Die prospektive Wertigkeit dieser Therapie, die bei Myokarditis in größeren Patientengruppen bereits angewendet wurde, bleibt für die reine Perikarditis noch zu validieren.

Autoreaktive Perikarditis

Diese ist gekennzeichnet durch einen fehlenden Virusnachweis (Virusisolation negativ, PCR negativ auf Enteroviren und CMV in den Leukozyten und der Epikardbiopsie, keine IgM-Titer gegen kardiotrope Viren im Perikardexsudat nachweisbar) aber vermehrt lymphzytäre und mononukleäre Zellen in der Perikardflüssigkeit, sowie Antikörper gegen Herzmuskelgewebe, insbesondere gegen sarkolemmale Proteine.

Die initiale Therapie erfolgt bei Ergüssen, die ohnehin einer Perikardpunktion unterzogen werden, durch eine einmalige intraperikardiale Instillation von 0,5–1 g Triamcinolonkristallsuspension und sollte durch eine perorale Prednisolontherapie mit oder ohne Kombination mit Azathioprin bis zum völligen Verschwinden des Ergusses fortgeführt werden (Dosierung s. unten).

Idiopathische Perikarditis

Sie stellt heute noch zahlenmäßig den größten Anteil an den Perikardentzündungen dar. Dies liegt daran, daß die meist durchgeführten Untersuchungen der Perikardflüssigkeit auf Eiweiß, Bakterien und die Ergußzytologie nicht ausreichen, um Diagnosen wie Virusperikarditis oder autoreaktive Perikarditis zu erhärten, weil nicht überall molekularbiologische Verfahren und immunserologische Untersuchungen zur Verfügung stehen, die Voraussetzung für eine differenzierte Diagnostik sind. Diese modernen Untersuchungsmethoden, sowie serologische und molekularbiologische Techniken konnten einerseits eine virale Ätiologie für die bisher als idiopathisch geltenden Erkrankungen nahelegen [6, 16, 17]. Pathogenetisch werden andererseits nach Elimination der Viren am ehesten zelluläre und humorale Immunreaktionen für die Entzündung der Perikardblätter verantwortlich gemacht [18]. In sofern gilt hier auch das unter autoreaktiver Perikarditis ausgeführte Therapieschema:

Therapeutisch stehen bei der nicht-infektiösen, am ehesten autoimmunen Genese der Erkrankung die Behandlung mit nicht-steroidalen Antirheumatika (Acetylsalicylsäure 2–3 g/Tag oder Indomethacin 100–200 mg/Tag) oder mit Colchicum im Vordergrund. Bei unzureichendem Behandlungserfolg können Glukokortikoide (Prednison 100 mg für 3 Tage bis 3 Wochen, dann treppenförmige Dosisreduktion unter klinischer und echokardiographischer Kontrolle der Perikarditis; Medikation bis mindestens 1 Woche nach Verschwinden der Perikarditis fortführen) oftmals das Krankheitsbild beherrschen.

Große Ergußmengen, insbesondere mit Tamponadezeichen erfordern die Perikardpunktion und ggfls. die Perikardioskopie mit Epikardbiopsie. Eine intraperikardiale Instillation von Glukokortikoiden erbringt gegenüber der systemischen Gabe den Vorteil einer initial hohen Lokaldosis, und macht eine Fortführung der Therapie durch weitere perorale Behandlung notwendig [2].

Eine Begleitmedikation zum Schutz der Magenschleimhaut (z.B. mit Protonenpumpenhemmern) und zur vorbeugenden Osteoporosebehandlung ist obligat.

Perikarditis beim „post cardiac injury syndrome"

Typischerweise tritt das „post cardiac injury syndrome" 2–4 Wochen nach Herzinfarkt oder Herzoperationen auf. Retrosternale Schmerzen, Fieber bis 39 °C, Leukozytose (Granulozytose), Perikardreiben und -erguß sowie BSG-Erhöhung sind typische klinische und laborchemische Zeichen für die Erkrankung. Für die Pathogenese werden zelluläre und humorale Autoimmunreaktionen gegen das Perikard und Epikard verantwortlich gemacht [19, 20].

Die Therapie wird in gleicher Weise wie bei der diopathischen Perikarditis durchgeführt. In ca. 1 % der Patienten mit Postkardiotomiesyndrom muß mit der Entwicklung einer Perikardtamponade gerechnet werden, die eine umgehende Perikardiozentese erfordern.

Urämische Perikarditis

Am häufigsten erleiden Patienten mit Niereninsuffizienz kurz vor oder nach dem Beginn einer Hämodialysebehandlung eine Perikarditis. Virusinfekte, toxisch wirkende retinierte Substanzen und immunologische Reaktionen sind als Ursache für eine Entzündung der Perikards verantwortlich gemacht worden [21, 22]. Eine hämodynamisch wirksame Ergußbildung liegt bei ca. 20 % der Patienten vor. Eine Schmerzlinderung ist häufig durch den Beginn oder die Intensivierung der Hämodialyse-Behandlung zu erreichen. Dagegen ist die Reduktion der Ergußmenge durch diese Behandlung häufig nicht zu erzielen [23], ebensowenig beseitigen nicht-steroidale Antirheumatika in der Regel den Erguß oder die Perikardtamponade [24].

Bei der urämischen Perikarditis mit Ergußbildung hat sich die intraperikardiale Instillation von Kortikosteroiden zur Beseitigung und Rezidivprophylaxe eines Ergusses als nützlich erwiesen. Nach Instillation von 150–500 mg Triamcinolonacetat in den Herzbeutel wird der Perikardkatheter umgehend entfernt, um einer bakteriellen Infektion des Perikards vorzubeugen [25].

Perikarditis bei Vaskulitiden und Kollagenosen

Patienten mit *systemischen Lupus erythematodes* zeigen autoptisch in bis zu 60 % Zeichen einer Perikarditis. Klinisch manifestiert sie sich jedoch nur bei 25 % der Fälle. Eine Perikardtamponade ist sehr selten (bis 1 %) [26]. Eine Therapie ist nur bei symptomatischen Patienten erforderlich. Sollte die Perikarditis nicht auf eine Behandlung mit Asprin (2–3 g/Tag) oder Indomethacin (100–200 mg/Tag) ansprechen, führt der Einsatz von Kortikosteroiden (50–100 mg/Tag, in abfallender Dosierung bis 1 Woche nach Verschwinden der Perikarditis) in der Regel zum Erfolg.

Bei Patienten mit *rheumatoider Arthritis* finden sich in nur 10 % klinische Zeichen einer Perikarditis, obwohl echokardiographisch bei bis zu 50 % der Patienten im Verlauf der Erkrankung ein Perikarderguß nachweisbar wird. Nur symptomatische Patienten bedürfen einer Behandlung der Perikarditis, die aus der Gabe von nichtsteroidalen Antirheumatika (Acetylsalicylsäure oder Indomethacin) oder, bei ungenügendem Erfolg, Kortikosteroiden besteht.

Die Ergüsse bei „rheumatischen" Perikarditiden sind meist klein und erfordern selten eine diagnostische oder therapeutische Perikardiozentese. Bei führender Perikardsymptomatik kann es bei ausreichender Ergußmenge jedoch zur Vermeidung systemischer Cortisonnebenwirkungen sinnvoll sein, auch ohne Tamponade eine Perikardpunktion und die Instillation von kristalloidem Triamcinolon durchzuführen.

Die Entwicklung einer Perikarditis constrictiva im Gefolge der Perikarditis bei rheumatoider Arthritis ist vergleichsweise häufig und scheint durch die Anwendung von Kortikosteroiden nicht verhindert zu werden. Nur die Perikardektomie führt dann zur Verbesserung der klinischen und hämodynamischen Situation [27, 28].

Rezidivierend akute Perikarditis und chronische Perikarditis

Ein besonderes Problem der Perikarditis besteht in der Rezidivfreudigkeit der Erkrankung. Hierfür scheinen autoimmunologische Pathomechanismen verantwortlich zu sein. Eine infektiöse Ursache findet sich in der Regel nicht.

Ein Therapieschema für die akute, die rezidivierende und die chronische Perikarditis ist unten zusammengefaßt. Bei ausreichend großem, punktionsfähigem Erguß kann eine intraperikardiale Triamcinolonacetatinstillation (150–500 mg über 24 h) einer systemischen, nebenwirkungsreicheren Kortisontherapie überlegen sein.

Behandlung der akuten, der rezidivierenden und der chronischen virusnegativen, meist autoreaktiven Perikarditis:

---

1. Therapie bei akuter, rezidivierend und chronischer virusnegativer Perikarditis:
1.1 Kleine nicht punktionsbedürftige Ergüsse:
 Acetylsalicylsäure 2–3 g/Tag oder
 Indomethacin 100–200 mg/Tag oder Cox 2-Antagonisten
 unter gleichzeitiger Magenschutztherapie (z. B. mit Cimetidin (200–400 mg/Tag) oder Ranitidin oder andere Protonenpumpenhemmer (150–300 mg/Tag) bis 1 Woche nach Verschwinden der Perikarditis/des Perikardergusses.
1.2 Große punktionsfähige oder punktionsbedürftige Perikardergüsse:
 Kristalloides Triamcinolonacetat 150–500 mg intraperikardial über den noch liegendem Pigtail-Katheter (Wirkung über ca. 4–6 Wochen als topisches Depot) nach Ausschluß einer bakteriellen (granulozytenreichen, errregerpositiven) oder viralen (PCR-positiven) Perikarditis.

2. Bei ungenügendem Therapieerfolg von virusnegativen Perikarditiden
2.1 Kleine, nicht punktionsfähige Perikardergüsse:
 Colchicum dispert 0,5 mg: Initialdosis 3- bis 6mal 0,5 mg pro Tag über mindestens 1–2 Wochen. Erhaltungsdosis: 3mal 0,5 mg/d über 2–6 Monate bis zum völligen Verschwinden des Ergusses; alternativ: Kortikosteroide, z. B. Prednison, beginnend mit 100 mg/Tag über mindestens 1 Woche, treppenförmig abfallende Dosierung bis 25 mg/Tag je nach Therapieerfolg, dann langsame Dosisreduktion um 5 mg/Woche bis zum Verschwinden der Perikarditis/des Perikardergusses, überlappender Einsatz von nicht-steroidalen Antirheumatika kurz vor Beendigung der Kortikosteroidtherapie ist möglich.
2.2 Große punktionsfähige Perikardergüsse:
 Triamcinoloninstillation (bis 500 mg) und ggf. transkutane Perikardfensterung mit Valvuloplastiekatheter. Gleichzeitige Colchicintherapie mit 3- bis 6mal 0,5 mg/Tag p.o.

3. Bei wiederholt rezidivierender Perikarditis und chronischer Perikarditis
3.1 Kleine Perikardergüsse:
 Versuch mit Colchicin, beginnend mit 3 mg/Tag. Fortführung bis 1 Woche nach Verschwinden der Perikarditis [29]; ggf. Kombination mit Glukokortikoiden (50–100 mg/Tag Prednison). Therapiedauer meist 3–9 Monate, Blutbildkontrollen erforderlich.

3.2 Punktionsfähige Perikardergüsse:
Triamcinoloninstillation (bis 500 mg) und ggf. transkutane Perikardfensterung mit Valvuloplastiekatheter. Gleichzeitige Colchicintherapie mit 3- bis 6mal 0,5 mg/Tag.

4. *Bei wiederholt rezidivierender und chronischer colchicinresistenter Perikarditis*
4.1 Kleine symptomatische Perikardergüsse:
Kombinationstherapie aus:

	erste 3 Wochen	**weitere 3–6 Monate**
Prednison	1,25 mg/kg KG/Tag	0,30 mg/kg KG/Tag
Azathioprin	2,00 mg/kg KG/Tag	0,85 mg/kg KG/Tag

Die Gesamtleukozytenzahl sollte dabei nicht unter 3000/mm^3 fallen.
4.2 Wiederholt punktionsbedürftige Perikardergüsse:
Transkutane oder kardiochirurgische Perikardfensterung.

5. *Bei therapierefraktärer chronischer Perikarditis:*
Chirurgische Perikardfensterung oder Perikardektomie.

6. *Pericarditis constrictiva:*
Chirurgische Perikardektomie oder Teilperikardektomie.

Maligner Perikarderguß

Die seltenen primären Herztumoren (Rhabdomyosarkom, Angiosarkom, Mesotheliom, Teratom, Fibrosarcom) sowie die Infiltration des Perikards durch lokales Tumorwachstum oder Metastasen eines Malignoms (v. a. Bronchialkarzinom, Mammakarzinom, malignes Melanom, Leukämiern, Hodkin- und Non-Hodgkin-Lymphome) führen in bis zu 85 % zur perikardialen Mitbeteiligung mit Ausbildung von großen Ergußmengen und Zeichen der Perikardtamponade [31].

Bei Verdacht auf einen malignen Perikarderguß sollte nach Punktion und ggfls. Perikardioskopie mit gezielter Epikardbiopsie ein Pigtail-Katheter in den Herzbeutel eingebracht werden. Zeigen die laborchemischen Untersuchungen (hämorrhagischer Erguß, spezifische Dichte > 1,016 und Proteinkonzentration > 3 mg/dl), Ergußzytologie und/oder die Perikardbiopsie eine maligne Ursache des Ergusses, sollte zur Vermeidung eines frühzeitigen Rezidivs palliativ ein Chemotherapeutikum (z. B. 50 mg cis-Platin einmalig über 24 Stunden oder Thiotepa 15 mg pro 12 Stunden (insgesamt 3×) in den Herzbeutel instilliert werden. Dann kann die Perikardflüssigkeit abgezogen und der Perikardkatheter anschließend entfernt werden. Die Prognose wird in der Regel von der Grundkrankheit bestimmt. Rezidive werden mit dieser Therapie selten erlebt. Wenn diese dennoch auftreten, ist eine wegen der möglichen peritonealen Aussaat eine nicht ganz unproblematische chirurgische oder kardiologische Perikardfensterung möglich. Die transkutane Perikardfensterung erfolgt mit Hilfe eines durch den Punktionskanal vom Perikard nach abdominal durchgezogenen Valvuloplastiekatheters unter ausreichender Sedierung und Analgesie (Abb. 10-6). Das erneute Verkleben des Fensters und die Problematik einer mediastinalen, pleuralen und abdominellen Aussaat durch Schaffung eines Fenster in benachbarte Hohlräume spricht für eine palliative lokale Chemotherapie.

Operative Interventionen

Operative Entlastung eines Perikardergusses

Ein traumatisches oder prozedurales (z. B. Perforation bei Koronarinterventionen oder bei elektrophysiologischer Ablation) Hämoperikard oder ein aus anatomischen Gründen (langer Thorax mit akut verfügbaren nicht ausreichend langen Punktionnadeln) nicht angehbarer Perikarderguß stellen seltene Ausnahmesituationen, in denen eine akute operative Perikardfensterung erforderlich werden kann.

Ein putrider Perikarderguß mit nachgewiesenem Erreger stellt eine Indikation für eine Spüldrainage ins Perikard dar, die kardiochirurgisch gelegt, intensivmedizinisch überwacht und erst nach ausreichend langer Spülung unter ausreichender Antibiotikatherapie wieder entfernt werden sollte. Bei tuberkulösem Perikarderguß, Erguß bei Borreliose oder Chlamydieninfektion reicht jedoch in der Regel eine Perikardpunktion mit gleichzeitiger Antibiotikatherapie.

Perikardresektion (partiell oder komplett)

Perikarditis calcarea und Perikarditis constrictiva können kurativ nur durch eine komplette (selten) oder partielle Perikardresektion behandelt werden. Ziel der Maßnahmen muß es sein, das gesamte Herz aus den Verwachsungen herauszulösen, wobei im Falle einer Perikarditis calcarea kleinere Kalkinseln oft belassen werden müssen, da sie fest in das Epikard einstrahlen.

Operative Perikardfensterung

Bei chronisch rezidivierenden Ergüssen erlaubt die chirurgische Perikardfensterung mit lateralem Zugang ohne Sterniotomie die für den Patienten schonenste operative Maßnahme, für die eine extrakorporale Zirkulation nicht erforderlich ist. Hierbei wird breitflächig eine Kommunikation zum Pleuraraum oder bei Fensterungen von subxyphoidal auch zum Abdominalraum geschaffen.

Perspektiven

Wie bereits bei malignen und autoreaktiven Perikardergüssen durchgeführt, kann unter therapeutischen Aspekten heute auch bei kleineren Ergüssen ohne drohende Tamponade eine hohe intraperikardiale Prednison- bzw. Zytostatikadosis appliziert werden, deren Wirkung über Wochen anhält. Damit werden systemische Nebenwirkungen dieser Medikamente weitgehend vermieden.

Im Erprobungsstadium befinden sich neue Perikardpunktionsbestecke (z. B. PerDucer), die einen Zugang ins Perikard ohne Vorliegen eines Perikardergusses ermöglichen. Damit wird das Perikard zum geeigneten Applikationsort für Medikamente, Wachstumsfaktoren und molekulare Interventionen, die nur am Herzen oder Herzbeutel wirken sollen.

Dilatative Kardiomyopathie und Myokarditis

Definition

Unter den Kardiomyopathien werden alle Erkrankungen des Herzmuskels zusammengefaßt, die mit einer kardialen Funktionsstörung einhergehen. Dabei werden folgende Formen unterschieden (Tabelle 10-3), die in Abb. 10-7 bezüglich ihrer typischen kardialen Silhouette und Funktion charakterisiert sind:

Die Kriterien für die Nomenklatur der 1.–4. Kardiomyopathieform orientieren sich an der linksventrikulären Hämodynamik. Mit der ARVCM wird erstmals die Bevorzugung des rechten Ventrikels bei einer Kardiomyopathie beschrieben, wobei in einem Teil der Fälle auch der linke Ventrikel einbezogen ist. Bei gegebener Indikation bietet sich deshalb die Endomyokardbiopsie des linken Ventrikels für die Formen 1–4 in erster Linie oder des interventrikulären Septums bei einer rechtsventrikulären Biopsie in zweiter Linie an. Für die ARVCM ist der rechte Ventrikel die einzig aussagekräftige Entnahmestelle.

Unter ätiologischen Gesichtspunkten sind von den ursächlich nicht definierten sog. idiopathischen Kardiomyopathieformen die spezifischen Kardiomyopathien abzugrenzen. Diese gehen mit einer kardialen oder systemischen Grunderkrankung bekannter Ätiologie einher (Tabelle 10-4). Die wichtigsten spezifischen Kardiomyopathien sind die ischämische, die valvuläre, die hypertensive, die inflammatorische (akute oder chronische Myokarditis), die metabolische, die toxische, die Hypersensitivitäts- und peripartale Kardiomyopathie oder Kardiomyopathien im Rahmen von Systemerkrankungen überwiegend aus dem rheumatischen Formenkreis, bei neuro-

Tabelle 10-3. Klassifizierung der Kardiomyopathien (WHO/ISFC 1995)

Kardiomyopathieform	Abkürzung	Hämodynamik: Störung der	Ätiologie
Dilatative KM	DCM	systolischen (und diastolischen) Funktion	Siehe Tabelle 10-4
Hypertrophische KM mit und ohne Obstruktion	HOCM HCM	diastolischen Compliance	Familiär ca. 50%, sporadisch ca. 50%
Restriktive KM (inklusive Endomyokardfibrose mit und ohne Eosinophilie	RCM	diastolischen Funktion (Restriktion)	Meist erworben oder Systemerkrankung
Arrhythmogene rechtsventrikuläre KM	ARVCM	rechtsventrikulären Funktion mit Kammertachykardien	Etwa 30–50% familiär, Rest sporadisch, postinfektiös?
Nichtklassifizierbare KM	NKCM	... meist kombiniert systolischen und diastolischen Funktion	Zum Beispiel Fibroelastose, minimal dilatierte KM, Karzinoidherz, „compacted myocardium"

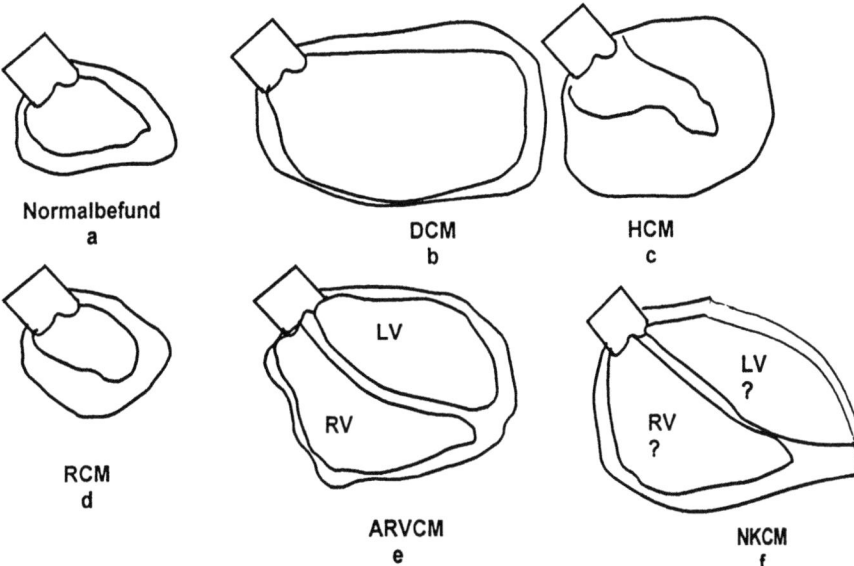

Abb. 10-7a–f. Klassifikation der Kardiomyopathien nach Hämodynamik und makroskopischer Pathologie. **a** Normalbefund, **b** dilatative Kardiomyopathie (DCM), **c** hypertrophische Kardiomyopathie (HCM), **d** restriktive Kardiomyopathie (RCM), **e** arrhythmogene rechtsventrikuläre Kardiomyopathie (ARVCM), früher arrhythmogene rechtsventrikuläre Dysplasie genannt, **f** nichtklassifizierte Kardiomypathie (NKCM)

muskulären oder muskeldystrophischen Erkrankungen. Bezüglich ihres prävalierenden hämodynamischen Bildes wird auf Tabelle 10-4 verwiesen.

Während es bei der Myokarditis, der entzündlichen Herzbeteiligung bei Kollagenosen und den oben aufgeführten ätiopathogenetisch klassifizierbaren Kardiomyopathien oft charakteristische und spezifische Befunde für die spezielle Kardiomyopathie gibt, ist dies für einen großen Teil der früher als idiopathisch klassifizierten Herzmuskelerkrankungen noch nicht der Fall. Deshalb ist stets eine Ausschlußdiagnose erforderlich, zu der die Endomyokardbiopsie einen wesentlichen Beitrag leistet. Die wichtigste Differentialdiagnose betrifft die Unterscheidung der idiopathischen dilatativen Kardiomyopathie und der inflammatorischen Kardiomyopathie bzw. aktiven oder chronischen Myokarditis. Tabelle 10-5 gibt hierzu die für die Ätiologie und Pathogenese wichtigsten Hinweise, für die die Befunde aus der Myokardbiopsie entscheidend sind.

Nachfolgend werden die einzelnen Kardiomyopathien unter besonderer Berücksichtigung von Pathogenese, Ätiologie und endomyokardbioptischen Befunden nochmals charakterisiert.

Epidemiologie

Variabel, Männer > Frauen. Inzidenz: 6 pro 100.000 Einwohner pro Jahr, Prävalenz: 36,5 pro 100.000 Einwohner.

Tabelle 10-4. Ätiologische Klassifizierung der dilativen Kardiomyopathien

Typ und Ätiologie	Hämodynamik	spez. Diagnostik	Therapie
1) Unbekannte Ätiologie und Pathogenese:			
⇒idiopathisch	unklar	DCM, SKD,	Echo, Lävographie, Myokardbiopsie
2) Bekannte oder wahrscheinliche Ätiologie und Pathogenese (spezifische Kardiomyopathien)			
⇒ familiär	genetisch	DCM-Stammbaum	wie bei Herzinsuffizienz
⇒ ischämische KM	Remodelling nach Infarkt	DCM,	Echo, Lävographie	wie bei Herzinsuffizienz
⇒ valvuläre KM	Remodelling bei Vitium	DCM,	Echo, Lävographie	Klappenersatz und Herzinsuffizienztherapie
⇒ hypertensive KM	LVH bei Hochdruck	DCM/HCM,	Echo, Lävographie	Hochdrucktherapie
⇒ inflammatorische KM (akute u. chronische Myokarditis) Siehe Tabelle 10-5		DCM,SKD,	Myokardbiopsie, PCR bakterieller Erreger	Herzinsuffizienztherapie, kausale Therapie
⇒ Kollagenosen – rheumatische Karditis – Lupus erythematodes disseminatus – Dermatomyositis – Sklerodermie (systemische Sklerose) – Spondylarthritis ankylopoetica – rheumatoide Herzkrankheit (cP, M. Bechterew)		DCM oder SKD, oft mit PE	Diagnostik der Grundkrankheit	Behandlung im Rahmen der Grundkrankheit
⇒ toxische Kardiomyopathien – Alkohol (+ Acetaldehyd) – Medikamente • Zytostatika, z. B. Doxorubicin • trizyklische Antidepressiva • andere Medikamente – Urämie – CO-Vergiftung – Kobalt („Quebec beerdrinkers disease")		DCM, PE	Echokardiographie, evtl. Myokardbiopsie	Vermeidung der Noxen
⇒ Stoffwechsel- und endokrine Erkrankungen – Hyperthyreose („high output failure") – Hypothyreose (Myxödemherz)		DCM HCM	Echokardiographie, evtl. Myokardbiopsie	Beseitigung der Stoffwechselstörung
– Akromegalie – Phäochromozytom		HCM HCM		Behandlung der Grunderkrankung
– Diabetes mellitus – Hämochromatose – Amyloidose: • primär • sekundär – infiltrative Erkrankungen, z. B. M. Refsum M. Fabry, Mukopolysaccharidosen, Lipidosen Glykogenspeicherkrankheiten, Porphyrie Gicht, Oxalose, Mukoviszidose		DCM HCM HCM HCM		

Tabelle 10-4. Fortsetzung

Typ und Ätiologie	Hämodynamik	spez. Diagnostik	Therapie
⇒ hyperergische Kardiomyopathien			
Medikamente, z. B. Penicillin,	DCM, SKD,	Echokardio-	Beseitigung/
Phenylbutazon, Aureomycin,	oft mit Peri-	graphie oder	Vermeidung
Antituberkulostatika, Reserpin	karditis	Immunserologie	der Noxe,
			Antiphlogistika,
– Postvakzination		Antikardiale	evtl. Prednison,
– Serumkrankheit		Antikörper	Immun-
– Postkardiotomiesyndrom			suppressiva
– (Dressler-Syndrom) Postinfarktsyndrom			
⇒ neuromuskuläre Erkrankungen	DCM, SKD		
–Friedreich-Ataxie		Echokardio-	Behandlung der
–myotonische Muskeldystrophien		graphie,	Grundkrankheit
– progressive Muskeldystrophien		evtl. Myokard-	
– Myasthenia gravis		biopsie, Koronar-	
		angiographie	
⇒ neoplastische Kardiomyopathien			
– primäre und metastatische			
Neoplasmen	DCM	Echokardio-	Behandlung der
– lymphatische und myeloische	SKD	graphie,	Grundkrankheit
Leukämie		evtl. Myokard-	
		biopsie	Falls möglich Op.
	mit PE	Perikardpunktion	
⇒ granulomatöse Kardiomyopathie	DCM		
– Sarkoidose	oder SKD	Echokardiographie,	
		evtl. Thallium-	Behandlung im
		Szintigraphie	Rahmen der
		evtl. Biopsie	Grundkrankheit,
		ACE-Bestimmung	evtl. Prednison
⇒ Kardiomyopathien aus physikalischen Ursachen			
– Therapie mit ionisierenden Strahlen	DCM	Echokardiographie,	Symptomatisch
– Elektroschock		manchmal mit PE,	
– Hitzschlag		evtl. invasive	
– Herztraumen		Diagnostik	
		und Biopsie	
⇒peripartale Kardiomyopathie	DCM oder	Echokardio-	
	SKD,	graphie, Biopsie	Symptomatisch,
			kein Salz
		Serologie auf	
		kardiotrope Viren	
⇒ Ernährungsstörungen			
– Beriberi	DCM oder	Echokardio-	
– Kwashiorkor	SKD	graphie,	Behandlung der
– Pellagra		Diagnostik der	Grundkrankheit
– Skorbut		Ernährungsstörung	
		bzw. Avitaminose	

Tabelle 10-5. Hinweise für die Ätiologie und Pathogenese der inflammatorischen Kardiomyopathie

Ätiologie u. Pathogenese	Hämodynamik	Spezielle Diagnostik	Therapie
Inflammatorische Kardiomyopathie (Myokarditis) *RNA-Viren:*	DCM: dilatative	Echokardio-	Körperliche
1) **Mikrobiell**	Kardiomyopathie	graphie, Myo-	Schonung,
– **Viren:**		kardbiopsie	symptomatische
RNA-Viren		mit Histologie,	Herzinsuffi-
– Picornaviren (Coxsackie A, B,		Immunhisto-	zienztherapie,
Echo,Polio)		logie eines In-	immun-
– Orthomyxoviren (Influenza A, B)	(=Kardiomegalie)	filtrates und	modulatorisch
– Paramyxoviren (Rubeola, Mumps)	SKD: segmentale	Immunglobu-	antivirale
– Togaviren (Chikunguna, Dengue,	kardiale Dys-	lin- bzw. Kom-	antibakterielle
Gelbfieber, Rubella)	funktion	plementfixation	immunsup-
– Rhabdoviren (Rabies)	PE: Perikarderguß	und positiver	pressive The-
– Arenaviren (lymph. Choriomeningitis)		Erregernach-	rapie (in kli-
– Hepatitis-C-Viren		weis (In-situ-	nischer
DNA-Viren:		Hybridisierung,	Erprobung)
– Pockenviren (Variola, Vakzinia)		PCR)	
– Herpesviren (Varizella-Zoster,		Serologie gegen	
Zytomegalie, Ebstein-Barr,		kardiale Anti-	
H. humanus 6)		gene und virale	
– Adenoviren		bzw. bakterielle	
– **Bakterien:** Diphtherie, Sepsis		Erreger	
Syphillis, Leptospirosen			
(Borrelia burgdorferi),			
Chlamydia pneumoniae			
– **andere:** Rickettsia burnetii (Q-Fieber)			
– **Protozoen:** Trypanosoma cruzi		Myokardbiopsie	
(Chagas-Krankheit)		mit Histologie	
– Toxoplasmose, Amöbiasis, Malaria,		und Immun-	
Leishmaniose		histologie	
– Parasiten: Trichinen, Echinokokken,		Biopsie >14 in-	
Askariden		filtrierende Zel-	
2) **Autoimmun:** lymphozytär und/oder		len/mm^2 negati-	
humoral bedingte, primäre oder sekun-		ver Virus- oder	
däre Immunpathogenese (s. Abb. 10-15)		Bakteriennachweis	

Ätiologie, Pathogenese und Pathophysiologie

Eine genetische Disposition und familiäre Häufung wird in bis zu 25% der Fälle angenommen. Die familiäre DCM sollen überwiegend eine Erkrankung des kardialen Inter-
stitiums und der extrazellulären Matrix sein. Deshalb haben bioptische Untersuchungen
neben der Hypertrophie der Myozyten immer wieder qualitative und quantitative Veränderungen in der extrazellulären Matrix gezeigt, wie z. B. das Fehlen von Dystrophin,
Störungen in der Struktur von Desmin, Tavazzin, Actin, des Kollagennetzwerks usw.

Familienuntersuchungen ergaben bisher die in Tabelle 10-6 aufgeführten Loci und
der klinischen Charakteristika.

Für zahlreiche dilatative Kardiomyopathien wird ursächlich ein initialer Virus-
infekt, gefolgt von einer sekundären Immunpathogenese, vermutet. Der gestörten Hämodynamik könnten die in Tabelle 10-4 und 10-5 aufgeführten ätiologischen Trigger-
mechanismen und folgende pathophysiologische Faktoren zugrunde liegen:
virale oder bakterielle Zytotoxizität, sekundäre Immunpathogenese mit zytotoxischen

Tabelle 10-6. Familiäre dilatative Kardiomyopathie

Genomische Klassifikation	OMIM-Nummer	Vererbung	Locus/Chromosom	Gen für	Phänotyp	Literatur
CMD 1A	115200	Autosomal-dominant	1p1-q1	?	DCM±AVB	Kass et al. 1994
CMD 1B	600884	Autosomal-dominant	9q13-q22	?	DCM	Krajinovic et al. 1995
CMD 1C	601493	Autosomal-dominant	10q21-q23	?	DCM	Bowles et al. 1996
CMD 1D	601494	Autosomal-dominant	1q32	?	DCM	Durand et al. 1995
CMD 1E	601154	Autosomal-dominant	3p25-p22	?	DCM±AVB	Olson et al. 1996
CMD 1F	602067	Autosomal-dominant	6q23	?	DCM±AVB	Messina et al. 1997
Nicht definiert	102540	Autosomal-dominant	15p14	Actin (ACTC)	DCM	Olson et al. 1998
Nicht definiert		Autosomal-dominant	2q14.22	?	DCM	Jung et al. 1998
CMD 1G		Autosomal-dominant	2q31	?	DCM	Siu et al. 1999
CMD 3A	300069	X-chromosomal	Xq28	Tafazzin (G4.5)[a]	DCM	D'Adamo et al. 1997
XLDC	302045	X-chromosomal	Xp21	Dystrophin (DMD)	DCM + Dystrophinopathie	Towbin et al. 1993 Muntoni et al. 1993 Milasin et al. 1996
Familiäre inflammatorische Kardiomyopathie	Nicht definiert	Meist autosomal-dominant	Unbekannt	?	DCM + Inflammation	Wilke et al. 1999 Mestroni et al. 1999

AVB atrioventrikulärer Block und Arrhythmien; *DCM* dilatative Kardiomyopathie; [a] analoges Gen zum Barth-Syndrom.

T-Zellen, negativ-inotropen Zytokinen, kardiodepressorischen antisarkolemmale, antimyolemmale, antimitochondriale oder chronotrop modulierenden Antikörper z. B. gegen β_1- und Acetylcholinrezeptor, mit Antikörpern gegen kontraktile Proteine wie z. B. Myosin, Troponin und Aktin oder gegen mitochondriale und zytosolische Enzyme. Auch strukturelle Veränderungen wie Fibrose, Myozytolyse und Hypertrophie sind von pathogenetischer Bedeutung. So kann nach der „Strangulationshypothese" eine ausgeprägte Fibrose allein die Kontraktion von an sich intakten Muskelfasern beeinträchtigen. Metabolische Störungen der Zellorganellen, geänderte geometrischen Voraussetzungen der Kontraktion (Dilatation, Inotropie, Steifigkeit), eine verminderte Koronarreserve, wenn die epikardialen Leitungsgefäße und Arteriolen sich nicht parallel zur Hypertrophie oder Dilatation mitentwickeln, Vasospasmen kleiner Koronargefäße („Spasmustheorie"), ein Befall der kleinen Koronargefäße („small vessels"), der gleichfalls zu einer gestörten Kontraktion und Relaxation führen kann, Toxine oder eine floride Entzündung können zu Veränderungen des Membrantransports oder zu biochemischen Störungen führen. Eine genetische Prädisposition bei der Dystrophinopathie, d. h. dem Fehlen des Matrixproteins Dystrophin, gehört ebenso dazu wie eine Häufung mitochondrialer, kardialer DNA-Mutationen („mitochondriale Kardiomyopathie") oder eine vermehrte Apoptose. Eine Vielzahl dieser pathophysiologischen Prozesse läßt sich nicht ohne eine Endomyokardbiopsie nachweisen.

Symptome

Diese sind Atemnot bei Belastung oder in Ruhe, Herzklopfen, Rhythmusstörungen, Herzdruck oder ein unbestimmtes „Organgefühl" in der Herzgegend. Die Einteilung des klinischen Schweregrads erfolgt nach der NYHA-Klassifikation. Eine praktikable hämodynamische Stadieneinteilung der dilatativen Kardiomyopathie stellt die Tokyo-Stadieneinteilung dar.

Stadium	Ejektionsfraktion	Charakteristikum
I	EF > 55%	Allenfalls segmentale Kontraktionsstörung
II	EF 40–54%	Globale und segmentale Kontraktionsstörung möglich, mäßiggradige Herzinsuffizienz
III	EF 25–40%	Meist globale schwere Kontraktionsstörung
IV	EF < 25%	Globale schwere Funktionsstörung, (Prä)transplantationsstadium

Diagnostik

Die klinische und bildgebende Diagnostik (Thoraxröntgen , Echokardiographie) zeigt eine LV-Dilatation mit „Kongestion" (Lungenstauung), eine globale oder segmental akzentuierte Kontraktionsstörung mit oder ohne atrialer Dilatation oder Mitralregurgitation sowie eine reduzierte Ejektions- und Verkürzungsfraktion. Bei inflammatorischen Kardiomyopathien kann ein kleiner begleitender Perikarderguss Hinweis auf die inflammatorische Pathophysiologie geben.

Endomyokardbiopsie

Indikation

Nach der WHO/ISFC-Klassifikation läßt sich eine spezifische Kardiomyopathie, wie die inflammatorische, die infiltrative (Amyloidose), die virale und einige metabolische Formen nur mit Hilfe der Endomyokardbiopsie differentialdiagnostisch abgrenzen.

In Zentren, die eine histologische, immunhistologische und molekularbiologische (PCR; In-situ-Hybridisierung auf virale oder bakterielle DNA oder RNA) Nachbearbeitung gewährleisten, ist deshalb eine bioptische Abklärung sinnvoll, selbst wenn gegenwärtig noch nicht für alle Kardiomyopathieformen eine kausale Therapiemöglichkeit besteht.

Durchführung

Die Endomyokardbiopsie kann rechts- oder linksventrikulär im Rahmen einer invasiven Diagnostik oder als getrennter Eingriff erfolgen. Wegen des fokalen Charakters der vermuteten feingeweblichen Veränderungen empfehlen die meisten praktizierenden Zentren die Entnahme von 7–10 Biopsien pro Patient.

In geübter Hand hat dieser diagnostische Eingriff eine geringe Komplikationsrate und im positiven Fall meist eine therapeutische Konsequenz (Tabelle 10-7 und 10-9).

Da die Angaben aus der Literatur keine Aufschlüsselung auch geringerer Komplikationen zulassen, wird eine präzise Auflistung sämtlicher Komplikationen nach Endomyokardbiopsie aus dem Marburger Myokardbiopsieregister in Tabelle 10-8 wiedergegeben.

Myokardbiopsie und postmortale feingewebliche Befunde

Die Befunde einer makroskopischen postmortalen Pathologie mit dilatiertem linkem, meist auch dilatiertem rechtem Ventrikel mit erhöhter Muskelmasse sowie die Dilatation der Vorhöfe läßt sich in vivo auch echokardiographisch zeigen. Hingegen ist die Aussage der Endomyokardbiopsie mit den postmortalen feingeweblichen Befunden auf lichtmikroskopischer Ebene vergleichbar, auch wenn sie durch „sampling error" begrenzt ist.

Idiopathische dilatative Kardiomyopathie

Konventionelle Histologie

Die Befunde sind unspezifisch, aber charakteristisch: Myozytenhypertrophie, fokale oder gitterförmige interstitielle oder endokardiale Fibrose und Kernatypien prävalieren (Abb. 10-8).

Tabelle 10-7. Komplikationen (punktionsbedürftige Perikardergüsse, operative Eingriffe, neurologische Symptome)[1] bei Endomyokardbiopsien

	Linksventrikulär		Rechtsventrikulär	
Sekiguchi (1980)[2]	1,17%	(n=6739)		
Shirey 1972[3]	10%	(n=198)		
Uchida 1995[4]	1,8%	(n=183)		
Richardson 1980[5]			1,67%	(n=2337)
Anderson 1984[6]	10%	(n=30)	0%	(n=35)
Maisch 1988[7]	0,4%	(n=1052)	1,5%	(n=198)
Fitzgerald 1988[8]			0,18%	(n=550)
Deckers 1992[9]			6%	(n=546)
Maisch 1999[10]	0,56%	(n=2560)	2,6	(n=77)

[1] Eine Spezifizierung in bezug auf die Komplikationsart konnte nicht vorgenommen werden, d.h. unterschiedlich weitgefaßtes Spektrum der Komplikationen, Techniken, Zuganswegen u. a.

[2] Sekiguchi M et al (1980) World survey of catheter biopsy of the heart. In: Sekiguchi M, Olsen EGJ (eds) Cardiomyopathy. Clinical, pathological, and theoretical Aspects. University Park Press, Baltimore, pp 217–225

[3] Shirey EK et al (1972) Percutaneous myocardial biopsy of the left ventricle: experience in 198 patients. Circulation 46:112–122

[4] Uchida N et al (1995) Complications of endocardial biopsy in heart transplant patients. Kyobu Geka 48/7:557-559

[5] Richardson PJ et al (1980) Endomyocardial biopsy technique. In: Bolte H-D (ed) Myocardial biopsy. Diagnostic significance. Springer, Berlin Heidelberg New York, pp 4-7

[6] Anderson et al (1984) The femoral venous approach to endomyocardial biopsy: Comparison with internal jugular and transarterial approaches. Am J Cardiol 53:833–837

[7] Maisch et al (1988) The use of endomyocardial biopsy in heart failure. Eur Heart J 9 [Suppl H]: 59–71

[8] Aravot D et al (1988) Complications of endomyocardial biopsy of the transplanted human heart – a review of 6,200 biopsies in 550 patients. J Am Coll Cardiol 11 [Suppl A]:174A

[9] Deckers JW et al (1992) Complications of transvenous right ventricular endomyocardial biopsy in adult patients with cardiomyopathy: a seven-year survey of 546 consecutive diagnostic procedures in a tertiary referral center. J Am Coll Cardiol 19:43–47

[10] Maisch 1999: Marburger Myokardbiopsieregister

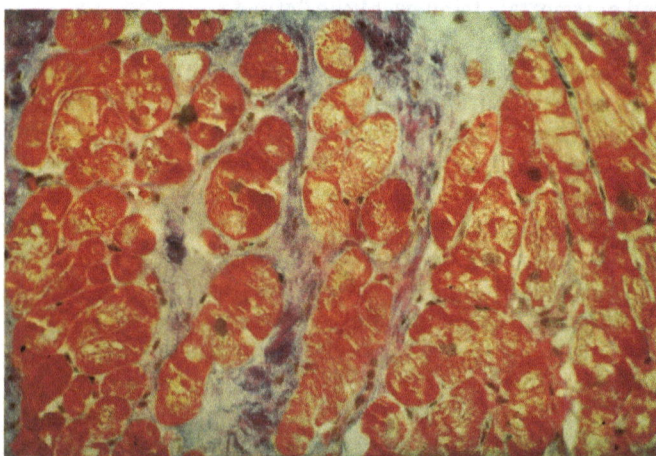

Abb. 10-8. Variable Myozytenhypertrophie mit ausgeprägten degenerativen Veränderungen, fokal akzentuierter interstitieller und perivaskulärer Fibrose ohne Nachweis eines entzündlichen Infiltrates (Goldner-Trichromfärbung)

Tabelle 10.8. Komplikationsraten bei Endomyokardbiopsien in Marburg 1989 bis 1997

		Links-ventrikulär		Rechts-ventrikulär	
Anzahl der Biopsien		2460		77	
Komplikationen		37	1,50%	4	5,19%
1. Perikardergüsse		14	0,57%	2	2,60%
davon	abpunktiert	7	0,28%	2	2,60%
2. Neurologische Symptome		7	0,28%	0	
3. Rhythmusstörungen		10	0,40%	1	1,30%
davon therapiebedürftig	nur medikamentös	4			
	Definition bzw. Kardioversion	5			
5. Sonstige Beschwerden		3	0,12%	1	0,04%
(Verdacht auf Embolie)					
davon	Husten/Kribbeln im linken Arm			1	
	Dyspnoe	1			
	unklare abdominelle Beschwerden	1			
	ST-Hebung/Schmerzen	1			
6. Vasovagale Reaktionen		3	0,12%	0	

Tabelle 10-9. Perforationsraten bei Endomyokardbiopsien

	Rechtsventrikulär Perforation/Perikard-punktion erforderlich		Linksventrikulär Perforation/Perikard-punktion erforderlich		Tödliche Komplika-tionen
Caves 1973[10]	1/17 – 0/17	5,9%/0%			0/17
Brooksby 1977[11]	2/40 – 2/40	5,0%/5,0%	1/154 – 1/154	0,6%/0,6%	0/40
Mason 1978[12]	4/1300 – 3/1300	0,3%/0,2%			0/1300
Anderson 1984[13]	0/104 – 0/104	0%	3/30 – 1/30	10%/3,3%	0/134
Aravot 1988[14]	1/550 – 1/550	0,2%/0,2%			1/550
Maisch 1988[15]	3/198 – 1/198	1,5%/0,5%	1/1052 – 1/1052	0,1%/0,1%	0/1250
Starling 1991[16]	6/1664 – 6/1664	0,36%			0/1664
Deckers 1992[17]	3/546 – 3/546	0,5%/0,5%			2/546
Marburg 1998[18]	2/77 – 2/77	2,6%/2,6%	14/2460 – 7/2460	0,6%/0,3%	0/2537

[10] Caves PK et al (1973) Percutaneous transvenous endomyyocardial biopsy in human heart recipients. Ann Thorac Surg 4:324–336

[11] Brooksby IAB et al. (1977) Left ventricular endomyocardial biopsy I: Description and evaluation of the technique. Cath Cardiovasc Diagn 3:115–121

[12] Mason JW et al (1978) Techniques for right and left ventricular endomyocardial biopsy. Am J Cardiol 41:887–892

[13] Anderson, et al (1984) The femoral venous approach to endomyocardial biopsy: Comparison with internal jugular and transarterial Approaches. Am J Cardiol 53:833–837

[14] Aravot D, Fitzgerald Melissa et al (1988) Vomplications of endomyocardial biopsy of the transplanted human heart – a review of 6,200 biopsies in 550 patients. J Am Coll Cardiol 11/2:174 A

[15] Maisch et al (1988) The use of endomyocardial biopsy in heart failure. Eur Heart J 9 [Suppl H]:59–71

[16] Starling RC, et al (1991) Morbidity of Endomyocardial Biopsy in Cardiomyopathy. J Cardiol 68:133–136

[17] Deckers JW et al (1992) Complications of transvenous right ventricular endomyovardial biopsy in adult patients with cardiomyopathy: a seven-year survey of 546 consecutive diagnostic procedures in a tertiary referral center. J Am Coll Cardiol 19:43–47

[18] Maisch B et al (1999) Marburger Myokardbiopsieregister

Immunhistologie

Eine Immunglobulinbindung überwiegend vom IgG-Typ finden sich häufig (Abb. 10-9). Eine Aktivierung des Immunsystems mit IgM-, IgG- und C3-Fixation wird meist ebenso vermißt wie eine vermehrte Klasse-I- und -II-Expression oder eine gesteigerte Expression der Adhäsionsmoleküle (ICAM1). Vereinzelt eingestreute lymphozytäre Zellen oder Makrophagen können bei der idiopathischen Form vorkommen. Ab 14 Lymphozyten und Makrophagen/mm^2 wird von einer inflammatorischen Kardiomyopathie ausgegangen (s. unten). In Grenzfällen ist die Differentialdiagnose zu einem reparativen Prozeß nicht immer einfach, sodaß man sich auf quantitative Kriterien stützen sollte.

Eine Viruspersistenz kardiotroper Viren (enterovirale RNA, CMV und Adenovirus-DNA, Hepatitis-C-, HIV-DNA) und Bakterien (Borreliose-DNA, Chlamydia-pneumoniae-DNA) ist möglich. Da definitionsgemäß entzündliche Infiltrate fehlen, geht man von einer (post)viralen oder (post)bakteriellen Kardiomyopathie oder Viruspersistenz ohne Entzündungsreaktion aus.

Myokarditis und inflammatorische Kardiomyopathie

Pathogenese

Die mikrobielle Infektion ruft zunächst eine antimikrobielle Immunantwort hervor, die sich humoraler und zellulärer Effektorregulatormechanismen bedient. Sowohl die lytische Virusaktivität allein, als auch die antivirale Immunantwort kann Entzündungen am Myokard durch Myozytolysen hervorrufen. Mit der Infektion kann es zur Autoreaktivität gegen das eigene Myokard kommen. Antigenes, meist molekulares Mimikry dürfte dabei ein pathologisches Prinzip sein, das zur antikardialen Auto-

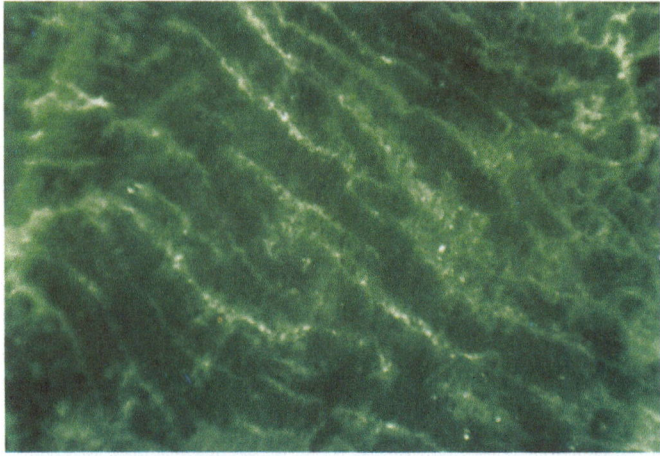

Abb. 10-9. Immunglobulinbindung vom IgG-Typ

reaktivität führt. Diese wird von T-Suppressor- und T-Helferzellen gesteuert und von humoralen (antikörpervermittelte) und zellulären T-Lymphozyten- und Makrophageneffektormechanismen geprägt. In der Initialphase und in Folge dürfte der durch Zytokine z. B. der Interleukin-6-Familie vermittelten Kardiodepression eine bisher eher unterschätzte Rolle zukommen.

Zytotoxische T-Lymphozyten, natürliche Killerzellen und Mediatoren können ebenso wie die gegen die sarkolemmale Membran gerichtete Antikörper und andere Antikörper zur Entzündung und Myozytolyse führen. Ein weites Spektrum möglicher pathogenetischer relevanter Antikörper wurde beschrieben. Von besonderem Interesse sind Antikörper gegen Epitope (Sarkolemm, Myolemm, Kalziumkanal) und Rezeptoren (z. B. β-Rezeptor) auf dem Sarkolemm, gegen kontraktile Proteine (Myosin, Aktin, Tropomyosin), die extrazelluläre Matrix (Desmin, Laminin), gegen mitochondriale (ANT, M7, mitochondriale Enzyme) und sarkoplasmatische retikuläre Antigene.

Die Annahme einer sekundären Immunpathogenese stützt sich u. a. auf die Fixation von Komplement-IgG-, -IgA- und -IgM-Antikörpern, an das Sarkolemm, an das interstitielle Bindegewebe und an die Kapillaren in der Myokardbiopsie.

Pathologie und Histologie der Myokarditis in der Endomyokardbiopsie oder postmortal

Makroskopisch kann ein dilatatiertes oder kaum verändertes Herz vorliegen. Eine Perikarditis findet sich in bis zu 30% der Fälle.

Die histologische und immunhistologische Diagnostik richtet sich nach der Dallas Klassifikation und den Kriterien der World Heart Federation (1999; Tabelle 10-10).

Abb. 10-10 zeigt eine floride (aktive) Myokarditis mit einem mononukleären und lymphozytären Infiltrat, Myozytolyse und interstitellem Ödem.

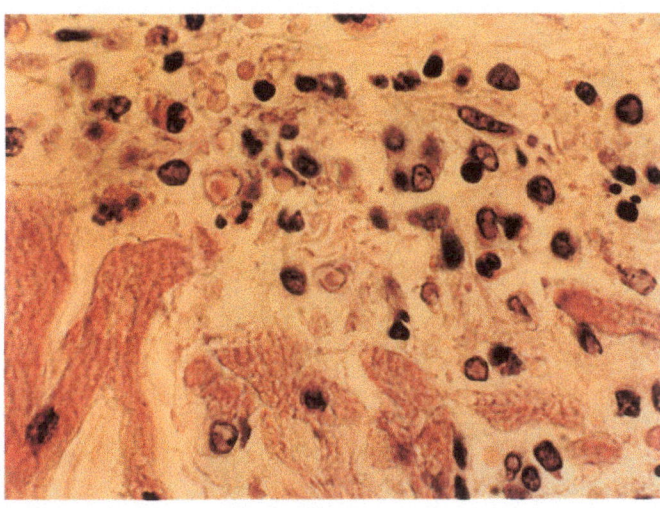

Abb. 10-10. Lymphozytäre aktive Myokarditis bei einem 27jährigen Patienten mit akuter linksventrikulärer Dilatation und Kammertachykardien

Tabelle 10-10. Kriterien der Diagnose Myokarditis und inflammatorische Kardiomyopathie

Diagnose	Konventionelle Histologie (Dallas-Kriterien 1987)	Histologische und immunhistologische Kriterien (WHF 1999)
1. Aktive/akute Myokarditis	Infiltrat, Myozytolyse, Ödem	1. bis 3. identisch, Infiltrat, charakterisiert mit monoklonalen Antikörpern, Immunglobulin- und Komplementfixation, De-novo-Expression
2. Fortbestehende Myokarditis	Wie 1., aber in Folgebiopsie bei der Verlaufsbeobachtung	Von MHC-I- und -II-Antigenen und Adhäsionsmolekülen
3. Abheilende Myokarditis	Rückläufiges Infiltrat, fakultative Myozytolyse, reparative Fibrose	Rückläufiger Infiltratnachweis, MHC-I- und -II-Expression rückläufig
4. Borderlinemyokarditis	Eingestreute, seltene Lymphozyten ohne Myozytolyse	Grenzbefund zur Myokarditis bei bis zu 13 Lymphozyten/mm²
5. Chronische Myokarditis (dilatative Kardiomyopathie mit Inflammation), Antigen	Nicht definiert	>14 Lymphozyten (+ Makrophagen)/mm² Immunglobulin- und Komplementfixation De-novo-Expession von MHC I und II und Adhäsionsmolekülen

Abb. 10-11 ist das immunhistologische Korrelat beim gleichen Patienten im Kryostatschnitt unter Verwendung eines monoklonalen CD-3-Antikörpers (pan-T).

In Abb. 10-11 ist das Infiltrat spärlich, Myozytolysen nicht obligat, so daß hier eine chronische Myokarditis bzw. inflammatorische Kardiomyopathie vorliegt, da die Zellzahl noch deutlich über >14 Lymphozyten/mm² liegt.

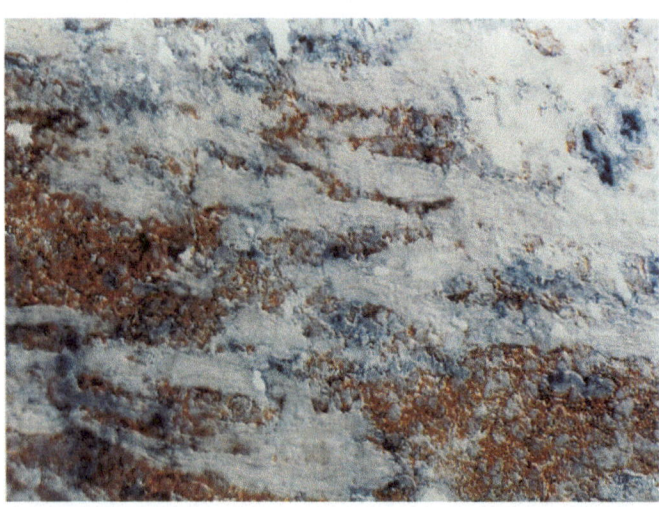

Abb. 10-11. Akute, nekrotisierende Myokarditis mit einem Infiltrat von >100 Lymphozyten/mm² (CD-3-Antikörper).

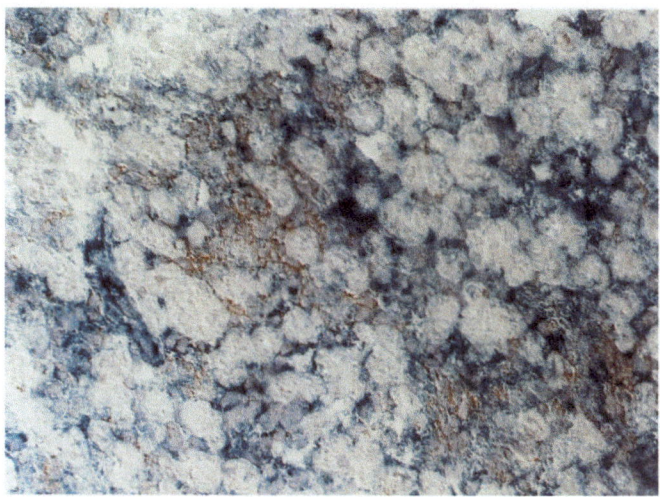

Abb. 10-12. Inflammatorische Kardiomyopathie (chronische Myokarditis) bei einer 19jährigen Frau mit postpartaler Kardiomyopathie. Der Nachweis von enteroviraler RNA in einer zweiten Myokardprobe vervollständigte die Diagnose zu einer enteroviruspositiven inflammatorischen Kardiomyopathie (Myokarditis)

Abb. 10-13 zeigt nur noch vereinzelt CD45RO-positive aktivierte Lymphozyten. Dieser Grenzbefund zur chronischen Myokarditis (Zellzahl 15/mm^2) war in der konventionellen HE-Färbung des formalinfixierten Schnitts dem Untersucher entgangen.

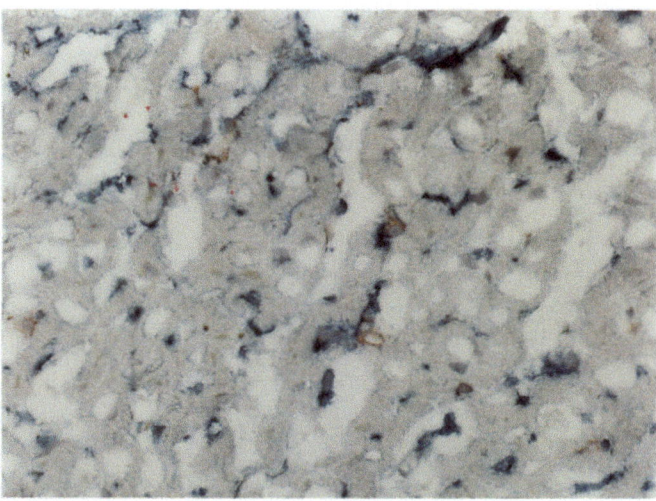

Abb. 10-13. Inflammatorische Kardiomyopathie bei einem 49jährigen Patienten mit dilatativer Kardiomyopathie. Zellzahl: 15 Lymphozyten/mm^2

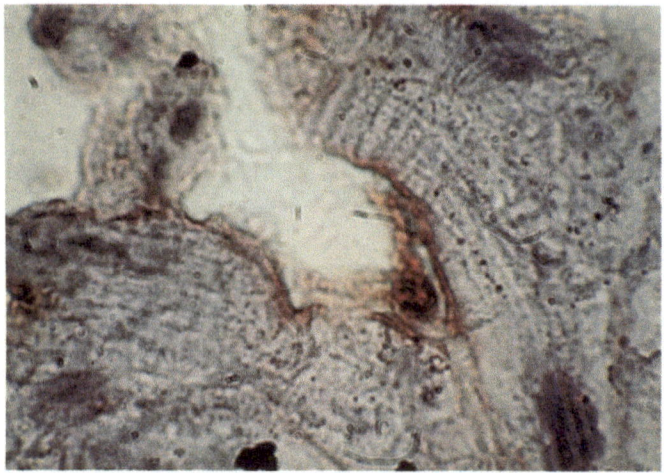

Abb. 10-14. Positive In-situ-Hybridisierung auf CMV-DNA mit peroxidasepositivem Kern einer Endothelzelle bei dem 49jährigen Patienten mit inflammatorischer Kardiomyopathie von Abb. 10-13

Eine ätiologische Zuordnung zum mikrobiellen Agens (Virus, Bakterien, Protozoon) mittels Polymerasekettenreaktion (PCR) oder In-situ-Hybridisierung ist erforderlich, wenn die (immun)histologische Diagnose Myokarditis (akute oder chronische oder abheilende Form) durch ätiologische (z. B. Enterovirus-RNA-positiv, CMV-DNA- oder Borreliose-DNA-positiv) ergänzt werden soll

Entsprechend zeigt Abb. 10-14 eine positive In-situ-Hybridisierung auf CMV-DNA bei einem Patienten inflammatorischer Kardiomyopathie.

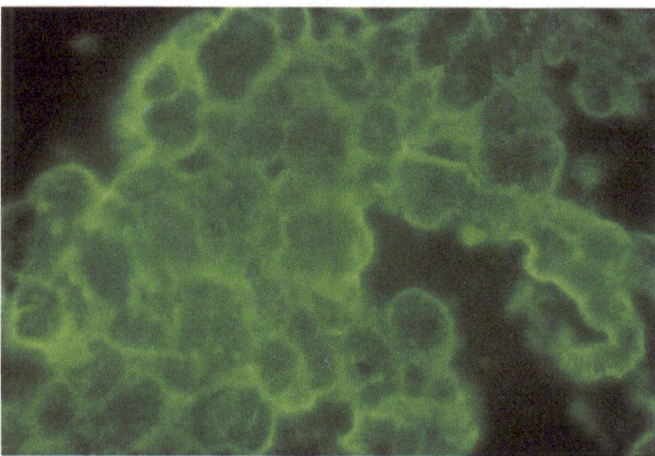

Abb. 10-15. Komplementfixation (C3) an Sarkolemm, Gefäßendothel und Interstitium bei einer virusnegativen, floriden autoreaktiven Myokarditis

Bei autoreaktiver Myokarditis sind neben den infiltrierenden Lymphozyten häufig auch eine stärke Immunglobulinbindung (IgG, IgM, IgA) und Komplementfixation in der autologen Myokardbiopsie vorhanden (Abb. 10-15). Dies geht bei einem floriden Entzündungsprozeß mit Zytokinfreisetzung und lokal verstärkter Expression von MHC-Klasse-1- und -2-Antigen einher.

Therapie bei dilatativer Kardiomyopathie und Myokarditis

Die Therapieprinzipien der Herzinsuffizienz gelten auch für die dilatative Kardiomyopathie. Sie sind die abgewandelten klassischen 4 D:
- Körperlichen Schonung bei Myokarditis, evtl. kontrollierte körperliche Aktivität bei nichtinflammatorischer Kardiomyopathie zur Verbesserung der Lebensqualität (= Diätetik im weitesten Sinn),
- Diät mit Kochsalz- und Flüssigkeitsrestriktion, Alkoholkarenz,
- ACE-Hemmer bzw. Angiotensin-II-Antagonisten und falls nicht möglich andere Dilatanzien,
- Digitalistherapie, insbesondere bei tachykardem Vorhofflimmern,
- Gabe von Diuretika bei „feuchter" Herzinsuffizienz mit Lungenstauung und/oder Ödemen.

Bei Vorhofflimmern oder einer Ejektionsfraktion <45% sollte eine Antikoagulation mit Marcumar durchgeführt werden. In Fällen der therapierefraktären Herzinsuffizienz im symptomatischen NYHA-III-Stadium stehen noch zur Verfügung:
- die dynamische Kardiomyoplastie,
- Kunstherzimplantation als Bridging zur Herztransplantation,
- Hämofiltration,
- Immunabsorption (nur bei antikardialen Antikörpern, experimentelles Verfahren),
- Ventrikelreduktionsplastik nach Battista (umstritten),
- Herztransplantation.

Zur Wirkung einer antiviralen Therapie (z. B. mit Interferon-α) bei enteroviruspositiver Myokarditis gibt es noch keine kontrollierten Studien. Bei adeno-, zytomegalie- und HS-viruspositiver Myokarditis liegen kleine kontrollierte Studien zur Wirksamkeit einer hochdosierten Immunglobulintherapie vor. Bei autoreaktiver Myokarditis bleibt vor einer allgemeinen Empfehlung für eine immunsuppressive Therapie z. B. mit Decortin H und Azathioprin das Ergebnis von randomisierten Therapiestudien abzuwarten.

Myokardbiopsie bei anderen spezifischen Kardiomyopathien

Die Endomyokardbiopsiebefunde der meisten anderen Kardiomyopathien ähneln denen bei idiopathischen dilativen Kardiomyopathie. Bezüglich der Ausnahmen wird auf Tabelle 10-3 verwiesen.

Die medikamentös induzierten Herzmuskelerkrankungen nehmen gleichfalls zu: Phenothiazine, trizyklische Antidepressiva und Lithiumkarbonat induzieren Funktionsstörungen, Arrhythmien und Repolarisationsstörungen. Gleiches gilt für die drogenassoziierte Kardiomyopathie z. B. bei Cocain, die einer inflammatorischen Kardiomyopathie ähneln kann. Besonders gefürchtet ist die Entwicklung einer „Kardiomyopathie" unter einer Zytostatikatherapie, in erster Linie unter Doxorubicin, dessen Höchstdosis auf 500 mg/m^2 Körperoberfläche limitiert ist. Doxorubicin verursacht neben der heute seltenen irreversiblen Herzmuskelerkrankung mit Schweizer-Käse-ähnlicher Ausstanzung von Myokardzellen auch subakute Formen der Herzschädigung: Perikardergüsse, Rhythmusstörungen und reversible/passagere Störungen der Pumpfunktion sind bekannt.

Myokardbiopsie nach Herztransplantation

Die Abstoßungsreaktion nach orthotoper Herztransplantation wird durch humorale und , wahrscheinlich überwiegend, durch zelluläre Immunmechanismen bewirkt. Auf die histologische, d. h. zelluläre Abstoßungsreaktion stützen sich die Stanford-, Hannover- oder internationale Klassifikation, die die Abstoßung in 4 Stadien einteilt: leicht, d. h. ohne Myozytolyse (1), mittelschwer (2 und 3), mit zunehmenden Infiltraten und geringer Myozytolyse), schwer d. h. häufig CD 8-positive (zytotoxische T-Lymphozyten) Infiltrate mit ausgeprägter Nekrose und Hämorrhagien (4) und rezidivierend (5). Die Hannover-Klassifikation unterscheidet hierzu noch eine vaskuläre Komponente (a und b). Endokardnahe „harmlose" Lymphozytenansammlungen ohne Nekrose sind häufig durch Ciclosporin induziert und werden „quilty lesions" genannt.

Die histologischen Bilder können einer fokalen oder diffusen Myokarditis sehr stark ähneln. Abb. 10-16 zeigt eine mäßige Abstoßungsreaktion Grad 2 mit fokaler Infiltration von CD-8-positiven zytotoxischen T-Lymphozyten und nur geringer Myozytolyse. Schwere Formen entsprechen Abb. 10-14. Beim gleichen Patienten ist die Denovo-Expression der Haupthistokompatibilitätsantigene der Klasse 1 (Abb. 10-17)

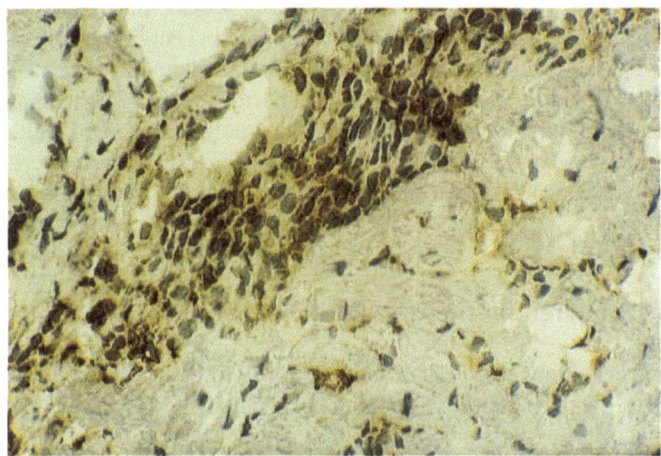

Abb. 10-16. Mäßiggradige Abstoßung Grad 2 mit CD-8-positivem Infiltrat nach Herztransplantation bei einem 53jährigen Patienten

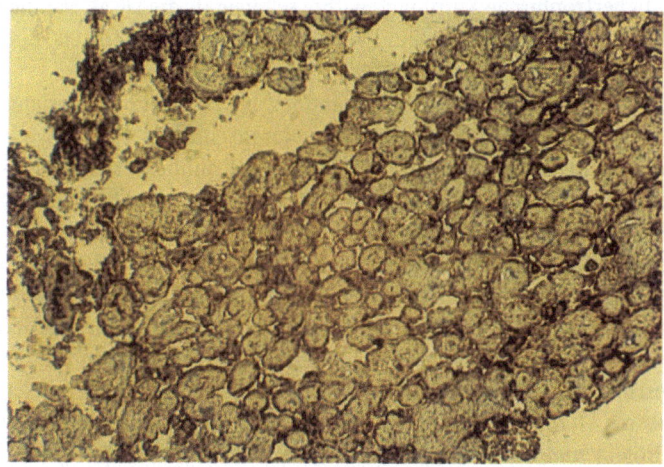

Abb. 10-17. Verstärkte MHC-Klasse-1-Expression bei Abstoßungsreaktion beim gleichen Patienten wie in Abb. 10-16

und 2, der Adhäsionsmoleküle und der Zytokine hochreguliert. Die Bindung von Komplement und IgG, IgM und IgA ist z. T. hochgradig vermehrt.

Auch wenn beim Monitoring der Abstoßungdiagnostik aufgrund der oft uncharakteristischen klinischen Symptomatik mit grippeähnlichen Symptomen heute vermehrt nichtinvasive diagnostische Maßnahmen wie das intramyokardiale Elektrokardiogramm (IMEG), die Echokardiographie und Magnetresonanztomographie (ödembedingte Verdickung der Herzwände im Verlauf), das zytoimmunologische Monitoring mit Durchflußzytometrie und die Anwendung von Nekrosemarkern (CK und Troponin T) zur Anwendung kommen, so stützen sich fast alle Zentren doch auf den Standard der rechtsventrikulär durchgeführten Endomyokardbiopsie, bevor die Abstoßungstherapie geändert wird. Hierzu stehen heute bei schwerster Abstoßungsreaktion Antithymozytenglobulin (ATG) bzw. Antilymphozytenantikörper (OKT3) neben der bei mittelschweren Abstoßungsreaktion zur Anwendung kommenden hochdosierten Prednisolontherapie und der Basistherapie mit Ciclosporin A (oder Azathioprin) in Kombination mit einer niedrigen Prednisolonbehandlung zur Verfügung.

Aufgrund der lebenslangen Immunsuppression unterliegen herztransplantierte Patienten einem erhöhten Infektionsrisiko, das seinerseits durch Infektionen kardiotroper Erreger auch das histologische Bild der Abstoßungsreaktion einmal modifizieren kann.

Hypertrophische Kardiomyopathie mit und ohne Obstruktion

Hämodynamisch handelt es sich bei der HCM um eine überwiegende Störung der Dehnbarkeit eines hypertrophischen Herzmuskels (Compliancestörung) mit erhöhten Füllungsdrücken des linken, manchmal auch rechten Ventrikels bei exzessiver Hypertrophie der Kammerwände unter Bevorzugung des Kammerseptums (Abb. 10-7).

Insgesamt ist die hypertrophische Kardiomyopathie seltener als die DCM. Männer sind häufiger betroffen als Frauen. Die Inzidenz liegt bei 2,5 Patienten pro 100.000 Einwohner pro Jahr, die Prävalenz bei 19,7 pro 100.000.

Das Manifestationsalter reicht von der frühen Kindheit bis zum 5.–7. Lebensjahrzehnt. Die Krankheit kann gelegentlich lebenslang symptomlos bleiben.

In der Familienanamnese findet man häufig Hinweise auf ähnliche Herzerkrankungen oder Symptome bei nahen Verwandten, sodaß es sich bei der Erkrankung wahrscheinlich überwiegend um ein erbliches Leiden handelt. Etwa 50% der Fälle zeigen eine solche familiäre Häufung und sind genetisch determiniert. Es wird ein autosomal-dominanter Erbgang mit unterschiedlicher Penetranz angenommen. Für bis zu 50% der bisher untersuchten Familien ist ein Defekt auf Chromosom 14 für das Gen bekannt, das die schweren Ketten des β-Myosins (14q1) kodiert. Hiervon sind bisher >50 Mutationen beschrieben. Andere Familien haben Gendefekte folgender Lokalisation: auf Chromosom 1 (1q3) für Troponin T auf Chromosom 11 (11q13) für das Myosin bindende Protein und auf Chromosom 15 (15q2) für das α-Tropomyosin. Damit gehört die HCM zu den molekulargenetisch am besten charakterisierten Erkrankungen.

Unter hämodynamischen Gesichtspunkten werden deshalb eine Form mit (HOCM = hypertrophische obstruktive Kardiomyopathie, IHSS) und eine Form ohne Ausflußbahnobstruktion (HCM) unterschieden. Infolge der durch die asymmetrische Hypertrophie veränderten Ventrikelgeometrie kommt es oft, insbesondere wenn eine Ausflußbahnobstruktion vorliegt, zu einer Regurgitation in den linken Vorhof bei strukturell intakter Mitralklappe.

Die Echokardiographie weist die Hypertrophie von Septum und Hinterwand, zweidimensional auch des kleinen, endsystolischen Ventrikelkavums nach. Bei Ausflußbahnobstruktion (HOCM) finden sich zusätzlich systolische anteriore Bewegungen (SAM) des vorderen Mitralsegels; mesosystolische Retraktion der Aortenklappenöffnung. Dopplerechokardiographisch kann der intrakavitäre Gradient gemessen und eine Mitralinsuffizienz nachgewiesen werden. Die diastolische Dehnbarkeitsstörung wird durch diastolische Zeitwerte und den E/A-Quotienten abschätzbar . Eine invasive Diagnostik ist nicht mehr obligat zur Diagnosestellung. Ausschluß oder Nachweis von Muskelbrücken an den Koronararterien werden hierdurch möglich, sind aber ohne therapeutische Relevanz.

Myokardbiopsie bei HCM

Die Myokardbiospie kommt vorwiegend bei nichtobstruktiven Formen zum Ausschluß sekundärer Herzmuskelerkrankungen, die dasselbe angiographische Bild zeigen (Amyloidose; Speichererkrankungen, z. B. Glykogenosen (M. Fabry u. a.), in Betracht, denn das histologische Bild der klassischen HCM is das einer schwersten Hypertrophie mit Myozytenhypertrophie, erheblichen Kernveränderungen (Polyploidie), der charakteristischen Aufzweigung einzelner Myozyten oder einer „Wirbelbildung" (Abb. 10-18), die von manchen Autoren als morphologisches Substrat von „Reentrykreisen" für die ventrikulären Rhythmusstörungen mancher Patienten angesehen wird.

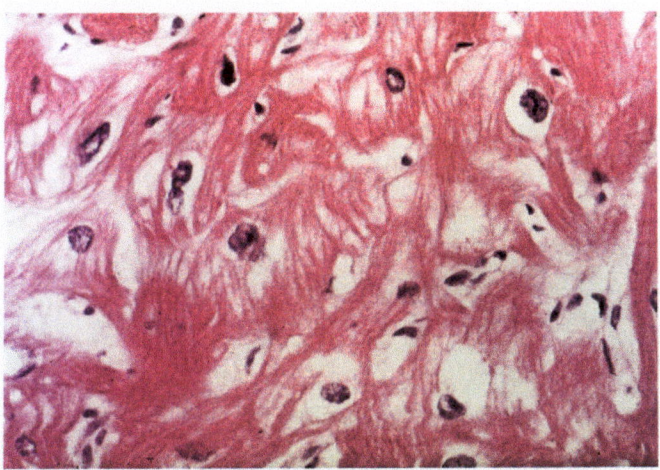

Abb. 10-18. Histologisches Bild einer hypertrophischen Kardiomyopathie mit schwerster Hypertrophie, Myozytenverzweigungen und Polyploidie

Therapie

Versuche mit Kalziumantagonisten vom Verapamiltyp oder β-Blocker haben meist enttäuscht. Bei gravierender Obstruktion der Ausflußbahn besteht die Indikation zur perkutanen transluminalen septalen Myokardablation (PTSMA) oder transkoronaren Ablation der Septumhypertrophie (TASH) mit Instillation von reinem Alkohol in den versorgenden Septumast. Alternativ kann eine Myektomie in einem dafür ausgewiesenen Zentrum erfolgen. Auch die Implantation eines DDD-Herzschrittmachers mit kurzprogrammierter AV-Überleitungszeit wurde versucht, ist aber der PTSMA oder Myektomie in der Reduktion des intrakavitären Gradienten unterlegen. Bei nachgewiesenen komplexen Rhythmusstörungen kann Amiodaron oder ein AICD die Prognose verbessern.

Restriktive oder obliterierende Kardiomyopathie

Die diagnostische Matrix der restriktiven Kardiomyopathie ist in Abb. 10-19 dargestellt. Differentialdiagnostisch kommen eine Endocarditis fibroplastica, die Endomyokardfibroelastose, Speichererkrankungen wie die Glykogenosen und die Amyloidose in Frage.

Endocarditis fibroplastica

Bei den restriktiven Kardiomyopathien ist an die in Mitteleuropa extrem seltene Kardiomyopathie Endocarditis fibroplastica Löffler zu denken. Häufiger ist sie in Afrika als Endmyokardfibrose (tropische Form). Man unterscheidet deshalb vielfach die Endomyokardfibrose mit und ohne Eosinophilie. Ätiologisch dürften von Eosinophilen

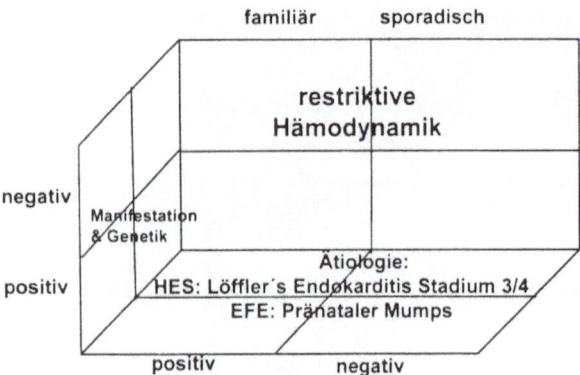

Abb. 10-19. Diagnostische Matrix der restriktiven Kardiomyopathie

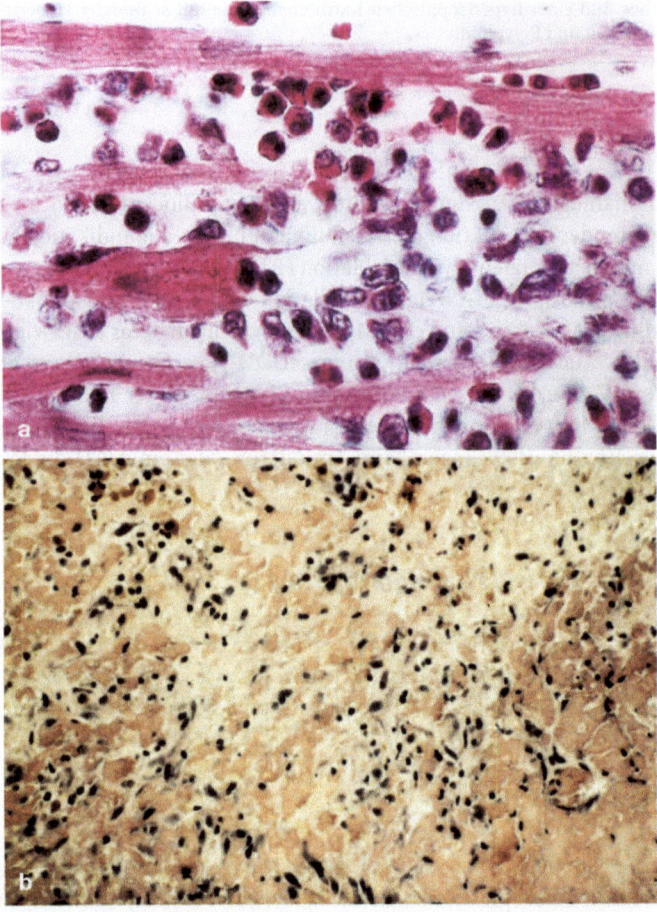

Abb. 10-20a, b. Verlaufsbiopsien bei einer Endocarditis fibroplastica Löffler. Erklärungen s. Text

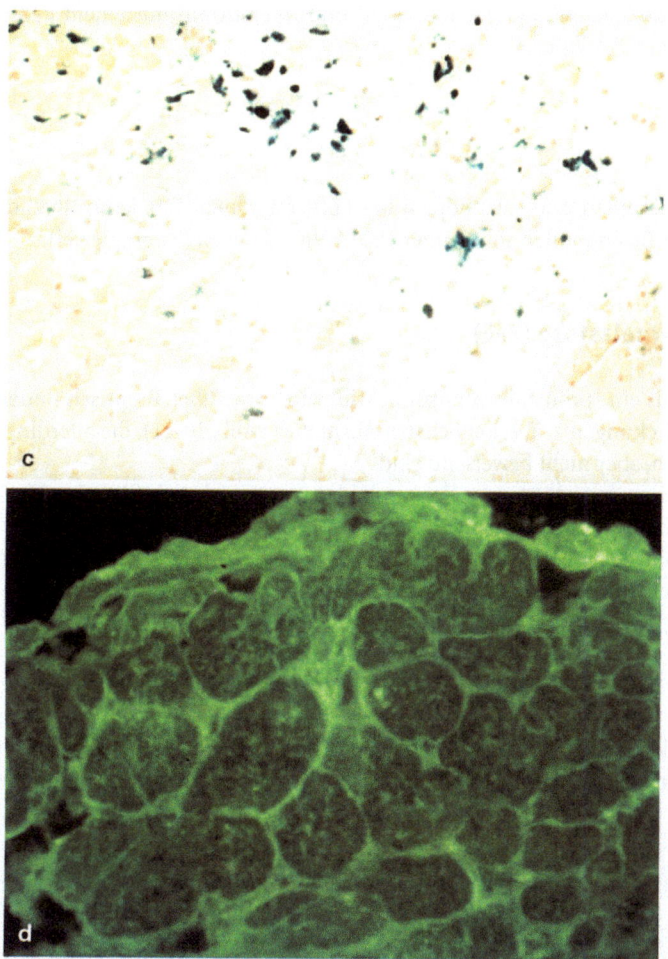

Abb. 10-20c, d. Verlaufsbiopsien bei einer Endocarditis fibroplastica Löffler. Erklärungen s. Text

freigesetzte Faktoren (z. B. kationische Proteine) bei der Genese der Endokardifibrose die entscheidende Rolle spielen. Bei der Endocarditis fibroplastica Löffler werden 3 histologische Stadien unterschieden: Stadium I: eosinophile Endomyokarditis; Stadium II: parietale Thrombenbildung, Stadium III: Fibrose.

Hämodynamisch findet sich bei normal großem linkem Ventrikel eine abrupte Hemmung der diastolischen Dehnbarkeit. Intraventrikuläre Thromben sind häufig.

Endomyokardbiopsie bei restriktiver Kardiomyopathie und Endokarditis Löffler

Abb. 10-20a zeigt ein umschriebenes eosinophiles Infiltrat (Stadium I), Abb. 10-20b den Übergang vom Infiltrat zur Thrombenbildung, Abb. 10-20c die positive Eisenfärbung im Stadium II, und Abb. 10-20d zeigt den immunhistochemischen Nachweis einer vermehrten Kollagenbildung im Endokard und Interstitium mit einem gegen Kollagen 1 gerichteten Antikörper.

Therapie

Ein Versuch mit Steroiden und Azathioprin bei Löffler-Endokarditis kann nützlich sein. Der Anteil der Eosinophilen sollte unter 100.000/mm³ liegen (Therapieziel).

Endomyokardfibroelastose (EFE)

Diese wird heute auf eine pränatale Mumpsinfektion zurückgeführt. Bioptisch finden sich Endokardverdickungen z. T. erheblichsten Ausmaßes (Abb. 10-21), die allerdings nur charakteristisch, aber nicht beweisend sind.

Sekundäre Kardiomyopathien wie die Amyloidose und andere infiltrative Myokarderkrankungen können unter dem Bild einer restriktiven Kardiomyopathie verlaufen. Die Amyloidose und andere Speichererkrankungen können auch aus dem Myokard bioptisch identifiziert werden.

Arrhythmogene rechtsventrikuläre Kardiomyopathie (ARVC)

Bei der ARVC handelt es sich um eine rechtsventrikuläre Kardiomyopathie, die als segmentale Verdünnung der rechtsventrikulären Muskulatur mit Einlagerung von Binde-

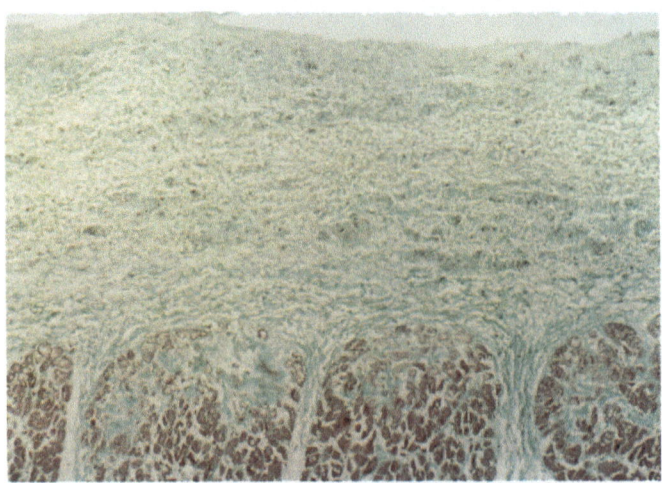

Abb. 10-21. Endomyokardfibrose bei einem 17jährigen Jungen mit EFE: exzessive Verdickung des Endokards mit strangförmiger Matrixverbindung in die Myokardareale

gewebe ihre pathologisch-anatomischen Charakteristika hat. Ein Übergreifen auf den linken Ventrikel ist selten, aber möglich.

Klinisch imponieren komplexe Rhythmusstörungen, die meist letal verlaufen. Eine ε-Welle in den Ableitungen V_1 und V_2 ist charakteristisch. Rechtsventrikuläre Ausflußbahntachykardien kommen gehäuft vor. Die Ätiologie ist unklar. Hereditäre Faktoren z. B. bei der vererbbaren Keratosis pedoplantaris (Naxos) oder eine intrauterine Myokarditis des Feten oder virusinduzierte überwiegend auf den rechten Ventrikel bezogene Entzündungsreaktionen mit degenerativer fettiger Reparation werden diskutiert.

Die Diagnose stützt sich auf
- Echokardiographie,
- Magnetresonanztomographie (Erkennung von Fett) und
- charakteristische EKG-Veränderungen (ε-Welle und rechtsventrikuläre Ausflußbahntachykardie),
- ein charakteristischer Biopsie- bzw. postmortaler Histologiebefund.

Myokardbiopsie bei ARVC

Charakteristisch sind fibrös fettige Veränderungen des Myokards. Infiltrate können in bis zur Hälfte der Fälle vorkommen, sind aber nicht obligat. Die Häufigkeit eines Virusnachweises aus dem Myokard mit Hilfe der PCR ist variabel. Im eigenen Krankengut von 20 Patienten waren bei 7 Patienten eine Persistenz gegen ADV bzw. Enterovirus und CMV nachweisbar.

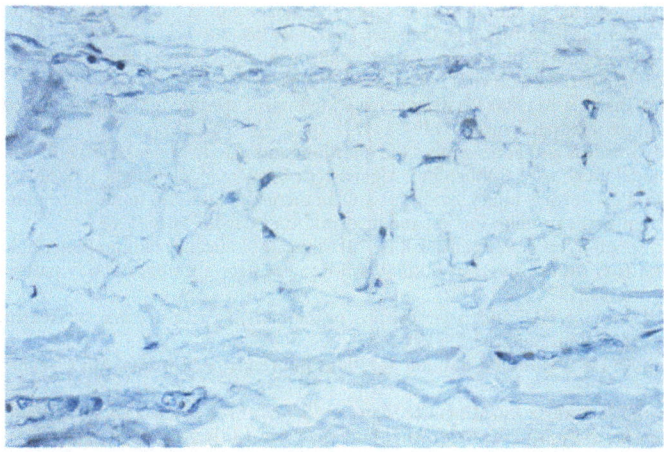

Abb. 10-22. Nachweis der typischen fibrös-fettigen degenerativen Veränderungen im rechtsventrikulären Myokard bei ARVC, hier eine sporadische Form eines 29jährigen Patienten mit rechtsventrikulären Tachykardien

Literatur

Teil 1: Perikarderkrankungen

1. Maisch B (1994) Pericardial diseases, with a focus on etiology, pathogenesis, pathophysiology, new diagnostic imaging methods, and treatment. Curr Opin Cardiol 9:379–388
2. Lorell BH, Braunwald E (1997) Pericardial disease. In: Braunwald E (ed) Heart disease. A textbook of cardiovascular medicine. Saunders, Philadelphia, pp 1484–1534
3. Hort W (1977) Kreislauforgane.Herz.Perikarditis. In: Eder M, Gedigk P (eds) Lehrbuch der allgemeinen Pathologie und der pathologischen Anatomie. Springer-Verlag, Berlin Heidelberg New York, pp 323–326
4. Horowitz MS, Schultz CS, Stinson EB, Harrison DC, Popp RL (1974) Sensitivity and specificity of echocardiographic diagnosis of pericardial effusions. Circulation 50:239–246
5. Maisch B, Drude L (1992) Pericardioscopy – a new window to the heart in inflammatory cardiac diseases. Herz 17:71–78
6. Maisch B, Bethge C, Drude L, Hufnagel G, Herzum M, Schönian U (1994) Pericardioscopy and epicardial biopsy: new diagnostic tools in pericardial and perimyocardial diseases. Eur Heart J 15 Suppl C:68–73
7. Hatle LK, Appleton CP, Popp RL (1989) Differentiation of constrictive pericarditis and restrictive cardiomyopathy by doppler echocardiography. Circulation 79:357–370
8. Corey GR, Campbell PT, van Trigt P, Kenney RT, O'Connor CM, Sheikh KH, Kisslo JA, Wall TC (1993) Etiology of large pericardial effusions. Am Heart J 95:209–213
9. Fowler NO (1993) Cardiac tamponade: a clinical or an echocardiographic diagnosis? Circulation 87:1738–1741
10. Ziskind AA, Pearce AC, Lemmon CC et al (1993) Percutaneous balloon pericardiotomy for the treatment of cardiac tamponade and large pericardial effusions: description of technique and report of the first 50 cases. Am J Cardiol 23:1–5
11. Kaemmerer H, Sechtem U, Gross-Fengels W, Höpp HW (1989) Aktuelle Diagnose und Therapie der chronischen Perikarditis constrictiva. Med Klinik 84:537–541
12. Rubin RH, Moellering RC (1975) Clinical, microbiologic and therapeutic aspects of purulent pericarditis. Am J Med 59:68–78 (Abstract)
13. Karim MA, Bach RG, Dressler F, Caracciolo E, Donohue TJ, Kern MJ (1993) Purulent pericarditis caused by group B streptococcus with pericardial tamponade. Am Heart J 126:727–730
14. Maisch B, Maisch S, Kochsiek K (1982) Immune reactions in tuberculous and chronic constrictive pericarditis. Am J Cardiol 50:1007–1013
15. Strang JIG, Gibson DG, Mitchison DA, Girling DJ, Kakaza HHS, Allen BW, Evans DJ, Nunn AJ (1988) Controlled clinical trial of complete open surgical drainage and of prednisolone in treatment of tuberculous pericardial effusion in Transkei. Lancet II:759–764
16. Satoh T (1993) Demonstration of the Epstein-Barr genome by the polymerase chain reaction and in situ hybridisation in a patient with viral pericarditis. Br Heart J 69:563–564
17. Tilzey A, Signy M, Banatvala J (1986) Persistent coxsackie B virus specific IgM response in patients with recurrent pericarditis. Lancet 1:1491–1492
18. Maisch B (1992) Myocarditis and pericarditis – old questions and new answers. Herz 17:65–70
19. De Scheerder I, Vandekerckhove J, Robbrecht J, Algoed L, de Buyzere M, de Langhe J, de Shriver G, Clement G (1985) Post-cardiac injury syndrome and an increased humoral immune response against the major contractile proteins (action and myosin). Am J Cardiol 56:631–633
20. Maisch B, Berg PA, Schuff-Werner P, Kochsiek K (1979) Clinical significance of immunopathological findings in patients with postpericardiotomy syndrome. I.Relevance of antibody pattern. Clin Exp Immunol 38:189–197
21. Luft FC, Gilman JK, Weyman AE (1980) Pericarditis in the patients with uremia: clinical and echocardiographic evaluation. Nephron 25:160–166
22. Maisch B, Kochsiek K (1983) Humoral immune reactions in uremic pericarditis. Am J Nephrol 3:264–271
23. de Pace NL, Nestico PF, Schwartz AB, Mintz GS, Schwartz JS, Kotler MN, Swartz C (1984) Predicting success of intensive dialysis in the treatment of uremic pericarditis. Am J Med 76:38–46
24. Spector D, Alfred H, Siedlecki M, Briefel G (1983) A controlled study of the effect of indomethacin in uremic pericarditis. Kidney Int 24:663–669
25. Quigg RJ, Idelson BA, Yoburn DC, Hymes JL, Schick EG, Bernard DB (1985) Local steroids in dialysis-associated pericardial effusion. A single intrapericardial administration of triamcinolone. Arch Int Med 145:2249–2250
26. Doherty NE, Siegel RJ (1985) Cardiovascular manifestations of systemic lupus erythematosus. Am Heart J 110:1257–1265

27. Thadani U, Iveson JM, Wright V (1975) Cardiac tamponade, constrictive pericarditis and pericardial resection in rheumatoid arthritis. Medicine 54:261–270
28. Thould AK (1986) Constrictive pericarditis in rheumatoid arthritis. Ann Rheum Dis 45:89–94
29. Guindo J, Rodriguez de la Serna A, Ramio J, de Miguel Diaz MA, Subirana MT, Perez Ayuso MJ, Cosin J, Bayes de Luna A (1990) Recurrent pericarditis. Relief with colchicine. Circulation 82: 1117–1120
30. Asplen CH, Levine HD (1970) Azathioprine therapy of steroid-responsive pericarditis. Am Heart J 80:109–111
31. Kralstein J, Frishman W (1987) Malignant pericardial diseases: diagnosis and treatment. Am Heart J 113:785–790

Teil 2: Kardiomyopathie/Myokarditis

Maisch B (1996) Alcohol and the heart. Herz 21:207–212

Maisch B (Hrsg) (1998) Themenheft der Medizinischen Klinik 1998 zum Thema Kardiomyopathien. Med Klin 4:199–277

Maisch B, Goodwin JF (eds) (1995) Diagnosis and treatment in dilated heart muscle disease. Eur Heart J 16 [Suppl O]

Maisch B, Kochsiek K, Gold R (eds) (1987) International Symposium on inflammatory heart disease. Eur Heart J 8 [Suppl J]

Maisch B, Rüdiger Simon (Gastherausgeber) (1992) Entzündliche Herzerkrankungen. Herz 17 (Themenheft)

Richardson P, McKenna W, Bristow M et al. (1996) Report of the 1995 World Health Organization/ International Society and Federation of Cardiology Task Force on the definition and classification of cardiomyopathies. Circulation 93:841–842

Schultheiss HP (1993) Disturbance of the myocardial energy metabolism in dilated cardiomyopathy due to autoimmunological mechanisms. Circulation 87:IV 43–48

KAPITEL 11

Spezielle Diagnostik (Szenarien)

G. Ertl · K. K. Haase · O. M. Hess · B. K. Julius · K. R. Karsch
M. Kirstein · I. Kugler

11.1
Herzklappenvitien

B. K. Julius · O. M. Hess

Die chronischen Herzklappenfehler sind heute in hochentwickelten Ländern überwiegend kongenitalen oder degenerativen Ursprungs und zunehmend seltener Folge des rheumatischen Fiebers. Häufigstes Vitium ist die Aortenstenose, die im Vergleich zur Aorteninsuffizienz und den reinen Mitralvitien eine schnellere Progredienz zeigt. Das Fortschreiten der Klappenerkrankungen ist variabel und im Einzelfall nicht voraussehbar. Daher sind regelmäßige Kontrollen in Abhängigkeit von Ursache, Symptomen, Status des linken Ventrikels und Begleiterkrankungen notwendig. Der natürliche Verlauf der wichtigsten vier Herzklappenvitien nach Rapaport ist in Abb. 11.1-1 dargestellt [1].

Zur Abschätzung des Schweregrades der unkomplizierten Vitien in der Verlaufskontrolle genügt in der Regel eine echokardiographische Untersuchung. Auch bei der

Abb. 11.1-1. Natürlicher Verlauf der wichtigsten vier Herzklappenvitien. (Nach Rapaport 1975)

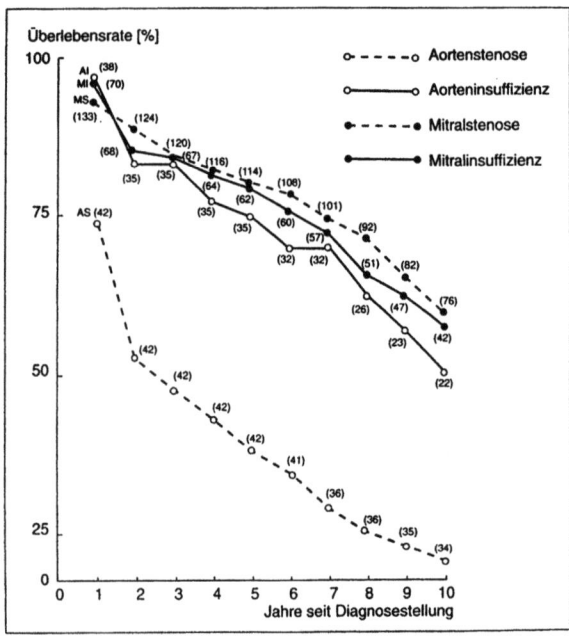

präoperativen Evaluation werden immer weniger häufig Herzkatheteruntersuchungen durchgeführt, sie bleiben jedoch unverzichtbar, wenn eine koronare Herzkrankheit ausgeschlossen werden soll, die echokardiographische Qualität ungenügend ist bzw. eine deutliche Diskrepanz zwischen echokardiographisch ermittelten Schweregrad und klinischen Symptomen besteht oder exakte hämodynamische Werte verlangt werden.

Im folgenden sollen typische Beispiele von Patienten mit den häufigsten Klappenvitien geschildert, Indikationen zur diagnostischen und therapeutischen Herzkatheteruntersuchungen dargelegt und der Untersuchungsablauf beschrieben werden.

Aortenstenose

Die beiden häufigsten Ursachen der valvulären Aortenstenose sind heute in den westlichen Industrieländern die angeborene bikuspide Aortenklappe und die Aortenklappendegeneration bzw. -verkalkung bei älteren Patienten (Abb. 11.1-2). Aufgaben der Herzkatheteruntersuchung sind die Bestimmung des Druckgradienten über der Aortenklappe, Erkennung der Stenosenlokalisation (valvulär, subvalvulär, supravalvulär), Bestimmung der Klappenöffnungsfläche, Evaluation der linksventrikulären Funktion, Erkennung von anderen, koexistierenden Klappenfehlern sowie Ausschluß einer koronaren Herzkrankheit.

Pathophysiologie

Pathophysiologisch kommt es zu einer Druckbelastung des linken Ventrikels mit konsekutiver Zunahme der Muskelmasse. Eine schwere konzentrische Hypertrophie be-

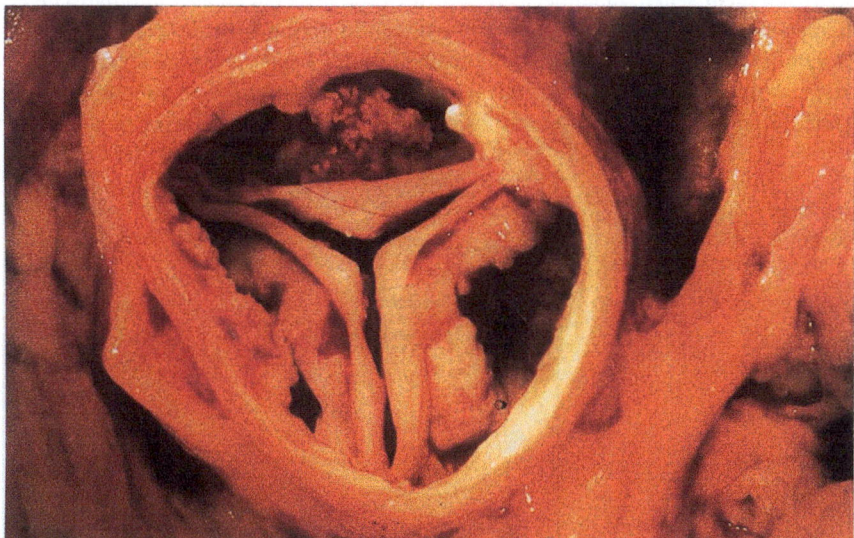

Abb. 11.1-2. Degenerative Aortenstenose mit beetartigen Verkalkungen im Bereich der Klappentaschen

wirkt zunächst eine diastolische Dysfunktion, die sich in einer Anstrengungsdyspnoe und einer verminderten Leistungsfähigkeit äußert. Aortenstenose und Kammerhypertrophie führen durch Abnahme des koronaren Perfusionsdrucks, Anstieg des diastolischen Füllungsdrucks, Zunahme der O_2-Diffusionsstrecke und des O_2-Bedarfs zu einem Mißverhältnis zwischen Sauerstoffangebot und -bedarf. Dies kann sich auch bei normalen Koronarien als Angina pectoris manifestieren [2]. Synkopen bei körperlicher Belastung werden auf eine Dysfunktion des ventrikulären Barorezeptorenreflexes mit peripherer Vasodilatation zurückgeführt, können aber auch Folge einer ungenügenden Steigerung des Herzminutenvolumens bei schwerer Klappenstenose oder auch Folge von Arrhythmien sein. Eine Abnahme der systolischen Funktion mit linksventrikulärer Dilatation und zunehmenden Symptomen einer Linksherzinsuffizienz tritt erst im Spätverlauf auf. Sofern keine kardialen Begleiterkrankungen, wie z. B. eine koronare Herzkrankheit, vorliegen, ist sowohl eine Einschränkung der Auswurffraktion als auch eine diastolische Dysfunktion bei Aortenstenosen postoperativ im Langzeitverlauf weitgehend reversibel.

Prognose und Operationsindikationen

Die Progredienz der Aortenstenose ist variabel und oft nicht kontinuierlich. Etwa 10 % der Patienten mit leichter Stenose entwickeln innerhalb von 10 Jahren eine schwere Stenose. Im Durchschnitt werden eine Abnahme der Klappenöffnungsfläche zwischen 0,03 und 0,15 cm^2/Jahr, eine Zunahme des Spitzendruckgradienten zwischen 3 und 8 mm Hg/Jahr und des mittleren Druckgradienten um ca. 6 mm Hg/Jahr beobachtet. Vor allem jugendliche Patienten können jahrelang symptomlos bleiben und einen stabilen Verlauf zeigen. Bei der degenerativen, kalzifizierenden Aortenstenose und bei begleitender koronarer Herzkrankheit ist jedoch ein erheblich schnelleres Fortschreiten nicht selten. Auch bei schwerer Aortenstenose haben asymptomatische Patienten eine gute Kurzzeitprognose mit einem sehr geringen Risiko eines plötzlichen Herztodes. Das Auftreten von Symptomen ist in der Regel Ausdruck einer schweren Stenose und gleichbedeutend mit einer Verschlechterung der Spontanprognose (Abb. 11.1-3) [3]. Die durchschnittlichen Überlebenszeiten betragen beim Auftreten

Abb. 11.1-3. Spontanprognose der Aortenstenose nach Auftreten von Symptomen. (Nach Ross u. Braunwald 1968)

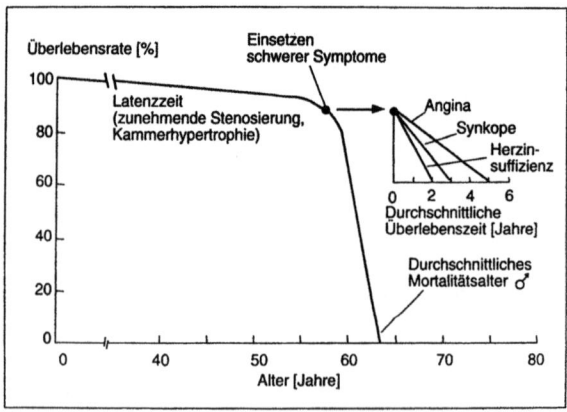

von Angina pectoris ca. 3–5 Jahre, bei Synkopen 2–3 Jahre und bei Zeichen einer manifesten Herzinsuffizienz lediglich noch 1–2 Jahre. Das Auftreten einer deutlich eingeschränkten Auswurffraktion bei mäßiger Aortenstenose ist ebenfalls mit einer schlechten Prognose vergesellschaftet.

Es besteht generelle Übereinstimmung darüber, daß mit dem Auftreten von Symptomen bei einer schweren Aortenstenose die Indikation zu einer Operation gegeben ist. Eine Operation sollte ebenfalls bei Auftreten von Symptomen und/oder eingeschränkter Auswurffraktion ($< 50\%$) trotz mäßigen Stenosegrades (Klappenöffnungsfläche 0,8–1,2 cm^2) erwogen werden. Ein besonderes Problem stellt die Diagnose einer mäßigen Aortenstenose bei signifikanter koronarer Herzkrankheit dar. Bei symptomatischen Patienten wird die Kombination von Klappenersatz und aortokoronarem Bypass empfohlen, da ohne die Operation ein hohes Risiko eines plötzlichen Herztodes besteht. Die perkutane transvalvuläre Ballondilatation der Aortenklappe ist nur bei schwerwiegenden Kontraindikationen gegen eine Klappenoperation, bei angeborener Aortenstenose im jungen Erwachsenenalter, in der Schwangerschaft und bei Patienten im kardiogenen Schock zur Überbrückung der Zeit bis zur Operation eine therapeutische Option. Asymptomatische Patienten mit mäßiger oder schwerer Aortenstenose sollten regelmäßig untersucht werden. Bei klinisch stabilem Verlauf genügen bei der degenerativen Aortenstenose halbjährliche, bei allen übrigen Formen hingegen jährliche Untersuchungen.

Hämodynamische Beurteilung

Die wichtigste Zielsetzung der hämodynamischen Beurteilung ist die simultane Bestimmung des Druckgradienten über der Aortenklappe. Dies erlaubt die Berechnung der Klappenöffnungsfläche (vide infra). Die meisten Patienten mit Aortenstenose haben ein normales Herzminutenvolumen, einen normalen Druck im rechten Ventrikel und den Lungenkapillargefäßbett sowie eine normale Auswurffraktion. Der linksventrikuläre enddiastolische Druck ist in der Regel als Ausdruck des strukturellen Umbaus mit vermehrter Kammersteifigkeit bzw. diastolischer Dysfunktion erhöht. In den Lungenkapillar- („wedge"), linksatrialen und linksventrikulären Druckkurven kann man als Folge eine prominente a-Welle beobachten. Bei fortgeschrittenen Aortenstenosen sind die Auswurffraktion und das Herzminutenvolumen erniedrigt, der wedge und der rechtsatriale Druck erhöht. Selten sieht man ein klinisches Bild mit Lungenödem, Rechtsherzversagen, Aszites und Ödemen. Bei diesen Patienten mit Low-output-Syndrom kann die Intensität des chrakteristischen systolischen Geräuschs vermindert und so die Diagnosestellung erschwert sein.

Beim Rückzug des Linksherzkatheters kann es bei Patienten mit schwerer Aortenstenose (Klappenöffnungsfläche $< 0,6$ cm^2) zu einer Erhöhung des arteriellen Druckes kommen, dem **Carabello-Zeichen** [4]. Dies wird als weiterer Hinweis auf eine kritische Aortenstenose gewertet. Der pathophysiologische Mechanismus beruht wahrscheinlich darauf, daß die Druckerhöhung durch die Entfernung des retrograd eingeführten Katheters eine zusätzliche Obstruktion der bereits stark eingeengten Klappenöffnung auslöst.

Berechnung der Klappenöffnungsfläche

Die Klappenöffnungsfläche einer normal funktionierenden Aortenklappe beträgt
2–3 cm². Bei einer Abnahme auf 1,2–0,8 cm² besteht eine mittelschwere Aortenstenose. Eine Reduktion der Öffnungsfläche auf weniger als 0,8 cm² wird als schwere Stenose klassifiziert. Dieser Stenosegrad ist bei normalen Herzminutenvolumen immer mit
einem Druckgradienten von mehr als 50 mm Hg vergesellschaftet, wobei es bei einem
verminderten Herzminutenvolumen zu einer Abnahme des Druckgradienten trotz
hohem Schweregrad der Aortenstenose kommt. Die Berechnung der Klappenöffnungsfläche ist daher zur Beurteilung des Schweregrades verläßlicher, sofern das
Herzminutenvolumen nicht sehr tief ist. Sie wird meistens nach der Gorlin-Formel berechnet, die den Fluß und den Druckgradienten über der Klappe berücksichtigt:
    Nach dem Gesetz von Toricelli gilt:

$$F = A \cdot V \cdot C_c \, ,$$

wobei F = Flußvolumen während der Klappenöffnungszeit [ml/s], A = Klappenöffnungsfläche [cm²],
V = Flußgeschwindigkeit [cm/s] und C_c = Flußgeschwindigkeitskoeffizient. Außer bei vollständiger
Öffnung einer Herzklappe ist der Fluß durch diese Öffnung immer kleiner als der Fluß durch die wah-
re Öffnungsfläche. Dieses physikalische Phänomen wird durch die Konstante C_c ausgedrückt.

Gorlin hat in seiner Formel den Druckgradienten zur Flußgeschwindigkeit in Beziehung gesetzt:

$$V^2 = (C_v)^2 \cdot 2 \, g \, h \quad \text{oder} \quad V = (C_v) \, \sqrt{2 \, g \, h} \, ,$$

wobei V = Flußgeschwindigkeit [cm/s], C_v = Flußgeschwindigkeitskoeffizient (berücksichtigt den
Energieverlust bei der Umwandlung von Druck in Geschwindigkeit), g = Gravitationsbeschleunigung
(980 cm/s²), h = Druckgradient über der Klappe [cm H₂O]. Daraus berechnet sich:

$$A = \frac{F}{C_c \cdot C_v \, \sqrt{2 \, g \, h}} \quad \text{oder} \quad A = \frac{F}{C \cdot 44,3 \, \sqrt{P_1 - P_2}} \, ,$$

wobei C = Korrekturfaktor, der sich aus dem Vergleich zwischen berechneter und bei Autopsien gemessener Klappenöffnungsfläche ergibt und C_c, C_v, einen Konversionsfaktor von mm Hg in cm H₂O,
und andere, unbekannte Faktoren mit einbezieht. Dieser Wert beträgt 1 für Aorten-, Pulmonal- und
Trikuspidalklappen sowie für den offenen Ductus botalli bzw. 0,85 für die Mitralklappe. Der Korrekturfaktor 44,3 berechnet sich aus $\sqrt{2 \, g}$ = $\sqrt{1960}$ und der Druckgradient h aus $p_1 - p_2$, wobei p_1 dem
Druck vor der Klappe und p_2 dem Druck hinter der Klappe entspricht.

Der Druckgradient ist nicht nur von der Flußgeschwindigkeit, sondern auch von der
Fließdauer abhängig, d. h. von der Zeit, während der das Blut durch die stenosierte
Klappe fließt. Die Flußdauer wird in Sekunden angegeben und mit der Herzfrequenz
multipliziert [s/min]. Das Flußvolumen (F) berechnet sich aus dem Herzminutenvolu-
men geteilt durch die Flußdauer (t). Also lautet die Gleichung zur Berechnung der
Klappenöffnungsfläche wie folgt:

$$A = \frac{CO}{t \cdot 44,3 \cdot C \cdot \sqrt{\Delta P}} \, .$$

Für Aorten- und Pulmonalarterien wird die systolische und Mitral- und Trikuspidal-
vitien die diastolische Fließdauer verwendet.

Angiographische Beurteilung

Die angiographische Darstellung des linken Ventrikels gehört generell zu einer invasiven Untersuchung, obwohl Patienten mit linksventrikulärem Herzversagen und hohen Füllungsdrücken die zusätzliche Volumenbelastung durch die Kontrastmittelgabe gelegentlich schlecht tolerieren. Die Verwendung von neuen nichtionischen oder niedrig-osmolaren Kontrastmitteln reduziert dieses Risiko beträchtlich, aber das sorgfältige Abwägen von Nutzen und Risiko einer Angiographie ist nach wie vor unerläßlich. Informationen, die durch die Ventrikulographie gewonnen werden können, sind die Beurteilung der Ventrikelfunktion, der regionalen Wandbewegungsstörungen und der Mitralklappe. Zusätzlich können die linksventrikuläre Wanddicke und Muskelmasse bestimmt werden [5]. Eine Aortographie wird in der Regel ebenso durchgeführt und gibt wichtige Informationen über die Größe des Anulus, der Aorta ascendens, über die Zahl der Klappensegel sowie Vorhandensein einer Aorteninsuffizienz.

Ein weiterer Vorteil bei der invasiven Untersuchung ist die Möglichkeit, die Kranzarterien selektiv darzustellen, um eine allfällige koronare Herzkrankheit ausschließen zu können. In ca. 50 % der Patienten über 65 Jahre wird eine begleitende koronare Herzkrankheit gefunden, unabhängig vom Vorhandensein pektanginöser Beschwerden. In solchen Fällen wird die Indikation zur Bypass-Operation gleichzeitig mit dem Klappenersatz gestellt. Die Indikation zur invasiven Abklärung wird im Hinblick auf eine operative Sanierung bei Patienten mit schwerer Aortenstenose, die älter als 40 Jahre sind, gestellt. Jüngere Patienten ohne wesentliche Risikofaktoren werden nicht invasiv abgeklärt.

Katheterprotokoll

1. Rechtsherzkatheteruntersuchung zur Bestimmung der Drucke im rechten Herzen und des Herzminutenvolumens (Ficksches Prinzip).
2. Linksherzkatheter zur Bestimmung des Druckgradienten über der Aortenklappe, des linksventrikulären enddiastolischen Füllungsdruckes. Das retrograde Passieren einer schweren Aortenstenose kann sich als schwierig erweisen und in einzelnen Fällen ist eine transseptale Punktion mit anterograder Sondierung des linken Ventrikels notwendig.

Szenarium 1

Ein 51jähriger Patient mit seit Jahren bekannter arterieller Hypertonie klagt seit Wochen über Schwindelgefühle sowie unsicheren Gang und Druck im Kopf. Dyspnoe, Synkopen oder pektanginöse Beschwerden sind angeblich nie aufgetreten. Der Patient ist ansonsten voll leistungsfähig. Die körperliche Untersuchung ist bis auf die kardialen Befunde normal. Der Blutdruck beträgt 150/80 mm Hg beidseits mit einer Herzfrequenz von 65/min. Der Herzspitzenstoß ist in der Medioklavikularlinie im 5. Interkostalraum hebend und verbreitert palpabel. Es besteht ein regelmäßiger Herzrhythmus mit einem paradox gespaltenen 2. Herzton und einem spindelförmigen

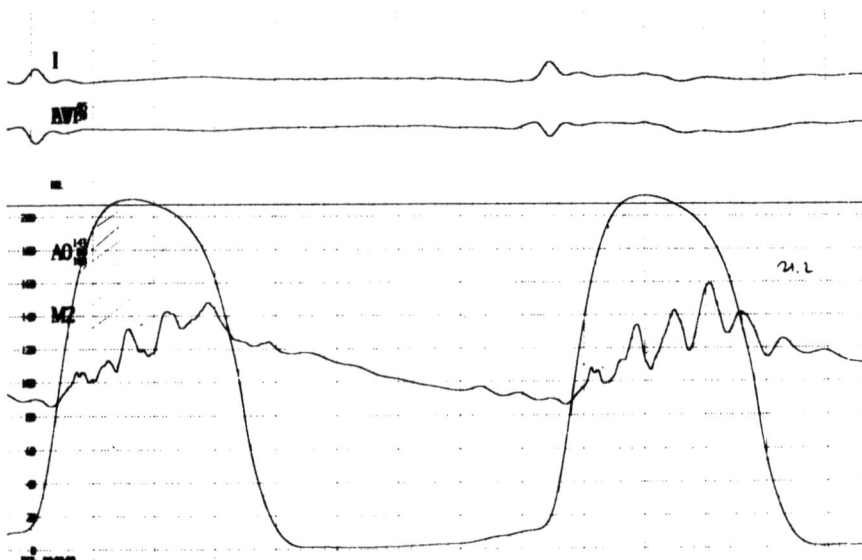

Abb. 11.1-4. Simultane Durchregistrierung LV/Aorta bei schwerer Aortenstenose (vgl. Fallbeschreibung). Der mittlere systolische Druckgradient beträgt 62 mm Hg und die Klappenöffnungsfläche 0,75 cm². Die aortale Druckkurve zeigt das typische Hahnenkammphänomen

4/6-lauten Systolikum mit Punctum maximum über Aorta und Ausstrahlung in die Karotiden. Der Karotispuls weist einen verzögerten Anstieg mit spätem Maximum auf (Pulsus parvus et tardus). Gleichzeitig kann ein feines Schwirren palpiert werden (Hahnenkammphänomen). Das EKG zeigt einen Rechtsschenkelblock mit einem linksanteriorem Hemiblock, die Röntgenthoraxaufnahme eine Vergrößerung des linken Ventrikels mit Dilatation der Aorta ascendens (poststenotische Dilatation) und Kalzifikationen im Bereich der Aortenklappe, die typischerweise im Seitenbild gesehen werden können. Die übrigen Herzhöhlen erscheinen nicht vergrößert und die Lungenfelder stellen sich normal dar. Echokardiographisch kann eine schwere Aortenstenose mit bikuspider verkalkter Klappe nachgewiesen werden.

Der Patient wird wegen der klinischen Beschwerden im Hinblick auf einen Aortenklappenersatz invasiv abgeklärt. Der mittlere systolische Druckgradient berechnet sich auf 62 mm Hg und die Klappenöffnungsfläche auf 0,75 cm². Das Herzminutenvolumen nach Fick beträgt 6,8 l/min, angiographisch berechnet sich die Auswurffraktion auf 69 %. Der linksventrikuläre enddiastolische Druck von 13 mm Hg ist noch normal. Koronarangiographisch bestehen Wandunregelmäßigkeiten im Bereich des RIVA sowie megaloartige Erweiterung der rechten Kranzarterie. Die Veränderungen im Ruhe-EKG sind Ausdruck der ausgedehnten Klappenverkalkungen mit Ausdehnung auf die Kammerscheidewand (Spornbildung), die häufig mit Schenkelblockbildern vergesellschaftet sind. Der Patient unterzieht sich einige Wochen später einem Aortenklappenersatz und ist seitdem beschwerdefrei. Die Abb. 11.1-4 zeigt die Druckkurve des Patienten.

Aorteninsuffizienz

Die häufigste Ursache der chronischen Aorteninsuffizienz ist heute die Erweiterung der Aortenwurzel (aortoanuläre Ektasie) gefolgt von der bikuspiden Aortenklappe. Seltener wird eine Aorteninsuffizienz durch eine infektiöse Endokarditis oder ein rheumatisches Geschehen verursacht.

Pathophysiologie

Hämodynamisch liegt eine Zunahme des Schlagvolumens und eine Abnahme des diastolischen Aortendrucks mit konsekutiver Erhöhung der Blutdruckamplitude vor. Dadurch kommt es zum Absinken des diastolischen Perfusionsdruckes in den Koronarien, welches das Auftreten einer Myokardischämie begünstigt. Die kompensatorische Myokardhypertrophie und die Zunahme der Wandspannung bei Dilatation des linken Ventrikels führen im weiteren Verlauf wie bei der Aortenstenose zu einem Mißverhältnis zwischen Sauerstoffangebot und -bedarf, welches sich allerdings seltener als bei der Aortenstenose mit einer Angina pectoris manifestiert. Eine langanhaltende schwere Aorteninsuffizienz führt letztlich zu einer diastolischen und oft auch systolischen Dysfunktion mit den Symptomen der Herzinsuffizienz. Anders als bei der Aortenstenose ist die systolische Funktionseinschränkung oft irreversibel, besonders bei Vorliegen einer ausgeprägten Ventrikeldilatation, schwer eingeschränkter Auswurffraktion und lange bestehender Funktionseinschränkung. Häufig sind die Patienten trotz schwerer Regurgitation asymptomatisch oder oligosymptomatisch und kommen erst in einem Spätstadium zur Abklärung.

Prognose und Operationsindikationen

Die Aorteninsuffizienz zeigt in der Regel über viele Jahre nur eine langsame Progression, die durch nachlastsenkende Therapie mit ACE-Hemmern oder Kalziumantagonisten verzögert werden kann [6]. Das Auftreten von Symptomen, eine ausgeprägte Dilatation des linken Ventrikels und/oder eine Abnahme der Auswurffraktion sind mit einem schnellen Fortschreiten, irreversiblen Myokardveränderungen und dem Risiko eines plötzlichen Herztodes assoziiert. Beim Auftreten von Zeichen der Herzinsuffizienz sterben die meisten Patienten innerhalb von 2 Jahren. In Anbetracht der schlechten Prognose sollten symptomatische Patienten mit einer schweren Aorteninsuffizienz rasch operiert werden. Bei asymptomatischen Patienten mit schwerer Aorteninsuffizienz ist die Operation indiziert, wenn es zu einer Abnahme der Auswurffraktion (<50%) und/oder zu einer ausgeprägten linksventrikulären Dilatation (endsystolischer Durchmesser >55 mm, enddiastolischer Durchmesser >70 mm, enddiastolischer Volumenindex >200 ml/m^2) kommt. Dabei sind die systolischen Parameter verläßlicher, da sie weitgehend unabhängig von der Vorlast sind. Bei schwer eingeschränkter Auswurffraktion und massiv dilatiertem linken Ventrikel sollte eine Herztransplantation erwogen werden. Beschwerdefreie Patienten mit schwerer Aorteninsuffizienz sollten regelmäßig, d. h. in etwa jährlichen Abständen, klinisch und echokardiographisch kontrolliert werden.

Eine Indikation zur Herzkatheteruntersuchung ergibt sich, wenn die Patienten symptomatisch werden, der Herz-Lungen-Quotient im Röntgen-Thorax einen Wert von 0,55 überschreitet, Repolarisationsstörungen im EKG auftreten oder die linksventrikuläre transverse Verkürzungsfraktion < 30% und der enddiastolische Diameter > 70 mm beträgt.

Hämodynamische Beurteilung

Die aortale Druckkurve zeigt die typische hohe Druckamplitude zwischen systolischem Spitzendruck und enddiastolischem Füllungsdruck. Im Anschluß an eine Extrasystole kann es zum vollständigen Druckausgleich kommen. Mit zunehmenden Schweregrad der Insuffizienz nimmt der Wandstreß, die linksventrikuläre Hypertrophie und die Dilatation des linken Ventrikels zu. Das Herz erreicht im Vergleich zu anderen Herzerkrankungen eine maximale Größe (Cor bovinum). Bis zu einem bestimmten Punkt kann das Vorwärtsschlagvolumen aufrecht erhalten werden. Mit der Zeit nimmt die Auswurffraktion als Ausdruck einer verminderten myokardialen Funktion kontinuierlich ab.

Bei akuter schwerer Aorteninsuffizienz kann es zu einem **vorzeitigen Schluß der Mitralklappe** kommen. Typischerweise ist der Ventrikel bei diesen Patienten wenig oder gar nicht dilatiert. Daher ist die akute Aorteninsuffizienz mit einem massiven Anstieg des linksventrikulären diastolischen Druckes vergesellschaftet. Die Blutdruckamplitude ist im Gegensatz zur chronischen Form oft nicht erhöht. Die klinischen Befunde sind häufig wenig eindrücklich und werden von unerfahrenen Ärzten oft falsch beurteilt.

Angiographische Beurteilung

Die supraaortale Angiographie dient der bildlichen Demonstration von Schweregrad und Dynamik der aortalen Regurgitation. Von einer mittelschweren Aorteninsuffizienz spricht man bei einer Regurgitationsfraktion von 30–50%, bei einem Rückflußanteil von mehr als 50% besteht eine schwere Insuffizienz. Semiquantitative Beurteilungen des Schweregrades der Aorteninsuffizienz basieren auf einer optischen Einschätzung der Kontrastmittelanreicherung im linken Ventrikel: Grad I = Beschränkung des Jets auf den Ausflußtrakt und Verschwinden mit jeder Systole; Grad II = Zurückbleiben von Kontrastmittel im linken Ventrikel während mehrerer systolischer Kontraktionen; Grad III zeigt keinen eigentlichen Jet. Es kommt zu einer kontinuierlichen oder in zwei bis drei Zyklen auftretenden Anfärbung des gesamten linken Ventrikels. Bei Grad IV wird der gesamte linke Ventrikel in einem Schlag angefärbt und das Kontrastmittel wird über mehrere Schläge langsam wieder ausgewaschen. Die quantitative Erfassung der Regurgitationsfraktion (fao) kann durch Thermodilutionstechniken, Videodensitometrie oder durch die Kombination von angiographischer Volumetrie und der Berechnung des Herzminutenvolumens nach dem Fickschen Prinzip erfolgen, welches in der Praxis am häufigsten angewendet wird:

$$\text{fao} = \frac{\text{TSV}_{(\text{angio})} - \text{SV}_{(\text{Fick})}}{\text{TSV}_{(\text{angio})}},$$

wobei TSV = totales angiographisches Schlagvolumen und SV = Vorwärtsschlagvolumen nach dem Fickschen Prinzip.

Die linksventrikuläre Angiographie dient zur Beurteilung der Ventrikelfunktion und der Erfassung der Kammerdilatation. Das linksventrikuläre enddiastolische Volumen ist bei der chronischen Aorteninsuffizienz um das 2- bis 3fache erhöht und rangiert im Durchschnitt zwischen 170 und 220 ml/m^2 (Normalwert bis 120 ml/m^2). Als Folge der Kammerdilatation ist die Auswurffraktion bei der Aorteninsuffizienz häufig vermindert. Die Inzidenz der koronaren Herzkrankheit ist bei Patienten mit schwerer Aorteninsuffizienz geringer als bei solchen mit schwerer Aortenstenose und liegt bei ca. 17–20%. Trotzdem wird eine präoperative invasive Abklärung bei Patienten, die älter als 40 Jahre sind, empfohlen.

Katheterprotokoll

1. Rechtsherzkatheteruntersuchung zur Bestimmung der rechtsventrikulären Drücke und des Herzminutenvolumens (Ficksches Prinzip).
2. Linksherzkatheterisation zur Bestimmung des zentralen Aortendruckes und des linksventrikulären enddiastolischen Druckes. Ausschluß eines transvalvulären Druckgradienten und/oder Nachweis eines vorzeitigen Mitralklappenschlusses mit Druckausgleich zwischen linkem Ventrikel und linkem Vorhof bzw. Lungenkapillardruck.
3. Angiographie inklusive Ventrikulographie, Aortographie und, falls klinisch indiziert, Koronarangiographie.

Szenarium 2

Ein 58jähriger Patient entwickelt im Anschluß an eine Endokarditis mit Streptokokkus viridans eine leichte Aorteninsuffizienz. Während der Rehabilitation tritt eine zunehmende Anstrengungsdyspnoe NYHA II auf. Wegen einer akuten Linksherzdekompensation wird der Patient zur invasiven Abklärung eingewiesen.

Bei Aufnahme besteht eine Ruhedyspnoe mit auskultatorisch feuchten Rasselgeräuschen über den Lungenfeldern basal beidseits. Der Blutdruck beträgt 175/50 mm Hg. Bei der Herzauskultation imponieren ein systolisches spindelförmiges Austreibungsgeräusch und ein lautes diastolisches Decrescendogeräusch parasternal links. Im EKG besteht ein Sinusrhythmus, ein linksanteriorer Hemiblock sowie ein AV-Block I. Grades bei deutlicher Linkshypertrophie mit Strain. Die Röntgen-Thoraxaufnahme zeigt ein aortal konfiguriertes, stark vergrößertes Herz mit den Zeichen der Lungenstauung.

Bei der invasiven Abklärung findet sich eine massive Vergrößerung des linken Ventrikels mit einer leicht verminderten Auswurffraktion von 49%. Die Regurgitationsfraktion berechnet sich auf 67%. Ein Aortenklappenersatz wird durchgeführt, woraufhin es klinisch zu einer deutlichen Besserung kommt. Eine Herzkatheteruntersuchung

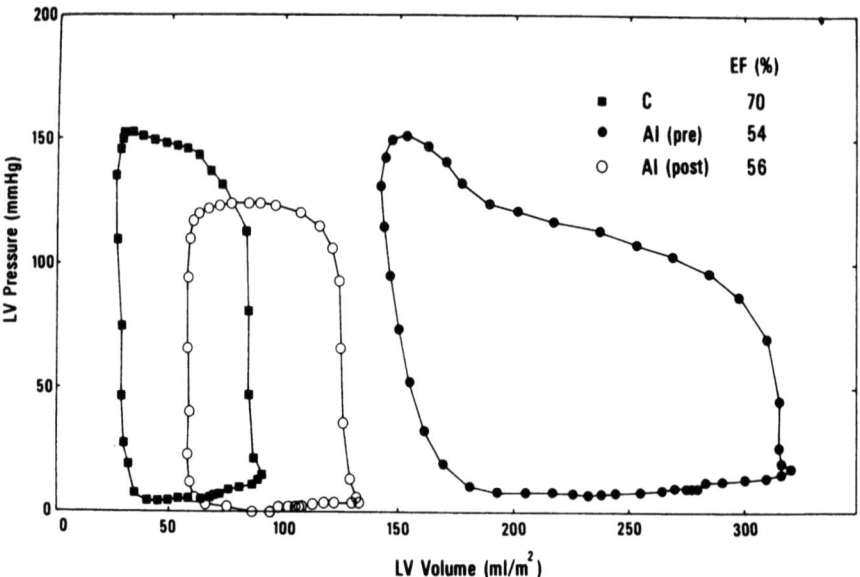

Abb. 11.1-5. Linksventrikuläre Druck-Volumen-Kurven bei einem Kontrollpatienten und bei einem Patienten mit schwerer Aorteninsuffizienz vor und 25 Monate nach erfolgreichem Aortenklappenersatz mit einer Carpentier-Edwards-Prothese Nr. 31. Vor der Operation bestand eine massive Erweiterung des linken Ventrikels, die linksventrikuläre Auswurffraktion war nur leicht eingeschränkt. Die Regurgitationsfraktion betrug 67%. Nach Klappenersatz kam es zu einer substantiellen Abnahme, jedoch keiner Normalisierung des linksventrikulären Volumens. Die Auswurffraktion veränderte sich nicht

2 Jahre postoperativ zeigt ein befriedigendes Operationsergebnis mit einer deutlichen Verkleinerung des linksventrikulären Volumens, das jedoch weiterhin im oberen Normbereich liegt. Die linksventrikuläre Funktion verändert sich nicht. Die Abb. 11.1-5 stellt die Druck-Volumenkurve des Patienten vor und 25 Monate nach erfolgreichem Aortenklappenersatz mit einer Carpentier-Edwards-Prothese Nr. 31 dar.

Szenarium 3

Bei einem beschwerdefreien 38jährigen Maurer wird anläßlich einer Routineuntersuchung eine Aorteninsuffizienz diagnostiziert. Die Herzkatheteruntersuchung zeigt eine Regurgitationsfraktion von 45% mit einer normalen Auswurffraktion. Angesichts seiner Beschwerdefreiheit wird auf einen Aortenklappenersatz verzichtet. Bei einer Kontrolluntersuchung 5 Jahre später beträgt die Regurgitationsfraktion 58% bei einer deutlich eingeschränkten Auswurffraktion und einem enddiastolischen Volumen von 560 ml. Trotz weiterbestehender Beschwerdefreiheit wird die Indikation zum Aortenklappenersatz gestellt.

In Abb. 11.1-6 ist die Druck-Volumen-Kurve des Patienten vor und ein Jahr nach Aortenklappenersatz (Carpentier-Edwards-Bioprothese Nr. 27) dargestellt. Im Gegensatz zum vorhergehenden Patienten ist die präoperative Auswurffraktion bereits deutlich eingeschränkt. Postoperativ bleibt das linksventrikuläre enddiastolische Volumen

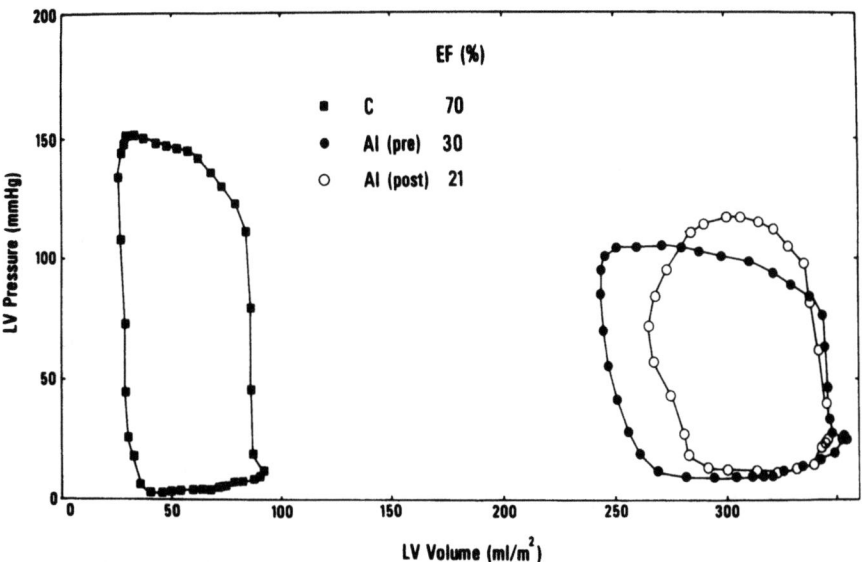

Abb. 11.1-6. Linksventrikuläre Druck-Volumen-Kurven bei einem Kontrollpatienten und einem zweiten Patienten vor und 13 Monate nach Aortenklappenersatz mit einer Carpentier-Edwards-Prothese Nr. 27. Im Gegensatz zu dem in Abb. 11.1-5 beschriebenen Patienten war die präoperative Auswurffraktion schwer eingeschränkt. Die Regurgitationsfraktion betrug 58%. Nach Klappenersatz blieb das linksventrikuläre enddiastolische Volumen stark erhöht und die Auswurffraktion fiel auf 21% ab

massiv erhöht und die Auswurffraktion sinkt weiter auf 21% ab. Der Patient stirbt 2 Jahre nach der Herzoperation an einem Sekundenherztod.

Mitralstenose

Hauptursache der in unseren Breitengraden selten gewordenen Mitralstenose ist das rheumatische Fieber. Mitralstenosen als Langzeitfolge nach infektiöser Endokarditis, degenerativ kalzifizierende Mitralstenosen bei Älteren oder Dialysepatienten sowie angeborene Mitralstenosen sind weitaus seltener.

Pathophysiologie

In den westlichen Industrieländern ist die rheumatische Mitralstenose langsam fortschreitend mit einem asymptomatischen Intervall von 10–20 Jahren. Die Abnahme der Klappenöffnungsfläche ist variabel und beträgt durchschnittlich etwa 0,1 cm²/Jahr. Stenosen mit höherem transmitralem Druckgradienten (Spitzendruckgradient > 10 mmHg) und/oder mit schweren Klappenveränderungen (Immobilität, subvalvuläre und valvuläre Verdickungen, Verkalkungen) sind schneller progredient. Sobald Dyspnoe, Vorhofflimmern oder Rechtsherzinsuffizienzzeichen auftreten, beschleunigt sich der Krankheitsverlauf mit einer 10-Jahres-Überlebensrate von 34%.

Prognose und Operationsindikation

Durch medikamentöse Therapie mit Diuretika, Digitalis und/oder Betablockern können die Symptome wesentlich gemildert und eine Stauungsinsuffizienz hinausgezögert werden. Bei Vorhofflimmern ist eine Embolieprophylaxe durch orale Antikoagulation unbedingt erforderlich. Bei einer symptomatischen erworbenen Mitralstenose mit einer Klappenöffnungsfläche < 1,5 cm^2 ist heute die Ballonvalvuloplastie die Methode der ersten Wahl, sofern keine schweren Verkalkungen, stark verkürzte Sehnenfäden, linksatriale Thromben oder eine wesentliche begleitende Mitralinsuffizienz vorliegen. Durch die Ballonvalvuloplastie werden in dieser Patientengruppe ähnlich gute funktionelle Resultate erzielt wie durch eine offene Kommissurotomie. Die Erfolgsraten betragen bis zu 97 % bei geringer Letalität (um 1 %), niedriger Komplikationsrate und in der Regel langsamen Auftreten von Restenosierungen.

Ein Mitralklappenersatz ist bei symptomatischer, schwerer Mitralstenose und Kontraindikation für eine Mitralvalvuloplastie (v. a. starke Verkalkungen und deutlich verkürzte Sehnenfäden, Vorhofthromben etc.) indiziert. Wegen der langsamen Progredienz reichen bei asymptomatischen Patienten Kontrolluntersuchungen in 2-Jahres-Intervallen, bei leicht symptomatischen Patienten in 1-Jahres-Intervallen aus. In den meisten Fällen sinkt der pulmonal-arterielle Widerstand nach Beseitigung der Mitralstenose innerhalb von 12 Monaten wieder ab.

Hämodynamische Beurteilung

Die normale Klappenöffnungsfläche der Mitralis beträgt 4–6 cm^2, bei einer Verminderung auf 1–2 cm^2 besteht eine mäßige Stenose, unter 1 cm^2 eine schwere Stenose. Der atrioventrikuläre Druckgradient beträgt dann in der Regel mehr als 10 mm Hg, hängt jedoch im wesentlichen vom Herzminutenvolumen ab und kann stark variieren. Dabei liegt der linksventrikuläre enddiastolische Druck im Normbereich, während der mittlere linksatriale Druck auf bis zu 25 mm Hg steigen kann. Konsekutiv kommt es zu einer Druckerhöhung auch im kleinen Kreislauf. Bei einer schweren Stenose wird der Blutfluß über der Klappe und damit auch das Herzminutenvolumen reduziert. Im weiteren Verlauf kommt es zu einer Dilatation des linken Vorhofs, die das Auftreten von Vorhofflimmern und systemischen Embolien begünstigt. Eine pulmonale Stauung äußert sich klinisch durch Dyspnoe und führt über längere Zeit zu einer Erhöhung des pulmonal-vaskulären Widerstands, der zu einem Lungenödem führt, wenn der pulmonal-kapilläre Druck den onkotischen Druck des Plasmas von 25 mm Hg übersteigt. In extremen Fällen kann der pulmonal-arterielle Druck den systemischen Druck übertreffen und der pulmonal-arterielle Widerstand auf das 25- bis 30fache der Norm steigen. Trotz rechtsventrikulärer Hypertrophie kann es zu einer Dilatation und Pumpversagen des rechten Ventrikels kommen.

Katheterprotokoll

1. Rechtsherzkatheteruntersuchung zur Bestimmung der rechtsventrikulären Drucke und des Herzminutenvolumens (Ficksches Prinzip). Berechnung des pulmonal-vaskulären Widerstandes.

2. Linksherzkatheterisation zur Messung des linksventrikulären enddiastolischen Druckes, Vorhofdruckes links (transseptale Sondierung) oder alternativ des Druckes im Lungenkapillargefäßbett während der Rechtherzkatheterisierung. Mit diesen hämodynamischen Daten wird die Klappenöffnungsfläche analog zur Aortenstenose (Gorlin-Formel, vgl. S. 354) berechnet.

3. Angiographie inklusive Ventrikulographie und, falls klinisch indiziert, Koronarangiographie. Falls noch andere Klappenvitien vermutet werden, muß eine entsprechende Evaluation durchgeführt werden. Typisch ist die Kombination mit der Aorteninsuffizienz, die in der Regel aber leicht ist. Gelegentlich wird eine Trikuspidalstenose, die zwar selten ist, jedoch ausschließlich in Kombination mit der Mitralstenose im Rahmen derselben rheumatischen Erkrankung auftritt, gefunden. Das Lutembacher-Syndrom (Mitralstenose mit Vorhofseptumdefekt) bekam in der Ära der Mitralvalvuloplastie neue Bedeutung: durch die transseptale Punktion zur Einführung des Ballonkatheters kommt es zu einem kleinen (iatrogenen) Vorhofseptumdefekt, der bei gutem Dilatationsergebnis irrelevant, jedoch bei ungenügendem Resultat zu einem hämodynamisch signifikanten Links-Rechts-Shunt führen kann.

Szenarium 4

Nach einem rheumatischen Fieber in der Kindheit ist bei einer 48jährigen Patientin seit vielen Jahren eine Mitralstenose bekannt. Es besteht eine Dyspnoe NYHA II, die langsam progredient ist. Schliesslich stellt der Hausarzt erstmals ein Vorhofflimmern fest. Aufgrund der Echokardiographie, die eine Mitralklappenöffnungsfläche von 1,0 cm² zeigt, wird bei fehlender Klappenverkalkung und isoliertem Vitium die Indikation zur Mitralvalvuloplastie gestellt.

Bei der körperlichen Untersuchung imponiert eine Facies mitralis. Der Puls ist absolut arrhythmisch mit einem Pulsdefizit von 20/min. Der Herzspitzenstoß ist nach links verschoben. Die Patientin hat einen paukenden ersten Herzton, einen Mitralöffnungston und in linker Seitenlage ein leises diastolisches Rollen. Im EKG ist das bekannte Vorhofflimmern und eine rechtsventrikuläre Hypertrophie sichtbar. In der Röntgenthoraxaufnahme kann eine Vergrößerung des linken Vorhofs und des rechten Ventrikels nachgewiesen werden.

Die Herzkatheteruntersuchung vor dem Eingriff zeigt eine Klappenöffnungsfläche von 1 cm² und einen transvalvulären Druckgradienten von 12 mm Hg. Der linksatriale Druck beträgt 15 mm Hg und der pulmonal-vaskuläre Widerstand ist mit 452 dynes·s·cm^{-5} deutlich erhöht.

Mitralvalvuloplastie

Die Mitralvalvuloplastie hat sich in den letzten Jahren als Standardtherapie der nicht verkalkten Mitralstenose durchgesetzt. Voraussetzung für ein gutes Resultat sind in der echokardiographischen Beurteilung die Klappensegelmobilität, eine geringe Verkürzung der Sehnenfäden, fehlende Verdickungen der Klappen, keine oder nur geringfügige Kalzifikationen und eine leichte bis höchstens mittelschwere Mitralinsuffizienz. Eine Kontraindikation sind Vorhofthromben. Darum wird vor jeder Mitralvalvuloplastie eine mindestens einmonatige orale Antikoagulation im therapeutischen Bereich verlangt, um eine Organisation von schon vorhandenen Thromben zu ermöglichen. Vom klinischen Standpunkt aus ist eine Mitralvalvuloplastie primär bei symptomatischen Patienten, solchen mit einem erhöhten Risiko für embolische Ereignisse, bei Kontraindikationen für einen Klappenersatz oder erhöhtem Risiko für einen chirurgischen Eingriff bei Multimorbidität, bei Patienten mit schlechter linksventrikulärer Funktion und bei schwangeren Patientinnen indiziert.

Technik

Bis 1990 wurde vorwiegend die Doppelballon-Technik, später die Inoue-Technik mit einem einfachen Ballon zur Dilatation der Mitralstenose benutzt (s. Abb. 11.1-7). Nach den hämodynamischen Messungen und der Angiographie vor dem Eingriff wird eine transseptale Katheterisierung durchgeführt. Nach Erreichen des linken Vorhofs werden zunächst der Druck im linken Vorhof und der transvalvuläre Druckgradient direkt vor der Valvuloplastie gemessen. Als nächstes wird ein 8-F-Angioplastiekatheter über den Führungsdraht auf Höhe des interatrialen Septums gebracht. Die septale Öffnung wird dilatiert. Nach dessen Entfernung wird anschließend ein 9-F-Ballonkatheter (Durchmesser 25–30 mm je nach Anulusgröße) durch das Septum in den Mitralanulus gebracht. Unter Röntgenkontrolle wird der Ballon für 10–15 s mit einer Mischung aus NaCl und Röntgenkontrastmittel aufgeblasen, bis die Taille des Ballons auf Höhe der Mitralklappe nicht mehr sichtbar ist (vgl. Abb. 11.1-7) und der Ballon in den linken Vorhof zurückfällt. Gelegentlich sind mehrere Dilatationen notwendig, einzelne Autoren haben auch ein fraktioniertes Vorgehen empfohlen, um das Risiko einer plötzlichen Klappenruptur mit schwerer Mitralinsuffizienz zu mindern. In der Regel genügt eine einmalige Dilatation, da bei einer Wiederholung der Ballondilatation der Ballon durch die aufgeweitete Mitralstenose durchfällt bzw. nicht mehr gefangen werden kann.

Unmittelbar nach der Valvuloplastie wird der transvalvuläre Druckgradient nochmals bestimmt. Außerdem wird eine linksventrikuläre Angiographie durchgeführt, um den Grad einer evtl. entstandenen Mitralinsuffizienz zu dokumentieren. Gelegentlich kann auch eine Abnahme der Mitralinsuffizienz durch verbesserte Mobilität der Mitralsegel erreicht werden.

Bei der erwähnten Patientin nimmt nach komplikationslos durchgeführter Valvuloplastie mittlere diastolische Druckgradient von 12 auf 3 mm Hg ab und die Klappenöffnungsfläche von 1,0 auf 2,5 cm^2 zu. Gleichzeitig fällt der Druck im linken Vorhof von 25 auf 13 mm Hg ab. Angiographisch findet sich eine minime Mitralinsuffizienz.

Die Abb. 11.1-8 zeigt den diastolischen Druckgradienten über der stenosierten Klappe vor und nach Mitralvalvuloplastie.

Abb. 11.1-7. Ballonmitralval-
vuloplastie nach der Inoue-
Technik. Der Katheter wird
transseptal in die Mitralis eingeführt und das distale Ende
des Ballonkatheters aufgeblasen (*oberstes Bild*), anschließend in die Mitralklappe gezogen (*mittleres Bild*), wobei sich
der Ballon in der Stenose fängt.
Dann wird der Ballon maximal
aufgeblasen (*unteres Bild*), bis
er in den linken Vorhof zurückfällt

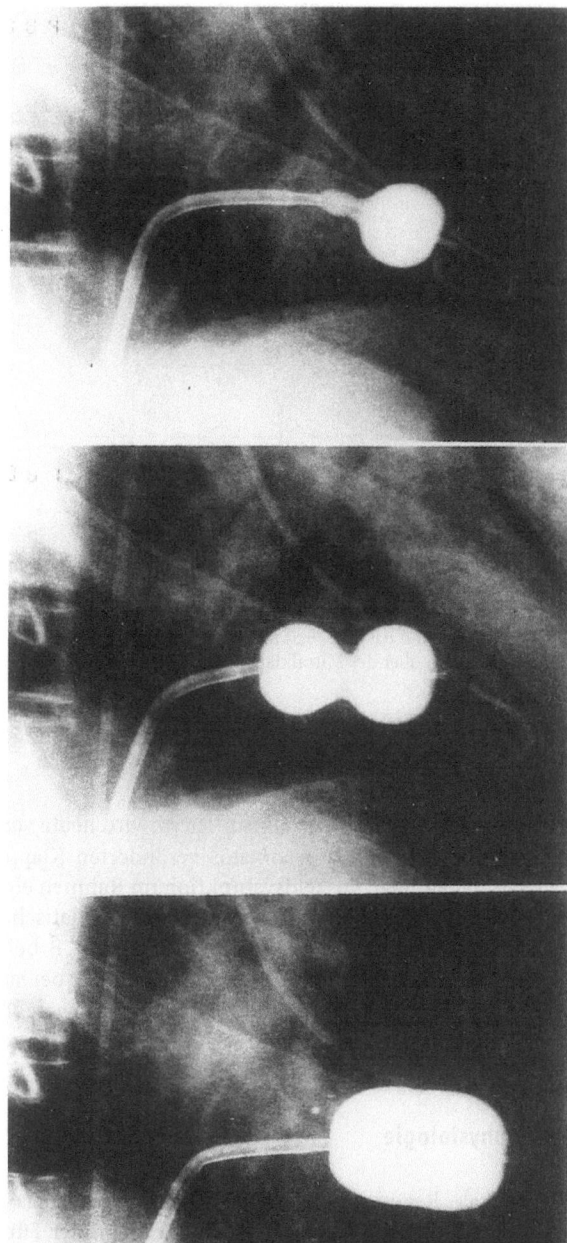

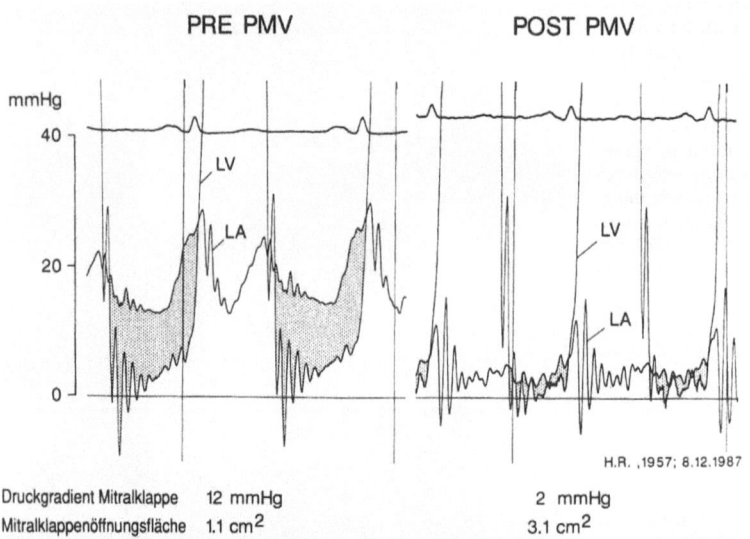

PRE PMV   POST PMV

Druckgradient Mitralklappe   12 mmHg   2 mmHg
Mitralklappenöffnungsfläche   1.1 cm^2 3.1 cm^2

Abb. 11.1-8. Simultane Registrierung der Druckkurve im linken Vorhof (*LA*) und linken Ventrikel (*LV*) vor (*links*) und nach (*rechts*) Mitralvalvuloplastie. Die *schraffierte Fläche* entspricht dem Druckgradienten über der Mitralklappe

Mitralinsuffizienz

Eine klinisch relevante Mitralinsuffizienz wird heute vor allem bei Patienten mit Mitralklappenprolaps und myxomatös veränderten Klappen (Abb. 11.1-9) beobachtet, seltener bei Papillarmuskeldysfunktion im Rahmen einer koronaren Herzkrankheit, nach infektiöser Endokarditis oder nach rheumatischem Fieber. Am häufigsten ist sicher die sekundäre Form bei Anulusdilatation z. B. bei Herzinsuffizienz, Status nach Herzinfarkt, dilatativer Kardiomyopathie, seltener bei hypertensiver Herzerkrankung. Analog zur Aorteninsuffizienz liegt eine mittelschwere Mitralinsuffizienz bei einer Regurgitationsfraktion von 30–50 %, eine schwere bei einer solchen von > 50 % vor.

Pathophysiologie

Die mitrale Regurgitation bewirkt eine Volumenbelastung der linksseitigen Herzhöhlen mit Dilatation des Vorhofs und der Kammer. Für den linken Ventrikel erhöhen sich Vor- und Nachlast. Durch die gleichzeitige Entleerung in die Aorta und in den linken Vorhof („impedance leak") kann die Auswurffraktion des linken Ventrikels relativ lange normal gehalten werden. Dies kann eine begleitende myokardiale Kontraktionsinsuffizienz kaschieren. Es resultiert eine Zunahme des enddiastolischen Ventrikelvolumens bei normalem endsystolischem Volumen mit in der Regel hochnormaler Auswurffraktion. Eine linksventrikuläre Dysfunktion entsteht schleichend über Jahre und kann bereits vorliegen, wenn die Auswurffraktion in den unteren Normbereich absinkt. Die Regurgitation in den linken Vorhof führt zur atrialen Dilatation mit konse-

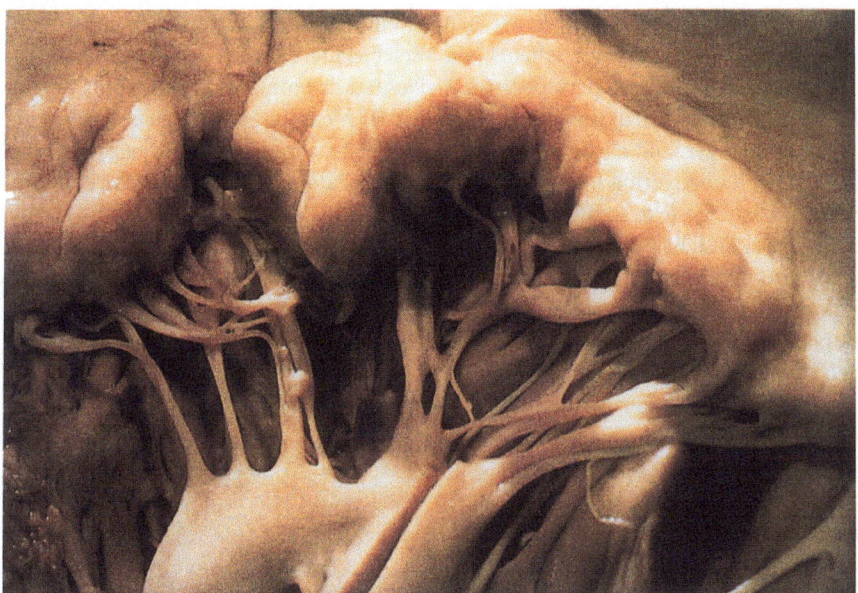

Abb. 11.1-9. Ausgeprägte myxömatöse Verdickung der Mitralsegel mit z. T. elongierten Sehnenfäden bei einem Patienten mit schwerer Mitralinsuffizienz bei Mitralklappenprolaps

kutiver Erhöhung des Drucks im kleinen Kreislauf und Auftreten von Dyspnoe. Die Erweiterung des Vorhofs kann Vorhofflimmern und, seltener als bei einer Mitralstenose, systemische Embolien nach sich ziehen. Durch die Dilatation des Mitralanulus und die Verlagerung der Papillarmuskelebene vermindert sich die Koaptation der Mitralsegel mit weiterer Verschlechterung der Mitralinsuffizienz. Bei Ersatz der Mitralklappe durch eine Klappenprothese verringert sich häufig – im Gegensatz zur Mitralklappenrekonstruktion – die linksventrikuläre Auswurffraktion, wahrscheinlich kommt es durch den starren Prothesenring bedingt zu einer regionalen Wandbewegungsstörung im posterolateralen Wandbereich [7].

Prognose und Operationsindikation

Die chronische Mitralinsuffizienz ist gekennzeichnet durch eine langsame Progredienz mit einer 5-Jahres-Überlebensrate von 80 %. Auch bei Auftreten von Dyspnoe oder Vorhofflimmern kommt es unter medikamentöser Therapie mit ACE-Hemmern, Diuretika und Digitalis in der Regel nicht zu einer raschen Verschlechterung. Eine plötzliche massive Verschlechterung ist meist Folge einer Sehnenfadenruptur bei Mitralklappenprolaps oder einer akuten Papillarmuskeldysfunktion infolge Ischämie bei koronarer Herzkrankheit.

Eine Operation ist bei symptomatischer schwerer Mitralinsuffizienz (Dyspnoe NYHA II–III) indiziert. Asymptomatische oder gering symptomatische Patienten, die echokardiographisch ein Absinken der Auswurffraktion in den unteren Normbereich

(50%) und/oder eine Zunahme des enddiastolischen Durchmessers über 40 mm aufweisen, sollten ebenfalls operiert werden, da eine weitere Abnahme der linksventrikulären Funktion mit einer erheblichen Verschlechterung der postoperativen Prognose einhergeht. Da das perioperative Risiko und das funktionelle Ergebnis bei der Mitralklappenrekonstruktion durch einen mit der Methode erfahrenen Chirurgen erheblich günstiger sind als beim Mitralklappenersatz, wird heute die Operationsindikation bereits bei gering oder asymptomatischen Patienten mit mittelschwerer Mitralinsuffizienz gestellt, wenn die Klappenmorphologie eine Rekonstruktion der Mitralklappe zuläßt. Bei schwerer Mitralinsuffizienz mit ausgeprägter Ventrikeldilatation (enddiastolischer Durchmesser >50 mm) und bei schwer eingeschränkter Auswurffraktion (>30%) ist die Letalität bei Mitralklappenersatz hoch, so daß primär eine Herztransplantation erwogen werden sollte. Um bei schwerer Mitralinsuffizienz nicht den optimalen Operationszeitpunkt zu verpassen, sollten alle Patienten unabhängig von ihren Symptomen regelmäßig, d. h. bei gleichbleibender Klinik etwa in 1-Jahres-Abständen, echokardiographisch kontrolliert werden.

Hämodynamische Beurteilung

Zunächst erfaßt man die hämodynamischen Veränderungen der Mitralinsuffizienz durch Bestimmung des Herzminutenvolumens und der Drucke im linken und rechten Herzen. Die v-Welle im Bereich des Lungenkapillardruckes läßt sich folgendermaßen interpretieren: Bei einer akuten Mitralinsuffizienz (z. B. Riß der Chordae tendineae) können sehr hohe v-Wellen auftreten, die gelegentlich den diastolischen Aortendruck überschreiten. Auf der anderen Seite ist bei kleiner v-Welle eine Mitralinsuffizienz nicht ausgeschlossen. Entwickelt sich eine Mitralinsuffizienz langsam, kommt es zu einem vergrößerten linken Vorhof, der ohne Erhöhung des mittleren Druckes oder der v-Welle ein großes Rückwärtsvolumen verkraften kann [8].

Der Grad der Nachlasterhöhung, der durch die Bestimmung des systemischen vaskulären Widerstandes ermittelt wird, beeinflußt ebenfalls die Höhe der v-Welle.

Das Vorwärtsvolumen ist ein weiterer wichtiger hämodynamischer Parameter in der Beurteilung der Mitralinsuffizienz. Ein niedriges Herzminutenvolumen ist bei Patienten mit schwerer Mitralinsuffizienz häufig und ist Ursache für die meisten Symptome. Wenn das Herzminutenvolumen in Ruhe im Normbereich liegt und der Patient vornehmlich unter Anstrengungsdyspnoe bzw. Müdigkeit leidet, kann eine dynamische Belastung während der Untersuchung diagnostisch sein. Das Herzminutenvolumen wird unter Belastung unzureichend gesteigert (≤80% der Norm) und der Lungenkapillardruck bzw. mittlere Druck im linken Vorhof steigt über 35 mm Hg unter dynamischer Belastung an, auch wenn der Ruhewert im Normbereich liegt.

Angiographische Beurteilung

Die angiographische Beurteilung der Mitralinsuffizienz lehnt sich im wesentlichen an die der Aorteninsuffizienz an und wird mit Grad 1 (leicht) bis 4 (schwer) beschrieben. Die Regurgitationsfraktion wird analog zur Aorteninsuffizienz (s. S. 359) berechnet.

Katheterprotokoll

1. Rechtsherzkatheteruntersuchung zur Bestimmung der rechtsventrikulären Drücke und des Herzminutenvolumens (Ficksches Prinzip). Berechnung des pulmonalvaskulären Widerstandes.
2. Linksherzkatheterisation zur Bestimmung des linksventrikulären enddiastolischen Druckes.
3. Angiographie des linken Ventrikels zur Evaluation der Mitralinsuffizienz. Bestimmung des totalen linksventrikulären Volumens und der Regurgitationsfraktion wie oben beschrieben. Falls klinisch indiziert, Durchführung einer selektiven Koronarangiographie.

Szenarium 5

Bei einem 55jährigen Patienten wurde im Alter von 37 Jahren ein Herzgeräusch festgestellt. Die echokardiographische Abklärung ergab einen Mitralklappenprolaps beider Segel. 7 Jahre später kommt es im Rahmen einer Tonsillitis zu einer Endokarditis. Im folgenden Jahr erlebt der Patient eine akute Linksherzdekompensation, die mit Diuretika und Digitalis problemlos stabilisiert werden kann. Seither persistiert eine geringe Anstrengungsdyspnoe.

Bei der körperlichen Untersuchung sind der Blutdruck mit 105/75 mm Hg und der Puls mit 70 Schlägen/min normal. Der Herzspitzenstoß ist nicht sicher abgrenzbar, es besteht ein leichtes systolisches Schwirren über der Spitze. Der 1. Herzton ist leise, ein 3. Herzton ist vorhanden. Über Mitralis kann ein lautes bandförmiges, mit dem 1. Herzton einsetzendes Holosystolikum, das in die Axillen fortgeleitet wird, auskultiert werden. Das EKG zeigt einen Sinusrhythmus und eine Vergrößerung des linken Vorhofs. In der Röntgenaufnahme des Thorax kann ein deutlich mitral-konfiguriertes Herz mit einer gespreizten Karina dargestellt werden. Pulmonal werden eine deutliche baso-apikale Umverteilung und einige Kerley-B-Linien gesehen. Wegen der Schwere der Mitralinsuffizienz und dem deutlich vergrößerten Herzen wird die Indikation zur invasiven Abklärung gestellt.

Bei der Herzkatheteruntersuchung werden folgende Befunde erhoben: Die Regurgitationsfraktion berechnet sich auf 46%, zusätzlich besteht eine leichte Trikuspidalinsuffizienz. Sowohl die linksventrikuläre Auswurffraktion als auch das Herzminutenvolumen liegen mit 63% bzw. 4,8 l/min im Normbereich. Der linksventrikuläre enddiastolische Druck ist mit 23 mm Hg mäßig erhöht. Der linke Vorhof ist bei deutlichem Reflux massiv vergrößert, die v-Welle im Lungenkapillardruck beträgt 43 mm Hg [9].

Ein Jahr nach Mitralklappenersatz mit einer Björk-Shiley-Prothese Nr. 31 besteht lediglich eine minimale Mitralinsuffizienz. Die linksventrikuläre Auswurffraktion beträgt 56%, der linksventrikuläre enddiastolische Druck 12 mm Hg.

Die Abb. 11.1-10 zeigt die Druckkurven des Patienten vor und nach Mitralklappenersatz.

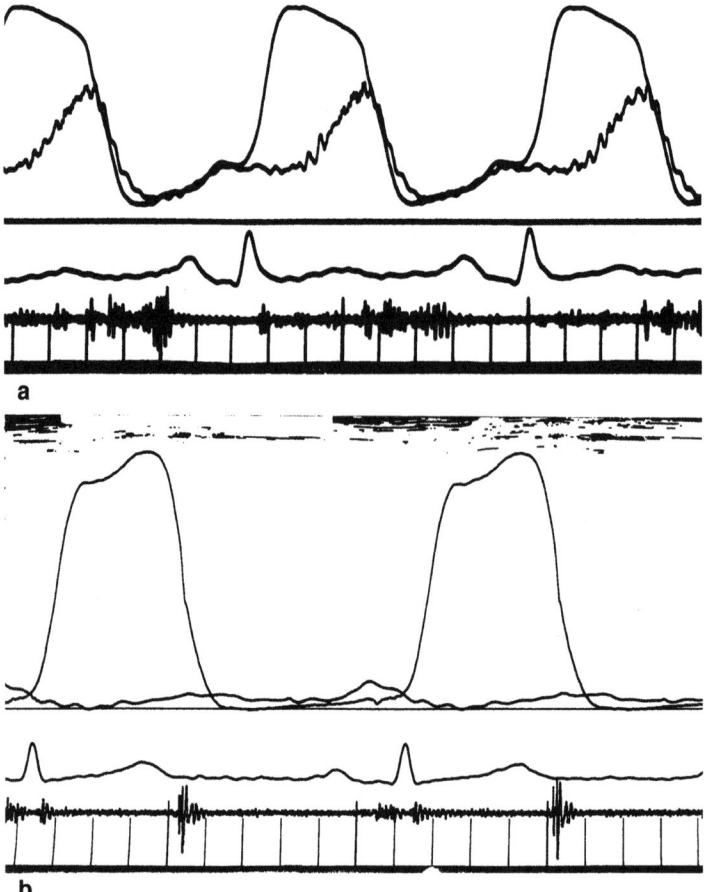

Abb. 11.1-10a,b. Simultane Registrierung des linksatrialen und linksventrikulären Druckes bei Patienten mit schwerer Mitralinsuffizienz vor (**a**) und nach Mitralklappenersatz (**b**). Präoperativ ist die v-Welle im linken Vorhof massiv erhöht; sie entsteht durch die Regurgitation von Blut im dilatierten Vorhof mit verminderter Compliance. Der linksventrikuläre enddiastolische Druck ist massiv erhöht, die v-Welle erreicht den diastolischen Aortendruck, d. h. es besteht keine isovolumetrische Relaxationsphase. In der Kontrolluntersuchung ein Jahr nach Klappenersatz findet sich ein normaler linksatrialer Druck mit einer minimen Mitralinsuffizienz. Der linksventrikuläre enddiastolische Druck liegt im Normbereich

Andere Vitien

Neben den oben beschriebenen Klappenvitien treten am häufigsten die Trikuspidal- und die Pulmonalinsuffizienz auf. Meist entstehen sie sekundär in Folge von Klappenfehlern des linken Ventrikels, wenn es zu einem Rückstau in den Pulmonalkreislauf gekommen ist. Eine hämodynamisch relevante, isolierte Trikuspidalinsuffizienz tritt fast ausschließlich bei intravenösem Drogenabusus auf.

Operative Korrekturen sind selten indiziert und werden vor allem bei kongenitalen Vitien vorgenommen. Die Trikuspidalinsuffizienz als Folge eines Mitralklappenvitiums wird meist im Rahmen der Behandlung desselben mit einer De-Vega-Plastik korrigiert. Anders als bei der Aortenstenose wird bei einer isolierten Pulmonalstenose eine Ballondilatation vorgenommen.

Literatur

1. Rapaport E (1975) Natural history of aortic and mitral valve disease. Am J Cardiol 35:221–228
2. Julius B, Spillmann M, Vassalli G, Villari B, Eberli F, Hess OM (1997) Angina pectoris in patients with aortic stenosis and normal coronary arteries. Circulation 95:892–898
3. Ross J, Braunwald E (1968) Aortic stenosis. Circulation 37 [Suppl. 5]:61–67
4. Carabello BA, Barry WH, Grossmann W (1979) Changes in arterial pressure in left heart pullback in patients with aortic stenosis: a sign of severe aortic stenosis. Am J Cardiol 44:424–427
5. Villari B, Vassalli G, Scott Monrad E, Chiariello M, Turina M, Hess OM (1995) Normalization of diastolic dysfunction in aortic stenosis late after valve replacement. Circulation 91:2353–2358
6. Scognamilglio R, Rahimtoola S, Fasoli G, Nistri S, Dalla Volta S (1994) Nifedipine in asymptomatic patients with severe aortic regurgitation and normal left ventricular function. N Engl J Med 331:689–694
7. Corin W, Sütsch G, Murakami T, Krogmann O, Turina M, Hess OM (1995) Left ventricular function in chronic mitral regurgitation: preoperative and postoperative comparison. J Am Coll Cardiol 25:113–121
8. Grose R, Strain J, Cohen MV (1984) Pulmonary arterial V waves in mitral regurgitation: Clinical and experimenta observations. Circulation 69:214–222
9. Grossman W, Balm DS (1991) Cardiac catheterization, angiography and intervention. LEA & Febiger

11.2
Koronare Herzkrankheit

K. K. Haase · K. R. Karsch

Die Diagnose der koronaren Herzerkrankung ist eine klinische Verdachtsdiagnose, solange sie nicht durch nicht-invasive und invasive Methoden abgesichert wird. Die folgenden Beispiele verdeutlichen, daß die invasive Diagnostik der koronaren Herzerkrankung eine sorgfältige Vorbereitung, Durchführung und Bewertung der erhobenen Befunde erforderlich macht.

Punktion

Selbstverständlich ist, daß jede Punktion unterhalb des Leistenbandes erfolgen muß, das zuvor sorgfältig palpiert werden sollte. Als Orientierung kann die Inguinalfalte des Patienten dienen, die in aller Regel etwas unterhalb des Leistenbandes lokalisiert ist. Insbesondere bei sehr schlanken Patienten liegt die Inguinalfalte jedoch sehr weit kranial, so daß in diesen Fällen eine Punktionslokalisation deutlich unterhalb dieser Orientierungsmarke zu wählen ist. Eine zu weit kraniale Punktion kann – auch ohne daß eine Schleuse eingelegt wurde – zu schweren intraabdominellen Blutverlusten führen, die – sofern sie nicht erkannt werden – in sehr seltenen Fällen auch letal enden können.

Als Punktionsrichtung dient der Verlauf des arteriellen Pulses, der in aller Regel gut palpiert werden kann. Eine zu tiefe Punktion ist zu vermeiden, da dies die Hämatombildung begünstigt und zudem, bei einer gleichzeitigen Punktion der Vena femoralis, die Ausbildung einer arteriovenösen Fistel fördern kann. Es sollte zudem darauf geachtet werden, daß der Draht, der als Schiene für die einzuführende Schleuse dient, ohne Widerstand in die Aorta vorgeschoben werden kann. Ist dies nicht möglich, so empfiehlt sich zunächst der Wechsel auf einen flexibleren Draht und bei fehlendem Erfolg auch die Kontrastmitteldarstellung des Gefäßes, um eine morphologische Beurteilung des Gefäßverlaufs zu erhalten. Ein forciertes Vorschieben des Drahtes, so wie es manchmal bei ausgeprägten Gefäßbiegungen erforderlich ist, sollte nur nach vorheriger Kontrastmitteldarstellung des Gefäßes erfolgen und darf nur mit großer Vorsicht durchgeführt werden, da hierbei immer wieder – wie das erste Beispiel zeigt – das Risiko einer Gefäßverletzung besteht.

Szenarium 1

Bei einem 63jährigen Patienten, der invasiv aufgrund einer Aortenklappenstenose und rezidivierenden pektanginösen Ereignissen während der letzten Monate untersucht wurde, erfolgte zunächst das komplikationslose Einlegen einer venösen Schleuse und anschließend die arterielle Punktion. Obschon ein guter arterieller Blutreflux vorlag und auch die 5 F große Schleuse ohne jeden Widerstand in das Gefäß eingelegt werden konnte, bemerkte der Untersucher beim Versuch des Vorschubs des Drahtes in die Aorta abdominalis einen „gewissen, nicht starken" Widerstand, so daß er bei einem mäßig ausgeprägten Gefäßkinking auf einen flexibleren Terumo-Draht wechselte. Als auch mit diesem Draht die Aorta abdominalis nicht erreicht werden konnte, erfolgte die Kontrastmitteldarstellung des Gefäßes, die eine ausgedehnte – durch den Draht induzierte – Dissektion des Gefäßes zeigt, die sich bis auf die kontralaterale Seite erstreckt (Abb. 11.2-1).

Abb. 11.2-1. Drahtinduzierte Dissektion der rechtsseitigen A. iliaca, die sich bis in das kontralaterale Gefäß erstreckt

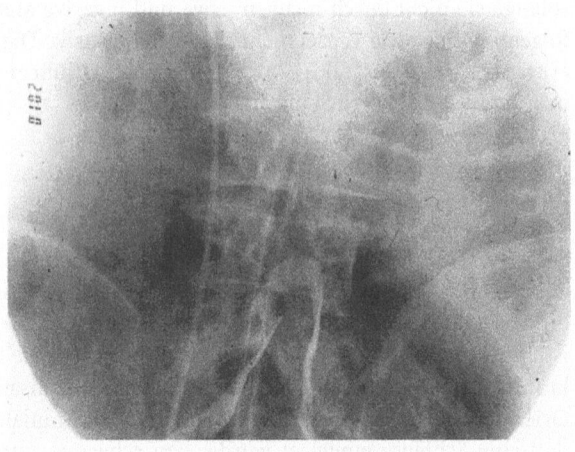

Bei diesem Patient wurde die arterielle Schleuse gezogen und eine Schleuse in die linke Arterial femoralis eingelegt, über die dann der weitere Untersuchungsablauf erfolgte.

Vorschub des Katheters

Es gilt allgemein als anerkannt, daß jeder Katheter über einen flexiblen Draht in die Aorta thoracalis vorgebracht werden sollte, um so die Gefahr einer Gefäßwandschädigung durch die relativ steife Katheterspitze auf ein Mindestmaß zu reduzieren. Das weitere Vorbringen des Katheters in den Bulbus aortae sollte dann unter Röntgenkontrolle erfolgen, nachdem dieser zuvor mit einer Kochsalzlösung zu spülen ist. Insbesondere für die Intubation der rechten Herzkranzarterie mit Judkins-Kathetern sind Drehbewegungen erforderlich, die langsam, vorsichtig und unter Röntgenkontrolle durchgeführt werden sollten. Ein Widerstand während des Drehens des Katheters oder auch eine nicht ausreichende „Mitbewegung" des Katheters während der Drehbewegung sollte Anlaß dazu sein, nach möglichen Ursachen zu fahnden; es sind dies insbesondere ausgeprägte Biegungen der Femoral- und Iliakalarterien, die zudem häufig erhebliche atherosklerotische Veränderungen aufweisen.

Szenarium 2

Bei einem 73jährigen Patienten, bei dem aufgrund der klinischen Verdachtsdiagnose einer koronaren Herzerkrankung eine Herzkatheterisierung erforderlich wurde, erfolgte die komplikationslose arterielle Punktion und die Einlage einer 5-F-Schleuse in die rechte Arteria femoralis. Obschon es dem Untersucher ohne größere Schwierigkeiten gelang, einen Pigtail-Katheter in den linken Ventrikel einzulegen, war es nicht möglich, im zweiten Untersuchungsschritt, die rechte Herzkranzarterie selektiv zu intubieren. Der Untersucher wechselte deshalb auf einen linkskoronaren Judkins-Katheter, mit dem problemlos die linke Herzkranzarterie intubiert und dargestellt werden konnte. Anschließend wurde nochmals auf einen rechtskoronaren Judkins-Katheter gewechselt, der bis in den Bulbus aortae vorgebracht wurde. Hier gelang es nicht, den Katheter im Uhrzeigersinn in das Ostium der rechten Herzkranzarterie zu drehen, und nach mehreren Drehungen um 360° fiel auf, daß die Katheterspitze Rotationsbewegungen nicht mehr folgte. Bei der Durchleuchtung der Beckenarterien stellte sich dann die in Abb. 11.2-2 dargestellte ausgedehnte Schlingenbildung des Katheters dar.
Es gelang bei diesem Patienten, das Katheterkonvolut in die Aorta abdominalis vorzuschieben, wo durch forcierte Dreh- und Streckbewegungen die Schlingen gelöst wurden und der Katheter dann gezogen werden konnte. Anschließend erfolgte der Wechsel auf eine 7-F-Schleuse und die problemlose Darstellung der rechten Herzkranzarterie mittels eines JR4-7-F-Katheters. In diesem Zusammenhang ist darauf hinzuweisen, daß der schnelle Wechsel auf einen größeren Katheterdiameter mit einer dadurch bedingten höheren Drehsteifigkeit anzuraten gewesen wäre, da hierdurch eine Schlingenbildung – mit dem potentiellen Risiko einer eventuell erforderlichen operativen Entfernung – wahrscheinlich nicht aufgetreten wäre. Insbesondere zeigt

Abb. 11.2-2. Schlingenbildung
eines 6 F starken rechtskoronaren Katheters während einer
diagnostischen Herzkatheteruntersuchung

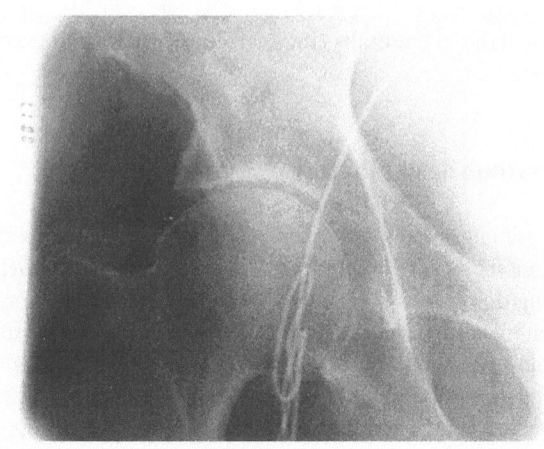

dieser Fall jedoch, daß jede Bewegung am Katheterende eine sichtbare Änderung der
Lage der Katheterspitze nach sich ziehen muß und daß nur durch eine rechtzeitige ra-
diologische Kontrolle des gesamten Katheterverlaufes Überdrehungen, Schlingenbil-
dungen oder sogar Katheterverknotungen vermieden werden können.

Koronare Intubation und Kontrastmittelapplikation

Die selektive Intubation einer Koronararterie setzt die richtige Wahl eines Katheters,
eine adäquate Kathteterhandhabung und eine genaue Kenntnis der Koronaranatomie
voraus. Sowohl bei der selektiven Darstellung der rechten als auch der linken Herzkranzarterie ist nicht nur der Katheterbewegung und seiner „Einschnappbewegung"
Beachtung zu schenken, sondern ein besonderes Augenmerk auf die Tiefe der Intubation und das Druckverhalten der simultan zu registrierenden Druckkurven zu richten. Ein Druckabfall tritt besonders häufig bei der Darstellung kleiner, rechter Herz-
kranzarterien auf, die zusätzlich zu der relativen Schmalkalibrigkeit des Gefäßlumens
einen ostialen, katheterinduzierten Gefäßspasmus bieten. Es ist in einer solchen Situation wichtig, innerhalb von wenigen Sekunden den Katheter zu ziehen oder sofort
eine vorsichtige Kontrastierung des Gefäßes vorzunehmen, wobei am Ende der Kontrastmittelapplikation der Katheter gezogen werden sollte. Eine zu lange Verweildauer
des Katheters im Ostium der Herzkranzarterie führt in solchen Fällen fast regelmäßig
zu Kammerflimmern, was nahezu immer elektrisch kardiovertiert werden muß. Es ist
ebenfalls ratsam, vor der eigentlichen diagnostischen Darstellung der Herzkranzarterie das Gefäß mit einer geringen Menge Kontrastmittel kurz darzustellen, um eine
ostiale Katherlage zu dokumentieren und so eine Überspritzung kleiner Gefäße zu
vermeiden.

Szenarium 3

Bei einem 63jährigen Patienten wird problemlos die rechte Herzkranzarterie mittels eines 5 F starken rechtskoronaren Judkins-Katheter intubiert, wobei ein sofortiger Druckabfall auffällt. In der Annahme einer kleinen rechten Herzkranzarterie wird das Gefäß sofort dargestellt, wobei eine selektive Lage der Katheterspitze in einem kleinen Seitenast zur Darstellung kommt (Abb. 11.2-3). Nur 1 oder 2 s später ist eine deutliche „Überspritzung" dieses Seitenastes zu erkennen (Abb. 11.2-4), der Patient entwickelt Kammerflimmern und muß defibrilliert werden. Eine Kontrollangiograhie wenige Tage nach dieser Untersuchung zeigt ein offenes rechtes Herzkranzgefäß (Abb. 11.2-5); ein Perikarderguß als Ausdruck einer Einblutung des überdehnten und möglicherweise partiell rupturierten Herzkranzgefäßes trat bei diesem Patienten nicht auf.

Abb. 11.2-3. Selektive Katheterlage in einem kleinen Seitenast der rechten Herzkranzarterie

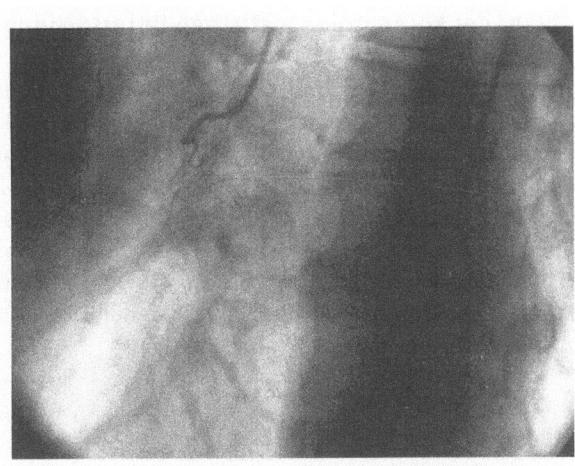

Abb. 11.2-4. „Überspritzung" des Gefäßes nach Kontrastmittelapplikation

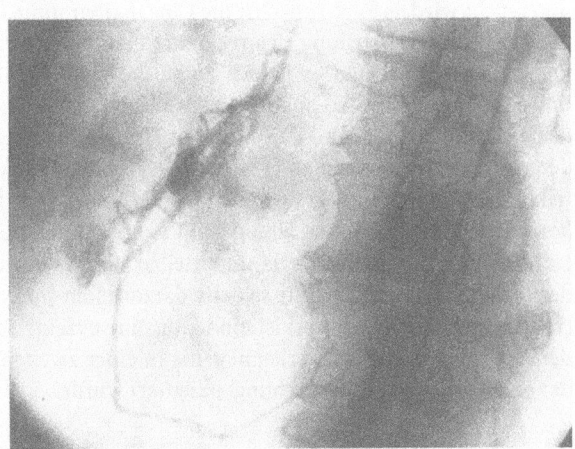

Abb. 11.2-5. Kontrollangiographische Darstellung der rechten Herzkranzarterie wenige Tage nach der initialen Untersuchung

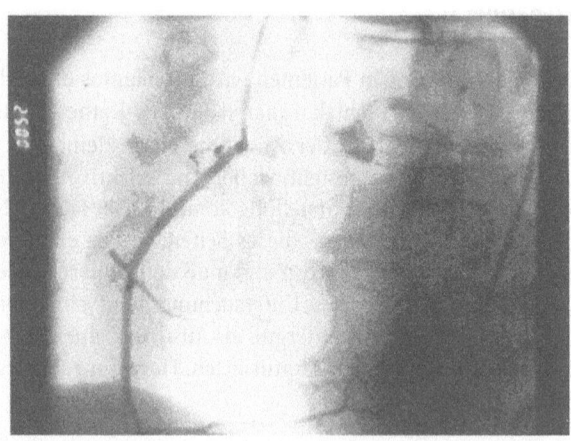

Ablauf der koronardiagnostischen Untersuchung

Hilfreich für jede koronardiagnostische Untersuchung ist das linksventrikuläre Angiogram, das bis auf wenige Ausnahmen vor jeder selektiven Darstellung der Herzkranzgefäße erfolgen sollte. Die biplane Cineangiokardiographie bietet zum einen die Möglichkeit, detaillierte Aussagen über die Funktion des linken Ventrikels zu machen, aber auch über die Darstellung von umschriebenen Dys-, A- oder Hypokinesien des linksventrikulären Myokards eine wahrscheinliche Zuordnung zu einem spezifischen Herzkranzgefäß herzustellen. Es ist des weiteren auch möglich, den Abgang der Herzkranzgefäße den einzelnen Abschnitten des Bulbus aortae zuzuordnen und so eine gezieltere Kathetersondierung zu ermöglichen.

Szenarium 4

Bei einem 51jährigen Patienten, der aufgrund einer Belastungsangina Pectoris invasiv untersucht wird, erfolgt zunächst die Cineangiographie des linken Ventrikels, die von der selektiven Darstellung der rechten Herzkranzarterie gefolgt wird. Trotz mehrfacher Versuche gelingt es jedoch nicht, die linke Herzkranzarterie im Bereich des linkskoronaren Sinus zu sondieren. Der Untersucher wechselt deshalb auf eine 7-F-Schleuse, um so aufgrund der größeren Katheterdiameter eine bessere Steuerbarkeit der verwendeten Sonden zu erreichen. Nach nochmaliger Betrachtung des linksventrikulären Angiograms, das den Abgang der linken Herzkranzarterie aus dem rechtskoronaren Sinus vermuten läßt, gelingt es schließlich mit einem Multipurposekatheter, die linke Herzkranzarterie unmittelbar oberhalb und etwas dorsal des Abgangs der rechten Herzkranzarterie selektiv darzustellen (Abb. 11.2-6). In dieser Projektion (LAO, ca. 60°, nicht gekippt) ist eindeutig eine exzentrische, ca. 70%ige Stenosierung der Arteria cirumflexa zu erkennen, die in einer zweiten Sitzung – wenige Tage nach der diagnostischen Untersuchung – dilatiert wurde.

Abb. 11.2-6. Atypischer Abgang
der linken Herzkranzarterie
aus dem rechtskoronaren Sinus

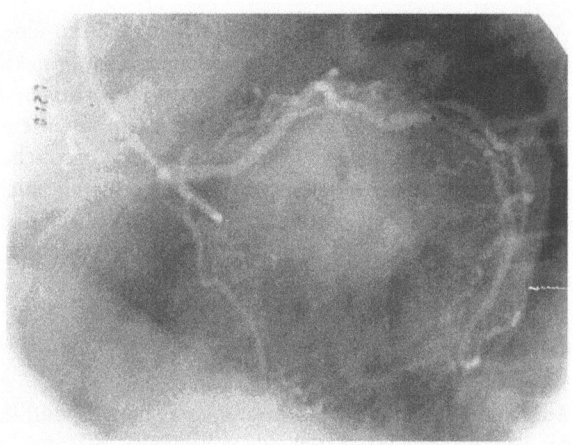

Szenarium 5

Eine Herzkathetrisierung wurde bei einer 59jährigen Patientin erforderlich, die 3 Wochen zuvor einen transmuralen Vorderwandinfarkt erlitten hatte und über rezidivierende Episoden einer Belastungsangina klagte. In Abb. 11.2-7 ist eine LAO-Projektion (35°, kraniokaudale Kippung ca. 25°) dargestellt, die den Abgang der linken Herzkranzarterie aus dem linkskoronaren Sinus ca. 1 cm oberhalb des linkskoronaren aortalen Segels zeigt. Nach Abgang der A. circumflexa verläßt der Ramus interventricularis anterior den Stamm der linken Herzkranzarterie, der proximal einen kräftigen, nach lateral ziehenden diagonalen Ast abgibt. In Höhe des Abgangs dieses diagonalen Astes bricht der Ramus interventricularis anterior ab, nachdem aus ihm zuvor noch ein kräftiges septales Gefäß entspringt.

Diese Anatomie wird zusätzlich verdeutlicht, wenn weitere Projektionen (insbesondere eine strenge Seite, hier nicht abgebildet) zur Beurteilung der Gefäßverläufe herangezogen werden.

Abb. 11.2-7. Verschluß des Ramus interventricularis anterior
nach Abgang eines Ramus diagonalis

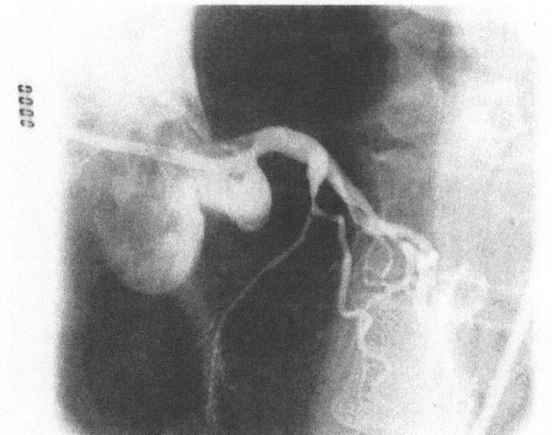

Die beiden letzten Fälle unterstreichen, daß nur eine vollständige Darstellung der Herzkranzgefäße in mehreren unterschiedlichen Projektionen eine exakte Bewertung der Gefäßanatomie erlauben. Dies ist um so wichtiger, da zahlreiche Läsionen nur in einigen, wenigen Projektionen – selten auch nur in einer einzigen Projektion – zur Darstellung kommen. In diesem Zusammenhang erscheint auch die Feststellung von Judkins erwähnenswert zu sein, daß die fehlende, nicht selektive oder nur monoplane Darstellung eines Herzkranzgefäßes als Komplikation der Untersuchung zu bewerten sei.

Gefäßthromben

Aufgrund von angioskopischen Untersuchungen und histopathologischen Ergebnissen ist mittlerweile bekannt, daß nahezu alle Patienten im Stadium eines akuten Myokardinfarktes oder einer instabilen Angina einen Plaqueaufriß mit einem wandadhärenten Thrombus zeigen. Bedingt durch die Endothelverletzung lagern sich vermehrt Thrombozyten der Gefäßwand an, und die durch die Gefäßfissurierung bzw. Gefäßdissektion freigesetzten Gewebsthrombokinasen lösen eine weitere Thrombusbildung aus.

Szenarium 6

Abbildung 11.2-8 zeigt einen solchen Thrombus im proximalen Anteil des Ramus interventricularis anterior bei einem Patienten, der wenige Stunden zuvor unter dem Bild einer instabilen Angina auf die Intensivstation eingewiesen wurde und bei dem durch eine medikamentöse Therapie keine Beschwerdefreiheit erreicht werden konnte. Im basalen Anteil des Gefäßes ist ein exzentrisches Restlumen zu erkennen, auf dem der Thrombus als „flaue, angedeutet kugelige Lumenaussparung" sitzt.

Thromben entstehen meistens in Gefäßsegmenten, die zusätzlich eine organische Stenosierung aufweisen. Bei klarer klinischer Indikation und geeignetem gefäßmor-

Abb. 11.2-8. Darstellung eines Thrombus im proximalen Abschnitt des Ramus interventricularis anterior

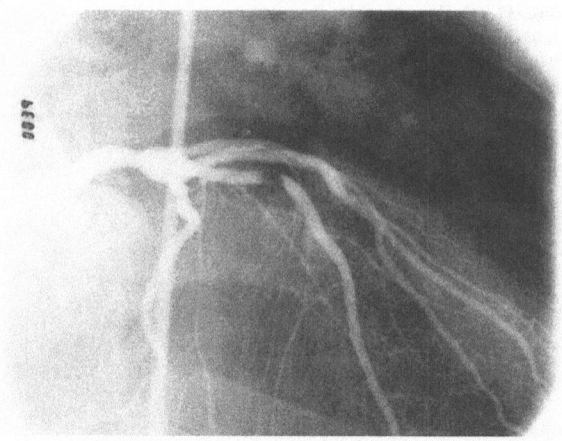

phologischen Befund ist deshalb eine perkutane transluminale koronare Angioplastie auch bei diesen Patienten sinnvoll, obschon die gehäuft auftretenden Gefäßkomplikationen zu bedenken sind. Die Identifikation eines Thrombus ist auch deshalb wichtig, da hieraus wichtige therapeutische Konsequenzen entweder als Adjunkt zur PTCA oder auch als alleinige Therapie abgeleitet werden können.

Gefäßspasmen

Es ist unbestritten, daß bei einer sorgfältig gestellten klinischen Indikation bei der Mehrzahl der invasiv untersuchten Patienten eine koronare Herzerkrankung nachgewiesen werden kann, wobei die Anzahl der Herzkathetrisierungen, die einen unauffälligen gefäßmorphologischen Befund zeigt, 20–25% des gesamten Patientenkollektives nicht übersteigen sollte. Bei den meisten Patienten finden sich umschriebene Läsionen in einem oder mehreren Herzkranzgefäßen, die in Kenntnis des genauen gefäßmorphologischen Befundes und der klinischen Symptomatologie medikamentös, perkutan interventionell oder operativ behandelt werden können. Es gibt jedoch auch Patienten, die ein Krankheitsbild bieten, das sich nicht oder nicht ausreichend durch zirkumscripte ischämiewirksame koronare Läsionen erklären läßt. Hierzu gehören Patienten mit thromboembolischen Ereignissen, Muskelbrücken, Prinzmetal-Angina und diffusen Gefäßspasmen.

Szenarium 7

Eine 43jährige Patientin mit einer leeren kardialen Anamnese erleidet aus allgemeinem Wohlbefinden heraus einen ausgedehnten Vorderwandinfarkt. Aufgrund rezidivierender Angina-pectoris-Episoden während der Mobilisation, in Ruhe und auch nachts wird die Patienten zur invasiven Diagnostik vorgestellt. Nach Durchsicht der Krankenakte fällt auf, daß die Patientin im Rahmen der prolongierten, medikamentös therapierefraktären Ischämien wechselnde, nicht auf ein Herzkranzgefäß zu beziehende elektrokardiographische Änderungen bot und mehrfach signifikante Erhöhungen der Kreatininkinase und ihrer Isoenzyme entwickelte.

Schon bei der selektiven Intubation der rechten Herzkranzarterie fällt eine bedeutsame Engstellung am Übergang der Pars horizontalis in die Pars descendens der rechten Herzkranzarterie auf (Abb. 11.2-9), die bei einem sonst nur geringgradig wandveränderten Gefäß zunächst als organische Stenose bewertet wird. Da sich jedoch die schon zuvor bestehenden ischämischen Kammerendteiländerungen in den inferioren Ableitungen zurückbildeten und eine gefäßspastische Komponente nicht ausgeschlossen werden konnte, erfolgte die nochmalige Intubation und Kontrastmitteldarstellung der rechten Herzkranzarterie, nachdem zuvor 2 Hübe Nitroglycerin sublingual appliziert worden waren (Abb. 11.2-10). In Abb. 11.2-10 ist zwar noch eine gewisse Unschärfe und Wandunregelmäßigkeit in dem zuvor beschriebenen Gefäßsegment zu erkennen, eine signifikante Engstellung liegt hier jedoch nicht mehr vor. In einem zweiten Untersuchungsschritt erfolgte nun die Darstellung der linken Herzkranzarterie, die zunächst einen unauffälligen Befund zeigte. Wenig später – noch vor Ziehen der Schleuse – entwickelte die Patientin jedoch erneut heftige pektanginöse Be-

Abb. 11.2-9. Spasmus der rechten Herzkranzarterie

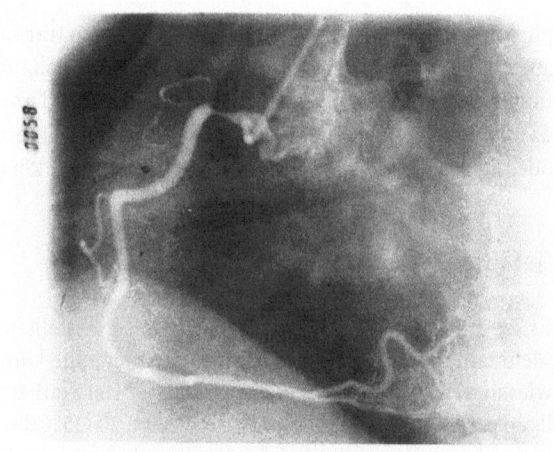

Abb. 11.2-10. Nochmalige Gefäßdarstellung nach Gabe von Nitroglycerin sublingual

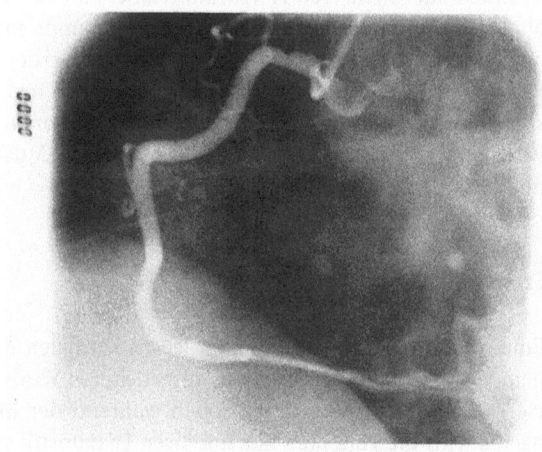

Abb. 11.2-11. Spasmus des Ramus marginalis der Arteria circumflexa

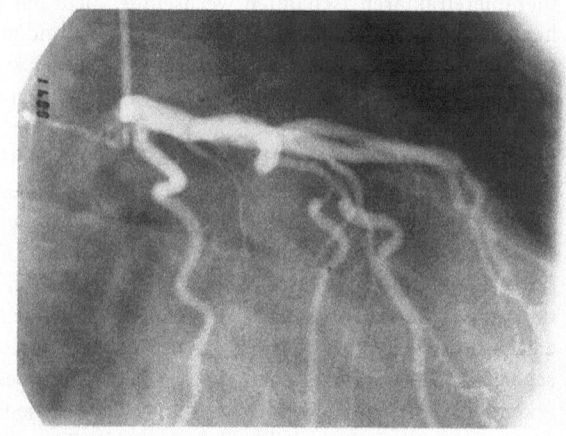

schwerden begleitet von ischämischen Kammerendteilveränderungen in den Vorder-/ Seitenwandableitungen, so daß nochmals die linke Herzkranzarterie dargestellt wurde, die nunmehr eine bedeutsame, längerstreckige Engstellung eines kräftgen marginalen Astes der Arteria circumflexa zeigt (Abb. 11.2-11).

Dieser Fall ist ein Beispiel für die Vielfalt kardialer Ursachen einer Angina pectoris. Er verdeutlicht, daß die breite Variabilität der gefäßmorphologischen Befunde und der ihnen zugrunde liegenden Erkrankungen eine differenzierte Bewertung erforderlich macht, da nur so eine spezifische und dadurch „maßgeschneiderte" Therapie gewährleistet wird.

Literatur

1. Grossman W, Baim DS (1991) Cardiac catheterization, angiography and intervention. LEA & Febiger
2. Lichtlen PR (1990) Koronarangiographie. Perimed, Erlangen
3. Roubin GS, Califf RM, O'Neill WW, Phillips III HR, Stack RS (1994) Interventional cardiovascular medicine. Churchill & Livingstone
4. Stary HC (1992) Composition and classification of human atherosclerotic lesions. Virchows Arch A Pathol Anat 421:277–290

11.3
Kardiomyopathien

G. Ertl · I. Kugler · M. Kirstein

Unter dem Begriff „Kardiomyopathie" subsummieren sich heterogene Erkrankungen meist ungeklärter Genese. Grundlage der Diagnostik ist daher häufig der Ausschluß einer Grunderkrankung mit sekundärem Myokardschaden. Die klassische Klassifizierung der Kardiomyopathien basiert bei den dilatativen bzw. hypertrophischen Kardiomyopathien auf der Morphologie des Herzens, bei der restriktiven Kardiomyopathie auf einer spezifischen Funktionsstörung. Die Diagnostik der restriktiven Kardiomyopathie wird an anderer Stelle abgehandelt.

Die technische Entwicklung nicht-invasiver Verfahren, insbesondere der Echokardiographie und Doppler-Echokardiographie, hat in den letzten Jahren die Bedeutung der Herzkatheterdiagnostik eingeengt. So erlaubt die Echokardiographie die relativ exakte Vermessung des linken Ventrikels und damit die Diagnose einer Dilatation und/oder Hypertrophie. Die Dilatation läßt sich quantifizieren und darüber hinaus anhand der linksventrikulären Verkürzungsfraktion im M-Mode oder der Ejektionsfraktion in der 2D-Echokardiographie ein Maß für die Ventrikelfunktion finden. Die Doppler-Echokardiographie leistet insbesondere einen wichtigen Beitrag zur Definition von diastolischen Funktionsstörungen des dilatierten Ventrikels. Bei der hypertrophischen Kardiomyopathie läßt sich die Dicke des interventrikulären Septums und der linksventrikulären Hinterwand in den meisten Fällen exakt bestimmen und damit der Typus der Hypertrophie festlegen. Konzentrische Formen der Hypertrophie lassen sich von exzentrischen Formen mit Betonung des interventrikulären Septums unterscheiden. Darüber hinaus läßt sich in der Echokardiographie die charakteristische systolische Vorwärtsbewegung des vorderen Mitralsegels („systolic anterior movement" = SAM) bei der obstruktiven Form der hypertrophischen Kardiomyopathie nachweisen. Die Doppler-Echokardiographie erlaubt schließlich die Quantifizierung eines intrakavitären Druckgradienten als Zeichen der linksventrikulären Obstruktion und darüber hinaus wiederum den Nachweis von diastolischen Funktionsstörungen bei Hypertrophie. Da bei Kardiomyopathien der Ausschluß anderer kardialer Grunderkrankungen von entscheidender Bedeutung ist, kommt auch hier der Echokardiographie eine wichtige Rolle zu. So kann sie neben der klinischen Untersuchung zum Ausschluß von angeborenen oder erworbenen Vitien beitragen.

Trotz dieser Erfolge der Echokardiographie ist für die meisten Fälle von Kardiomyopathien aus verschiedenen Gründen eine invasive Diagnostik unverzichtbar. So erbringt die Koronarangiographie auch bei Patienten ohne richtungsweisende Symptomatik gelegentlich überraschende Befunde einer koronaren Herzerkrankung, die dann ganz andere therapeutische Konsequenzen nach sich ziehen und zu einer Revision der Diagnose führen können. Es ist also einerseits der sichere Ausschluß von anderen kardialen Erkrankungen, welcher invasiv gelingt. Darüber hinaus lassen sich jedoch das Ausmaß der kardialen Funktionsstörungen und morphologischen Veränderungen des Herzens durch die invasive Diagnostik sicherer quantifizieren.

Dilatative Kardiomyopathie

Die dilatative Kardiomyopathie ist ein klinisches Syndrom, welches durch die Dilatation häufig mehrerer oder aller Herzhöhlen charakterisiert ist. Ätiologisch können diesem Syndrom viele unterschiedliche Erkrankungen zugrunde liegen. Die Abgrenzung von der chronischen Myokarditis oder einem Folgestadium einer Myokarditis (s. unten) ist schwierig und in der Praxis häufig nicht möglich. Die Definition bleibt daher häufig „idiopathische Kardiomyopathie", welche sich anamnestisch von der alkoholisch bedingten Kardiomyopathie mit einiger Wahrscheinlichkeit abgrenzen läßt. Zur Diagnostik kommt der Patient meist auf der Basis von Symptomen der Herzinsuffizienz, welche sich dann auch klinisch diagnostisch erfassen lassen. In dieser Situation kann eine relative Mitralinsuffizienz die Abgrenzung von einem primären Mitralvitium klinisch schwierig machen. Bei der klinischen Untersuchung können darüber hinaus ein dritter und vierter Herzton, Zeichen der Lungenstauung und der Rechtsherzinsuffizienz diagnostiziert werden. Das EKG ist unspezifisch verändert mit Zeichen der Hypertrophie, häufig später mit Linksschenkelblock. Im späten Stadium liegt häufig eine absolute Arrhythmie bei Vorhofflimmern vor. Ventrikuläre Herzrhythmusstörungen sind häufig, werden jedoch meist erst im 24-h-EKG entdeckt. Angesichts der Häufigkeit des plötzlichen Herztodes bei Patienten mit dilatativer Herzinsuffizienz kommt dieser Diagnostik eine große Bedeutung zu. Die Röntgenaufnahme des Thorax kann schon eine Herzvergrößerung zeigen und evtl. Zeichen der pulmonalen Stauung. Die Echokardiographie läßt die Erweiterung der Herzhöhlen quantifizieren. Diese kann unter Umständen schon vor einer Manifestation klinischer

Symptome als Zufallsbefund erhoben werden. Die Doppler-Echokardiographie bestätigt eine eventuell vorliegende Mitralinsuffizienz und weist auf diastolische Funktionsstörungen hin. Laboruntersuchungen können auf die Grunderkrankung der dilatativen Kardiomyopathie hinweisen, wie z. B. chronischer Alkoholabusus oder endokrine Formen der Kardiomyopathie wie bei Thyreotoxikose oder Phäochromozytom. Darüber hinaus können Laboruntersuchungen zur Einschätzung der Konsequenzen einer Kardiomyopathie im Rahmen der Entwicklung einer chronischen Herzinsuffizienz wichtig sein.

Herzkatheteruntersuchung und Angiokardiographie

Angesichts der ungünstigen Prognose (5-Jahres-Überlebensrate nach Manifestation von Symptomen ca. 50 %) und gravierenden therapeutischen Konsequenzen bis hin zur Herztransplantation ist die invasive Diagnostik bei dilatativer Kardiomyopathie in den meisten Fällen unter Berücksichtigung des Alters und möglicher zusätzlicher Erkrankungen indiziert. Sie dient dem Ausschluß einer koronaren Herzerkrankung, der exakten Quantifizierung und Dokumentation hämodynamischer und geometrischer Veränderungen und ermöglicht die histologische Untersuchung von Myokard nach Biopsie.

Angiokardiographie

Die Laevokardiographie zeigt im allgemeinen einen allseits dilatierten linken Ventrikel, der seine längliche Konfiguration zunehmend verliert und ein kugeliges Aussehen annimmt (Abb. 11.3-1a und b). Grundsätzlich sollte bei diesen Patienten eine Bestimmung der absoluten linksventrikulären Volumina durchgeführt und der Volumen-

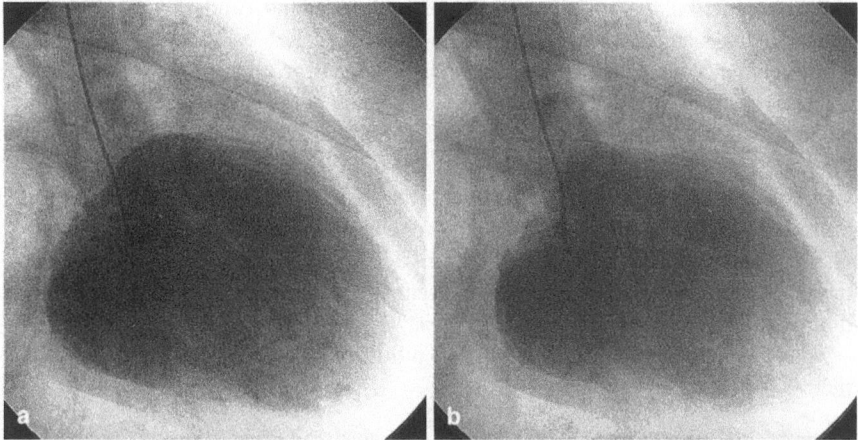

Abb. 11.3-1a,b. Dilatative Kardiomyopathie: **a** zeigt die enddiastolische und **b** die endsystolische Darstellung des linken Ventrikels in 30° RAO. Die planimetrische Bestimmung der Ejektionsfraktion ergibt 13 %

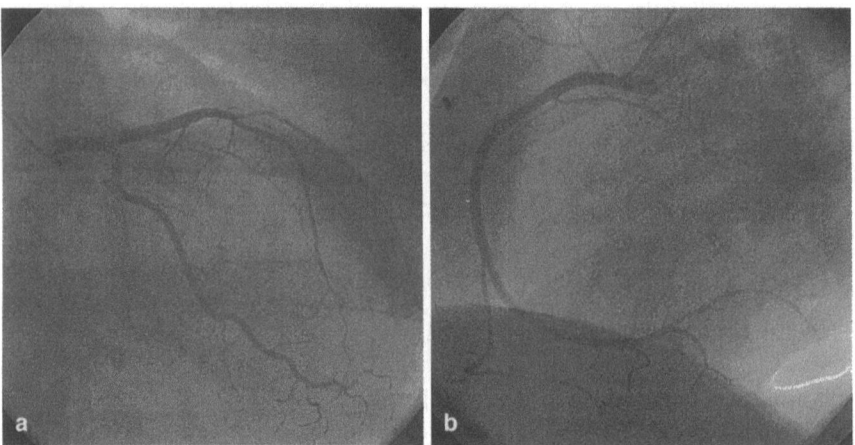

Abb. 11.3-2a,b. Koronarangiographie bei dilatativer Kardiomyopathie (gleicher Patient wie in Abb. 13.1-1). Dabei ist die linke Kranzarterie (**a:** 15° RAO, 15° kraniokaudale Angulation) genauso unauffällig wie die rechte Kranzarterie (**b:** 60° LAO)

index berechnet werden. Regionale Wandbewegungsstörungen sind nicht charakteristisch für die dilatative Kardiomyopathie, können jedoch vorkommen und dann die Abgrenzung von einer ischämischen Genese schwierig machen. Linksventrikuläre Erregungsausbreitungsstörungen können zu einer inhomogenen Kontraktion des linken Ventrikels beitragen. Bei fortgeschrittener linksventrikulärer Dilatation kann die Laevokardiographie eine Mitralinsuffizienz dokumentieren. Die Koronarangiographie zeigt „lang ausgezogene" Koronargefäße (Abb. 11.3-2) im allgemeinen ohne Stenosen oder ohne Befunde, welche die Funktionsstörungen des linken Ventrikels erklären würden. Naturgemäß ist eine Koinzidenz von einer koronaren Herzerkrankung und einer dilatativen Kardiomyopathie möglich und in Einzelfällen ist es schwierig, eine linksventrikuläre Funktionsstörung einer der beiden Grunderkrankungen sicher zuzuordnen.

Besteht der Verdacht auf eine arrhythmogene rechtsventrikuläre Dysplasie („rechtsventrikuläre Kardiomyopathie"), so besteht die Indikation zur rechtsventrikulären Angiographie. Diese Form der Kardiomyopathie kann ausschließlich den rechten Ventrikel befallen, der linke Ventrikel kann jedoch ebenfalls funktionsgestört sein. Die Angiographie zeigt einen erweiterten und schlecht kontrahierenden rechten Ventrikel, typisch für diese Patienten sind ventrikuläre Reentry-Tachykardien aus dem rechten Ventrikel. Die koronare Herzkrankheit kann zu ähnlich diffusen Kontraktionsstörungen im Bereich des linken Ventrikels führen, wie eine dilatative Kardiomyopathie. Diagnostisch sind dann meist Veränderungen, insbesondere Verschlüsse von Koronargefäßen oder hochgradige diffuse Veränderungen wie z. B. bei Diabetikern.

Hämodynamik

Der Linksherzkatheter zeigt meist einen niedrigen oder normalen systolischen Aorten- und linksventrikulären Druck bei erhöhtem enddiastolischem Druck (Abb. 11.3-3a). Falls der linksventrikuläre Druck trägheitsfrei mit einem sogenannten „Tip-Manometer" gemessen wird, so können Kontraktilitätsparameter wie die maximale Druckanstiegsgeschwindigkeit (dP/dt_{max}) berechnet werden, die bei der dilatativen Kardiomyopathie vermindert sind. Die Rechtsherzkatheteruntersuchung kann als Folge des erhöhten enddiastolischen Druckes schon in Ruhe einen ebenfalls erhöhten pulmonalen kapillaren Verschlußdruck (PC- oder Wedge-Druck, Abb. 11.3-3b) und Pulmonalisdruck (Abb. 11.3-3c) zeigen, der unter Belastung inadäquat ansteigt. Das Herzminutenvolumen ist meist in Ruhe lange normal, unter Belastung kommt es jedoch nicht zu einem adäquaten Anstieg des Herzminutenvolumens und entsprechend rascher Entsättigung des aus der Pulmonalarterie gewonnenen Blutes. All diese Veränderungen sind jedoch nicht spezifisch für die dilatative Kardiomyopathie, sondern können durchaus auch auf der Basis einer Herzinsuffizienz anderer Genese entstehen. Insofern tragen sie zur Diagnosestellung der dilatativen Kardiomyopathie nicht bei, erlauben jedoch eine bessere Einordnung der beobachteten morphologischen Veränderungen des Herzens. Sie können auch zur besseren Abschätzung der Prognose beitragen.

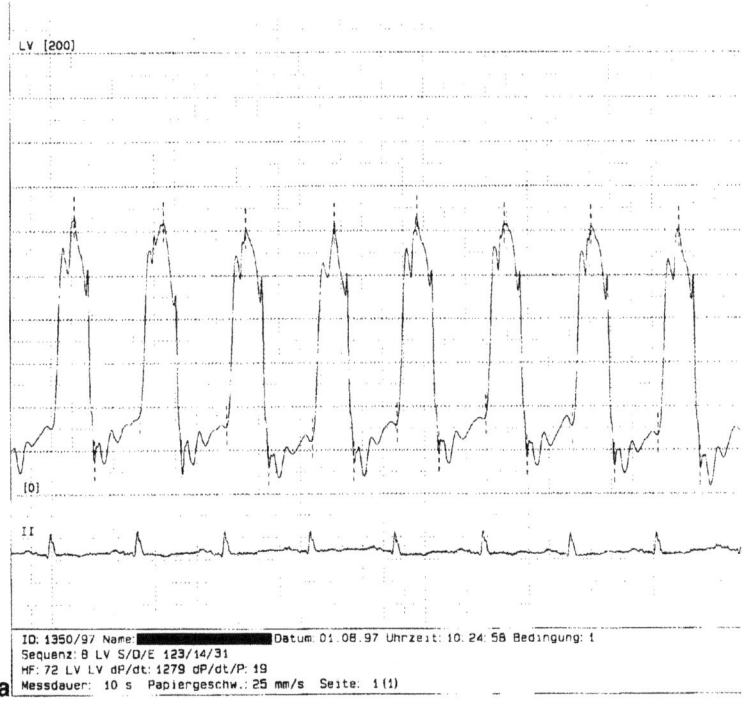

Abb. 11.3-3a–c. Hämodynamische Messungen bei einem Patienten mit dilatativer Kardiomyopathie (gleicher Patient wie in Abb. 11.3-1). Aufgezeichnet sind Druckkurven aus dem linken Ventrikel (**a**), in der pulmonalkapilläre Wedgeposition (**b**) und in der Pulmonalarterie (**c**). Die Auswertung der Meßdaten wird im Szenario 1 besprochen

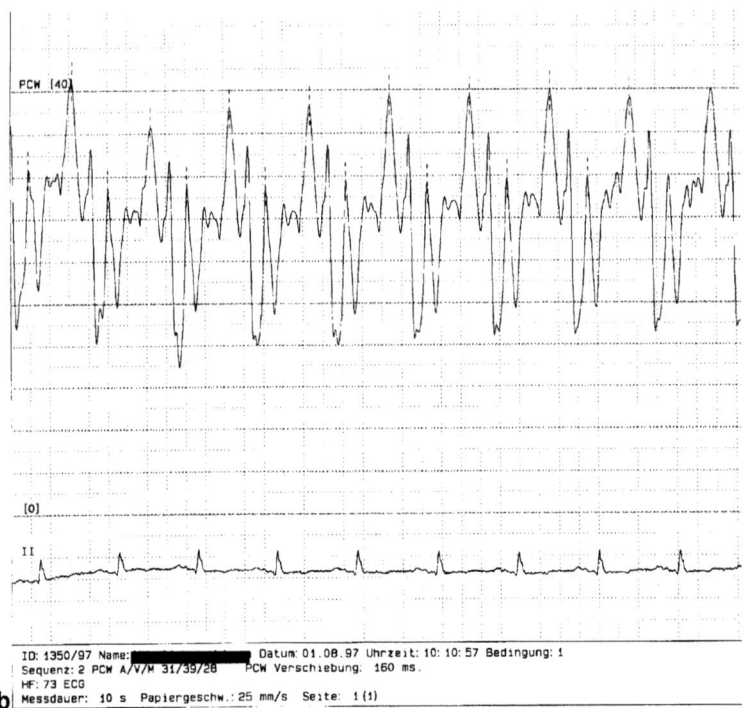

ID: 1350/97 Name: Datum: 01.08.97 Uhrzeit: 10: 10: 57 Bedingung: 1
Sequenz: 2 PCW A/V/M 31/39/28   PCW Verschiebung: 160 ms.
HF: 73 ECG
Messdauer: 10 s Papiergeschw.: 25 mm/s Seite: 1 (1)

b

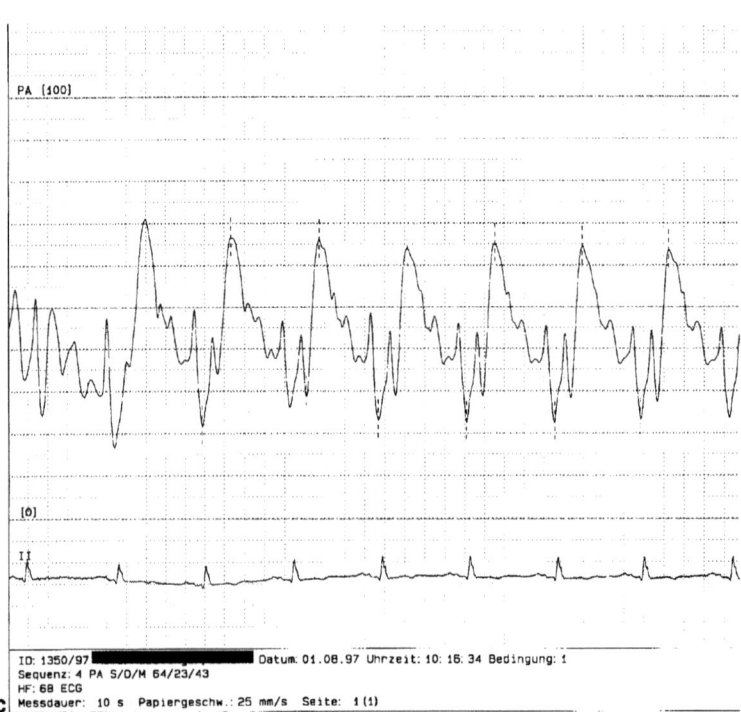

ID: 1350/97   Datum: 01.08.97 Uhrzeit: 10: 16: 34 Bedingung: 1
Sequenz: 4 PA S/D/M 64/23/43
HF: 68 ECG
Messdauer: 10 s Papiergeschw.: 25 mm/s Seite: 1 (1)

c

Abb. 11.3-3b, c. Legende s. S. 385

Szenario 1

Ein 60jähriger Patient wird wegen zunehmender Belastungsdyspnoe NYHA II–III
und anamnestisch rezidivierenden Beinödemen und mehrmaliger Nykturie zur invasiven Diagnostik vorgestellt. An Gefäßrisikofaktoren bestehen bei ihm eine Hyper-
cholesterinämie sowie ein Nikotinabusus. Bei der klinischen Untersuchung sind
keine Beinödeme und keine obere Einflußstauung nachweisbar. Es besteht eine regelmäßige Herzaktion mit einer Frequenz von 70/min, unauffälliger Herzspitzenstoß,
reine Herztöne. Über beiden Lungen vesiculäres Atemgeräusch, keine Rasselgeräusche. Im EKG finden sich bei Sinusrhythmus Zeichen der Linksherzhypertrophie
(Abb. 11.3-4). Echokardiographisch bestätigt sich eine deutlich eingeschränkte
linksventrikuläre Funktion bei dilatiertem LV mit unauffälligen linksventrikulären
Myokarddicken. Bei der Linksherzkatheteruntersuchung zeigen sich unauffällige
Koronargefäße. Laevokardiographisch findet sich bei einer Auswurffraktion von
13 % eine deutlich eingeschränkte linksventrikuläre Funktion (Abb.11.3-1). Der
linksventrikuläre enddiastolische Druck beträgt 31 mmHg (Abb.11.3-3a). Eine prä-
und postkapilläre pulmonale Hypertonie läßt sich in der Rechtsherzkatheteruntersuchung nachweisen (pulmonalkapillärer Verschlußdruck 28 mmHg, pulmonal-
arterieller Widerstand 222 dyn s cm^{-5}) (Abb. 11.3-3). Mittels Thermodilution ergab
sich in Ruhe ein normales Herzzeitvolumen von 5,4 l/min somit besteht eine dilatative Kardiomyopathie. Die Möglichkeit einer Herztransplantation wird derzeit geklärt.

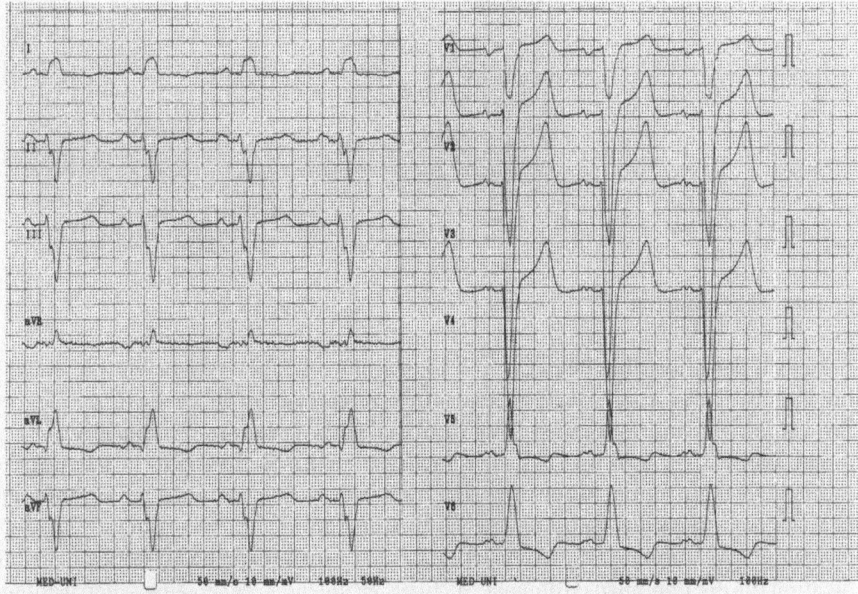

Abb. 11.3-4. Ruhe-EKG eines Patienten mit dilatativer Kardiomyopathie (gleicher Patient wie in Abb.
11.3-1). Es findet sich ein normofrequenter Sinusrhythmus mit einem Linksschenkelblock

Abb. 11.3-5a,b. Lävokardiographie bei hypertrophischer obstruktiver Kardiomyopathie. Die Darstellung zeigt eine systolische Abschnürung mit einem verbleibenden Kontrastmitteldepot an der Ventrikelspitze (**a**: 30° RAO, **b**: 60° LAO)

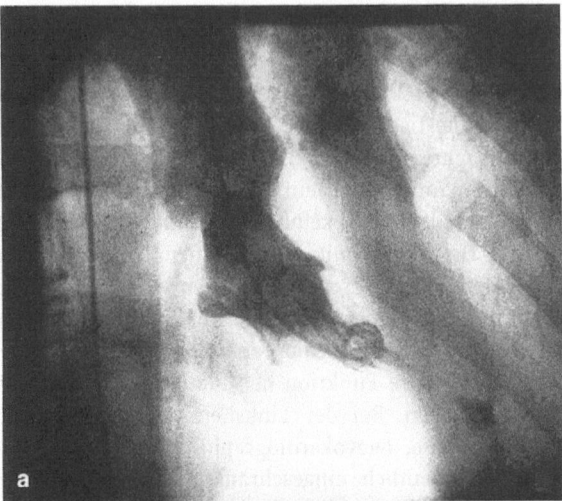

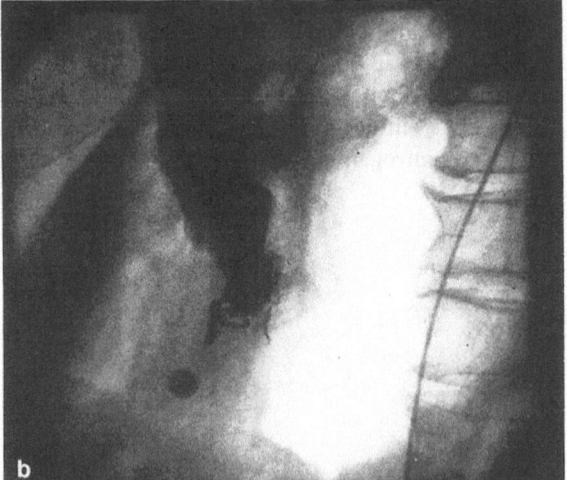

Endomyokardbiopsie

Bezüglich der klinischen Relevanz und Indikation zur Endomyokardbiopsie besteht nur bei Patienten nach Herztransplantation Konsens. Zweifellos kann die Endomyokardbiopsie in bestimmten Fällen zur exakteren Diagnose der dilatativen Kardiomyopathie beitragen und u. U. den Nachweis für das Vorliegen einer sekundären Kardiomyopathie führen. Möglicherweise können bioptische Befunde zur Einordnung der Prognose beitragen. Solange eine spezifische Therapie für die dilatative Kardiomyopathie über die mögliche Grunderkrankungen hinaus nicht belegt ist, kann die Indikation für die Endomyokardbiopsie nicht als zwingend gegeben angesehen werden. Gleiche Aussage gilt für die Differentialdiagnose zur Myokarditis.

Abb. 11.3-6a–c. Druckregistrie-
rungen bei hypertrophischer
obstruktiver Kardiomyopathie.
Die einzelnen Druckkurven
werden im Szenario 2 erläutert.
In **a** und **b** simultane Druckregistrierung im linken Ventrikel und an der Schleuse in
der A. femoralis. In **c** Rückzug
von der Spitze des linken Ventrikels in den linksventrikulären Ausflußtrakt

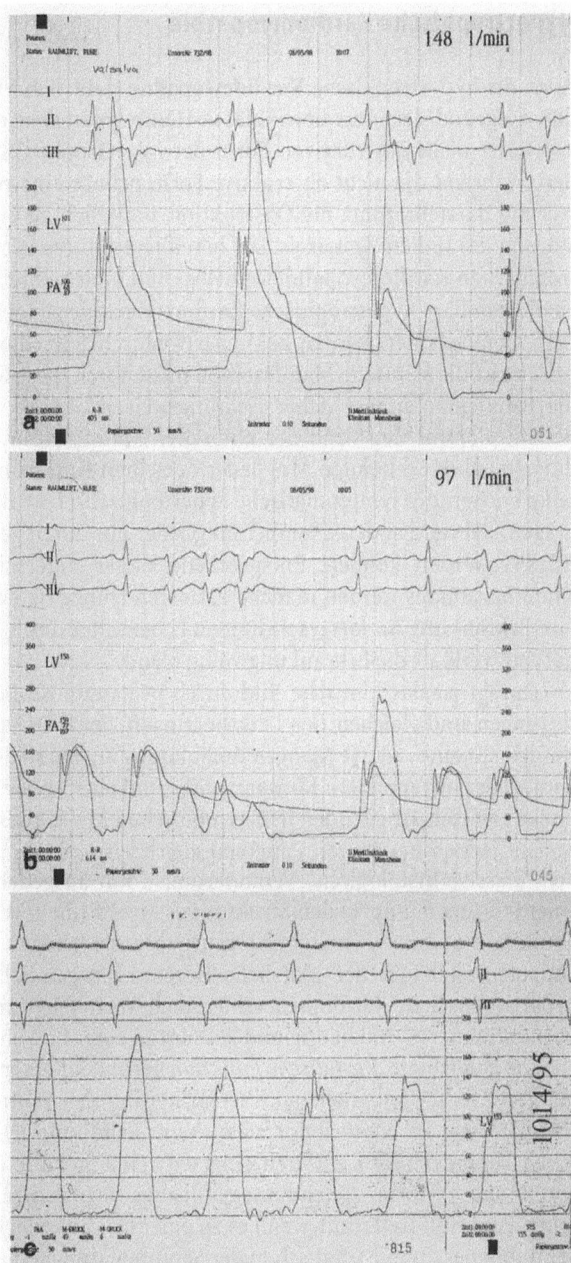

Hypertrophische Kardiomyopathie

Auch die hypertrophische Kardiomyopathie stellt sicherlich keine Krankheitseinheit dar. Aufgrund der intraventrikulären Hämodynamik wird eine obstruktive (HOCM) von einer nicht obstruktiven Form der hypertrophen Kardiomyopathie unterschieden. Während die nicht obstruktive Form primär eine reine diastolische Funktionsstörung darstellt, führt die Obstruktion zusätzlich zu einer systolischen Funktionsstörung des linken Ventrikels. Die hereditäre Genese bestimmter Formen der hypertrophischen Kardiomyopathie ist belegt und molekulargenetisch definiert. Allerdings ist die familiäre hypertrophische Kardiomyopathie genetisch heterogen, d.h. verschiedene Genmutanten werden bei hypertrophischer Kardiomyopathie gefunden. Andererseits ist die klinische Manifestation nicht durch diese Mutanten definiert. Während die Familienanamnese daher richtungsweisend ist, ist sie mehr oder weniger bedeutungslos für den Grad der klinischen Manifestation der hypertrophischen Kardiomyopathie. So können Mitglieder derselben Familie mit gleicher genetischer Mutante hochgradig symptomatische hypertophisch-obstruktive Kardiomyopathien ausprägen, während andere Familienmitglieder nur durch gezielte Untersuchungen identifiziert werden können. Entsprechend dieser unterschiedlichen Ausprägung des Krankheitsbildes werden manche Patienten frühzeitig evident, andere manifestieren ihre Erkrankung im fortgeschrittenen Lebensalter und bei manchen Trägern des Genotypes verläuft die Erkrankung völlig blande.

Geprägt ist das klinische Bild durch pectanginöse Beschwerden, Herzrhythmusstörungen und Zeichen der Linksherzinsuffizienz. Die pectanginösen Beschwerden werden auf eine relative Mangeldurchblutung aufgrund einer „hypertrophen Vaskulopathie" der intramuralen Koronargefäße und einen gesteigerten Sauerstoffbedarf des unökonomisch arbeitenden hypertrophischen Myokardes zurückgeführt. Nicht selten besteht jedoch bei älteren Patienten gleichzeitig eine typische koronare Herzkrankheit. Massive histologische Veränderungen mit ausgedehnten Myokardfibrosen und einer Störung der normalen Struktur des Myofibrillen-Verbandes sind vermutlich die Grundlage potentiell maligner Herzrhythmusstörungen. Insbesondere bei jüngeren Patienten ist leider der plötzliche Herztod gelegentlich die Erstmanifestation der hypertrophischen Kardiomyopathie. Auch Vorhofrhythmusstörungen, insbesondere Vorhofflimmern, sind häufig und können zu einer Linksherzinsuffizienz beitragen.

Eine abnormale *diastolische Funktion* beruht auf einer Störung der Relaxation und bei gestörter Dehnbarkeit und Verkleinerung des Ventrikelvolumens aufgrund der Hypertrophie in einer abnormalen Ventrikelfüllung. Die beschriebenen histologischen Veränderungen erklären einerseits eine Störung der Relaxation, andererseits könnte ein gestörter Calciummetabolismus dazu beitragen. Störungen der systolischen Funktion treten auf, wenn es zu einer Obstruktion kommt. Bei asymmetrischer Septumhypertrophie trägt schon der Septumwulst zu einer Obstruktion bei. Eine entscheidende Rolle spielt jedoch die Vorwärtsbewegung des vorderen Mitralsegels („systolic anterior movement" = SAM) durch einen Venturi-Effekt, welche den systolischen Ausstrom in die Aortenklappe entscheidend behindern kann. Auf diese Weise entsteht ein charakteristischer intrakavitärer Druckgradient, der nicht-invasiven und invasiven Methoden zugänglich ist. Folge der systolischen und diastolischen Funktionsstörungen sind Leistungsminderung und Dyspnoe. Die Manifestation einer kongestiven Herzinsuffizienz ist bei hypertrophischer Kardiomyopathie jedoch selten. Die körperliche Untersuchung kann entsprechend dem variablen klinischen Bild unterschiedliche Befunde ergeben. Obstruktion des Ausflußtraktes und Mitralinsuffizienz führen zu einem Systolikum, wobei das rauhe Systolikum der Obstruktion typischerweise durch Provokationstests (s. unten) verstärkt werden kann. EKG-Veränderungen finden sich bei den meisten Patienten mit hypertrophischer Kardiomyopathie. Sie repräsentieren die Hypertrophie, können jedoch ebenfalls entsprechend der Variabilität des morphologischen und klinischen Bildes sehr unterschiedlich ausfallen. Häufig treten jedoch auch Q-Zacken auf, die sowohl in den inferioren als auch in den präcordialen Ableitungen zu finden sind. Ventrikuläre und supraventrikuläre Rhythmusstörungen werden meist im 24-h-EKG entdeckt.

Die Diagnose „hypertrophische Kardiomyopathie" wird heute mittels der Echokardiographie gestellt und mittels der Doppler-Echokardiographie quantifiziert. Das Befallsmuster der Hypertrophie läßt sich ebenfalls mittels der Echokardiographie einordnen. Hier kommen vor allem diffuse Formen der Hypertrophie, eine überwiegend apikal betonte Hypertrophie oder die asymmetrische Septumhypertrophie mit oder ohne Obstruktion vor. Darüber hinaus kann die Echokardiographie die systolische Vorwärtsbewegung des vorderen Mitralsegels dokumentieren. Die Doppler-Echokardiographie zeigt die hohe Strömungsgeschwindigkeit im Ausflußtrakt des linken Ventrikels und evtl. eine Mitralinsuffizienz. Schließlich können die Echokardiographie und Doppler-Echokardiographie Störungen der diastolischen Funktion zeigen. Der Druckgradient im Ausflußtrakt kann gemessen werden.

Herzkatheteruntersuchung und Angiokardiographie

Auch bei der hypertrophischen Kardiomyopathie ist ein wesentlicher Punkt der invasiven Diagnostik der Ausschluß anderer Erkrankungen als Ursache für die Symptome Angina pectoris, Herzrhythmusstörungen oder Herzinsuffizienz und als Ursache für die Hypertrophie. Darüber hinaus kann sie zur exakteren Einschätzung von Begleiterkrankungen führen. Schließlich trägt die invasive Diagnostik zur Quantifizierung und prognostischen Einschätzung auch bei hypertrophischer Kardiomyopathie bei.

Angiokardiographie

Die linksventrikuläre Angiokardiographie zeigt u. U. typische Veränderungen des Ventrikels. Das Cavum ist klein oder normal groß (Abb. 11.3-5) und der Abstand zwischen Cavum und Koronargefäßen aufgrund der Hypertrophie vergrößert. In der Parenchymphase läßt sich der hypertrophierte linke Ventrikel darstellen und die Wanddicke quantifizieren. Der linke Ventrikel kann darüber hinaus charakteristische Formveränderungen wie z. B. einen „Ballettschuh" annehmen. Hierbei engen die hypertrophierten Kapillarmuskel in der Systole das Cavum ein. Bei hypertrophisch-obstruktiver Kardiomyopathie kann die Obstruktion auch angiographisch nachvollzogen werden. Das vordere Mitralsegel läßt sich während der Systole verfolgen und eine Mitralinsuffizienz ist, wenn gegeben, nachweisbar. Die Koronargefäße sind typischerweise nicht verändert, mit zunehmendem Lebensalter kommt in zunehmender Häufigkeit eine koronare Herzerkrankung als Zweiterkrankung vor.

Hämodynamik

Entsprechend der Pathophysiologie dominieren bei den hämodynamischen Veränderungen eine Abnahme der linksventrikulären Dehnungsfähigkeit (Compliance) und/oder die Obstruktion des linksventrikulären Ausflußtraktes. Die Abnahme der Dehnungsfähigkeit führt zu einer Zunahme des linksventrikulären Füllungsdruckes, üblicherweise angegeben als enddiastolischer Druck und in der Folge zu einer pulmonalen Hypertonie, die sich mittels Rechtsherzkatheter dokumentieren läßt. Seltener kommt es auch im rechtsventrikulären Ausflußtrakt zu einer Obstruktion.

Hypertrophisch-obstruktive Kardiomyopathie

Kennzeichnend für die Obstruktion des linksventrikulären Ausflußtraktes ist ein systolischer Druckgradient zwischen dem subvalvulär gelegenen Ausflußtrakt und den apikalen Anteilen des linken Ventrikels, der bei Rückzug des Katheters aus der Herzspitze in den Ausflußtrakt zu registrieren ist, bevor die Aortenklappe passiert wird (Abb. 11.3-6c). An der Aortenklappe selbst findet sich *kein* Druckgradient. Häufig ist es schwierig, bei hypertrophischen linken Ventrikeln mit kleinem Cavum einen artefaktfreien linksventrikulären Druck aus apikalen Regionen zu registrieren, da der Katheter in dem sich weitgehend entleerenden linken Ventrikel direkt gequetscht wird. Dies führt zu artifiziellen Übersteigerungen des systolischen linksventrikulären Druckes und kann infolgedessen einen Gradienten imitieren. Auch wenn tatsächlich ein Gradient vorliegt, kann dieser jedoch sehr variabel sein und wird durch mehrere potentiell variable Faktoren determiniert: er ist abhängig von Vor- und Nachlast und der Kontraktilität des linken Ventrikels. Eine Vorlastsenkung, die zu einer Verkleinerung des Cavums des linken Ventrikels führt, kann auf diesem Wege die Obstruktion verstärken. Eine Verringerung der Nachlast führt zu einer Steigerung der Strömungsgeschwindigkeit, ähnlich wie eine Zunahme der Kontraktilität. Entsprechend können Manöver durchgeführt werden, welche einen in Ruhe nicht vorhandenen oder nur geringen Gradienten akzentuieren.

Provokationsmanöver

Das Valsalva-Manöver führt bei Patienten mit Obstruktion des linksventrikulären Ausflußtraktes zu einer Abnahme des systolischen arteriellen Blutdruckes und einer Zunahme des Gradienten und kann daher mit Kathetern in Position im linken Ventrikel und in der Aorta ascendens bei synchroner Druckregistrierung zur Provokation oder Prononcierung eines Gradienten verwendet werden. Ebenso kann ein Gradient evident werden unter post-extrasystolischer Potenzierung nach spontanen oder durch den Katheter induzierten Extrasystolen. Normalerweise kommt es beim postextrasystolischen Schlag zu einer Zunahme der Kontraktionskraft aufgrund einer vermehrten diastolischen Füllung und dieses Phänomen wird als post-extrasystolische Potenzierung bezeichnet. Bei Obstruktion des linksventrikulären Ausflußtraktes kommt es jedoch zu einer Zunahme des Gradienten, welche eine post-extrasystolische Potenzierung verhindert oder tatsächlich sogar zu einer Abnahme des systolischen Druckes in der Aorta während des post-extrasystolischen Schlages führt, was als „Brocken-brough-Phänomen" bezeichnet wird. Ein weiteres gezieltes Manöver, welches bei Verdacht auf hypertrophisch obstruktive Kardiomyopathie und fehlendem oder grenzwertigem Gradienten durchgeführt werden sollte, ist die Applikation von Nitroglycerin. Dieses führt zu einer Abnahme des arteriellen Druckes und linksventrikulären Volumens und auf diesem Wege zu einer Prononcierung des Gradienten am linksventrikulären Ausflußtrakt.

Szenario 2

Eine 71jährige Patientin wird mit dekompensierter Linksherzinsuffizienz stationär aufgenommen. Anamnestisch berichtet sie über Dyspnoe bei geringer Belastung. Als Begleiterkrankung besteht ein Diabetes mellitus. Bei der körperlichen Untersuchung zeigt sich eine ausgeprägte Dyspnoe, auskultatorisch über den Pulmones beidseits ausgeprägte feuchte Rasselgeräusche im Sinne eines beginnenden Lungenödems. Es zeigt sich eine Tachykardie von 120/min, auskultatorisch ein rauhes Systolikum im 2. ICR rechts mit Fortleitung in die Carotiden, nach Rekompensation deutliche Verstärkung des Systolikums bei Valsalva-Manöver. Im EKG finden sich Zeichen einer massiven linksventrikulären Hypertrophie mit einem Sokolow-Index von 8,5 mV. Eine am Aufnahmetag durchgeführte Echokardiographie bestätigt eine hypertrophe obstruktive Kardiomyopathie mit massiver Septumhypertrophie mit einem maximalen Gradienten von 140 mm Hg im linksventrikulären Ausflußtrakt, es findet sich eine typische systolische Vorwärtsbewegung („systolic anterior movement" = SAM) des vorderen Mitralsegels. Nach Behandlung mit Verapamil beträgt der dopplerechokardiographische Gradient im linksventrikulären Ausflußtrakt 50 mm Hg. Die Patientin wird nun auch invasiv untersucht. Dabei beträgt der invasiv gemessene Gradient 40 mm Hg. Folgende Drücke werden gemessen:

- Aorta   systolisch/diastolisch/Mitteldruck: 130/60/72,
- LV Herzspitze systolisch/diastolisch: 170/4,
- LV Ausflußtrakt systolisch/diastolisch: 168/3 mm Hg.

In der Laevokardiographie zeigt sich eine weitgehende Entleerung der linksventrikulären Ausflußbahn bis ca. Mitte des linken Ventrikels (Abb. 11.3-5). Die Auswurffraktion beträgt 90%, es besteht keine regionale Wandbewegungsstörung und keine Mitralklappeninsuffizienz. Die Koronararterien sind unauffällig. In der Rechtsherzkatheteruntersuchung finden sich normale Drücke im kleinen Kreislauf (Wedge-Druck 9 mm Hg, totaler pulmonaler Widerstand 133 dyn s cm^{-5}).

Bei weiter persistierender Belastungsdyspnoe wird die Patientin zur Myektomie vorgestellt. Intraoperativ findet sich ein massiv hypertrophiertes Septum. Das anteriore Mitralsegel steht am schlaffen Herzen in direktem Kontakt mit dem Septum. Es wird ein ca. 4 cm langer Muskelblock mit einer Kantenlänge von 1 cm excidiert. Die Füllungsdrücke nach Beendigung der extrakorporalen Zirkulation liegen rechts bei 9 und links bei 22 mm Hg. Der arterielle Blutdruck beträgt dabei 142/86 mm Hg. Bei simultaner Druckmessung im linken Ventrikel und in der Aorta ascendens ist jetzt kein Gradient mehr nachweisbar. Postoperativ besteht eine passagere AV-Blockierung

im EKG. Die Patientin konnte nach im weiteren unkompliziertem Verlauf beschwerdefrei entlassen werden.

Therapie der hypertrophisch-obstruktiven Kardiomyopathie durch Katheterintervention

Der Pathophysiologie folgend sucht die Therapie die Kontraktionsgeschwindigkeit
des linken Ventrikels zu reduzieren durch die Gabe von Verapamil-artigen Calcium-
antagonisten oder Betarezeptoren-Blocker und Vor- und Nachlast senkende Medikamente zu vermeiden. Die operative Therapie besteht in der Myektomie, d.h. der
chirurgischen Entfernung der hypertrophischen Septumanteile, und/oder dem prote-
tischen Ersatz der Mitralklappe. Schließlich wurde der Einsatz AV-sequentieller
(„DDD") Schrittmacher propagiert. Während die medikamentöse Therapie häufig
nicht in der Lage ist, die Patienten symptomfrei zu machen, ist die Langzeitbedeutung
der chirurgischen Verfahren umstritten. Für den Einsatz von DDD-Schrittmachern
konnte gezeigt werden, daß eine symptomatische Besserung erreicht wurde, auch
wenn der Schrittmacher nicht in Funktion war und die Belastbarkeit nicht gebessert
wurde. Diese therapeutischen Mißerfolge und die Beobachtung, daß ein spontaner
Myokardinfarkt zu einer Aufhebung der linksventrikulären Ausflußtraktobstruktion
führen kann, haben zur Einführung eines neuen Verfahrens geführt. Dieses benutzt
eine Variante der perkutanen transluminalen Koronarangioplastie, um unter kontrollierten Bedingungen einen Infarkt des hypertrophierten Septumanteils zu induzieren.
Hierzu wird der erste große septale Ast sondiert und mittels eines Ballons probehalber
verschlossen. Wenn hierunter die Obstruktion des Ausflußtraktes verschwindet, wird
das Gefäß mit Alkohol verödet. Es kommt zum Infarkt und damit Funktionsverlust
des Septumanteiles. Die Erfahrungen mit dem Verfahren sind in einem Bereich, der es
als experimentelles Verfahren klassifiziert. Größere Studien dazu sind unterwegs. Das
Verfahren scheint den intrakavitären Druckgradienten zuverlässig zu beheben. Un-
bekannt ist bisher der Langzeiteffekt, insbesondere bezüglich einer Prävention der
chronischen Linksherzinsuffizienz und des plötzlichen arrhythmogenen Herztodes.
Die Komplikationen entsprechen denen eines akuten Myokardinfarktes, kombiniert
mit möglichen Komplikationen der Katheterintervention und Injektion, einschließlich möglicher Fehlinjektion von Alkohol. Gravierend ist das Problem der Indikationsstellung zu diesem Eingriff. Wird die Indikation ähnlich gesehen wie für die Operation, d.h. nur bei entsprechend schweren Formen mit hochgradiger Symptomatik,
so kann die Indikation nur selten gestellt werden. Hingegen wird die Diagnose einer
hypertrophisch obstruktiven Kardiomyopathie mit der Echokardiographie entweder
aufgrund von Vorsorge oder Umfelduntersuchungen im Bereich eines Patienten mit
hypertrophischer Kardiomyopathie vergleichsweise häufig gestellt. Angesichts der
neueren molekulargenetischen Erkenntnisse zur hypertrophischen Kardiomyopathie
steht zu hoffen, daß ätiologisch orientierte Therapieverfahren entwickelt werden
können.

Literatur

Berg JM ten, Suttorp MJ, Knaepen PJ, Ernst SMPG, Vermeulen FEE, Jaarsma W (1994) Hypertrophic obstructive cardiomyopathy. Initial results and long-term follow-up after morrow septal myectomy. Circulation 90:1781-1785

Charron P, Dubourg O, Desnos M, Isnard R, Hagege A, Millaire A, Carrier L, Bonne G, Tesson F, Richard P, Bouhour JB, Schwartz K, Komajda M (1997) Diagnostic value of electrocardiography and echocardiography for familial hypertrophic cardiomyopathy in a genotyped adult population. Circulation 96:214-219

Fananapazir L, Epstein ND, Curiel RV, Panza JA, Tripodi D, McAreavey D (1994) Long-term results of dual-chamber (DDD) pacing in obstructive hypertrophic cardiomyopathy. Evidence for progressive symptomatic and hemodynamic improvement and reduction of left ventricular hypertrophy. Circulation 90:2731-2742

Gadler F, Linde C, Juhlin-Dannfelt A, Ribeiro A, Rydén L (1997) Long-term effects of dual chamber pacing in patients with hypertrophic cardiomyopathy without outflow tract obstruction at rest. Eur Heart J 18:636-642

Gwathmey JK, Warren SE, Briggs GM, Copelas L, Feldman MD, Philipps PJ, Callahan M, Schoen FJ, Grossman W, Morgan JP (1991) Diastolic dysfunction in hypertrophic cardiomyopathy. Effect on active force generation during systole. J Clin Invest 87:1023-1031

Joyce FS, Lever HM, Cosgrove III DM (1994) Treatment of hypertrophic cardiomyopathy by mitral valve repair and septal myectomy. Ann Thorac Surg 57:1025-1027

Mason JW, O'Connell JB, Herskowitz A, Rose NR, McManus BM, Billingham ME, Moon TE, and the Myocarditis Treatment Trial Investigators (1995) A clinical trial of immunosuppressive therapy for myocarditis. N Engl J Med 333:269-275

Messmer BJ (1994) Extended myectomy for hypertrophic obstructive cardiomyopathy. Ann Thorac Surg 58:575-577

Nishimura RA, Danielson GK (1993) Dual chamber pacing for hypertrophic obstructive cardiomyopathy: Has its time come? Br Heart J 7:301-303

Oakley CM (1995) Non-surgical ablation of the ventricular septum for the treatment of hypertrophic cardiomyopathy. Br Heart J 74:479-480

Rakar S, Sinagra G, Di Lenarda A, Poletti A, Bussani R, Silvestri F, Camerini F and the Heart Muscle Disease Study Group (1997) Epidemiology of dilated cardiomyopathy. A prospective post-mortem study of 5252 necropsies. Eur Heart J 18:117-123

Sigwart U (1995) Non-surgical myocardial reduction for hypertrophic obstructive cardiomyopathy. Lancet 346:211-214

Spirito P, Seidman CE, McKenna WJ, Maron BJ (1997) The management of hypertrophic cardiomyopathy. N Engl J Med 336:775-785

THERAPIE

KAPITEL 12

Ballon-Dilatation (PTCA)

B. Meier

Inspiriert aber unbefriedigt von der perkutanen Methode, periphere Arterienstenosen mit Plastikkathetern wachsenden Umfangs aufzudehnen [1] experimentierte Andreas R. Grüntzig mit einer Reihe von Ballonmodellen [2]. 1974 wurde die periphere Ballonangioplastie durch Grüntzig in Zürich eingeführt [3]. 1976 überraschte Grüntzig die Welt der Kardiologen durch die Poster-Präsentation einer Ballonkoronardilatation (PTCA) beim Hund. Am 22. März 1976 wurde ein erster Versuch abgebrochen, bei einem inoperablen Patienten im Endstadium der koronaren Herzkrankheit eine PTCA durchzuführen, weil der damals noch primitive Führungskatheter das Koronarostium nicht erreichte. Am 9. Mai 1977 wurde der erste Fall einer kleinen Serie von intraoperativen Ballondilatationen von Andreas R. Grüntzig und Richard K. Myler in Zusammenarbeit mit dem Herzchirurgen Elias Hanna in San Francisco durchgeführt, als Wegbereiter der perkutanen Methode. Am 16. September 1977 erfolgte die weltweit erste PTCA durch Grüntzig am Universitätsspital Zürich, der ich als für den Patienten verantwortlicher Assistenzarzt beiwohnte. Grüntzig und sein Patient waren damals beide 38 Jahre alt. Der Eingriff verlief problemlos [4]. Der Patient wurde dadurch für nunmehr über 20 Jahre völlig beschwerdefrei seitens seiner koronaren Herzkrankheit. Das dauerhaft gute Resultat wurde durch eine Kontrollangiographie nach 10 Jahren und regelmäßige Ergometrien dokumentiert.

Im März 1978 wurde die Methode fast gleichzeitig durch Richard K. Myler und Simon H. Stertzer in den USA eingeführt. Beide hatten sich früh für Grüntzigs Technik interessiert und ihm bei der Weiterentwicklung geholfen. In Europa wurde die PTCA außerhalb von Zürich zuerst in Frankfurt durch Martin Kaltenbach in Zusammenarbeit mit Andreas R. Grüntzig klinisch erprobt (2. Fall weltweit).

Die Methode verbreitete sich unaufhaltsam über die ganze Welt mit einem geometrischen Zuwachsmuster. Grüntzig vermittelte die Technik durch geduldige Unterweisung zahlreicher weitergereister Besucher in Zürich, vor allem aber durch seit 1978 regelmäßig organisierte Kurse mit televisionsgestützten Direktdemonstrationen. Die Tatsache, daß er in Zürich in den ersten drei Jahren lediglich etwa 150 Patienten behandeln konnte (was ihm damals immerhin noch knapp den Spitzenplatz vor den beiden amerikanischen Pionieren Myler in San Francisco und Stertzer in New York sicherte) hatte zwei Gründe.

1. Im Raum Zürich herrschte eine durch Internisten geprägte, ausgesprochen konservative Haltung gegenüber der koronaren Herzkrankheit vor. Diese führte zu später Zuweisung zur Koronarangiographie, womit kaum Frühformen gefunden wurden. Diese galten damals und gelten auch heute als beste Indikationen für die PTCA.

2. Das rigide logistische und personelle Gerüst einer Schweizer Universitätsklinik war
   ungeeignet für die explosionsartige Ausbreitung einer weniger intellektuell als
   volks- und marktwirtschaftlich bedeutenden Behandlungsmethode.

Ab 1981 verlegte Grüntzig deshalb seine Aktivitäten in die USA, wo ihm an der Emory
Universität in Atlanta beste Voraussetzungen für Anwendung und Weiterentwicklung
seiner sensationellen Methode geboten wurden.

Die erste Publikation einer größeren Serie von PTCA-Patienten [5] war zwar leicht
enttäuschend gegenüber der Beschreibung der ersten Fälle [6]. Einer technischen Erfolgsrate von 64 % standen die Notwendigkeit einer notfallmäßigen Bypass-Operation
in 14 % und eine Infarktrate von 6 % gegenüber. Dies tat dem wachsenden Enthusias-
mus für die PTCA kaum Abbruch, da sich technische Verbesserungen Schlag auf
Schlag folgten.

Zunächst führte John B. Simpson 1981 die über einen Draht geführte Ballontech-
nik, die aus der Peripherie bekannt war, auch im Koronarbereich ein [7]. 1982 wurde
dieser Draht steuerbar [8]. 1984 [9] und 1986 [10, 11] wurde die Drahttechnik modifiziert, um den Eingriff, namentlich den Ballonaustausch, zu vereinfachen.

Am 28. März 1986 wurde als weiteres geschichtemachendes Ereignis der erste koronare Stent durch Jacques Puel in Toulouse implantiert [12]. Der Stent hat sich als ein-
ziges Zusatz- bzw. Ersatzgerät des Ballons für die Routine bewährt, während andere,
sogenannte neue Geräte („new devices") die Erwartungen nicht erfüllten [13].

Mechanismus

Zunächst wurde von einer Kompression der Plaques ausgegangen [1]. Heute gilt als
gesichert, daß eine Dissektion der Intima und von Teilen der Media zusammen mit der
Dilatation des Gefäßumfanges Raum schaffen und den Fluß normalisieren [14–16].
Diese Freilegung thrombogener Gewebeschichten gibt Anlaß zu Thrombusbildung
und Reparaturprozessen in Form von Gewebeproliferation. Daß nicht alle Gefäße zu-
thrombosieren, ist wohl dem Gebrauch von Heparin und Plättchenhemmern sowie
dem durch die PTCA verbesserten Koronarfluß zu verdanken. Die Gewebeproliferation ist in etwa einem Drittel der Fälle überschießend und führt zusammen mit einer
möglichen Schrumpfung der Arterie („constrictive remodeling") [17] innerhalb weniger Monate zur Restenose in einem signifikanten Prozentsatz der dilatierten Stenosen.
Beim günstigen Verlauf, der die Regel ist, bewirkt dieser Prozeß lediglich eine Re-
Endothelialisierung der Dissekate und des allenfalls eingepflanzten Stents, ohne das
Lumen entscheidend einzuengen.

Technik

Material

Der Anspruch an die Röntgenanlage ist höher als bei diagnostischen Untersuchungen
[18]. Eine biplane Anlage ist hilfreich, aber nicht notwendig. Voraussetzungen sind indes digitale Sequenzschlaufen, Vergrößerungsmöglichkeiten und elektronische Bild-

verbesserungs-Algorithmen. Die Strahlenbelastung von Patienten und Personal kann durch gepulste Durchleuchtung mit Lückenfüllung sowie optimale Filterung, Zentrierung, Abschirmung und Bestrahlungswinkel maßgeblich reduziert werden. Eine Ersatzeinheit, die zumindest hochauflösende Durchleuchtung erlaubt, muß für Pannenfälle vorhanden sein [19].

Mindestens eine EKG-Ableitung und blutige Druckkurven müssen für den Operateur während des ganzen Eingriffs einsehbar sein. Pathologien wie ST-Veränderungen, Arrhythmien und Druckabfall während bestimmter Phasen des Eingriffs, vor allem während der Ballonfüllung, sollten protokolliert werden. Diese Beobachtungen sind prognostisch wichtig und helfen im Falle späterer Komplikationen oder Nacheingriffe.

Der Ballonkatheter ist nur eines der zentralen Instrumente des Eingriffs. Er ist kleinkalibrig, gleitfähig gegen innen und außen und sehr flexibel. Ein genügend großes Lumen für die Füllung mit einer Mischung aus Kontrastmittel und Wasser erlaubt auch eine rasche Entleerung. Drücke bis über 20 bar werden ausgehalten ohne wesentliche Deformierung. Ein kontrolliertes Wachstum mit Druckanstieg („compliance") ist willkommen, damit ein einzelner Ballon einen gewissen Durchmesserbereich abdecken kann. Es besteht eine Auswahl bezüglich Ballondurchmesser von 1,5 bis etwa 6 mm und bezüglich Ballonlänge von 10 bis etwa 60 mm. Außerdem gibt es konische, katzenbuckelige, mit Messern bewehrte, schwitzende (perforierte), hitze- bzw. strahlenabsondernde und Zwillingsballone.

Fast alle Ballone werden heute über einen zuvor eingebrachten Draht eingeführt. Dabei kann der Draht entweder den ganzen Ballonkatheter durchlaufen (konventionelle Ballone) oder nur das ballontragende Ende des Katheters (Monorail-Prinzip [10, 11]) Für einfache Eingriffe durch kleine Führungskatheter kommen auch Ballone mit festmontiertem Draht in Frage.

Der Führungsdraht ist im wesentlichen aus Metall mit einer weichen, flexiblen und formbaren Spitze. Er ist mit gleitförderndem Material beschichtet. In Spezialausführungen kann er an der Spitze einen Doppler-Ultraschallkristall [20], oder ein Druckmeßinstrument [21, 22] tragen. Zum Überwinden von chronischen Totalverschlüssen gibt es auch Modelle mit Kugelspitze [23] oder Laserlinse [24]. Der durchschnittliche Durchmesser eines modernen Koronardrahtes beträgt 0,36 mm (0,014 inch).

Der Führungskatheter ist dazu da, das Dilatationsinstrument durch die Haut bis in die Koronararterie zu leiten. Analog der diagnostischen Koronarkatheter kommt er in einer Reihe vorfabrizierter Kurven, die häufig den Namen ihrer Erfinder tragen. Zusätzlich übermittelt der Führungskatheter den aortalen Druck und erlaubt das Injizieren von Kontrastmittel während des Eingriffes. Die typischen äußeren Durchmesser von Führungskathetern variieren heute von 1,7–2,7 mm (5–8 F).

Des weitern braucht es für die PTCA ein anpaßbares Y-Stück, das simultan die Einführung des Dilatationsmaterials und die Druckmessung am äußern Ende des Führungskatheters erlaubt. Zusätzlich ist ein Gerät notwendig (Indeflator), das den notwendigen Flüssigkeitsdruck im Ballon erzeugt, aufrechterhält, anzeigt und zur Leerung des Ballons einen Unterdruck erzeugt.

Ausführung

Zur Vorbereitung jeder PTCA gehört das genaue Studium der Vorgeschichte und der bekannten Befunde des Patienten. Alle zur Verfügung stehenden Angiogramme sollten konsultiert werden. Eine zielgerichtete Befragung und Untersuchung des Patienten hinsichtlich Herz, Lunge und periphere Gefäße ist unerläßlich. Ein aktuelles Vor-EKG sowie eine Minimal-Blutanalyse (Kreatinkinase, Prothrombinzeit, Plättchen, Hämoglobin, Kreatinin, Kalium) sollten die Regel sein. Die Blutentnahme sollte bei fehlenden Vorwerten auch zu einem Lipidstatus genützt werden.

Der Patient und vorzugsweise die nächsten Angehörigen werden vor Einholen des Einverständnisses gründlich informiert unter Einräumen von Fragezeit. Entsprechende Schriften und Videoprogramme sind zu empfehlen, sollten aber das persönliche Gespräch ergänzen und nicht ersetzen. Die PTCA sollte bei jeder diagnostischen Koronarangiographie als in der gleichen Untersuchung anschließbare Möglichkeit diskutiert werden. Zwischen Angiographie und PTCA sollte eine erneute Information des Patienten stattfinden, idealerweise unter Zuhilfenahme der Videoschlaufen auf einem vom Patienten einsehbaren Fernsehschirm.

Die Durchführung der PTCA im unmittelbaren Anschluß an die diagnostische Koronarangiographie (Ad-hoc-PTCA) ist aus verschiedenen Gründen empfehlenswert und zunehmend populär. Kardiale Ereignisse während der Wartezeit [25] sind ausgeschlossen. Diagnosen und Therapie können in einem Tag erledigt werden, was Erwartungsängste und unangenehme Nebenwirkungen von Bettruhe in Rückenlage und Druckverbänden reduziert. Eine einzige Punktion ohne Belassen einer Schleuse reduziert die lokalen Komplikationen. Der kombinierte Eingriff reduziert die Bestrahlung für den Patienten und das Personal. Die Wiedereingliederung ins normale Leben wird beschleunigt. Die Bedenken hinsichtlich einer allenfalls notwendigen Redilatation sind reduziert, da man an einen und nicht zwei zusätzliche Eingriffe denkt. Im Labor werden letztlich Zeit und Wegwerfmaterial gespart, so daß mit limitierten Ressourcen mehr Patienten behandelt werden können. Mehr und mehr muß der Erwartungshaltung der Patienten, Diagnose und Therapie in einem Eingriff zu vereinen, Genüge getan werden.

Es sind auch Nachteile zu erwähnen: Der Patient mag sich verfrüht Sorgen machen über die Komplikationsmöglichkeiten eines Eingriffs, der, wie sich herausstellt, gar nicht nötig ist. Er hat kaum Gelegenheit, die Situation aufgrund des mitgeteilten Koronarangiographiebefundes zu überdenken und mit Vertrauenspersonen zu besprechen. Der einzelne Eingriff wird verlängert und die Einzeldosis von Kontrastmittel vergrößert. Die ausführenden Personen müssen Entscheide fällen mit wenig Gelegenheit, Konsultationen einzuholen. Der Tagesablauf im Herzkatheterlabor wird weniger vorausberechenbar, und die Auslastung bei Labors ohne Wartelisten sinkt. Außerdem mag in gewissen Ländern ein legales Problem dieser Art der Einverständniseinholung bestehen.

Aufgrund verbesserter Technik, der Verfügbarkeit der Stents und einer vernünftigen Einstellung gegenüber durch die PTCA verursachten Gefäßverschlüssen ist die Notwendigkeit von sofortigen Bypassoperationen in praktisch allen Zentren unter 1 % gesunken. Mithin hat die chirurgische Bereitschaft („surgical standby") heute mehrheitlich theoretische Bedeutung. PTCA-Aktivitäten ohne Herzchirurgie im Hause haben sich in fast allen Ländern der Welt etabliert. Sie sind zu befürworten, falls Wartelisten für Zentren mit Herzchirurgie bestehen. Das Risiko der nicht vorhandenen Chirurgie wird vom Risiko einer Wartezeit auf die PTCA übertroffen.

Eine Vorbereitung der Patienten für eine allfällige Herzoperation erübrigt sich demnach. Immerhin sollte der Patient nüchtern und mit geleerter Blase zur PTCA erscheinen. Eine periphere venöse Leitung ist empfehlenswert und genügend intravenöse Flüssigkeit, vor allem bei längerer Wartezeit und warmer Temperatur, ist von Bedeutung, um Hypovolämien zu vermeiden, die vor allem nach der PTCA zu Gefäßverschlüssen führen können. Für zusätzliche Leitungen (Schrittmacher, Zentralvenendruck, intra-aortale Ballonpumpe) besteht nur in Ausnahmesituationen Bedarf.

Der Zugang erfolgt in der Regel über die rechte Femoralarterie, da das klassische Katheterlabor für Rechtshänder eingerichtet ist, die von der rechten Patientenseite her arbeiten. Als Alternativen kommen die linke Femoralarterie sowie beide Arteriae subclaviae, brachiales und radiales in Frage [26]. Neben dem femoralen Zugang wird lediglich der radiale Zugang von einigen Zentren routinemäßig verwendet seit Stents durch 6-F-Katheter problemlos eingebracht werden können. Er ermöglicht eine sofortige Mobilisation des Patienten. Dieser Vorteil ist nicht zu unterschätzen, da für viele Leute schon einige Stunden Rückenlage qualvoll sein können, von den Schwierigkeiten, in dieser Stellung, Wasser zu lösen, abgesehen. Diesem Vorteil stehen häufigere technische Probleme beim Zugang zum Herzen gegenüber. Eine rasche Mobilisation bei femoralem Zugang ist bei Verwendung von kleinen Kathetern oder perkutanen Verschluß-Systemen möglich.

Die Technik des eigentlichen Eingriffes und die Verwendung von Zusatzgeräten ist von Ort zu Ort verschieden. Aus ökonomischen Gründen herrscht heute die Tendenz vor, möglichst mit 1 Führungskatheter, 1 Führungsdraht, 1 Ballonkatheter und allenfalls 1 Stent auszukommen. Es empfiehlt sich, das Resultat nach der ersten (ca. 1minütigen) Ballondilatation angiographisch zu beurteilen. Falls es verbesserungsbedürftig ist, obwohl ein angemessen großer Ballon voll entfaltet war, wird ein Stent eingesetzt. Er wird so kurz als möglich aber so lang wie nötig gewählt, um ein einwandfreies angiographisches Resultat zu erzielen.

Ausgefeilte Messungen der Stenose [27] des Druckgradienten oder von Flußparametern mit digitaler Angiographie oder Doppler-Geräten [28–30] sind lediglich von wissenschaftlichem Interesse und ohne signifikanten Einfluß auf das klinische Resultat [31]. Andererseits können durch eine einfache Kontrastmittelinjektion während der Ballonokklusion wichtige Information über die Kollateralisierung des zu dilatierenden Gefäßes gewonnen werden. Am besten geschieht dies indem während der Ballonfüllung Kontrastmittel injiziert wird. Durch den Ballonverschluß wird das Kontrastmittel in der Peripherie der angegangenen Arterie gefangen. Wird es innerhalb weniger Sekunden ausgewaschen, bezeugt dies eine gute Kollateralisation. Bleibt es längere Zeit liegen, ist die Kollateralisation ungenügend oder fehlend. Diese Methode gibt Auskunft, sowohl über ipsilaterale wie über kontralaterale Kollateralen. Gute Kollateralen oder vollständige Vorinfarzierung des betreffenden Territoriums können auch daraus abgelesen werden, daß eine mehrminütige Okklusion des Gefäßes ohne Beschwerden oder EKG-Veränderungen ertragen wird. Die unmittelbare und langfristige Nachsorge der Patienten wird durch solche Beobachtungen maßgeblich beeinflußt (Bedarf für Intensivüberwachung, Kontrollangiographien etc.).

Ein Belastungsversuch am Tag nach dem Eingriff ist in der Regel unbedenklich [32]. Er führt indes selten zu klinisch relevanten Entscheiden. Von Bedeutung ist ein Belastungsversuch nach Ablauf der Risikoperiode für Rezidive (4–6 Monate).

Begleitmedikation

Eine gewisse Sedation sollte allen Patienten zukommen. Atropin und Morphiumderivate werden bei Bedarf freigiebig verabreicht. Kontrastmittelallergien sind sehr selten. Dank möglicher Vorbehandlung stellen sie nie eine Kontraindikation zum Eingriff dar.

Plättchenhemmer sollten spätestens bei Beginn der Intervention verabreicht werden. Heute kommen fast alle Patienten mit vermuteter oder bewiesener koronarer Herzkrankheit bereits unter Aspirin zur koronaren Angiographie. Ausnahmen sind Patienten mit oraler Antikoagulation. Aufgrund neuerer Daten ist Ticlopidin bei der PTCA empfehlenswert und bei der Stentimplantation zumindest für einige Tage von großem Nutzen [33, 34]. Der Einsatz von Clopidogrel in diesem Zusammenhang wird gegenwärtig untersucht. Die direkten Glykoprotein IIb/IIIa-Rezeptor Antagonisten (Abciximab, Integrilin, Lamifiban, Tirofiban, etc.) scheinen zumindest bei Hochrisikopatienten von beträchtlichem Nutzen [35–38]. In diesen Situationen sind sie dem Aspirin überlegen [39].

Heparin gehört zu allen PTCA-Eingriffen. Die Dosen variieren von 5'000 bis über 20'000 Einheiten [40]. Gewisse Autoren empfehlen, das Heparin mit ACT-Messungen zu kontrollieren [41], andere halten dies für unnötig [40, 42, 43]. Neue direkte Thrombinantagonisten (Hirudin, Hirolog, etc.) waren bisher dem Heparin höchstens bezüglich Verminderung von Kurzzeitproblemen überlegen [44].

Nach dem Eingriff ist die routinemäßige Gabe von intravenösem Heparin nicht von Vorteil mit der Ausnahme, vielleicht, von subkutanem Heparin. Moderne Plättchenhemmer, wie Abciximab [35] und Integrilin [37], scheinen als Bolus keine signifikante Wirkung zu entfalten. Dies erhöht deren Kosten und Komplexität bei der Anwendung.

Thrombolytische Medikamente (TPA, Urokinase) haben sich im Rahmen der PTCA überraschenderweise als ineffizient, wenn nicht schädlich erwiesen, zumal wenn es sich um instabile Patienten handelt. Sie werden nicht mehr verwendet seit die modernen Plättchenhemmer auf dem Markt sind.

Antianginöse Medikamente sollten bis zum Eingriff beibehalten werden. Nach gelungenem Eingriff können sie sofort abgesetzt werden.

Es ist noch offen, welches Kontrastmittel für die PTCA zu empfehlen ist. Hochosmolare, ionische Präparate sind billig, verursachen aber häufig Übelkeit und Bradykardien. Sie werden in Europa kaum mehr und in den USA höchstens in 10 % verwendet [45]. Ioxaglate, das einzige niederosmolare ionische Kontrastmittel, ist besser verträglich und hat gegenüber den bestverträglichen nichtionischen Kontrastmitteln den Vorteil, antithrombotisch zu wirken.

Personal

Der verantwortliche Operateur sollte ein erfahrener klinischer und invasiver Kardiologe sein. Ein zusätzliches Jahr Ausbildung in interventioneller Kardiologie wird ge-

Tabelle 12-1. Minimales Curriculum unabhängiger interventioneller Kardiologen

Allgemeine (innere) Medizin	2 Jahre
Klinische Kardiologie	3 Jahre
Invasive Kardiologie	6 Monate
– diagnostische Katheteruntersuchungen	
– als Assistent	50 h
– als Verantwortlicher	100 h
Interventionelle Kardiologie	1 Jahr
– therapeutische Kathetereingriffe (PTCA)	
– als Assistent	50 h
– als Verantwortlicher	50 h
Praktische Fortbildungskurse	1

fordert. In der Tabelle 12-1 sind realistische Mindestanforderungen zusammengefaßt. Verschiedene Richtlinien [19, 46–50] wurden publiziert. Vielfach sind sie schwierig zu erfüllen und werden deshalb unvollständig eingehalten.

Eine zusätzliche steril eingekleidete Person sollte dem Operateur zudienen. Eine weitere Person wird gebraucht, um den Patienten zu umsorgen und Material bereitzustellen, sowie um bei der Bedienung der Röntgenanlage und der Überwachungsgeräte mitzuhelfen. Sie sollte auch ein Eingriffsprotokoll führen. Ein weiterer, interventionell erfahrener Kardiologe sowie ein Reanimationsteam müssen unverzüglich abrufbar sein.

Indikation

Eine frühe invasive Diagnosestrategie ergibt häufige Indikationen zur PTCA. Die eindrückliche Zunahme der PTCA-Eingriffe in den letzten 20 Jahren ist denn auch mehr auf die frühere invasive Erfassung der koronaren Herzkrankheit zurückzuführen, als auf die Ausdehnung des Indikationsbereiches. Nach wie vor ist die Eingefäßdilatation die Regel mit mindestens 80% in Europa [51] und über 90% in den USA [52].

Eine konservative Therapie einer angiographisch etablierten Diagnose einer koronaren Herzkrankheit kommt heute nur noch bei ca. jedem 7. Patient zum Zuge, während die PTCA bei 2 von 3 Patienten eingesetzt wird [53]. Dies steht im Kontrast zur Tatsache, daß die einzige Studie, die die beiden Therapiemethoden randomisiert verglichen hat, nur einen kleinen Vorteil der PTCA bezüglich Lebensqualität gezeigt hat [54].

Klinische Indikationen und Kontraindikationen

Indikationen:
- akuter Myokardinfarkt,
- Angina pectoris (stabil oder instabil),
- Angina-Äquivalent (Arrhythmie, Dyspnoe, Schwindel etc.),
- objektive Ischämiezeichen:
  - Ruhe-EKG,
  - Belastungs-EKG,
  - 24-h-EKG,
  - Streßechokardiographie,
  - Belastungsszintigraphie,
  - Positron-Emissions-Tomographie (PET).

Kontraindikationen:
- schwer beeinträchtigte Lebenserwartung wegen Systemkrankheit
  (Ausnahme: agonisierende Angina),
- akuter Infarkt unmittelbar nach systemischer Thrombolyse
  (Ausnahme: Verschlechterung der Situation),
- protrahierter kardiogener Schock nach Myokardinfarkt.

Indikationen und Kontraindikationen generell, und klinische im speziellen, sind auf
die Individualperson zuzuschneiden, was beträchtliche Erfahrung voraussetzt. Da die
Indikationen für die diagnostische Angiographie mit denen für die PTCA weitgehend
deckungsgleich sind, erfüllen praktisch alle angiographierten Personen die klinischen
Vorbedingungen zur PTCA.

Ein oberes Grenzalter für die PTCA kann nicht definiert werden. Die Indikations-
schwelle zwischen PTCA und Chirurgie verschiebt sich zugunsten der PTCA bei älteren Leuten. Andererseits sind günstige anatomische Voraussetzungen für die PTCA
bei ihnen seltener.

Angiographische Indikation und Kontraindikationen

Indikationen
- 1–4 angehbare Läsionen:
- Gefäßdurchmesser mindestens 2,5 mm,
- abhängiges Myokard funktionstüchtig beziehungsweise revitalisierbar oder Aus-
  sicht auf spätere kollateralspendende Funktion,
- Verschluß des Gefäßes voraussichtlich mit dem Leben vereinbar.

Kontraindikation
- Hauptstammstenose (Ausnahme: geschützt durch Graft oder Kollateralen, sehr be-
  nigne Läsion, überlebter oder aktueller Totalverschluß, inoperabler Patient),
- Hauptstammäquivalent (Ausnahme: günstige Läsionen, Eingriff in zwei Sitzungen,
  inoperabler Patient),
- letztes verbleibendes Gefäß (Ausnahme: günstige Läsion, inoperabler Patient),
- Dreigefäßerkrankung (Ausnahme: günstige Läsionen, mindestens ein Hauptgefäß
  ausgespart, mehrzeitige Intervention, inoperabler Patient),
- lokale Kriterien:
  - chronischer Totalverschluß falls,
    - keine Kollateralen zum distalen Gefäß,
    - lang und sehr alt,
    - kein Stumpf,
    - ausgeprägte Brückenkollateralen,
  - thrombotische Stenose ohne stenosierende Plaque,
  - diffus befallenes, kleinkalibriges Gefäß,
  - diffus befallener alter Venenbypassgraft.

Es ist wichtig, die klinische Relevanz der angiographisch dokumentierten Stenose ab-
zuschätzen. Dazu können Belastungsversuche, quantitative Koronaranalyse, intravaskuläre Ultraschalluntersuchungen und Druckmessungen [30, 55] oder Angioskopie
[56] dienen. Diese Untersuchungen sind kostspielig, aufwendig und zum Teil invasiv

also nicht risikofrei. Überdies stellen sie Momentaufnahmen dar und geben kaum Auskunft über die wichtigste Frage, nämlich das klinische Risiko im Falle eines Verschlusses des Gefäßes und dessen Wahrscheinlichkeit beziehungsweise Zeitpunkt. Wiederholt erscheint in der Literatur die Auffassung, daß der Schweregrad der Stenose nichts mit seinem Okklusionsrisiko zu tun hat. Sie ist so wohl nicht richtig. Vielmehr ist es so, daß die engste Stenose eines Patienten in Konkurrenz steht mit zahlreichen weniger engen Stenosen und deshalb nicht unbedingt den nächsten Infarkt verursachen wird [57]. Milde Stenosen haben demnach ein zwar geringeres aber nicht zu unterschätzendes Potential eines plötzlichen Gefäßverschlusses. Wird die PTCA auf flußlimitierende Stenosen beschränkt, begibt man sich eines ihrer wesentlichen Vorteile. Eine Ballondilatation hat neben der Lumenerweiterung eine Überwachung der Plaque mit Neoendothel zur Folge. Sie bewirkt gleichsam eine Versiegelung der Plaques („plaque sealing") [58]. Damit ist die Infarktgefahr von dieser Stelle weitgehend gebannt, auch wenn es zu einer Restenose kommen sollte. Dies soll nicht heißen, daß alle sichtbaren Plaques durch Ballondilatation versiegelt werden sollten. Eine solche Strategie wäre nicht nur unbezahlbar sondern auch ungerechtfertigt. Die strategische Bedeutung einer Plaque sollte aber zusätzlich zu ihrem Schweregrad bei der Indikationsstellung in Betracht gezogen werden. Neben der Möglichkeit, eine Plaque durch PTCA zu stabilisieren, rückt die Plaquepassivierung („plaque passivation") mit Lipidsenkern immer mehr in den Vordergrund [59].

Stenosen an Verzweigungsstellen sind zwar heute technisch kaum ein Problem. Ihre Resultate nach PTCA sind indes deutlich schlechter, was bei der Indikationsstellung zu berücksichtigen ist.

Sichtbare Thromben in signifikanten Stenosen haben im Zeitalter neuer antithrombotischer Medikamente und Stents kaum mehr negativen Einfluß bezüglich PTCA-Indikation.

Chronische Totalverschlüsse bleiben ein Problem für die PTCA. Sie werden bei 20–40 % der Patienten mit koronarer Angiographie gefunden [60]. Sie stellen den häufigsten Einzelgrund dar, auf eine PTCA zu verzichten.

Totalverschlüsse im Rahmen eines akuten Infarktes sind hingegen technisch mehrheitlich erfolgreich angehbar [61–63]. Die PTCA stellt beim akuten Infarkt heutzutage die insgesamt beste Therapiemöglichkeit dar.

Die Eingefäßerkrankung bleibt die typische Situation für eine PTCA-Indikation [53]. Bei ihr ist der Zusammenhang zwischen Symptomen und Therapieerfolg leicht nachvollziehbar. Die Herzfunktion ist normalerweise beeinträchtigt. Der Eingriff ist kurz, das Risiko tragbar und berechenbar und die Restenoserate akzeptabel. Serielle Stenosen in einem Gefäß schränken die Erfolgschancen zwar ein, erhöhen das klinische Risiko aber nur unwesentlich.

Bei der Mehrgefäßerkrankung hat die PTCA durchaus ihren Platz (s. oben). Als Bedingungen sollten aber erfüllt sein, daß ein weitgehender, wenn nicht vollständiger Revaskularisationsgrad mit akzeptablem Risiko und Aufwand erhofft werden kann. Auch muß der Patient darüber informiert sein, daß wahrscheinlich mehr als ein Eingriff notwendig sein wird. Die Beschränkung auf eine Hauptläsion kann bei alten Patienten oder anderweitig eingeschränktem Allgemeinzustand in Betracht gezogen werden.

Bei Patienten mit vorangegangener Bypassoperation bietet die PTCA gegenüber einer Reoperation manche Vorteile. Einerseits ist ihr Risiko oft vermindert durch

Schutzfunktionen noch offener Bypassgrafts oder Kollateralen. Technisch können allerdings Schwierigkeiten auftreten beim Zugang durch ungünstig plazierte Venengrafts oder durch die Arteria mammaria. Außerdem bieten alte, diffus veränderte Venengrafts ein gefährliches Anwendungsfeld für die PTCA mit ungünstigen Langzeitergebnissen.

Resultate

Die Akutresultate und Langzeitresultate sind von verschiedenen Aspekten geprägt. Sie sind abhängig davon, ob es sich um einfache oder komplexe Stenosen, Eingefäß- oder Mehrgefäßtherapien, alte oder junge Patienten, Frauen oder Männer, akute oder stabile klinische Situationen und Erst- oder Wiederholeingriffe handelt.

Generell gilt, daß in der Literatur dargestellte Resultate in der Eigenerfahrung kaum reproduzierbar sind. Die Ausnahme bilden allenfalls große, multizentrische und objektiv kontrollierte Studien [64–67]. Dies hängt einerseits damit zusammen, daß vorwiegend positive Resultate publiziert werden und andererseits Nebenwirkungen oftmals von den verwendeten Datenblättern nicht abgefragt, beim Eintrag vergessen oder bei der Datenreproduktion verloren werden. Ein Vorteil der Kurse mit direkten Falldemonstrationen besteht darin, daß technische Schwierigkeiten und klinische Probleme in realistischer Weise ersichtlich werden.

Spitalphase

Ein sogenannter Primärerfolg des Eingriffes besteht dann, wenn die angegangenen Läsionen mehrheitlich auf ein hämodynamisch nicht signifikantes Maß reduziert werden können, ohne daß bis zur Spitalentlassung ein Myokardinfarkt, die Notwendigkeit zu einer Bypassoperation oder gar der Tod eintritt.

Diese Resultate hängen unter anderem von der Erfahrung des Operateurs und seines Teams ab. Es hat sich gezeigt, daß in Zentren mit weniger als 300 Fällen pro Jahr häufiger zur Notoperation gegriffen werden muß und in Zentren mit weniger als 200 Fällen pro Jahr die Mortalität erhöht ist. Es gibt eine amerikanische Empfehlung, daß ein Zentrum mindestens 200 Fälle pro Jahr durchführen sollte [47]. Andere empfehlen gar mehr. Der Einzeloperateur verursacht vermehrt Komplikationen, wenn seine Fallzahl unter 50 pro Jahr liegt [68]. Andere Parameter wie die Ausbildung des Operateurs, seine frühere Erfahrung und die Erfahrung des ganzen Teams sind ebenfalls von großer Bedeutung [69].

Die Spitalmortalität der PTCA liegt unter 1 % bei jungen Patienten mit vorwiegend Eingefäßerkrankung, bewegt sich aber im Bereich zwischen 10 % und 20 % bei Hochrisikopatienten, die unter Verwendung von ventrikulären Unterstützungsgeräten dilatiert werden. Sie ist 15 % bei Patienten mit Hauptstammstenose und mehr als 50 % bei Dilatationen von Patienten im kardiogenen Schock nach Herzinfarkt. Generell muß mit einer Mortalität von knapp 2 % gerechnet werden [70]. Diese Zahl wird ansteigen, wenn das Indikationsspektrum auf bestimmte Hochrisikopatienten ausgeweitet wird, wie gerechtfertigterweise gefordert wird, es also zu einem eigentlichen „coming out" der PTCA kommt [71].

Eine Reihe von Risikofaktoren beeinflussen die Spitalmortalität nach PTCA. Es handelt sich nebst den bereits genannten um das weibliche Geschlecht, Diabetes und Übergewicht.

Myokardinfarkte variieren in ihrer Häufigkeit nicht nur abhängig von den Begleitumständen, sondern auch von der Definition. Gebraucht man einen zweifachen Anstieg der Kreatinkinase als Indikator, kommen Infarkte in bis zu 20% der PTCA-Fälle vor. Berücksichtigt man lediglich deutliche neue Q-Zacken, kann die Infarktrate auf 1% oder weniger heruntergedefiniert werden. Es ist naheliegend, daß die Langzeitfolgen eines PTCA-induzierten Infarktes von seiner Größe abhängen. Nachweislich führen auch schon mäßige Erhöhungen der Kreatinkinase zu schlechterem Langzeitverlauf. Ein vernünftiger Kompromiß ist es, Erhöhungen der Kreatinkinase über das 3fache der Norm als klinisch signifikant zu betrachten, was in etwa 8% der Fälle vorkommt [72]. Als Risikofaktoren dafür sind zu beachten: die Verwendung eines Atherektoms, PTCA von venösen Bypassgrafts, kürzlich vorangegangener Infarkt, eine technische Komplikation (vorübergehender Gefäßverschluß, Seitenastverschluß, protrahierte Hypotonie), ein Mehrgefäßeingriff, ein schlechtes Initialresultat und eine hochgradige Ausgangsläsion.

Die Notwendigkeit einer sofortigen Bypassoperation hat sich aus verschiedenen Gründen von anfänglich 10% [5] auf weniger als 1% reduziert. Wie Abb. 12-1 zeigt, betreffen vernünfige PTCA-Indikationen eine Patientengruppe, bei der eine Notoperation selbst im Falle eines irreversiblen Gefäßverschlusses kein Thema ist.

Diese Überlegungen beruhen darauf, daß eine notfallmäßige Bypass-Operation bei einem bereits stattfindenden kleinen bis mittleren Herzinfarkt das Gesamtrisiko eher erhöht, auch wenn die Möglichkeit besteht, einen Teil des Myokardiums zu retten [73]. Als Nebenprodukt dieser veränderten Einstellung gegenüber Notoperationen nach mißglückter PTCA hat sich die Mortalität der tatsächlich durchgeführten Notoperationen drastisch erhöht, unabhängig davon, ob eine intra-aortale Ballonpumpe benutzt wird oder nicht [74].

Eine Koronardissektion ist grundlegender Mechanismus der PTCA und nur als Komplikation zu betrachten, wenn sie den Fluß zu behindern droht oder tatsächlich

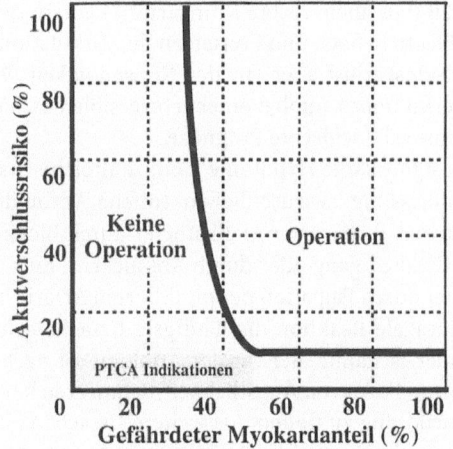

Abb. 12-1. Schema zum Abschätzen der Notwendigkeit einer sofortigen Bypassoperation vor und während eines PTCA-Eingriffes. Das graue Feld stellt typische PTCA-Indikationen dar. Falls weniger als 30% des Myokards auf dem Spiel stehen, sollte eine Notoperation nicht in Betracht gezogen werden. Wenn mehr als 50% des Myokards gefährdet sind, stellt ein Risiko eines akuten Gefäßverschlusses von 10% oder mehr eine Indikation zum sofortigen chirurgischen Eingriff dar. Im Stentzeitalter kommt das kaum mehr vor

behindert. Durch gezielten Einsatz von Stents kann dieses Risiko auf etwa 2% vermindert werden während es ohne Stent etwa 7% beträgt. Zusätzlich hilfreich ist der Gebrauch von modernen Plättchenhemmern [37]. Ob die beiden Methoden alternativ oder komplementär eingesetzt werden sollen, wird gegenwärtig untersucht.

Eine Koronarthrombose wird mit Ausnahme eines vorexistierenden Thrombus nur im Zusammenhang mit flußbegrenzenden Dissektionen gesehen. Die Therapie ist mithin die der Dissektion.

Koronarspasmen sind leicht verhütbar oder therapierbar und spielen eine untergeordnete Rolle. Sie sind nicht zu verwechseln mit dem sogenannten No-(re)flow-Phänomen. Dieses beruht mutmaßlich auf Kontraktionen von intramyokardialen Gefäßen als Antwort auf proximal freigesetzte vasoaktive Substanzen und Mikroembolisation. Dieses Phänomen ist weniger prompt reversibel und oft gegen Nitrate, manchmal sogar gegen Kalziumblocker resistent.

Koronarperforationen mit dem Draht sind wohl nicht selten. Sie sind kaum von Bedeutung, wenn die Plaque perforiert wurde, können aber bei Perforation eines gesunden distalen Gefäßes (v. a. mit sehr gleitfähigen Drähten) zur Tamponade führen. Koronarrupturen bei der eigentlichen Ballondilatation oder beim Einsetzen eines Stents sind selten aber gefährlich mit einer Mortalität um 10%. Im Falle einer Koronarruptur kann zunächst versucht werden mit einer erneuten Ballondilatation oder einer Stent-Implantation das Loch zu stopfen. Einzelne Zentren haben gute Erfahrungen gemacht mit gedeckten Stents [75]. Als letzter Ausweg bleibt die Notfalloperation. Beim Abpunktieren des Blutes sollte daran gedacht werden, daß es zur Vermeidung eines anämisierenden Blutverlustes unmittelbar in eine Vene reinfundiert werden kann.

Bei den Frequenzproblemen unterscheidet man die Bradykardie und das Kammerflimmern. Eine Bradykardie kann als Reaktion auf die Kontrastmittelinjektion oder durch das Blockieren eines Koronargefäßes mit dem Führungskatheter oder dem Ballon hervorgerufen werden. Wiederherstellen des Blutflusses, Husten, Atropin oder der Einsatz eines Schrittmachers bieten Abhilfe. Als Schrittmacherdraht bieten sich der Koronardraht an oder ein Draht im linken Ventrikel [76]. Somit muß normalerweise kein Zugang zum rechten Herzen vorbereitet werden.

Kammerflimmern tritt typischerweise bei Kontrastmittelinjektion in ein blockiertes Gefäß (vor allem rechte Kranzarterie) auf. In diesem Falle ist es immer reversibel durch Elektroschock und Freisetzen der Zirkulation. Der Elektroschock hat nach dem Bewußtseinsverlust aber vor der Notwendigkeit der Herzmassage zu erfolgen. Tritt Kammerflimmern infolge einer irreversiblen Ischämie mit Ventrikeldepression ein, hat es eine sehr schlechte Prognose.

Eine signifikante Hypotonie kann zahlreiche Ursachen haben. Als erstes gilt es, eine Fehlmessung auszuschließen (offene Verbindungsschläuche, schlecht geeichte Druckkurve obstruierter Meßkatheter durch Blockierung an der Gefäßwand oder in einem Gefäßeingang oder durch Abknicken). Eine Grobabschätzung des Blutdruckes ist immer durch Palpation der punktierten Arterie möglich. Bei echten Hypotonien ist die vasovagale Reaktion die häufigste Ursache gefolgt von Volumenmangel und andauernder Ischämie. Bei vagaler Ätiologie ist nach einem Grund zu forschen. Er ist meistens in Form von Ängstlichkeit, Schmerzen bei der Einstichstelle oder übermäßigem Harndrang zu finden. Als weitere Ursachen einer Hypotonie muß an eine koronare Luftembolie oder Perikardtamponade gedacht werden.

Insgesamt können bei vernünftigen Indikationen bis Spitalaustritt Primärerfolgs-raten von 90 % erreicht werden. Sie sind niedriger bei alten Patienten, Mehrgefäß-erkrankungen und chronischen Totalverschlüssen. Auch sehr instabile Vorzustände (akuter Myokardinfarkt, Ruheangina trotz optimaler Therapie etc.) beeinträchtigen die Erfolgsaussichten.

Langzeitverlauf

Das Langzeitresultat in bezug auf die dilatierten Läsionen ist nach 4–6 Monaten zu-verlässig abschätzbar, da praktisch alle Rezidive vor dieser Zeit auftreten. Dies steht im Gegensatz zur Bypass-Operation mit venösen Grafts, bei denen nach einer unmittel-bar postoperativen Verschlußrate von 10 % eine relativ stabile Zeit mit einem neuen Problemschub nach 5–10 Jahren zu erwarten ist.

Auch die Langzeit-Resultate der PTCA hängen stark von Begleitfaktoren und der initialen Indikation ab.

Junge Patienten haben die besten Aussichten. Die Krankheit ist bei ihnen meistens auf einige wenige Stellen beschränkt, die sonstige Herzfunktion gut und die Risiko-faktoren beherrschbar.

Die Resultate der alten Patienten sind deutlich schlechter. Sie müssen aber im Rah-men der generell eingeschränkten Prognose gesehen werden. Die koronare Herz-krankheit ist bei 20 % der geriatischen Bevölkerung zu finden und zeichnet für 25 % deren Morbidität und für 50 % deren Mortalität verantwortlich [77]. Auch die opera-tive Therapie der koronaren Herzkrankheit ist bei alten Patienten mit vermehrten Komplikationen und erhöhter Sterblichkeit befrachtet. Aufgrund der Literatur kann bei guter Indikation auch bei alten Patienten mit einer Erfolgsrate von 90 % bei 5 % Komplikationen und bei 3 % Mortalität gerechnet werden. Diese Resultate erscheinen besser als nach einer Bypass-Operation. Es gilt indes zu beachten, daß die operierten Patienten in der Regel schwerer krank sind und einen günstigeren Langzeit-Verlauf in Bezug auf Rezidive und Wiedereingriffe aufweisen.

Anfänglich schien das weibliche Geschlecht schlechtere Akutresultate nach PTCA aufzuweisen als das männliche, wobei ein Ausgleich im Langzeitverlauf beobachtet wurde. Dies wurde darauf zurückgeführt, daß Frauen die koronare Herzkrankheit später entwickeln und oft erst in fortgeschritterem Stadium invasiv abgeklärt werden. Neuere Untersuchungen konnten allerdings diese Geschlechterdifferenz nicht nach-vollziehen [78, 79].

Ein behandlungsbedürftiger Diabetes erhöht das Risiko bei praktisch allen Inter-ventionen, namentlich auch bei der PTCA [80]. Neben der etwa dreifach erhöhten Akutmortalität ist mit einer Re-Interventionsrate über 10 Jahre von mindestens 60 % zu rechnen gegenüber 50 % bei Nichtdiabetikern [81]. Etwas überraschend wurde in randomisierten Studien bei Patienten mit Mehrgefäßerkrankung ein Vorteil der chirurgischen Revaskularisation gegenüber der PTCA in bezug auf die Überlebens-chance ersichtlich. Die Fünfjahres-Mortalität bei Diabetikern betrug in einer amerika-nischen Multizenter-Studie 35 % mit PTCA und 19 % mit Bypass-Chirurgie wobei sie bei Nichtdiabetikern mit beiden Therapien bei 9 % lag [82]. Als Erklärung wurden brüchigere Plaques, höhere Blutviskosität, aktivierte Plättchenaggregation, ausgepräg-tere Endotheldysfunktion und eingeschränkte endogene Fibrinolyse bei Diabetikern

angeführt [80]. Es kann erhofft werden, daß die meisten dieser Faktoren durch ge-
konnten Einsatz von Stents und neuen Pharmaka so günstig beeinflußt werden, daß
das Handicap der PTCA wettgemacht werden kann.

Bei der instabilen Angina pectoris muß unterschieden werden, ob eine komplette
Revaskularisation erreicht wird mit der PTCA oder ob lediglich die Instabilität verur-
sachende Läsion („culprit lesion") angegangen wird. Letzteres ist eine akzeptable
Alternative, vor allem bei älteren Menschen oder in komplexen Situationen, wo das Risiko einer Mehrgefäßdilatation zu hoch erscheint. Erst seit dem häufigeren Gebrauch
von Koronarstents und der Einführung der modernen Thrombinantagonisten und
Plättchenhemmer [35, 37] werden die guten Resultate bei der instabilen Angina generell erreicht, die schon früher bei ausgewählten Patientengruppen beschrieben wurden. Der ideale Zeitpunkt der PTCA in der instabilen Angina ist umstritten. Eine medikamentöse Stabilisierung ist in der Regel unbedenklich, spart aber kaum Kosten, da
eine invasive Abklärung und Therapie später nachgeholt wird. Die anfänglich vielversprechende Kombination von Thrombolytika und PTCA (Thromboplastie) [83, 84]
hat sich nicht bewährt [85, 86], da die koagulationsfördernden Nebeneffekte der
Thrombolytika eine schlechte Voraussetzung für die PTCA darstellen.

Beim akuten Myokardinfarkt (Tabelle 12-2) hat die PTCA erst heute einen hohen
Stellenwert [61–63, 67, 87] obschon sie auch früher schon empfohlen wurde [88]. Die
Infarkt-PTCA wurde vorübergehend zu unrecht verfemt [89], da sie sich zusammen
mit einer systemischen Thrombolyse nicht bewährt hat [90]. Das Hauptproblem der
Infarkt-PTCA ist die aufwendige Logistik. Andererseits ist die medikamentöse Thrombolyse zwar initial billiger, wird aber oft später durch eine invasive Abklärung kom-
plementiert.

Der Hauptvorteil der PTCA gegenüber der Thrombolyse liegt darin, daß nur etwa
10 % der Patienten nach direkter PTCA noch eine signifikante Stenose haben gegenüber 80 % nach Thrombolyse. Dies wurde in einer größeren Feldstudie außer acht gelassen, die keinen Vorteil der PTCA finden konnte [91].

Es ist noch nicht schlüssig geklärt, ob die PTCA bei klinisch unwirksamer Thrombolyse zum Einsatz kommen sollte (Rescue-PTCA) [92]. In der einzigen diesbezüglich
randomisierten Studie (etwa 150 Patienten) wurde nur ein marginaler Vorteil der
PTCA gegenüber einer konservativen Behandlung festgestellt. In nicht randomisierten
Vergleichen wurde kein Unterschied gefunden [93].

Beim kardiogenen Schock hat ein erster randomisierter Vergleich zwischen PTCA
und konservativer Therapie (ohne Angiographie aber unter Umständen mit intra-

Tabelle 12-2. PTCA beim akuten Myokardinfarkt in randomisierten Studien geordnet nach Patientenzahl (*n.b.* nicht bekannt)

	PAMI [61–63]	Zwolle [67]	Mayo	Pool	GUSTO-II
Patienten (n)	195	70	47	312	165
Erfolg [%]	97	98	93	97	73[a]
Reinfarkt [%]	3	0	n.b.	2	4
Tod [%]	3	0	4	2	6

[a] TIMI-3-Fluß bei unabhängiger Beurteilung (93 %, falls TIMI-2-Fluß eingeschlossen und lokale Beurteilung verwendet).

aortaler Ballonpumpe) eine Mortalität von 69% im PTCA Arm und 76% im konservativen Arm gezeigt, was nicht signifikant verschieden war [94]. Dies wurde durch eine kleine retrospektive Studie bestätigt [95] steht aber im Gegensatz zu früheren Berichten über ausgewählte Patienten, bei denen eine gegenüber diesen Zahlen deutlich niederere Sterblichkeit nach PTCA im kardiogenen Schock erreicht wurde [96]. Dabei wurde wohl eine Untergruppe von Patienten im kardiogenen Schock ausgewählt, bei der auch die konservative Überlebenschance besser gewesen wäre [97].

Bei schlechter linksventrikulärer Funktion hat die PTCA der Bypass-Chirurgie gegenüber zwar den Vorteil, daß keine zusätzliche Verschlechterung wegen eingriffsbedingter Ischämiezeit (Herz-Lungen-Maschine) zu erwarten ist. Andererseits kann ein akuter Gefäßverschluß bei der PTCA zum unmittelbaren Tod führen. Deshalb ist eine deutlich eingeschränkte linksventrikuläre Funktion oft eine Kontraindikation zur PTCA, obwohl die kurze Ballonokklusion oder Einführung eines Stents jedem Ventrikel auch ohne unterstützende Maßnahmen zugemutet werden kann. Es bestehen keine überzeugenden Daten, daß die intraaortale Ballonpumpe oder perkutane Kreislaufunterstützungsgeräte die Resultate der PTCA bei solchen Patienten verbessern. Die intraaortale Ballonpumpe kommt in manchen Zentren zum präventiven Einsatz bei Risiko-PTCA, was akzeptabel erscheint, da die Zusatzkosten moderat sind und gewisse Hinweise auf eine mögliche Wirksamkeit bestehen. Die perkutanen linksventrikulären Unterstützungspumpen hingegen sind gegenwärtig nur für den Notfalleinsatz gerechtfertigt [98].

Der chronische koronare Totalverschluß stellt sowohl technisch wie auch in bezug auf unmittelbare und längerfristige Resultate einen Sonderfall dar. Man findet ihn bei jedem dritten Patienten mit angiographisch dokumentierter koronarer Herzkrankheit [60]. Die technischen Erfolgsraten variieren von weniger als 50% bei lockerer Indikationsstellung bis fast 90% bei ausgewählten Patienten und hochspezialisierten Equipen. Anatomisch vollständige Verschlüsse haben schlechtere Resultate als funktionelle Verschlüsse. Auch das Verschlußalter, die Verschlußlänge und deutlich ausgebildete lokale Kollateralen schränken die Erfolgsquote ein, ebenso wie das Fehlen eines Stumpfes [99]. Eine Vorbehandlung mit Thrombolytika hat sich nicht bewährt. Im Langzeitverlauf scheinen Rezidive häufiger als nach PTCA von nicht-totalen Verschlüssen. In vielen Serien ist die Rückfallquote größer als 50%. Klinisch wird dieses Problem gemildert dadurch, daß weniger als die Hälfte dieser Rückfälle erneute Verschlüsse und die Redilatationen von den nicht komplett wiederverschlossenen Arterien einfach und gefahrlos sind, da die Kollateralen auch nach mehrmonatigem Ruhezustand zuverlässig zur Verfügung stehen. Außerdem scheint der Einsatz von Stents die Rückfallquote bei rekanalisierten Totalverschlüssen zu senken [100]. Klinisch ist ein Rekanalisationsversuch eines Totalverschlusses gerechtfertigt, falls eine vernünftige Erfolgsaussicht besteht, da damit oft eine Bypass-Operation vermieden werden kann. Außerdem wurde gezeigt, daß das Remodeling des linken Ventrikels günstig beeinflußt [101], die Belastungstoleranz der Patienten verbessert und vielleicht sogar die Lebenserwartung verlängert werden kann [102].

Einen Sonderfall der Eingefäßdilatation stellt die PTCA im proximalen Bereich des Ramus interventricularis anterior (RIVA) dar. Speziell bei Miteinbezug des Abgangs des RIVA ist das Eingriffs- und Rezidivrisiko der PTCA erhöht, auch wenn die PTCA sonst im proximalen RIVA gute Resultate liefert. Randomisierte Vergleiche mit der Bypass-Operation mit der Arteria mammaria interna [103, 104] fielen bislang zugunsten der Chirurgie aus. Dabei wurden allerdings die Beschwerden unmittelbar nach der Operation nicht in Betracht gezogen und im PTCA-Arm kaum Stents verwendet. Gegenwärtig laufen Studien, die die beiden Therapiearten erneut vergleichen unter regelmäßigem Einsatz des Stents auf der einen Seite und neuerdings auch der minimal-invasiven Chirurgie auf der anderen Seite.

Mehrgefäßerkrankung ist ein negativer Faktor sowohl für Kurzzeit- auch als Langzeitresultate der PTCA [105]. Dies trifft bereits zu, wenn nur 1 Gefäß angegangen wird und in vermehrtem Maße, wenn mehrere Gefäße dilatiert werden. Erstaunlicherweise korreliert nur die Häufigkeit späterer Bypassoperationen aber nicht die Häufigkeit späterer PTCA-Eingriffe mit der Zahl, der beim ersten Eingriff angegangenen Gefäße. Dies beruht wohl darauf, daß bei der Mehrgefäßerkrankung und bei Rückfällen häufiger der Bypass-Operation gegenüber einer erneuten PTCA der Vorzug gegeben wird, was bei der Eingefäßerkrankung nicht der Fall ist. Wenn möglich sollte auch mit der PTCA eine komplette Revaskularisation angestrebt werden, da der funktionelle Langzeitverlauf eindeutig besser ist.

Bei der Hauptstammstenose gilt die PTCA mehrheitlich als kontraindiziert. Vermehrt wird sie aber (häufig mit Stent-Einsatz) bei geschützten Hauptstammstenosen (funktionierender Bypass-Graft oder gute Kollateralen) und auch bei ungeschütztem Hauptstamm mit günstiger Stenose oder inoperablen Patienten verwendet. Akut verschlossene Hauptstämme oder chronische Verschlüsse in diesem Bereich sollten primär durch PTCA angegangen werden.

Anatomisch komplexe Stenosen (ostiale, lange, kalzifizierte etc.) bieten besondere technische Probleme für die PTCA und oft auch weniger erfreuliche Langzeit-Resultate. Zunächst wurde gehofft, daß die direktionale Atherektomie bei der ostialen Stenose und die Rotablation oder der Laser bei langen diffusen Stenosen der PTCA überlegen sein würden. Das hat sich nicht bewahrheitet und seither hat der Stent für beide Indikationen diese Alternativ-Werkzeuge verdrängt. Restenosen in langen Stents überschatten allerdings die Langzeitresultate auch dieser Methode. Für rundum kalzifizierte Stenosen, die modernen Ballondrucken bis 30 bar trotzen verbleibt eine Restindikation für die Rotablation oder die Laser-Ablation. Ob ein mit Klingen versehener Ballon („cutting-balloon") sie auch in diesem Bereich ersetzen kann wird gegenwärtig untersucht.

Randomisierte Vergleichsstudien zwischen PTCA und Bypass-Operation bei Patienten mit vorwiegend Mehrgefäßerkrankungen [82, 106–115] ergaben kaum signifikante Unterschiede bei den Akutresultaten aber deutlich weniger Notwendigkeit für Nacheingriffe nach der Operation [116, 117]. Auch die Gesamtmortalität erscheint leicht größer nach PTCA [118]. Die Abb. 12-2 gibt die hauptsächlichen Resultate dieser Studien wieder.

Abb. 12-2a, b. Risikorelation (mit 95% Vertrauensintervall) bezüglich Notwendigkeit eines erneuten ▶ Eingriffes [PTCA oder Bypassoperation (CABG)] während des ersten Verlaufsjahrs (a) und bezüglich Tod oder Infarkt 1, 3 und 5 Jahre (b) nach randomisierter Revaskularisation mit PTCA oder CABG. *BARI* = „bypass angioplasty revascularization investigation" [82], *CABRI* = „coronary angioplasty vs. bypass revascularisation investigation" [111], *EAST* = „emory angioplasty vs. surgery trial" [115, 126], *ERACI* = argentine trial of PTCA vs. CABG [113], *GABI* = german angioplasty bypass surgery investigation" [107], *RITA* = randomised intervention treatment of angina (also including single vessel disease)" [106]

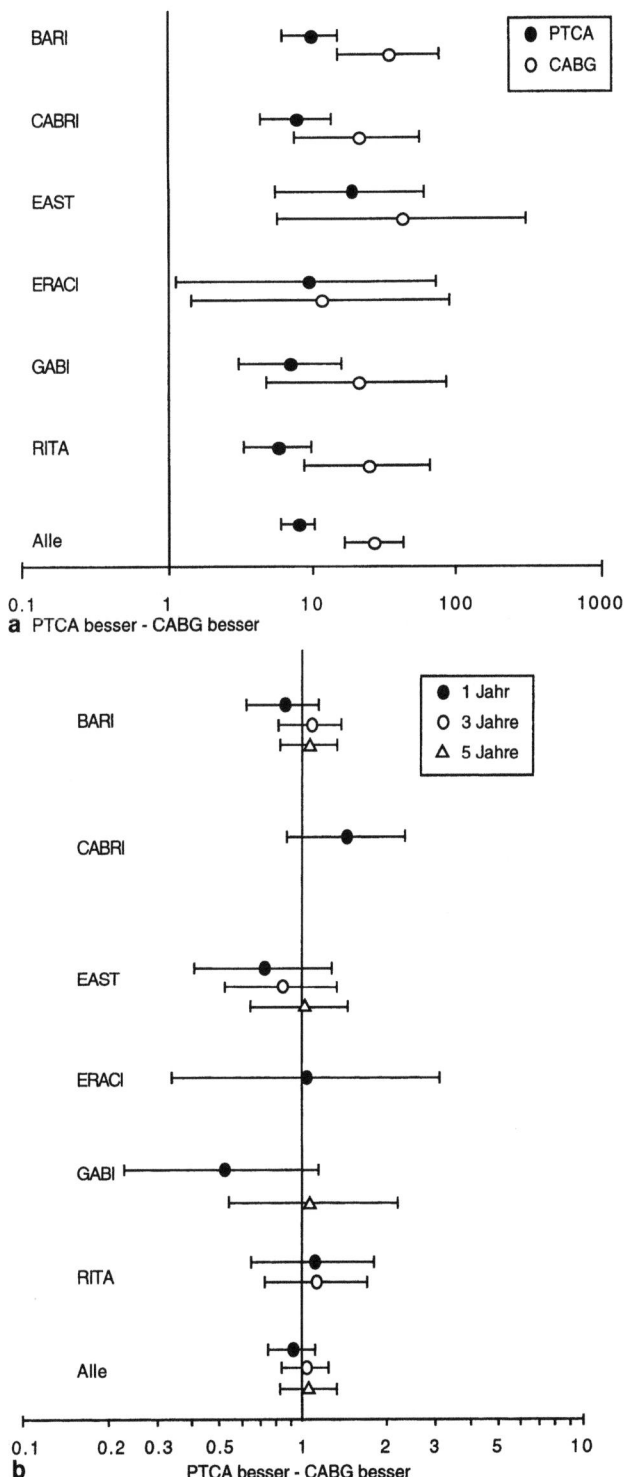

a PTCA besser - CABG besser

b PTCA besser - CABG besser

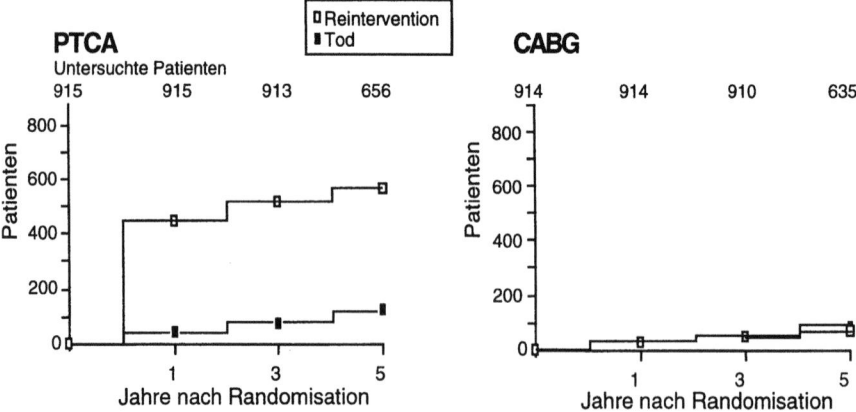

Abb. 12-3. Wahrscheinlichkeitsfaktor von Tod oder Notwendigkeit einer Reintervention 1, 3 oder 5 Jahre nach dem randomisierten Eingriff PTCA oder Bypassoperation (CABG) in der BARI-Studie. *BARI* = „bypass angioplasty revascularization investigation" [82]

Die Abb. 12-3 zeigt den Verlauf der Patienten über 5 Jahre in einer der randomisierten Studien [82]. Es darf allerdings nicht außer acht gelassen werden, daß generell weniger als 10% der in Frage kommenden Patienten tatsächlich randomisiert wurden. Demnach repräsentieren die untersuchten Patienten am ehesten die Untergruppe von Patienten mit Mehrgefäßerkrankung, bei denen in der Tat kein wesentlicher Unterschied besteht zwischen einer Revaskularisation mit PTCA oder Bypass-Operation. Eine Extrapolation der Resultate auf alle Patienten mit Mehrgefäßerkrankung ist nicht statthaft. Überdies ist eine Angleichung der Resultate, wenn nicht gar ein Vorteil der PTCA im späteren Verlauf (nach 5 Jahren) nicht ausgeschlossen, wenn vorab venöse Bypass-Grafts Probleme zu bereiten pflegen. Das Resultat nach PTCA ist in diesem Zeitraum lediglich durch das allfällige allgemeine Fortschreiten der koronaren Herz-

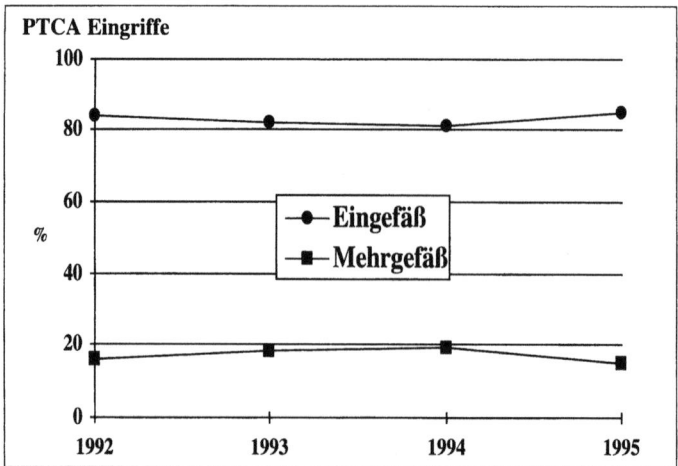

Abb. 12-4. Einzeitige PTCA-Eingriffe in Europa von 1992–1995. (Nach [51])

krankheit beeinträchtigt. Krankheitsprogression ist auch für chirurgisch behandelte Patienten ein Problem, vielleicht in etwas reduziertem Maße, da zusätzliche Stenosen proximal von der Implantation eines funktionierenden Bypass-Graftes zumeist ohne klinische Bedeutung sind. Der vermehrte Einsatz von Stents sollte zusätzlich schon im früheren Verlauf die Resultate der PTCA verbessern. Es ist allerdings zu vermerken, daß bislang dies ohne Einfluß auf die Indikation für Mehrgefäß-PTCA geblieben ist [60], was auch anhand der in Abb. 12-4 zusammengefaßten Eingriffszahlen einer europäischen Sammelstatistik gezeigt werden kann [51].

Bei der Eingefäßerkrankung muß die PTCA vor allem mit der konservativen, medikamentösen Therapie verglichen werden [54]. Vorteile für die PTCA konnten bislang nur hinsichtlich Belastungstoleranz und Lebensqualität abgeleitet werden, wobei die einzige diesbezügliche Studie wiederum darunter leidet, daß nur ein verschwindend kleiner Prozentsatz der in Frage kommenden Patienten tatsächlich randomisiert wurde. Mithin ist anzunehmen, daß die Patienten mit Eingefäßerkrankung, die am ehesten von einem Eingriff profitierten, nicht randomisiert wurden.

Ein wesentlicher Vorteil der PTCA besteht in der rascheren und vollständigeren Wiedereingliederung in ein normales Leben inkl. Wiederaufnahme der Arbeit. Obschon theoretisch dies nach der PTCA im Gegensatz zur Bypassoperation schon am Tage nach dem Eingriff erfolgen kann, entsteht auch hier in der Praxis eine Verzögerung von mehreren Tagen bis Wochen. Dennoch übertrifft der Prozentsatz von vollständiger Wiedereingliederung 1 Monat nach PTCA denjenigen nach Bypassoperation um 25 % [119]. Die Lebensqualität 1 Jahr nach PTCA ist deutlich besser als bei konservativer Therapie [54] aber schlechter als nach chirurgischer Therapie [112].

Ausblick

Während die ersten 20 Jahren der PTCA gezeichnet waren durch anfängliche vernichtende Kritik Uneingeweihter, die nach und nach gebührendem Respekt wich, ist ihr heutiger Spitzenplatz unter medizinischen Eingriffen v. a. durch ökonomische Aspekte gefährdet.

Veranschlagt man etwa 1 Mio. solche Eingriffe pro Jahr weltweit [120] mit durchschnittlichen Fallkosten von 5000 US-Dollar, so ergibt das Gesundheitsausgaben von 5 Mrd. US-Dollar pro Jahr. Dabei nicht eingerechnet sind Folgekosten durch Komplikationen sowie Ausgaben für Ausbildung, Weiterbildung und Fortbildung der beteiligten Fachleute. Neben diesen gigantischen Kosten weist die PTCA allerdings auch eine ökonomisch förderliche Seite auf. Sie kreiert Tausende von Arbeitsplätzen und riesige Steuereinkommen und verbessert außerdem die Lebensqualität für Patienten und Ausführende.

Keine medizinische Maßnahme, die letztlich den älteren, nicht mehr erwerbsfähigen Menschen bezüglich Lebensqualität und Lebensdauer zugute kommt, kann profitabel sein. Deshalb müssen Analysen der Wirtschaftlichkeit der PTCA die gewonnene Lebensqualität pro Kosten mit derjenigen alternativer Methoden wie der Bypass-Chirurgie vergleichen. Letztere ist vor allem anfangs teuer, während bei der PTCA in einem signifikanten Prozentsatz Zusatzkosten in den ersten Monaten durch Zweit- und Dritteingriffe entstehen. Eine Kostenanalyse des ersten Monats wird deshalb die PTCA über Gebühr favorisieren [119]. Eine Kostenanalyse über ein Jahr benachteiligt dagegen die PTCA, weil sie bis dahin praktisch sämtliche Folgekosten verursacht hat, während die Chirurgie in den späteren Jahren zunehmend erneut kostenträchtig wird.

Im sozialisierten britischen Medizinsystem lagen die Gesamtkosten der PTCA 2 Jahre nach Eingriff 20 % unter denjenigen der Bypass-Chirurgie [119]. Ähnliche Zahlen wurden in Argentinien [121] und den Vereinigten Staaten [82] publiziert. Andere Analysen zeigten jedoch einen raschen Kostenausgleich [122, 123]. Die Kosten der PTCA sind stark vom Operateur abhängig [124]. Neben dem Gebrauch von Alternativgeräten [125] und der Gewohnheit, mit kleinen Ballonen vorzudehnen, erhöhen kleine Fallfrequenzen die Kosten [68]. Deutliche Kosteneinsparungen sind möglich durch den Gebrauch kleiner Katheter [126] oder durch den Wiedergebrauch von „Wegwerfmaterial". Dies ist nicht überall erlaubt und macht die Eingriffe technisch schwieriger.

Die PTCA behandelt eine Krankheit, die vom Luxus begünstigt wird. Ob sie der gesamten Bevölkerung jederzeit, auch im hohen Alter und in der Nähe des Wohnortes, angeboten werden soll, ist eine politische Entscheidung, die von verschiedenen Ländern und Regionen unterschiedlich getroffen wird. Eine angemessene Entschädigung vorausgesetzt, finden sich leicht Ärzte, die sich in dieser attraktiven Medizinsparte ausbilden und betätigen. Eine Einschränkung der PTCA-Aktivität bringt letztlich zwar Einsparungen, schädigt aber auch die Medizin als Industriezweig und die zuliefernden Branchen, was angesichts der Häufigkeit der koronaren Herzkrankheit die Ökonomie ganzer Länder beeinflussen kann.

Für wohlhabende Länder scheint es ratsam, die PTCA vorläufig freizügig zu finanzieren, und darauf zu hoffen, daß eine gleichzeitig unterstützte primäre und sekundäre Prävention, z. B. mit Cholesterinsenkern, den Bedarf an PTCA mittelfristig merklich einschränken wird. Bis dahin, und angesichts der zunehmend alternden Bevölkerung wahrscheinlich darüber hinaus, ist der PTCA ein Platz am vordersten Rand der medizinischen Weltbühne gesichert.

Literatur

1. Dotter CT, Judkins MP (1964) Transluminal treatment of arteriosclerotic obstruction: description of a new technic and a preliminary report of its application. Circulation 3:654–670
2. King SB (1996) III Angioplasty from bench to bedside to bench. Circulation 93:1621–1629
3. Grüntzig A, Hopff H (1974) Perkutane Rekanalisation chronischer arterieller Verschlüsse mit einem neuen Dilatationskatheter. Dtsch Med Wochenschr 99:2502–2505
4. Hurst JW (1986) The first coronary angioplasty as described by Andreas Gruentzig. Am J Cardiol 57:185–186
5. Grüntzig AR, Senning Å, Siegenthaler WE (1979) Nonoperative dilatation of coronary-artery stenosis. Percutaneous transluminal coronary angioplasty. N Engl J Med 301:61–68
6. Grüntzig A (1978) Transluminal dilatation of coronary-artery stenosis. Lancet 1:263
7. Simpson JB, Baim DS, Robert EW, Harrison DC (1982) A new catheter system for coronary angioplasty. Am J Cardiol 49:1216–1222
8. Gruentzig AR, Meier B (1984) Current status of dilatation catheters and guiding systems. Am J Cardiol 53:92 C–93 C
9. Kaltenbach M (1984) The long-wire technique – a new technique for steerable balloon catheter dilatation of coronary artery stenoses. Eur Heart J 5:1004–1009
10. Bonzel T, Wollschläger H, Just H (1986) Ein neues Kathetersystem zur mechanischen Dilatation von Koronarstenosen mit austauschbaren intrakoronaren Kathetern, höherem Kontrastmittelfluß und verbesserter Steuerbarkeit. Biomed Technik 31:195–200
11. Finci L, Meier B, Roy P, Steffenino G, Rutishauser W (1988) Clinical experience with the Monorail balloon catheter for coronary angioplasty. Cathet Cardiovasc Diagn 14:206–212

12. Puel J, Joffre F, Rousseau H et al. (1987) Endo-prothèses coronariennes auto-expansives dans la prévention des resténoses après angioplastie transluminale. Arch Mal Coeur 8:1311–1312
13. Meier B (1995) New devices for coronary angioplasty: The Emperor's new clothes revisited. Am J Med 98:429–431
14. Block PC (1984) Mechanism of transluminal angioplasty. Am J Cardiol 53:69 C–71 C
15. Waller BF (1989) Crackers, brakers, stretchers, drillers, scrapers, shavers, burners, welders, and melters – the future treatment of atherosclerotic coronary artery disease? A clinical-morphologic assessment. J Am Coll Cardiol 13:969–987
16. Farb A, Virmani R, Atkinson JB, Kolodgie FD (1990) Plaque morphology and pathologic changes in arteries from patients dying after coronary balloon angioplasty. J Am Coll Cardiol 16: 1421–1429
17. Mintz GS, Popma JJ, Pichard AD (1996) Arterial remodeling after coronary angioplasty: a serial intravascular ultrasound study. Circulation 94:35–43
18. Simon R, Brennecke R, Heiss O, Meier B, Reiber H, Zeelenberg C (1994) Report of the ESC Task Force on Digital Imaging in Cardiology: Recommendations for digital imaging in angiocardiography. Eur Heart J 15:1332–1334
19. The study group Clinical Issues of the working group Coronary Circulation of the European Society of Cardiology Recommendations for training and quality control in coronary angioplasty (1996) Eur Heart J 17:1477–1481
20. Doucette JW, Corl D, Payne HM et al. (1992) Validation of a Doppler guide wire for intravascular measurement of coronary artery flow velocity. Circulation 85:1899–1911
21. Emanuelsson H, Dohnal M, Lamm C, Tenerz L (1991) Initial experiences with a miniaturized pressure transducer during coronary angioplasty. Cathet Cardiovasc Diagn 24:137–143
22. De Bruyne B, Pijls NHJ, Paulus WJ et al. (1993) Transstenotic coronary pressure gradient measurement in man: in vitro and in vivo evaluation of a new pressure monitoring PTCA guide-wire. J Am Coll Cardiol 22:119–126
23. Meier B, Carlier M, Finci L et al. (1989) Magnum wire for balloon recanalization of chronic total coronary occlusions. Am J Cardiol 64:148–154
24. Sievert H, Rohde S, Ensslen R et al. (1996) Recanalization of chronic coronary occlusions using a laser wire. Cathet Cardiovasc Diagn 37:220–222
25. Kaski JC, Chen L, Chest M (1995) Rapid angiographic progression of "target" and "nontarget" stenoses in patients awaiting coronary angioplasty. J Am Coll Cardiol 26:416–421
26. Kiemeneij F, Laarman GJ, Odekerken D et al. (1997) A randomized comparison of percutaneous transluminal coronary angioplasty by the radial, brachial, and femoral approaches. J Am Coll Cardiol 1269–1275
27. Keane D, Haase J, Slager CJ et al. (1995) Comparative validation of quantitative coronary angiography systems: Results and implications from a multicenter study using a standardized approach. Circulation 91:2174–2183
28. Pijls NHJ, Van Son JAM, Kirkeeide RL et al. (1993) Experimental basis of determining maximum coronary, myocardial, and collateral blood flow by pressure measurements for assessing functional stenosis severity before and after percutaneous transluminal coronary angioplasty. Circulation 87:1354–1367
29. Di Mario C, Gil PR, De Feyter PJ et al. (1996) Utilization of translesional hemodynamics: Comparison of pressure and flow methods in stenosis assessment in patients with coronary artery disease. Cathet Cardiovasc Diagn 38:189–201
30. Bowers TR (1996) There's no business like flow business! Cathet Cardiovasc Diagn 38:255
31. Faxon DP, Vogel RWY, Holmes DR Jr and the NHLBI PTCA Registry Investigators (1996) Value of visual versus central quantitative measurements of angiographic success after percutaneous transluminal coronary angioplasty. Am J Cardiol 77:1067–1072
32. Meier B (1994) Stress test early after coronary angioplasty: an old habit to be revived? Cathet Cardiovasc Diagn 33:340–341
33. Morice MC, Zemour G, Benveniste E et al. (1995) Intracoronary stenting without coumadin: One month results of a French multicenter study. Cathet Cardiovasc Diagn 35:1–8
34. Schömig A, Neumann FJ, Kastrati A et al. (1996) A randomized comparison of antiplatelet and anticoagulant therapy after the placement of coronary-artery stents. N Engl J Med 334: 1084–1089
35. The EPIC Investigators Use of a monoclonal antibody directed against the platelet glycoprotein IIb/IIIa receptor in high-risk coronary angioplasty (1994) N Engl J Med 330:956–961
36. Tcheng JE (1995) Enhancing safety and outcomes with the newer antithrombotic and antiplatelet agents. Am Heart J 130:673–679
37. Tcheng JE, Harrington RA, Kottke Marchant K et al. (1995) Multicenter, randomized, double-blind, placebo-controlled trial of the platelet integrin glycoprotein IIb/IIIa blocker Integrelin in elective coronary intervention. Circulation 91:2151–2157

38. Kereiakes DJ, Kleiman NS, Ambrose J et al. (1996) Randomized, double-blind, placebo-controlled dose-ranging study of tirofiban (MK-383) platelet IIb/IIIa blockade in high risk patients undergoing coronary angioplasty. J Am Coll Cardiol 27:536–542
39. Turner NA, Moake JL, Kamat SG et al. (1995) Comparative real-time effects on platelet adhesion and aggregation under flowing conditions of in vivo aspirin, heparin, and monoclonal antibody fragment against glycoprotein IIb-IIIa. Circulation 91:1354–1362
40. Vainer J, Fleisch M, Gunnes P et al. (1996) Low dose heparin for routine coronary angioplasty and stenting. Am J Cardiol 78:964–966
41. Ferguson JJ, Dougherty KG, Gaos CM et al. (1994) Relation between procedural activated coagulation time and outcome after percutaneous transluminal coronary angioplasty. J Am Coll Cardiol 23:1061–1065
42. Frierson JH, Dimas AP, Simpfendorfer CC et al. (1993) Is aggressive heparinization necessary for elective PTCA? Cathet Cardiovasc Diagn 28:279–282
43. Narins CR, Hillegass WB Jr, Nelson CL et al. (1996) Relation between activated clotting time during angioplasty and abrupt closure. Circulation 93:667–671
44. Topol EJ (1995) Novel antithrombotic approaches to coronary artery disease. Am J Cardiol 75:27 B–33 B
45. Krone RJ, Johnson L, Noto T, and Registry Committee of the Society for Cardiac Angiography and Interventions (1996) Five year trends in cardiac catheterization: a report from the Registry of the Society for Cardiac Angiography and Interventions. Cathet Cardiovasc Diagn 39:31–35
46. Deutsche Gesellschaft für Herz- und Kreislaufforschung (1987) Kommission für Klinische Kardiologie (unter Mitwirkung der Arbeitsgruppe transluminale Angioplastie) Empfehlungen für die Durchführung der perkutanen transluminalen Koronarangioplastie (PTCA). Z Kardiol 76:382–385
47. Ryan TJ, Bauman WB, Kennedy JW et al. (1993) Guidelines for percutaneous transluminal coronary angioplasty. A report of the American College of Cardiology / American Heart Association Task Force on Assessment of Diagnostic and Therapeutic Cardiovascular Procedures (Committee on Percutaneous Transluminal Coronary Angioplasty). Circulation 88:2987–3007
48. Arbeitsgruppe PTCA und Fibrinolyse der Schweizerischen Gesellschaft für Kardiologie Empfehlungen zur Qualitätssicherung in der interventionellen Kardiologie (1994) Bull Med Suisse 75:1897–1898
49. Rødevand O (1995) EU cardiology board sets training requirements. Lancet 346:830
50. Hall RJC, Boyle RM, Webb-Peploe M et al. (1995) Guidelines for specialist training in cardiology. Br Heart J 73 (Suppl 1):1–24
51. Windecker S, Meyer BJ, Bonzel T et al., and on behalf of the working group Coronary Circulation of the European Society of Cardiology Interventional Cardiology in Europe 1995 (1998) Eur Heart J 19:40–54
52. Topol EJ, Ellis SG, Cosgrove D et al. (1993) Analysis of coronary angioplasty practice in the United States with an insurance-claims data base. Circulation 87:1489–1497
53. Delacrétaz E, Meier, B (1998) Use of coronary angioplasty, bypass surgery, and conservative therapy for treatment of coronary artery disease over the past decade. Eur Heart J 19:1042–1046
54. Strauss WE, Fortin T, Hartigan P et al. (1995) A comparison of quality of life scores in patients with angina pectoris after angioplasty compared with after medical therapy: Outcomes of a randomized clinical trial. Circulation 92:1710–1719
55. Pijls NHJ, De Bruyne B, Peels K et al. (1996) Measurement of fractional flow reserve to assess the functional severity of coronary-artery stenoses. N Engl J Med 334:1703–1708
56. Emanuelsson H (1995) Future challenges to coronary angioplasty: Perspectives on intracoronary imaging and physiology. J Intern Med 238:111–119
57. Giroud D, Li JM, Urban P, Meier B, Rutishauser W (1992) Relation of the site of acute myocardial infarction to the most severe coronary arterial stenosis at prior angiography. Am J Cardiol 69:729–732
58. Meier B, Ramamurthy S (1995) Plaque sealing by coronary angioplasty. Cathet Cardiovasc Diagn 36:295–297
59. Bittl JA (1996) Advances in coronary angioplasty. N Engl J Med 335:1290–1302
60. Delacrétaz E, Meier B (1997) Therapeutic strategy with total coronary artery occlusions. Am J Cardiol 79:185–187
61. Gibbons RJ, Holmes DR, Reeder GS et al. (1993) Immediate angioplasty compared with the administration of a thrombolytic agent followed by conservative treatment for myocardial infarction. N Engl J Med 328:685–691
62. Grines CL, Browne KF, Marco J et al. (1993) A comparison of immediate angioplasty with thrombolytic therapy for acute myocardial infarction. N Engl J Med 328:673–679

63. Zijlstra F, De Boer MJ, Hoorntje JCA et al. (1993) A comparison of immediate coronary angioplasty with intravenous streptokinase in acute myocardial infarction. N Engl J Med 328: 680–684

64. Adelman AG, Cohen EA, Kimball BP et al. (1993) A comparison of directional atherectomy with balloon angioplasty for lesions of the left anterior descending coronary artery. N Engl J Med 329:228–233

65. Topol EJ, Leya F, Pinkerton CA et al. (1993) A comparison of directional atherectomy with coronary angioplasty in patients with coronary artery disease. N Engl J Med 329:221–227

66. Holmes DR Jr, Topol EJ, Adelman AG et al. (1994) Randomized trials of directional coronary atherectomy: Implications for clinical practice and future investigation. J Am Coll Cardiol 24:431–439

67. The Global Use of Strategies to Open Occluded Coronary Arteries in Acute Coronary Syndromes (GUSTO IIb) Angioplasty Substudy Investigators (1997) A clinical trial comparing primary coronary angioplasty with tissue plasminogen activator for acute myocardial infarction. The global use of strategies to open occluded coronary arteries in acute coronary syndromes (GUSTO IIb) Angioplasty Substudy Investigators. N Engl J Med 336:1621–1628

68. Shook TL, Sun GW, Burstein S et al. (1996) Comparison of percutaneous transluminal coronary angioplasty outcome and hospital costs for low-volume and high-volume operators. Am J Cardiol 77:331–336

69. Ellis SG, Omoigui N, Bittl JA et al. (1996) Analysis and comparison of operator-specific outcomes in interventional cardiology: From a multicenter database of 4860 quality-controlled procedures. Circulation 93:431–439

70. Landau C, Lange RA, Hillis LD (1994) Percutaneous transluminal coronary angioplasty. N Engl J Med 330:981–993

71. Meier B (1992) The "coming out" of coronary balloon angioplasty. Cathet Cardiovasc Diagn 27:165–166

72. Abdelmeguid AE, Topol EJ (1996) The myth of the myocardial "infarctlet" during percutaneous coronary revascularization procedures. Circulation 94: 3369–3375

73. Meier B (1994) Surgical standby for PTCA. In: Topol EJ (ed) Textbook of interventional cardiology, 2nd edn. Saunders, Philadelphia, pp 565–575

74. Boylan MJ, Lytle BW, Taylor PC et al. (1995) Have PTCA failures requiring emergent bypass operation changed? Ann Thorac Surg 59:283–287

75. Dorros G, Jain A, Kumar K, George BS (1995) Management of coronary artery rupture: Covered stent or microcoil embolization. Cathet Cardiovasc Diagn 36:148–155

76. Meier B, Rutishauser W (1985) Coronary pacing during percutaneous transluminal coronary angioplasty. Circulation 71:557–561

77. Simons LA (1989) Epidemiologic considerations in cardiovascular diseases in the elderly: International comparisons and trends. Am J Cardiol 63:5 H–8 H

78. Arnold AM, Mick MJ, Piedmonte MR, Simpfendorfer C (1994) Gender differences for coronary angioplasty. Am J Cardiol 74:18–21

79. Ruygrok PN, Jaegere PPT de, Domburg RT van et al. (1996) Women fare no worse than men 10 years after attempted coronary angioplasty. Cathet Cardiovasc Diagn 39:9–15

80. Goldberg S, Savage MP, Fischman DL (1996) The interventional cardiologist and the diabetic patient. Have we pushed the envelope too far or not far enough? Circulation 94:1804–1806

81. Kip KE, Faxon DP, Detre KM et al., and Investigators of the NHLBI PTCA Registry (1996) Coronary angioplasty in diabetic patients: the National Heart, Lung, and Blood Institute Percutaneous Transluminal Coronary Angioplasty Registry. Circulation 94:1818–1825

82. The Bypass Angioplasty Investigation (BARI) Investigators (1996) Comparison of coronary bypass surgery with angioplasty in patients with multivessel disease. N Engl J Med 335:217–225

83. Topol EJ, Nicklas JM, Kander NH et al. (1988) Coronary revascularization after intravenous tissue plasminogen activator for unstable angina pectoris: Results of a randomized, double-blind, placebo-controlled trial. Am J Cardiol 62:368–371

84. Van Den Brand M, Van Zijl A, Geuskens R et al. (1991) Tissue plasminogen activator in refractory unstable angina. A randomized double-blind placebo-controlled trial in patients with refractory unstable angina and subsequent angioplasty. Eur Heart J 12:1208–1214

85. Mehan VK, Meier B, Urban P (1993) Influence on early outcome and restenosis of urokinase before elective coronary angioplasty. Am J Cardiol 72:106–108

86. Ambrose JA, Almeida OD, Sharma SK et al. (1994) Adjunctive thrombolytic therapy during angioplasty for ischemic rest angina: Results of the TAUSA trial. Circulation 90:69–77

87. O'Neill WW, Brodie BR, Ivanhoe R et al. (1994) Primary coronary angioplasty for acute myocardial infarction (the primary angioplasty registry). Am J Cardiol 73:627–634

88. Hartzler GO, Rutherford BD, McConahay DR et al. (1983) Percutaneous transluminal coronary angioplasty with and without thrombolytic therapy for treatment of acute myocardial infarction. Am Heart J 106:965–973

89. Meier B (1990) Balloon angioplasty for acute myocardial infarction. Was it buried alive? Circulation 82:2243–2245

90. Topol EJ, Califf RM, George BS et al. (1987) A randomized trial of immediate versus delayed elective angioplasty after intravenous tissue plasminogen activator in acute myocardial infarction. N Engl J Med 317:581–588

91. Every NR, Parsons LS, Hlatky M et al., and Myocardial Infarction Triage and Intervention Investigators (1996) A comparison of thrombolytic therapy with primary coronary angioplasty for acute myocardial infarction. N Engl J Med 335:1253–1260

92. Ellis SG, Da Silva ER, Heyndrickx G et al. (1994) Randomized comparison of rescue angioplasty with conservative management of patients with early failure of thrombolysis for acute anterior myocardial infarction. Circulation 90:2280–2284

93. McKendall GR, Forman S, Sopko G, Braunwald E, Williams DO (1995) Value of rescue percutaneous transluminal coronary angioplasty following unsuccessful thrombolytic therapy in patients with acute myocardial infarction. Am J Cardiol 76:1108–1111

94. Stauffer JC, Urban P, Bleed D et al., and On behalf of the SMASH Trial Collaborators Emergency (1997) Revascularization for acute myocardial infarction with shock: results of the SMASH study. Europ Heart J 18:586 (Abstract)

95. Gacioch GM, Ellis SG, Lee L et al. (1992) Cardiogenic shock complicating acute myocardial infarction: The use of coronary angioplasty and the integration of the new support devices into patient management. J Am Coll Cardiol 19:647–653

96. Eltchaninoff H, Simpfendorfer C, Franco I et al. (1995) Early and 1-year survival rates in acute myocardial infarction complicated by cardiogenic shock: A retrospective study comparing coronary angioplasty with medical treatment. Am Heart J 130:459–464

97. Hochman JS, Boland J, Sleeper LA et al. (1995) Current spectrum of cardiogenic shock and effect of early revascularization on mortality: Results of an international registry. Circulation 91:873–881

98. Shawl FA, Baxley WA (1994) Role of percutaneous cardiopulmonary bypass and other support devices in interventional cardiology. Cardiol Clin. 12:543–557

99. Puma JA, Sketch MH Jr, Tcheng JE et al. (1995) Percutaneous revascularization of chronic coronary occlusions: An overview. J Am Coll Cardiol 26:1–11

100. Ozaki Y, Violaris AG, Hamburger J et al. (1996) Short- and long-term clinical and quantitative angiographic results with the new, less shortening Wallstent for vessel reconstruction in chronic total occlusion: a quantitative angiographic study. J Am Coll Cardiol 28:354–360

101. Danchin N, Angioï M, Cador R et al. (1996) Effect of late percutaneous angioplastic recnalization of total coronary artery occlusion on left ventricular remodeling, ejection fraction, and regional wall motion. Am J Cardiol 78:729–735

102. Ivanhoe RJ, Weintraub WS, Douglas JS Jr et al. (1992) Percutaneous transluminal coronary angioplasty of chronic total occlusions: Primary success, restenosis, and long-term clinical follow-up. Circulation 85:106–115

103. Goy JJ, Eeckhout E, Burnand B et al. (1994) Coronary angioplasty versus left internal mammary artery grafting for isolated proximal left anterior descending artery stenosis. Lancet 343:1449–1453

104. Hueb WA, Bellotti G, Almeida De Oliveira S et al. (1995) The medicine, angioplasty or surgery study (MASS): A prospective, randomized trial of medical therapy, balloon angioplasty or bypass surgery for single proximal left anterior descending artery stenoses. J Am Coll Cardiol 26:1600–1605

105. Weintraub WS, King SB III, Douglas JS Jr., Kosinski AS (1995) Percutaneous transluminal coronary angioplasty as a first revascularization procedure in single-, double- and triple-vessel coronary artery disease. J Am Coll Cardiol 26:142–151

106. RITA Trial Participants Coronary angioplasty versus coronary artery bypass surgery (1993) The Randomised Intervention Treatment of Angina (RITA) trial. Lancet 341:573–580

107. Hamm CW, Reimers J, Ischinger T et al. (1994) A randomized study of coronary angioplasty compared with bypass surgery in patients with symptomatic multivessel coronary disease. N Engl J Med 331:1037–1043

108. King SB III, Lembo NJ, Weintraub WS et al. (1994) A randomized trial comparing coronary angioplasty with coronary bypass surgery. N Engl J Med 331:1044–1050

109. Zhao XQ, Brown BG, Stewart DK et al. (1994) Effectiveness of revascularization in the Emory Angioplasty Versus Surgeery Trial: A randomized comparison of coronary angioplasty with bypass surgery. Circulation 93:1954–1962

110. Bourassa MG, Roubin GS, Detre KM et al. (1995) Bypass angioplasty revascularization investigation: Patient screening, selection, and recruitment. Am J Cardiol 75:3C-8 C
111. CABRI Trial Participants First-year results of CABRI (coronary angioplasty versus bypass revascularisation investigation) (1995) Lancet 346:1179-1184
112. Pocock SJ, Henderson RA, Treasure T, Hampton JR, and RITA Trial Participants Quality of life, employment status, and anginal symptoms after coronary angioplasty or bypass surgery (1996) 3-year follow-up in the Randomized Intervention Treatment Angina (RITA) trial. Circulation 94:135-142
113. Rodriguez A, Mele E, Peyregne E et al. (1996) Three-year follow-up of the Argentine Randomized Trial of Percutaneous Transluminal Coronary Angioplasty Versus Coronary Artery Bypass Surgery in Multivessel Disease (ERACI). J Am Coll Cardiol 27:1178-1184
114. Rupprecht HJ, Hamm C, Ischinger T et al. (1996) Angiographic follow-up results of a randomized study on angioplasty versus bypass surgery (GABI trial). Eur Heart J 17:1192-1198
115. Weintraub WS, Mauldin PD, Becker E et al. (1995) A comparison of the costs of and quality of life after coronary angioplasty or coronary surgery for multivessel coronary artery disease: Results from the Emory Angioplasty Versus Surgery Trial (EAST). Circulation 92:2831-2840
116. Sim I, Gupta M, McDonald K et al. (1995) A meta-analysis of randomized trials comparing coronary artery bypass grafting with percutaneous transluminal coronary angioplasty in multivessel coronary artery disease. Am J Cardiol 76:1025-1029
117. Pocock SJ, Henderson RA, Rickards AF et al. (1995) Meta-analysis of randomised trials comparing coronary angioplasty with bypass surgery. Lancet 346:1184-1189
118. Simoons ML (1996) Myocardial revascularization - bypass surgery or angioplasty? N Engl J Med 335:275-277
119. Sculpher MJ, Seed P, Henderson RA et al. (1994) Health service costs of coronary angioplasty and coronary artery bypass surgery: The Randomised Intervention Treatment of Angina (RITA) trial. Lancet 344:927-930
120. Lemaitre DT, Barber AP, Mullen MG (1996) Interventional cardiology. The Cowen Report. (March 6):1-32
121. Sherman DL, Ryan TJ (1995) Coronary angioplasty versus bypass grafting: Cost-benefit considerations. Med Clin North Am 79:1085-1095
122. Rodriguez A, Boullon F, Perez Balino N et al. (1993) Argentine randomized trial of percutaneous transluminal coronary angioplasty versus coronary artery bypass surgery in multivessel disease (ERACI): In-hospital results and 1-year follow-up. J Am Coll Cardiol 22:1060-1067
123. Hlatky MA (1996) Analysis of costs associated with CABG and PTCA. Ann Thorac Surg 61: S30-S32
124. Heidenreich PA, Chou TM, Amidon TM et al. (1996) Impact of the operating physician on costs of percutaneous transluminal coronary angioplasty. Am J Cardiol 77:1169-1173
125. Cohen DJ, Krumholz HM, Sukin CA et al. (1995) In-hospital and one-year economic outcomes after coronary stenting or balloon angioplasty: Results from a randomized clinical trial. Circulation 92:2480-2487
126. Talley JD, Mauldin PD, Becker ER (1995) A prospective randomized trial comparing the benefits and limitation of 6Fr and 8Fr guiding catheters in elective coronary angioplasty: Clinical, procedural, angiographic, and economic end points. J Intervent Cardiol. 8:345-353
127. King SB III, Lembo NJ, Weintraub WS et al. (1995) Emory angioplasty versus surgery trial (EAST): Design, recruitment, and baseline description of patients. Am J Cardiol 75:42 C-59 C

KAPITEL 13

Laserrekanalisation

K. K. Haase · K. R. Karsch

Von 1988 bis 1993 sind annähernd 10000 Patienten mit einer koronaren Herzerkrankung mittels perkutaner Lasertechniken behandelt worden. Die meisten dieser Behandlungen wurden in den USA mittels Excimer-Lasern durchgeführt, wo vereinzelt Erfahrungen an mehr als 1000 behandelten Patienten pro Zentrum gewonnen wurden. Nahezu alle Laserinterventionen erfolgten in den Jahren von 1989–1993; schon 1993 war die Zahl der durchgeführten koronaren Excimer Laser Angioplastien deutlich rückläufig, und 1994 und 1997 waren es nicht mehr als mehrere hundert Interventionen pro Jahr weltweit.

Klinischer Stellenwert

Seit ihren ersten klinischen Einsätzen war die koronare Excimer Laser Angioplastie deutlichen Änderungen unterworfen. Für die Gesamtheit aller behandelten Patienten kamen 3 Excimer Systeme zum Einsatz, die bei einer Wellenlänge von 308 nm Licht emittierten. Mit der Ausnahme von nur wenigen Patienten wurden Photonenenergiedichten zwischen 30–70 mJ/mm² gewählt, die bei einer Pulsbreite von 60–220 ns abgegeben wurden. Die ersten Interventionen wurden mit Kathetern durchgeführt, die aus 12–36 100-µm-Fasern bestanden und am Katheterende Energiedichten boten, die gerade oberhalb einer ablativen Schwellenenregie lagen (s. Abb. 13-1). Aufgrund der nur unzureichenden Flexibilität dieser Kathetersysteme erfolgte in allen späteren Untersuchungen der Einsatz von 50-µm-Fasern, die neben der Erhöhung der Flexibilität auch eine Verbesserung der am Katheterende ablativ wirksamen Oberfläche bewirkten (s. Abb. 13-2).

Ein weiterer, wesentlicher Unterschied zwischen den ersten Interventionen bis 1990 und allen späteren Behandlungen bestand in der Behandlungsdurchführung, die teilweise erhebliche Differenzen in der zugrunde liegenden therapeutischen Strategie erkennen ließ. Der Idee folgend, die koronare Excimer-Laser-Angioplastie nicht nur als eine zusätzliche therapeutische Option der perkutanen transluminalen koronaren Angioplastie zu verstehen, sondern als eine potentielle Verbesserung der konventionellen Ballonangioplastie, wurde in mehreren Zentren ein möglichst optimales angiographisches Ergebnis nach ausschließlicher Laserangioplastie angestrebt, um so den Effekt der Laserbehandlung im Langzeitverlauf besser bewerten zu können. Da es jedoch in der Mehrzahl der Fälle nicht gelang, ein der konventionellen Ballonangioplastie vergleichbares Ergebnis mittels der zur Verfügung stehenden Kathetertechniken trotz mehrfacher antegrader und retrograder Passage der Zielstenose zu erreichen, verzich-

Abb. 13-1. Aufsicht auf einen Laserkatheter, der aus 20 100-µm-Fasern besteht, die um ein zentrales Lumen für einen 0,018 inch großen Führungs-draht angeordnet sind. Vergrößerung ca. 40fach

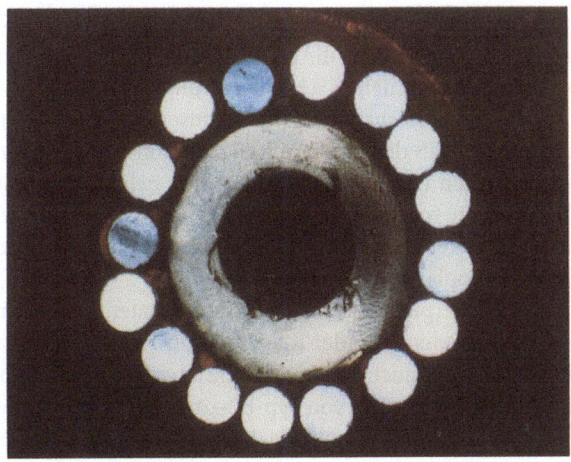

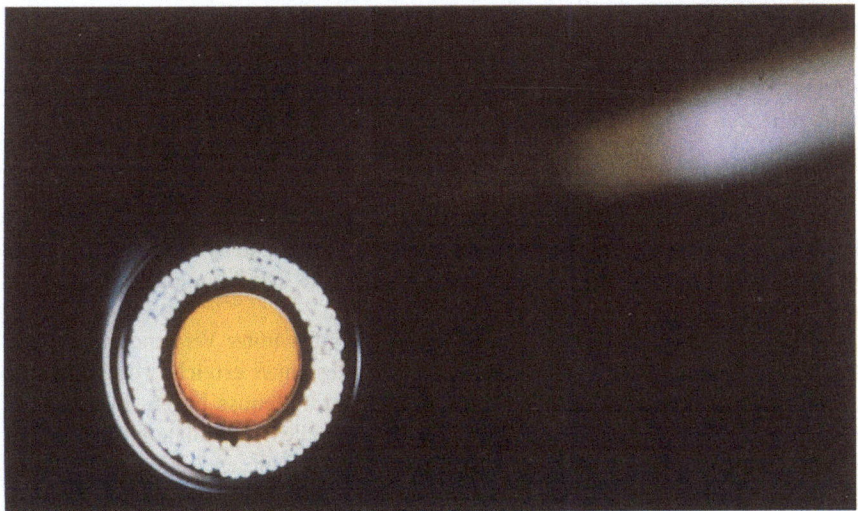

Abb. 13-2. Aufsicht auf das distale Ende eines 1,7-mm-Laserkatheters, bestehend aus 200 50-µm-Ein-zelfasern. Vergrößerung 20fach

teten viele Untersucher darauf, eine möglichst vollständige Abtragung des Plaque im Stenoseareal zu erreichen und verstanden den Einsatz der Laserenergie und der Bal-lonangioplastie als ein komplementäres Verfahren, das nur in seiner kombinierten Anwendung zu einem befriedigenden Primärergebnis führen kann. In Anbetracht die-ser Entwicklung, die ihren Niederschlag in einer kombinierten Laser- und Ballon-anwendung in nahezu 80 % der behandelten Patienten findet, werden auch die Unter-schiede in der Wahl der Katheterdiameter, der verwendeten Energiedichten und der Bestrahlungszeit verständlich.

In diesem Zusammenhang ist es nachvollziehbar, daß angesichts dieses heterogenen Patientenkollektivs die gesammelten Erfahrungen unterschiedlich sind, und teilweise auch abweichende Schlußfolgerungen zulassen.

In den ersten Behandlungsserien unserer Klinik und in anderen Zentren wurde dokumentiert, daß die koronare Laserablation in vivo prinzipiell durchführbar und für den Patienten nicht mit einem erhöhten Behandlungsrisiko verbunden ist. Diese ersten Berichte machten aber auch deutlich, daß noch erhebliche Weiterentwicklungen in der Kathetertechnologie erforderlich sind, um eine Alternative zur konventionellen Ballonangioplastie zu erhalten.

Alle bisher publizierten Multi-Center-Daten weisen eine relativ hohe Zahl von B2- und -C-Läsionen nach der Klassifikation von Ellis auf, was der allgemeinen Entwicklung entspricht, auch komplexere Läsionen perkutan zu behandeln. Die Tatsache, daß der Behandlungserfolg von Typ-B2- und -C-Läsionen im Vergleich zu Typ-A-Läsionen nur gering reduziert, und die Inzidenz der Akut-Komplikationen vergleichbar ist, führte zu der Annahme, daß die koronare Excimer Laserangioplastie zur Behandlung dieser Stenosen besser geeignet ist als die konventionelle Ballondilatation. Kürzlich publizierte Arbeiten weisen jedoch darauf hin, daß auch mittels der heutigen Ballontechniken gleichermaßen gute Ergebnisse für diese Läsionstypen erreicht werden können.

Ob verbesserte Ergebnisse mittels der koronaren Excimer- Laserablation in kalzifizierten Läsionen, ostialen Stenosen und Stenosen von Bypass-Gefäßen zu erreichen sind, muß zur Zeit noch unbeantwortet bleiben. Die bisher publizierten Daten sind teilweise widersprüchlich und lassen in Anbetracht der kleinen Subgruppen noch keine klare Aussage zu.

In Anbetracht dieser Daten muß deshalb die Frage der diskutierten „Nische" der koronaren Excimer Laserangioplastie kritisch beantwortet werden, und verweist auf die Bedeutung der Frage, ob durch diese Methode eine Reduktion der Restenose erreicht werden kann.

Alle bisher veröffentlichten Daten zeigen, daß auch unter Verwendung neuerer Kathetersysteme keine eindeutige Reduktion der Restenose erreicht worden ist. Die Angaben über eine angiographisch gesicherte Rezidivstenose liegen über oder in einem Bereich der Werte, die auch für die konventionelle Ballondilatation angegeben werden. Es muß jedoch auch berücksichtigt werden, daß diesen Zahlen in der Mehrzahl der Fälle eine kombinierte Anwendung von Laser- und Ballonangioplastie zugrunde liegen, und daß Angaben zu Rezidivquoten nach alleiniger Laserangioplastie nur in sehr kleinen Patientenkollektiven erhoben wurden und deshalb mit großer Vorsicht zu bewerten sind.

Es ist zudem zu bedenken, daß unabhängig davon, daß in der Mehrzahl der Patienten mit einer koronaren Herzerkrankung die konventionelle Ballondilatation vergleichbare, wenn nicht bessere Ergebnisse liefert als die koronare Excimer-Laser-Angioplastie, einzelne Indikationen bestehen, die mittels Lasertechniken erfolgreicher behandelt werden können. Hierzu gehören im Besonderen die Angioplastie von kalzifizierten Läsionen, die durch den Ballondilatationskatheter nicht passiert werden können und chronische, „harte" Gefäßverschlüsse.

Die Analyse der Daten der TOTAL-Studie, die an mehreren Zentren in Europa und den USA durchgeführt wird, zeigt, daß es unter Verwendung eines speziell konfigurierten Drahtes gelingt, chronische Verschlüsse zu rekanalisieren, die mittels konventioneller Techniken nicht behandelt werden können. Es muß bei Betrachtung dieser Daten jedoch auch berücksichtigt werden, daß die vorliegenden Erfahrungen sich meistens nur auf wenige Patienten pro Zentrum beschränken, das potentiell zu behandelnde Patientenkollektiv klein ist und die eingesetzte Technik zeitaufwendig, teuer und in einem Teil der Fälle durch Komplikationen wie Perforationen belastet ist.

Behandlungsperspektiven

Schon seit Anfang der 80er Jahre wurden Ergebnisse publiziert, die zeigten, daß während der Ablation von atherosklerotischem Gewebe durch hochenergetische Laserpulse Gasblasen und Druckwellen entstehen, die in einer Fragmentation des Plaque resultieren. Es konnte gezeigt werden, daß die Induktion dieser Druckwellen im Wesentlichen von drei Faktoren abhängt: der Energiedichte, der Ablationsfläche und dem Gewebetyp. So wurden während der Ablation von kalzifiziertem Plaque Druckwerte von mehreren hundert Atmospheren nachgewiesen, und auch während der Ablation von normaler „elastischer" Gefäßwand sind 10–20 atm in der Nähe des Ablationszentrums zu erwarten, die insbesondere dann auftreten, wenn keine ausreichende Kochsalzspülung des Gefäßes während der einzelnen Behandlungszyklen erfolgt.

Da bei einer konstanten Energiedichte eine Reduktion der während der Ablation gebildeten Gasblasen und Druckwellen nur durch eine Verkleinerung der Ablationsfläche erreicht werden kann, wurde ein experimentelles Excimer System entwickelt, das das durch den Laser erzeugte Licht nur partiell in einen speziellen Laserkatheter einkoppelt. Der grundsätzliche Unterschied dieses experimentellen Xenon-Chlorid-Excimer-Lasers zu dem konventionellen System liegt in der zeitlich und räumlich versetzten, sektoriellen Ansteuerung des Katheters. Durch eine spezielle, elektronisch realisierte Fokussierung der in mehrere Sektoren unterteilte Kathetersegmente wird pro Schuß nur ein Sektor beleuchtet, während alle übrigen Kathetersegmente kein Licht transmittieren (Abb. 13-3). Durch eine revolverartige Drehung und Ausrichtung des Laserstrahls wird dann der nächste Sektor für den nächsten Schuß aktiviert. Während dadurch die durch den Laserpuls induzierte Massenexplosion erheblich verringert wird, bleibt die Ablationsrate pro Zeiteinheit durch eine Erhöhung der Pulswiederholfrequenz vergleichbar. Alle bisherigen meßtechnischen Untersuchungen haben bestätigt, daß eine Druckwellenreduktion und eine erhebliche Verkleinerung der Gasblase mittels dieser Technik erreicht werden kann (Abb. 13-4).

Ungeachtet dieser technischen Neuerungen der Katheteransteuerung ist aber auch festzustellen, daß die Abtragrate der Excimer-Laser dadurch nicht verbessert wird. Diese geringe Abtragrate von nur wenigen µm pro Puls stellt nach wie vor eine entscheidende technische Limitation dar, da sie die Praktikabilität der Methode zur ablativen Behandlung insbesondere langer und komplexer Läsionen einschränkt.

Aufgrund dieser sehr niedrigen Abtragrate von Excimer-Lasern wurde in den letzten Jahren die Suche nach alternativen Laserlichtquellen intensiviert, die neben einer höheren Ablationseffizienz auch eine Reduktion der begleitenden Druckwellen und Gasblasenformationen ermöglichen. Er:YAG-Laser, die im infraroten Wellenlängenbereich emittieren sowie Laserlichtquellen, die ihr Licht bei 9,5 µm aussenden, weisen hohe Abtragraten bei nur sehr geringer thermischer und akustischer Belastung des umliegenden Gewebes auf. Sofern es gelingt, geeignete Fasern zu erhalten, die in die-

Abb. 13-3. Darstellung des Prinzips des experimentellen Excimer Systems: Zeitlich versetzte Ansteuerung der räumlich getrennten Kathetersektoren

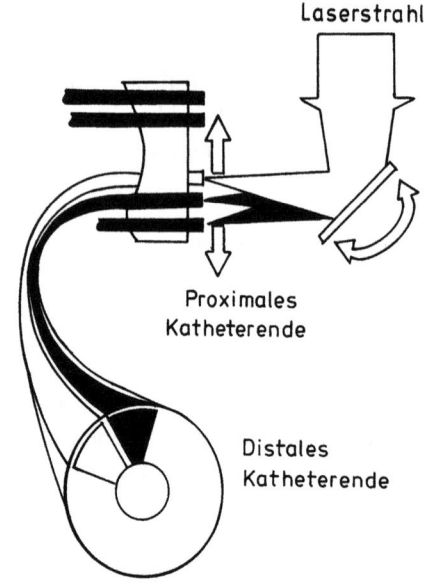

Abb. 13-4. Vier akustische Signale, die auf kalzifiziertem Plaque und normaler Gefäßwand mittels des konventionellen und des experimentellen Excimer Systems aufgenommen wurden. Das mit dem experimentellen System aufgenommene akustische Signal auf normaler Gefäßwand ist aufgrund der niedrigen Druckwellenamplitude schon nicht mehr abgrenzbar

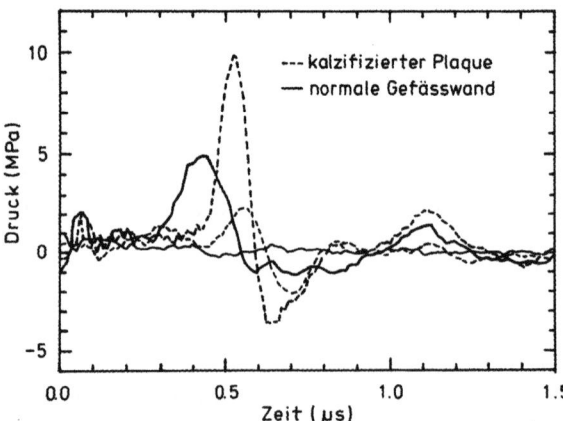

sem Wellenlängenbereich ausreichend Energie transmittieren, stellen solche Lasersysteme aufgrund ihrer hohen Ablationseffizienz, der vergleichsweise niedrigen Druckwellen und der deutlich reduzierten Gasblasenvolumina eine interessante therapeutische Option dar.

Literatur

1. Baumbach A, Bittl J, Fleck E et al. (1994) Acute complications of excimer laser coronary angioplasty: A detailed analysis of multicenter results. J Am Coll Ardiol 23:1305–1313
2. Cook S, Eigler N, Shefer A et al. (1991) Percutaneous excimer laser coronary angioplasty of lesions not ideal for balloon angioplasty. Circulation 84:632–643

3. Grundfest W, Litvack F, Forrester J et al. (1985) Laser ablation of human atherosclerotic plaque without adjacent tissue injury. J Am Coll Cardiol 5:929–933

4. Haase KK, Hanke H, Baumbach A et al. (1993) Occurrence, extent, and implications of pressure waves during excimer laser ablation of normal arterial wall and atherosclerotic plaque. Lasers Surg Med 13:263–270

5. Haase KK, Baumbach A, Spyridopoulos I et al. (1994) Initial clinical experience with a modified excimer laser for coronary angioplasty. Las Med Sci 9:7–15

6. Hanke H, Haase KK, Hanke S et al. (1991) Morphological changes and smooth muscle cell proliferation after experimental excimer laser treatment. Circulation 83:1380–1389

7. Karsch KR, Haase KK, Voelker W et al. (1990) Percutaneous coronary excimer laser angioplasty in patients with stable and unstable angina pectoris: Acute results and incidence of restenosis during 6-months follow-up. Circulation 81:1849–1859

8. Karsch KR, Haase KK (eds) (1991) Coronary laser angioplasty. Springer, Berlin Heidelberg New York

9. Litvack F, Eigler N, Margolis J et al. (1994) Percutaneous excimer laser coronary angioplasty: Results in the first 3.000 consecutive patients. J Am Coll Cardiol 23:323–329

10. Tscheng JE, Wells LD, Philips HR et al. (1995) Development of a new technique for reducing pressure pulse generation during 308nm excimer laser coronary angioplasty. Cathet Cardiovasc Diagn 34:15–22

11. Van Leeuwen T, Meertens J, Velema E et al. (1993) Intraluminal vapor bubble induced by excimer laser pulse causes microsecond arterial dilatation and invagination leading to extensive wall damage in the rabbit. Circulation 87:1258–1263

12. Werner G, Buchwald A, Unterberg C et al. (1990) Recanalization of chronic total coronary arterial occlusions by percutaneous excimer-laser and laser-assisted angioplasty. Am J Cardiol 66:1445–1450

KAPITEL 14

Direktionale Atherektomie

G. Herrmann · M. Lins

Die direktionale koronare Atherektomie wurde von J. Simpson [13, 36] entwickelt und als „Debulking-Verfahren" 1988/89 in die interventionelle Therapie der koronaren Herzerkrankung eingeführt. Die Basis für diese Entwicklung bildete die Vorstellung, daß ein partielles oder komplettes Entfernen der Plaques in den Koronararterien zu besseren Ergebnissen führen könnte als die ausschließliche Ballondilatation. Den großen Vorteil, den diese Methode bot, und den sie als einzige bislang behalten hat, ist die Möglichkeit, Plaquematerial aus der Koronararterie mittels des verwendeten Katheters zu entfernen und histologisch und immunhistochemisch zu untersuchen. Darüber hinaus hat sich mittlerweile die Möglichkeit ergeben, aus dem gewonnenen Plaquematerial Zellen (glatte Muskelzellen, Fibroblasten, Endothelzellen) anzuzüchten und damit Informationen über Zellwachstum, Migration und die Expression von Virus- bzw. Bakterienmaterial zu bekommen [2, 4, 38, 40, 41]. Die zunächst von einzelnen Arbeitsgruppen publizierten Akut- und Langzeitergebnisse waren überaus zufriedenstellend [10, 12, 19]. In den USA und Kanada wurden daraufhin multizentrische, randomisierte Studien (CAVEAT, CCAT) durchgeführt, die Akut- und Langzeitergebnisse der direktionalen Atherektomie mit der Ballondilatation verglichen. Beide Studien wurden 1993 publiziert [1, 9, 14] und präsentierten ernüchternde Ergebnisse ohne jeden Vorteil für die direktionale Atherektomie. Beide Studien wurden aufgrund des Studiendesigns von etlichen Autoren als unoptimal erachtet und dies gab Anlaß zunächst zwei weitere Studien durchzuführen. Die OARS-Studie [24] untersuchte die angiographischen Langzeitergebnisse einer optimalen Atherektomie mit entsprechend sehr gutem angiographischen Frühergebnis. Die BOAT-Studie verglich die optimale direktionale Atherektomie gegenüber der Ballondilatation. Die Ergebnisse der BOAT-Studie zeigen eindeutige Vorteile der optimalen, direktionalen Atherektomie gegenüber der Ballonangioplastie [3]. Eine weitere, reine Atherektomiestudie, die in verschiedenen europäischen Zentren durchgeführt wurde (EUROCARE) hat die Einschlußphase mittlerweile abgeschlossen, die angiographischen Langzeitergebnisse werden noch für 1997 erwartet.

Technik

Der Prototyp des Atherektomiekatheters, der Simpson Coronary Atherocath™, der zwischenzeitlich modifiziert, aber nicht entscheidend verändert wurde, ist ein Kathetersystem, das in den Größen 5–7 F erhältlich ist. Die Verwendung dieser Atherektomiekatheter bedingt einen arteriellen Zugang über eine 9- oder 10-F-Schleuse und

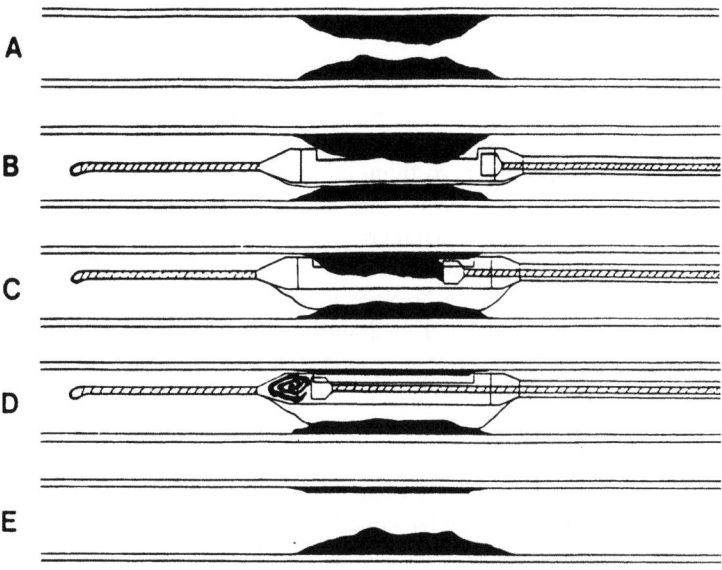

Abb. 14-1. Schematische Darstellung der Funktion des Atherocath™ Systems

einen Führungskatheter der Größe 9,0 F (linke Koronararterie) bzw. 10 F (rechte Koronararterie). Die Katheter sind nach wie vor nicht als Monorail-System zu haben, so daß eine Langdrahttechnik unter Verwendung eines möglichst steifen 3,0 m langen Steuerdrahtes (14/1000 inch) erforderlich ist. Der Atherektomiekatheter selbst besteht aus einem Metallgehäuse, das semicircumferentiell einen inflatierbaren Ballon beherbergt, und auf der kontralateralen Semicircumferenz den „Cutter", ein rotierendes Messer mit konischem Anschliff, das mit 2000 rpm von einem am Ende des Systems aufgesetzten Motor betrieben wird, beinhaltet (Abb. 14-1).

Durch den konischen Anschliff kann das entfernte Gewebe in einen Hohlraum, der das distale Katheterende bildet, gedrückt werden, so daß eine Embolisation des abgeschnittenen Plaquematerials in die Koronarperipherie weitestgehend vermieden werden kann. Zur Vermeidung von Materialverlust wird zusätzlich empfohlen, den Ballon solange inflatiert zu lassen, bis der „Cutter" zum nächsten Schnitt zurückgezogen worden ist (Abb. 14-1). Während des Atherektomievorgangs wird der semicircumferentielle Ballon mit einem Druck von 2–5 atm inflatiert. Da das gesamte System während des Schnittvorgangs gedreht werden muß, um eine optimale Abtragung der Plaque auf der gesamten Circumferenz des Gefäßes zu erreichen, muß der Ballon kurzfristig deflatiert und nach Erreichen einer neuen Schnittposition erneut inflatiert werden.

Die von der Produktionsfirma vorgegebenen Inflationsdrucke von 1–3 atm haben sich klinisch als zu niedrig erwiesen, um damit ein optimales Atherektomieresultat zu erreichen [3, 23, 24, 30]. Zu empfehlen sind Drucke von 4–6 atm, um eine ausreichende Schnittiefe zu erreichen.

Tips und Tricks

Bei der Durchführung der direktionalen Atherektomie kann es sowohl bei der Positionierung des Führungskatheters als auch beim Einbringen des Atherektomiekatheters zu technischen Problemen kommen.

Wenn sich die Sondierung des Koronarostiums mit dem Führungskatheter schwierig gestaltet, kann man sich dadurch helfen, daß man einen 7-F-Standardkatheter (125 cm Länge) durch den Führungskatheter im Koronarostium plaziert und über diesen Standardkatheter zunächst den 3,0 m langen Steuerdraht weit distal im zu behandelnden Koronargefäß plaziert (Abb. 14-2). Nach Positionierung des Drahtes muß dann der Standardkatheter in gewohnter „Langdrahttechnik" entfernt werden, wobei gleichzeitig der Atherektomieführungskatheter über den Draht im Koronarostium plaziert wird.

Das Einbringen des Atherektomiekatheters in die Stenose kann ebenfalls problematisch sein. Wenn ausschließlich die Stenose nicht passiert werden kann, sollte eine Vordilatation mit einem eher kleineren Ballonkatheter (z.B. 2,5 oder 3,0 mm) vorgenommen werden. Anschließend erfolgt dann der erneute Sondierungsversuch.

Ist schon die Sondierung des Ostiums der Koronararterie mit dem Atherektomiekatheter problematisch – meistens bei winkligem Abgang des zu behandelnden Gefäßes –, kann man durch schraubende Bewegung des Atherocath und leichten Druck sowie, und das ist wichtig, gleichzeitigem Zug am peripher positionierten Steuerdraht, eine Sondierung erreichen. Dieses Manöver ist ein sehr gutes Beispiel dafür, daß es für eine erfolgreiche direktionale Atherektomie zwei in die Methode eingearbeitete und erfahrene Untersucher braucht.

Nach Plazierung des Atherocaths ist oft eine genaue angiographische Bestimmung der Lage des Katheters nicht mehr sicher möglich. Man sollte sich zuvor anhand von Seitenastabgängen, die als „landmarks" dienen, die Stenose zugeordnet haben, um

Abb. 14-2. Darstellung eines 9-F-Führungskatheters, der über einen Standardkatheter (7 F) in der RCA plaziert wurde

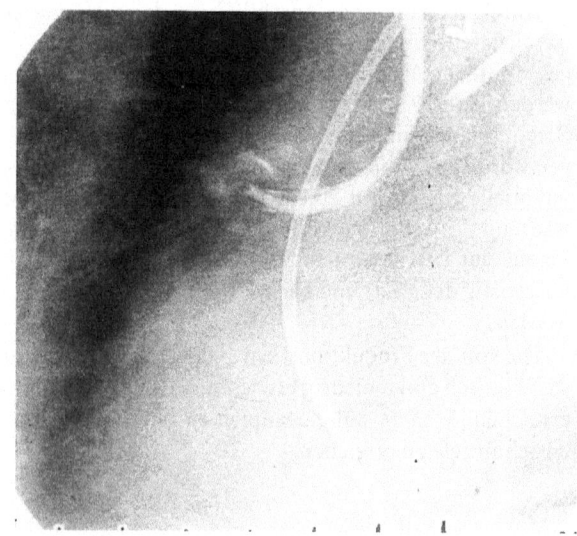

Abb. 14-3. Destruierter Steuerdraht durch Einklemmung im
Cutter des Atherocath™

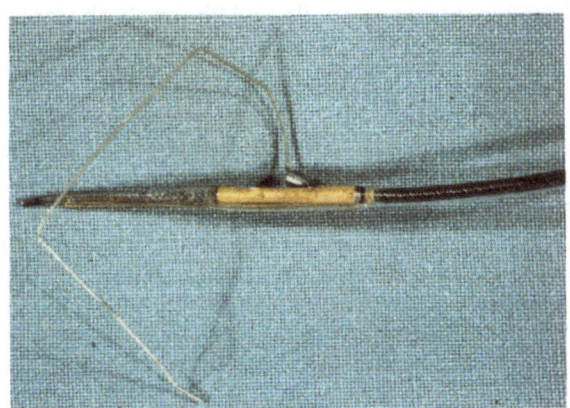

sich anhand der oft noch zu sehenden proximalen Seitenastabgänge in bezug auf die
Stenose zu orientieren.

Außerdem bewirkt der Atherektomiekatheter eine Streckung der Koronararterie,
so daß auch aus diesem Grund eine Veränderung der anatomischen Gegebenheiten
hinzutritt.

Wichtig ist auch, daß nach erfolgreicher Sondierung der Stenose die distale Position des Steuerdrahtes gesichert werden muß. Durch das fortlaufende Vor- und Zurückziehen des „Cutters" kommt es zu einer Rückwärtsbewegung des Steuerdrahtes,
wenn dieser nicht mit einem am Ende des Motors umgekehrt aufgesetzten Torquer
festgesetzt wird, andernfalls kann es zum Einklemmen und zur Destruktion des
Steuerdrahtes durch den Cutter kommen (Abb. 14-3).

Wenn man während des Schnittvorgangs den Eindruck gewinnt, daß der Draht seine freie Beweglichkeit verliert, sollte die Atherektomie unterbrochen werden und das
gesamte System aus der Koronararterie entfernt werden, da eine Einklemmung des
Drahtes im „Cutter" wahrscheinlich ist und ein Drahtbruch oder eine Torquierung zu
befürchten ist. Ein weiteres Problem stellt ein Bruch der Achse zwischen Motor und
Cutter dar (Abb. 14-4), was durch eine starke Drehbewegung des Katheters oder extremen Widerstand in der Stenose (Kalzifizierung) verursacht werden kann.

Abb. 14-4. Achsenbruch des
Simpson Atherocath™

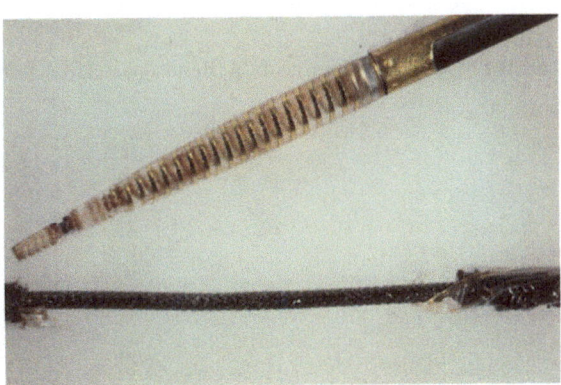

Additive interventionelle und Pharmakotherapie

Eine zusätzliche Ballondilatation nach erfolgter Atherektomie ist selten notwendig
(10–20%) [3, 13, 15, 23, 24, 30]. Sollte jedoch nach der Atherektomie eine Intimadissektion oder ein unausreichendes angiographisches Ergebnis vorhanden sein, muß
eine Nachdilatation bzw. auch eine koronare Stent-Implantation zur Optimierung des
Ergebnisses erfolgen [3, 20, 23, 24].

Die begleitende Pharmakotherapie entspricht der einer routinemäßigen Ballondilatation, bei optimalem Atherektomieergebnis ist eine anschließende intravenöse
Heparinisierung nicht erforderlich [15, 18, 24, 30].

Während der Prozedur sollte die Heparinisierung so gesteuert werden, daß die
activated clotting time (ACT) über 300 s liegt, um das Auftreten von intrakavitären
Thromben und ihre Embolisation zu verhindern [10, 21, 24]. In der Dauertherapie
reicht die Gabe von 100 mg Aspirin pro Tag für 3–6 Monate. Wenn die Kontroll-Angio-
graphie ein gutes Ergebnis zeigt, kann bei koronarer Eingefäßerkrankung die throm-
bozytenaggregationshemmende Therapie beendet werden.

Akute Komplikationen

In verschiedenen Studien, die die direktionale Atherektomie zumeist mit der Ballondilatation verglichen, konnte gezeigt werden, daß die als übliche Komplikationen zu
bezeichnenden Ereignisse bei der direktionalen Atherektomie nicht häufiger auftreten
als bei der Ballondilatation. Schon frühe Untersuchungen (US Directional Coronary
Atherectomy Investigator Group 1990) zeigten keine Unterschiede hinsichtlich der
Komplikationen Okklusion, notfallmäßige Bypass-Operation, Myokardinfarkt, distale
Embolisierung, Seitenastverschluß und Spasmus [13, 15, 17].

Im Gegenteil, es fanden sich in einigen Untersuchungen signifikant weniger Ereignisse in den Atherektomiegruppen im Vergleich zu Patientengruppen, die mit Ballondilatation behandelt wurden (Tabelle 14-1). Diese Vorteile der DCA bezogen sich vor
allem auf die Inzidenz von Dissektionen und plötzlichen Gefäßverschlüssen [37].

Mehrere Untersuchungen beschäftigten sich mit der Inzidenz und dem Ausmaß
von Leistengefäßkomplikationen nach DCA oder Ballondilatation [26, 48]. In allen
Studien kommt eindeutig zum Ausdruck, daß trotz der erheblich größeren Einführ-

Tabelle 14-1. Komplikationen der DCA (Hospitalphase) (*K.A.* keine Angaben)

Autor/ Studie	Jahr	Dissektion/ Okklusion [%]	Q-Wave-Infarkt [%]	Non-Q-Wave-Infarkt [%]	Not-opera-tion	Perf	Tod	Ge-samt
Hinohara	1991	11	1,5	K.A.	3,5	1,2	K.A.	2,9
Bauriedel	1991	10	4,8	K.A.	7,1	4,8	0	K.A.
CAVEAT	1993	7	2,2	4,9	3,7	0,4	0	11
CCAT	1993	4,3	0,7	3,6	1,4	K.A.	0	9
Muurling	1994	2,5	2,0	K.A.	1,8	0,3	0,6	K.A.
OARS	1995	2,0	1,5	4,0	1,0	1,0	0	K.A.
BOAT	1996	4,2	2,0	6,0	1,0	K.A.	0	2,8

bestecke, die für die direktionale Atherektomie benötigt werden, es zu keiner erhöhten Inzidenz von arteriellen Gefäßkomplikationen (z. B. Blutung, Aneurysma, Hämatom oder Ischämie) kommt. Aus den gleichen Studien ist bekannt, daß eine erhöhte Inzidenz an peripheren Gefäßkomplikationen bei älteren Patienten, vor allem Frauen, Diabetikern und deutlich übergewichtigen Patienten besteht [26, 28, 47, 48]. Eine weitere Risikogruppe stellen Patienten mit einem langjährigen Hypertonus und ektatischen, sowie stark gewunden verlaufenden Gefäßen in der Beckenstrombahn dar. In dieser Situation kann das Einbringen einer 9- oder 10-F-Schleuse schon problematisch sein, oftmals reicht zusätzlich die Länge der Führungskatheter nicht aus, um die Koronarostien zu erreichen.

Komplikationen, die der Methode bzw. dem Material der DCA anzulasten sind, sind selten, aber erwähnenswert [5, 14, 21, 25, 46]. Wie alle „Debulking-Verfahren", hat die DCA ein geringes, aber erwähnenswertes Risiko der Perforation, was in der Literatur mit 1–3 % (Tabelle 14-1) angegeben wird.

Die Möglichkeit einer Verletzung der Gefäßwand distal der zu atherektomierenden Stenose durch die Spitze (Hülse) des Katheters („nose-cone-lesion") ist bekannt und für Einzelfälle beschrieben [5, 9, 29].

Eine wichtige, vermeidbare Komplikation ist die Verletzung des Führungskatheters durch den Cutter bei Ostium- oder ostiumnahen Stenosen. Die Abb. 14-5 zeigt, daß der Cutter des Atherektomiekatheters Stücke aus dem weichen Spitzenteil des Führungskatheters geschnitten hat, die potentiell in die Koronarperipherie oder sogar in den Systemkreislauf embolisieren können. Während des Schneidevorganges ist also auf einen ausreichenden Abstand zwischen Führungskatheter und Atherektomiekatheter zu achten [6, 9, 40].

Von verschiedenen Autoren [1, 3, 6, 12, 16, 19, 22, 42, 46] wurde immer wieder eine vorübergehende, aber signifikante Erhöhung der Creatinphosphokinase (CPK) und ihres Isoenzyms CK MB nach direktionaler Atherektomie beschrieben. Die Inzidenz dieser Enzymerhöhung wird nach Atherektomie mit 14–30 % angegeben und als nicht transmuraler Infarkt gewertet. Andere Autoren [25, 30] konnten eine solche Erhöhung der Creatinphosphokinase in ihren Patientenkollektiven nicht nachvollziehen. Diese diskrepanten Befunde haben bisher keine Erklärung gefunden; am wahrscheinlichsten ist, daß die CK und CK MB-Erhöhungen der bei der direktionalen Atherektomie verwendeten Technik zuzuschreiben sind, und in der kumulativen

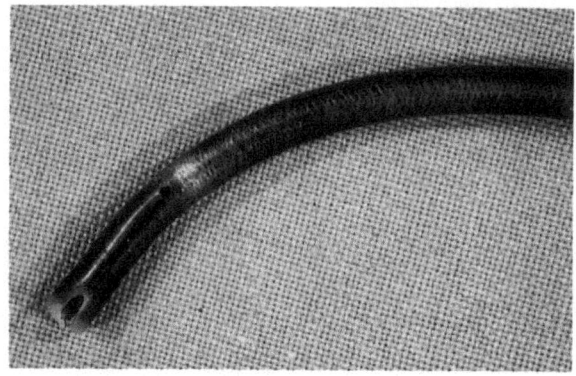

Abb. 14-5. Anschnitt der Führungskatheterspitze durch Atherocath† bei DCA einer RCA Ostiumstenose

Ischämiezeit während der Prozedur und/oder in einem No-reflow-Phänomen ihre Ursache finden.

Angiographische Ergebnisse

Im Vergleich zur Ballondilatation sind die akuten angiographischen Ergebnisse der direktionalen Atherektomie, unter der Bedingung einer technisch optimalen Durchführung, erheblich besser [8, 11, 15, 20, 27, 29, 30, 34, 36, 38, 39, 44, 45].

Die Tabelle 14-1 stellt die akuten angiographischen Ergebnisse verschiedener Studien in Form von %-Reststenose direkt nach DCA und im Langzeitverlauf dar. Die initialen Erfolgsraten der direktionalen Atherektomie werden zwischen 88 und 97 % angegeben, wobei die Unterschiede am ehesten auf die jeweilige Erfahrung der Untersucher zurückzuführen sein dürfte. Bei den angiographischen Frühergebnissen hinsichtlich der Reststenose finden sich in der Literatur erhebliche Schwankungen. Während schon in früheren Publikationen [13, 15, 35, 36, 37] Reststenosen von deutlich < 20 % berichtet wurden und die Spätergebnisse mit 32–38 % Rezidivstenoserate im Vergleich zur Ballondilatation sehr befriedigend waren, zeigte sich bei den 1993 publizierten Multicenterstudien CAVEAT und CCAT [1, 6, 10] bei den Initialergebnissen eine Reststenose von > 20 % (29 % in CAVEAT bzw. 26 % in CCAT) und korrespondierend dazu eine Rezidivstenoserate nach 6 Monaten von 51 % (CAVEAT) bzw. 49 % (CCAT). Spätestens seit der Publikation der OARS- und BOAT-Daten [3, 23] gilt generell die Empfehlung, nur optimale primäre Atherektomieergebnisse zu akzeptieren, was eine Reststenose von deutlich unter 20 %, besser noch von < 10 %, voraussetzt (Abb. 14-6). Dies bedeutet auch, daß die Tendenz zur ausschließlichen Anwendung großer Katheter (7 F oder 7 FG) geht [3, 23, 30, 35, 43]. Nur unter der Bedingung optimaler initialer Ergebnisse kann mit Langzeit-Rezidivraten von 30 % oder weniger gerechnet werden, was dann den Vorteil der direktionalen Atherektomie gegenüber der Ballondilatation zeigt. Zusätzlich zur quantitativ angiographischen Bestimmung der Rezidivstenosen hat sich im Verlauf der vergangenen Jahre die intravaskuläre Ultraschalluntersuchung (IVUS) als wesentlich für die Beurteilung der Atherektomieergebnisse herausgestellt [31, 44, 45].

Tabelle 14-2. Quantitative angiographische Ergebnisse der DCA (*FU* Follow up, *DCA* direktionale koronare Atherektomie)

Autor/Studie	Jahr	Primärer Erfolg [%]	%-Diam. Stenose vor DCA [%]	%-Dim. Stenose nach DCA [%]	Rezidivrate (50%-Diam. Stenose, FU Angiographie)
Hinohara	1990	91	–	13	38
Kuntz	1992	–	–	7	32
Fishmann	1992	91	78	7	32
Topol/CAVEAT	1993	89	70	29	51
Adelman/CCAT	1993	98	72	26	49
Muurling	1994	92	60	18	30
Umans	1994	–	63	28	41
OARS-Studie	1995	97	64	7	30
BOAT-Studie	1995	93	67	15	32

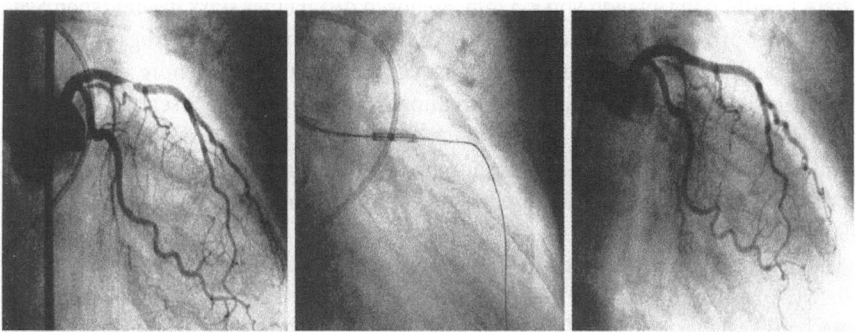

Abb. 14-6. Exzentrische RIVA-Stenose vor und nach DCA

Im Hinblick auf bestimmte Fragestellungen, wie das Vorliegen einer Intima-Dissektion, das Ausmaß der Kalzifizierung der Stenose und die Tiefe der durchgeführten Schnitte, ist die intravaskuläre Ultraschalluntersuchung die wesentliche, wenn nicht einzige Methode zur sicheren und quantitativen Beurteilung.

Indikation

Indikationen und Kontraindikationen für eine direktionale Atherektomie im Hinblick auf Stenoselokalisation und Stenosemorphologie sind im folgenden aufgeführt.

Indikationen

- Exz./Konz. Stenosen in Gefäßen mit einem RD > 3,0 mm,
- Ostium-/ostiumnahe Stenosen,
- recoilträchtige Stenosen,
- Stenosen in venösen Grafts?
- Stammstenosen der LCA?

Kontraindikationen

- Langstreckige Stenosen,
- verkalkte Stenosen,
- Stenosen in Gefäßen < 3,0 mm
- Graftstenosen mit Thromben.

Stenoselokalisation

Die Stenoselokalisation ist nach wie vor ein limitierender Faktor der direktionalen Atherektomie. Durch das gröbere Profil und die Steifigkeit des Atherocath sind periphere Läsionen in Gefäßen von < 3 mm, Stenosen distal eines stark gewundenen Segments oder proximale Stenosen der Arteria circumflexa nach steilem Abgang aus dem linken Hauptstamm nur mit großer Erfahrung und technisch aufwendig zu erreichen. Optimale Stenoselokalisationen sind proximale oder Abgangsstenosen des RIVA [6], der rechten Koronararterie [9] und auch der Arteria circumflexa bei moderatem Winkel zum linken Hauptstamm. Stenosen von aortocoronaren Venenbypässen sind in aller Regel erreichbar, die Langzeiterfolge werden jedoch kontrovers diskutiert [16, 18, 21].

Der einzige Grund Abgangs- oder abgangsnahe Stenosen dieser Gefäße nicht mittels DCA zu behandeln, sind angiographisch oder mittels IVUS (intravaskulärer Ultraschall) gesicherte ausgedehntere Verkalkungen. Auch bei chronischen Verschlüssen kam die DCA mittlerweile erfolgreich zum Einsatz [7, 36].

Stenosemorphologie

Optimale Stenosen für die direktionale Atherektomie sind Läsionen, die die Kriterien A und B der AHA/ACC Task Force erfüllen. Insbesondere exzentrische Stenosen sind mit der DCA effektiver zu behandeln, als mit der Ballondilatation, da die direktionale Wirkungsweise der Atherektomie diesem Stenosetyp gerecht wird. Auch membranartige, ulcusartige oder dissektionsähnliche Stenosen sind mittels DCA mit guten Ergebnissen zu behandeln. Allgemein kann gesagt werden, daß jede Stenose, die in hohem Maße durch elastischen Recoil belastet ist, mittels DCA sehr befriedigend behandelt werden kann. Die DCA von Stenosen aortocoronarer Venenbypasse ist heute nicht mehr zu empfehlen [16, 21, 40, 46]. Der hohe Prozentsatz peripherer Embolien und sog. slow-flow-Phänomene, hat die Bypass-Stenosen der primären Stent-Implantation zugeführt, die mit geringerem Risiko durchgeführt werden kann.

Kontraindikationen

Eine direktionale Atherektomie sollte im Falle mäßiger und schwerer Verkalkungen des stenosierten Gefäßes nicht durchgeführt werden [8, 11, 13, 45].

Auch langstreckige Stenosen (> 20 mm) sind nur bedingt für eine DCA geeignet. Im Zweifelsfall sollte vor dem Versuch einer DCA eine intravaskuläre Ultraschalluntersuchung durchgeführt werden [31, 44, 45].

In Verzweigungsstenosen, insbesondere wenn der Seitenast eine signifikante Abgangsstenose aufweist, ist die DCA nur dann sinnvoll, wenn auch der Seitenast einer Atherektomie zugänglich ist. In diesem Fall, oder wenn der Seitenast nicht stenosiert ist, kann die Atherektomie die erfolgreichste Methode bei der Behandlung von Verzweigungsstenosen sein. Es versteht sich von selbst, daß ein zweiter Steuerdraht zur Sicherung des Seitenastes, nicht erlaubt ist, da dieser durch die Schnittechnik des Verfahrens zerstört werden könnte.

Zusammenfassung

Die direktionale Atherektomie (DCA) ist als erstes „Debulking-Verfahren" in die interventionelle Kardiologie eingeführt worden [13, 36]. Die Möglichkeit mit gerichteter Schnittechnik exzentrische und recoilträchtige Stenosen zu behandeln, war eine Bereicherung der Therapiemöglichkeiten. Nach mittlerweile jahrelanger Erfahrung mit der Methode und unterschiedlichen angiographischen Früh- und Langzeitergebnissen, kann man heute die DCA als Therapie für exzentrische, proximal und im mittleren Drittel von Koronararterien lokalisierten Stenosen bei einem Gefäßdurchmesser um > 3,0 mm (RD) empfehlen, da bei sehr gutem Primärergebnis auch langfristig mit einer signifikant geringeren Rezidivrate als bei anderen Verfahren gerechnet werden kann. Entscheidend für den Erfolg der DCA ist einerseits das Beherrschen der Methode seitens der interventionell tätigen Kardiologen, andererseits die Beachtung des Prinzips der „optimalen Atherektomie" mit einer minimalen Reststenose am Ende der Intervention. Die höheren Kosten der Therapie [32] werden durch geringere Rezidivraten und damit niedriger Reinterventionsrate ausgeglichen.

Literatur

1. Adelman AG for the canadian coronary atherectomy trial (CCAT) (1993) A comparison of directional atherectomy with balloon angioplasty for lesions of the left anterior descending coronary artery. N Engl J Med 329:228–233
2. Arbustini E, De Servi S, Bramucci E et al. (1995) Comparison of coronary lesions obtained by directional coronary atherectomy in unstable angina, stable angina and restenosis after either atherectomy or angioplasty. Am J Cardiol 75:675–682
3. Baim DS, Kuntz RE, Sharma, SK (1995) Acute results of the randomized phase of the balloon versus optimal atherectomy trial (BOAT). Circ 92 [Suppl I]:I–544 (abstract)
4. Bauriedel G, Windstetter BS, DeMaio SJ, Kandolf R, Höfling B (1992) Migratory Activity of Human Smooth Muscle Cells Cultivated From Coronary and Peripheral Primary and Restenotic Lesions Removed by Percutaneous Atherectomy. Circ 85:554–564
5. Bauriedel G, Schluckebier S, Welsch U, Werdan K, Höfling B (1995) Dislocation of the rotating cutter during directional coronary atherectomy: A note of caution. Cath Cardiovasc Diag 35:244–249
6. Boehrer JD, Ellis SG, Pieper K et al. for the CAVEAT I Investigators (1995) Directional atherectomy versus balloon angioplasty for coronary ostial and nonostial left anterior descending coronary artery lesions: Results from a randomized multicenter trial. J Am Coll Cardiol 25:1380–1386
7. Dick RJL, Haudenschild CC, Popma JJ, Ellis SG, Muller DW, Topol EJ (1991) Directional atherectomy for total coronary occlusions. Coronary Artery Disease 2:189–199
8. Di Mario C, Gil R, Camenzind E et al. (1995) Quantitative assessment with intracoronary ultrasound of the mechanisms of restenosis after percutaneous transluminal coronary angioplasty and directional coronary atherectomy. Am J Cardiol 75:772–777
9. Dulas DD, Davis THJ, Benton SL, Henry TD (1994) Right coronary ostial atherectomy: a really close shave. Cathet Cardiovasc Diag 31:225–227
10. Elliot JM and the CAVEAT Study Investigators (1995) One-year follow-up in the Coronary Angioplasty versus Excisional Atherectomy Trial (CAVEAT I). Circulation 91:2158–2166
11. Fishman RF, Kuntz RE, Carrozza JP, Miller MJ, Senerchia CC, Schnitt SJ, Diver DJ, Safian RD, Baim DS (1992) Long-Term Results of Directional Coronary Atherectomy: Predictors of Restenosis. J Am Coll Cardiol 20:1101–1110
12. Harrington RA and the CAVEAT Investigators (1995) Characteristics and consequences of myocardial infarction after percutaneous coronary intervention: Insights from the coronary angioplasty versus Excisional Atherectomy Trial (CAVEAT). J Am Coll Cardiol 25:1693–1699
13. Hinohara T, Robertson GC, Selmon MR, Simpson JB (1990) Directional Coronary Atherectomy. J Invas Cardiol 2, No. 5:217–226

14. Holmes DR, Topol EJ, Adelman AG, Cohen EA, Califf RM (1994) Randomized Trials of Directional Coronary Atherectomy: Implications for Clinical Practice and Future Investigation. J Am Coll Cardiol 24:431–439
15. Höfling B, Gonschior P, Bauriedel G, Backa D, v. Pölnitz A (1991) Gerichtete koronare Atherektomie: Akutergebnisse und angiographische Verlaufskontrolle bei 42 behandelten Patienten. Z Kardiol 80:487–493
16. Holmes DR and the CAVEAT II Investigators (1995) A multicenter, randomized trial of coronary angioplasty versus Directional Atherectomy for patients with saphenous vein bypass graft lesions. Circulation 91: 1966–1974
17. Jackson, BD, Fail PS, Bassi A, Banka VS (1995) Directional coronary atherectomy and progressive coronary dilatation: a comparative analysis of acute outcome. Am Heart J 130:966–970
18. Kaufmann UP, Meyer BJ (1995) Atherectomy (directional, rotational, extractional) and its role in percutaneous revascularization. Curr Opinion Cardiol 10:412–419
19. Kugelmass AD, Cohen DJ, Moscucci M, Piana RN, Senerchia C, Kuntz RE, Baim DS (1994) Elevation of the Creatine Kinase Myocardial Isoform following otherwise successful Directional Coronary Atherectomy and Stenting. Am J Cardiol 74:748–754
20. Kuntz RE, Hinohara T, Safian RD, Selmon MR, Simpson JB, Baim DS (1992) Restenosis After Directional Coronary Atherectomy. Circ 86:1394–1399
21. Lefkovits J and the CAVEAT II Investigators (1995) Predictors and sequelae of distal embolization during saphenous vein graft intervention from the CAVEAT-II Trial. Circulation 92:734–740
22. Lefkovits J, Blankenship JC, Anderson KM, Stoner GL, Talley D, Worley SJ, Weisman HF, Califf RM, Topol EJ (1996) Increased Risk of Non-Q-Wave Myocardial Infarction After Directional Atherectomy Is Platelet Dependent: Evidence from the EPIC Trial. J Am Coll Cardiol 28:849–855
23. Leon MB, Kuntz RE, Popma JJ (1995) Acute angiographic, intravascular ultrasound and clinical results of directional atherectomy in the optimal atherectomy restenosis study. J Am Coll Cardiol 25:137 A (Abstr.)
24. Lins M, Muurling S, Herrmann G, Simon R (1995) Vessel-related longterm results after DCA. Eur Heart J 16 [Suppl.]:247
25. Lins M, Muurling S, El Mokhtari N, Alexander H, Herrmann G, Simon R (1996) DCA: There is no increased risk of myocardial infarction! A single center experience in 600 patients. J Invasive Cardiol 8, 1:34
26. Moscucci M, Mansour KA, Kent C et al. (1994) Peripheral vascular complications of directional coronary atherectomy and stenting: predictors, management and outcome. Am J Cardiol 74:448–453
27. Moscucci M, Piana RN, Kuntz RE, Kugelmass AD, Carrozza JP, Senerchia C, Baim DS (1994) Effect of prior coronary restenosis on the risk of subsequent restenosis after stent placement or directional atherectomy. Am J Cardiol 73:1147–1153
28. Movsovitz HD, Manginas A, Emmi RP, Bruss J, Kothapali S, Wells E, Ledley GS, Kotler MN, Nakhjavan FK, Yazdanfar S (1994) Directional coronary atherectomy can be successfully performed in the elderly. Cathet Cardiovasc Diagn 31:261–263
29. Müller DWM et al. (1990) Quantitative angiographic comparison of the immediate success of coronary angioplasty, coronary atherectomy and endoluminal stenting. Am J Cardiol 66:938–942
30. Muurling S, Lins M, Nagel E, Alexander H, Herrmann G, Simon R (1994) Direktionale koronare Atherektomie: Einfluß der Gefäßgröße auf primäre Ergebnisse und Langzeitresultate. Z Kardiol 83:727–735
31. Nakamura S, Mahon DJ, Leung CY, Maheswaran B, Gutfinger DE, Yang J, Zelman R, Tobis JM (1995) Intracoronary ultrasound imaging before and after directional coronary atherectomy: in vitro and clinical observations. Am Heart J 129:841–851
32. Nino CL, Freed M, Blankenship L, Grines CL, O'Neill WW, Safian RD (1994) Procedural cost of new interventional devices. Am J Cardiol 74:1165–1166
33. Omoigui NA, Califf RM, Pieper K, Keeler G, O'Hanesian MA, Berdan LG, Mark DB, Talley D, Topol EJ for the CAVEAT I Investigators (1995) Peripheral vascular complications in the coronary angioplasty versus excisional atherectomy trial. J Am Coll Cardiol 26:922–930
34. Penny WF et al. (1991) Insights into the mechanism of clinical improvement after directional coronary atherectomy. J Am Coll Cardiol 67:435–437
35. Popma JJ, de Cesare N, Ellis SG et al. (1991) Clinical, Angiographic and Procedural Correlates of Quantitative Dimensions After Directional Coronary Atherectomy. J Am Coll Cardiol 18:1183–1189
36. Robertson GC, Hinohara T, Selmon MR, Johnson DE, Simpson JB (1990) Directional coronary atherectomy. In: Topol EF (ed) Textbook of interventional cardiology. Saunders, pp 563–579

37. Rowe MH, Hinohara T, White NW, Robertson GC, Selmon MR, Simpson JB (1990) Comparison of dissection rates and angiographic results following directional coronary atherectomy and coronary angioplasty. Am J Cardiol 66:49–53
38. Safian RD, Gelbfisch JS, Erny RE, Schnitt SF, Schmidt D, Baim DS (1990) Coronary atherectomy: clinical, angiographic and histologic findings and observations regarding potential mechanisms. Circulation 82:69–79
39. Serruys PW et al. (1991) Quantitative angiography after directional coronary atherectomy. Br Heart J 66:122–129
40. Stephan WJ, Bates ER, Garratt KN, Hinohara T, Muller DWM (1995) Directional atherectomy of coronary and saphenous vein graft ostial stenoses. Am J Cardiol 75:1015–1018
41. Taylor AJ, Farb AA, Angello DA, Burwell LR, Virmani R (1995) Proliferative activity in coronary atherectomy tissue. Clinical, histopathologic, and immunohistochemical correlates. CHEST 108:815–820
42. Topol EJ and the CAVEAT study group (1993) A comparison of directional atherectomy with coronary angioplasty in patients with coronary artery disease. N Engl J Med 329:221–227
43. Umans VAMW, Robert A, Foley D et al. (1994) Clinical, histologic and quantitative angiographic predictors of restenosis after directional coronary atherectomy: a multivariate analysis of the renarrowing process and late outcome. J Am Coll Cardiol 23:49–58
44. Umans VAWM, Keane D, Foley D, Boersma E, Melkert R, Serruys PW (1994) Optimal use of directional coronary atherectomy is required to ensure long-term angiographic benefit: a study with matched procedural outcome after atherectomy and angioplasty. J Am Coll Cardiol 24:1652–1659
45. Umans VAWM, Baptista J, di Mario C, von Birgelen C, Quaedvlieg P, de Feyter PJ, Serruys PW (1995) Angiographic, ultrasonic, and angioscopic assessment of the coronary artery wall and lumen area configuration after directional atherectomy: The mechanism revisited. Am Heart J 130:217–227
46. Waksman R, Douglas JS, Scott NA, Ghazzal ZMB, Yee-Peterson J, King SB II (1995) Distal embolization is common after directional atherectomy in coronary arteries and saphenous vein grafts. Am Heart J 129:430–435
47. Waksman R, King III SB, Douglas JS, Shen Y, Ewing H, Mueller L, Ghazzal ZMB, Weintraub WS (1995) Predictors of Groin Complications After Balloon and New-Device Coronary Intervention. Am J Cardiol 75:886–889
48. Zhou YF, Leon MB, Waclawiw MA, Popma JJ, Yu ZX, Finkel T, Epstein SE (1996) Association between prior cytomegalovirus infection and the risk of restenosis after coronary atherectomy. N Engl J Med 335:624–630

KAPITEL 15

Gefäßstützenimplantation (Stents)

R. Erbel

Die Entwicklung von Gefäßstützen geht auf die Untersuchungen von Charles Dotter in den 60er Jahren zurück. Ziel ist, die Gefäßwand abzustützen und damit den Erfolg der Aufdehnung oder Aufweitung zu sichern. Damit werden drohende Verschlüsse verhindert und die vorgegebene Aufdehnung gehalten (Abb. 15-1).

Gefäßstützentechnik

Grundsätzlich wird zwischen Gefäßstützen unterschieden, die sich selbst expandieren (Sigwart et al. 1987) und Gefäßstützen, die durch Ballons aufgedehnt werden müssen (Palmaz et al. 1986 und 1987; Schatz et al. 1987) (Abb. 15-2). Die Gefäßstützen werden entweder aus Metallfolien geschnitten (Palmaz et al. 1986), aus Metalldrähten geformt (Roubin et al. 1992) oder Röhren geschnitten. Als Material stehen verschiedene Legie-

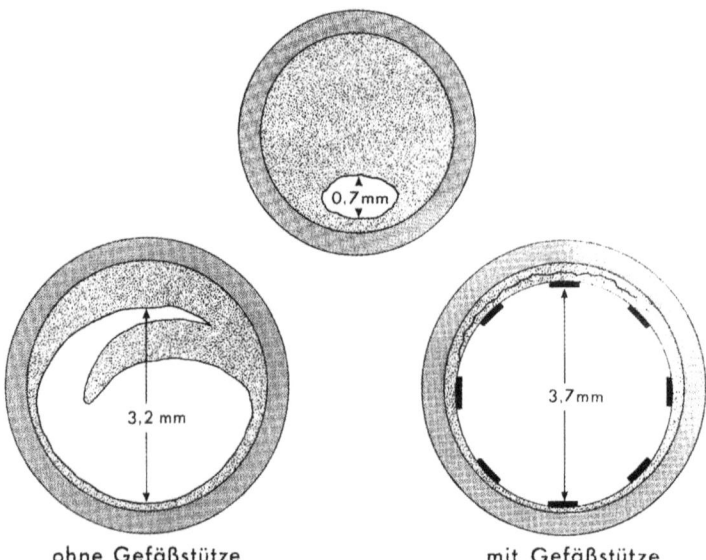

ohne Gefäßstütze   mit Gefäßstütze

Abb. 15-1. Nachweis des Effektes einer Ballondilatation ohne und mit Gefäßstützenimplantation. Eine auftretende Dissektion wird gehalten, eine Verkleinerung des Gefäßlumens durch elastische Rückstellkräfte vollständig blockiert und das Gefäß statt auf 3,2 auf 3,7 mm aufgeweitet

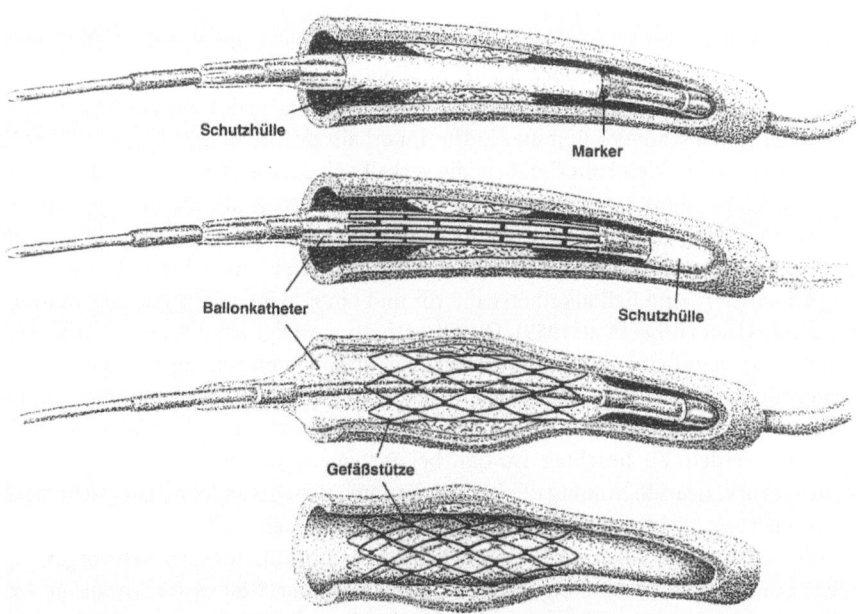

Abb. 15-2. Schematische Darstellung einer ballonexpandierenden Gefäßstützenimplantation in Verbindung mit einer Schutzhülle. Zunächst Vorführung des Katheters und Rückzug der Gefäßschutzhülle nach Position in der Stenose. Anschließende Balloninsufflation und nach Entleerung des Ballons Rückzug und Verbleiben der Gefäßstütze im Gefäß

rungen zur Verfügung. Am häufigsten wird rostfreier Stahl verwandt. Im Handel befinden sich aber auch Gefäßstützen aus Tantalum und Nitinol. Nitinolstützen haben ein sog. Shape-memory-alloy-Material, das bestimmte Eigenschaften unter bestimmten Bedingungen (z. B. Temperatur) einnimmt.

Eine vorgegebene Dehnung wird unter entsprechenden Bedingungen erreicht. Eine weitere Aufdehnung ist daher nicht möglich.

Die Formen der Gefäßstützen sind vielfältig und reichen von Drahtgeflechten bis hin zu Gittersystemen, die sich bei Aufdehnung verkürzen oder aber auch die Länge, die vorgegeben ist, halten.

Die Dicke der Wandstreben reicht von 0,15–0,25 mm, die Breite von 0,2–0,4 mm und die Implantationsdurchmesser von 2,5–4 mm und mehr. Für Bypass-Gefäße stehen auch größere, in der Peripherie benutzte, Gefäßstützen zur Verfügung, die bis zu 6 mm erreichen.

Für die schnelle notfallmäßige Implantation stehen bereits montierte Ballongefäßstützen-Systeme zur Verfügung. Daneben werden auch lose Gefäßstützen angeboten, die selbst auf Ballons montiert werden können und kostengünstig sind.

Um eine Embolisierung von Gefäßstützen nach Abstreifung vom Ballon zu vermeiden, stehen auch Systeme zur Verfügung, bei denen ein Plastiküberzug beim Vorbringen des Stents ein Abstreifen verhindert.

Gefäßstützenimplantation

Vor der Implantation muß geprüft werden, daß ein absolut fester Sitz der Gefäßstütze gewährleistet ist. Wichtiger noch als bei der Ballondilatation ist eine gute Positionierung des Führungskatheters, da durch die rauhe Oberfläche des mit der Gefäßstütze besetzten Ballons höhere Reibungskräfte innerhalb des Gefäßes, v. a. bei stärkeren Angulationen und kleineren Gefäßen, die verkalkt sind, auftreten. Zusätzlich ist vielfach die Verwendung eines steiferen Drahtes notwendig, damit die Vorführung des Stents erleichtert wird. Im Gegensatz zur Ballondilatation ist die exakte Positionieren des Ballons oder des Systems, das zur Implantation benutzt wird, besonders wichtig. Empfehlenswert sind Ballonkatheter, die vor und hinter der Gefäßstütze eine Markierung aufweisen (Erbel et al. 1989). Die Orientierung erfolgt am besten mit Hilfe von Seitenästen, damit eine Kompromitierung von dominanten Seitengefäßen durch die Gefäßstützenimplantation vermieden wird (Abb. 15-3). Vor der Balloninsufflation sollte durch eine Kontrastmittelinjektion die exakte Positionierung möglichst dokumentiert werden. Zu beachten ist, daß bei Systemen, die unter starker Spannung stehen, eine verstärkte Atmung die Positionierung des Stents ändern kann, wenn nach Positionierung die Implantation nicht sofort vorgenommen wird.

Die Implantation selbst wird mit möglichst hohen Insuflationsdrücken vorgenommen, damit möglichst eine Optimierung der Anlage der Stützenstreben an die Gefäßwand erreicht wird (Colombo et al. 1993; Mudra et al. 1994; Görge et al. 1995). Dies ist bei Stützen, die breite Streben haben und nur bedingt anguliert werden können, wichtiger als bei neueren nachgiebigeren Stützen, die sich besser an die Gefäßwand auch bei komplizierter Geometrie anlegen. Für Gefäßstützen der ersten genannten Art sind oft Ballondrücke bis 16 oder mehr Atmosphären zur vollständigen Aufweitung sinnvoll, während für zweitgenannte Art auch mit Ballondrücken von 12–16 atm gearbeitet werden kann. Zum Teil sind aber zur Aufhebung der elastischen Rückstellkräfte, vor allem bei verkalkten Gefäßen, Druckwerte von bis zu 20 atm und mehr notwendig (Görge et al. 1995). Zu beachten ist hier, daß viele Druckspritzen Drücke bis zu dieser Grenze nicht anzeigen.

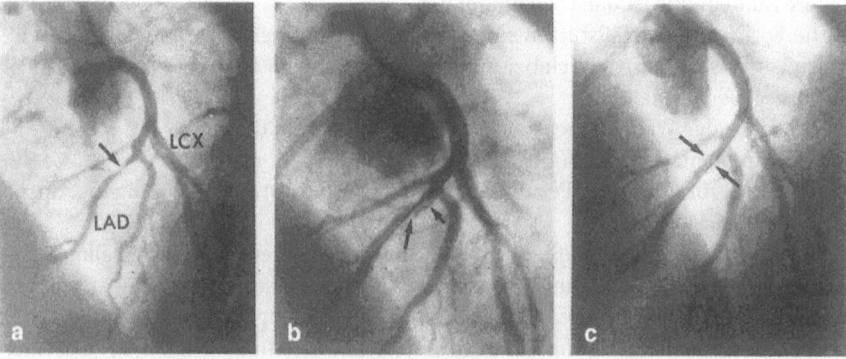

Abb. 15-3a–c. Darstellung einer Dissektion nach Ballondilatation im Segment 7 im Ramus interventricularis anterior (*LAD*). Die Symptome des Patienten und die EKG-Veränderung machten eine Gefäßstützenimplantation notwendig, die so vorgenommen werden konnte, daß ein Seitenastverschluß vermieden wurde (c)

Abb. 15-4. a Intravaskulärer Ultraschall mit Darstellung des Effektes der Ballondilatation. Im Gefäßlumen ist der Katheter zwischen 11 und 2 Uhr erkennbar. Bei Rückzug des Katheters würde das Lumen verlegt werden. **b** Intravaskuläres Ultraschallbild nach Gefäßstützenimplantation. Die Gefäßstreben sind bei 3, 5, 6, 8, 10, 1 und 2 Uhr erkennbar. Die vorfallende Plaque nach PTCA ist an die Wand gedrängt (zwischen 12 und 3 Uhr). Das Gefäßlumen ist frei. Der intravaskuläre Ultraschall zeigt, daß die Gefäßstreben noch nicht vollständig an die Wand gepreßt worden sind, sondern in das Lumen vorragen und damit zur subakuten Thrombosierung prädisponieren

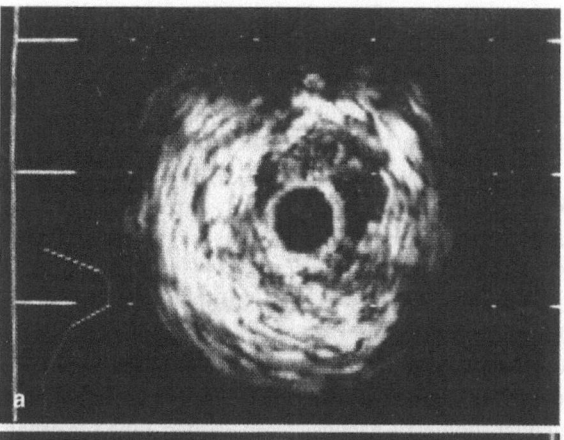

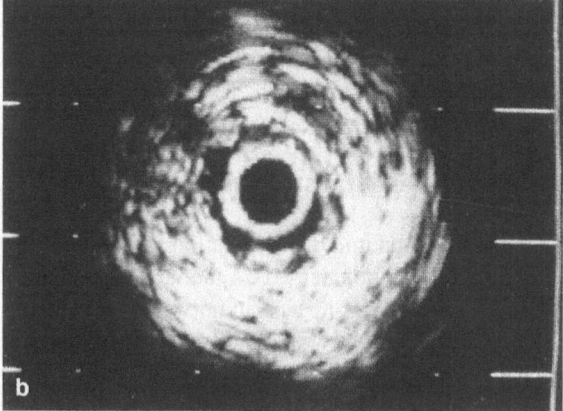

Die Hochdruckimplantation und Verwendung großer Bollonsysteme zur Implantation geht auf intravaskuläre Ultraschalluntersuchungen, die zur Kontrolle durchgeführt wurden, zurück (Colombo et al. 1993). Es zeigte sich hierbei, daß die Palmaz-Schatz-Gefäßstützen keine optimale Anlage an die Gefäßwand zeigen, wenn nicht mit großen Ballons oder hohen Drücken gearbeitet wird (Abb. 55-4a,b).

Für die Stentimplantation hat sich ein Verhältnis von 1,1 bis 1,3 zwischen Ballonkatheter und Gefäß als optimal erwiesen. Größere Ballonkatheter sind nur mit Vorsicht einzusetzen, da vermehrt Perforationen beobachtet werden. Diese können mit den neuen Graft Stents, die PTFE-Membranen besitzen, abgedeckt werden

Stentvisualisierung

Auf Grund der Materialeigenschaften sind die Stents unterschiedlich gut sichtbar. Während Streben aus rostfreiem Stahl selbst bei hoher Bildauflösung kaum zur Abbildung gelangen, sind Tantalum-Stents so dicht, daß das innere Lumen kaum noch abgrenzbar wird. Angestrebt wird ein möglichst optimales Verhältnis von Röntgendichte und noch freier Darstellung des Gefäßlumens. Um den Anfang und das Ende eines

Stents besser zur Darstellung zu bringen, sind Markierungen an den Enden angebracht worden (Gianturco-Roubin II, B Stent). Diese Stents sind besonders gut
geeignet, um bei Mehrfachimplantationen eine Überlappung zu vermeiden und die
Adaptation so zu gestalten, daß keine freien Zwischenräume entstehen, die einen Vor-
fall von Plaquematerial ermöglichen.

Nicht invasiv sind Gefäßstützen fast nicht darstellbar, insbesondere wenn sie aus
dem häufig gebrauchten Material – rostfreier Stahl – bestehen. Selten ist es möglich,
mittels transthorakaler oder transösophagealer Echokardiographie einen Stent im
Gefäß abzubilden (Nixdorff et al. 1995). Ein wesentlicher Fortschritt ist die Visualisierung mittels Ultrafast-CT (Elektronenstrahl-Tomographie) gewesen. Mit dieser Methode kann nicht nur die Lokalisation, sondern auch die Länge und der Durchmesser
der Stents bestimmt werden. Unter Zuhilfenahme von Kontrastmittelinjektion kann
die Durchgängigkeit einmal mittels der Cinelop-Technik aber auch mittels der Rönt-
gendensitometrie nachgewiesen werden. Eine Sensitivität von immerhin 80 % wird erreicht (Schmermund et al. 1996). Erste Untersuchungen weisen darauf hin, daß sogar
eine Differenzierung einzelner Gefäßstützen gelingt. Auch die Bestimmung der Inti-
mahyperplasie scheint möglich zu sein.

Medikation bei Gefäßstützenimplantation

Die Prämedikation und die Medikation während der Implantation unterscheidet sich
nicht von der eigentlichen PTCA, außer daß für den z. T. längerdauernden Eingriff
die zusätzliche Gabe von Heparin notwendig sein kann (ACT-Zeit über 250 s).

Zur Vermeidung von akuten und subakuten Thrombosen ist früher eine Dauer-An-
tikoagulation der Patienten über 6 Monate nach der Implantation notwendig gewesen
(Haude et al. 1993). In der Nachbehandlung ist allein die Gabe von Acetylsalicylsäure
und Ticlopidin oder Clopidogrel ausreichend. Ob bei Hochdruckgefäßstützen-Implan-
tation auf die Ticlopidingabe verzichtet werden kann, ist bisher nicht gesichert. Unklar
ist auch, ob 250 oder 500 mg täglich gegeben werden müssen. Bewährt haben sich 2mal
250 mg Ticlopidin und einmal 100 mg Acetylsalicylsäure. Alle 10 Tage erfolgt ein Blutbild zur Aufdeckung einer möglichen Thrombopenie oder Leukopenie, die meist nach
Absetzen reversibel ist. Nach 4 Wochen wird Ticlopidin abgesetzt. Letztes Blutbild eine
Woche später ist Pflicht. Alternativ wird nach Aufsättigung mit 300 mg am ersten Tag
täglich 75 mg Clopidogrel gegeben. Unter der Kombinationstherapie und Hochdruckimplantation ist die Zahl der subakuten Thrombosen auf unter 1–1,5 % gesunken.

Indikation (Erbel et al. 1997)

Anerkannte Indikation

Patienten, bei denen eine symptomatische Dissektion nach PTCA auftritt, gekennzeichnet durch neu auftretende oder persistierende pectangenöse Beschwerden mit
oder ohne EKG-Veränderungen (Abb. 15-5).

Patienten mit Bypass-Stenosen,
Koronarperforationen.

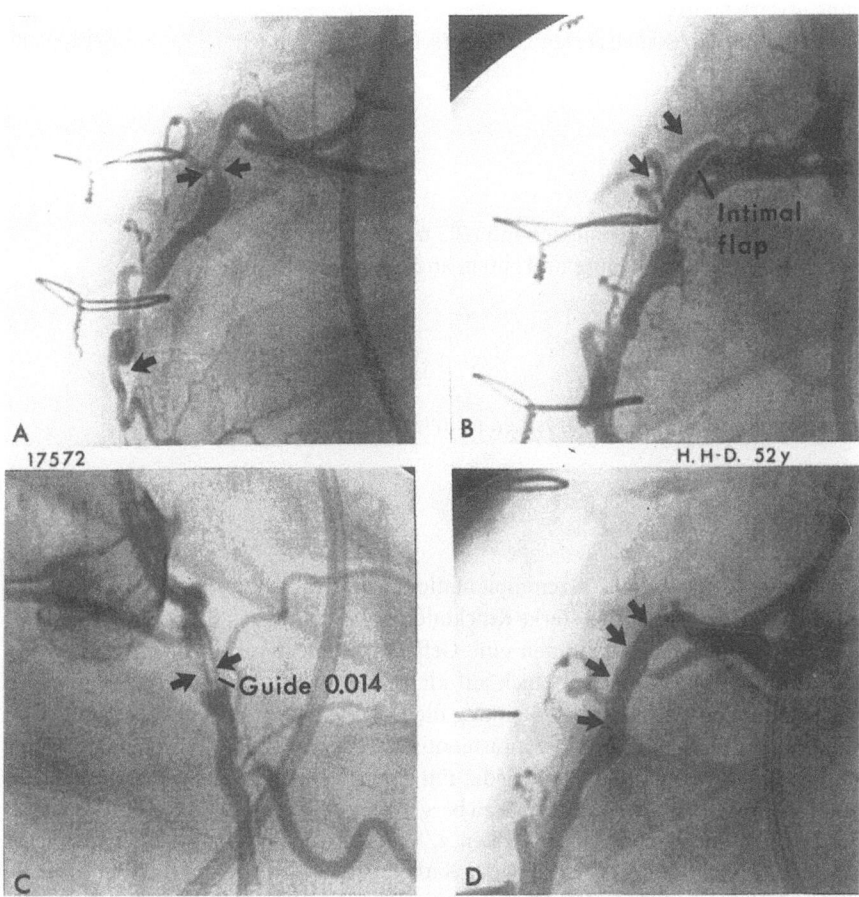

Abb. 15-5A–D. Komplizierte Typ C Stenosebildung der rechten Koronararterie (**A**). Nach Ballondilatation ist eine ausgedehnte Dissektion sowohl in LAO- als auch in RAO-Projektion erkennbar (**B, C**). Die Gefäßstützenimplantation vermag die Dissektion vollständig anzulegen und ein freies Lumen zu schaffen (**D**)

Patienten mit mehrfacher Rezidivstenose nach PTCA zur Verminderung der Restenosierungsrate.

Patienten mit unbefriedigendem PTCA Erfolg, d. h. Reststenose nach PTCA durch elastischen Recoil von > 20 %.

Mögliche Indikation

Patienten mit Typ-C-Dissektion ohne Ischämienachweis, aber erhöhtem Risiko eine Gefäßokklusion.

Patienten bei denen die funktionelle Verbesserung der koronaren Flußreserven nach Implantation nicht ausreicht, d. h. nicht normalisiert oder im Referenzsegment angeglichen ist und mit einer weiteren gefäßstützenden Implantation eine Verbesserung erwartet wird.

Patienten mit rekanalisierten Gefäßverschlüssen, die eine hohe Restenoserate aufweisen.

Umstrittene Indikation

Patienten mit Gefäßdurchmesser unter 2,5 mm.
Patienten mit Typ-A-Stenose und gutem angiographischen Resultat.

Neue Indikation

Abdeckung von Koronaraneurysmen mittels Graft Stent.

Komplikationen

Die Erfolgsrate bei Gefäßstützenimplantationen erreicht heute 95–97 %. Limitationen ergeben sich dort, wo durch starke Knickbildung, verkalkte Gefäßabschnitte oder ausgedehnte Dissektionsmembranen eine Gefäßstütze nicht vorgebracht werden kann (Schatz et al. 1993). Dies trifft auch auf kleine Gefäße zu. In diesen Fällen muß befürchtet werden, daß durch die Reibung die Gefäßstütze am Ballon abgestreift wird, distal embolisiert oder in einer prästenotischen Region verbleibt. In diesen Fällen muß versucht werden, den Stent wieder mit einem Ballon aufzufangen oder mit Hilfe von Fangsystemen oder einer Zange zu bergen (Franzen et al. 1993). Da die Gefäßstützen selbst bei hochauflösenden Geräten, z. T. nicht gesehen werden, ist die Lokalisation des abgestreiften Stents entlang des Katheters oder des Drahtes nicht möglich. In diesen Fällen hat sich die Vorführung eines intravaskulären Ultraschallkatheters als sinnvoll erwiesen. Zum Teil muß das gesamte Einführungssystem entfernt werden, damit der Stent geborgen werden kann. Die sicher ungünstigste Lösung ist die Implantation der Gefäßstütze in einen prästenotischen, bisher nicht stenosierten Gefäßbereich. Zum Teil ist die Diagnostik mittels (Elektronenstrahl-)Computer-Tomographie oder Magnetresonanz-Tomographie möglich.

Seit der Verwendung der Hochdrucktechnik und der Tendenz, große Ballons zu benutzen, sind vermehrt Perforationen von Gefäßen aufgetreten. Dies ist meistens mit einem akuten Schmerz für den Patienten, der bei der Aufdehnung entsteht, verbunden. Außerdem werden die Patienten tachykard und zeigen einen Blutdruckabfall. Nur die sofort durchgeführte Punktion wird bei Tamponade das Herz entlasten. Zusätzlich ist eine Volumengabe notwendig. Zum Verschluß der Perforationsstelle können weitere Gefäßstützen (Graft Stents) implantiert, Perfusionsballons eingesetzt oder sogar Gefäßabschnitte verschlossen werden. Letztere Maßnahme ist zum Teil notwendig, um die Hämodynamik zu stabilisieren und, wenn notwendig, die Operation anzuschließen. Da eine solche Situation nicht vorausgesehen werden kann, ist auch die Vorbehandlung mit Ticlopidin nicht empfehlenswert, da intraoperative Blutungen unstillbar werden.

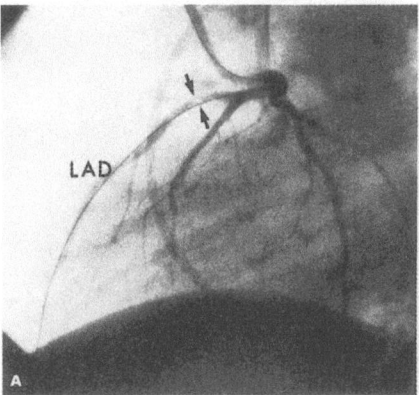
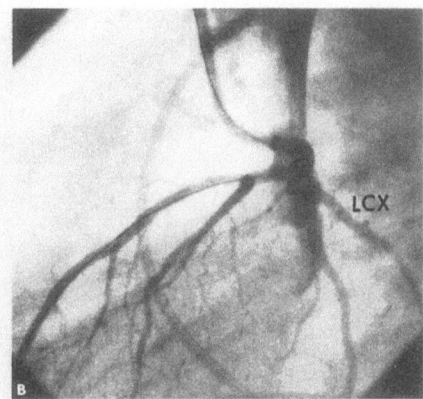

Abb. 15-6A, B. Subaktue Thrombosierung mit Ausbildung einer unstabilen Angina nach Palmaz-Schatz-Stentimplantation (**A**). Nachweis eines Füllungsdefektes im Ramus ventricularis anterior (*LAD*). Nach erneuter Ballondilatation sowie Gabe von Nitroglycerin Aufweitung des Gefäßes (**B**) und Beseitigung des Füllungseffektes

Besonders bei akutem Infarkt und unstabiler Angina pectoris kann eine starke Aktivierung der Gerinnung vorliegen und eine akute Stent-Thrombose auftreten (Haude et al. 1993). In diesen Fällen ist die Gabe von GPIIb/IIIa-Rezeptorantagonisten (Fibrinogenrezeptorantagonist) ausgesprochen hilfreich. Die Therapie ist der Applikation von Thrombolytika sogar vorzuziehen, da die Wirkung schneller und effektiver ist. In diesem Fall muß die Heparintherapie für die Dauer der Infusion (8–12 h) nach Bolusgabe unterbrochen werden. Sie beginnt bei einer ALT-Zeit < 250 s. Aufgrund verschiedener Studien ist die Indikation bei Hochrisikoeingriffen gegeben. In vielen Laboren erfolgt die Gabe erst bei Auftreten von Komplikationen wie akuten Thrombosen und Dissektionen.

Bis vor wenigen Jahren wurden subakute Thrombosen (Abb. 15-6) in bis zu 8% der Patienten beobachtet, die mit einem Stent behandelt worden waren (Franzen et al. 1992; Haude et al. 1993). Bei den Patienten, die akute Koronarsyndrome aufwiesen, wurden akute Thrombosen in bis zu 30% festgestellt. Die Einführung der Hochdruckballoninsufflation bei der Stentimplantation und die Kontrolle mittels intravaskulärem Ultraschall sowie der Einsatz von Ticlopidin, einem Thrombozyten-Aggregationshemmer, der über die Hemmung der ADP induzierten Thrombozytenaggregation wirkt, konnte die subakute Thromboserate auf < 2%, nach manchen Studien auch auf < 1% gesenkt werden (Morice et al. 1995; Schömig et al. 1996).

Die Prämedikation mit Ticlopidin empfiehlt sich nicht, da bei notwendiger Herzoperation, eine Blutung nur sehr schwer zu stoppen ist. Außerdem ist der Beginn der Therapie sofort nach Implantation ausreichend, um einen guten Schutz zu gewährleisten. Die empfohlene Dosis beträgt 2mal 250 mg für 4 Wochen mit Kontrolle des Blutbildes in Abständen von 10 Tagen. Zu achten ist auf eine Leukopenie oder Thrombopenie. Fallen die Thrombozyten unter 100 000/mm^3 ab, ist die Medikation zu beenden. Ein solches Ereignis tritt nur in 1–3% der Fälle auf. Andere Nebenwirkungen, wie Diarrhöen und Allergien, sind ebenfalls beobachtet worden, ebenso gastrointestinale Nebenwirkungen und Allergien. Die Nierenfunktion muß beobachtet werden.

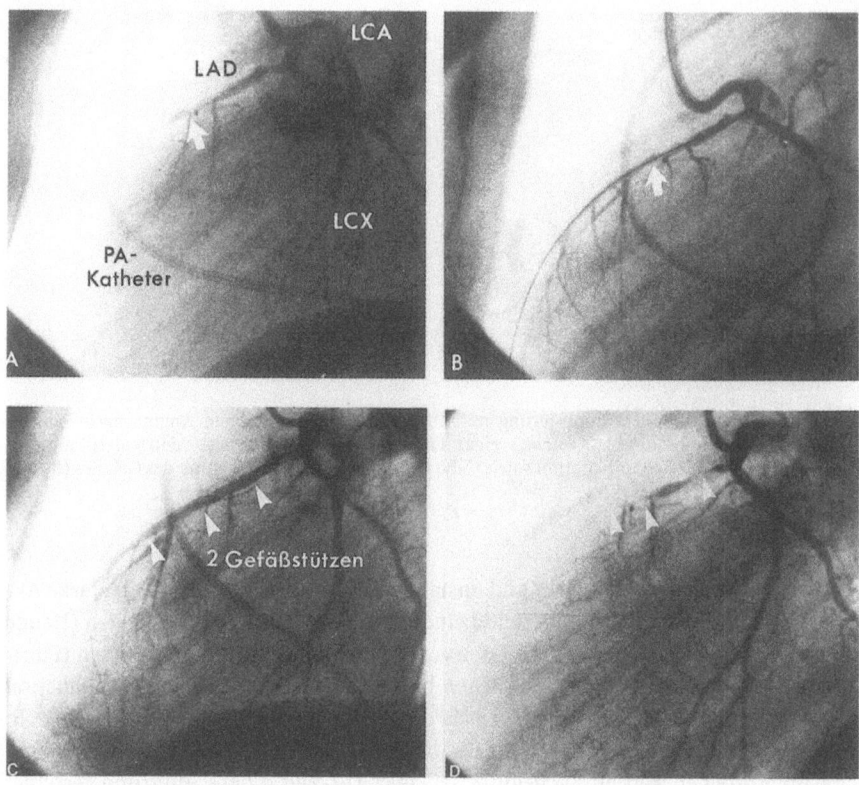

Abb. 15-7A–D. Chronischer Verschluß (**A**) des Ramus interventricularis anterior (*LAD*) mit erfolgreicher Rekanalisation und Gefäßstützenimplantation (**B, C**). 6 Monate nach Implantation Nachweis eines asymptomatischen Reverschlusses mit Progression der Arteriosklerose (**D**) bei vorhandenen Kollateralen ohne Infarkt

Die Medikation mit Acetylsalicylsäure wird entsprechend der Grundkrankheit als Sekundärprophylaxe lebenslang weitergeführt.

Stentrestenose

Mit Hilfe der Stentimplantation kann die Restenoserate zwar gesenkt, aber nicht aufgehoben werden (Benestent-, Streß-, Reststudien). Mit Restenosen ist besonders bei kleinen Gefäßen und bei langen Gefäßläsionen zu rechnen (Abb. 15-7). Die Restenoserate liegt nach Stentimplantation unter 20 % (Rest-Studie).

Liegt eine Einengung des Gefäßes im Bereich der Koronarstütze vor, muß zunächst geklärt werden, ob eine mangelnde Aufdehnung des Stents, ein Recoil des Stents oder eine Neointimahyperplasie vorliegt (Nixdorf et al. 1995). Vor allem bei Implantationen ohne intravaskuläre Ultraschallkontrolle, ist mit einer Häufung von vermeintlichen Restenosen zu rechnen, die auf einer mangelnden Aufdehnung der Gefäßstützen beruhen. In diesen Fällen ist eine erneute Insufflation möglicherweise mit höheren Ballondrücken hilfreich, um eine bessere Durchgängigkeit des Gefäßes zu erreichen. Eine Kontrolle mittels intravaskulärem Ultraschall folgt.

Bei vorliegender Neointimahyperplasie werden derzeit verschiedene Verfahren zur Behandlung eingesetzt, ohne daß eine Überlegenheit des einen oder anderen Verfahrens nachgewiesen werden konnte. Neben einer erneuten Ballondilatation werden die Excimer Laserbehandlungen, die Rotablation und die Atherektomie verwandt. Ein Stent in Stentimplantation kann notwendig werden. Den entscheidenden Durchbruch hat die Strahlentherapie mittels Beta- oder Gammastrahlen gebracht.

Literatur

1. Colombo A, Hall P, Nakamura S, Almagor Y, Maiello L, Martini G, Goglione A, Goldberg S, Tobis J (1995) Intracoronary stenting without anticoagulation accomplished with intravascular ultrasound guidance. Circulation 91:1676–1688
2. Dotter TC (1969) Transluminally placed coilspring endarterial tube grafts: long-term patency in canine popliteal artery. Invest Radiol 4:329–332
3. Erbel R, Schatz R, Dietz U, Nixdorff U, Haude M, Aichinger S, Pop T, Meyer J (1989) Ballondilatation und koronare Gefäßstützenimplantation. Angioplastie – Valvuloplastie. Z Kardiol 78:71–77
4. Erbel R, Schatz R, Dietz U, Nixdorff U, Haude M, Aichinger S (1989) Ballondilatation und koronare Gefäßstützenimplantation. Versicherungsmed 41:82-84
5. Erbel R, Pop T, Diefenbach Ch, Meyer J (1989) Long-Term results of thrombolytic therapy with and without percutaneous transluminal coronary angioplasty. JACC 14:276-285
6. Erbel R, Engel HJ, Kuck KH et al., Arbeitsgruppe für Interventionelle Kardiologie der Deutschen Gesellschaft für Kardiologie (1997) Richtlinien der interventionellen Koronartherapie. Im Auftrag der klinischen Kommission der Deutschen Gesellschaft für Kardiologie, Z f Kardiol 86:1040–1063
6a. Erbel R, Houde M, Höpp HW et al. (1998) Coronary-artery stenting compared with balloon ergioplasty for restenosis after initial balloon angioplasty. N Engl Med 339:1672–1678
7. Fischmann DL, Leon MB, Baim DS et al. for the Stent Restenosis Study Investigators (1994) A randomized comparison of coronary – stent placement and balloon angioplasty in treatment of coronary artery disease. N Engl J Med 331:496–501
8. Franzen D, Höpp HW, Haude M, Erbel R, Arnold G, De Vivie ER, Meyer J, Hilger HH (1992) Akut-Komplikationen der koronaren Palmaz-Schatz-Stent-Implantation. Intensiv u Notfallbeh 17/1:18–23
9. Franzen D, Nolte C, Haude M, Lange von Stoemeier C, Albrecht D, Heublien B, Erbel R, Höpp W (1994) Zeitverlauf und Charakteristika von Restenosen nach koronarer Stentimplantation bei asymptomatischen und symptomarmen Patienten. Z Kardiol 83:155–160
10. Görge G, Haude M, Ge J, Voegele E, Gerber Th, Rupprecht HJ, Meyer J, Erbel R (1995) Intravascular ultrasound after low and high inflation pressure coronary artery stent implantation. JACC 26:725–730
11. Haude M, Erbel R, Straub U, Dietz U, Schatz R, Meyer J (1991) Results of intracoronary stents for management of coronary dissection after balloon angioplasty. Am J Cardiol 67:691–696
12. Haude M, Erbel R, Straub U et al. (1991) Short and long-term results after intracoronary stenting in human coronary arteries: Monocentre experience with the balloon-expandable Palmaz-Schatz stent. Br Heart J 66:337–345
13. Haude M, Erbel R, Hafner G et al. (1993) Multizentrische Ergebnisse der koronaren Implantation von ballonexpandierbaren Palmaz-Schatz Gefäßstützen. Z Kardiol 82:77–86
14. Haude M, Erbel R (1994) Coronary stenting for the treatment for restenosis after percutaneous transluminal coronary angioplasty. J Intervent Cardio 17:341–346
15. Mudra H, Klauss V, Blasini R et al. (1994) Ultrasound guidance of Palmaz-Schatz intracoronar stenting with a combined intravascular ultrasound balloon catheter. Circulation 90:1252–1261
16. Morice MC, Zemour G, Benveniste E et al. (1995) Intracoronary stenting without Coumadin: one month results of a French multicenter study. Cathet Cardiovasc Diagn 35:1-7
17. Nixdorff U, Erbel R, Störkel S et al. (1995) Microscopic evaluation of an occluded intracoronary Palmaz-Schatz-Stent removed before coronary artery bypass grafting. Am J Card Imaging 9:280–284

18. Nixdorff U, Erbel R, Rupprecht HJ et al. (1995) Noninvasive visualization of an apparent patent intracoronary stent by transesophaeal echocardiography. Echocardiography 12:391–395
19. Palmaz JC, Sibbitt RR, Tio FO et al. (1986) Expandable intraluminal vascular graft: a feasibility study. Surgery 99:199
20. Palmaz JC, Kopp DT, Hayashi H et al. (1987) Normal and stenotic renal arteries: experimental balloon expandable intraluminal stenting. Radiology 164:705
21. Palmaz JC, Windeler SA, Garcia F, Tio FO, Sibbitt RR, Reuter SR (1986) Atherosclerotic rabbit aortas, expandable intraluminal grafting. Radiology 160:723
22. Roubin GS, Cannon AD, Agrawal SK et al. (1992) Intracoronary stenting for acute and threatened closure complicating percutaneous transluminal coronary angioplasty. Circulation 85:916–927
23. Schatz RA, Palmaz JC, Tio FO, Garcia O, Reuter ST (1987) Balloon-expandable intacoronary stents in the adult dog. Circulation 76:450
24. Schatz RA, Baim DS, Leon M et al. (1991) Clinical experience with the Palmaz-Schatz-coronary stent. Initial results of a multicenter study. Circulation 83:148–161
25. Schmermund A, Haude M, Baumgart D et al. (1996) Non-invasive assessment of coronary Palmaz-Schatz stents by contrast enhanced electron beam computed tomography. Eur Heart J 17:1546–1553
26. Schömig A, Neumann FJ, Kastrati A et al. (1996) A randomized comparison of antiplatelet and anticoagulation therapy after the placement of coronary-artery stents. N Engl J Med 334:1084–1089
27. Sigwart U, Puel J, Mirkovitch V et al. (1987) Intravascular stents to prevent occlusion and restenosis after transluminal angioplasty. N Engl J Med 316:701–706
28. Serruys PW, Jaegere P, Kiemeneij F et al. (1994) A comparison of balloon-exportable-stent implantation with balloon angioplasty in the treatment of coronary artery disease. N Engl Med 331:489–495

KAPITEL 16

Hochfrequente koronare Rotablationsangioplastie (Rotablation)

R. Erbel

Schon Andreas Grüntzig et al. 1975 überlegten Anfang der 70er Jahre, ob für die koronare Intervention als Alternative zur Ballondilatation nicht rotierende Systeme oder die Lasertechnik eingesetzt werden sollte. Er entschied sich für den Ballon, da die Entwicklung einfacher und schneller durchzuführen war. D. Auth, Prof. für Biophysik in USA, griff die Idee auf, nachdem 1977 die erste PTCA schon durchgeführt worden war, und begann 1979 mit der Entwicklung. Ziel war, die Intervention effektiver und sicherer zu gestalten.

Rotablationsprinzip

Die Rotablation (Hochfrequente Rotationsangioplastie) verwendet im Gegensatz zur PTCA keinen Dottereffekt (mechanische Aufwertung mit Sprengung der Stenose), sondern eine mechanische Abtragung von unelastischen und verkalkten Gefäßstrukturen (Abb. 16-1). Der Effekt beruht auf dem Prinzip des Mikromessers (Abtragung

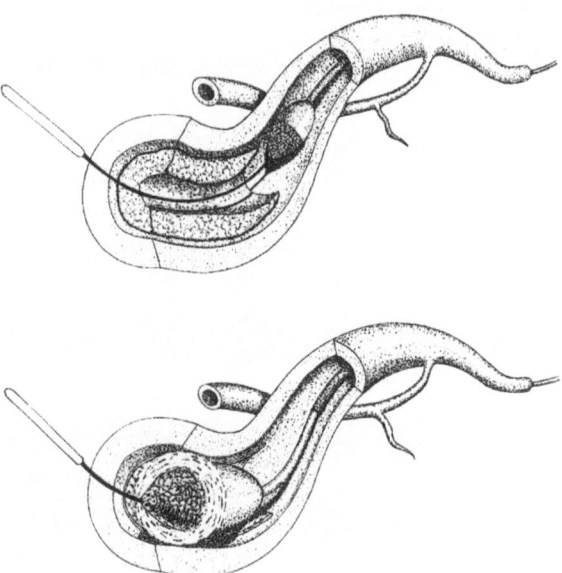

Abb. 16-1. Schematische Darstellung des Effektes mit Abtragung von arteriosklerotischem Material durch hochfrequente Rotationsangioplastie

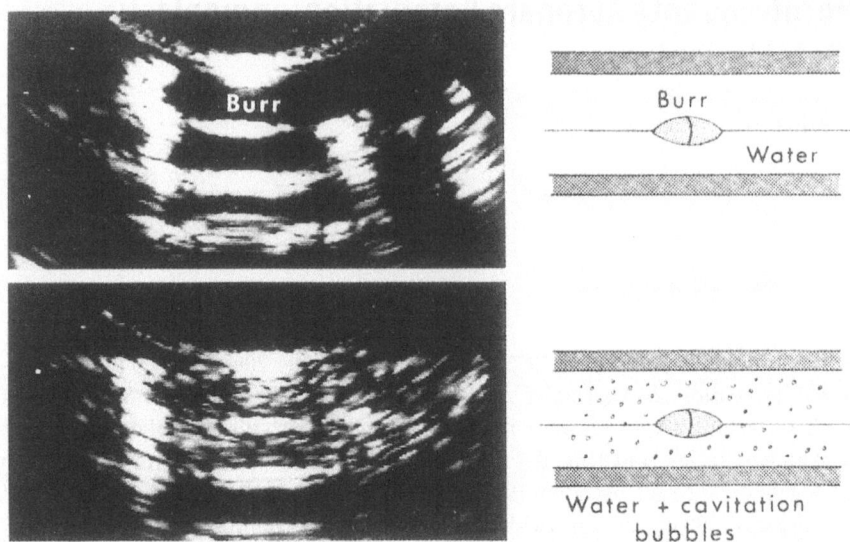

Abb. 16-2. Mikrokavitationsbildung durch hochfrequente Rotationsangioplastie. In einem Plastik-zylinder wird eine Rotablation durchgeführt. Die echofreie Flüssigkeit um den Bohrkopf (BURR) ist während der Rotation mit echoreflektierenden Kavitationen angefüllt (*untere Bildhälfte*). Die Darstellung erfolgte mittels konventionellem Ultraschall im Wasserbad mit 2,5-MHz-Schallkopf (Zotz et al. 1992; Stähr et al. 1994)

Abb. 16-3. Darstellung der Abhängigkeit der maximalen Intensität der Echokontrastbildung in unterschiedlichen Flüssigkeiten in Abhängigkeit von der Umdrehungsgeschwindigkeit des Rotablators (Stähr et al. 1994)

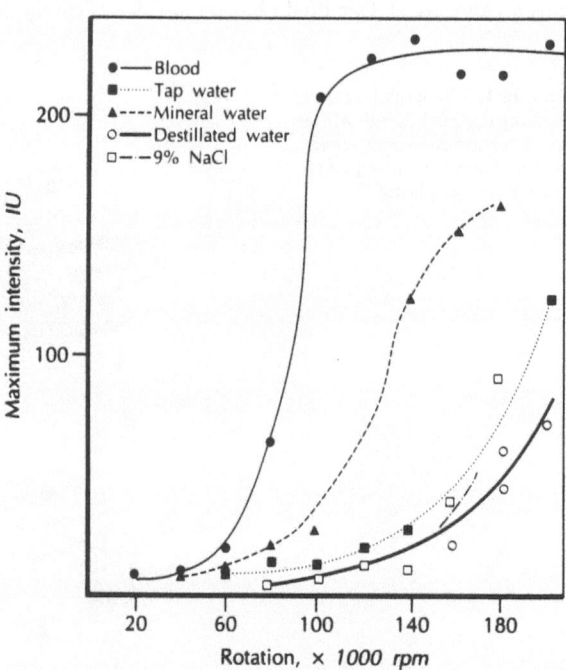

ohne Schädigungen der gesunden und elastischen Anteile, da diese dem Mikromesser ausweichen) (Ahn et al. 1988; Dietz et al. 1991). Die Verwendung der hochfrequenten Rotation in Flüssigkeit (Blut) ist aber mit der Entwicklung von Mikrokavitationen (Abb. 16-2) verbunden, wenn eine kritische Grenzgeschwindigkeit überschritten wird, die für Blut 14,6 m/s beträgt (Zotz et al. 1991, 1992). Die Kavitationsbildung kann mit der Gesetzmäßigkeit der Bernoulli-Gleichung erfaßt werden (Stähr et al. 1994). Wird diese Grenze überschritten, treten gasförmige und nicht gasförmige Mikrokavitationen auf. Die Entwicklung der Kavitation steht in Abhängigkeit von der Zusammensetzung der Flüssigkeit und den Druckverhältnissen (Abb. 16-3). Die berechnete Kavitationsgröße für Blut beträgt 12–37 μm, Laseroptisch in Wasser 52–145 μm. Sie bewegen sich mit 62 ± 30 cm/s vom Rotablatorkopf weg (Zotz et al. 1992). Sie vermögen daher Kapillaren zu verlegen. Kavitationen sind also nicht mit dem bloßen Auge sichtbar, sondern nur unter dem Mikroskop oder mittels Ultraschall nachweisbar. Wird die Rotablation im Wasserbad (Abb. 16-2) oder in Koronararterien (Abb. 16-4) durchgeführt, ist die Kavitationsbildung mittels Ultraschall nachweisbar, da ein kontrastechokardio-

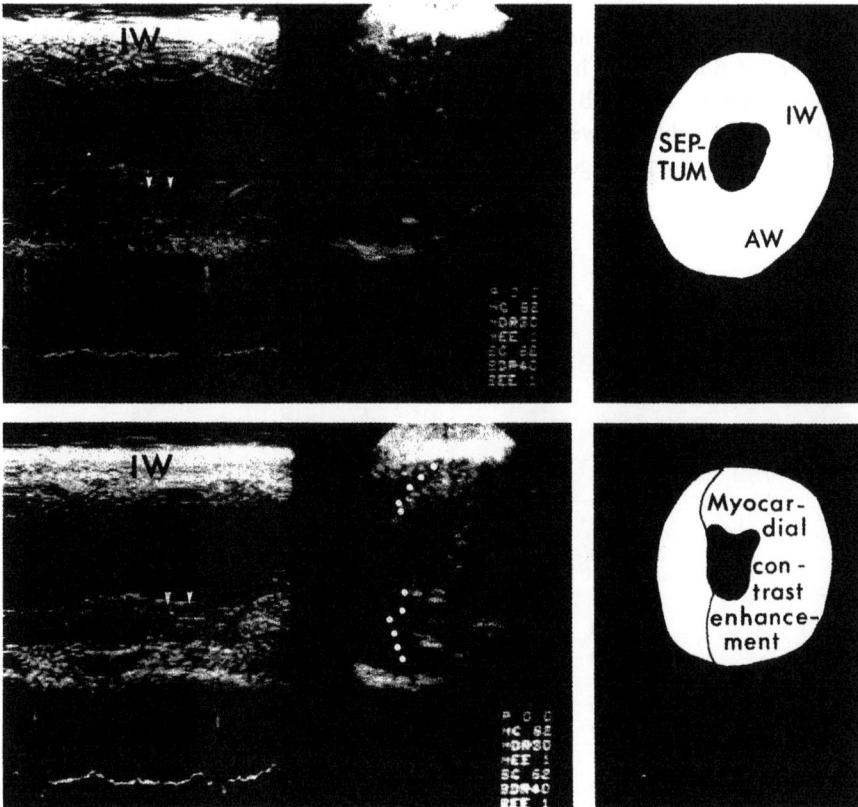

Abb. 16-4. Querschnittsdarstellung des linken Ventrikels bei transösophagealem Echokardiogramm mit Darstellung der Kontrastanhebung des Myokards im Ultraschallbild im Bereich der Vorderwand (AW), Seitenwand und Hinterwand (IW), ohne daß das Septum eine Intensitätssteigerung zeigt. (*oben* transösophageales Echokardiographiebild mit Schema vor, *unten* transösophageales Echokardiographiebild während hochfrequenter Rotationsangioplastie des Ramus circumflexus bei einem Patienten)

graphischer Effekt auftritt (Zotz et al. 1992). Innerhalb der Koronararterie wird das
distal perfundierte Myokard angefärbt (Abb. 16-4).

Die Kavitationsbildung läßt sich durch Erniedrigung des Hämatokrit reduzieren. Je
höher der Rotationsgeschwindigkeit und je größer der Rotationskopf, um so intensiver die Kavitationsbildung. Die Geschwindigkeit, von der ab Kavitationen sich bilden,
beträgt ~ 80 000/~100 000 Umdrehungen/min. Da im Koronargefäß mit > 150 000 UPM
gearbeitet wird, sind sie besonders intensiv. Die Kavitationsbildung ist passager und
bildet sich innerhalb von 20–30 s in Abhängigkeit von der Ausgangsrotationsge-
schwindigkeit zurück. Wird im Experiment die Rotablation unter Überdruckbedin-
gungen durchgeführt, wird die Kavitationsbildung (Umkehrbeweis) unterdrückt
(Stähr et al. 1994).

Während der Rotablation wird ein Anstieg der Temperatur der Umgebung beobachtet, die ohne Spülung dramatisch sein kann, wie es von jedem laufenden System ge-
kannt ist. In stehender Flüssigkeit ist der Temperaturanstieg aber weniger als 1°. Es ist
jedoch zu berücksichtigen, daß in Gefäßen ohne ausreichende Spülung oder beim
Festlaufen des Kopfes unter starkem Vorschub sehr hohe Temperaturen entstehen
können, die sogar Verbrennungen verursachen können.

In vitro ist eine Hämolyse durch die Rotablation nicht beobachtet worden (Dietz
et al. 1991). Nicht auszuschließen ist aber, daß bei sehr langer Rotablation, wie bei peripherer Gefäßbehandlung in der Angiologie, geringe Hämolysezeichen durch Anstieg
der LDH oder des freien HB festgestellt werden (Dorros et al. 1991).

Durch die Rotablation werden von der Wand Partikel abgetragen, die in 90 % der
Fälle eine Größe von weniger als 10 µm aufweisen. Vereinzelt finden sich aber auch

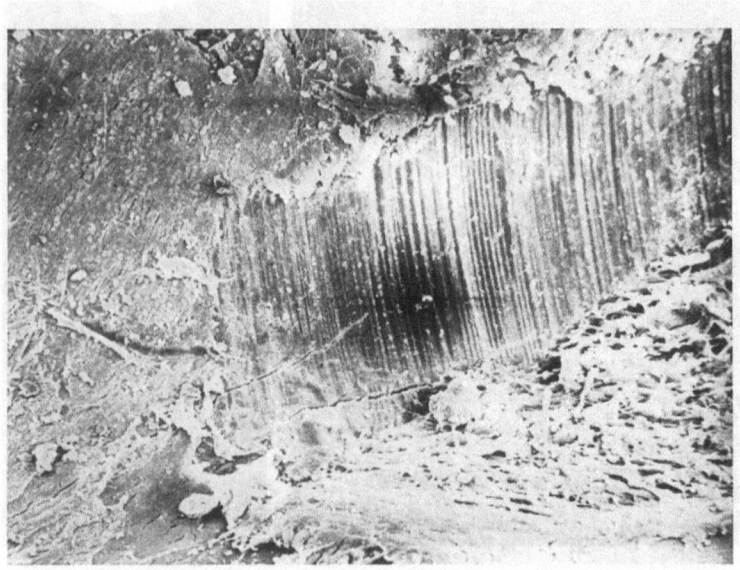

Abb. 16-5. Elektronenmikroskopisches Bild nach hochfrequenter Rotationsangioplastie mit Darstellung einer glatten frei polierten Fläche durch den Fräskopf im Vergleich zur rauhen arteriosklerotisch
veränderten Gefäßwand

größere Partikel, die die Kapillaren verschließen und Mikronekrosen hervorrufen können. Die Oberfläche ist extrem glatt geschliffen (Abb. 16-5).

Um möglichst kleine Partikel zu erhalten ist eine möglichst hohe Rotationsgeschwindigkeit notwendig, die mindestens nach Angaben von D. Auth 150 000 UPM betragen soll. Die beobachteten Kontrastierungen im Wasserbad und im Gefäß können durch Injektion von abladierten Mikropartikeln nicht hervorgerufen werden, da sie die Kontrastierung nicht in dem entsprechenden Ausmaß erhöhen und außerdem nicht passager sind.

Technik

Die Rotablator besteht aus einer pneumatisch angetriebenen Turbine, die mit einer hochflexiblen Welle verbunden ist (Abb. 16-6). Zentral läuft ein Monofilamentdraht (0,009 inch), der bei gelöster Bremse frei geführt werden kann und bei der Intervention fixiert wird. Am Ende des Drahtes findet sich eine flexible 0,012-inch-Spitze, die verhindert, daß bei einem Abriß des Rotablatorkopfes eine periphere Embolisierung auftritt.

Die Turbine besitzt einen Anschluß für die Druckluft. Notwendig sind 5 atü, besser 10 atü. Eine fieberoptische Verbindung zur Kontrolle der Rotationsgeschwindigkeit und eine Spülverbindung, damit die Welle und Turbine nicht heiß laufen, sind ein-

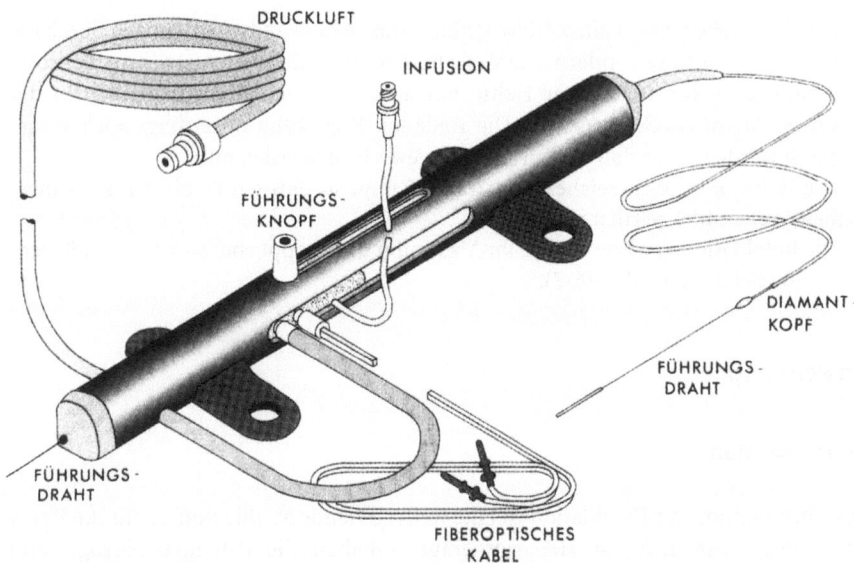

Abb. 16-6. Schematische Darstellung der ursprünglichen hochfrequenten Rotationsangioplastie – Systemeinheit mit Turbine im länglichen Zylindergehäuse mit Anschlüssen für die Druckluft für die fieberoptische Umdrehungskontrolle und die Infusion zur Spülung des Gesamtsystems. Über eine flexible Welle ist ein Diamantkopf mit der Turbine verbunden. Der Führungskopf dient zur kontrollierten Positionierung des Diamantkopfes entlang des Führungsdrahtes. Eine nicht eingezeichnete bewegliche Bremse erlaubt die Öffnung, so daß der Führungsdraht innerhalb des Gesamtsystems frei vor und zurück geführt werden kann oder aber bei Fixierung des Führungsdrahtes die gesamte Welle entlang des Führungsdrahtes und nicht nur der Kopf geführt werden kann

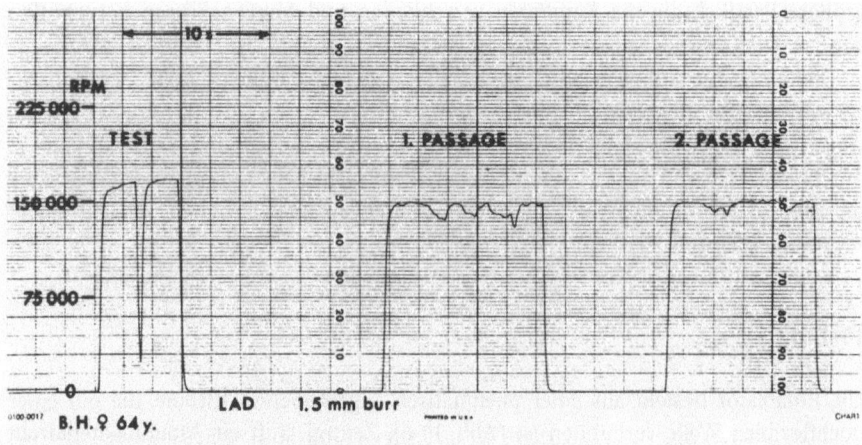

Abb. 16-7. Darstellung der Rotation des Fräskopfes im Gefäß mit raschem Aufbau einer Geschwindigkeit von über 150000 U/min außerhalb des Patienten. Bei Passage innerhalb des Gefäßes werden 155000 U/min erreicht, und bei Vorführen ein geringer, weniger als 10 % ausmachender Abfall der Umdrehungsgeschwindigkeit festgestellt. Mit Stop der Rotation in Bruchteilen von Sekunden systieren der Umdrehung

gebaut. Die Welle wird in einer Hülse geführt, um Gefäßwandschädigungen durch die rotierende Welle zu verhindern. Die Welle besitzt am Ende einen Metallkopf, der rotationseliptisch geformt und zur Hälfte mit aufgedämpften Kunstdiamanten in der Größe 30/50 µm Größe besetzt ist. Die Welle mit Kopf kann neuerdings auch ausgewechselt werden, ohne daß die Turbine mit gewechselt werden muß.

Die Bohrkopfgrößen reichen von 1,25–2,5 mm, so daß ein 8- bis 9-F-Führungskatheter verwendet werden muß.

Die Rotablation gewinnt abrupt ihr Maximum und stoppt ebenso schnell in Bruchteilen von Sekunden (Abb. 16-7).

Anwendung

Prämedikation

Zur Vorbereitung zur Rotablation ist eine weitergehende Medikation als für die PTCA notwendig. Zusätzlich zur Heparintherapie erhalten die Patienten Nitroglyzerin 3 mg/h und 0,5–1 mg/h Nifedipin (oder einen anderen Kalziumantagonisten) intravenös, um den häufig zu beobachtenden Koronarspasmus zu unterdrücken. Günstig erscheint eine Infusionstherapie, die schon 2 h vor der Rotablation begonnen wird. Wird die rechte Koronararterie oder der Ramus circumflexus behandelt, so ist die Vorausinjektion von mindestens 1 mg Atropin notwendig, um mögliche auftretende Bradykardien (Abb. 16-8) zu vermeiden (Erbel et al. 1989). Eine passagere Schrittmachertherapie ist als generelle Maßnahme nicht notwendig, wenn kurze oder intermittierende Rotablationsphasen mit genügend großer Intervall verwendet werden.

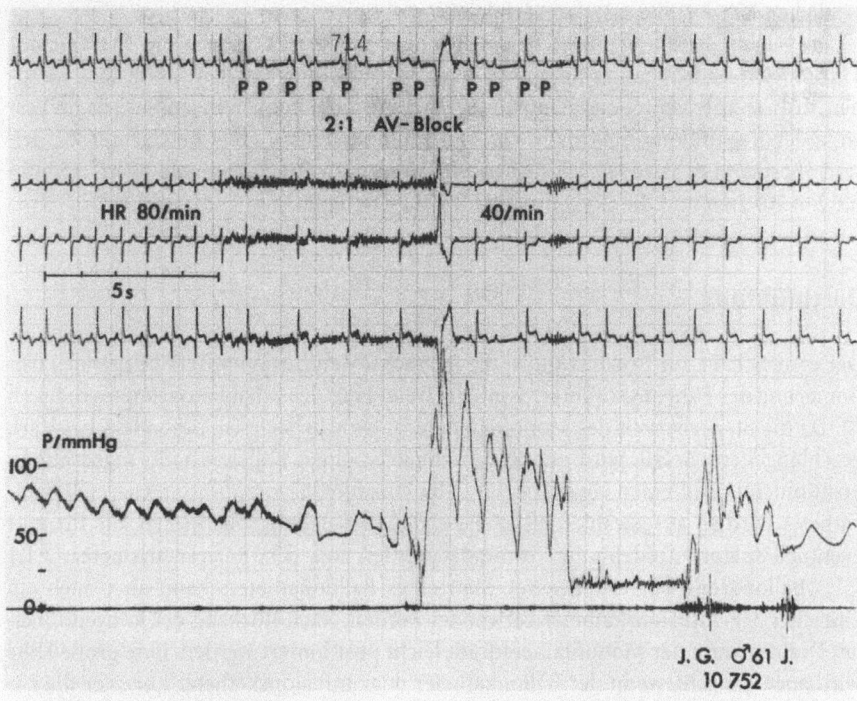

Abb. 16-8. Fortlaufendes EKG sowie arterieller Druck bei Rotablation einer rechten Koronararterie. Mit Beginn der Rotationsablation, die an dem Störsignal im EKG erkennbar ist, entwickelt sich ein AV-Block 2:1, der mit Beendigung der Rotablation, erkennbar am Systieren der Artefakte, eine Rück-bildung zeigt. Postinterventionelle Bradykardie. Die postinterventionell zu beobachtenden EKG-Ver-änderungen waren bereits vor der Rotablation vorhanden

Wichtig ist, daß auf einen ausreichend hohen Blutdruck geachtet wird, um eine gute Koronarperfusion zu erhalten. Grundsätzlich sollte der Mitteldruck nicht unter 90 mm Hg liegen und durch Infusionen, wenn notwendig, angehoben werden. Die Versetzung der Spülflüssigkeit (0,9%ige Kochsalzlösung) mit Nitroglyzerin wird emp-fohlen (3 mg auf 500 ml).

Während der Rotablation kann es notwendig werden, Nitroglyzerin mehrfach zu ver-abreichen, um Koronarspasmen zu lösen. Gelegentlich ist auch die Gabe von Kal-ziumantagonisten, zum Beispiel Verapamil 0,1 mg intrakoronar, empfohlen worden, um ein sogenanntes „no-Reflow" Phänomen zu beheben Auch Adenosin kann hilfreich sein.

Postinterventionelle Therapie

Die Erhöhung des Koronartonus, die abhängig von der Prämedikation ist, macht eine Änderung der Verlaufskontrolle nach der Intervention notwendig (Erbel et al. 1989). Grundsätzlich sollte die Beurteilung des endgültigen Therapieerfolges erst 5–15 min nach der Rotablation erfolgen, da zwischenzeitlich eine Gefäßdilatation auftritt und

vorher oft eine mangelnde Aufweitung vorgetäuscht wird. Die Entscheidung zur zusätzlichen PTCA sollte erst dann erfolgen.

Die Nachbehandlung unterscheidet sich nicht von der PTCA, d. h. die Therapie mit
Thrombozytenaggregationshemmern wird meistens eingesetzt. Weitere Medikatio-
nen, insbesondere eine Antikoagulation, scheinen nicht notwendig zu sein, da im Verlaufe der Behandlung innerhalb von 24 h Frühverschlüsse nicht beobachtet worden
sind (Bertrand et al. 1991). Diskutiert wird derzeit die Zusatztherapie mit Ticlopidin
für 2–4 Wochen und die Glykoprotein-IIb/IIIa-Therapie.

Durchführung

Der erste Schritt zur Rotablation ist die möglichst weit distal im Gefäß liegende Positionierung des Führungsdrahtes, damit ein freier Lauf des Rotablationskopfes möglich
ist. Da die Steuerbarkeit des Monofilamentdrahtes schwierig ist, besonders bei stark
geschlängeltem Gefäß, wird empfohlen zunächst einen üblichen Führungsdraht zu
positionieren und einen „over the wire" Ballonkatheter vorzuführen. Dieser Ballonkatheter wird so ausgewählt, daß er die endgültige Ballongröße besitzt, die für eine
eventuell spätere Aufdehnung verwendet werden soll, d. h. Referenzdiameter (> 1,1
< 1,3 Ballongröße zur Gefäßweite). Statt eines Ballonkatheters kann aber auch ein
einfacher 3-F-Infusionskatheter verwendet werden. Nach Rückzug des konventionellen Drahtes kann der Monofilamentdraht leicht positioniert werden. Eine große Hilfe
wird auch erreicht, wenn der Ballonkatheter oder Infusionskatheter kurz vor die Läsion positioniert und selbst nicht weiter vorgeschoben werden kann.

Die Auswahl der Kopfgröße ist abhängig von der Stenose selbst. Mit einem 1,25-mm-
Kopf wird begonnen, wenn die Stenose weder von einem Ballonkatheter noch intra-
koronaren Ultraschallkatheter passiert werden kann. Sonst wird mit einem 1,5-mm-
Kopf begonnen. Nach mehreren Passagen wird die Kopfgröße von + 0,5 mm gewählt.
Ein größerer Sprung sollte unbedingt vermieden werden, da sonst ein Dottereffekt
nicht vermieden werden kann (Dietz et al. 1991).

Während kleine Bohrköpfe leicht über den Führungskatheter geführt werden können, ist selbst bei großlumigen 8-F-Kathetern das Vorbringen eines Rotablator (mehr
als 2,0 mm) schwierig. Der Widerstand besteht vor allen Dingen in den Katheterab-
knickungen und beim Austritt aus der Katheterspitze. Bewährt hat sich die Verwendung einer niedrigen Rotationsgeschindigkeit (50 000–70 000 U/min) während der
Vorführung. Die gleichzeitige Öffnung der Bremse und Fixierung des distalen Endes
des Drahtes erlaubt das Gleiten und Vorführen des Kopfes auch im Koronargefäß. Der
Kopf wird so vor der Stenose positioniert, daß noch eine freie Perfusion verbleibt und
der Kopf sich nicht festsetzt. Die Position wird mit einer kurzen Filmaufnahme und
Kontrastinjektion dokumentiert (Abb. 16-9). Dadurch wird auch nochmals das Verhältnis von Gefäßweite zum Bohrkopf überprüft.

Wichtig ist zu beachten, daß die Vorführung bis zur Stenose ohne Freilegung der
Welle erfolgt, da nur so gewährleistet wird, daß keine Gefäßschädigungen verursacht
werden, die im Hauptstamm besonders gefährlich sind.

Die Vorführung des Kopfes muß langsam erfolgen, um eine Abtragung des arteriosklerotischen Materials zu gewährleisten und eine Dissektion durch einen auftretenden Dottereffekt zu verhindern (Dietz et al. 1991). Die gleichzeitige Beachtung der Ro-

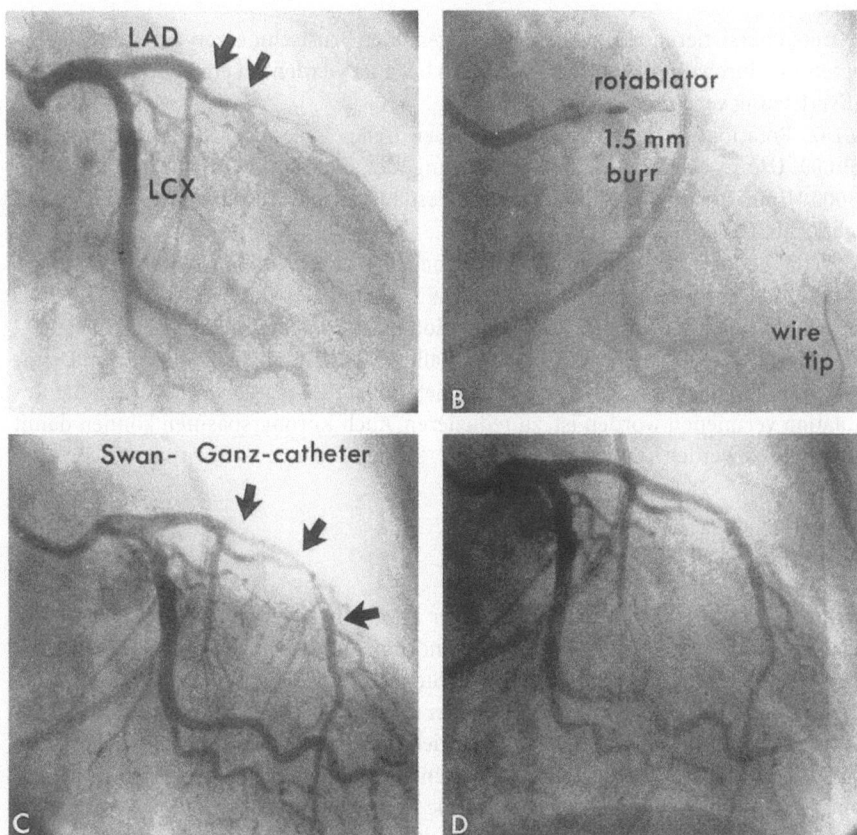

Abb. 16-9A–D. Verschluß des Ramus interventricularis anterior (**A**). Positionierung des Rotablators 1,5 mm nach Führung des Drahtes im Gefäß (**B**). Rekanalisation durch Rotablation (**C**). Endgültiges Ergebnis nach zusätzlicher Dilatation mit Ballon von 3,0 mm Durchmesser (**D**)

tationsgeschwindigkeit über das Rotationsgeräusch oder eine Papierregistrierung (Abb. 16-7) erlaubt eine optimale Kontrolle. Aufgrund der Untersuchung sollte die Phase der Rotablation 20–30 s nicht überschreiten, da sonst die Kavitationsbildung zu ausgeprägt und die Gefahr der Perfusionsstörung – No Reflow – vorhanden ist. Da die Kavitationen sich innerhalb von 20–30 s zurückbilden, ist eine entsprechende Pause vor der nächsten Passage notwendig. Die gleichzeitige Beobachtung des EKG ist wichtig, da bei auftretender EKG-Veränderungen, eine längere Pause bis zur Normalisierung vor einer erneuten Rotablation eingelegt werden sollte.

Normalerweise werden 2–4 Passagen verwandt. Die Passage sollte auf die Stenose begrenzt werden und nicht unnötigerweise auch auf proximale oder distale Gefäßabschnitte ausgedehnt werden, da Endothelschädigungen einen Reiz zur Neointimabildung darstellen und damit einer möglichen Restenosierung Vorschub leisten. Wichtig ist auch, daß der Kopf nicht ohne Rotation zurückgezogen wird, da sonst hohe Reibungskräfte auftreten, die eine Verletzung des Gefäßes hervorrufen können.

Ob multiple Passagen oder wenige Passagen notwendig sind, ist bisher nicht geklärt.

Treten persistierende EKG Veränderungen oder Brustschmerzen auf, sollte die Intervention durch die Ballondilatation rasch beendet werden, da eine tiefgreifende Gefäßverletzung vermutet werden muß.

Die Rotationsgeschwindigkeit sollte bei freier Lage des Kopfes nicht unter 150 000 U/min liegen und bei Vorführung des Bohrkopfes nicht um mehr als 20 000 U/min abfallen, da die Gefahr des Festlaufens und Aufreißen des Gefäßes besteht (Abb. 16-7).

Da die Theorie „the bigger the better" nochmals durch Ergebnisse der Stenimplantation bestätigt worden sind, (Kuntz et al. 1993; Schmitz et al. 1996) wird in über 90 % der Fälle in allen Zentren die Ballondilatation nach Rotablation angeschlossen (Bertrand et al. 1992; Reisman et al. 1996). Der Ballon wird mit möglichst niedrigem Druck (2–4 atm) aufgedehnt, um eine mögliche Gefäßschädigung, die vorher durch die Rotablation vermieden worden ist, zu reduzieren. Auch Koronarspasmen können damit überwunden werden.

Dokumentation

Da die vollständige Dokumentation langer Filmszenen von 20–30 s zu erheblichen Strahlenbelastungen beitragen würden, sind nur kurze Szenen zur Dokumentation der Lage des Kopfes und einer Passage der Stenose notwendig. Die übrigen Kontrollen erfolgen unter Durchleuchtung. Die Zahl der Passagen und die dabei auftretenden Rotationsgeschwindigkeiten sollten aufgeschrieben und dokumentiert werden. Die beste Form der Dokumentation ist die Dokumentation über einen Ausschrieb der Rotationsgeschwindigkeit aufgetragen gegen die Zeit (Abb. 16-7). Sowohl der Anstieg als auch der Abfall der Rotationsgeschwindigkeit und die Rotationsgeschwindigkeit beim Vorführen des Kopfes wird registriert.

Indikation

Stark fibrotische und verkalkte, geschlängelte Stenosen und Ostiumstenosen bilden die idealen Stenoseformen für die Rotablation, also Typ-B- und -C-Stenosen (Abb. 16-10, 16-11; Sugreu et al. 1994; Rensing et al. 1994; Erbel et al. 1997). Zu berücksichtigen ist, daß Verkalkungen mittels Fluoroskopie und Film mit geringerer Sensitivität als mittels intravaskulärem Ultraschall erfaßt werden. Daher ist die Voruntersuchung mit dem intravaskulären Ultraschall zur Patientenselektion vorteilhaft.

Anerkannte Indikation

Patienten, bei denen ein Draht den Verschluß einer Stenose passiert, ein Ballonkatheter eine Aufweitung nicht erzielen oder nicht in die Stenose vorgeführt werden kann (Abb. 16-11; Erbel et al. 1997).

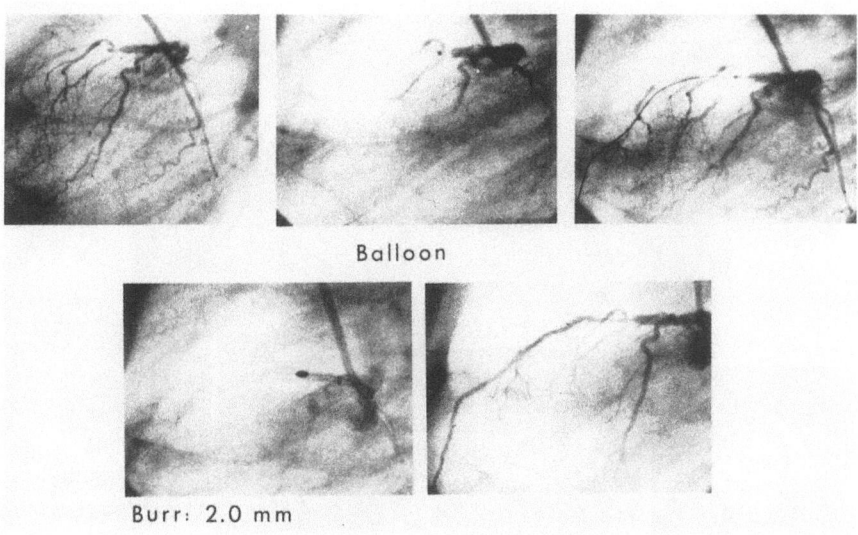

Abb. 16-10. RIVA-Rekanalisation und Rotablation. Zunächst Darstellung der Vorführung eines Drahtsystemes mittels eines Infusionskatheters. Wechsel auf eine Rotablator nach 1,5 mit 2,0 mm. Darstellung des Rotablationsergebnisses und freie antegrade Perfusion mit noch Restlumeneinengung, die durch eine Dilatation beseitigt wurde

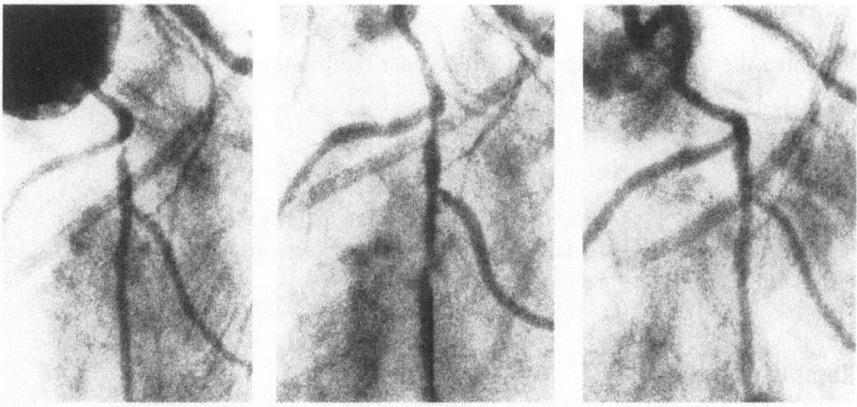

Abb. 16-11. Höchstgradige Abgangstenose des posterioren Astes des Ramus circumflexus. Durch Dilatation kann die Stenose nicht aufgeweitet werden. Nach Rotablation und Dilatation optimales Ergebnis (*rechte Seite*)

Diskutierte Indikation

Patienten, die eine erhebliche Verkalkung der Stenose zeigen (Abb. 16-12).

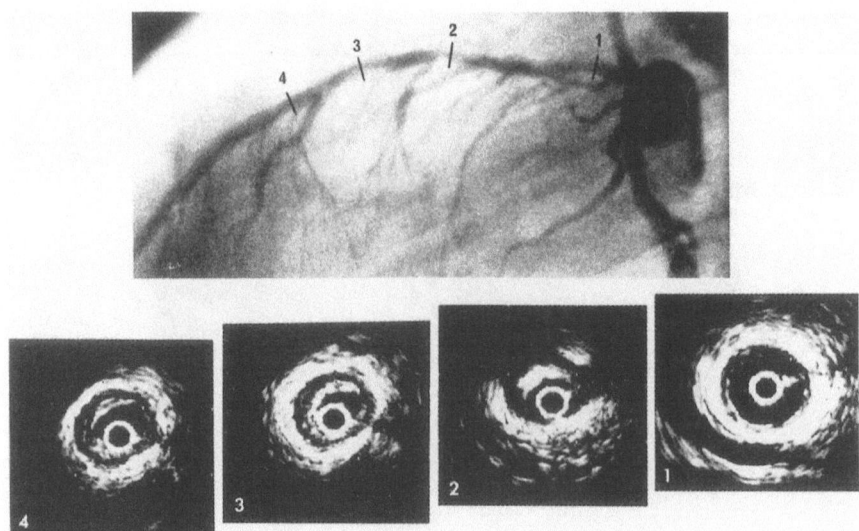

Abb. 16-12. Intravaskulärer Ultraschall nach hochfrequenter Rotationsangioplastie und Wiedereröffnung eines verschlossenen Ramus interventricularis anterior. Die Bilder 1–4 im intravaskulären Ultraschall zeigen, daß z.T. erhebliche Verkalkungen vorliegen (2). Die geschaffene Oberfläche nach der Therapie zeigt ein offenes freies Lumen von 2,5–4 mm

Fragliche Indikation

Patienten, die Ostiumstenosen von Seiten- oder Hauptästen aufweisen (Abb. 16-11).

Keine Indikation

Patienten, die eine Typ-A-Stenose, die nachweislich nicht verkalkt ist, aufweisen.

Es soll erwähnt werden, daß auch versucht wird, Restenosen auch innerhalb eines Stents mittels Rotablation zu behandeln.

Komplikationen

Die Komplikationen, die von der PTCA bekannt sind, können auch bei der Rotablation auftreten. Nebenwirkungen werden vor allen Dingen durch die starke Kaviationsbildung bei langer Rotablationsdauer beobachtet. Mit der Rotablation können Bradykardien oder AV-Blockierungen auftreten (Abb. 16-8), die durch Prämedikation mit Atropin oder wenn notwendig mittles passagerer Schrittmacherstimulation vermieden werden können [8]. Da aber durch die Ventrikelstimulation die Hämodynamik verschlechtert wird, sollten erneute Passagen bei Auftreten von AV-Blockierungen erst durchgeführt werden, wenn ein Sinusrhythmus wieder eingetreten ist.

Die Patienten können erhebliche Brustschmerzen entwickeln, die sich von einer Angina pectoris unterscheiden und nicht auf Nitroglyzerin oder andere Medikamente ansprechen. Sie bilden sich nicht sofort sondern oft erst nach Stunden zurück. Ursache ist wahrscheinlich eine Wandschädigung, die bis zur Adventitia reicht. Möglich ist auch eine Schmerzentwicklung, wenn die Temperatur durch hohe Reibung zu stark ansteigt. In einzelnen Fällen wird eine umschriebene Perikardergußbildung beobachtet, die auf eine penetrierende aber noch nicht vollständige transmurale Wandschädigung hinweist (Erbel et al. 1989).

Transiente EKG-Veränderungen können bei der Rotablation schon nach 15–20 s auftreten und bilden sich in wenigen Sekunden wieder zurück. Bei Persistenz sollten weitere Rotablationen nicht durchgeführt und der Eingriff mit einer Ballondilatation beendet werden.

Periphere Embolien sind beobachtet worden, aber nicht häufiger als bei anderen Interventionen (Sugreu et al. 1994). Perforationen treten nicht gehäuft im Vergleich zur PTCA auf.

Im Vergleich zur PTCA werden nach einer Rotablation häufiger CK-Anhebungen in bis zu 15 % der Patienten beobachtet, ohne daß Infarktbilder auftreten. Kontrolluntersuchungen nach 24 h haben belegt, daß Wandbewegungsstörungen selten auftreten. Auch die Kooperative Europäische Studie konnte eine systematische Wandschädigung ausschließen (Bertrand et al. 1992).

Ein besonderes Problem stellen sogenannte No-reflow-Phänomene dar. Die Ursache ist nicht ganz geklärt. Eine wesentliche Rolle scheinen aber massive Mikrokaviationsbildungen zu sein, da bei Durchführung der Rotablation mit kurzen Phasen und entsprechenden Pausen und stufenweiser Erhöhung der Bohrkopfgröße sowie Limitation der Rotablation auf das stenosierte Segment, No-reflow-Phänomene nicht beobachtet werden (Reisman et al. 1996). Sicher spielen zusätzlich auch abladierte Partikel mit Verschluß von Arteriolen eine Rolle.

Anforderungen an den Operateur

Die Kenntnisse im Bereich der PTCA sind eine Grundvoraussetzung für jeden, der die Rotablation erlernen will. Empfohlen wird ein Training in einem Zentrum mit langjähriger Erfahrung. Unter Aufsicht sollten die ersten 20 Eingriffe erfolgen, bevor selbständig und selbstverantwortlich Rotablationen vorgenommen werden.

Zusammenfassung

10 Jahre nach Einführung der hochfrequenten Rotationsangioplastie in die Klinik hat sie sich als Ergänzung zur konventionellen PTCA durchgesetzt. Im großen Katheterlabor wird die Methode bei etwa 3–5 % der Patienten eingesetzt. Die hauptsächliche Indikation liegt derzeit in der Behandlung stark verkalkter Gefäßabschnitte, um durch die Abtragung von Kalk die zusätzliche Dilatation oder Stentimplantation zu erleichtern. Eine klare Indikation sind auch Ostiumstenosen zur Vorbereitung zur Stentimplantation und nicht dilatierbare Läsionen, die aber sehr selten auftreten. Eine neue Indikation wird sich vielleicht ergeben, wenn die Ergebnisse zeigen, daß bei Stent-Restenosen die Rotablation besonders sicher und erfolgreich durchzuführen ist.

Die randomisierte kooperative Studie in Deutschland zur Überprüfung der Wertigkeit der Rotablation im Vergleich zur Dilatation bei Typ-B- und -C-Stenosen (Cobra) ist zwischenzeitlich abgeschlossen worden (Erbel et al. 1997). Die bisher vorgetragenen Ergebnisse zeigen, daß mit Hilfe der hochfrequenten Rotationsangioplastie bei Typ-B- und -C-Stenosen im Trend weniger Komplikationen akut auftreten als bei alleiniger PTCA. Leider ist aber die Zahl der Restenosen nach 6 Monaten nicht unterschiedlich und im Trend höher nach Rotablation als nach Dilatation (Erbel et al. 1997).

Die hochfrequente Rotationsangioplastie ist ein technisch aufwendiges aber sehr elegantes Verfahren und als einzige Methode in der Lage Verkalkungen abzutragen. Sie ergänzt wesentlich das vorhandene Armentarium der interventionellen Kardiologie und gehört sicherlich zu den High-Tech-Mikrotechniken im Herzkatheterlabor.

Literatur

1. Ahn SS, Auth DC, Marcus DR, Moore WS (1988) Removal of focal atheromatous lesions by angioscopically guided high – speed rotary atherectomy. J Vasc Surg: 292–300
2. Bertrand ME, Lablanche JM, Leroy F, Bauters CH, De Jaegere P, Serruys PW, Meyer J, Dietz U, Erbel R (1992) Percutaneous transluminal coronary rotary ablation with rotablator (European Experience). Am J Cardiol 69: 470–474
3. Dietz U, Erbel R, Pannen B, Haude M, Nixdorff U, Iversen S, Thoenes W, Auth D, Meyer J (1991) Angiographische und histologische Befunde bei der Hochfrequenzrotationsablation in Koronararterien in vitro. Z Kardiol; 80: 222–229
4. Dietz U, Erbel R, Rupprecht HJ, Weidmann S, Meyer J (1994) High-frequency rotational ablation following failed percutaneous transluminal coronary angioplasty. Cardiovasc Diagn 31: 179–186
5. Dietz U, Erbel R, Rupprecht HJ, Wiedmann S, Meyer J (1993) High-frequency rotational angioplasty: an alternative technique for treating coronary artery stenoses and occlusion. Br Heart J 70: 327–336
6. Dorros G, Iyer S, Zaitoun R et al. (1991) Acute angiographic and clinical outcome of high speed percutaneous rotational atherectomy (Rotabator). Cathet Cardiovasc Diagn 22: 157–166
7. Erbel R, O'Neill W, Auth D, Haude M, Nixdorff U, Rupprecht HJ, Tschollar W, Meyer J (1989) Hochfrequenz-Rotationsatherektomie bei koronarer Herzkrankheit. Dtsch Med Wochenschr 114: 487
8. Erbel R, O'Neill W, Auth D, Haude M, Nixdorff U, Rupprecht HJ, Dietz U, Meyer J (1989) High-frequency rotablation of occluded coronary artery during heart catheterization. Cathet Cardiovasc Diagn 17: 56–58
9. Erbel R, Haude M, Iversen S et al. (1991) High-frequency rotational angioplasty. In: Fleck E, Frantz E (eds) Complications in PTCA. Steinkopff, Darmstadt, pp 57–68
10. Erbel R, Haude M, Dietz U et al. (1991) High speed arteriosclerotic lesion ablation for treatment of coronary artery disease. In: Hombach V et al. (eds) Interventional techniques in cardiovascular medicine. Kluwer, Boston, pp 81–93
11. Erbel R, Zotz R, Stähr P, Dietz U, Rupprecht HJ, Meyer J (1994) Percutaneous transluminal coronary rotational angioplasty. In: Topol EJ, Serruys PW (eds) Interventional Cardiology. Current Medicine 10.1–10.25
12. Erbel R, Engel HJ, Kuck KH et al., Arbeitsgruppe für Interventionelle Kardiologie der Deutschen Gesellschaft für Kardiologie (1997) Richtlinien der interventionellen Koronartherapie. Im Auftrag der klinischen Kommission der Deutschen Gesellschaft für Kardiologie. Z Kardiol 86: 1040–1063
13. Fourrier JL, Stankowiak C, Lablanche JM et al. (1988) Histopathology after rotational angioplasty of peripheral arteries in human beings [Abstract]. J Am Coll Cardiol 11: 109A
14. Friedman HZ, Elliott MA, Gottlieb GJ, O'Neill WO (1989) Mechanial rotary atherectomy: the effects of microparticle embolization on myocardial blood flow and function. J Interven Cardiol 2: 77–83
15. Grüntzig A, Leu HJ, Asher A (1975) Mechanische Rekanalisation künstlicher Thromben der Arteria femoralis superficialis beim Hund. In: Judmaier F (Hrsg) Iatrogene Gefäßschäden – Rekonstruktive Venenchirurgie – Experimentelle Gefäßchirurgie. Karger, Basel, S 207–213

16. Kuntz RE, Gibson CM, Nobuyoshi M, Baim DS (1993) Generalized model of restenosis after conventional balloon angioplasty, stenting and directional atherectomy. J Am Coll Cardiol 21:15–25
17. Reisman M (1996) Technique and strategy of rotational atherectomy. Cath and Cardiovasc Diagn 3:2–14
18. Schmitz HJ, Erbel R, Meyer J (1996) Influence of vessel dilatation on restenosis after successful percutaneous transluminal coronary angioplasty. Am Heart J 131:884–891
19. Stähr P, Erbel R, Zotz R, Meyer J (1994) Ultraschallkontrast bei der Hochfrequenzrotationsangioplastie. Ultraschall Klin Prax 9:116–121
20. Warth DC, Leon MB, O'Neill W, Zacca N, Polissar NZ, Buchbinder M (1994) Rotational atherectomy multicenter registry: acute results, complications and 6-month angiographic follow-up in 709 patients. J Am Coll Cardiol 24:641–648
21. Zotz RJ, Erbel R, Philip A, Judt A, Wagner H, Lauterborn W, Meyer J (1992) High-speed rotational angioplasty – induced echo contrast in vivo and in vitro optical analysis. Cathet Cardiovasc Diagn 26:98–109
22. Zotz R, Stähr P, Erbel R et al. (1991) Analysis of high – frequency rotational angioplasty – induced echo contrast. Cathet Cardiovasc Diagn 22:137–144

KAPITEL 17

Valvuloplastien

D. Faßbender · H. Seggewiß

Ein weiteres Feld der interventionellen Kardiologie ist die Katheterbehandlung der Herzklappenstenosen im Erwachsenenalter. Bis 1994 sind über 30 000 Inoue-Katheter für die Ballonmitralvalvulotomie weltweit verkauft worden [48]. In der BRD stieg die Zahl der perkutanen Ballonvalvuloplastien von 473 im Jahre 1990 auf 723 im Jahre 1994 [91]. Nach Erhebungen der Working Group der European Society betrafen im Jahr 1993 mehr als 85 % der Valvuloplastien die Mitralklappe [176].

Erfolg und Komplikationen werden bestimmt vom Klappentyp, der Morphologie der Klappen, der Kathetertechnik und der Erfahrung der Untersucher. So haben die Ergebnisse auf diesem Gebiet der interventionellen Kardiologie z. B. bei der Ballonvalvuloplastie der Aortenstenose bereits in den ersten 10 Jahren zu einer erheblichen Einschränkung der Indikation geführt, während sich die Ballonvalvulotomie der Mitralstenose und der Pulmonalstenose zu einem etablierten Verfahren entwickelt hat.

Mitralstenose

Pathophysiologische Mechanismen

Hauptursache der Mitralstenose im Erwachsenenalter ist eine durch Streptokokken induzierte Immunreaktion [33, 113]. Die Verklebung der Kommissuren, die Fibrosierung und Verdickung der Segel und der Chordae tendinae mit nachfolgender Schrumpfung und sekundärer Kalkeinlagerung führen zu einer zunehmenden Stenosierung der Klappe. Der klinische Schweregrad, klassifiziert nach der New York Heart Association (NYHA), wird charakterisiert durch das Verhalten von Herzzeitvolumen, Gradienten und Druck im kleinen Kreislauf in Ruhe und während Belastung. Er korreliert – mit Ausnahmen – mit der verbliebenen Mitralklappenöffnungsfläche (MVA) (Tabelle 17-1).

Pathophysiologischer Mechanismus der erfolgreichen Ballondilatation der Mitralstenose ist – vergleichbar der chirurgischen Kommissurotomie – eine Separation der Kommissuren [25, 78, 83, 112, 116, 130, 167, 212, 213]. Die Verbesserung der Segelbeweglichkeit durch Fraktionierung von Kalk ist – wenn überhaupt – nur von geringer und passagerer Bedeutung. Der entscheidende Mechanismus der Mitralklappendilatation ist nicht eine Valvuloplastie, sondern eine Auftrennung der Kommissuren, also eine Valvulotomie bzw. eine Kommissurotomie [253].

Tabelle 17-1. Einteilung des Schweregrades der Mitralstenose (*MVA* Mitralklappenöffnungsfläche; *NYHA* New York Heart Association)

Mitralstenose	MVA [cm²]	NYHA
Leicht	> 2,0–2,5	I
Mittelgradig	1,5–2,0	II
Höhergradig	1,0–1,4	III
Hochgradig	< 1,0	IV

Technik

1984 hat Inoue erstmals über die perkutane Ballonvalvulotomie der Mitralklappe (PBMV) mit dem von ihm entwickelten Katheter berichtet [116]. In Deutschland haben wir 1989 diese Technik erstmals angewandt [77] und mittlerweile mehr als 700 Patienten behandelt. Parallel zur Inoue-Technik wurden weitere Techniken als Einzel- oder Doppelballonmethode mit konventionellen peripheren Angioplastiekathetern oder speziellen Doppel- und Dreifachballons entwickelt [10, 16, 35, 162, 187, 189, 257, 269]. Die Inoue-Technik und die Doppelballon-Technik sind die am häufigsten angewandten Methoden; beide erfordern eine transseptale Punktion für den antegraden Zugang zur Mitralklappe.

Inoue-Technik

Der Inoue-Ballon besteht aus einer Latex-Doppelhülle mit einem Nylonnetz. Das Nylonnetz gibt dem Ballon die Form. Er kann – abhängig vom Inflationsvolumen – zunehmend gefüllt werden, so daß mit einem Ballonkatheter stufenweise größere Durchmesser erzielt werden können. Die Zielgröße des Ballons richtet sich nach Körpergröße oder Körperoberfläche der Patienten:

Berechnung nach Körpergröße:

(Körpergröße in cm/10) + 10 = Ballondurchmesser,
z. B.: (180 cm/10)   + 10 = 28 mm Ballondurchmesser.

Berechnung nach Körperoberfläche:

Körperoberfläche des Patienten in m² · 3,5 = Ballonquerschnitt [cm²],
z. B. (1,8 m² Körperoberfläche)   · 3,5 = 6,3 cm²,
28 mm Ballondurchmesser   = 6,15 cm² Ballonquerschnitt.

Über die Vena femoralis wird nach transseptaler Punktion und Sondierung des linken Vorhofes mit einem Brockenbrough-Katheter der mit einem „Strecker" versteifte Inoue-Ballon über einen speziellen atraumatischen Wechseldraht in den linken Vorhof vorgeschoben. Nach Entfernung des Streckers und des Wechseldrahtes sind der distale Katheterschaft und der Ballon sehr weich. Mit Hilfe einer speziell vorgeformten Drahtsonde, die nicht vorn aus dem Ballon herausragt, wird der mit 0,5–1 ml verdünntem Kontrastmittel vorgefüllte Ballon in den linken Ventrikel dirigiert. Die geringe Vorfüllung verhindert die Fehlplazierung zwischen den Papillarmuskeln und

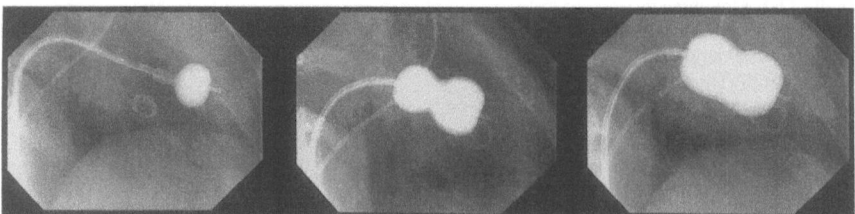

Abb. 17-1. Verschiedene Stadien der Inflation des Inoue-Ballons: Beginn mit Inflation des distalen Ballonanteils im linken Ventrikel (*links*), leichtes Zurückziehen in die Mitralklappe und Inflation des proximalen Anteils mit Fixierung der Taille in der Klappe (*Mitte*), vollständige Inflation (*rechts*)

Chordae tendineae. Die Entfaltungscharakteristik bewirkt zunächst eine Entfaltung des distalen Anteils des Ballons. In diesem Zustand wird die freie Lage im linken Ventrikel kontrolliert; nach leichtem Rückzug in die Klappe und weiterer Inflation gelingt eine sichere Fixierung in der Mitralklappenebene; durch die nachfolgende vollständige Inflation wird die Valvulotomie erzielt (Abb. 17-1). Der Ballon ist relativ kurz und distal plump; er erfordert keinen im linken Ventrikel liegenden Führungsdraht, so daß die Gefahr einer Ventrikelperforation nicht besteht. Die Valvulotomie wird mit stufenweise um 1–2 mm größeren Ballondurchmessern vorgenommen. Bei diesem gestuften Vorgehen bestimmen echokardiographische und hämodynamische Kontrollen mit Bestimmung der Gradienten und Öffnungsfläche vor und nach jeder Inflation den Punkt, die Intervention zu beenden. Folgende Kriterien zur Beendigung werden empfohlen [117, 191, 272]:

1. Mitralklappenöffnungsfläche > 1 cm^2/m^2 Körperoberfläche.
2. Vollständige Separation mindestens eine Kommissur.
3. Zunahme der Mitralinsuffizienz um einen Schweregrad.

Ausführliche Beschreibung der Methode siehe bei Inoue et al. [117]. Die Abb. 17-2 zeigt als Beispiel die Druckkurven vor und nach erfolgreicher Mitralvalvulotomie bei einer 35jährigen Patientin.

Gelegentlich ist es schwierig, den Inoue-Ballon während der Inflation in der Mitralklappe zu halten, besonders nach vorausgehenden Inflationen mit kleineren Ballondurchmessern, da der Ballon nach partieller Kommissurotomie während der Inflation durch ventrikuläre Extrasystolen in den linken Vorhof zurückschlägt. Hier kann durch Verwendung eines entsprechend vorgebogenen harten Back-up-Drahtes versucht werden, den Ballon in der Mitraklappe zu stabilisieren [59, 172, 174]. Ein weiteres technisches Problem kann durch Torquierung des Inoue-Ballons auftreten, so daß nachfolgend der Wechseldraht oder der Strecker nicht wieder vorgeführt werden können [165].

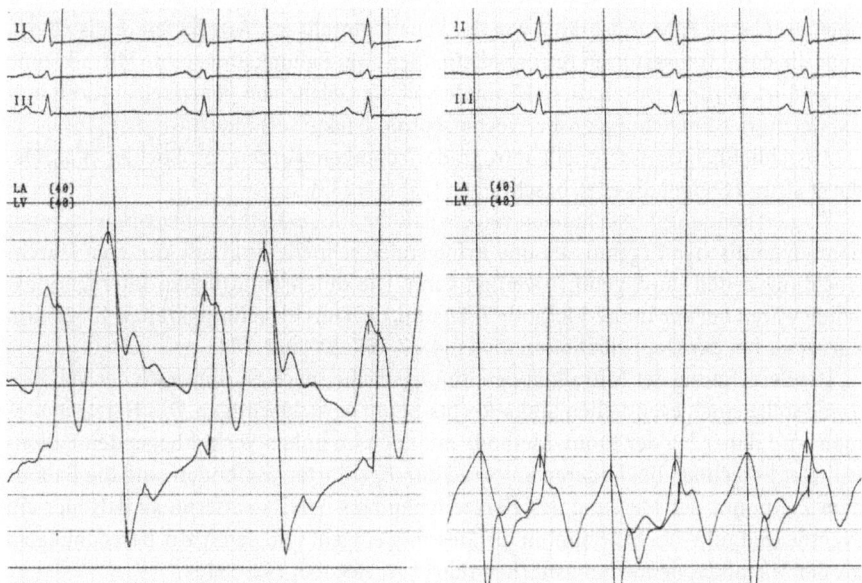

Abb. 17-2. Druckkurven und Hämodynamik einer 35jährigen Patientin mit Mitralstenose Grad III vor und nach PBMV mit echokardiographisch vollständiger Eröffnung beider Kommissuren.

Linker Vorhof = LA [mmHg]	30/35/$\overline{24}$	12/12/$\overline{7}$
Mittlerer Gradient [mmHg]	$\overline{14}$	$\overline{3}$
Herzminutenvolumen [1/min]	4,0	4,2
Klappenöffnungsfläche [cm²]	0,8	2,0

Doppelballontechnik

Parallel zur Anwendung der Inoue-Technik wurden bei den anderen Techniken konventionelle Ballonsysteme benutzt Es zeigte sich bald, daß durch die simultane Inflation von zwei Ballons in der Mitralklappe ein besseres Ergebnis erzielt werden konnte, als bei der Verwendung eines Einzelballons bis 25 mm Durchmesser [7, 83, 102, 103, 182]. Nach transseptaler Punktion werden zwei Führungsdrähte im linken Ventrikel oder – mit Hilfe eines Swan-Ganz-Katheters, welcher bis in die Aorta vorgeführt wird – in der Aorta plaziert. Über die Führungsdrähte wird das Vorhofseptum mit einem 6 bis 8 mm Ballon dilatiert und nachfolgend können zwei Ballons gleicher oder unterschiedlicher Größe vorgeführt werden. Ausführliche Beschreibung Palacios und Block [191].

Weitere Methoden

Um mit einem Katheter ausreichende Querschnitte zu erzielen, wurden von B. Meier Doppel- und Dreifachballonkatheter entwickelt, die mit Hilfe einer großvolumigen transseptalen Schleuse ohne Dilatation des Vorhofseptums in die Mitralklappe vorgebracht werden können [173].

Bei der von Babic entwickelten Methode werden nach transseptaler Punktion ein oder zwei lange Führungsdrähte von der Vena femoralis zur Arteria femoralis gelegt, über die dann transarteriell retrograd ein oder zwei Ballonkatheter zur Mitralklappe vorgeführt werden. Durch diese Methode soll die Gefahr von Ventrikelrupturen und die Gefahr der Entstehung großer Vorhofseptumdefekte verhindert werden [16].

Ausschließlich transarterielle retrograde Techniken wurden von Buchler et al., Orme et al. und Stefanadis et al. beschrieben [35, 187, 257].

Vergleichende Untersuchungen zeigen, daß die Inoue-Methode bei vergleichbaren hämodynamischen Ergebnissen und Erfolgsraten schneller und mit kürzeren Durchleuchtungszeiten durchgeführt werden kann. Die durchschnittlichen Interventionszeiten waren bei der Inoue-Methode 7–80 min, die Durchleuchtungszeiten 10–20 min kürzer als bei der Doppelballonmethode [4, 37, 197, 200, 221, 242].

Die Berechnung der Mitralklappenöffnungsfläche (nach Gorlin) nach der Valvulotomie sollte einen eventuellen Links-Rechts-Shunt berücksichtigen. Das Herzzeitvolumen wird daher bei der Inoue-Methode mit noch im linken Vorhof liegenden Ballonkatheter berechnet. Bei anderen antegrad durchgeführten Methoden sind die Ballons zum Zeitpunkt der Messung des Herzzeitvolumens bereits entfernt, so daß hier ein eventueller Links-Rechts-Shunt in die Messung eingeht und somit zur Berechnung zu großer Mitralklappenöffnungsflächen führt [82, 158, 163, 192, 204].

Ergebnisse

Die Erfolgsrate der PBMV liegt zwischen 78 und 100 % [151]. Als erfolgreich gilt der Eingriff, wenn ohne Auftreten schwerwiegender Komplikationen eine abschließende Mitralklappenöffnungsfläche $> 1,5$ cm^2 oder eine Zunahme der Ausgangsöffnungsfläche um mind. 50 % erzielt wird [82, 102]. In Tabelle 17-2 sind die Ergebnisse aus mehreren Untersuchungen und unsere eigenen Ergebnisse zusammengestellt: Der mittlere Mitralklappengradient wird um mehr als die Hälfte reduziert, die Klappenöffnungsfläche nahezu verdoppelt und das Herzzeitvolumen steigt um ca. 10 % an. Während Belastung steigen nach Valvulotomie die maximale Sauerstoffaufnahme um 10–38 % [138, 175] und das Herzzeitvolumen um 24–57 % [140, 174]. Ebenfalls kommt es zu einer Besserung der zuvor eingeschränkten Lungendiffusionskapazität [175]. Hiermit verbunden ist die klinische Besserung um ein bis zwei Schweregrade. Nach er-

Tabelle 17-2. Ergebnisse der PBMV verschiedener Arbeitsgruppen (*DB* Doppelballon; *I* Inoue-Ballon; *MVG* mittlerer Mitralklappengradient; *MVA* Mitralklappenöffnungsfläche; *CO* „cardiac output")

Literatur	Patienten (n)	Technik	MVG [mm Hg]		MVA [cm²]		CO [l/min]	
			vor	nach	vor	nach	vor	nach
NHLBI [182]	591	DB	14	6	1,0	2,0	4,1	4,5
5 US-Zentren [28]	1148	DB	16	6	0,9	2,0	3,9	4 5
Iung/Vahanian et al. [122]	1514	S-/DB			1,0	1,9		
4 Ostasienzentren [118]	1354	I	13	6,5	1,1	2,0	4,1	4,5
Chen [45]	4832	I	18,3	5,4	1,1	2,1	3,8	4,8
Herzzentrum NRW	725	I	14	7,5	1,0	1,9	3,9	4,5

folgreicher Valvulotomie ist häufig beeindruckend, daß Patienten noch auf dem Herz-kathetertisch liegend über eine Erleichterung der Atmung berichten.

Beeinflussende Faktoren

Da die Mechanismen der PBMV - die Auftrennung der Kommissuren - die gleichen sind wie bei der chirurgischen Mitralkommissurotomie, ist es nicht verwunderlich, daß die Ergebnisse von den Faktoren abhängig sind, die aus historischen Daten nach chirurgischer Kommissurotomie bekannt sind: Alter der Patienten, Klappenmorpho-logie, Vorhofflimmern, pulmonale Hypertonie, Trikuspidalinsuffizienz vor Operation [67, 110, 220]. Iung und Vahanian fanden in einer multivariaten Analyse folgende un-abhängige Parameter, die den Erfolg der PBMV beeinflussen: Patientenalter, Klappen-anatomie, Ausgangsöffnungsfläche und vorausgegangene chirurgische Kommissuro-tomie [122, 272].

Bei der Entwicklung der chirurgischen Verfahren stand die Echokardiographie nicht zur Verfügung. Neben den klinischen Ausgangsvoraussetzungen wie Alter, Schwe-regrad, Zeichen der pulmonalen Hypertonie und Vorliegen von Vorhofflimmern stan-den an Beurteilungskriterien nur das Ausmaß der röntgenologischen Verkalkung und die Lautstärke des 1. Herztones und des Mitralöffnungstones zur Verfügung [236]; später kamen angiographische Kriterien der subvalvulären Fibrose hinzu [5].

Die Echokardiographie ist heute integraler Bestandteil der präinterventionellen und perioperativen Diagnostik, dient zum Ausschluß von Vorhofthromben, gibt wich-tige Informationen während des Eingriffes und objektive Daten zum Langzeitverlauf [223]. Abascal und Wilkins aus Boston entwickelten einen echokardiographischen Score, bei dem Segelbeweglichkeit, Segelverdickung, subvalvuläre Verdickungen und Klappenkalk jeweils mit einem Wert von 1 bis 4 bewertet werden [1, 26, 283]. Dieses Bewertungssystem ist vielfach übernommen worden. Der minimale Punktwert be-trägt 4, der maximale Score 16. Bei den Patienten mit einem guten Ergebnis lag der Score im Mittel bei 7,6 [4–11], bei der Gruppe mit einem nur suboptimalen Ergebnis bei 11,5 [9–16, 283]. In der Nachbeobachtungsphase von 6–11 Monaten zeigt die Grup-pe mit einem höheren Score eine stärkere Abnahme der initial erreichten Mitralklap-penöffnungsfläche [1]. Nach dieser Bewertung wurden Patienten mit einem Score von 8 und weniger als gut geeignet, bis 11 als bedingt geeignet und bei noch höherem Score als ungeeignet betrachtet [26]. Von der gleichen Arbeitsgruppe wurden anhand größe-rer Patientenzahlen und längerer Beobachtungsdauer die initialen Ergebnisse be-stätigt. Es fand sich aber bei einer nur mäßigen Korrelation eine erhebliche Streuung. Mit zunehmender Sensitivität nimmt die Spezifität bei einem Score von über 8 erheb-lich ab [2]. Im Verlauf weisen Patienten eine Zunahme der Re-Stenose-Rate von 4 % bei einem Score bis 8, von 70 % bei einem Score von über 8 auf [190]. Andere Untersucher fanden zwischen echokardiographischem Score und Akut-Ergebnis nur eine schwa-che oder keine signifikante Korrelation [81, 105, 147, 182].

Neben dem Score ist offenbar die Beurteilung der Kommissuren nach Verteilung und Muster von Fibrose und Kalk wichtig [78, 213]. Bei symmetrischer Verteilung ist eine Auftrennung beider Kommissuren möglich, bei asymmetrischer Verteilung von Kalk und Fibrose nur eine Auftrennung der weniger befallenen Kommissur. Bei stark ausgeprägter Fibrose oder Verkalkung ist eine Kommissurotomie häufig nicht zu

erzielen. Auch unseren eigenen Erfahrungen entspricht, daß Exzentrizität der verbliebenen Klappenöffnung und asymmetrische Verteilung von Fibrose und Kalk im Bereich der Kommissuren das Ergebnis negativ beeinflussen [178]. Einfluß auf die erzielte Öffnungsfläche nehmen auch Ausgangsöffnungsfläche und elastische Rückstell-
mechanismen [147]. Je kleiner die initiale Öffnungsfläche, um geringer ist der absolute Zugewinn. Die Echokardiographie gibt somit wichtige Hinweise über Morphologie
der Klappen und Erfolgschancen. Auch bei ungünstig erscheinender Morphologie ist
jedoch eine erfolgreiche Valvulotomie nicht ausgeschlossen.

Alter

Bis auf wenige Ausnahmen [81] finden nahezu alle Untersucher eine deutliche Abhängigkeit der akuten Ergebnisse vom Alter der Patienten. Abb. 17-3 zeigt den Einfluß des
Alters und einer vorausgehenden operativen Kommissurotomie auf die Ergebnisse bei
420 Patienten, bei denen wir eine PBMV durchgeführt haben. Bei jüngeren Patienten
sind die Akutergebnisse deutlich besser [234]. Bei Bahl et al. nahm bei 81 Patienten unter 20 Jahren die MVA von 0,8 auf 2,2 cm^2 zu, bei 189 Patienten im Alter von 21–44 Jahren von 0,7 auf 1,9 cm^2 [18]. Keine signifikant unterschiedlichen Akutergebnisse zwischen Patienten unter und über 40 Jahren fanden Chan et al. In der Nachbeobachtung
bis zu 5 Jahren fand sich jedoch eine deutlich höhere Rezidivstenoserate bei den älteren Patienten (29,2 vs. 14,9%) mit einer niedrigeren ereignisfreien Quote von 76% vs.
87% [42]. Bei der Beurteilung der mitgeteilten Ergebnisse sollte das jeweilige Alter der
Patienten berücksichtigt werden [47]. Auch bei alten Patienten kann die PBMV sicher

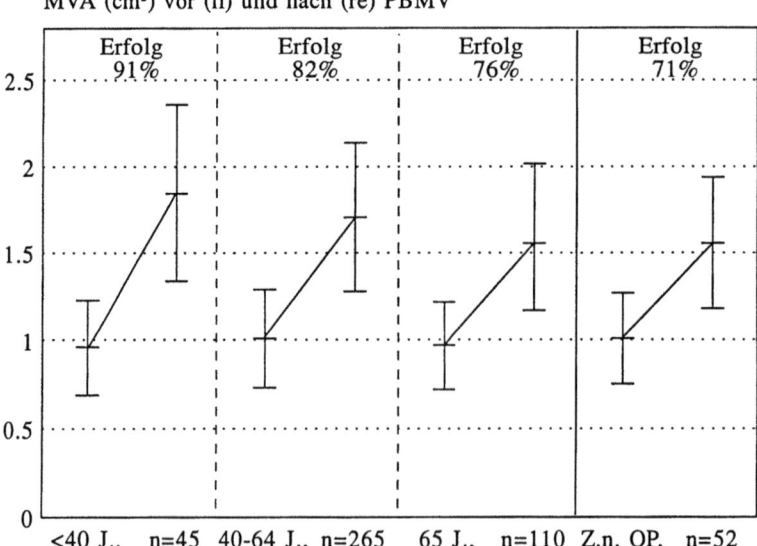

Abb. 17-3. Mitralklappenöffnungsfläche (*MVA*) vor und nach PBMV bei Patienten im Alter unter 40
Jahren (*J*), zwischen 40 und 65 Jahren und über 65 Jahren und bei Patienten nach vorausgegangener
chirurgischer Kommissurotomie

und effektiv durchgeführt werden; die erzielten Öffnungsflächen sind jedoch durchschnittlich geringer als bei jungen Patienten [153, 234, 238, 240, 266]. Klappenöffnungsflächen $> 1,5$ cm^2 nach PBMV fanden sich bei älteren Patienten bei 48–69% der Eingriffe.

Besondere Indikationen

„Milde" Mitralstenose

Bei der „milden" Mitralstenose sind zwei Gruppen zu unterscheiden: einmal Patienten mit geringen Beschwerden oder sogar asymptomatische Patienten, aber mit hämodynamisch schon hochgradigen Stenosen, häufig junge Patienten mit erhaltenem Sinusrhythmus; zum anderen Patienten mit hämodynamisch mittelgradig wirksamen Stenosen und noch geringen Beschwerden. Bei diesen, häufig jungen Patienten lassen sich durch die PBMV gute Ergebnisse erzielen [106, 194]. Mit einer erfolgreichen Kommissurotomie lassen sich die langfristigen sekundären Veränderungen wie Vergrößerung des linken Vorhofes, Auftreten von Vorhofflimmern und Auftreten einer pulmonalen Hypertonie verhindern. Faszinierend ist diese Indikation auch unter dem Aspekt, durch eine frühzeitige Kommissurotomie den Verlauf der degenerativen Klappenveränderung günstig zu beeinflussen [113]. Nicht vergessen werden darf aber, daß im Einzelfall schwere Komplikationen (s. unten) auftreten können [106].

Notfallsituation und Schwangerschaft

Für Patienten, bei denen wegen schwerwiegender Begleiterkrankungen wie z.B. einer Pneumonie eine Operation nicht in Betracht kommt, kann die PBMV lebensrettend sein [258, 280]. Auch gravide Patientinnen mit kritischer Mitralstenose weisen eine eindrucksvolle Besserung durch die PBMV auf, die eine normale Beendigung der Schwangerschaft und Entbindung der Kinder ermöglicht [72, 127, 201, 202, 207, 286]. Aufgrund der leichteren Handhabung mit kürzeren Durchleuchtungszeiten und geringerer Strahlenbelastung ist gerade bei Schwangeren die Inoue-Methode vorzuziehen. Die Röntgenstrahlenbelastung für den Feten sollten durch besondere Strahlenschutzmaßnahmen minimiert werden. Der Eingriff sollte – falls klinisch vertretbar – erst nach Abschluß der Organogenese durchgeführt werden mit möglichst kurzen Durchleuchtungszeiten und weitgehendem Monitoring durch die Echokardiographie. Auch wenn über Langzeitschäden bei den Neugeborenen noch keine Mitteilungen vorliegen, so ist wegen der hohen fetalen Sterblichkeit von 15% (5–33%) bei der chirurgischen Kommissurotomie die Ballonvalvulotomie die Methode der Wahl [34, 184, 206, 273].

PBMV nach vorausgegangener chirurgischer Kommissurotomie

Mehrere Untersuchungen haben gezeigt, daß die PBMV auch nach vorausgehender chirurgischer Kommissurotomie ohne Zunahme von Komplikationen zu guten Ergebnissen führen kann [60,105, 171, 182, 211]. Die morphologischen Voraussetzungen sind häufig allerdings nicht optimal, die erzielten Klappenöffnungsflächen geringer, wie dies auch aus unseren eigenen Ergebnissen hervorgeht (Abb. 17-3). Bei günstigen Voraussetzungen können jedoch gleich gute Ergebnisse wie bei Nativklappen erzielt werden [171, 211]. Zumindest mittelfristig (bis zu 5 Jahren) kann 70–80 % der Patienten eine Re-Operation erspart werden [60, 122, 123, 171].

Unsere eigenen Erfahrungen zeigen, daß analog auch bei Patienten mit Stenoserezidiv innerhalb von zwei bis fünf Jahren nach Ballonmitralvalvulotomie eine zweite Ballonvalvulotomie erfolgreich durchgeführt werden kann.

PBMV bei pulmonaler Hypertonie und bei Trikuspidalklappeninsuffizienz

Die Druckerhöhung im kleinen Kreislauf ist Folge der Mitralstenose [3]. Im Laufe der Zeit führt diese Druckerhöhung zur Widerstandserhöhung mit Rechtsherzbelastung, Trikuspidalinsuffizienz und gestörter Atemmechanik. Auch bei Patienten mit stark erhöhten Druckverhältnissen im kleinen Kreislauf ist die PBMV sicher und mit niedrigem Risiko und gutem hämodynamischen Ergebnis durchführbar [19]. Unmittelbar nach erfolgreichem Eingriff kommt es zu einem Absinken der Drücke und Widerstände, jedoch ohne Normalisierung der Werte [19, 64, 79, 218, 261]. Der Druckanstieg in der Pulmonalarterie während Fahrradergomaterbelastung im Liegen wird ähnlich günstig gesenkt wie durch die operative Kommissurotomie oder den Klappenersatz [140]. Ein weiteres Absinken der Druck- und Widerstandswerte in der Folgezeit ist vor allem bei den Patienten mit anhaltend gutem Ergebnis ohne Rezidivstenose zu erwarten [64, 79, 159, 168]. Auch bei Patienten mit schwerer pulmonaler Hypertonie und stark veränderten Klappen können befriedigende Ergebnisse erzielt werden [11, 19, 79].

Das Vorliegen einer Trikuspidalklappeninsuffizienz entweder als rheumatische Erkrankung der Segel oder als sekundäre Insuffizienz bei pulmonaler Hypertonie ist bei Patienten mit Mitralklappenstenose relativ häufig, Über den Einfluß der PBMV auf die Rückbildung der Trikuspidalinsuffizienz liegen unterschiedliche Ergebnisse vor. Skudicky et al. berichten über 25 Patienten mit deutlicher Besserung der Trikuspidalklappeninsuffizienz, besonders bei Patienten mit funktioneller Insuffizienz bei pulmonaler Hypertonie [250]. Demgegenüber fanden Sagie et al. nur bei vier von zwanzig Patienten eine Rückbildung der Trikuspidalinsuffizienz nach erfolgreicher PBMV [230]. Der klinische Verlauf wurde durch das Vorliegen einer bedeutsamen Trikuspidalinsuffizienz stark beeinträchtigt. Die berechneten 4-Jahresüberlebenszeiten ohne Herzinsuffizienz, Revalvulotomie oder Mitralklappenoperation betrugen bei Patienten mit hochgradiger Trikuspidalinsuffizienz 35 % gegenüber 68 % bei Patienten mit fehlender oder geringer Trikuspidalinsuffizienz, die Überlebenszeit 69 % vs. 90 % [229]. Die Patienten mit Trikuspidalklappeninsuffizienz wiesen allerdings eine geringere initiale Öffnungsfläche, einen höheren Echo-Score und einen höheren Pulmonalarteriolenwiderstand auf. Der Zugewinn an Mitralklappenöffnungsfläche war geringer als bei den Patienten ohne begleitende Trikuspidalklappeninsuffizienz mit einer erzielten Öffnungsfläche von 1,6 vs. 2,0 cm^2.

Stark deformierte oder stark verkalkte Mitralklappen

Ausgeprägte Verkalkungen und Veränderungen des subvalvulären Apparates gelten als relative Kontraindikation der PBMV. Im Einzelfall kann die PBMV erfolgreich durchgeführt werden. Vahanian berichtet über 19 Patienten mit stark verkalkten Klappen; im weiteren Verlauf von im Mittel 17 Monaten waren nur 5 Patienten im Stadium NYHA II [270]. Mit zunehmender Deformierung und Verkalkung nehmen die Aussichten auf einen langfristigen Erfolg ab. Ein ereignisfreies Überleben im NYHA-Stadium I oder II über zwei Jahre wird noch bei 25–42 % erzielt; die Rezidivrate und die Notwendigkeit eines operativen Klappenersatzes sind hoch [152, 205, 267, 288, 291]. Bei diesen Patienten kommt die PBMV als palliative Maßnahme in Betracht, wenn ein erhöhtes chirurgisches Risiko vorliegt.

Komplikationen

Die Letalität der chirurgischen Kommissurotomie liegt bei 1–3 % [100], die des isolierten Mitralklappenersatzes betrug 1994 in der Bundesrepublik 5 % [126]. Die PBMV muß sich als neues interventives Verfahren nicht nur mit den Erfolgen der geschlossenen und offenen chirurgischen Kommissurotomie messen; die Komplikationsrate sollte vergleichbar oder niedriger sein. Schwerwiegende Komplikationen der Katheterbehandlung sind Tod, Perikardtamponade bei transseptaler Punktion, Ventrikelperforation, Embolien mit persistierenden Defekten und das Auftreten einer hochgradigen Mitralinsuffizienz (> Schweregrad II) oder eines bedeutsamen Links-rechts-Shunts. Geringgradigere Komplikationen sind das Auftreten einer leichteren Mitralinsuffizienz oder die geringgradige Zunahme einer vorbestehenden Mitralinsuffizienz sowie ein geringgradiger Links-rechts-Shunt. Eine Übersicht über schwerwiegende Komplikationen gibt Tabelle 17-3. Die Letalität liegt zwischen 0,1 und 1,0 %. Bei der M-Heart-Study fand sich eine deutlich erhöhte Komplikationsrate von 9 % aufgrund von Perikardtamponaden und Ventrikelperforationen [104]. Die bedrohlichen Ventrikel-

Tabelle 17-3. Komplikationen der PBMV verschiedener Arbeitsgruppen (*S-/DB* Einzel-/Doppelballon; *I* Inoue-Ballon; *HKL* Herzkatheterlabor)

Literatur	Patienten (n)	Technik	Tod [%]	Tampo-nade [%]	Ventrikel-perforation [%]	Embolie [%]
NHLBI [181]	738	S-/DB	Im HKL: 0,4 Im Kranken-haus: 2	4	4	2
5 US-Zentren [28]	1148	DB	1 (0,5–2,7)	1,8 (1–6)	0,6 (0–2)	1 (1–4)
Inug/Vahanian et al. [122]	1514	S-/DB	0,5	0,7	k.A	3,1
4 Ostasienzentren [118]	1453	I	<0,1	0,8	k.A.	1,2
Chen [45]	4832	I	0,12	0,81	k.A.	0,48
Herzzentrum NRW	725	I	Im HKL: 0 Im Kranken-haus: 0,2	1,0	0	0,8

perforationen sind bei der Inoue-Methode bisher nicht beschrieben worden. Die am häufigsten angewandten Methoden, die Doppelballon-Methode und die Inoue-Methode, benutzen einen antegraden transseptalen Zugang. Voraussetzung ist daher die Beherrschung der transseptalen Punktionstechnik. Diese erfordert wegen der Vergrößerung des linken Vorhofes und des häufig stark verdickten Septums besondere Erfahrung [21, 104, 243]. Bei zu kaudaler Punktion des linken Vorhofes kann es zu einer sich dramatisch entwickelnden Tamponade aus der unteren Hohl-vene und dem linken Vorhof kommen, die eine notfallmäßige Operation erforderlich macht [50].

Mitralinsuffizienz

Wie bei den chirurgischen Formen der Mitralkommissurotomie ist auch bei der PBMV das Auftreten einer leichten Mitralinsuffizienz oder die Zunahme einer vorbestehenden Mitralinsuffizienz um einen halben bis einen Schweregrad bei 11–44% der Patienten relativ häufig. Eine Zunahme des Schweregrades um zwei oder mehr Schweregrade findet sich bei 3–10% der Patienten [100, 151, 188, 272]. Die Ursache schwerer Mitralinsuffizienzen sind entweder der Einriß eines Mitralsegels, ein Papillar- oder Sehnenfadenabriß oder ein Einreißen der Kommissuren bis in den Klappenring hin-

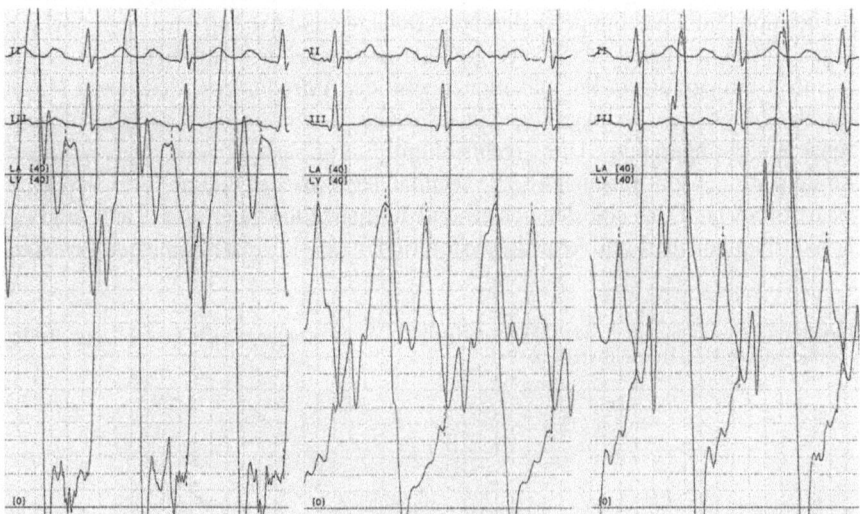

Abb. 17-4. Druckkurven und Hämodynamik eines 44jährigen Patienten mit Mitralstenose Grad III (nach vorausgegangener Dekompensation) vor (*links*), nach Balloninflation mit 27 mm Durchmesser (*Mitte*) und Inflation mit 28 mm (*rechts*). Auftreten einer Mitralinsuffizienz mit initialer Abnahme der v-Welle von 62 auf 35 mmHg und anschließender Zunahme auf 57 mmHg. Nach passagerer klinischer Besserung erfolgte 3 Monate später der operative Klappenersatz wegen hochgradiger Mitralinsuffizienz infolge eines Einrisses des vorderen Mitralsegels.

Linker Vorhof = LA [mmHg]	44/62/$\overline{41}$	34/35/$\overline{22}$	32/57/$\overline{30}$
Pulmonalarterie [mmHg]	85/40/$\overline{59}$		75/34/$\overline{50}$
Mittlerer Gradient [mmHg]	34	16	19
Klappenöffnungsfläche [cm^2]	0,8		2,0

ein [177, 178, 188]. In einzelnen Fällen kann das Ausmaß der Mitralinsuffizienz so hochgradig sein, daß eine umgehende Operation erforderlich ist [88]. Bei unseren 725 Eingriffen haben wir zweimal eine schwere Mitralinsuffizienz beobachtet, die einen operativen Eingriff innerhalb von 24 h erforderte. Der Einriß eines Segels kann auch in einzelnen Fällen bei jungen Patienten auftreten, deren Klappe nach echokardiographischen Kriterien gut geeignet erscheint. Häufiger tritt die Mitralinsuffizienz jedoch bei Mitralklappen mit stark unregelmäßig verteilten Arealen von Kalk oder ausgeprägter Fibrose auf [178, 188, 272]. Verläßliche morphologische oder echokardiographische Kriterien liegen nicht vor, die es erlauben, im Einzelfall das Auftreten einer schweren Mitralinsuffizienz sicher zu verhindern. Beim Inoue-Ballon ist gelegentlich eine Impression durch ausgeprägte subvalvuläre degenerative Veränderungen zu erkennen; bei diesen Patienten wird die Verwendung eines kleineren Ballons zur Vermeidung einer Mitralinsuffizienz empfohlen [150]. Gelegentlich haben wir flüchtige Formen der Mitralinsuffizienz beobachtet, die durch eine akute Überdehnung des Klappenapparates hervorgerufen wurden und sich innerhalb kurzer Zeit zurückbildeten; die Rückbildung stärkerer Mitralinsuffizienzen wird nur in Ausnahmefällen beobachtet [107, 129]. Bei einzelnen Patienten kann sich eine hochgradige Mitralinsuffizienz nach PBMV auch erst im Laufe der Zeit infolge der Schlußunfähigkeit deformierter Segel entwickeln. Unterschiedlich wird in der Literatur beurteilt, ob das Auftreten der Mitralinsuffizienz von der verwandten Methodik abhängt [100, 151]. Die Abb. 17-4 zeigt die Druckkurven eines 44jährigen Patienten mit Auftreten einer Mitralinsuffizienz bei zunehmendem Ballondurchmesser. Mit zunehmender Ballongröße tritt die Mitralregurgitation häufiger auf [149, 225]. Als maximale Zielgröße verwenden wir daher Ballonquerschnitte, die dem 3,5- bis 4fachen der Körperoberfläche entsprechen.

Embolien und Thromben im linken Vorhof

Frische, nicht organisierte Thromben im linken Vorhof gelten generell als Kontraindikation zur PBMV. Bei allen Patienten sollte daher, zuvor eine transoesophageale Echokardiographie durchgeführt werden [100]. Bei über 700 PBMV in unserer Klinik haben wir keine schwerwiegenden Embolien beobachtet, nachdem Patienten mit Thromben im linken Vorhof ausgeschlossen wurden. Patienten mit Thromben im linken Vorhof werden zuvor 6 Wochen bis 3 Monate mit Antikoagulantien behandelt; der Eingriff wird erst nach erneuter echokardiographischer Kontrolle durchgeführt. Ausnahmen bilden kleine Thromben im linken Herzohr nach Vorbehandlung mit Antikoagulantien. Bei diesen Patienten mit alten wandadhärenten und fixierten Thromben haben wir die Valvulotomie durchgeführt, ohne Embolien beobachtet zu haben. Eine Manipulation im linken Herzohr sollte allerdings vermieden werden [49, 114, 181, 243].

Embolien stellen mit 0–2,7 % eine seltene Komplikation dar [47, 151, 181, 272]. Während des Eingriffs erhalten die Patienten nach durchgeführter transseptaler Punktion Heparin zur Thrombo-Embolieprophylaxe. Nicht ausschließen läßt sich das Risiko von – sehr seltenen – Embolien durch Klappendebris und Kalk [281]. Als ungewöhnliche Komplikation wurde auch das Auftreten linksatrialer Thromben unmittelbar nach versuchter Valvuloplastie beobachtet [154].

Links-rechts-Shunt

Der Nachweis eines Links-rechts-Shunts zählt im allgemeinen zu den leichten Komplikationen. Auftreten und Ausmaß des Shunts sind bei der Inoue-Methode offenbar geringer als bei der Doppelballonmethode [100, 151, 183, 263]. Die Häufigkeit eines Links-rechts-Shunts hängt u.a. von der Nachweismethode ab. Bei der TEE läßt er sich bei nahezu allen Patienten nachweisen [96, 183, 263], oxymetrisch nur in einem sehr viel geringeren Prozentsatz von 13–18% [151]. Nur in Einzelfällen führt ein Links-rechts-Shunt zu einer hämodynamischen Verschlechterung [94, 142]. Bei den meisten Patienten bildet sich der Links-rechts-Shunt im Laufe der folgenden Monate zurück [40, 96, 183, 222, 287]. Langfristige mögliche Folgen müssen jedoch im Auge behalten werden [55].

PBMV vs. chirurgische Kommissurotomie

Die geschlossene Kommissurotomie ist ein seit nahezu 50 Jahren etabliertes und bewährtes Verfahren mit exzellenten Ergebnissen. Die Überlebensrate nach 15–20 Jahren ist abhängig vom Alter der Patienten und vom Schweregrad der Erkrankung vor der Operation und liegt bei 35–84% bei einer Re-Operationsrate zwischen 10 und 50% [68, 98, 101, 111, 125]. Allgemein wird bei geeigneter Morphologie die offene Kommissurotomie empfohlen [30, 31, 75]. Eine geschlossene Kommissurotomie wurde 1994 in der Bundesrepublik nicht vorgenommen [126]. Langzeitbeobachtungen zeigen, daß die geschlossene und die offene Kommissurotomie zu vergleichbaren Ergebnissen hinsichtlich der Überlebenskurven führen [110, 232], so daß auch von chirurgischer Seite die PBMV als initiale Therapie der Mitralstenose diskutiert wird [136].

Vergleich PBMV vs. geschlossene Mitralkommissurotomie

In einer Vergleichsuntersuchung von Shrivastata et al. bei jungen Patienten unter 35 Jahren mit reiner nicht verkalkter Mitralstenose und Sinusrhythmus konnten gleich gute Ergebnisse mit der Ballonvalvulotomie erzielt werden. Die Mitralklappenöffnungsfläche nahm in der chirurgischen Gruppe von 0,62 auf 1,5 cm^2 zu, in der Gruppe mit Doppelballon-Methode von 0,68 auf 1,9 cm^2. Das Auftreten einer leichten Mitralinsuffizienz war mit 20 bzw. 15% in beiden Gruppen vergleichbar [247].

Drei randomisierte Studien liegen zu diesem Thema vor [14, 199, 264]. Bei 200 Patienten von Arora et al. unter 30 Jahren mit Sinusrhythmus und allenfalls minimalem Kalk waren die Ergebnisse nahezu identisch: chirurgisch Zunahme der Öffnungsfläche von 0,79 auf 2,2 cm^2, in der Doppelballon-Gruppe von 0,85 auf 2,39 cm^2 bei vergleichbarer leichter Zunahme der Mitralinsuffizienz. In der Nachbeobachtungsperiode von im Mittel 22 Monaten waren keine Unterschiede zu verzeichnen. Die Rezidivrate lag bei 4 bzw. 5% [14]. In einer randomisierten Studie von Patel et al. fand sich bei 45 Patienten mit gut geeigneten Mitralklappen eine deutlich stärkere Zunahme der Öffnungsfläche in der Ballonkatheter-Gruppe: Zunahme der Mitraklappenöffnungsfläche in der chirurgischen Gruppe von 0,7 auf 1,3 cm^2, in der Ballon-Gruppe von 0,8 auf 2,1 cm^2 [199]. Eine weitere randomisierte Studie von Turi et al. bei 40 Patienten ergab ebenfalls sowohl akut wie in der Nachbeobachtung vergleichbare Resultate [264].

PBMV vs. offene Kommissurotomie

Vier randomisierte Untersuchungen haben die Ergebnisse der offenen Mitralkommissurotomie mit der PBMV verglichen [36, 39, 198, 214, 265]. Bei 59 Patienten von Cardoso et al. im mittleren Alter von 31 Jahren fand sich in der chirurgischen Gruppe eine Zunahme der Klappenöffnungsfläche von 0,95 auf 2,57 cm^2, in der Ballongruppe eine Zunahme von 1,0 auf 2,1 cm^2; nach sechsmonatigem Verlauf lagen die Öffnungsflächen bei 2,3 und 2,05 cm^2. In der chirurgischen Gruppe waren somit die Klappenöffnungsflächen größer als in der Ballonkathetergruppe; ein Unterschied in der klinischen Symptomatik war nicht zu beobachten. Wegen einer Perikardtamponade mußten allerdings 2 Patienten in der Ballongruppe notfallmäßig operiert werden [39]. In einer weiteren multizentrischen Studie erhielten von 21 chirurgischen Patienten 5 einen Mitralklappenersatz. Die Öffnungsfläche nahm bei den verbliebenen 16 Patienten von 1,26 auf 2,25 cm^2 zu, in der Ballongruppe von 1,21 auf 1,9 cm^2. Der mittlere Echoscore war in beiden Gruppen vergleichbar. Bei allen chirurgischen Patienten, die einen Klappenersatz erhielten, lag der Score bei 8 und höher [198]. In einer randomisierten Studie von Reyes et al. mit je 30 Patienten mit einem mittleren Alter von 31 Jahren fanden sich keine signifikanten Unterschiede: in der chirurgischen Gruppe Zunahme der Öffnungsfläche von 0,9 auf 2,0 cm^2 und nach 3 Jahren 1,8 cm^2, in der Ballongruppe Zunahme von 0,9 auf 2,1 cm^2 und nach 3 Jahren 2,4 cm^2. In der Ballongruppe waren jedoch mehr Patienten mit Zunahme einer Mitralinsuffizienz: moderate Mitralinsuffizienz in der chirurgischen Gruppe 5, in der Ballongruppe 13 Patienten; schwere Mitralinsuffizienz nach 3 Jahren in der chirurgischen Gruppe 1 Patient, in der Ballongruppe 2 Patienten. Eine Rezidivstenose fand sich in 4 bzw. 3 Patienten und ein signifikanter Links-rechts-Shunt in der Ballongruppe bei 4 Patienten [214, 265]. Funktioneller Status und Belastbarkeit waren in beiden Gruppen gleich; alle Patienten befanden sich im Stadium NYHA I oder II.

In einer Studie von Bueno et al. bei 40 Patienten war zwar eine stärkere Zunahme der Klappenöffnungsfläche nach offener Kommissurotomie zu verzeichnen von 2,58 cm^2 vs. 2,1 cm^2 und nach 3 Monaten von 2,34 vs. 2,0 cm^2. Aber auch bei dieser Untersuchung fanden sich keine Unterschiede im klinischen Verlauf [36].

In einer Vergleichsuntersuchung berichten Gamra et al. über den 5jährigen Verlauf nach offener Mitralkommissurotomie versus Ballonmitralvalvulotomie; auch in dieser Studie von je 15 Patienten fanden sich im Verlauf von 5 Jahren keine signifikanten Unterschiede [87]. Cohen untersuchte den Verlauf von 164 konsekutiven Patienten nach PBMV, offener Kommissurotomie oder Klappenersatz. Alle drei Therapieverfahren führten zu einer vergleichbaren symptomatischen Besserung; die Überlebensraten waren nicht signifikant unterschiedlich; jedoch fand sich bei den Patienten mit offener Kommissurotomie und mit Ballonmitralvalvulotomie im weiteren Verlauf eine höhere Rate an Re-Eingriffen [53].

In einer randomisierten Studie mit 90 Patienten von Farhat et al. wurden geschlossene Kommissurotomie, offene Kommissurotomie und perkutane Ballonvalvulotomie verglichen. Gleich gute Ergebnisse zeigten sich zwischen offener Kommissurotomie und Ballonvalvulotomie bei deutlich schlechteren Ergebnissen in der

Gruppe mit geschlossener Mitralkommissurotomie [76]. Nach 4jähriger Beobachtungszeit war keiner der Patienten verstorben; die Re-Stenoserate lag bei 3,3 % in der Gruppe mit offener Kommissurotomie, 27 % in der Gruppe mit geschlossener Kommissurotomie und 6,6 % in der Ballongruppe.

Beim Vergleich der Ergebnisse zwischen PBMV und operativer Kommissurotomie sind vorwiegend jüngere Patienten in die Studien eingeschlossen worden. Dagegen liegen keine Vergleichsuntersuchungen zwischen PBMV und chirurgischem Mitralklappenersatz bei älteren Patienten mit stärker deformierten und für eine Kommissurotomie weniger geeigneten Klappen vor. Diese Gruppe stellt in Westeuropa einen großen Anteil der mit der PBMV behandelten Patienten dar.

Langzeitresultate

Gemessen an den Langzeitergebnissen der operativen Kommissurotomie sind die Ergebnisse nach PBMV auf kürzere Zeiträume beschränkt. In einer Zusammenstellung von Lau et al. liegt die Restenoserate nach einer mittleren Beobachtungszeit von 9– 60 Monaten zwischen 2 und 21 %; 75–99 % der Patienten befinden sich zu diesem Zeitpunkt im Stadium NYHA I oder II [151]. Die Ursachen frühzeitig wiederkehrender Beschwerden können sein: Restenose, Zunahme einer Mitralinsuffizienz, inadäquate initiale Dilatation [8, 108] und Auftreten von Vorhofflimmern. Bei 589 Patienten mit einem mittleren Alter von 27 Jahren und überwiegend gut geeigneten Klappen fanden Arora et al. eine Rezidivstenose nach im Mittel 37 Monaten nur bei 2 %; 99 % der Patienten waren im Stadium I oder II [13]. Chen et al. fanden bei ebenfalls jungen Patienten mit gut geeigneten Klappen nach einer mittleren Beobachtungszeit von 5 Jahren eine Rezidivrate von 7 %; 93 % der Patienten waren in einem funktionell gutem Zustand [44]. Bei beiden Untersuchungen fand sich eine höhere Rezidivrate bei den Patienten mit stark verkalkten oder schlecht schwingenden Klappen. Die höhere Rezidivrate bzw. das frühere Auftreten von Symptomen mit daraus resultierenden Zweiteingriffen in Abhängigkeit vom Alter und von der Klappenmorphologie sowie vom NYHA-Stadium vor dem Eingriff wird von zahlreichen weiteren Autoren beschrieben [41, 52, 63, 115, 193, 284, 290]. Bei gleichen Voraussetzungen spielt die Art der Technik (Inoue- vs. Doppelballon) offenbar keine Rolle [292]. Bei nahezu allen Untersuchungen findet sich im Verlauf der Jahre ein geringgradiger Rückgang der Klappenöffnungsfläche um 0,1–0,2 cm². Essop et al. fanden bei 230 Patienten nach Ballonvalvulotomie und bei 240 Patienten nach chirurgischer Kommissurotomie eine über die Zeit nahezu identische mittlere Abnahme der Klappenöffnungsfläche: 0,08 cm²/Jahr in der Ballonvalvulotomiegruppe und 0,07 cm²/Jahr in der chirurgischen Gruppe [71]. Da der Mechanismus der Ballonmitralvalvulotomie identisch dem der chirurgischen Kommissurotomie ist, kann daher auch im Langzeitverlauf mit einer vergleichbaren Entwicklung gerechnet werden, d. h. besonders bei jungen Patienten mit gut schwingenden, nicht verkalkten Klappen im Sinusrhythmus sind gute Langzeitresultate zu erwarten. Bei älteren Patienten mit weniger gut geeigneten Klappen ist frühzeitiger mit einer erneuten Restenosierung zu rechnen [86]. Von den ersten 200 Patienten mit einem mittleren Alter von 54,5 Jahren (20–85 Jahre), die zwischen 1989 und 1991 im Herzzentrum NRW mit der Inoue-Methode behandelt wurden, waren nach 5jähriger Beobachtung bei 43 Patienten (22 %) ein Klappenersatz und bei drei

Patienten eine Re-PBMV durchgeführt worden, jeweils zur Hälfte wegen Mitralinsuffizienz und wegen Mitralstenose bei unzureichendem Primärergebnis oder Rezidivstenose [262].

Zusammenfassende Wertung und Empfehlung

Die PBMV ist ein alternatives Verfahren zur chirurgischen Kommissurotomie mit einer niedrigen Komplikationsrate. Die Ergebnisse sind bei Patienten mit gut geeigneten Klappen (vorwiegend jüngere Patienten im Sinusrhythmus ohne Kalk und ohne schwerwiegende Veränderungen des subvalvulären Apparates) vergleichbar gut. Die Ballonvalvulotomie ist für die Patienten sehr viel weniger invasiv und belastend und daher bei diesen Patienten die Methode der Wahl. Dabei ist die Inoue-Technik aufgrund ihrer einfacheren Handhabung den Doppelballon-Techniken vorzuziehen. Eine klare Indikation liegt vor bei Patienten mit Mitralstenose im Schweregrad III; wir sehen diese Indikation aber auch bei Patienten mit geringeren Beschwerden, wenn die objektiven Befunde bereits auf eine hochgradige Stenose hinweisen, z. B. bei Patienten mit erhaltenem Sinusrhythmus. Dieses gilt ebenfalls für Patienten im klinischen Schweregrad II, die bereits unter intermittierendem Vorhofflimmern leiden. Bei diesen Patienten mit klinisch „milder" Mitralstenose muß jedoch in besonderem Maße das – wenn auch geringe – Komplikationsrisiko einer Perikardtamponade, der Entstehung eines Links-rechts-Shunts oder einer Mitralinsuffizienz berücksichtigt werden.

Auch bei Patienten mit klinisch oder morphologisch ungünstigeren Voraussetzungen kann die PBMV erfolgreich durchgeführt werden. Im Langzeitverlauf zeigt sich hier jedoch ein häufigeres Wiederauftreten von Beschwerden durch Rezidive, unzureichende Ergebnisse oder Zunahme der Mitralinsuffizienz. Dennoch kann bei einem Teil der Patienten auch längerfristig ein klinischer Erfolg erzielt werden. Bei dieser Gruppe von Patienten stellt die Ballonvalvulotomie eine Alternative zur primären chirurgischen Therapie dar, da im Falle eines nicht ausreichenden oder nicht anhaltenden Erfolges die operativen Möglichkeiten – dann durch einen Klappenersatz – nicht vorenthalten bleiben. Solche Patienten bedürfen nach dem Eingriff einer besonderen fachkundigen Kontrolle, um rechtzeitig die Indikation zur Operation zu stellen. Bei Patienten mit sehr ungünstigen morphologischen Voraussetzungen (ausgeprägte Verkalkungen der Segel und starke Veränderungen des subvalvulären Apparates) sind wir zurückhaltend. Nur in Ausnahmefällen, bei Patienten mit Kontraindikation für einen Klappenersatz oder hohem chirurgischen Risiko, kann die Ballonvalvulotomie diskutiert werden.

Eine weitere Indikation sehen wir bei Patienten mit multivalvulären Vitien, bei denen die Mitralstenose führt. Häufig findet sich besonders bei älteren Patienten ein begleitendes Aortenvitium, das noch keiner Operation bedarf. In diesen Fällen halten wir die PBMV als palliative Maßnahme für angezeigt, um den Zeitpunkt der Operation, der in der Regel dann mit einem Doppelklappenersatz verbunden ist, zu verschieben. Auch ein Zeitgewinn von nur wenigen Jahren rechtfertigt in solchen Situationen zunächst die Durchführung einer Ballonvalvulotomie. Wichtigste Voraussetzung für die Durchführung der Ballonvalvulotomie ist die sichere Beherrschung der Technik, insbesondere der transseptalen Punktion und die Beherrschung schwerwiegender Komplikationen. Für die Zukunft ist – 10 Jahre nach Einführung der PBMV – mit weiteren Entwicklungen, neuen Gesichtspunkten und Langzeitresultaten zu rechnen, so daß diese Stellungnahme zu gegebener Zeit überprüft werden muß.

Pulmonalstenose

Die Pulmonalstenose ist mit ca. 8 % aller angeborenen kongenitalen Vitien ein relativ häufiger angeborener Herzklappenfehler [69]. Mit Ausnahme der Neugeborenen mit kritischer Pulmonalstenose erreichen unbehandelte Patienten häufig das Erwachsenenalter. Neben der Therapie symptomatischer Patienten ergibt sich die Indikation zur Beseitigung der Pulmonalklappenstenose bei Patienten mit einem systolischen Spitzendruckunterschied von > 40–50 mm Hg, um einer weiteren Progression der Obstruktion ebenso wie einer progressiven Hypertrophie des rechtsventrikulären Infundibulums und einer rechtsventrikulären Dysfunktion vorzubeugen. Schon 1953 berichteten Rubio-Alvarez über die Beseitigung der einer Pulmonalstenose mittels Kathetertechnik [226]. Nach Erstbeschreibung der perkutanen Pulmonalvalvulotomietechniken [128, 237] verbreitete sich diese Technik rasch sowohl zur Behandlung der Pulmonalstenose bei Kindern als auch von Erwachsenen [6, 66, 85, 166, 185, 208, 209, 210, 248].

Mechanismus

Bei der isolierten kongenitalen Pulmonalstenose sind die Pulmonalklappen verdickt und die Kommissuren in unterschiedlichem Ausmaß verklebt. Bei älteren Erwachsenen finden sich häufig zusätzliche Klappenverkalkungen. Bei isolierter Stenose vermindert die Ballondilatation das Ausmaß der valvulären Obstruktion durch Trennung der verklebten Kommissuren oder durch Einrisse der Pulmonalklappe selber [143, 279]. Weniger geeignet ist die perkutane Ballonpulmonalvalvulotomie (PBPV) bei Patienten mit ausgeprägt dysplastischer Pulmonalklappe. Im Einzelfall sind aber die Ergebnisse bei dysplastischen Klappen nicht vorhersehbar.

Technik

Die perkutane Ballonvalvulotomie der Pulmonalklappe wird über die V. femoralis durchgeführt. Nach Dokumentation der Ruhedruckgradienten über einen Rechtsherzkatheter wird die Pulmonalklappe mittels eines rechtsventrikulären Angiogramms im seitlichen und p.a.-Strahlengang dargestellt. Eine zuvor angebrachte externe Röntgenmarkierung erleichtert die Plazierung des Ballonkatheters. Der Durchmesser des Pulmonalklappenrings wird echokardiographisch oder mittels quantitativer Angiographie ermittelt. Zur PBPV stehen unterschiedliche Ballonkatheter zur Verfügung: Einzelballon, Doppelballon, Mehrfachballon (Trefoil) und Inoue-Ballon. Das Vorbringen der Ballonkatheter erfolgt über einen steifen Führungsdraht, der zuvor in der Pulmonalarterie. Mit dem Inoue-Ballon sind volumenkontrolliert abgestufte Dilatationen mit ansteigenden Ballondurchmessern möglich. Die unterschiedlichen Ballonsysteme beeinflussen jedoch das Ergebnis der Valvulotomie nicht [66]. Allge-

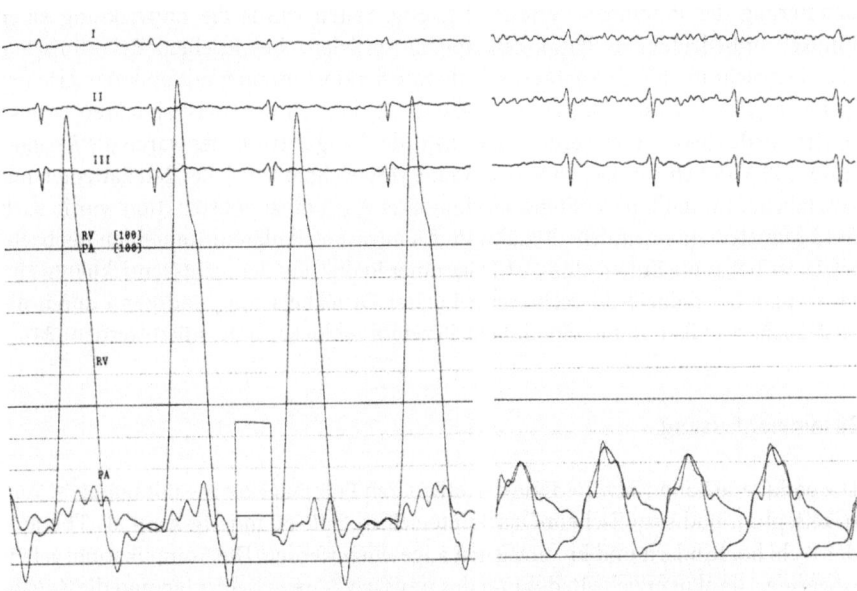

Abb. 17-5. Druckkurven vor und nach Valvulotomie bei hochgradiger Pulmonalklappenstenose einer 66jährigen Patientin: Reduktion des systolischen Druckes im rechten Ventrikel von 143 mm Hg auf 35 mm Hg; Anstieg des systolischen Druckes in der Pulmonalarterie von 22 mm Hg auf 33 mm Hg mit nahezu vollständiger Reduktion des Pulmonalklappengradienten

mein werden Ballondurchmesser gewählt, die um 20–30 % oberhalb des zuvor echokardiographisch oder angiographisch ermittelten Pulmonalklappenringdurchmessers liegen. Hierdurch lassen sich im Vergleich zur Verwendung geringer Ballondiameter bessere Akutergebnisse erzielen [208, 210]. Abb. 17-5 zeigt die Druckkurven vor und nach Pulmonalklappenvalvulotomie.

Ergebnisse

Grundsätzlich sind die Ergebnisse der PBPV mit denen der chirurgischen Valvulotomie vergleichbar [185]. Akut kann durch die perkutane Valvulotomie der Pulmonalstenose eine Reduktion des Gradienten um ca. 60 % erzielt werden [6, 66, 85, 166, 185, 208, 209, 210, 248]. In der eigenen Klinik wurde das Verfahren bei bisher 28 Patienten durchgeführt. Dabei wurde der transvalvuläre systolische Spitzendruckunterschied bei 21 Patienten mit reiner Pulmonalstenose von 69 ± 27 mm Hg auf 16 ± 9 mm Hg reduziert. Eine vergleichbare Reduktion des transvalvulären Spitzendruckunterschiedes konnte auch bei 7 Patienten mit zusätzlicher infundibulärer Pulmonalstenose erzielt werden. Bedeutsame Komplikationen wurden bisher nur bei der PBPV kleiner Kinder in 0,6 % der Fälle, jedoch bei Erwachsenen kaum beobachtet [256]. Theoretisch besteht die Möglichkeit einer Perikardtamponade und einer Ventrikelperforation. Passagere Blutdruckabfälle während der Dilatation und passagere Herzrhythmusstörungen bei

Sondierung der Pulmonalarterie sind häufig. Selten wurde die Entwicklung einer klinisch unbedeutenden Pulmonalklappeninsuffizienz beschrieben. Bei klinischer Nachbeobachtung bis zu 8 Jahren konnte in Übereinstimmung mit anderen Arbeitsgruppen [132, 164, 166, 248] eine anhaltende Reduktion des transvalvulären Druckunterschiedes beobachtet werden. Auch bzgl. des Langzeitverlaufes waren die Resultate der PBPV der chirurgischen Valvulotomie vergleichbar [185]. Bei den Patienten mit zusätzlicher infundibulärer Stenose/sekundärer Ausflußbahnobstruktion wurde nach 6–12 Monaten eine deutliche Reduktion des intraventrikulären Gradienten beobachtet. Diese bekannte Entwicklung ist Folge einer Reduktion der rechtsventrikuären Hypertrophie bei reduzierter rechtsventrikulärer Druckbelastung und kann durch die zusätzliche Medikation mit einem Beta-Rezeptorenblocker unterstützt werden [84].

Zusammenfassung

Die perkutane Ballonvalvulotomie der valvulären Pulmonalstenose mit intaktem Ventrikelseptum und systolischem Druckunterschied > 40–50 mm Hg kann als Therapie der Wahl bei Kindern und Erwachsenen angesehen werden. Die Komplikationsgefahr ist gering. Die akut erzielte Reduktion des transvalvulären Gradienten und die Zunahme der Klappenöffnungsfläche sind anhaltend und den Ergebnissen der chirurgischen Valvulotomie vergleichbar. Auch bei Patienten mit zusätzlicher sekundärer Ausflußbahnobstruktion ist die Ballonvalvulotomie indiziert, da bei gutem Akutergebnis eine Reduktion der intraventrikulären Gradienten erwartet werden kann. Als Kontraindikation zur PBPV ist eine begleitende Hypoplasie der Pulmonalarterie anzusehen.

Aortenstenose

Nach Einführung der perkutanen Ballonvalvuloplastie der Aortenklappe (PBAV) hat diese Technik zunächst rasch Verbreitung gefunden [56]. Im Gegensatz zur perkutanen Ballonvalvulotomie der Pulmonalstenose, deren Indikation in allen Altersstufen unumstritten ist, und der Mitralstenose wird sie aufgrund der hohen Rezidivrate nach primär erfolgreichem Eingriff derzeit lediglich in Ausnahmefällen vorgenommen [176].

Pathogenese und Mechanismus der PBAV

Die Indikation zur PBAV wird in Abhängigkeit von der zugrundeliegenden Ursache kontrovers diskutiert. Zu unterscheiden sind die kongenitale Aortenstenose, die postrheumatische Aortenstenose und die verkalkte Aortenstenose älterer Patienten. Während bei der kongenitalen Aortenstenose davon ausgegangen werden kann, daß infolge der Ballonvalvulotomie verklebte Kommissuren gelöst werden können, kommt es bei der perkutanen Ballonvalvuloplastie verkalkter Aortenstenosen zur Fragmentierung der Klappentaschen und selten zur Spaltung verklebter Kommissuren [134, 155, 224, 227]. Die Fragmentierung führt zur passager verbesserten Beweglichkeit der Klappen.

Technik

Nach Bestimmung der Ruhehämodynamik wird die Aortenklappen transarteriell retrograd überwiegend mit Hilfe eines linken Amplatz-II-Katheters unter Zuhilfenahme eines geraden 0,038-inch-Führungsdrahtes passiert. Dieser wird nachfolgend gegen einen steifen 0,035- oder 0,038-inch-Führungsdraht ausgewechselt, über den dann der Ballonkatheter in der Aortenklappe plaziert wird. Bei liegendem Führungsdraht werden mehrfache Dilatationen bis zur vollständigen Entfaltung des Ballonkatheters durchgeführt. Im Gegensatz zur Ballonvalvulotomie der Pulmonalklappe muß beachtet werden, daß der Ballondiameter den zuvor echo- und/oder angiographisch bestimmten Aortenringdiameter nicht überschreitet, um das Risiko bedeutsamer Komplikationen insbesondere einer Aortenruptur und der Entwicklung einer bedeutsamen Aorteninsuffizienz zu mindern.

Ergebnisse und Indikation

In der Behandlung kongenitaler valvulärer Aortenstenosen hat die PBAV ihre Berechtigung durch Nachweis guter Akut- und Langzeitresultate erwiesen [231]. Bei der PBAV älterer Patienten kann die Aortenklappenöffnungsfläche um ca. 50% gesteigert werden [57, 58, 170, 228]. Bei Ausgangswerten von 0,5–0,61 cm^2 wird abschließend selten eine Aortenklappenöffnungsfläche > 1 cm^2 erreicht, es liegt also noch immer eine bedeutsame Aortenstenose vor. Insbesondere bei hochsymptomatischen Patienten führt diese Zunahme der Aortenklappenöffnungsfläche zu einer akuten Verbesserung der klinischen Symptomatik. In bis zu 6% aller Interventionen werden bedeutsame kardiale Komplikationen beschrieben. Im einzelnen sind dieses Ventrikelperforationen mit einer hohen Letalität, das Auftreten einer bedeutsamen Aortenklappeninsuffizienz und bedeutsamer Rhythmustörungen [22, 119, 170]. Weiterhin bemerkenswert ist die hohe Rate cerebraler Insulte (1,4%) und peripherer arterieller Komplikationen (13%) [156]. Neben dieser hohen Inzidenz akuter Komplikationen stellt die Entwicklung einer Restenose in bis zu 80% der Patienten in 15 Monaten [22, 141, 157] eine wesentliche Limitation der PBAV bei älteren Patienten mit verkalkter Aortenstenose dar [120]. Die PBAV kann deshalb zur Therapie der Aortenstenose im Erwachsenenalter nicht empfohlen werden. Sie stellt keine Alternative zum operativen Klappenersatz dar. Ausnahmen sehen wir lediglich bei Patienten mit hochgradiger Aortenstenose mit notwendigen extrakardialen Operationsindikationen [27] und Patienten mit notfallmäßiger PBAV als Bridging [24, 196, 252] zum definitiven Aortenklappenersatz bei unklarer neurologischer Situation nach kardiopulmonaler Reanimation oder begleitenden Infekten [65].

Zusammenfassung

Die PBAV zeigt bei der Behandlung kongenitaler valvulärer Aortenstenosen akzeptale Akut- und Langzeitergebnisse. In der Therapie verkalkter valvulärer Aortenstenosen ist die elektive PBAV aufgrund der hohen akuten Kompliaktionsrate und der hohen Rezidivrate keine Alternative zum operativen Klappenersatz. Lediglich als Notfalleingriff zum Bridging vor elektivem Aortenklappenersatz oder vor extrakardialen operativen Eingriffen kann die Durchführung der PBAV erwogen werden.

Trikuspidalklappenstenose

Ursache der Trikuspidalklappenstenose ist wie bei der Mitralklappenstenose nahezu ausschließlich eine rheumatische Erkrankung. Fast immer liegt eine begleitende Klappeninsuffizienz vor. Eine isolierte Trikuspidalklappenstenose ist eine Rarität; meistens findet sich das Trikuspidalklappenvitium im Rahmen einer multivalvulären Erkrankung [33, 148, 179, 219]. Der Mechanismus der Ballonvalvulotomie entspricht dem der Mitralklappenvalvulotomie mit Auftrennung der Kommissuren. Khalilullah et al. und Al Zaibagh et al. haben jeweils 1987 die Trkuspidalklappenvalvulotomie mit der Doppelballonmethode beschrieben [9, 135], Chen et al. 1988 mit dem Inuoeballon [43]. Die Trikuspidalklappe ist mit 7 cm^2 die größte der Herzklappen, so daß große Ballonquerschnitte erforderlich sind, die um 25 % über dem Klappenring liegen sollen [148]. Weitere Fallberichte belegen die Möglichkeit, eine Trikuspidalklappenstenose durch eine Ballonvalvulotomie erfolgreich zu behandeln [95, 148, 179, 216, 219]. Ribeiro et al. konnten bei 4 Patienten nachweisen, daß der Erfolg über 3 Jahre unvermindert anhält [217]. Über die erfolgreiche Trikuspidalklappenvalvulotomie im Rahmen kombinierter multivalvulärer Ballonvalvuloplastien liegen ebenfalls eine Reihe von Berichten vor [23, 43, 46, 239, 245]. Mullins et al. beschrieben die erfolgreiche Ballonkatheterbehandlung bei einer Patientin mit einem Carcinoidsyndrom [179]. Bei Patienten mit hochgradiger Trikuspidalklappenstenose ohne vorbestehende höhergradige Trikuspidalklappeninsuffizienz (Schweregrad > II) ist die perkutane Ballonvalvulotomie daher eine Alternative zur chirurgischen Behandlung.

Bioprothesen

Degenerative Veränderungen mit Fibrosierung, Kalkauf- und -einlagerungen führen zur Dysfunktion und Stenosierung der Klappen; strukturelle Veränderungen mit Einrissen und Perforationen zur Insuffizienz. Häufig finden sich ausgedehnte Thromben am Nahtring, an den Kommisuren und in den Taschen [109, 146, 276, 278]. Experimentelle Befunde von Waller et al. ergaben, daß durch eine Balloninflation verkalkte Kommissuren getrennt werden können und die Beweglichkeit der Taschenklappen durch Fraktionierung von Kalk verbessert wird; gleichzeitig werden aber auch Kalkfragmente und Thromben mit der Gefahr von Embolien [277, 278] disloziert. Über die klinischen Ergebnisse von Ballonvalvuloplastien bei degenerierten Bioprothesen liegen kasuistische Mitteilungen vor. Bei der Ballondilation von Trikuspidalklappenbioprothesen ließen sich initial zwar Erfolge erzielen [15, 20, 51, 80], Rezidive führen jedoch frühzeitig zum notwendigen operativen Austausch der Prothese [29, 251]. Bei Pulmonalklappenprothesen und klappentragenden ventrikulopulmonalen Conduits sind – vorwiegend bei Kindern – palliative Dilatationen mit zum Teil über mehrere Jahre anhaltenden, zufriedenstellenden klinischen Ergebnissen durchgeführt worden [99, 133, 161, 186, 210, 268, 275, 289]. Auch Bioprothesen in Mitralposition sind in einzelnen Fällen initial erfolgreich dilatiert worden [17, 37, 54, 254]. Durch frühe Rezidive ließ sich der chirurgische Klappenaustausch jedoch nicht verhindern [186]. Intraoperative Untersuchungen von Lin et al. bei 5 Patienten zeigen, daß eine effektive Zunahme der Öffnungsfläche bei Mitralbioprothesen durch eine Ballondilation nicht zu erwarten und zu erzielen ist. Die Dilatation mit einem 26 mm Inoueballon führte zu Einrissen und Perforationen der Klappen [160]. Berichte über die Dilatation mit Aortenklappenbioprothesen zeigten entweder keine bedeutsame Zunahme der Öffnungsfläche oder Abnahme des Gradienten oder führen zu einer Zunahme der Insuffizienz um zwei Schweregrade [169, 186]. Zusammenfassend ist daher festzustellen, daß die Ballondilatation von degenerierten Bioprothesen generell als Alternative zum operativen Klappenaustausch nicht in Betracht kommt. Bei Aorten- und Mitralklappenprothesen ist der Effekt nicht vorhersehbar und mit einem hohen Risiko von Embolien behaftet. Bei Patienten mit Bioprothesen in Trikuspidalklappen- und Pulmonalklappenposition kann in besonderen Fällen eine palliative Ballondilatation diskutiert werden.

Subvalvuläre Aortenstenose

Bei der subvalvulären Aortenstenose werden drei Typen, die membranöse, die fibromuskuläre und die tunnelförmige Form, unterschieden; Überschneidungen der drei Formen kommen vor. Sie machen ca. 10–20 % der angeborenen Aortenstenosen aus und sind häufig mit anderen kongenitalen Vitien kombiniert [12, 22, 38, 131, 260]. Eine Progression im Laufe des Lebens ist häufig und mit einer Zunahme der begleitenden Aortenklappeninsuffizienz und steigendem Risiko einer Endokarditis verbunden

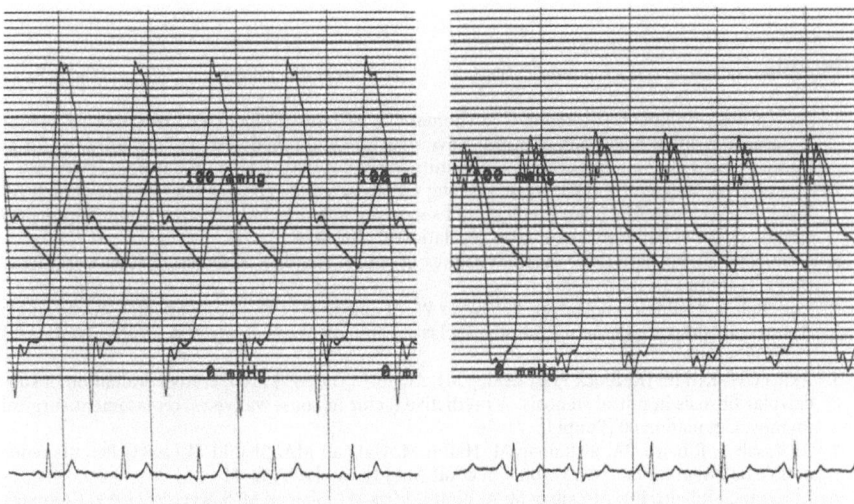

Abb. 17-6. Druckkurven des linken Ventrikels und der Aorta bei einem 37jährigen Mann mit subvalvulärer membranöser Aortenstenose vor und nach Ballondilatation. Reduktion des systolischen Druckes im linken Ventrikel von 172 auf 128 mm Hg und Reduktion der sytolischen Druckdifferenz zwischen linkem Ventrikel und Aorta von 63 auf 3 mmHg

[180, 244, 285]. Neben der operativen Therapie, indiziert bei einem Gradienten über 30 mm Hg [285], liegen bei Kindern nach der Erstbeschreibung durch de Lezo et al. [61] mehrere Berichte über die erfolgreiche Behandlung durch eine Ballondilatation vor [12, 62 144, 145, 246, 255]. Erfolge sind nur beim Typ I mit dünnen Membranen zu erzielen [145, 246]. Technisch wird der Eingriff wie bei der Valvuloplastie der Aortenklappe durchgeführt; der Ballon sollte nicht größer als der Aortenklappenring sein, um Verletzungen der Aortenklappe zu vermeiden. Durch das Zerreißen der Membran wird der Gradient reduziert. Echokardiographisch zeigt sich im Verlauf eine Rückbildung der Membran zu einem schmalen First [145]. Fallmitteilungen bei erwachsenen Patienten zeigen, daß auch bei ihnen eine Ballondilatation als Alternative zur Operation in Betracht kommt [62, 246, 255, 259, 274]. Die Abb. 17-6 zeigt die Druckkurven vor und nach der Ballondilatation bei einem 34jährigen Patienten mit nahezu vollständiger Beseitigung der Obstruktion. Langzeitverläufe liegen nur begrenzt vor. Bei 19 Kindern unter 18 Jahren mit Typ-I-Stenosen fand sich in der Nachbeobachtung bis zu 4,5 Jahren von Lababidi kein Rezidiv [145]. De Lezo et al. berichten über eine Rezidivrate bei 7 von 33 Patienten bei einer Verlaufsbeobachtung bis zu 6,2 Jahren; alle Patienten mit Rezidiv waren zum Zeitpunkt des Eingriffs jünger als 13 Jahre; bei 6 von ihnen konnte eine erfolgreiche Redilatation durchgeführt werden [62]. Spezifische Komplikationsmöglichkeiten sind durch Verletzungen der Aortenklappe durch den Ballon und der A. femoralis durch die großen Einführungsschleusen gegeben.

Im Gegensatz zur kontrovers diskutierten Indikation bei der Katheterbehandlung der subvalvulären Aortenstenose ist die perkutane transluminale septale Myokardablation (PTSMA) bei hypertropher obstruktiver Kardiomyopathie (HOCM) eine vielversprechende Erweiterung der interventionellen Kathetertherapie [90, 91, 235, 249] (Kapitel 18).

Literatur

1. Abascal VM, Wilkins GT, Choong CY, Thomas JD, Palacios IF, Block PC, Weyman AE (1988) Echocardiographic evaluation of mitral valve structure and function in patients followed for at least 6 months after percutaneous balloon mitral valvuloplasty. J Am Coll Cardiol 12:606–615
2. Abascal VM, Wilkins GT, O'Shea JP, Choong CY, Palacios IF, Thomas JD, Rosas E, Newell JB, Block PC, Weyman AE (1990) Prediction of successful outcome in 130 patients undergoing percutaneous balloon mitral valvotomy. Circulation 82:448–456
3. Abbo KM, Carroll JD (1994) Hemodynamics of mitral stenosis: A review. Cathet Cardiovasc Diagn 33 [Suppl 2]:16–25
4. Abdullah M, Halim M, Rajendran V, Sawyer W, Al Zaibag M (1992) Comparison between single (Inoue) and double balloon mitral valvuloplasty: Immediate and short-term results. Am Heart J 123:1581–1588
5. Akius CW, Kirklin JK, Block PC, Buckley MJ, Austin WG (1979) Preoperative evaluation of subvalvular fibrosis in mitral stenosis. A predictive factor in conservative vs. replacement surgical therapy. Circulation 60 [Suppl I]:71–76
6. Al Kasab S, Ribeiro PA, Halim M, Habbab MA, Shahid M (1988) Percutaneous double ballon pulmonary valvotomy in adult Am J Cardiol 62:822–824
7. Al Kasab S, Ribeiro PA, Al Zaibag M, Al Bitar I, Idris MT, Shahed M, Sawyer W (1989) Comparison of results of percutaneous balloon mitral valvotomy using single and double balloon techniques. Am J Cardiol 63:135–136
8. Al Zaibag M, Halim MA (1994) Mitral valve stenosis. In: Al Zaibag M, Duran CMG (ed) Valvular heart disease. Marcel Decker, New York Basel Hong Kong, pp 209–245
9. Al Zaibag M, Ribeiro PA, Al Kasab S et al. (1987) Percutaneous balloon valvulotomy in tricuspid stenosis. Br. Heart J 57:51–53

10. AI Zaibag M, Ribeiro PA, Al Kasab S, Al Fagih MR (1986) Percutaneous double-balloon mitral valvotomy for rheumatic mitral-valve stenosis. Lancet 1 : 757-761
11. Alfonso F, Macaya C, Hernandez R, Banuelos C, Iniguez A, Goicolea J, Fernandez-Ortiz A, Zamorano J, Zarco P (1993) Percutaneous mitral valvuloplasty with severe pulmonary artery hypertension. Am J Cardiol 72 : 325-330
12. Alyousef S, Khan A, Lababidi Z, Mullins C (1988) Perkutane transluminale Ballondilatation der rein membranösen subvalvulären Aortenstenose (DMSS). Herz 13: 32-35
13. Arora R, Kalra GS, Murty GSR, Trehan V, Jolly N, Mohan JC, Sethi KK, Nigam M, Khalilullah M (1994) Percutaneous transatrial mitral commissurotomy: lrnmediate and intermediate results. J Am Coll Cardiol 23 : 1327-1332
14. Arora R, Nair M, Kalra GS, Nigam M, Khalilullah M (1993) Inmediate and long-term results of balloon and surgical closed mitral valvotomy: A randomized comparative study. Am Heart J 125: 1091-1093
15. Attubato MJ, Stroh JA, Bach RG, Slater J, Feit F (1990) Percutaneous double-balloon valvuloplasty of porcine bioprosthetic valves in the tricuspid position. Cath Cardiovasc Diagn 20: 202-204
16. Babic UU, Pejcic P, Durisc Z, Vulcinic M, Grujicic SM (1986) Percutaneous transarterial balloon valvuloplasty for mitral valve stenosis. Am J Cardiol 57: 101-104
17. Babic UU, Grujicic S, Vucinic M (1991) Balloon valvuloplasty of bioprothesis. Int J Cardiol 30: 230-232
18. Bahl VK, Chandra S, Kothari SS, Talwar KK, Sharma S, Kaul U, Rajini M, Wasir HS (1994) Percutaneous transvenous mitral commissurotomy using Inoue catheter in juvenile rheumatic mitral stenosis. Cathet Cardiovasc Diagn 33[Suppl 2] : 82-86
19. Bahl VK, Chandra S, Talwar KK, Kaul U, Sharma S, Wasir HS (1995) Balloon mitral valvotomy in patients with systemic and suprasystemic pulmonary artery pressures. Cathet Cardiovasc Diagn 36: 211-215
20. Benedick BA, Davis SF, Alderman E (1990) Balloon valvuloplasty for fungal endocarditis induced stenosis of a bioprosthetic tricuspid valve. Cath Cardiovasc Diagn 21: 248-251
21. Berland J, Gerber L, Gamra H, Boussadia H, Cribier A, Letac B (1989) Percutaneous balloon valvuloplasty for mitral stenosis complicated by fatal percardial tamponade in a patient with extreme pulmonary hypertension. Cathet Cardiovasc Diagn 17: 109-111
22. Bernard Y, Etievent J, Mourand J-L, Anguenot T, Schiele F, Guseibat M, Bassand JP (1992) Long-term results of percutaneous aortic valvuloplasty compared with aortic valve replacement in patients more than 75 years old. J Am Coll Cardiol 20: 796-801
23. Bethencourt A, Medina A, Hernandez E, Coello I, Goicolea J, Laraudogoitia E, Melia F, Jiminez F, Drumond A, Trillo M (1990) Combined percutaneous balloon valvuloplasty of mitral and tricuspid valves. Am Heart J 120: 416-417
24. Bhatia A, Kumar A, Seth A, Bhatia ML, Trehan N (1993) Successfo aortic balloon valvuloplasty in critical aortic stenosis with shock. Cathet Cardiovasc Diagn 29 : 296-297
25. Block PC, Palacios IF, Jacobs, Fallon JT (1987) Mechanism of percutaneous mitral valvulotomy. Am J Cardiol 59 : 178-179
26. Block PC (1988) Who is suitable for percutaneous balloon mitral valvotomy? International Journal of Cardiology 20 : 9-14
27. Block, PC (1988) Aortic valvuloplasty – a valid alternative? N Engl J Med 319: 169-171
28. Block PC, Palacios IF (1994) Aortic and mitral balloon valvuloplasty: The United States experience. In: Topol EJ (ed) Textbook of interventional cardiology, 2nd edn. Saunders, Philadelphia London Toronto Montreal Sydney Tokyo, pp 1189-1205
29. Block PC, Smalling R, Owings RM (1994) Percutaneous double balloon valvulotomy for bioprosthetic tricuspid stenosis. Cath Cardiovasc Diagn 33 : 342-344
30. Bonchek LI (1983) Current status of mitral commissurotomy: Indications, techniques, and results. Am J Cardiol 62 : 411-415
31. Bonchek LI (1988) Balloon valvuloplasty versus surgical commissurotomy. Am J Cardiol 62: 1153
32. Braunwald E, Goldblatt A, Aygen MM, Rockoff SD, Morrow AG (1963) Congenital aortic stenosis. First Clinical and hemodynamic findings in 100 patients. Circulation 27 : 426-462
33. Braunwald E (1992) Valvular Heart Diasease. In: Braunwald E (ed) Heart Disease, 4th edn. Saunders, Philadelphia London Toronto Montreal Sidney Tokyo, p 1007
34. Breuer HWM (1982) Mitralstenose und Schwangerschaft Geburtsh. u. Frauenheilk. 42: 145-147
35. Buchler JR, Fo SFA, Braga SL, Sousa JE (1987) Percutaneous mitral valvuloplasty in rheumatic mitral stenosis by isolated transarterial approach: a new and feasible technique. Jpn Heart J 28 : 790-791
36. Bueno R, Andrade P, Nercolini D, Loures D, Ribeiro E, Blume L, Rossi P, Pereira M, Chama M (1993) Percutaneous balloon mitral valvuloplasty vs. open mitral valve commissurotomy. Results of a randomized clinical trial. J Am Coll Cardiol 21 [Suppl] : 249 A

37. Calvo OL, Sobrino N, Gamallo C, Oliver J, Dominguez F, Iglesias A (1987) Balloon percutaneous valvuloplasty for stenotic bioprosthetic valves in the mitral position. Am J Cardiol 60:736-737
38. Campbell M (1968) The natural history of congenital aortic stenosis. Br Heart J 30:514-526
39. Cardoso L, Grinberg M, Rati M, Medeiros C, Ayres C, Tarasoutchi F, Pomerantzeff P, da Luz P, Bellotti G (1993) open mitral commissurotomy versus balloon valvuloplasty for selected patients. A randomized and prospective study. Europ Heart 14:100
40. Cequier A, Bonan R, Serra A, Dyrda I, Crepeau J, Dethy M, Waters D (1990) Left-to-right atrial shunting after percutaneous mitral valvuloplasty. Circulation 81: 1190-1197
41. Chafizadeh ER, Gordon SPF, Berman AD, Diver DJ, Cohen DJ (1995) Eight year follow-up after balloon mitral valvuloplasty: Impact of pre- procedure characteristics on late outcome. Circulation 92:I-615
42. Chan CNS, Berland J, Cribier A, Rocha P, Stix G, Derumeaux G, Letac B (1994) Results of percutaneous transseptal mitral commissurotomy in patients 40 years and above with those under 40 years of age: Immediate and 5. year follow-up results.Cathet Cardiovasc Diagn 32:223-230
43. Chen CR, Lo ZX, Huang ZD, Cheng TO (1988) Concurrent percutaneous balloon valvuloplasty for combined tricuspid and pulmonic stenoses. Cath Cardiovasc Diagn 15:55-60
44. Chen CR, Cheng TO, Chen JY, Zhou YL, Mei J, Ma TZ (1992) Long- term results of percutaneous mitral valvuloplasty with the Inoue Balloon Catheter. Am J Cardiol 70: 1445-1448
45. Chen CR, Cheng TO (1995) Percutaneous balloon mitral valvuloplasty by Inoue technique: A multicenter study of 4832 patients in China. Am Heart J 129: 1197-1203
46. Cheng TO (1992) Concurrent multivalve balloon valvuloplasty. In: Cheng TO (ed) Percutaneous balloon valvuloplasty. Igaku-Shoin, New York Tokyo, pp 468-490
47. Cheng TO (1994) Percutaneous balloon mitral valvuloplasty: Are chinese and western experiences comparable? Cathet Cardiovasc Diagn 31:23-28
48. Cheng TO (1995) Editorial Comment: Percutaneous balloon mitral valvuloplasty: The why, the when, the what, and the which. Cathet Cardiovasc Diagn 35:101-102
49. Cheng WJ, Chen MF, Liau CS, Wu CC, Lee YT (1992) Safety of percutaneous transvenous balloon mitral commissurotomy in patients with mitral stenosis and thrombus in the left atrial appendage. Am J Cardiol 70:117-119
50. Chino M, Satoh T, Yamane M, Adachi T, Kuwasaki O, Kumamaru H, Nishikawa K (1994) Percutaneous balloon mitral commissurotomy by the Inoue balloon resulting in fatal cardiac tamponade: Stiching phenomenon. J Interven Cardiol 7:33-37
51. Chow WH, Cheung KL, Tai YT, Cheng CH (1990) Successful percutaneous balloon valvuloplasty of a stenotic tricuspid bioprosthesis. Am Heart J 119:666-668
52. Cohen DJ, Kuntz RE, Gordon SPF, Piana RN, Safian RD, McKay RG, Baim DS, Grossman W, Diver DJ (1992) Predictors of long-term outcome after percutaneous balloon mitral valvuloplasty. N Engl J Med 327:1329-1335
53. Cohen JM, Glower DD, Harrison JK, Bashore TM, White WD, Smith LR, Rankin JS, Sabiston DC (1993) Comparison of balloon valvuloplasty with operative treatment for mitral stenosis. Ann Thorac Surg 56: 1254-1262
54. Cox DA, Friedman PL, Selwyn AP, Lee RT, Bittl JA (1989) Improved quality of life after successful balloon valvuloplasty of a stenotic mitral bioprothesis. Am Heart 118:839-841
55. Crawford HM (1990) Iatrogenic Lutembacher's Syndrom revisited. Circulation 81:1422-1422
56. Cribier A, Savin T, Saoudi N, Rocha P, Berland J, Letac B (1986) Percutaneous transluminal valvuloplasty of aquired aortic stenosis inelderly patients: an alternative to valve replacement? Lancet 1:63-67
57. Cribier A, Berland J, Savin T, Koning R, Mechmeche R, Letac B (1987) Percutaneous aortic valve dilatation: Indications and results in adult acquired calcified aortic stenosis. Z Kardiol 76 [Suppl 6]:99-103
58. Cribier A, Berland J, Koning R, Bellefleur JP, Mechmeche R, Letac B (1988) Percutaneous transluminal aortic valvuloplasty: Indications and results in adult aortic stenosis. Eur Heart J 9 [Suppl E]: 149-154
59. Dani SI, Patel TM, Chag MC, Thakore SB, Patel TK (1995) Difficult mitral valvuloplasty: An "Over the Wire" modification of Inoue technique. J Invas Cardiol 7:148-151
60. Davidson CJ, Bashore TM, Mickel M, Davis K (1992) Balloon mitral commissurotomy after previous surgical commissurotomy. Circulation 86:91-99
61. De Lezo JS, Pan M, Sancho M, Herrera N, Arizon J, Franco M, Concha M, Valles F, Romanos A (1986) Percutaneous transluminal balloon dilatation for discrete subaortic stenosis. Am J Cardiol 58: 619-621
62. De Lezo JS, Pan M, Medina A, Romero M, Melian F, Segura J, Hernandez E, Pavlovic D, Morales J, Vicancos R, Ortega JR (1991) Immediate and follow-up results of transluminal balloon dilatation for discrete subaortic stenosis. J Am Coll Cardiol 18: 1309-1315
63. Dean LS, Mickel M, Bonan R, Palacios IF, Rahimtoola SH, Davis K, Kennedy W for the balloon valvuloplasty registry participants (1994) Long-term follow-up of patients undergoing percuta-

neous balloon mitral commissurotomy: A report from the National Heart, Lund, and Blood Institut Balloon Valvuloplasty Registry. Circulation 90:1-65

64. Dev V, Shrivastava S (1991) Time course of changes in pulmonary vascular resistance and the mechanism of regression of pulmonary arterial hypertension after balloon mitral valvuloplasty. Am J Cardiol 67:439-442

65. Dietl R, Faßbender D, Seggewiß H, Schmidt HK, Mellwig KP, Schütt U, Posival H, Körfer R, Gleichmann U (1995) Ballonvalvuloplastie der Aortenklappe und simultane PTCA bei hochgradiger Aortenstenose, koronarer Eingefäßerkrankung und kardiogenem Schock. Intensivmed 32 [Suppl 1]:71

66. Eckert S, Faßbender D, Schmidt H, Vogt J, Seggewiß H, Bogunovic N, Gleichmann U (1993) Perkutane Pulmonalvalvuloplastie mit verschiedenen Ballonsystemen. Med Klin 88 [Suppl 2]:85

67. Ellis LB, Benson H, Harken DE (1968) The effect of age and other factors on the early and late results following closed mitral valvuloplasty. Am Heart J 75:743-751

68. Ellis LB, Singh JB, Morales DD, Harken DE (1973) Fifteen- to twenty- year study of one thousand patients undergoing closed mitral valvuloplasty. Circulation 48:357-364

69. Emmanoulidis GC, Baylen BG (1983) Pulmonary stenosis. In: Adams FH, Emmanouilidis GC (Hrsg) Heart disease in infants, children, and adolescents, ed 3. Baltimore, Williams & Wilkins, p 283

70. Ensing GJ, Hagler DJ, Seward JB et al (1989) Caveats of balloon dilatation of conduits and conduit valves. J Am Coll Cardiol 14:397-400

71. Essop R, Rothlisberger C, Dullabh A, Sareli P (1995) Can the long term outcomes of percutaneous balloon mitral valvotomy and surgical commissurotomy be expected to be similar? J Heart Valve Dis 4:446-452

72. Esteves CA, Braga SN, Andrade J, Meneghelo ZM, Ramos AI, Lira NG, Sousa AG, Fontes VF, Sousa EM, Pazzanese D (1994) Percutaneous mitral valvuloplasty: Immediate Results and impact on fetal outcome. Circulation 90:1-65

73. Faber L, Seggewiß H, Faßbender D, Bogunovic N, Gleichmann U (1996) Acute echo- and electrocardiographic changes after interventional myocardial ablation in obstructive hypertrophic cardiomyopathy. Eur Heart J 17 [Suppl]: 48

74. Faber L, Seggewiß H, Faßbender D, Strick S, Bogunovic N, Gleichmann U (1996) Guiding of interventional myocardial ablation in obstructive hypertrophic cardiomyopathy (HOCM) by myocardial contrast echocardiography: first experiences. 8. Essen-Mayo-Mainz Symposium, 25.-27.10.1996, Essen

75. Farhat MB, Boussadia H, GandjbaKHCH I, Mzali H, Chouaieb A, Ayari M, Salah KB (1990) Closed versus open mitral commissurotomy in pure noncalcific mitral stenosis: Hemodynamic studies before and after operation. J Thorac Cardiovasc Surg 99:639-644

76. Farhat MB, Ayari M, Batbout F, Maatouk F, Gamra H, Jarrar M, Esseghairi K, Cherif A (1993) Percutaneous balloon versus surgical closed and open mitral commissurotomy: Long term results. Europ Heart 14:100

77. Faßbender D, Vogt J, Schmidt H, Seggewiß H, Bogunovic N, Minami K, Inoue K, Gleichmann U (1989) Percutane Valvuloplastie mit dem Inoue-Ballon: Erste Ergebnisse bei 11 Patienten. Z Kardiol 78:26 [Suppl 4]

78. Fatkin D, Roy P, Morgan JJ, Feneley MP (1993) Percutaneous balloon mitral valvotomy with the Inoue single-balloon catheter: Commissural morphology as a determinant of outcome. J Am Coll Cardiol 21:390-397

79. Fawzy ME, Mimish L, Sivanandam V, Lingamanaicker J, Patel A, Khan B, Duran CMG (1996) Immediate and long-term effect of mitral balloon valvulotomy on severe pulmonary hypertension in patients with mitral stenosis. Am Heart J 131:89-93

80. Feit F, Stecy PJ, Nachamie MS (1988) Percutaneous balloon valvuloplasty for stenosis of a porcine bioprosthesis in tricuspid valve position. Am J Cardiol 58:363-364

81. Feldman T, Carroll JD, Isner JM, Chisholm RJ, Holmes DR, Massumi A, Pichard AD, Herrmann HC, Stertzer SH, O'Neill WW, Dorros G, Sundram P, Bashore TM, Ramaswamy K, Jones LS, Inoue K (1992) Effect of valve deformity on results and mitral regurgitation after Inoue balloon commissurotmy. Circulation 85:180-187

82. Feldman T (1994) Hemodynamics results, clinical outcome, and complications of Inoue balloon mitral valvotomy. Cathet Cardiovasc Diagn 33 [Suppl 2]:2-7

83. Fernandez-Ortiz A, Macaya C, Alfonso F, Hernandez R, Iniguez A, Goicolea J, Banuelos C, Zarco P (1992) Mono-versus double-balloon technique for commissural splitting after percutaneous mitral valvotomy. Am J Cardiol 69:1100-1101

84. Fontes VF, Esteves CA, Sousa-EMR, Silva-MVD, Bembom-MCB (1988) Regression of infundibular hypertrophy after pulmonary valvuloplasty for pulmonic stenosis. Am J Cardiol 62:977-979

85. Fontes VF, Sousa JEMR, Esteves CA, Silva MVD, Cano MN, Maldonado G (1988) Pulmonary valvuloplasty - Experience of 100 cases. Int J Cardiol 2 :335-342

86. Frater RWM (1995) Editorial: Balloon vs. surgical commissurotomy. J Heart Valve Dis 4:444–445
87. Gamra H, Zhang HP, Allen JW, Kay JH, Lau FYK, Ruiz Œ (1993) Comparison of open mitral commissurotomy versus balloon mitral valvotomy: 5 year follow-up results. Europ Heart 14:196
88. Gerosa G, Fracasso A, Guzzi G, Muneretto C, Thiene G, Casarotto D (1993) Emergency surgical treatment of ruptured incompetent mitral valve after percutaneous valvuloplasty. J Heart Valve Disease 2:523–528
89. Gietzen F, Leuner C, Gerenkamp T, Kuhn H (1994) Abnahme der Obstruktion bei hypertropher Kardiomyopathie während passagerer Okklusion des ersten Septalastes der linken Koronararterie. Z Kardiol 83 [Suppl 1]:146
90. Gietzen F, Leuner C, Gerenkamp T, Kuhn H (1996) Katheterinterventionelle Therapie der hypertrophisch obstruktiven Kardiomyopathie durch Alkoholablation des ersten Septalastes der linken Koronararterie. Z Kardiol 85 [Suppl 2]:3
91. Gleichmann U, Mannebach H, Lichtlen P (1995) 10. Bericht über Struktur und Leistungszahlen der Herzkatheterlabors in der Bundesrepublik Deutschland. Z Kardiol 84:327–333
92. Gleichmann U, Seggewiß H, Faber L, Faßbender D, Schmidt HK, Strick S (1996) Kathetertherapie der hypertrophen obstruktiven Kardiomyopathie. Dtsch Med Wschr 21:679–685
93. Goel SI, Desai DM, Shah LS (1995) Concurrent balloon dilatation of rheumatic trivalvular stenosis. Cath Cardiovasc Diagn 36:283–286
94. Goldberg N, Roman CF, Cha SD, Weiner R, Maranhao V, Eldredge J, Fernandez J (1989) Right to left interatrial shunting following balloon mitral valvuloplasty. Cathet Cardiovasc Diagn 16:133–135
95. Goldenberg IF, Pedersen W, Olson Madison JD, Mooney M, Gobel FI (1989) Percutaneous double balloon valvuloplasty for severe tricuspid stenosis. Am Heart J 118:417–419
96. Goldstein SA, Campbell A, Mintz GS, Pichard A, Leon M, Lindsay Jr J (1994) Feasibility of on-line transesophageal echocardiography during balloon mitral valvulotomy.: Experience with 93 patients. J Heart Valve Dis 3:136–148
97. Goodwin JF, Oakley CM (1995) Non-surgical myocardial reduction for hypertrophic obstructive cardiomyopathy. Lancet 346: 16–24
98. Haerten K, Raiber M, Seipel L, Loogen F (1980) Verlaufsstudie bis 17 Jahre nach Mitralkommissurotomie. Z Kardiol 69:618–624
99. Hagler GJ (1992) Conduits and conduit valves. In: Cheng TO (ed) Percutaneous balloon valvuloplasty, Igaku-Shoin, New York Tokyo, pp 460–467
100. Harrison JK, Wilson JS, Hearne SE, Bashore TM (1994) Complications related to percutaneous transvenous mitral commissurotomy. Cathet Cardiovasc Diagn 33 [Suppl 2]:52–60
101. Heger JJ, Wann LS, Weyman AE, Dillon JC, Feigenbaum H (1979) Long-term changes in mitral valve area after successful mitral commissurotomy. Circulation 59:443–448
102. Herrmann H, Wilkins GT, Abascal VM, Weyman AE, Block PC, Palacios IF (1988) Percutaneous balloon mitral valvotomy for patients with mitral stenosis. J Thorac Cardiovasc Surg 96:33–38
103. Herrmann HC, Kussmaul WG, Hirshfeld JW (1989) Single large-balloon percutaneous mitral valvuloplasty. Cathet Cardiovasc Diagn 17:59–61
104. Herrmann HC, Kleaveland JP, Hill JA, Cowley MJ, Margolis JR, Nocero MA, Zalewski A, Pepine CJ (1990) The M-Heart percutaneous balloon mitral valvuloplasty registry: Initial results and early follow-up. J Am Coll Cardiol 15:1221–1226
105. Herrmann HC, Ramaswamy K, Isner JM, Feldman TE, Carroll JD, Pichard AD, Bashore TM, Dorros G, Massumi GA, Sundram P, Tobis JM, Feldman RC, Ramee S (1992) Factors influencing immediate results, complications, and short-term follow-up status after Inoue balloon mitral valvotomy: A north American multicenter study. Am Heart J 124:160–166
106. Herrmann HC, Feldman T, Isner JM, Bashore T, Holmes DR, Rothbaum DA, Bailey SR, Donos G (1993) Comparison of results of percutaneous balloon valvuloplasty in patients with mild and moderate stenosis to those with severe mitral stenosis. Am J Cardiol 71:1300–1303
107. Herrmann HC, Lima JAC, Feldman T, Chisholm R, Isner J, O'Neill W, Ramaswamy K (1993) Mechanisms and outcome of severe mitral regurgitation after Inoue-balloon valvuloplasty. J Am Coll Cardiol 22:783–789
108. Herrmann HC (1994) Acute and chronic efficacy of percutaneous transvenous mitral commissurotomy: Implications for patients selection. Cathet Cardiovasc Diagn Suppl 2:61–68
109. Hetzer R, Hill D, Kerth WJ, Wilson AJ, Adappa MG, Gerbode F (1978) Thrombosis and degeneration of Hancock valves: clinical and pathological findings. Ann Thorac Surg 26:317–322
110. Hickey MSJ, Blackstone EH, Kirklin JW, Dean LS (1991) Outcome probabilities and life history after surgical mitral commissurotomy: Implications for balloon commissurotomy. J Am Coll Cardiol 17:29–42
111. Hoeksema TD, Wallace RB, Kirklin JW (1966) Closed mitral commissurotomy – Recent results in 291 cases. Am J Cardiol 17:825–828
112. Hogan K, Ramaswamy K, Losordo DW, Isner JM (1994) Pathology of mitral commissurotomy with the Inoue catheter: Implications for mechanisms and complications. Cathet Cardiovasc Diagn 33: Suppl 2:42–51

113. Horstkotte D, Loogen F, Bircks W (1987) Erworbene Herzklappenfehler. Urban & Schwarzenberg, München Wien Baltimore
114. Hung JS, Lin FC, Chiang CW (1989) Successful percutaneous transvenous catheter balloon mitral commissurotomy after warfarin therapy and resolution of left atrial thrombus. Am J Cardiol 64:126–128
115. Hung JS, Chem MS, Wu JJ, Fu M, Yeh KH, Wu YC, Cherng WJ, Chua S, Lee CB (1991) Short- and long-term results of catheter balloon percutaneous transvenous mitral commissurotomy. Am J Cardiol 67:854–862
116. Inoue K, Owaki T, Nakamura T, Kitamura F, Miyamoto N (1984) Clinical application of transvenous mitral commissurotomy by a new balloon catheter. J Thorac Cardiovasc Surg 87:394–402
117. Inoue K, Hung J-S, Chen C-R, Cheng TO (1992) Mitral stenosis: Inoue balloon catheter technique. In: Cheng TO (ed) Percutaneous balloon valvuloplasty. Igaku-Shoin New York Tokyo, pp 237–279
118. Inoue K, Hung JS (1994) Percutaneous transvenous mitral commissurotomy: The far east experience. In: Topol El (ed) Textbook of interventional cardiology, 2nd edn. Saunders, Philadelphia London Toronto Montreal Sydney Tokyo, pp 1226–1242
119. Isner JM (1991) Acute catastrophic complications in balloon aortic valvuloplasty. J Am Coll Cardiol 17:1436–1444
120. Isom OW, Rosengart TK (1992) Percutaneous aortic valvuloplasty: Off the bandwagon, again. J Am Coll Cardiol 20: 804–805
121. Iung B, Cormier B, Acar P, Nallet O, Porte JM, Michel PL, Vahanian A, Acar J (1994) Five-year results of percutaneous mitral commissurotomy for restenosis after surgical commissurotomy. Circulation 90:I-65
122. Iung B, Cormier B, Porte JM, Nallet O, Michel PL, Acar J, Vahanian A (1995) Immediate results of percutaneous mitral commissurotomy in a single-center series of 1514 patients. Circulation 92:I-615
123. Jang IK, Block PC, Newell JB, Tuzcu EM, Palacios IF (1995) Percutaneous mitral balloon valvotomy for recurrent mitral stenosis after surgical commissurotomy. Am J Cardiol 75:601–605
124. Jeanrenaud X, Goy JJ, Kappenberger L (1992) Effects of dual-chamber pacing in hypertrophic obstructive cardiomyopathy. Lancet 339: 1318–1323
125. John S, Bashi VV, Jairaj PS, Muralidharans S, Ravikumar E, Rajarajeswari T, Krishnaswami S, Sukumar IP, Sundar Rao PSS (1983) Closed mitral valvotomy: Early results and long-term follow-up of 3724 consecutive patients. Circulation 68:891–896
126. Kalmar P, Irrgang E (1995) Cardiac surgery in Germany during 1994. Thorac Cardiovasc Surgeon 43:181–183
127. Kalra GS, Arora R, Khan JA, Nigam M, Khalillulah M (1994) Percutaneous mitral commissurotomy for severe mitral stenosis during pregnancy. Cathet Cardiovasc Diagn 33:28–30
128. Kan JS, White RI, Mitchell SE, Gardner TJ (1982) Percutaneous balloon valvuloplasty: A new method for treatment of congenital pulmonary-valve stenosis: N Engl J Med 307:540–542
129. Kannan P, Jeyamalar R (1995) Severe mitral incompetence following balloon mitral valvuloplasty: Complete resolution during follow-up. Cathet Cardiovasc Diagn 34:220–221
130. Kaplan JD, Isner JM, Karas RH, Halaburka KR, Konstam MEA, Hougan JJ, Cleveland RJ, Salem DN (1987) In vitro analysis of mechanism of balloon valvuloplasty of stenotic mitral valves. Am J Cardiol 59:318–323
131. Katz NM, Mortimer JB, Liberthson RR (1977) Discrete Membraous subaortic stenosis: review of the literature, and delineation of management. Circulation Vol 56 No 6:1034–1038
132. Kaul UA, Singh B, Tyagi S, Bhargava M, Arora R, Khalilullah M (1993) Long-term results after balloon pulmonary valvuloplasty in adults. Am Heart J 126:1152–1155
133. Keane D, Bet Misrha M, Ross DN, Jachson G (1993) Balloon dilatation of a bioprosthetic pulmonary valve. Int J Cardiol 38:323–328
134. Kennedy KD, Hauck AJ, Edwards WD, Reeder GS, Nishimura RA (1988) Mechanism of reduction of aortic valvular stenosis by percutaneous transluminal balloon valvuloplasty: Report of five cases and review of literature. Mayo Clin Proc 63:769–776
135. Khalilullah M, Tyagi S, Yadav BS, Jain P, Choudhry A, Lochan R (1987) Double balloon valvuloplasty of tricuspid stenosis. Am Heart J 114:1232–1232
136. Kirklin JW (1991) Percutaneous balloon versus surgical closed commissurotomy for mitral stenosis. Circulation 83:1450–1451
137. Knight CJ, Gunning M, Henein M, Vecht R, Sutton R, Gibson W, Sigwart U (1995) Follow-up after non-surgical septal reduction in hypertrophic obstructive cardiomyopathy. Circulation 92 [Suppl I]:781
138. Kölling K, Lehmann G, Dennig K, Haase H-U, Rudolph W (1994) Cardiopulmonale Leistungsfähigkeit vor und nach perkutaner Ballonkathetervalvuloplastie bei Patienten mit Mitralstenose. Z Kardiol 83 [Suppl 1]:39
139. Konugres GS, Lau FYK, Ruiz CE (1990) Successive percutaneous double-balloon mitral, aortic, and tricuspid valvulotomy in rheumatic trivalvular stenosis. Am Heart J 119:663–666

140. Kraus F, Dacain S, Rudolph C, Rudolph W (1988) Ballonvalvuloplastie bei Mitralstenose. Herz 13:71-82
141. Kuntz RE, Tosteson ANA, Berman AD, Goldman L, Gordon PC, Leonard BM, McKay RG, Diver DJ, Safian RD (1991) Predictors of event-free survival after balloon aortic valvuloplasty. N Engl J Med 325:17-23
142. L'Epine Y, Drobinski G, Sotirov Y, Moussallem N, Voudris V, Komajda M, Grosgogeat Y (1989) Right heart failure due to an inter-atrial shunt after percutaneous mitral balloon dilatation. Eur Heart J 10:285-287
143. Lababidi Z, Wu JR (1983) Percutaneous balloon pulmonary valvuloplasty. Am J Cardiol 52:560-562
144. Lababidi Z, Weinhaus L, Stoeckle jr H, Walls JT (1987) Transluminal balloon dilatation for discrete subaortic stenosis. The American Journal of Cardiology 59:423-425
145. Lababidi Z (1992) Conginital obstruction of the left ventricular outflow tract. In: Cheng TO (ed) Percutaneous balloon valvuloplasty, Igaku-Shoin, New York Tokyo pp 305-337
146. Lamberti JJ, Wainer BH, Fisher KA, Karunaratne HB, Al-Sadir J (1979) Calcific stenosis of the porcine heterograft. Ann Thorac Surg 28:28-32
147. Lattmann J, Jenni R, Amann W, Hess OM (1994) Determinants of success in mitral balloon valvuloplasty: Influence of elastic recoil and valve morphology. Circulation 90 [Suppl]:I-64
148. Lau FYK, Joseph D, Gavini F, Ruiz CE (1992) Tricuspid stenosis. In: Cheng TO (ed) Percutaneous Balloon Valvuloplasty. Igaku-Shoin, New York Tokyo, pp 421-434
149. Lau KW, Hung JS (1994) A simple balloon-sizing method in Inoue-balloon percutaneous transvenous mitral commissurotomy. Cathet Cardiovasc Diagn 33:120-129
150. Lau KW, Hung JS (1995) "Balloon impasse": A marker for severe mitral subvalvular disease in a predictor of mitral regurgitation in Inoue-balloon percutaneous transvenous mitral commissurotomy. Cathet Cardiovasc Diagn 35:310-319
151. Lau KW, Hung JS, Ding ZP, Johan A (1995) Controversies in balloon mitral valvuloplasty: The when (timing for intervention), What (choice of valve), and how (selection of technique). Cathet Cardiovasc Diagn 35:91-100
152. Lau K-W, Ding Z-P, Koh T-H, Johann A (1996) Percutaneous Inoue-balloon mitral commissurotomie in patients with coexisting moderate mitral regurgitation, and severe subvalvular Disease and /or mitral calcification. J Invas Cardiol 8:99-106
153. Le Feuvre C, Bonan R, Lachurie ML, Leclerc Y, Petitclerc R, Dyrda I, Crepeau J (1993) Balloon mitral commissurotomy in patients aged >70 years. Am J Cardiol 71:233-236
154. Lee KS, Tuzcu EM, Elliot JM, Griffin BG (1994) Development of left atrial thrombus following attempted percutaneous mitral valvuloplasty. Cathet Cardiovasc Diagn 33:345-348
155. Letac B, Gerber LI, Koning R (1988) Insights on the mechanism of balloon valvuloplasty in aortic stenosis. Am J-Cardiol 62:1241-1247
156. Letac B, Cribier A, Koning R, Belleneur JP (1988) Results of percutaneous aortic valvuloplasty in 218 adults with valvular aortic stenosis. Am J Cardiol 62:598-605
157. Letac B, Cribier A, Eltchaninoff H, Koning R, Derumeaux G (1991) Evaluation of restenosis after balloon dilatation in adult aortic stensosi by repeat catheterization. Am Heart J 122:55-60
158. Levin T, Feldman T, Carroll JD (1994) Effect of atrial septal occlusion on mitral area after Inoue balloon valvulotomy. Cathet Cardiovasc Diagn 33:308-314
159. Levine MJ, Weinstein JS, Diver DJ, Berman AD, Wyman RM, Cunningham MJ, Safian RD, Grossman W, McKay RG (1989) Progressive improvement in pulmonary vascular resistance after percutaneous mitral valvuloplasty. Circulation 79:1061-1067
160. Lin PJ, Chang JP, Chu JJ, Chang CH, Hung JS (1994) Balloon valvuloplasty is contraindicated in stenotic mitral bioprostheses. Am Heart J 127:724-726
161. Lloyd TR, Marvin WJ, Mahoney LT et al (1987) Balloon dilation valvuloplasty of bioprothetic valves in extracardiac conduits. Am Heart J 114:268-274
162. Lock JE, Khalilullah M, Shrivastava S, Bahl V, Keane JF (1985) Percutaneous catheter commissurotomy in rheumatic mitral stenosis. N Engl J Med 313:1515-1518
163. Manga P, Singh S, Brandis S, Friedman B (1993) Mitral valve area calculations immediately after percutaneous balloon mitral valvuloplasty: Effect of the atrial septal defect. J Am Coll Cardiol 21:1568-1573
164. Masura J, Burch M, Deanfield JE, Sullivan IDTI (1993) Five-year follow-up after balloon pulmonary valvuloplasty. J Am Coll Cardiol 21:132-136
165. Mathur A, Kothari SS, Talwar KK, Wasir HS (1995) Blocked central lumen of Inoue balloon during PTMC-A simple solution. Cathet Cardiovasc Diagn 35:183-185
166. Mc Crindle BW, Kan JS (1991) Long term results after balloon pulmonary valvuloplasty in adults. Circulation 83:1915-1922
167. McKay RG, Lock JE, Safian RD, Come PC, Diver DJ, Baim DS, Berman AD, Warren SE, Mandell VE, Royal HD, Grossman W (1987) Balloon dilation of mitral stenosis in adult patients: Postmortem and percutaneous mitral valvuloplasty studies. J Am Coll Cardiol 9:723-731

168. McKay CR, Kawanishi DT, Kotlewski A, Parise K, Odom-Maryon T, Gonzalez A, Reid CL, Rahimtoola SH (1988) Improvement in exercise capacity and exercise hemodynamics 3 months after double-balloon, catheter balloon valvuloplasty treatment of patients with symptomatic mitral stenosis. Circulation 77: 1013-1021

169. McKay CR, Waller BF, Hong H, Rubin N, Reid CL, Rahimtoola SH (1988) Problems encountered with catheter balloon valvuloplasty of bioprosthetic aortic valves. Am Heart J 115:463-465.

170. Mc Kay CR (1991) The Mansfield scientific aortiv valvuloplasty registry: Overview of acute hemodynamic results and procedural complications. J Am Coll Cardiol 17:485-491

171. Medina A, De Lezo JS, Hemandez E, Pan M, Romero M, Melian F, Sancho M, Bethencourt A, Vivancos R, Jimenez F, Segura J, Coello I, Drumond A (1990) Balloon valvuloplasty for mitral restenosis after previous surgery: A comparative study. Am Heart J 120:568-571

172. Mehan VK, Meier B (1994) Impossibility to cross a stenotic mitral valve with the Inoue balloon: Success with a modified technique. Ind Heart J 46(1):51-52

173. Meier B, Friedli B, von Segesser L (1988) ValvulopValvuloplasty with trefoil and bifoil balloons and the long sheat technique. Herz 13:1-13

174. Meier B (1992) Modified Inoue technique for difficult mitral balloon commissurotomy. Cathet Cardiovasc Diagn 26:316-318

175. Messner-Pellence P, Ximenes C, Leclercq F, Mercier J, Grolleau R, Prefaut C (1996) Exercise tolerance in patients with mitral stenosis before and after acute percutaneous mitral valvuloplasty. Eur Heart J 17:594-605

176. Meyer BJ, Meier B, Bonzel T, Heyndrickx G, Morice M-C, Mühlberger V, Piscione F, Rothman M, Wijns W, v d Brand M, for te Working Group Circulation of the European Society of Cardiology (1996) Interventional Cardiology in Europe 1993. Eur Heart J 17: 1318-1328

177. Miche E, Faßbender D, Schmidt H, Gleichmann U, Waldschmidt D, Minami K, Mirow N, Seifert D, Greve H, Mannebach H, Baller D, Körfer R (1993) Pathomorphological findings of resected mitral valves of patients undergoing valve replacement after failed valvuloplasty. Circulation 88:I-352

178. Miche E, Bogunovic N, Faßbender D, Baller D, Gleichmann U, Mannebach H,Terwesten H-P, Schmidt H, Minami K, Mirow N, Vogt J, Körfer R (1996) Predictors of unsuccessful outcome after percutaneous mitral valvulotomy including a new echocardiographic scoring system. J Heart Valve Dis 5:430-435

179. Mullins PA, Hall JA, Shapiro LM (1990) Balloon dilatation of tricuspid stenosis caused by carcinoid heart disease. Br Heart J 63:249-250

180. Newfeld EA, Muster AJ, Paul MH, Idriss FS, Riker WL (1976) Discrete subvalvular aortic stenosis in childhood, study of 51 patients. Am J Cardiol 38:53-61

181. NHLBI-Registry (1992) A report from the National Heart, Lung, and Blood Institute Balloon Valvuloplasty Registry. Complications and mortality of percutaneous balloon mitral commissurotomy. Circulation 85:2014-2024

182. NHLBI-Registry (1992) Multicenter experience with balloon mitral commissurotomy – NHLBI balloon valvuloplasty registry report on immediate and 30-day follow-up results. Circulation 85:448-461

183. Nigri A, Alessandri N, Martuscelli E, Mangieri E, Berni A, Comito F (1993) Clinical significance of small left-to-right shunts after percutaneous mitral valvuloplasty. Am Heart J 125:783-787

184. Nobuyoshi M, Hamasaki N, Kimura T, Nosaka H, Yokoi H, Yasumoto H, Horiuchi H, Nakashima H, Shindo T, Mori T, Miyamoto AT, Inoue K (1989) Indications, complications, and short-term clinical outcome of percutaneous transvenous mitral commissurotomy. Circulation 80:782-792

185. O'Connor BK, Beekman RH, Lindauer A, Rocchini A (1992) Intermediate-term outcome after pulmonary balloon valvuloplasty: comparison with a matched surgical control group. J Am Coll Cardiol 20:169-173

186. Orbe L, Sobrino N, Mate I, Oliver J, Rico J, Frutos A, Dominguez F, Mesa JM, Sobrino JA (1991) Effective ness of baUoon percutaneous valvuloplasty for stenotic bioprosthetic valves in different positions. Am J Cardiol 68:1719-1721

187. Orme EC, Wray RB, Mason JW (1989) Balloon mitral valvuloplastie via retrograde left atrial catheterization. Am Heart J 117:680-683

188. Padial LR, Freitas N, Sagie A, NeweU JB, Weyman AE, Levine RA, Palacios IF (1996) Echocardiography can predict which patients with develop severe mitral regurgitation after percutaneous mitral valvulotomy. J Am Coll Cardiol 27:1225-1231

189. Palacios IF, Block PC, Brandi S, Blanco P, Casal H, Pulido JI, Munoz S, D'Empaire G, Ortega MA, Jacobs M, Vlahakes G (1987) Percutaneous balloon valvotomy for patients with severe mitral stenosis. Circulation 75:778-784

190. Palacios IF, Block PC, Wilkins GT, Weyman AE (1989) Follow-up of patients undergoing percutaneous mitral valvotomy. Analysis of factors determining reststenosis. Circulation 79:573-579

191. Palacios IF, Block PC (1992) Acquired mitral stenosis: Double balloon catheter technique. In: Cheng TO (ed) Percutaneous balloon valvuloplasty. Igaku-Shoin New York Tokyo, pp 221–236

192. Palacios IF (1994) Editorial comment: What is the gold standard to measure mitral valve area postmitral balloon valvuloplasty? Cathet Cardiovasc Diagn 33:315–316

193. Palacios IF, Tuzcu ME, Weyman AE, Newell JB, Block PC (1995) Clinical follow-up of patients undergoing percutaneous mitral balloon valvotomy. Circulation 91:671–676

194. Pan M, Medina A, De Lezo JS, Romero M, Hernandez E, Segura J, Melian F, Pavlovic D, Jimenez F, Vivancos R, Montero A, Valles F (1991) Balloon valvuloplasty for mild stenosis. Cathet Cardiovasc Diagn 24:1–5

195. Pan M, Medina A, de Lezo JS, Hernandez E, Romero M, Pavlovic D, Melian F, Franco M, Cabrera JA, Romo E, Ortega JR (1993) Factors determining late success after mitral balloon valvulotomy. Am J Cardiol 71:1181–1185

196. Park R, Schmidt DH, Shalev Y, Bajwa TK (1995) Percutaneous balloon aortic valvuloplasty in high-risk elderly patients. Wisc Med J 94:537–541

197. Park SJ, Kim JJ, Park SW, Song JK, Doo YC, Lee SJK (1993) Immediate and one-year results of percutaneous mitral balloon valvuloplasty using Inoue and double-balloon techniques. Am J Cardiol 71:938–943

198. Pasyk S, Buszman P, Religa Z, Zembala M, Lekston A, Krupa H, Kreis W, Kukulski T (1993) Percutaneous mitral valvulotomy versus open commissurotomy: Randomized study. Europ Heart 14:195

199. Patel JJ, Shama D, Mitha AS, Blyth D, Hassen F, Le Roux BT, Chetty S (1991) Balloon valvuloplasty versus closed commissurotomy for pliable mitral stenosis: A prospective hemodynamic study. J Am Coll Cardiol 18:1318–1322

200. Patel JJ, Mitha AS, Chetty S, Hung JS (1993) Balloon mitral valvotomy with a single catheter: a comparison between bifoil/trefoil and the Inoue balloon. Europ Heart J 14:1065–1071

201. Patel JJ, Mitha AS, Hassen F, Patel N, Naidu R, Chetty S, Pillay R (1993) Percutaneous balloon mitral valvotomy in pregnant patients with tight pliable mitral stenosis. Am Heart J 125:1106–1109

202. Patel JJ, Munclinger MJ, Mitha AS, Patel N (1995) Percutaneous balloon dilatation of the mitral valve in critically ill young patients with intractable heart failure. Br Heart J 73:555–558

203. Patel TM, Dani SI, Shah SC, Patel TK (1996) Tricuspid balloon valvuloplasty: A more simplified approach using Inoue balloon. Cath Cardiovasc Diagn 37:86–88

204. Petrossian GA, Tuzcu EM, Ziskind AA, Block OC, Palacios I (1991) Atrial septal occlusion improves the accuracy of mitral valve area determination following percutaneous mitral balloon valvotomy. Cathet Cardiovasc Diagn 22:21–24

205. Post JR, Feldman T, Isner J, Herrmann HC (1995) Inoue balloon mitral valvotomy in patients with severe valvular and subvavular deformity. J Am Coll Cardiol 25:1129–1136

206. Presbitero P, Prever SB, Brusca A (1996) Interventional cardiology in pregnancy. Eur Heart J 17:182–188

207. Rachor S, Kneissel GD, Fach A, Schräder R (1994) Ballondilatation der Mitralklappe bei einer Schwangeren. Z Kardiol 83:238–241

208. Radtke W, Keane JF, Fellows KE (1986) Percutaneous balloon valvotomy of congenital pulmonary stenosis using oversized balloons J Am Coll Cardiol 8: 909–915

209. Rao PS, Thapar MK, Kutayli F (1988) Causes of restenosis after balloon valvuloplasty for valvular pulmonary stenosis. Am J Cardiol 62:979–982

210. Rao PS (1992) Pulmonic stenosis. In: Cheng TO (ed) Percutaneous balloon valvuloplasty. Igaku-Shoin, New York Tokyo, p 409

211. Rediker DE, Block PC, Abascal VM, Palcios IF (1988) Mitral ballon valvuloplasty for mitral restenosis after surgical commissurotomy. J Am Coll Cardiol 11:252–256

212. Reid CL, McKay CR, Chandraratna PAN, Kawanishi DT, Rahimtoola SH (1987) Mechanisms of increase in mitral valve area and influence of anatomic features in double-balloon, catheter balloon vavuloplasty in adults with rheumatic mitral stenosis: a Doppler and two-dimensional echocardiographic study. Circulation 76:628–636

213. Reifart N, Nowak B, Baykut D, Satter P, Bussmann WD, Kaltenbach M (1990) Experimental balloon valvuloplasty of fibrotic and calcific mitral valves. Ciculation 81:1005–1011

214. Reyes VP, Raju BS, Wynne J, Stephenson LW, Raju R, Fromm BS, Rajagopal P, Mehta P, Singh S, Rao P, Satyanarayana PV, Turi ZG (1994) Percutaneous balloon vavuloplasty compared with open surgical commissurotomy for mitral stenosis. N Engl J Med 331:961–967

215. Ribeiro A, Fawzy ME, Arafat MA, Dunn B, Sriram R, Mercer E, Duran C (1991) Comparison of mitral valve area results of balloon mitral valvotomy using the Inoue and double balloon techniques. Am J Cardiol 68:687–688

216. Ribeiro PA, Al Zaibag M Al Kasab S, Idris M, Halim M, Abdullah M, Shahed M (1988) Percutaneous double balloon valvulotomy for rheumatic tricuspid stenosis. Am J Cardiol 61:660–662

217. Ribeiro PA, Al Zaibag M, Idris MT (1990) Percutaneous double balloon tricuspid valvulotomy for severe tricuspid stenosis: 3-year follow-up study. Eur Heart J 11:1109–1112
218. Ribeiro PA, Al Zaibag M, Abdullah M (1993) Pulmonary artery pressure and pulmonary vascular resistance before and after mitral balloon valvotomy in 100 patients with severe mitral valve stenosis. Am Heart J 125:1110–1114
219. Ribeiro PA (1994) Tricuspid Valve. In: Al Zaibag M, Duran C (eds) Valvular Heart Disease. Marcel Dekker, New York Basel Hongkong, pp 299–326
220. Rihal CS, Schaff H, Frye RL, Bailey KR, Hammes LN, Holmes DR (1992) Long-term follow-up of patients undergoing closed transventricular mitral commissurotomy: A usefill surrogate for percutaneous ballon mitral valvuloplasty. J Am Coll Cardiol 20:781–786
221. Rihal ChS, Holmes DR (1994) Percutaneous balloon mitral vavuloplasty: Issues involved in comparing techniques. Cathet Cardiovasc Diagn 33 [Suppl] 2:35–41
222. Rittoo D, Sutherland GR, Currie P, Starkey IR, Shaw TRD (1993) The comparative value of transesophageal and transthoracic echocardiography before and after percutaneous mitral balloon valvotomy: A prospective study. Am Heart J 125:1094–1105
223. Roberts JW, Lima JAC (1994) Role of echocardiography in mitral commissurotomy with the Inoue balloon. Cathet Cardiovasc Diagn 33:Suppl 2:69–75
224. Roberts WC, Perloff JK, Costatino T (1971) Severe valvular aortic stenosis in patients over 65 years of age. A clinicopathologic study. Am J Cardiol 2:497–506
225. Roth RB, Block PC, Palacios IF (1990) Predictors of increased mitral regurgitation after percutaneous mitral balloon valvotomy. Cathet Cardiovasc Diagn 20:17-21
226. Rubio-Alvarez V, Limon RL, Soni J (1953) Valvulotomias intracardiacs por medio de un cateter. Arch Inst Cardiol Mex 23: 183-192
227. Safian RD, Mandell VS, Thurer RE et-al (1987) Postmortem and intraoperative balloon valvuloplasty of calcific aortic stenosis in elderly patients: Mechanisms of successful dilation. J Am Coll Cardiol 9:655–660
228. Safian RD, Berman AD, Diver DJ, McKay LL, Come PC, Riley MF, Warren SE, Cunningham MJ, Wyman RM, Weinstein JS, Grossman W, McKay RG (1988) Balloon aortic valvuloplasty in 170 consecutive patients. N Engl J Med 319:125-130
229. Sagie A, Schwammenthal E, Newell JB, Harrel L, Joziatis TB, Weyman AE, Levine RA, Palacios IF (1994) Significant tricuspid regurgitation is a marker of adverse outcome in patients undergoing percutaneous balloon mitral valvulotomy. J Am Coll Cardiol 24:696–702
230. Sagie A, Schwammenthal E, Palacios IF, King ME, Leanvitt M, Freitas N, Weyman AE, Levine RA (1994) Significant tricuspid regurgitation does not resolve after percutaneous balloon mitral valvulotomy. J Thorac Cardiovasc Surg 108:727–735
231. Sandhu SK, Lloyd TR, Crowley DC, Beekman RH (1995) Effectiveness of balloon valvuloplasty in the young adult with congenital aortic stenosis. Cathet Cardiovasc Diagn 36:122-127
232. Scalia D, Rizzoli G, Campanile F, Melacini P, Villanova C, Milano A, Fasoli G, Mazzucco A, Casarotto D (1993) Long-term results of mitral commissurotomy. J Thorac Cardiovasc Surg 105:633–642
233. Schulte HD, Gramsch-Zabel H, Schwartzkopf B (1995): Surgical management of hypertrophic obstructive cardiomyopathy: Early and late results. J Thorac Cardiovasc Surg 110:195-208
234. Seggewiß H, Faßbender D, Terwesten HP, Schmidt HK, Greve H, Bogunovic N, Gleichmann G (1995) Perkutane Mitralvalvulotomie mit dem Inoue-Ballon bei über 65jährigen Patienten – Akutergebnisse und kurzfristiger Verlauf im Vergleich zu jüngeren Patienten. Z Kardiol 84:255–263
235. Seggewiß H, Gleichmann U, Faber L, Faßbender D, Schmidt HK, Strick S (1996) Hämodynamische und klinische Akutergebnisse der Kathetertherapie bei hypertropher obstruktiver Kardiomyopathie. Z Kardiol 85 [Suppl 5]:460
236. Sellors TH, Bedford DE, Somerville W (1953) Valvotomy in the treatment of mitral stenosis. Br Med J 1059–1067
237. Semb BHK, Tjönneland S, Stake G, Aabyholm G (1979) „Balloon valvulotomy" of congenital pulmonary valve stenosis with tricuspid valve insufficiency. Cardiovasc Radiol 2:239–241
238. Shapiro LM, Hassanein H, Crowley JJ (1995) Mitral balloon valvuloplasty in patients >70 years of age with severe mitral stenosis. Am J Cardiol 75:633–636
239. Sharma S, Loya YS, Daxini BV, Sundaram U (1991) Concurrant double balloon valvulotomy for combined rheumatic mitral and tricuspid stenosis. Cath Cardiovasc Diagn 23:42–46
240. Shaw TRD, Elder AT, Flapan AD, Essop AR (1991) Mitral balloon valvuloplasty for patients aged over 70 years: An alternative to surgical treatment. Age and Ageing 20:299–303
241. Shaw TRD, Rittoo D, Sutherland GR, Currie P, Tumbull CM (1993) Mitral balloon valvotomy in patients with left atrial thrombus. Europ Heart 14:195A
242. Shaw TRD, Turnbull CM, Currie P, Flapan AD, Pringle S, Lee BC (1994) A comparison of cylindrical and Inoue balloon techniques for mitral valvotomy in patients in the United Kingdom. Br Heart J 72:486–491

243. Sheikh KH, Davidson CJ, Skelton TN, Nesmith JW, Kisslo K, Bashore TM (1989) Interatrial septal thickening preventing percutaneous mitral valve balloon valvuloplasty. Am Heart J 117:206–210
244. Shem-Tov A, Schneeweiss A, Motro M, Neufeld HN (1991) Clinical presentation and natural history of mild discrete subaortic stenosis: follow-up of 1-17 years. Circulation 66:509–512
245. Shrivastata S, Radhakrishnan S, Dev V (1988) Concurrent balloon dilatation of tricuspid and calcific mitral valve in a patient of rheumatic heart disease. Int J Cardiol 20:133–137
246. Shrivastava S, Dev V, Bahl VK, Saxena A (1991) Echocardiographic determinants of outcome after percutaneous transluminal balloon dilatation of discrete subaortic stenosis. Am Heart J 122:1323–1326
247. Shrivastava S, Mathur A, Dev V, Saxena A, Venugopal P, Kumar AS (1992) Comparison of immediate hemodynamic response to closed mitral commissurotomy, single-balloon, and double-balloon mitral valvuloplasty in rheumatic mitral stenosis. J Thorac Cardiovasc Surg 104:1264–1267
248. Sievert H, Kober G, Bussman W-D, Reuhl J, Cieslinski G, Satter P, Kaltenbach M (1989) Long-term results of percutaneous pulmonary valvuloplasty in adults. Eur-Heart J 10:712–717
249. Sigwart U (1995) Non-surgical myocardial reduction of hypertrophic obstructive cardiomyopathy. Lancet 346:211–214
250. Skudicky D, Essop MR, Sareli PS (1994) Efficacy of mitral balloon valvulotomy in reducing the severity of associated tricuspid valve regurgitration. Am J Cardiol 73:209–211
251. Slama MS, Drieu LH, Lalergue M-C, Dibie A, Temkine J, Cebag C, Lecompte Y, Laborde F, Motte (1993) Percutaneous double balloon valvuloplasty of porcine bioprotheses in the tricuspid possition: A report of two cases. Cath Cardiovasc Diag 28:142–148
252. Smedria NG, Ports TA, Merrick SH, Rankin JS (1993) Balloon aortic valvuloplasty as a bridge to aortic valve replacement in critically ill patients. Ann Thorac Surg 55:914–916
253. Smucker LM (1990) Percutaneous mitral balloon valvulotomy or balloon valvuloplasty? It's not just semantics anymore. Circulation 82:643–645
254. Spellberg RD, Mayeda GS, Flores JH (1991) Balloon valvuloplasty of a stenosed mitral bioprosthesis. Am Heart J 122:1785–1787
255. Spielberg C, Kruck J, Lichey J, Schröder R (1988) Perkutane Ballondilatation einer membranösen Subaortenstenose beim Erwachsenen. Z Kardiol 77:739–742
256. Stanger P, Cassidy SC, Girod DA, Kan JS, Lababidi Z, Shapiro SR (1990) Balloon pulmonary valvuloplasty: Results of the Valvuloplasty and Angioplasty of Congenital Anomalies Registry. Am J Cardiol 65:775–783
257. Stefanadis C, Kourouklis C, Stratos C, Pitsavos C, Tentolouris C, Toutouzas P (1990) Percutaneous balloon mitral valvuloplasty by retrograde left atrial catheterization. Am J Cardiol 65:650–654
258. Strick S, Seggewiß H, Faßbender D, Schmidt HK, Everlien M, Minami K, Gleichmann U (1994) Notfallmäßige perkutane Mitralvavuloplastie mit dem Inoue-Ballon bei hochgradiger Mitralstenose und kardiogenem Schock. Dtsch med Wschr 119:1110–114
259. Strick S, Faßbender D, Seggewiß H, Fried A, Schmidt HK, Gleichmann U (1996) Die isolierte membranöse subvalvuläre Aortenstenose des Erwachsenen: Indikation zur perkutanen Ballondilatation? Z Kardiol 85 [Suppl 2]:156
260. Sung CS, Price EC, Cooley DA (1978) Discrete subaortic stenosis in adults. Am J Cardiol 42:283–290
261. Tanabe Y, Suzuki M, Takahashi M, Oshima M, Yamazaki Y, Yamaguchi T, Igarashi Y, Yamazoe M, Shibata A (1993) Acute effect of percutaneous transvenous mitral commissurotomy on ventilatory and hemodynamic responses to exercise. Circulation 88:1770–1778
262. Terwesten K-P, Faßbender D, Seggewiß H, Schmidt Hk, Lochau U, Gleichmann U (1996) Perkutane Mitralvalvulotomie: Anhaltende funktionelle und klinische Besserung nach bis zu 5 Jahren. Z Kardiol 85 [Suppl 2]:160
263. Thomas MR, Monaghan MJ, Metcalf JM, Jewitt DE (1992) Residual atrial septal defects following balloon mitral valvuloplasty using different techniques. Eur Heart J 13:496–502
264. Turi ZG, Reyes VP, Raju BS, Raju AR, Kumar DN, Rajagopal P, Sathyanarayana PV, Rao DP, Srinath K, Peters P, Connors B, Fromm B, Farkas P, Wynne J (1991) Percutaneous balloon versus surgical closed commissurotomy for mitral stenosis. Circulation 83:1179–1185
265. Turi ZG, Raju BS, Reyes V, Fromm B, Singh S, Farkas P, Stephenson LW, Wynne J (1993) Percutaneous balloon vs. open surgical mitral commissurotomy: Three years Follow-up of a randomized study. Circulation 88:I-339
266. Tuzcu EM, Block PC, Griffin BP, Newell JB, Palacios IF (1992) Immediate and long-term outcome of percutaneous mitral valvotomy in patients 65 years and older. Circulation 85:963–971
267. Tuzcu EM, Block PC, Griffin B, Dinsmore R, Newell JB, Palacios IF (1994) Percutaneous mitral balloon valvotomy in patients with calcific mitral stenosis: Lrnmediate and long-term outcome. J Am Coll Cardiol 23:1604–1609

268. Unwala AA, Mintz GS, Kimbiris D et al. (1990) Balloon valvuloplasty of a stenotic bioprothesis in the pulmonic position. J Invasive Cardiol 2:73–76
269. Vahanian A, Slama M, Cormier B, Michel PL, Savier ChH, Acar J (1986) Valvuloplastie mitrale percutanee chez l'adulte. Arch Mal Coeur 79:1896–1902
270. Vahanian A, Michel PL, Iung B, Cormier B, Roger V, Acar J (1990) Should balloon valvotomy be performed for severely calcified mitral stenosis? Circulation 82:III-79
271. Vahanian A, Cormier B, Iung B, Elias J, Nallet O, Michel PL, Acar J (1993) Percutaneous mitral commissurotomy: A report on 1058 cases. Circulation 88:I-340
272. Vahanian A, Acar J (1994) Mitral Valvuloplasty: The french experience. In: Topol EJ (ed) Textbook of interventional cardiology, 2nd edn. Saunders, Philadelphia London Toronto Montreal Sydney Tokyo, pp 1206–1225
273. Vosloo S, Ch B, Reichart B (1987) The feasibility of closed mitral valvotomy in pregnancy. J Thorac Cardiovasc Surg 93:675–679
274. Wagdi P, Jenzer HR, Meier B (1994) Ballonvalvuloplastie einer diskreten subvalvulären Aortenstenose. Schweiz Med Wochenschr 124:2260–2262
275. Waldman DJ, Schoen FJ, Kirkpatrick SE, Mathewson JW, George L, Lamberti JJ (1987) Balloon dilatation of porcine bioprosthetic valves in the pulmonary position. Circulation 76:109–114
276. Waller BF, Mckay C, Van Tassel J (1991) Catheter balloon valvuloplasty of stenotic porcine bioprothetic valves: Part I: anatomic considerations. Clin Cardiol 14:686–696
277. Waller BF, McKay C, Van Tassel J, Allen M (1991) Catheter balloon valvuloplasty of stenotic porcine bioprothetic valves. Part II: Mechanisms, complications and recommendations for clinical use. Clin Cardiol 14:765–772
278. Waller BF, McKay Ch, Van Tassel J, Allen M (1992) Stenotic porcine bioprothetic valves. In: Cheng TO (ed) Percutaneous Balloon Valvuloplasty. Igaku-Shoin, New York Tokyo, pp 435–459
279. Walls JT, Lababidi Z, Curtis JJ (1987) Morphologic effects of percutaneous balloon pulmonary valvuloplasty. South Med J 80:475–477
280. Wichter T, Schwammthal E, Budde T, Block M, Karbenn U, Borggrefe M, Faßbender D, Breithardt G (1991) Notfallmäßige perkutane Mitralklappen-Valvuloplastie bei zwei Patienten mit dekompensierter Mitralstenose und komplizierender beatmungspflichtiger Pneunomie. Intensivmed 28:266–271
281. Wiegand V, Tebbe U, Helmchen U, Kreuzer H (1988) Coronary arterial embolism due to valvular debris after percutaneous valvuloplasty of calcific mitral stenosis. Clin Cardiol 11:793–796
282. Wigle ED, Rakowski H, Kimball BP, Williams WG (1995) Hypertrophic Cardiomyopathy: Clinical spectrum and treatment. Circulation 92:1680–1692
283. Wilkins GT, Weyman AE, Abascal VM, Block PC, Palacios IF (1988) Percutaneous balloon dilatation of the mitral valve: an analysis of echocardiographic variables related to outcome and the mechanism of dilatation. Br Heart J 60:299–308
284. Woroszylska M, Ruzyllo W, Konka M, Soroka M, Dabrowski M, Chmielak Z, Demkow M, Gorecka B, Rydlewska-Sadowska W (1994) Long term follow up after percutaneous mitral commissurotomy with the Inoue Balloon – incidence of restenosis. J Heart Valve Dis 3:594–601
285. Wright GB, Keane JF, Nadas AS, Berbhard WF, Castaneda AR (1983) Fixed subaortic stenosis in the young: medical and surgical course in 83 patients. Am J Cardiol 52:830–835
286. Wu JJ, Chern MS, Yeh KH, Chen YC, Fu M, Hung JS (1994) Urgent/emergent percutaneous transvenous mitral commissurotomy. Cathet Cardiovasc Diagn 31:18–22
287. Yoshida K, Yoshikawa J, Akusada T, Yamaura Y, Shakudo M, Hozumi T, Fukaya T (1989) Assessment of left to right atrial shunting after percutaneous mitral valvuloplasty by transesophageal color Doppler flow mapping. Circulation 80:1521–1526
288. Yoshida Y, Kubo S, Tamaki S, Inoue K (1995) Percutaneous transvenous mitral commissurotomy for mitral stenosis patients with markedly severe mitral valve deformity: Immediate results and long term clinical outcome. Am J Cardiol 76:406–408
289. Zeeve B, Keane JF, Perry SB et al: (1989) Balloon dilatation of postoperative right ventricular outflow obstructions. J Am Coll Cardiol 14:401–408
290. Zhang HP, Allen JW, Lau FYK, Rulz CE (1993) Analysis of determining of long-term outcome after balloon mitral valvotomy. Circulation 88:I-340
291. Zhang HP, Allen JW, Lau FYK, Ruiz CE (1995) Immediate and late outcome of percutaneous balloon mitral valvotomy in patients with significantly calcified valves. Am Heart J 129:501–506
292. Zhang HP, Gamra H, Allen JW, Lau FYK, Ruiz CE (1995) Comparison of late outccme between Inoue balloon and double-balloon techniques for percutaneous mitral valvotomy in a matched study. Am Heart J 130:340–344

Perkutane transluminale septale Myokardablation bei hypertropher obstruktiver Kardiomyopathie

H. Seggewiß · L. Faber

Die hypertrophe obstruktive Kardiomyopathie (HOCM) ist definiert als eine primäre, z. T. familiär auftretende und genetisch fixierte [1, 2] myokardiale Hypertrophie mit dynamischer Ausflußbahnobstruktion des linken, selten auch des rechten Ventrikels. Darüber hinaus liegt häufig eine unterschiedlich stark ausgeprägte diastolische Funktionsstörung vor. Pathomorphologisch finden sich neben der unter Bevorzugung des Interventrikularseptums auftretenden asymmetrischen Hypertrophie des Ventrikelmyokards nicht selten Veränderungen der Papillarmuskeln und der Mitralsegel [3, 4]. Typische Symptome sind Belastungsdyspnoe, Angina pectoris, das Auftreten einer belastungsinduzierten Synkope und das erhöhte Risiko des Auftretens eines plötzlichen Herztodes. Bei unter Dreißigjährigen mit belastungsinduzierter Synkope oder plötzlichem Herztod ist die HCM die häufigste Ursache [5].

Bisherige Therapiemöglichkeiten

Die Behandlung symptomatischer Patienten mit HOCM zielt vorzugsweise auf eine Reduktion des Ausflußbahngradienten ab. Sie kann medikamentös erzielt werden durch die Gabe negativ inotroper Substanzen, z. B. Betablocker [6, 7, 8], Kalziumantagonisten vom Verapamil Typ [7, 9] und besonders in den angloamerikanischen Ländern Disopyramid [10, 11].

Durch Einsatz eines 2-Kammer(DDD)-Schrittmachersystems kann eine Reduktion des Ausflußbahngradienten um mehr als 30 % erreicht werden [12, 13 14]. Dieses führt auch zur symptomatischen Besserung der Patienten ohne Änderung der Septumdicke. Die Reduktion des Ausflußbahngradienten wird durch Kürzung des AV-Intervalls mit primär kompletter rechtsventrikulärer Stimulation erreicht [12, 13]. Allerdings muß bei Einstellung des optimalen AV-Intervalls beachtet werden, daß eine ausreichende linksventrikuläre Füllung gewährleistet bleibt [15]. Der Erfolg der Schrittmachertherapie kann im Einzelfall nicht vorausgesagt werden [15], so daß diese Therapieform noch nicht allgemein empfohlen werden kann [16, 17].

Nach erstmaliger Durchführung einer operativen Behandlung durch Cleland im Jahre 1958 gewann diese Therapie zunehmend an Bedeutung [18-26]. Kompliziert wird das operative Verfahren durch eine hohe Mortalität von 1,6–10 % sowie die Möglichkeit perioperativer Komplikationen wie die Entstehung eines Ventrikelseptumdefektes, eines totalen AV-Blocks und cerebraler Embolien insbesondere bei einer intraoperativen Myektomie. In ca. 3 % wird postoperativ die Implantation eines Schrittmachers infolge eines AV-Blocks erforderlich, in ca. 40 % wird das Auftreten eines postoperativen Linksschenkelblocks beobachtet [22]. Bei Analyse der perioperativen Mortalität lassen sich ältere Patienten und Patienten mit Notwendigkeit einer präoperativen Amiodarontherapie als Risikopatienten identifizieren [24, 25]. Bei Nichtbeachtung der perioperativen Mortalität konnte bei operierten Patienten eine prognostische Verbesserung im Vergleich zu konservativ medikamentös behandelten Patienten erzielt werden, so daß schon frühzeitig die Ausweitung der Indikation zur operativen Myektomie auf gering symptomatische Patienten diskutiert wurde [20].

Perkutane transluminale septale Myokardablation

Nachdem erste Untersuchungen eine Reduktion des intrakavitären Druckgradienten bei HOCM durch passagere Okklusion eines Septalastes nachweisen konnten [27, 28], berichtete Sigwart erstmals über die erfolgreiche nicht-chirurgische Myokardreduktion mittels Okklusion des Septalastes durch hochprozentigen Alkohol [27]. Das Verfahren der chemischen Septalastablation wurde schon zur Therapie ventrikulärer Rhythmusstörungen beschrieben [29].

Ziel der PTSMA durch alkoholinduzierte Septalastokklusion ist die gezielte Reduktion des hypertrophierten Interventrikularseptums mit konsekutiver Aufweitung des linksventrikulären Ausflußtraktes und Reduktion des linksventrikulären Ausflußbahngradienten [30]. Diese wird durch eine umschriebene Infarzierung des vom okkludierten Septalast versorgten Areals erreicht. Diese Narbe ist, wie pathologisch anatomische Untersuchungen zeigen konnten, scharf gegenüber dem gesunden Myokard abgegrenzt [31].

Ein wesentlicher Vorteil im Vergleich zur chirurgischen Myektomie ist dabei die Tatsache, daß der therapeutische Effekt der Ablation vorhergesagt werden kann und die PTSMA nicht durchgeführt werden muß, wenn nach Austestung der Septaläste keine Ausflußbahngradientenreduktion zu erwarten ist.

Technik

Bei allen Patienten wird wegen der Möglichkeit trifaszikulärer Blockierungen während der PTSMA eine passagere Schrittmachersonde im rechten Ventrikel plaziert. Die simultane Registrierung des linksventrikulären Ausflußbahngradienten erfolgt nach Ausschluß eines Gradienten an der Aortenklappe über einen in der Aorta ascendens plazierten 7-P- oder 8-F-PTCA-Führungskatheter und einen in der Spitze des linken Ventrikels plazierten 5-F-Spezial-Pigtailkatheter, der zur Vermeidung von Mischkurven von linksventrikulärem Ein- und Ausflußtrakt keine proximalen Seitenlöcher aufweist. Bei unzuverlässiger Druckregistrierung im linksventrikulären Einflußtrakt sollte über eine transseptale Punktion ein Brockenbrough-Katheter vorgebracht werden. Es erfolgt die Bestimmung des linksventrikulären Ausflußbahngradienten in Ruhe und unter Provokationsmanövern, insbesondere postextrasystolisch. Als Prämedikation werden 10 000 IE Heparin intravenös zur Vermeidung thromboembolischer Komplikationen und ein Analgetikum zur Unterdrückung der Schmerzsymptomatik während der Alkoholapplikation verabreicht.

Zur sicheren Identifizierung septaler Äste empfiehlt sich eine biplane Darstellung der linken Koronararterie unter Einbeziehung einer LAO 40–60°-Projektion mit caudocranialer Angulation (Abb. 18-1a,b). Anschließend wird zunächst der 1. Septalast

Abb. 18-1a–c. Darstellung der linken Koronararterie mit Identifikation des Septalastes (*Pfeil*) in RAO- (**a**) und LAO-Projektion mit kaudokranialer Angulation (**b**). Nach Ballon-inflation (*Pfeil*) Dokumentation der optimalen Ballonposition im proximalen Abschnitt des Septalastes (**c**)

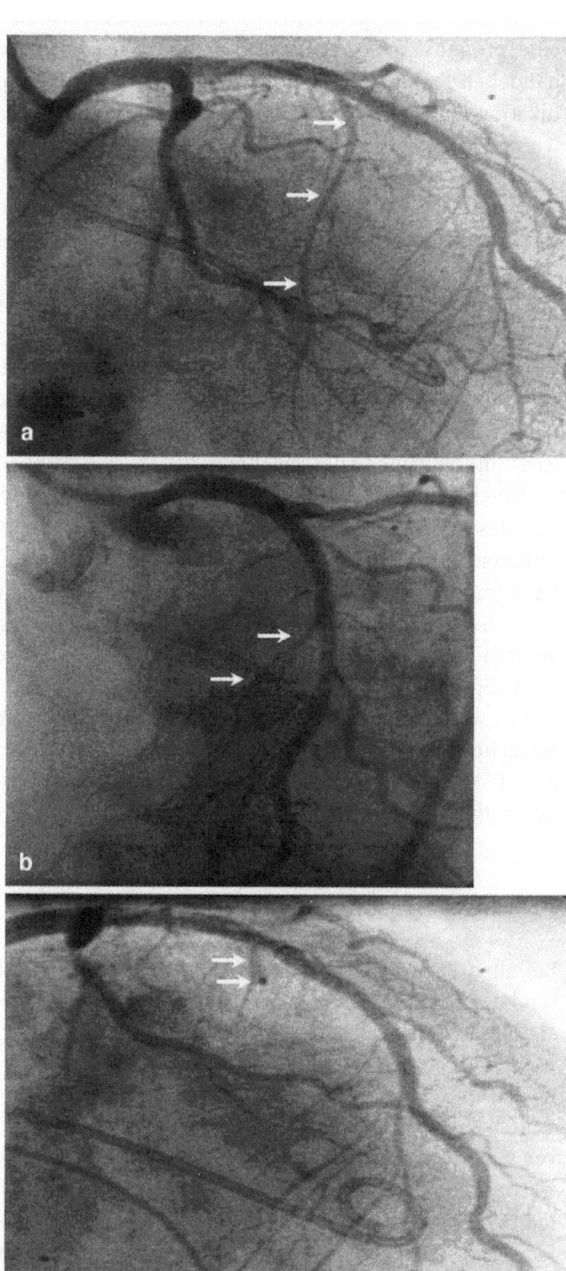

Abb. 18-1d,e. Kontrastmittel-injektion über das zentrale Lumen des Ballonkatheters mit Bestimmung des Versorgungs-areals des Septalastes (**d**, *Pfeil*) und Ausschluß von Kontrast-mittelreflux in den LAD. Abschließende Darstellung des Gefäßstumpfes (*Pfeil*) nach alkoholinduzierter Septalastokklusion (**e**)

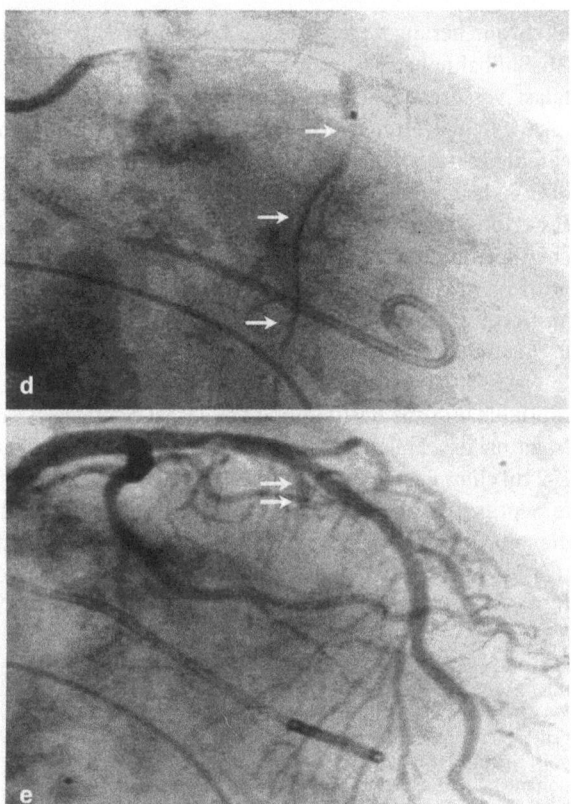

mit einem Führungsdraht sondiert. Als optimal hat sich ein steifer 0,014-Inch-Führungsdraht erwiesen, um anschließend den over the wire Ballonkatheter leichter im oft rechtwinklig entspringenden Septalast plazieren zu können. Allerdings ist bei schwierig zu sondierenden Septalästen durchaus der Wechsel auf einen, leichter steuerbaren, Floppy-Führungsdraht erforderlich. Anschließend erfolgt die Plazierung des over the wire Ballonkathers im Septalast. Zur Vermeidung einer Ballonlage im LAD mit möglicher Flußbehinderung und Dissektionen im LAD bevorzugen wir 1 cm lange Ballonkatheter (Concerto, Occam) der Diameter 1,5–2,5 (selten 3,0) mm.

Der Ballonkatheter wird im proximalen Septalastabschnitt plaziert und mit 6 bar inflatiert unter Vermeidung einer partiellen Ballonlage im LAD (Abb. 18-1c). Nach Entfernung des Führungsdrahtes wird mittels Kontrastmittelinjektion (1–2 ml) über den Ballonkatheter das Versorgungsgebiet des Septalastes bestimmt (Abb. 18-1d). Hierdurch wird gleichzeitig sichergestellt, daß ein Kontrastmittel- und somit Alkoholreflux in den LAD nicht möglich ist. Dieses ist zur Vermeidung einer LAD-Schädigung und somit Vorderwandinfarzierung infolge fehlerhaften Alkoholrefluxes unbedingt notwendig.

Als schwierigster Schritt stellt sich die Identifikation des Septalastes dar, der für die Versorgung des die Obstruktion bildenden Septumabschnittes verantwortlich ist. In der frühen Phase der PTSMA wurde hierzu die probatorische 5minütige Septalastokklusion herangezogen [27, 32, 33, 34, 35, 36, 37]. Falls sich hierbei eine Reduktion der Ausflußbahnobstruktion nachweisen ließ, wurde die Myokardablation des vom Septalast versorgten Gebietes durch Injektion von 95 %igem Alkohol vorgenommen. Eigene Beobachtungen haben zum einen einen niedrigen prädiktiven Wert der Gradientenreduktion bei probatorischer Ballonokklusion gezeigt. Zum anderen war häufig die Okklusion mehrer Septaläste zur Erzielung eines ausreichenden Primärergebnisses erforderlich. Die Notwendigkeit eines Wiederholungseingriffes bei ausschließlicher Bestimmung des „Target"-Septalastes durch probatorische Ballonokklusion wird mit 16 % [38] bis 25 % [39] angegeben. Hierdurch wird die Septumnarbe unnötig vergrößert mit all den möglichen negativen Auswirkungen auf links ventrikuläre systolische und diastolische Funktion.

Nach 30 Interventionen führten wir die Myokard-Kontrast-Echokardiographie routinemäßig zur Bestimmung des Target-Septalastes ein [40, 41]. Hierbei wird nach Inflation des Ballonkatheters unter farbdopplerechokardiographischen Monitoring 1–2 ml eines Echokontrastmittels (Levovist, Schering) injiziert. Läßt sich das markierte Septumareal dem Areal der Entstehung des linksventrikulären Ausflußbahngradienten, d. h. dem Ort der maximalen Flußbeschleunigung, zuordnen, wird die definitive Okklusion des Septalastes durchgeführt (Abb. 18-2). Anderenfalls wird nach Stu-

Abb. 18-2a–d. Myokard-Kontrast-Echokardiographie bei Re-PTSMA nach vorausgegangener nicht-echokardiographisch geführter Erstintervention mit zu weit apikal plazierter Narbe (*Pfeil*) und Nachweis eines kompletten SAM-Phänomens der Mitralklappe (**a**). Das durch selektive Levovist-Injektion markierte Septumareal (**b**, *Pfeile*) stimmt mit dem nach Alkoholinjektion markierten Areal überein (**c**, *Pfeile*). 1 Woche nach PTSMA zeigt sich eine Reduktion der subaortalen Septumdicke (*Pfeile*) mit nur noch leichtgradigem SAM-Phänomen ohne Septumkontakt der Mitralklappe (**d**)

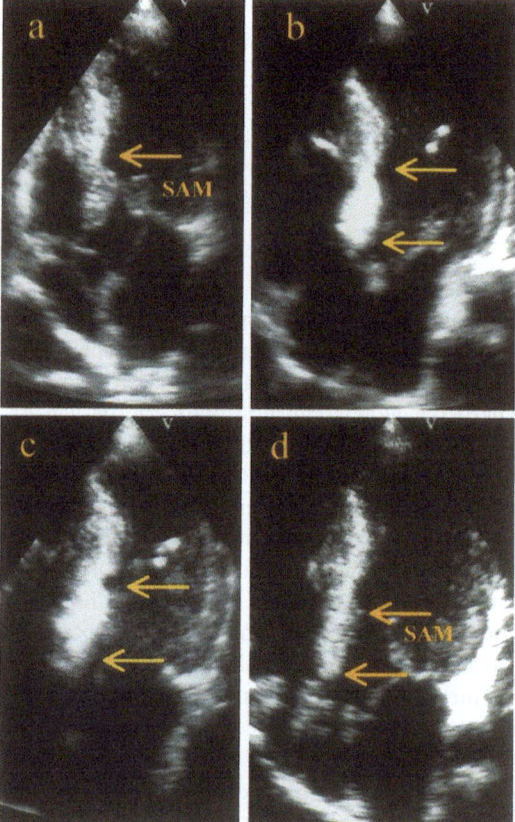

dium des Koronarangiogramms das gesamte Verfahren wiederholt, bis sich ein für die Versorgung des obstruktionsverursachenden Septumareals verantwortlicher Ast finden läßt. Durch die Verwendung der Myokard-Kontrast-Echokardiographie läßt sich besonders bei Patienten mit mehreren Septalästen der Target-Ast identifizieren und okkludieren, ohne überflüssigerweise eine ausgedehnte Narbe zu hinterlassen. Weiterhin konnte bei 10 % der Patienten, bei denen die Methode angewandt wurde, ein atypisch aus dem Intermediär-/Diagonalast entspringender Septalast als bedeutsamer zu okkludierender Ast identifiziert werden. Weiterhin konnten durch die Myokard-Kontrast-Echokardiographie Fehlplazierungen des Echokontrastmittels dokumentiert werden (Abb. 18-3) und somit definitive Nekrosen unerwünschter Areale und konsekutive Komplikationen vermieden werden.

Nach Bestimmung des richtigen Septalastes werden fraktioniert in 1-ml-Portionen 3 bis maximal 5 ml 96 %iger Alkohol, in Abhängigkeit vom hämodynamischen Akuteffekt und der Größe des Septalastes, über das zentrale Lumen des over the wire

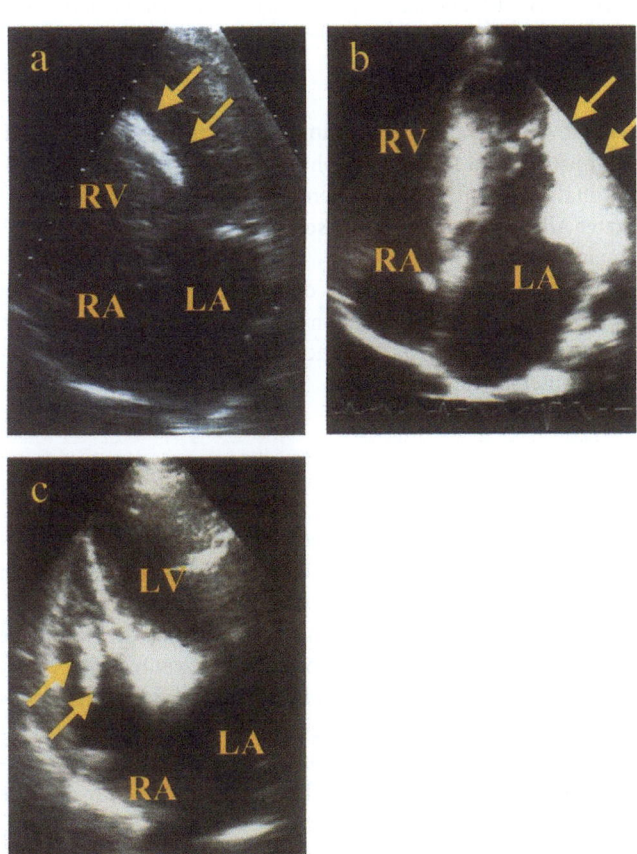

Abb. 18-3a–c. Beispiele von Levovist-Fehlplazierungen (*Pfeile*) während der Myokard-Kontrast-Echokardiographie im Rahmen der PTSMA im linksventrikulären Papillarmuskel (**a**), in der freien linksventrikulären Wand (**b**) und im rechtsventrikulären Papillarmuskel (**c**). (*RA* = rechter Vorhof; *RV* = rechter Ventrikel; *LA* = linker Vorhof; *LV* = linker Ventrikel)

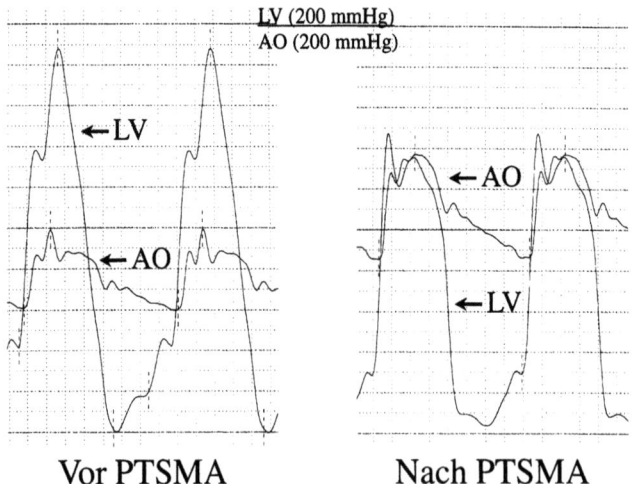

Vor PTSMA   Nach PTSMA

Abb. 18-4. Optimales Akutergebnis nach PTSMA mit kompletter Elimination des linksventrikulären Ausflußbahngradienten nach alkoholinduzierter Septalastokklusion

Ballonkatheters appliziert. Obwohl bisher untersuchungstechnische Vergleiche fehlen, hat sich die fraktionierte Injektion von Alkohol in Abhängigkeit des Effektes und evtl. Nebenwirkungen als optimal erwiesen. Wir deflatieren und entfernen den Ballonkatheter 10 min nach letzter Alkoholapplikation, um so sicher ein Abfließen des Alkohols in den LAD zu vermeiden.

Nach abschließender angiographischer Kontrolle der linken Koronararterie zum einen zum Nachweis der effektiven Septalastokklusion (Abb. 18-1e) und zum anderen zum Ausschluß von Koronarläsionen werden die hämodynamischen Messungen wiederholt (Abb. 18-4) und die Untersuchung beendet.

Indikation

Bisherige Einschlußkriterien umfassen trotz ausreichender medikamentöser Therapie symptomatische Patienten ≥ III nach NYHA. Geringe symptomatische Patienten sollten nur bei dokumentierten Risikofaktoren für einen plötzlichen Herztod [7, 42–48] behandelt werden, solange Hinweise auf eine Verbesserung der Prognose durch PTSMA fehlen. Bei den behandelten Patienten sollte ein linksventrikulärer Ausflußbahngradient ≥ 30 mm Hg in Ruhe und/oder 100 mm Hg unter Belastung dokumentiert sein. Behandelt werden können auch Patienten mit vorausgegangener operativer Myektomie oder DDD-Schrittmacherimplantation. Nicht interventionell behandelt werden sollten Patienten mit begleitenden kardialen Erkrankungen, für die eine Indikation zur Operation vorliegt.

Ergebnisse

Akutergebnisse

Reduktion des linksventrikulären Ausflußbahngradienten

Bisher liegen nur wenige publizierte Ergebnisse der PTSMA vor [27, 34-39, 49-51]. Zum jetzigen Zeitpunkt bekannt ist die Behandlung von weltweit ca. 220 Patienten. Sigwart und Kollegen berichteten über die Akut- und Langzeitergebnisse bei 18 Patienten [27, 49]. Zur Bestimmung des Target-Septalastes wurde die Gradientenreduktion nach 5minütiger probatorischer Ballonokklusion herangezogen. Es wurden bis zu 3 Septaläste okkludiert. Hierdurch konnte bei 89 % der Patienten eine Reduktion der Ausflußbahngradienten erzielt werden, im Mittel von 51 auf 8 mm Hg.

Über vergleichbare Akutergebnisse berichteten weitere Arbeitsgruppen [39, 50, 51]. In beiden Gruppen wurden hochsignifikante Gradientenreduktionen sowohl unter Ruhe- als auch Provokationsbedingungen erzielt. Auch hierbei waren häufiger die Okklusion mehrerer Septaläste erforderlich.

Nach ersten positiven Erfahrungen bei 6 Patienten [34] führten wir die Therapie bei bisher 83 Patienten durch (Tabelle 18-1). Lediglich bei 1 Patienten war die Sondierung und somit die Okklusion eines Septalastes nicht möglich. Eine vollständige Reduktion von Ruhe- und Provokationsgradienten konnte bei 23 % der Patienten und eine Reduktion um >50 % bei 54 % der Patienten erzielt werden. Dabei wurde eine >50 %ige Reduktion häufiger mit 88 % häufiger bei den Patienten, bei denen die Myo-

Tabelle 18-1. Akutergebnisse und Hospitalverlauf nach PTSMA bei 241 symptomatischen Patienten mit HOCM

Patienten	n	%
LVOTG-Reduktion:		
– Komplett	56	23
– >50 %	129	54
– 20–49 %	30	13
– <20 %	26	10
Tod:	3	1,2
– Kammerflimmern Tag 9	1	0,4
– Lungenembolie Tag 2	1	0,4
– Perikardtamponade	1	0,4
Schrittmacher bei trifaskikulärem Block:	134	55,6
– Passager	119	49,4
– Permanent	15	6,2
Ventrikelseptumdefekt	0	0
Apoplektischer Insult	0	0
Kammerflimmern:	2	0,8
– Bei PTSMA	0	0
– Tag 2 und 9	2	0,8
Schenkelblockbilder:		
– Linksschenkelblock	14	5,8
– Rechtsschenkelblock	67	27,8
– RSB und linksanteriorer Block	29	12,0
– Andere	17	7,1

kard-Kontrast-Echokardiographie zur Bestimmung des bedeutsamen Septalastes herangezogen wurde, im Vergleich zu 70 % bei den ersten 30 Patienten, bei denen lediglich die probatorische Ballonokklusion zur Bestimmung des zu okkludierenden Astes benutzt wurde. In der letztgenannten Gruppe war bei 4 Patienten ein Zweiteingriff erforderlich, da offensichtlich beim Ersteingriff der falsche Septalast okkludiert wurde. Darüber hinhaus war bei den 30 Patienten ohne Durchführung der MKE die Okklusion von 1,3 [1–3] Septalästen zur Erzielung eines ausreichenden Primärergebnisses erforderlich, während bei den Patienten mit Durchführung der MKE zur Identifizierung des Target-Septalastes mit Ausnahme einer Patientin, bei der eine subaortale und mittventrikuläre Obstruktion vorlag, nur ein Ast verschlossen wurde.

Komplikationen

Vor erstmaliger Durchführung der PTSMA mußte das Auftreten typischer Komplikationen des akuten induzierten Myokardinfarktes bedacht werden, d. h. das Auftreten tachykarder ventrikulärer und supraventrikulärer Rhythmusstörungen. Der Verlauf und die Versorgung der Tawara-Schenkel ließ die Möglichkeit infranodaler trifaszikulärer Blockierungen wahrscheinlich werden. Ähnlich den Erfahrungen der operativen Myektomie mußten die Entstehung eines iatrogenen Ventrikelseptumdefektes, das Auftreten cerebraler Embolien und in Abhängigkeit vom Verteilungsmuster des injizierten Alkohols die Möglichkeit einer Papillarmuskelruptur mit konsekutiver akuter Mitralinsuffizienz bedacht werden. Die letztgenannte Komplikation kann aber durch Anwendung des echokardiographischen Monitorings weitestgehend ausgeschlossen werden.

Übereinstimmend berichten alle Arbeitsgruppen über einen postinterventionellen Creatinkinaseanstieg mit raschen Gipfel [27, 34, 35, 37, 38, 39]. Im eigenen Kollektiv war ein mittlerer Anstieg von 568±287 (201–1810) U/l nach 10,6±4,7 (4–24) h zu beobachten. Der Enzymanstieg ist Folge der raschen Myokardzellnekrotisierung nach Alkoholinjektion zu werten.

Die bedeutsamsten bisher beobachteten Komplikationen sind Hospitaltodesfälle mit einer Inzidenz von bis zu 5 % [39]. Im eigenen Kollektiv verstarben 2 (2,4 %) Patienten: eine 86jährige Patientin mit begleitender schwerer chronisch obstruktiver Atemwegserkrankung bei Kammerflimmern nach Selbstmedikation mit β-Sympathomimetika am Tag 9 und je ein Patient infolge einer fulminanten Lungenembolie bzw. einer Perikardtamponade durch Perforation der passageren Schrittmachersonde am Tag 2 (Tabelle 18-1). Besonders beachtenswert ist die kasuistische Mitteilung eines 10 Tage nach dem Eingriff infolge eines unerwarteten trifasciculären Blocks aufgetretenen Todesfalles, die die Notwendigkeit einer engmaschigen mehrtägigen rhythmologischen Überwachung nach dem Eingriff unterstreicht. Eigene Beobachtungen zeigten das Auftreten einer letztendlich schrittmacherbedürftigen trifasciculären Blockierung am Tag 9 nach erfolgreicher Therapie.

Eng mit dem Auftreten einer peri- und postinterventionellen Blockierung verbunden ist die Frage nach der Notwendigkeit der Implantation des DDD-Schrittmachers. Trifasciculäre Blockierungen treten im Rahmen der PTSMA mit einer Häufigkeit von 60 % auf. In der Mehrzahl der Fälle sind diese Blockierungen allerdings nur passager, so daß eine permanente Schrittmacherimplantation im eigenen Kollektiv bei 13 % notwendig wurde. Die gezielte Ablation des hypertrophierten Septums durch Einsatz der Myokard-Kontrast-Echokardiographie kann diese DDD-Implantationsrate nach PTSMA von 17 % auf 5 % senken. In Arbeitsgruppen ohne Einsatz der MKE wird die Häufigkeit der Schrittmacherimplatation nach PTSMA mit bis zu 45 % angegeben [39], wobei allerdings die Indikation zur Schrittmacherimplantation in Abhängigkeit von der AV-Überleitung nach 48 h gestellt wurde. In Übereinstimmung mit den eigenen Beobachtungen bei Patienten ohne Einsatz der MKE zur Identifizierung des Target-Septalastes ließ sich in der Verlaufsbeobachtung bei 20 % aller Patienten eine kontinuierliche trifaszikuläre Blockierung nachweisen. Trotz Bemühungen ist eine sichere Identifizierung der postinterventionellen Schrittmacherbedürftigkeit, die die stationäre Behandlungsdauer verkürzen würde, noch nicht gelungen [52].

Das Auftreten von bedeutsamen ventrikulären Rhythmusstörungen während der Therapie ist bisher nur im Einzelfall beobachtet worden [49]. Bei diesem Patient trat Kammerflimmern nach iatrogenem Alkoholreflux in den R. descendens anterior mit passagerem Gefäßverschluß und bedeutsamer anterolateraler Ischämie auf. Am Folgetag wurde die Wiedereröffnung des Gefäßes und eine vollständig erhaltene linksventrikuläre Funktion beschrieben.

Während das Auftreten eines periinterventionellen Ventrikelseptumdefektes bisher noch nicht beschrieben wurde, liegt die Beobachtung einer cerebralen Embolie mit anhaltendem neurologischen Defizit vor [39]. Eine generelle Indikation zur postinterventionellen Antikoagulation kann aus dieser Einzelfallmitteilung jedoch noch nicht abgeleitet werden.

Elektrokardiographische Veränderungen umfassen zum einen bei 50 % der Patienten das Auftreten von Schenkelblockbildern [38, 53]. Im Gegensatz zur operativen Myektomie betreffen sie vorzugsweise den rechten Tawara-Schenkel, welches sich durch die Versorgung desselben über Septaläste der linken Koronararterie erklärt. Weiterhin finden sich passagere PQ- und QT-Verlängerungen. Zumindest die QT-Verlängerungen sinken im Verlauf auf unter präinterventionelle Werte, welche eine mögliche Erklärung für das fehlende Auftreten ventrikulärer Rhythmusstörungen nach induziertem Myokardinfarkt ist [38]. Langzeitelektrokardiographische Kontrollen sowohl in der Hospitalphase als auch im Langzeitverlauf ließen ebenfall keine Häufung, sondern eher eine tendenzielle Reduktion ventrikulärer Rhythmusstörungen erkennen. Allerdings sind diese Beobachtungen vorläufig und bedürfen einer Bestätigung im Langzeitverlauf.

Verlaufsbeobachtungen

Komplikationen

Bei den bisherigen Verlaufsbeobachtungen bis zu 2 Jahren sind keine kardialen Komplikationen (Tod, Ventrikelseptumdefekt) beobachtet worden. Weiterhin sind das Auftreten von Kammerflimmern oder eine Häufung ventrikulärer Rhythmusstörungen nicht mitgeteilt worden [38, 39, 49]. Allerding sind sowohl Patientenzahl als auch Beobachtungsdauer zu gering, um eine definitive Aussage zu dieser Problematik treffen zu können. Auch fehlen Vergleichsstudien zu anderen symptomatischen Therapieformen, die entweder im Rahmen einer prospektiven randomisierten Studie oder eines Registers, wie es jetzt in Deutschland initiiert worden ist, erhoben werden müßten. Nur dann läßt sich die Wertigkeit der einzelnen Therapieformen für die Prognose symptomatischer Patienten beurteilen.

Symptomatik

Primäres Therapieziel der PTSMA ist die symptomatische Verbesserung. Dieses Ziel wurde im eigenen Kollektiv bisher bei allen Patienten erreicht, bei denen die Therapie zu einer Gradientenreduktion führte. Lediglich die 4 Patienten mit mißlungener Primärintervention, d. h. Okklusion des „falschen" Septalastes, waren symptomatisch nicht gebessert. Bei ihnen wurde ein ausreichendes Therapieergebnis durch eine Zweitintervention nach 3 Monaten erreicht. Im Mittel sank die Einschränkung der Symptomatik von NYHA 2,7 ± 0,6 auf 1,2 ± 1,0 (p < 0,0001). Der weitere Verlauf zeigte eine anhaltende Besserung der klinischen Belastbarkeit. Diese subjektive Verbesserung fand ihren Niederschlag auch in einem Anstieg der fahrradergometrischen Belastbarkeit nach 3 Monaten. Die eigenen Beobachtungen decken sich gut mit den Berichten anderer Arbeitsgruppen [39, 49].

Hämodynamik

Sowohl die echokardiographisch als auch die invasiv gemessenen linksventrikulären Ausflußbahngradienten zeigen im eigenen Kollektiv im bisherigen Verlaufsbeobachtungszeitraum bis zu einem Jahr eine anhaltende und im Vergleich zum Akutergebnis zunehmende Reduktion (Abb. 18-5). Ein Verschwinden des Ausflußbahngradienten war nach 3 Monaten bei 39 % und eine Reduktion im Vergleich zum Ausgangsbefund um > 50 % bei 42 % der Patienten zu verzeichnen. Eine Reduktion um 20–49 % des Ausgangsbefundes mit anhaltender klinischer Besserung fand sich bei 17 % der Patienten. Gemessen an den Akutergebnissen kann bei > 50 % der Patienten eine weitere Reduktion der Ruhe- als auch Provokationsgradienten beobachtet werden. Im Vergleich zum 3-Monats-Verlaufs-Ergebnis findet sich bei der Einjahreskontrolle bei > 50 % der Patienten eine weitere Reduktion des linksventrikulären Ausflußbahngradienten. Die Befunde sind als Ausdruck des postinterventionellen Remodeling nach induziertem Septuminfarkt zu werten, analog dem Remodeling nach Myokardinfarkt. Sie unterstreichen auch das Vorgehen einer Induktion einer möglichst kleinen, aber ausreichend großen Nekrose durch die Septalastokklusion. Nach PTSMA kommt es auch zur Besserung diastolischer Funktionsparameter. Sowohl der linksventrikuläre enddiasto-

Abb. 18-5. Echokardiographischer Verlauf des linksventrikulären Ausflußbahn(LVOT)-Gradienten in Ruhe und bei Belastung (*Mon* = Monate)

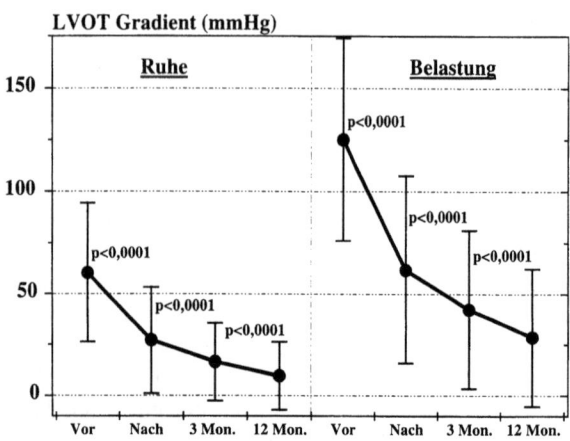

lische Druck (von 24,3 ± 9,0 auf 18,3 ± 7,2 mm Hg; p < 0,001) als auch der Pulmonalarterienmitteldruck unter Belastung (von 46 ± 10 auf 42 ± 10 mm Hg; p = 0,001) zeigen
eine signifikante Reduktion im Follow-up. Vergleichbare Ergebnisse liegen von anderen Arbeitsgruppen mit geringerer Patientenzahl vor [39, 49]. Eine signifikante Zunahme der linksventrikulären Ausflußbahngradienten nach primär erfolgreicher Therapie wurde bisher nicht mitgeteilt.

Echokardiographische Veränderungen

Im Vergleich zum Ausgangsbefund zeigte sich bei der echokardiographischen Kontrolluntersuchung nach 3 Monaten eine Abnahme sowohl der intraventrikulären Sep-
tum- als auch der linksventrikulären Hinterwanddicke. Nach 1 Jahr war eine weitere
Reduktion von Septum- und Hinterwanddicke zu beobachten. Diese Befunde sind
durch kernspintomographische Untersuchungen bestätigt worden und deuten auf
einen Rückgang einer möglicherweise neben der krankheitstypischen – infolge der
linksventrikulären Ausflußbahnobstruktion – bestehenden sekundären Hypertrophie
hin. Sie müssen aber durch weitere Untersuchungen bestätigt werden. Der enddiastolische linksventrikuläre Diameter zeigte nach 3 Monaten eine nichtsignifikante Vergrößerung, während der linksatriale Diameter als Folge der Reduktion der Mitralinsuffizienz und der Verbesserung der diastolischen linksventrikulären Funktion eine
Abnahme zeigte.

Besonderheiten

HOCM und Mitralinsuffizienz

Häufig ist die HOCM mit einer Mitralinsuffizienz verbunden. Diese ist zum einen Folge der bei bis zu 50 % der Patienten gefundenen morpholgischen Veränderungen [4],
darüber hinaus wird der systolischen Vorwärtsbewegung der Mitralklappe (SAM)
eine wesentliche Bedeutung bei der Entstehung der Mitralinsuffizienz zugeschrieben.
Bisher liegen nur Berichte der eigenen Arbeitsgruppe vor, die eine Reduktion des
SAM-Phänomens und der Mitralinsuffizienz zum einen noch während des Hospital-
verlaufes und zum anderen fortgesetzt bei der kurzfristigen Beobachtung von 3 Monaten zeigen konnten. Allerdings wurden bisher Patienten mit schwerer Mitralinsuffizienz nicht durch PTSMA behandelt. Trotz der bisher positiven Erfahrungen bzgl. der
Entwicklung der Mitralinsuffizienz sollten symptomatische Patienten mit HOCM und
höhergradiger Mitralinsuffizienz sowie bedeutsamen morphologischen Veränderungen der Mitralklappe am ehesten operativ behandelt werden.

HOCM und koronare Herzkrankheit

Bei symptomatischen Patienten mit HOCM und revaskularisationsbedürftiger koronarer Herzkrankheit ist primär die Operation – simultane Myektomie und Bypass-
operation – anzustreben. Allerdings liegt dann ein erhöhtes perioperatives vor, so daß
in Einzelfällen bei Vorliegen einer Eingefäßerkrankung, die einer Dilatationsbehand-
lung mit Stentimplantation gut zugänglich ist, die kombinierte perkutane Behandlung

– PTCA und PTSMA – vorgenommen werden kann. Falls nicht anatomische Voraussetzungen eine simultane Behandlung erfordern [54], sollte die Koronardilatation zunächst ausgeführt werden, um den klinischen Effekt der Koronardilatation und die Entstehung einer Rezidivstenose abwarten zu können. Im Falle des Stenoserezidivs sollte die grundsätzliche Therapieentscheidung überdacht und ggf. revidiert werden. Im Falle eines guten PTCA-Langzeitergebnisses und anhaltender klinischer Beschwerdesymptomatik kann im Intervall dann die PTSMA durchgeführt werden. Noch mehr als bei der isolierten PTSMA gilt bei der kombinierten interventionellen Therapie, daß die langfristigen Beobachtungen der bisherigen Behandlungen abgewartet werden, bevor dieses Verfahren allgemein durchgeführt werden sollte.

Vorläufige Beurteilung und Perspektiven

Nach bisher vorliegenden Erfahrungen ist die PTSMA ein geeignetes Verfahren zur Behandlung symptomatischer Patienten mit HOCM. Ein wesentlicher Vorteil liegt darin, daß das zu abladierende hypertrophierte Septumareal insbesondere durch den Einsatz der Myokard-Kontrast-Echokardiographie zuvor identifiziert und somit die Ausdehnung der Myokardnekrose zur Erzielung der Gradientenreduktion eingegrenzt werden kann. Darüber hinaus sollte ein beobachteter Remodeling-Effekt nach Induktion des therapeutischen Septuminfarktes abgewartet werden, bevor eine endgültige Beurteilung des Therapieerfolges durchgeführt wird. Die bisherigen Ergebnisse scheinen denen der Operation vergleichbar. Darüberhinaus ist die PTSMA jederzeit leichter wiederholbar und auch nach Krankheitsrezidiven oder nach unzureichenden operativen Ergebnissen einsetzbar.

Neben der postinterventionellen Mortalität, die zum großen Teil auf die Lernkurve insbesondere des Post-PTSMA-Managements zurückzuführen ist, ist das Auftreten eines trifaszikulären Blocks mit notwendiger Schrittmacherimplantation die bedeutsamste Komplikation des neuen Verfahren. Auch hierbei scheint sich die Bestimmung des Target-Septalastes durch Myokard-Kontrast-Echokardiographie positiv auf die Inzidenz notwendiger Schrittmacherimplantationen auszuwirken. Darüber hinaus ist insbesondere bei verzögerter Indikationsstellung zur Schrittmacherimplantation ein längerfristiges (7–10 Tage) rhythmologisches Monitoring zu fordern.

Bisher fehlen längerfristige Beobachtungen an ausreichend großen Patientenkollektiven sowie Vergleichsstudien zu anderen symptomatischen Therapieformen der HOCM. Hierdurch bedingt ist auch eine fehlende Beurteilung der Prognosebeeinflussung des Krankheitsbildes durch die PTSMA wie durch die übrigen Therapieformen gegeben. Anzustreben ist zunächst die Durchführung eines Registers mit den Zielen der Erfassung aller Ergebnisse und insbesondere Komplikationen sowie der Standardisierung der Methode [55].

Literatur

1. Marian AJ, Mares Jr A, Kelly DP et al (1995) Sudden cardiac death in hypertrophic cardiomyopathy. Eur Heart J 16:368–376
2. Schwartz K (1995) Familial hypertrophic cardiomyopathy: Nonsense versus missense mutations. Circulation 91:2865–2867

3. Wigle ED, Rakowski H, Kimball BP, Williams WG (1995) Hypertrophic Cardiomyopathy: Clinical spectrum and treatment. Circulation 92:1680-1692
4. Klues HG, Maron BJ, Dollar AL, Roberts WC (1992) Diversity of structural mitral valve alterations in hypertrophic cardiomyopathy. Circulation 85:1651-1660
5. Liberthson RR (1996) Sudden death from cardiac causes in children and young adults. New Engl J Med 334:1039-1044
6. Frank MJ, Abdulla AM, Canedo MI, Saylors RE (1978) Long-term medical management of hypertrophic obstructive cardiomyopathy. Am J Cardiol 42:993-1001
7. Haberer T, Hess OM, Jenni R, Krayenbühl HP (1983) Hypertrophic obstructive cardiomyopathy: Spontaneous course in comparison to long-term therapy with propanolol and verapamil. Z Kardiol 72:487-493
8. Harrison DC, Braunwald E, Glick G, Mason DT, Chidsey CA, Ross Jr J (1964) Effects of beta adrenergic blockade on the circulation with particular reference to observations in patients with hypertrophic subaortic stenosis. Circulation 29:84-98
9. Kaltenbach M, Hopf R, Kober G, Bussmann WD, Keller M, Petersen Y (1979) Treatment of hypertrophic obstructive cardiomyopathy with verapamil. Br Heart J 42:35-42
10. Pollick C (1982) Muscular subaortic stenosis: hemodynamic and clinical improvement after disopyramide: N Engl J Med 307:997-999
11. Kimball BP, Bui S, Wigle ED (1993) Acute dose-response effects of intravenous disopyramide in hypertrophic obstructive cardiomyopathy. Am Heart J 125:1691-1697
12. Fananapazir L, Epstein ND, Curiel RV, Panza JA, Tripodi D, McAreavey D (1994) Long-term results of dual-chamber (DDD) pacing in obstructive hypertrophic cardiomyopathy: Evidence for progressive symptomatic and hemodynamic improvement and reduction of left ventricular hypertrophy. Circulation 90:2731-2742
13. Jeanrenaud X, Goy JJ, Kappenberger L (1992) Effects of dual-chamber pacing in hypertrophic obstructive cardiomyopathy. Lancet 339:1318-1323
14. Kappenberger L (1995) Pacing for obstructive hypertrophic cardiomyopathy. Br Heart J 73:107
15. Nishimura RA, Hayes DL, Ilstrup DM, Holmes Jr DR, Tajik AJ (1996) Effect of dual-chamber pacing on systolic and diastolic function in patients with hypertrophic cardiomyopathy. Acute Doppler echocardiographic and catheterization hemodynamic study. J Am Coll Cardiol 27:421-430
16. Maron BJ (1996) Appraisal of dual-chamber pacing therapy in hypertrophic cardiomyopathy: Too soon for a rush to judgment? J Am Coll Cardiol 27:431-432
17. Nishimura RA, Trusty JM, Hayes DL et al. (1997) Dual-chamber pacing for hypertrophic cardiomyopathy: A randomized, double blind, crossover trial. J Am Coll Cardiol 29:435-441
18. Bircks W, Schulte HD (1983) Surgical treatment of hypertrophic obstructive cardiomyopathy with special reference to complications and to atypical hypertrophic obstructive cardiomyopathy. Eur Heart J 4 [Suppl F]:187-190
19. Kirklin JW, Ellis Jr FR (1961) Surgical relief of diffuse subvalvular aortic stenosis. Circulation 24:739-742
20. Kuhn H, Gietzen F, Mercier J et al. (1983) Untersuchungen zur Klinik, zum Verlauf und zur Prognose verschiedener Formen der hypertrophischen Kardiomyopathie. Z Kardiol 72:83-98
21. Morrow AG, Brockenbrough EC (1961) Surgical treatment of idiopathic hypertrophic subaortic stenosis: technic and hemodynamic results of subaortic ventriculotomy. Ann Surg 154:181-189
22. Schulte HD, Gramsch-Zabel H, Schwartzkopff B (1995) Hypertrophe obstruktive Kardiomyopathie: Chirurgische Behandlung. Schweiz Med Wschr 125:1940-1949
23. McCully RB, Nishimura RA, Tajik AJ, Schaff HV, Danielson GK (1996) Extent of clinical improvement after surgical treatment of hypertrophic obstructive cardiomyopathy. Circulation 94:467-471
24. Robbins RC, Stinson EB, Daily PO (1996) Long-term results of left ventricular myotomy and myectomy for obstructive hypertrophic cardiomyopathy. J Thorac Cardiovasc Surg 111:586-594
25. Heric B, Lytle BW, Miller DP et al. (1995) Surgical management of hypertrophic obstructive cardiomyopathy: Early and late results. J Thorac Cardiovasc Surg 110:195-208
26. Schoendube FA, Klues HG, Reith S, Flachskampf, Hanrath P, Messmer BJ (1995) Long-term clinical and echocardiographic follow-up after surgical correction of hypertrophic obstructive cardiomyopathy with extended myectomy and reconstruction of the subvalvuar mitral apparatus. Circulation 92 [Suppl II]:122-127
27. Sigwart U (1995) Non-surgical myocardial reduction of hypertrophic obstructive cardiomyopathy. Lancet 346:211-214
28. Gietzen F, Leuner C, Gerenkamp T, Kuhn H (1994) Abnahme der Obstruktion bei hypertropher Kardiomyopathie während passagerer Okklusion des ersten Septalastes der linken Koronararterie. Z Kardiol 83 [Suppl 1]:146 (Abstr)
29. Brugada P, de Swart H, Smeets JLRM, Wellens HJJ (1989) Transcoronary chemicam ablation of ventricular tachycardia. Circulation 79:475-482
30. Gleichmann U, Seggewiss H (1996) Therapie der hypertrophen obstruktiven Kardiomyopathie. Dtsch Med Wochenschr 121:1485-1486

31. Kuhn H, Gietzen F, Schäfers M, Lerch H, Schober O, Dellmann A, Raute-Kreinsen U (1997) Catheter interventional therapy of hypertrophic obstructive cardiomyopathy by transcoronary ablation of septum hypertrophy: changes of the subaortic septum. Eur Heart J 18 [Suppl]:605

32. Kuhn H, Gietzen F, Leuner C, Gerenkamp T (1997) Induction of subaortic ischaemia to reduce obstruction in hypertrophic obstructive cardiomyopathy. Eur Heart J 18:846–851

33. Gietzen F, Leuner C, Gerenkamp T, Kuhn H (1996) Katheterinterventionelle Therapie der hypertrophisch obstruktiven Kardiomyopathie durch Alkoholablation des ersten Septalastes der linken Koronararterie. Z Kardiol 85 [Suppl 2]:3

34. Gleichmann U, Seggewiss H, Faber L, Fassbender D, Schmidt HK, Strick S (1996) Kathetertherapie der hypertrophen obstruktiven Kardiomyopathie. Dtsch Med Wochenschr 21:679–685

35. Seggewiss H, Gleichmann U, Faber L et al. (1996) Hämodynamische und klinische Akutergebnisse der Kathetertherapie bei hypertropher obstruktiver Kardiomyopathie. Z Kardiol 85 [Suppl 5]:460

36. Seggewiss H, Gleichmann U, Faber L (1997) The management of hypertrophic cardiomyopathy. N Engl J Med 337:349

37. Seggewiss H, Gleichmann U, Faber L, Fassbender D, Schmidt HK, Strick S (1997) Catheter treatment of hypertrophic cardiomyopathy: Acute and mid-term results. J Am Coll Cardiol 29 [Suppl A]:388A

38. Seggewiss H, Gleichmann U, Faber L, Fassbender D, Schmidt HK, Strick S (1998) Percutaneous transluminal septal myocardardial ablation (PTSMA) in hypertrophic obstructive cardiomyopathy: acute results and 3-month follow-up in 25 patients. J Am Coll Cardiol 31:252–258

39. Gietzen F, Kuhn H, Leuner CH, Gerenkamp T, Hegselmann J, Raute-Kreinsen U (1997) Acute and long-term results after transcoronary ablation of septum hypertrophy in hypertrophic obstructive cardiomyopathy. Eur Heart J 18 [Suppl]:468

40. Faber L, Seggewiss H, Fassbender D, Strick S, Gleichmann U (1998) Guiding of percutaneous transluminal septal myocardial ablation in hypertrophic obstructive cardiomyopathy by myocardial contrast echocardiography: a case report. J Interv Cardiol 11:443–448

41. Faber L, Seggewiss H, Fassbender D, Strick S, Bogunovic N, Gleichmann U (1997) Catheter treatment in hypertrophic obstructive cardiomyopathy: identification of the perfusion area of septal branches by myocardial contrast echocardiography (MCE): First experiences. Eur Heart J 18 [Suppl]:368

42. Spirito P, Rapezzi C, Autore C et al. (1994) Prognosis of asymptomatic patients with hypertrophic cardiomyopathy and nonsustained ventricular tachycardia. Circulation 90:2743–2747

43. Vassalli S, Seiler G, Hess OM (1994) Risk stratification in hypertrophic cardiomyopathy. Curr Opin Cardiol 9:330–336

44. Chang AC, McAreavey D, Fananapazir L (1995) Identification of patients with hypertrophic cardiomyopathy at high risk for sudden death. Curr Opin Cardiol 10:9–15

45. Maron BJ, Roberts WC, Edwards JE, McAllister HA, Foley DD, Epstein SE (1978) Sudden death in patients with hypertrophic cardiomyopathy: Characterization of 26 patients without functional limitations. Am J Cardiol 41:803–810

46. Maron BJ, Roberts WC, McAllister HA, Rosing DR, Epstein SE (1980) Sudden death in young athletes. Circulation 62:218–229

47. Romeo F, Pellicia F, Christofani R, Martuscelli E, Reale A (1990) Hypertrophic cardiomyopathy: Is the left ventricular outflow gradient a major prognostic determinant? Eur Heart J 11:233–240

48. Spirito P, Seidman CE, McKenna WJ, Maron BJ (1997) The management of hypertrophic cardiomyopathy. N Engl J Med 336:775–785

49. Knight C, Kurbaan AS, Seggewiss H et al. (1997) Non-surgical septal reduction for hypertrophic obstructive cardiomyopathy: outcome in the first series of patients. Circulation 95:2075–2081

50. Lakkis N, Kleiman N, Killip D, Spencer III WH (1997) Hypertrophic obstructive cardiomyopathy: alternative therapeutic options Clin Cardiol 20:417–418

51. Bhargava B, Agarval R, Kaul U, Machanda SC, Harbans S (1997) Transcatheter alcohol ablation of the septum in a patient of hypertrophic obstructive cradiomyopathy. Cathet Cardiovasc Diag 41:56–58

52. Faber L, Seggewiss H, Fassbender D, Strick S, Schmidt HK, Gleichmann U (1997) Risk factors for permanent trifascicular heart block after percutaneous transluminal septal myocardial ablation (PTSMA) in hypertrophic obstructive cardiomyopathy (HOCM): Circulation 96 [Suppl] 463

53. Faber L, Seggewiss H, Fassbender D, Bogunovic N, Gleichmann U (1996) Acute echo- and electrocardiographic changes after interventional myocardial ablation in obstructive hypertrophic cardiomyopathy. Eur Heart J 17 [Suppl]:48

54. Seggewiss H, Gleichmann U, Meyners W, Bogunovic N, Odenthal HJ, Faber L (1998) Simultaneous percutaneous treatment in hypertrophic obstructive cardiomyopathy and coronary artery disease: a case report. Cathet Cardiovasc Diagn 44:65–69

55. Braunwald E (1997) Induced septal infarction: a new therapeutic strategy for hypertrophic obstructive cardiomyopathy. Circulation 95: 1981–1982

KAPITEL 19

PTCA während akuter koronarer Syndrome

U. Zeymer · K.-L. Neuhaus

Die PTCA stellt ein attraktives Konzept zur Behandlung der instabilen Angina pectoris und des akuten Herzinfarkts dar. Mit der PTCA kann nicht nur das Infarktgefäß wiedereröffnet, sondern auch die zugrundeliegende Stenose erweitert werden. Außerdem erhält man durch die Angiographie wichtige Informationen über den gesamten Koronarstatus, die die weitere Behandlungsstrategie (konservativ, interventionell oder operativ) bestimmen. Die Probleme der PTCA bei akuten koronaren Syndromen bestehen vor allem in Reokklusionen, vaskulären Komplikationen an den arteriellen Zugangswegen, der Zeitverzögerung bis zum Therapiebeginn und der Vorhaltung einer 24-h-Herzkatheterlaborbereitschaft.

PTCA bei instabiler Angina pectoris

Die bei weitem häufigste Ursache für das Auftreten der instabilen Angina pectoris ist das Aufbrechen eines atherosklerotischen Plaques mit konsekutiver Thrombusbildung, die im Gegensatz zum Herzinfarkt meist nicht okklusiv ist [1]. In den Tagen und Wochen nach Beginn der Symptomatik haben die Patienten mit instabiler Angina pectoris ein deutlich erhöhtes Risiko, einen transmuralen Infarkt zu erleiden oder zu sterben [2]. Die konservative medikamentöse Therapie besteht neben der Gabe von antianginös wirksamen Substanzen aus der Thrombinhemmung mit Heparin und der Thrombozytenaggregationshemmung mit Acetylsalicylsäure [3]. Der Einsatz von Thrombolytika scheint eher zu einer Verschlechterung der Prognose zu führen und ist daher im allgemeinen bei dieser Patientengruppe nicht indiziert [4]. Mit der PTCA gelingt es in einem hohen Prozentsatz der Fälle, die zugrundeliegende Stenose erfolgreich zu beseitigen und eine Verbesserung der klinischen Symptomatik zu erreichen. Während die Erfolgsraten der PTCA bei instabiler Angina und stabiler Angina vergleichbar sind [5], treten Komplikationen bei Patienten mit instabiler Symptomatik signifikant häufiger auf (Tabelle 19-1).

In der größten Untersuchung zur Vorgehensweise bei Patienten mit instabiler Angina pectoris, der TIMI-3-B-Studie, wurde eine invasive Strategie (routinemäßige Koronarangiographie innerhalb von 18–48 h nach Aufnahme) mit einer konservativen Strategie (Koronarangiographie nur bei klinischem Versagen der medikamentösen Therapie) bei 1473 Patienten verglichen [4]. Im Verlauf waren nach 6 Wochen zwar signifikant mehr Patienten in der invasiven Gruppe angiographiert und auch dilatiert worden, ein Unterschied in dem klinischen Verlauf ergab sich allerdings nicht (Tabelle 19-2). Diese Ergebnisse wurden in der sogenannten VANQWISH Studie bestätigt. In

Tabelle 19-1. Erfolgsraten und Krankenhauskomplikationen bei Patienten mit unterschiedlichen PTCA-Indikationen. Ergebnisse des PTCA-Registers der ALKK [5]

Indikation	Patienten (n)	PTCA-Erfolg [%]	Akuter Verschluß [%]	Infarkt [%]	Notfall-ACB-Operation [%]	Krankenhaus-mortalität [%]
Stabile Angina	31 300	86,6	2,65	1,88	0,61	0,27
Instabile Angina	13 362	88,1	4,81	3,14	1,28	1,16
Akuter Infarkt	2 879	78,4	5,87	–	1,52	9,27

Tabelle 19-2. Randomisierter Vergleich von primär invasivem (Angiographie innerhalb 24 h nach Aufnahme) und primär konservativem Vorgehen bei Patienten mit instabiler Angina pectoris. Klinische 6-Wochen-Ergebnisse in der TIMI-3B-Studie [4]

	Invasiv (n = 740) [%]	Konservativ (n = 733) [%]
Angiographie	98	64
PTCA	38	26
ACB-Operation	25	24
Tod	2,4	2,5
Nicht tödl. MI	5,1	5,7
Anginafrei	76	72

dieser Untersuchung mit 920 Patienten mit Nicht-Q-Zacken Infarkt zeigte sich nach 1 Jahr eine höhere Anzahl von Todesfällen und nicht-tödlichen Herzinfarkten in der Patientengruppe mit früher invasiver Diagnostik und Therapie gegenüber den primär konservativ behandelten Patienten [38].

Zur routinemäßigen Begleitmedikation der PTCA bei Patienten mit instabiler Angina pectoris werden weiterhin Heparin und ASS empfohlen [8]. Bei Patienten mit Stent-Implantation sollte zusätzlich über einen Zeitraum von 4 Wochen der Thrombozytenfunktionshemmer Clopidogrel gegeben werden. Inwieweit der routinemäßige Einsatz von Clopidogrel bei Patienten mit instabiler Angina pectoris die Prognose verbessert, wird derzeit in mehreren großen Studien untersucht. Eine wesentliche Verbesserung des klinischen Verlaufs wird durch die zusätzliche Gabe von Glycoprotein IIb/IIIa Rezeptor Antagonisten (Abciximab, Eptifibatid und Tirofiban) bei Patienten mit PTCA bei akuten koronaren Syndromen erzielt [6, 7]. Von dieser Medikation profitieren vor allem Patienten mit erhöhten Troponin I oder Troponin T Werten und sie sollte möglichst schon vor der Intervention begonnen werden [39].

PTCA beim akuten Infarkt

PTCA nach Thrombolyse

Die thrombolytische Therapie führt in etwa 2/3 der Fälle innerhalb von 60–90 min zu einer Wiederherstellung des Blutflusses im Infarktgefäß. Allerdings verbleibt in der Mehrzahl der Fälle eine hochgradige Stenose, die möglicherweise zu Reokklusionen mit beiträgt. Theoretisch könnte daher eine nachfolgende PTCA die myokardiale Durchblutung verbessern und die Funktion des Myokards besser erhalten als die alleinige Thrombolyse. Diese Überlegung war die Grundlage für eine Reihe randomisierter Studien zur Rolle unterschiedlicher invasiver und interventioneller Strategien

Tabelle 19-3. Metaanalyse von verschiedenen Studien mit unterschiedlichen Strategien der routinemäßigen PTCA nach Thrombolyse [9] (*sofortige PTCA* so früh wie möglich nach Lyse; *frühe PTCA* Stunden bis wenige Tage nach Lyse, *elektive PTCA* 4 oder mehr Tage nach Lyse)

PTCA-Regime	Patienten PTCA/konservativ	Tod PTCA/konservativ	Tod oder Reinfarkt PTCA/konservativ
Sofortige PTCA	783 / 785	7,2 % / 6,5 %	11,9 % / 13,1 %
Frühe PTCA	2506 / 2504	5,2 % / 4,8 %	12,1 % / 11,5 %
Elektive PTCA	252 / 254	3,6 % / 2,8 %	12,7 % / 7,9 %

nach Thrombolyse. Unabhängig vom Zeitpunkt der PTCA zeigte keine dieser Untersuchungen eine Verbesserung der Sterblichkeit oder Reinfarktrate durch eine routinemäßige PTCA [9, 10, 11, 12]. Im Gegenteil ergab sich ein, wenn auch nicht signifikanter, Trend zu einer Verschlechterung der Prognose in der invasiv behandelten Gruppe (Tabelle 19-3). Die Gründe für diesen negativen Effekt der routinemäßig durchgeführten PTCA sind möglicherweise in den relativ hohen Raten von Reverschlüssen und Reinfarkten zu sehen, die durch die mechanische Verletzung des Infarktgefäßes mithervorgerufen werden. Eine PTCA als Regelbehandlung nach erfolgreicher Thrombolyse kann also nicht empfohlen werden.

Die erfolgreiche Rekanalisation eines nach Thrombolyse weiterhin verschlossenen Infarktgefäßes (sog. Rescue-PTCA) scheint dagegen nicht nur symptomatisch, sondern auch prognostisch von Nutzen zu sein, wogegen eine nicht erfolgreiche Rescue-PTCA eher mit einer erhöhten Sterblichkeit einhergeht. In einer Metaanalyse von 4 angiographischen Infarktstudien hatten 224 Patienten ein verschlossenes Infarktgefäß 90 min nach Lysebeginn. Die Krankenhausmortalität bei Patienten ohne weitere Intervention betrug 8,5 %, bei denen mit erfolgreicher mechanischer Rekanalisation 4,3 % und 10,5 % bei Patienten mit einem erfolglosen Versuch der Rekanalisation [13]. Übereinstimmend fand sich in mehreren nicht randomisierten Untersuchungen eine sehr hohe Mortalität von 25–40 % nach erfolgloser Rescue-PTCA [14, 15]. In größeren Untersuchungen liegt der angiographische Erfolg der Rescue-PTCA bei etwa 80 % und die Reverschlußrate bei 15–20 %.

Die einzige randomisierte Studie zur Rescue-PTCA untersuchte 151 Patienten mit akutem Vorderwandinfarkt innerhalb von 8 h nach Symptombeginn und verschlossenem RIVA > 90 min nach Lysebeginn [16]. Die Rescue-PTCA war technisch erfolgreich bei 92 % der Patienten der PTCA-Gruppe. Die klinischen Ergebnisse (Tabelle 19-4) zeigen einen deutlichen, wenn auch nicht signifikanten Trend zugunsten der PTCA-Gruppe.

Tabelle 19-4. Randomisierter Vergleich von Rescue-PTCA und konservativem Vorgehen bei Patienten mit erfolgloser Lyse bei Vorderwandinfarkt und angiographisch verschlossenem LAD [16]. Klinische und hämodynamische Ergebnisse 30 Tage nach dem Infarktereignis

	PTCA (n = 78)	Konservativ (n = 73)	p-Wert
Tod	5,1 %	9,6 %	0,18
Schwere Herzinsuffizienz	1,3 %	7,0 %	0,11
30-Tages-EF			
in Ruhe	40 ± 11	39 + 12	0,49
bei Belastung	43 + 15	38 + 13	0,04

Ein Problem des Einsatzes der Rescue-PTCA stellt die verläßliche und einfache nichtinvasive Beurteilung des Lyseerfolgs dar. Nicht selten korreliert weder die klinische Symptomatik noch der EKG-Verlauf mit dem angiographisch ermittelten aktuellen Perfusionsstatus des Infarktgefäßes. Der Enzymverlauf (CK, CK-MB, Myoglobin, Troponin-T) erhöht zwar die diagnostische Sicherheit zur Ermittlung der erfolgreichen Reperfusion, aber meist erst nach mehr als 8–12 h, was zu einer erheblichen zeitlichen Verzögerung einer möglichen Intervention führen würde.

Nach den momemtanen Erfahrungen scheint die Rescue-PTCA bei Patienten mit persistierenden Beschwerden und ST-Hebungen indiziert und führt in den meisten Fällen zu einer Verbesserung der Prognose. Allerdings sollte der klinische Nutzen einer erfolgreichen Rescue-PTCA v. a. bei hämodynamisch stabilen Patienten gegen das Risiko einer nicht erfolgreichen Rekanalisation abgewogen werden.

Direkte PTCA ohne vorhergehende Thrombolyse

Die ersten Berichte über größere Zahlen mit direkter PTCA erfolgreich behandelte Patienten mit akutem Herzinfarkt stammen aus den frühen 80er Jahren [17, 18]. In der Folgezeit wurden einige randomisierte Studien zum Vergleich von Thrombolyse und PTCA duchgeführt [19–22]. In den beiden größeren dieser 4 Untersuchungen zeigte sich ein Vorteil zugunsten der Direkt-PTCA in Bezug auf Mortalität und intrazerebrale Blutungen (Abb. 19-1).

Allerdings erscheint es angeraten, diese Ergebnisse aus folgenden Gründen kritisch zu betrachten: Die in den hochselektierten und sehr erfahrenen PTCA-Zentren erzielten Ergebnisse von über 95 % TIMI-3-Patency erscheinen im klinischen Alltag nicht nachvollziehbar (Abb. 19-2); die Thrombolyse-Regimes waren nicht optimal und erzielten z. B in bezug auf Blutungen und Reinfarktraten schlechtere Ergebnisse, als nach Erfahrungen in größeren Kollektiven zu erwarten gewesen wären; das zwangsläufig offene Studiendesign läßt eine Voreingenommenheit zugunsten der invasiv behandelten Gruppe nicht ausschließen.

Abb. 19-1. Vergleich der Krankenhaussterblichkeit bei Patienten mit akutem Herzinfarkt nach Thrombolyse oder primärer PTCA in 4 randomisierten Studien aus dem Jahr 1993. (Nach [19–22])

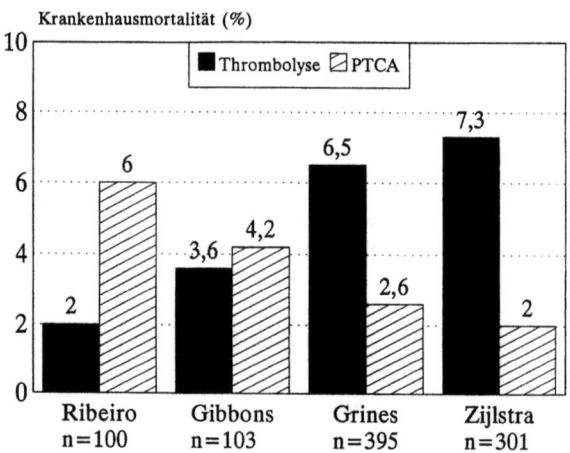

Abb. 19-2. Erfolgsraten nach primärer PTCA beim akuten Herzinfarkt. NEJM [20–22]; Hartzler [17]; MITI [25], ALKK [23], *GUSTO-L* lokale Befundung, *GUSTO-Z* zentrale Befundung. (Nach [24])

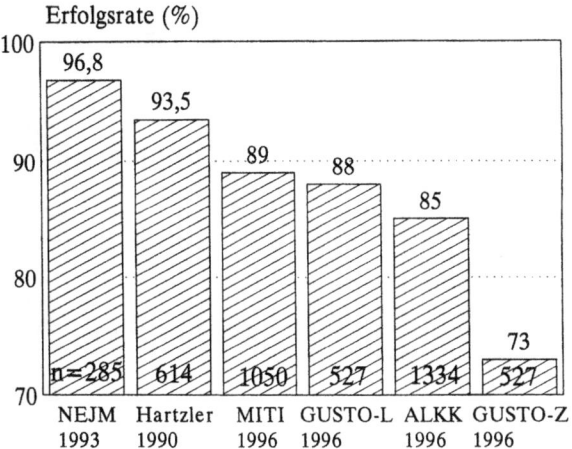

In einem großen Infarkt-PTCA-Register konnte bei über 1500 Patienten eine Erfolgsquote von 88% (Reststenose < 70%) erzielt werden, die Krankenhausmortalität in dieser Gruppe betrug 10,7% [23]. Bei Patienten mit nicht erfolgreicher PTCA oder kardiogenem Schock war die Krankenhaussterblichkeit mit über 30% bzw. fast 50% besonders hoch. Die Zeit von der Aufnahme bis zum Beginn der PTCA betrug im Mittel 2 h, nach weiteren 30 min war der abschließende Perfusionsgrad erreicht, so daß etwa 2,5 h bis zur Reperfusion vergingen. Dies zeigt, daß durch die PTCA oft ein nicht unerheblicher Zeitverlust bis zum Therapiebeginn entsteht.

In der kürzlich vorgestellten GUSTO-2B-Substudie wurden 1138 Patienten entweder zu einer Behandlung mit dem „front-loaded" rt-PA-Regime oder direkter PTCA randomisiert [24]. Nach 30 Tagen ergaben sich keine signifikanten Unterschiede in Mortalität oder Reinfarktrate, lediglich die Inzidenz zerebraler Blutungen war wie zu erwarten in der Lysegruppe höher (Abb. 19-3).

In einem nicht randomisierten Vergleich der MITI-Studiengruppe von 1050 konsekutiven Infarktpatienten mit direkter PTCA und nach allen Basisdaten gleichen 2095

Abb. 19-3. Klinische Ergebnisse nach 30 Tagen in der GUSTO 2B-Substudie mit dem Vergleich von primärer PTCA und Thrombolyse mit Front-loaded rt-PA bei Patienten mit akutem Herzinfarkt (*ICB* intracerebrale Blutung; *Apoplex* nichttödlicher Schlaganfall mit bleibendem neurologischem Defizit). (Nach [24])

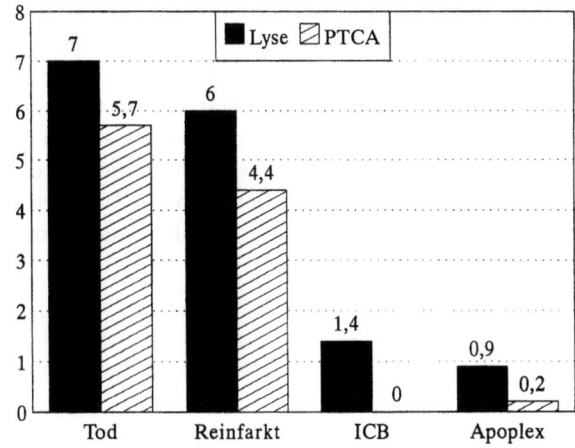

Abb. 19-4. Nicht randomisierter Vergleich der Krankenhaussterblichkeit von 2095 Infarktpatienten mit Thrombolyse und 1055 Patienten mit primärer PTCA (*Lyse indiziert* nur hämodynamisch stabile Patienten mit ST-Hebungen und ohne Kontraindikationen für eine Lyse; *High-volume Zentrum* 3 Zentren, in denen wenigstens 40 % der Patienten mit direkter PTCA behandelt wurden; *Hochrisikopatienten* entsprechend der Definition der PAMI-Studie [20])

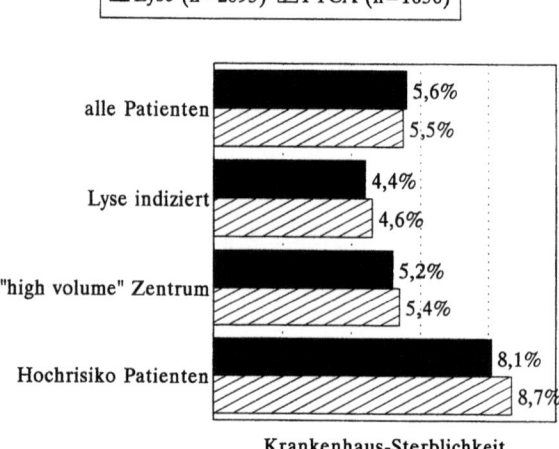

Krankenhaus-Sterblichkeit

Patienten mit Lyse ergaben sich weder in der Gesamtgruppe noch in den Subgruppen signifikante Unterschiede in der Krankenhaus- oder Einjahressterblichkeit [25] (Abb. 19-4).

Zusammenfassend erscheint eine generelle Überlegenheit der primären PTCA bei Patienten mit akutem Herzinfarkt nicht bewiesen. Bei optimalen Voraussetzungen kann eine PTCA alternativ zur Lyse sicher erwogen werden. Sie ist sicher indiziert bei Patienten mit Kontraindikationen für eine Thrombolyse oder erhöhtem Risiko für das Auftreten einer zerebralen Blutung unter Lyse. Nicht zu rechtfertigen erscheint dagegen eine wesentliche Verzögerung der Therapieeinleitung bei prinzipiell durchführbarer Lyse durch Verlegung des Patienten zur PTCA.

Über den Einsatz neuerer Methoden wie Atherektomie, Thrombektomie und Ultraschall beim akuten Infarkt gibt es nur Berichte bei kleinen Fallzahlen. Einen wesentlichen Vorteil gegenüber der konventionellen PTCA scheinen diese Methoden aber nicht zu bieten.

Bis vor kurzem wurde ein akuter Infarkt als Kontraindikation für eine Stentimplantation angesehen, da die Kombination eines bereits bestehenden Thrombus mit dem Fremdmaterial des Stents als ein zu hohes Risiko für eine Reokklusion angesehen wurde. Kürzlich wurden allerdings mehrere Untersuchungen vorgestellt, die mit einem neuen intensivierten thrombozytenaggregationshemmenden Regime ohne Antikoagulation niedrige Reokklusionsraten nach Stentimplantation auch beim akuten Infarkt beobachteten [26, 27]. Daher erscheint v. a. beim drohenden Reverschluß auch in der akuten Infarktphase eine Stentimplantation gerechtfertigt. Möglicherweise läßt sich durch eine Stentimplantation auch das Auftreten von Reinfarkten, Reischämien und die Notwendigkeit weiterer Revaskularisationsmaßnahmen wie Re-PTCA oder Bypass-Operation senken.

PTCA beim kardiogenen Schock

Das Auftreten eines kardiogenen Schocks bei Patienten mit akutem Herzinfarkt ist mit einer hohen Sterblichkeit von über 70 % verbunden [28, 29], die durch Anwendung der Thrombolyse nicht wesentlich reduziert werden kann [29]. Retrospektive Untersuchungen berichteten über eine deutliche Verbesserung der Prognose dieser Hochrisikogruppe durch eine erfolgreiche PTCA, wobei allerdings bei nicht erfolgreicher PTCA die Sterblichkeit extrem hoch ist [31, 32]. Die geringere Sterblichkeit nach PTCA ist aber möglicherweise auch durch die Auswahl der Patienten zu erkären.

Kürzlich publizierte Daten eines Infarktregisters ergaben eine signifikant niedrigere Sterblichkeit bei Patienten im kardiogenem Schock, die angiographiert wurden, unabhängig davon, ob eine PTCA durchgeführt wurde oder nicht [33]. Diese Beobachtung macht eine Selektion zugunsten der invasiv behandelten Gruppe wahrscheinlich. Obwohl die bisherigen Untersuchungen nahelegen, daß eine erfolgreiche PTCA die Prognose der Patienten mit ischämischem kardiogenem Schock verbessert, wird der Stellenwert der PTCA bei diesen Patienten letztendlich erst durch derzeit laufende randomisierte Untersuchungen zu klären sein.

Perkutane mechanische Kreislaufunterstützung beim kardiogenen Schock

Zur Kreislaufunterstützung beim kardiogenen Schock stehen mehrere perkutan applizierbare Syteme zur Verfügung. Die weiteste Verbreitung hat wegen der vergleichsweise einfachen Handhabung die intraaortale Ballonpumpe (IABP) gefunden. Sie zählt in vielen Zentren mit zur Standardtherapie beim ischämisch bedingten kardiogenen Schock. Mit der IABP kann eine Verbesserung der hämodynamischen Situation und ein verbesserter Blutfluß im Infarktgefäß erzielt werden, eine Verringerung der Sterblichkeit ist wahrscheinlich jedoch nur mit zusätzlicher interventioneller oder operativer Revaskularisation erreichbar.

In einer randomisierten Untersuchung zur Effektivität der IABP als Begleitmaßnahme nach PTCA beim akuten Infarkt wurde in der IABP-Gruppe eine gegenüber der konventionell behandelten Gruppe deutlich gesenkte Reokklusionsrate im Infarktgefäß von 8 % gegenüber 21 % beobachtet. Die Inzidenz des kombinierten Endpunkts dieser Studie aus Tod, Schlaganfall, Reinfarkt oder notfallmäßiger Bypass-Operation wurde mit 13 % in der IABP-Gruppe und 24 % in der Gruppe der konventionell behandelten Patienten angegeben [34].

Eine noch effektivere Verbesserung der Hämodynamik ist durch die perkutane Anwendung einer Herz-Lungen-Maschine möglich. Mit dieser Methode lassen sich sogar vollständige Kreislaufstillstände bei Kammerflimmern oder Asystolie effektiv überbrücken [35]. Ähnlich wirksam ist die Hämopumpe, die ebenfalls bei Patienten mit kardiogenem Schock zu einer signifikanten Verbesserung der Hämodynamik führt [36].

Die Probleme mit beiden Methoden bestehen v. a. in der Notwendigkeit, großlumige Gefäßzugänge zu schaffen und den daraus resultierenden vaskulären Komplikationen. Eine wesentliche Verbesserung der Prognose erscheint auch mit diesen Kreislaufunterstützungssystemen nur bei rascher Anwendung und nachfolgender Revaskularisation möglich [37].

Der Einsatz dieser Systeme bleibt derzeit noch wenigen Zentren mit größerer Erfahrung in der Anwendung dieser Verfahren vorbehalten.

Literatur

1. Fuster V, Badimon L, Badimon JJ, Chesebro JH (1992) The pathogenesis of coronary artery disease and the acute coronary syndromes. N Engl J Med 326:242–250, 326:310–318
2. Theroux P, Ouimet H, McCans J et al. (1988) Aspirin, heparin, or both to treat acute unstable angina. N Engl J Med 319:1105–1111
3. The RISC Group (1990) Risk of myocardial infarction and death during treatment with low dose aspirin and intravenous heparin in men with unstable coronary artery disease. Lancet 336: 827–830
4. The TIMI IIIB Investigators (1994). Effects of tissue plasminogen activator and a comparison of early invasive and conservative strategies in unstable angina and non-Qwave myocardial infarction: results of the TIMI IIIB trial. Circulation 89:1545–1556
5. Vogt A, Bonzel T, Harmjanz D et al. (1997) PTCA Registry of the German Community Hospitals. Eur Heart J 18:1110–1114
6. EPIC Investigators (1994) Use of a monoclonal directed against the platelet glycoprotein IIb/IIIa receptor in high risk coronary angioplasty. N Engl J Med 330:956–961
7. Topol EJ, Califf R, Weisman HF et al. (1994) Randomised trial of coronary intervention with antibody against platelet IIb/IIIa integrin for reduction of clinical restenosis: results at six months. Lancet 343:881–884
8. Neuhaus KL, Zeymer U (1995) Prevention and managment of thrombotic complications during coronary interventions. Eur Heart J 16 [Suppl L]:63–67
9. Michels KB, Yusuf S (1995) Does PTCA in acute myocardial infarction affect mortality and reinfarction rates? Circulation 91:476–485
10. TIMI Study Group (1989) Comparison of invasive and conservative strategies after treatment with intravenous tissue-type plasminogen activator in acute myocardial infarction. Results of the TIMI phase II trial. N Engl J Med 320:818–827
11. Simoons ML, Arnold AER, Betriu A et al. (1988) Thrombolysis with rt-PA in acute myocardial infarction: no additional benefit of immediate PTCA. Lancet 1:197–202
12. Topol EJ, Califf RM, George BS et al. (1987) A randomized trial of immediate versus delayed elective angioplasty after intravenous tissue plasminogen activator in acute myocardial infarction. N Engl J med 317:581–588
13. Vogt A, von Essen R, Tebbe U, Feuerer W, Appel KF, Neuhaus KL (1993) Impact of early perfusion status of the infarct-related artery on short-term mortality after thrombolysis for acute myocardial infarction: retrospective analysis of four German multicenter studies. J Am Coll Cardiol 21:1391–1395
14. Ellis SG, van der Werf F, Ribeiro da Silva E, Topoe EJ (1992) Present status of rescue coronary angioplasty: current polarization of opinion and randomized trials. J Am Coll Cardiol 19:681–686
15. Abbottsmith CW, Topol EJ, George BS et al. (1990) Fate of patients with acute myocardial infarction with patency of the infarct-related vessel achieved with successful thrombolysis versus rescue angioplasty. J Am Coll Cardiol 16:770–778
16. Ellis SG, Ribeiro da Silva E, Heyndrickx G et al. (1994) Randomized comparison of rescue angioplasty with conservative managment of patients with early failure of thrombolysis for acute myocardial infarction. Circulation 90:2280–2284
17. Hartzler GO, Ruherford BD, McConahay DR (1983) Percutaneous transluminal coronary angioplasty with and without thrombolytic therapy for treatment of acute myocardial infarction. Am Heart J 106:965–973
18. Ellis SG, O'Neill WW, Bates ER, Walton JA, Nabel EG, Topol EJ (1989) Coronary angioplasty as primary therapy for acute myocardial infarction 6 to 48 hours after symptom onset: report of an initial experience. J Am Coll Cardiol 13:1122–1126

19. Ribeiro EE, Silva LA, Carneiro R et al. (1993) Randomized trial of direct coronary angioplasty versus intravenous streptokinase in acute myocardial infarction. J Am Coll Cardiol 22:376–380
20. Grines CL, Browne KF, Marco J et al. (1993) A comparison of immediate angioplasty with thrombolytic therapy for acute myocardial infarction. N Engl J Med 328:673–679
21. Zijlstra F, de Boer MJ, Hoorntje JCA, Reiffers S, Reibers JHC, Suryaranata H (1993) A comparison of immediate angioplasty with intravenous streptokinase in acute myocardial infarction. N Engl J Med 328:680–684
22. Gibbons RJ, Holmes DR, Reeder GS, Bailey KR, Hopfenspieger MR, Gersh BJ (1993) Immediate angioplasty compared with the adminstration of a thrombolytic agent followed by conservative therapy for myocardial infarction. N Engl J Med 328:685–691
23. Neuhaus KL, Vogt A, Harmjanz D, von Leitner E, Wirtzfeld A, Niederer W, Merx W, for the ALKK study Group (1996) Primary PTCA in acute myocardial infarction: results from a german multicenter registry. J Am Coll Cardiol 27 (Suppl A):62A
24. Ellis S (1996) the GUSTO IIb angioplasty substudy. Presented at the American College of Cardiology Scientific Sessions, March 27, 1996, Orlando, USA
25. Every N, Parsons LS, Hlatky M, Martin JS, Weaver WD, for the MITI Investigators (1996) A comparison of thrombolytic therapy with primary coronary angioplasty for acute myocardial infarction. N Engl J Med 335:1253–1260
26. Monassier JP, Elias J, Meyer P, Morice MC, Royer T, Cribier A (1996) STENTIM I: The French registry of stenting at acute myocardial infarction. J Am Coll Cardiol 27 [Suppl A]:68A
27. Verna E, Castiglioni B, Onofri M, Boscarini M, Balian V, Repetto S (1995) Intracoronary stenting of the infarct-related artery without anticoagulation in acute myocardial infarction. Eur Heart J 16 (Abstr) [Suppl]:12
28. Califf RM, Bengtson JR (1994) Cardiogenic shock. N Engl J Med 330:1724–1730
29. Bates ER, Topol EJ (1992) Limitations of thrombolytic therapy for acute myocardial infarction complicated by congestive heart failure and cardiogenic shock. J Am Coll Cardiol 18:1077–1084
30. Bengtson JR, Kaplan AJ, Pieper KS et al. (1992) Prognosis in cardiogenic shock after acute myocardial infarction in the interventional era. J Am Coll Cardiol 20:1482–1489
31. Moosvi AR, Khaja F, Villanueva L, Gheorghiade M, Douthat L, Goldstein S (1992) Early revascularisation improves survival in cardiogenic shock complicating acute myocardial infarction. J Am Coll Cardiol 19:907–914
32. Lee L, Erbel R, Brown TM, Laufer N, Meyer J, O'Neill WW (1991) Multicenter registry of angioplasty therapy of cardiogenic shock, initial and lond-term survival. J Am Coll Cardiol 17:599–603
33. Hochman JS, Boland J, Sleeper LA et al. (1995) Current spectrum of cardiogenic shock and effect of early revascularisation on mortality. Results of an international registry. Circulation 91:873–881
34. Ohman EM, George BS, White CJ et al. (1994) Use of aortic counterpulsation to improve sustained coronary patency during acute myocardial infarction. Results of a randomised trial. Circulation 90:792–799
35. Zeymer U, Reissig M, Neuhaus KL (1993) Einsatz einer perkutan anschließbaren Herz-Lungenmaschine unter Reanimationsbedingungen im kardiogenen Schock bei akutem Herzinfarkt. Dtsch Med Wochenschr 118:1755–1758
36. Smalling RW, Sweeney M, Lachterman B et al. (1994) Transvalvular ventricular assistance in cardiogenic shock secondary to acute myocardial infarction. Evidence for recovery from near fatal myocardial stunning. J Am Coll Cardiol 23:637–644
37. Overlie PA, Shawl FA, Vogel RA, Mooney MR, Smith SC, Stertzer S (1995) Emergency cardiopulmonary support in cardiac arrrest and cardiogenic shock: enhanced survival from the registry. J Am Coll Cardiol 25:151A
38. Boden W, O'Rourke RA, Crawford MH et al. (1998) Outcomes in patients with acute non-Q-wave myocardial infarction randomly assigned to an invasive as compared with a conservative management strategy. N Engl J Med 338:1785–1792
39. Hamm CW, Heeschen C, Goldmann B et al. (1999) Benefit of Abciximab in patients with refractory unstable angina in relation to serum troponin T levels. N Engl J Med 340:1623–1629

KAPITEL 20

Interventionelle Behandlung von Shuntvitien

R. Schräder

Entwicklung

Im Jahre 1967 veröffentlichte Porstmann seine Methode zum „Verschluß des Ductus arteriosus persistens ohne Thorakotomie" [29]. Damit konnte erstmals ein angeborener Herzfehler mit einem interventionellen Verfahren kurativ behandelt werden. Der kathetertechnische Verschluß eines Vorhofseptumdefektes wurde zuerst von King und Mills im Jahre 1975 beschrieben [20]. Diese Pionierleistungen wurden mit – aus heutiger Sicht – sehr einfachen röntgentechnischen Voraussetzungen und Kathetermaterialien verwirklicht. Ihre Bedeutung kann somit kaum hoch genug eingeschätzt werden.

Im September 1977 führte Grüntzig in Zürich die erste perkutane transluminale Koronar-Angioplastik (PTCA) durch [15]. Diese Methode hat in den folgenden Jahren eine stürmische Entwicklung durchgemacht. Jährlich erfolgen weltweit mehr als eine Million Eingriffe. Dies wurde nicht zuletzt durch eine erhebliche Verbesserung der Kathetermaterialien und der Röntgentechnik ermöglicht, wobei diese Entwicklungen zum Teil auch deshalb so schnell erfolgten, weil die koronare Herzkrankheit, anders als die angeborenen Herzfehler, ein epidemiologisches Problem ersten Ranges darstellt.

Aufgrunddessen stehen uns heute wesentlich bessere Hilfsmittel zur interventionellen Behandlung von Shuntvitien zur Verfügung. Mittlerweile wurden zahlreiche Verfahren zum Verschluß des Ductus Botalli und von Vorhofseptumdefekten entwickelt. In einzelnen Fällen wurden auch Ventrikelseptumdefekte nichtoperativ verschlossen. Arteriovenöse Fisteln im Koronarsystem und im großen Kreislauf sind ebenfalls einer interventionellen Behandlung zugänglich. Dies gilt in gleicher Weise für einige palliativ angelegte Shuntverbindungen, die man erforderlichenfalls ohne erneuten operativen Eingriff verschließen kann.

Persistierender Ductus arteriosus (PDA)

Indikation

Die Indikation zum Ductusverschluß wird heute, unabhängig von der klinischen Symptomatik und vor allem im Hinblick auf das Endokarditisrisiko, in praktisch allen Fällen gestellt. Jedoch sollte in diesem Zusammenhang daran erinnert werden, daß sich ein offener Ductus bis zum zwanzigsten Lebensjahr spontan verschließen kann [6]. Darüber hinaus wird das Endokarditisrisiko möglicherweise heute überschätzt. Daher könnte bei Kindern mit kleinem, auskultatorisch stummem Ductus auch ein abwartendes Vorgehen gerechtfertigt sein. Allerdings erlangen in manchen Fällen auch kleinere Ductus mit einem Durchmesser von weniger als 3 mm klinische Bedeutung; v. a. wenn sich im höheren Lebensalter zusätzlich ein Hypertonus (kombinierte Druck- und Volumenbelastung) oder eine koronare Herzkrankheit entwickelt [38].

Interventionelle Verfahren

Es sind zahlreiche Verfahren beschrieben worden, die prinzipiell in drei Gruppen eingeteilt werden können: Der ersten Gruppe sind Methoden zuzuordnen, bei denen der Ductus mit einem „Pfropfen" („plug") verschlossen wird, wie die Porstmann-Technik, der PDA-Plug und der Botallo-Occluder. Zur zweiten Gruppe zählen Verfahren wie der Rashkind-Umbrella und das Buttoned-Device nach Sideris, bei denen eine Schirmprothese zum Verschluß des Ductus dient. In die dritte Gruppe fallen Embolisations-Spiralen wie Gianturco-coils und das Duct Occlud System, die in unterschiedlicher Windungsgröße und -länge zur Verfügung stehen und sowohl von der arteriellen als auch der venösen Seite des Ductus implantiert werden können.

Daneben gibt es Verfahren, bei denen ein absetzbarer Latexballon mit Metallspiralen gefüllt wird (Grifka-Bag) oder ein komprimierbares Geflecht aus Nitinoldrähten, das eine konische Gestalt annimmt (Amplatzer Ductal Occluder).

Porstmann-Technik

Durch eine großkalibrige (16–27 F) arterielle Schleuse wird ein Ivalon-Pfropf über eine transductale, arteriovenöse Drahtschiene in den Ductus eingeführt. In mehr als 95 % aller Fälle gelingt hiermit der Ductusverschluß ohne jeglichen Residualshunt [37, 50, 55]. Der Durchmesser der Femoralarterie muß dabei jedoch größer als der des Ductus sein. Daher ist das Verfahren nur bei Erwachsenen und Heranwachsenden, nicht jedoch bei Kindern anwendbar. Aufgrunddessen hat die Methode kaum noch klinische Bedeutung.

Botallo-Occluder

Der den Ductus verschließende Polyurethan-Schaumstoff ist auf einem Stahlrahmen befestigt und wird transvenös durch Schleusen mit einem Durchmesser von 10–16 F eingeführt. Die Erfolgsrate bei 273 Patienten betrug 95 %, allerdings wurden keine farb-Doppler-echokardiographischen Kontrollen zum Ausschluß von Residualshunts durchgeführt. Bei 7 Patienten mußte der Occluder nach Fehlplazierung oder Embolisation in die Aorta chirurgisch entfernt werden. In 3 Fällen wurde ein in die Pulmonalarterie embolisierter Pfropf belassen [36, 54].

PDA-Plug

Das Verschlußsystem (Abb. 20-1) besteht aus einem 6 bzw. 8 mm langen Ivalon-Mittelstück mit einem Durchmesser von 6–20 mm, das im Ducts plaziert und durch

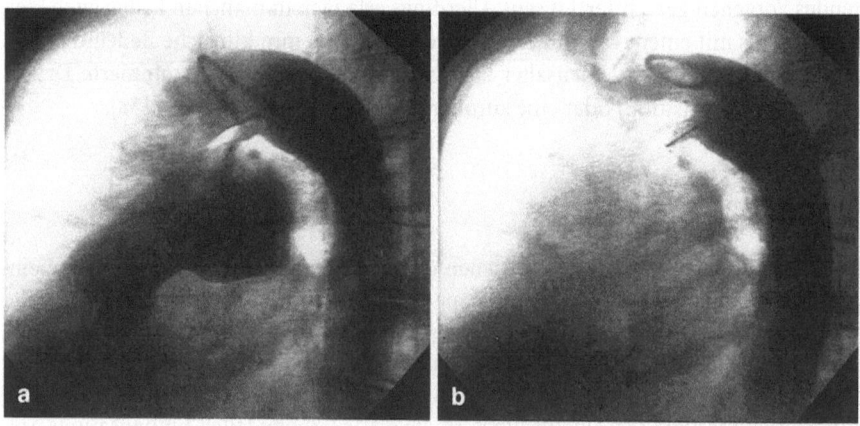

Abb. 20-1a,b. Persistierender Ductus arteriosus bei einer 71jährigen Patientin, linkslaterale Angiographie, engster Druchmesser 5 mm, **a** vor **b** nach Verschluß mit 12 mm PDA-Plug, Applikation durch 12-French-Cook-Schleuse, kein Residualshunt

Nitinol-Federbeinchen aortal und pulmonal fixiert wird. Die Einführung erfolgt transvenös durch Schleusen mit einem Kaliber von 8–16 F [40]. Das Material wird, wie Tierexperimente zeigten, innerhalb von 3 Monaten vollständig endothelialisiert [11]. Eine Anwendung ist auch bei Kindern mit einem Körpergewicht ab 10 kg möglich. Im Falle einer Fehlplazierung kann der Pfropf, solange die Haltevorrichtung noch nicht gelöst ist, durch die Schleuse zurückgezogen und entfernt werden. Insgesamt gelang die Plazierung in 98 % und der Verschluß des Ductus ohne jeglichen Residualshunt primär in 85 % der Fälle [10, 41].

Rashkind-Technik

Ein mit Polyurethan bespanntes Doppelschirmchen mit einem Durchmesser von 12 bzw. 17 mm wird über eine transvenöse Schleuse mit 8 bzw. 11 F Durchmesser in den Ductus eingebracht [32] (Abb. 20-2). Das Verfahren kann auch bei Kindern ab einem Körpergewicht von etwa 10 kg angewendet werden. Allerdings gelingt ein kompletter Verschluß nur in 80 % der Fälle; wenn der Durchmesser des Ductus 6 mm oder mehr beträgt, bleibt bei fast 60 % der Patienten ein Residualshunt nachweisbar [1, 9, 13, 19, 48].

„Buttoned Device"

Das modifizierte Buttoned Device (s. unten) ist ebenfalls zum Verschluß des hämodynamisch relevanten Ductus Botalli eingesetzt worden. Durch transvenöse Schleusen mit 7 bzw. 8 F wurden bei 141 Patienten Schirmprothesen mit einem Durchmesser von 15–35 mm implantiert. Die Residualshunt-Rate betrug fast 40 % (54/141) und nahm im Verlauf von 2 Jahren auf 20 % ab [30, 31].

Abb. 20-2a,b. Persistierender Ductus arteriosus bei einem 10jährigen Patienten, links-laterale Angiographie, engster Durchmesser 3,5 mm, **a** vor und **b** nach Verschluß mit 17-mm-Rashkind-Okkluder, Applikation durch 11-French-Schleuse, minimaler Residual-shunt, der am folgenden Tag farbdopplerechokardio-graphisch nicht mehr nachweisbar war

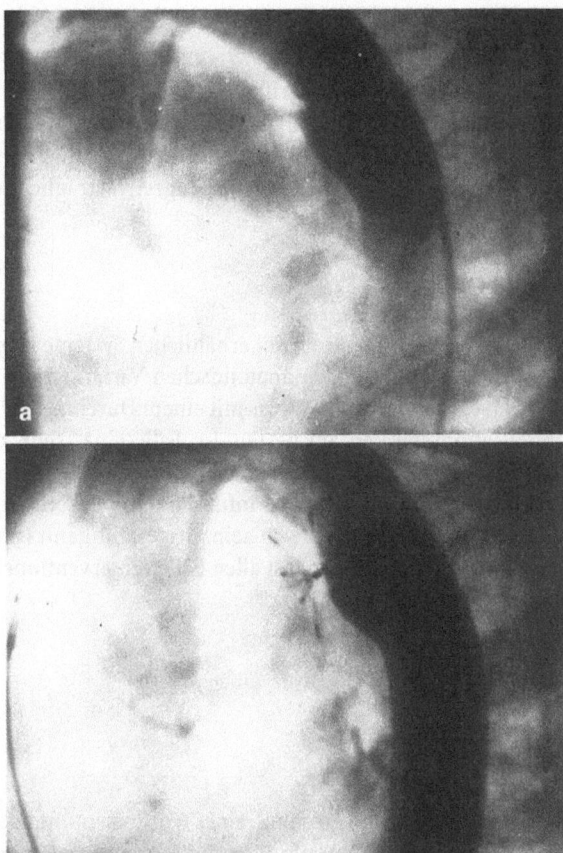

Drahtspiralen (Coils)

Zum Verschluß kleiner Ductus mit einem Durchmesser von bis zu 2 mm werden heute Drahtspiralen unterschiedlicher Form und Größe mit hoher Erfolgsrate verwendet [5, 12, 24, 35, 53]. Über den Verschluß größerer Ductus mit Hilfe mehrerer Coils berichteten Hijazi und Geggel [18]. Ihre 19 Patienten hatten im Median ein Alter von 3,8 Jahren, ein Körpergewicht von 14 kg und einen Ductusdurchmesser von 4,3 mm. Der Verschluß gelang bei 18 Patienten, wobei nur in 2 Fällen ein Residualshunt bestand. Allerdings wurden 2–6 Coils benötigt und die Durchleuchtungszeiten waren mit 13–152 min vergleichsweise lang.

Sonstige Verfahren

Erste Ergebnisse mit dem Grifka-bag [14] wurden 1996 veröffentlicht. Mit dem Am-platzer Ductal Occluder [27] gelang der Verschluß des Ductus (medianer Durchmes-ser 3,7 mm) bei 23 von 24 Patienten. Die Erfahrungen mit diesen Techniken sind je-doch, vor allem im Hinblick auf die Langzeitverträglichkeit, noch begrenzt.

Zusammenfassung

Zweifellos sind nicht alle derzeit erhältlichen Systeme in gleicher Weise zum Verschluß aller in Frage kommenden anatomischen Varianten des Ductus Botalli verwendbar. Zum Verschluß kleinerer Ductus mit einem Durchmesser von bis zu 2 mm eignen sich Embolisationsspiralen am besten. Im Falle eines sehr kurzen, fenestrierten Ductus dürfte die Implantation einer Schirmprothese vorzuziehen sein. Der PDA-Plug scheint zum Verschluß tubulärer und infundibulärer Ductus mit einem Durchmesser von 3–6 mm besonders geeignet zu sein. Insgesamt kann (und sollte) ein persistierender Ductus arteriosus heute in fast allen Fällen interventionell verschlossen werden.

Vorhofseptumdefekt

Indikation

Die Indikation zum Verschluß eines Vorhofseptumdefektes ist gegeben, wenn der Links-rechts-Shunt mehr als 30% des Stromzeitvolumens im kleinen Kreislauf aus-macht (Qp/Qs > 1,5). Dies gilt unabhängig von der klinischen Symptomatik und auch für erwachsene Patienten [7, 22]. In Einzelfällen können auch kleinere Defekte mit ge-ringerem Shunt zu klinischen Symptomen führen, vor allem wenn in fortgeschritte-nem Alter andere kardiovaskuläre Erkrankungen (Hypertonie, KHK, Myokardinfarkt) komplizierend hinzutreten. Einen Sonderfall stellt das offene Foramen ovale bei Pa-tienten mit vermuteten paradoxen Embolien dar (s. unten).

Anatomische Voraussetzungen

Alle Verfahren setzen voraus, daß der Defekt vor einem eventuellen kathetertechni-schen Verschluß unter transoesophagealer echokardiographischer Kontrolle mit ei-nem Ballonkatheter vermessen wird [21]. In Abhängigkeit von der Größe des linken Vorhofes gilt ein Durchmesser von 20 mm, bei einigen Systemen von 26 mm und in Ausnahmefällen von 30 mm als obere Grenze. Dabei sollte ein ausreichender Rand-saum (freier Septumrand) von 5 mm zur Verankerung der Prothese zur Verfügung stehen. Kritische intrakardiale Strukturen, die vom Implantat beeinträchtigt werden können, sind neben den AV-Klappen der Koronarvenensinus und die Lungenvenen. Ein Chiari-Netzwerk oder eine Eustachi-Klappe können in manchen Fällen die Posi-tionierung der Schirmprothese erschweren oder unmöglich machen.

Interventionelle Verfahren

Die Implantaion erfolgt unter röntgenologischer und echokardiographischer Kontrolle, wobei in fast allen Fällen eine transösophageale Darstellung des Vorhofseptums erforderlich ist [17]. Die verfügbaren Schirmprothesen können in drei Gruppen eingeteilt werden:

1. Systeme, deren Teile intrakardial entweder miteinander verknüpft („buttoned device") oder verschraubt (ASDOS) werden.
2. Systeme, die aus zwei symmetrischen Schirmen aufgebaut sind (CardioSeal).
3. Systeme, die sich selbst im Defekt zentrieren (AngelWings, Amplatzer).

„Buttoned Device"

Das von Sideris entwickelte Implantat besteht aus Polyurethan-Schaumstoff. Der linksatriale Okkluder ist quadratisch, wird in seinen Diagonalen von zwei teflonisierten Stahldrähten gestützt und besitzt zwei zentrale Drahtschlaufen. Der rechtsatriale Counter-Okkluder ist rautenförmig, hat nur einen Stabilisierungs-Draht, und ist in der Mitte mit einer perforierten Latexmembran versehen.

Zunächst wird der Okkluder durch eine venöse Schleuse (Kaliber 8–11 F) in den linken Vorhof geschoben und mit einer drahtverstärkten Nylonschlinge gegen das Vorhofseptum gezogen. Hierüber wird anschließend der Counter-Okkluder in den rechten Vorhof geschoben. Danach erfolgt das sog. „Knüpfmanöver" („buttoning"): Der Counter-Okkluder wird mit der Einführschleuse gegen den Okkluder gedrückt, die Latexmembran schiebt sich über die Drahtschlaufen des Okkluders und beide Teile werden auf diese Weise am Septum fixiert. Bei Fehlplazierung kann die Prothese angeschlungen und durch die Schleuse wieder entfernt werden.

Die Größe des Okkluders in der Diagonalen beträgt 25–60 mm. Defekte bis 25 mm, in Ausnahmefällen bis 30 mm Durchmesser können verschlossen werden (Okkludergröße = 2 · ASD-Durchmesser + 5). Bisher wurde das System bei annähernd 1000 Patienten mit Vorhofseptumdefekt eingesetzt. Die Erfolgsrate lag zwischen 80 und 90%. Embolisationen und partielle Lockerungen kamen in 2–5% der Fälle vor. Residualshunts waren mit 20–30% nicht selten [44, 45]. Nach eigenen Erfahrungen können im Langzeitverlauf Defekte im Schirmmaterial, offenbar durch Resorption des Polyurethans, entstehen.

ASD-Okkludersystem

Das von Babic entwickelte Okkludersystem besteht aus zwei symmetrischen Schirmen mit einem fünfarmigen Gerüst aus Nitinoldraht. Sie sind mit einer Polyurethan-Membran überzogen.

Für die Plazierung der Schirmprothese wird zunächst eine transatriale, arteriovenöse Drahtschiene installiert. Hierüber werden der links- und dann der rechtsatriale Schirm durch eine venöse Schleuse (Kaliber 11–14 F) eingeführt. Durch Zug- und Schubmanöver werden die beiden Schirme von links- und rechtsatrial plaziert und anschließend über ein zentrales Gewinde miteinander verschraubt. Durch die Drahtschiene ist eine Repositionierung und gegebenenfalls eine Entfernung durch die Schleuse möglich.

Der Durchmesser der Schirme beträgt 25–50 mm. Defekte bis 25 mm können verschlossen werden (Okkludergröße = 2 · ASD-Durchmesser). Bisher wurden mehr als 200 Patienten behandelt. Die Erfolgsrate lag bei über 90 %. Residualshunts sind mit 10–15 % vergleichsweise selten. Brüche des Drahtgerüstes wurden mit einer Häufigkeit von 10–20 % beobachtet. Sie blieben in den meisten Fällen ohne klinische Folgen. Allerdings sind bei bis zu 5 % Perforationen mit Perikarderguß oder akuter Tamponade beschrieben worden [16, 49].

„Angel Wings"

Die von Das entwickelte Prothese besteht aus zwei quadratischen Polyester-Okkludern, die jeweils von einem außenliegenden Rahmen aus Nitinol aufgespannt werden und in der Mitte durch einen zentralen Verbindungsring, der ebenfalls aus Polyestergewebe besteht, miteinander verbunden sind [8].

Das System wird durch Schleusen vom Kaliber 12 bzw. 13 F eingeführt. Zunächst wird die linksatriale Scheibe entfaltet. Dies geschieht kontinuierlich durch einen Gewindemechanismus. Anschließend wird auch der Verbindungsring freigesetzt. Dieser zentriert die Schirmprothese im Vorhofseptumdefekt. Anschließend erfolgt die Entfaltung der rechtsatrialen Scheibe in analoger Weise. Durch den Haltemechanismus ist das System zwar gegen Embolisationen gesichert, bei Fehlplazierung kann es jedoch nur in Ausnahmefällen transvenös entfernt werden, weil das außenliegende Drahtgerüst verhältnismäßig rigide ist.

Die Kantenlängen der Schirme betragen 18–30 mm (entsprechend einer Diagonale von 25–50 mm). Defekte bis zu 20 mm Durchmesser können verschlossen werden (Okkludergröße = 1,5 · ASD-Durchmesser). Bisher wurden wenig mehr als 200 Patienten behandelt. Die Erfolgsrate lag bei über 90 % und Residualshunts waren mit 5–10 % sehr selten. Hauptproblem ist die Notwendigkeit einer Operation im Falle einer Fehlplazierung und die Möglichkeit einer Vorhofperforation durch das außenliegende Drahtgerüst. Vereinzelt wurden Thromben auf dem Schirmmaterial beobachtet [33].

CardioSeal

Die Doppel-Schirmprothese stellt eine Weiterentwicklung des Rashkind-Okkluders dar und wurde ursprünglich von der Firma Bard unter der Bezeichnung „Clamshell-Okkluder" hergestellt (Abb. 20-3). Ende der 80er bis Anfang der 90er Jahre wurden mehrere Hundert Patienten behandelt [3, 34]. Wegen in Einzelfällen aufgetretener Brüche des Drahtgerüstes, die jedoch klinisch folgenlos blieben, wurden die klinischen Studien abgebrochen. Das weiterentwickelte System besteht aus zwei durch einen Zentralkörper verbundenen Schirmen mit jeweil 4 Gelenkärmchen aus MN35-Draht und einem Überzug aus Polyestergewebe.

Das System wird durch eine venöse 11-F-Schleuse eingeführt. Der distale und der proximale Schirm werden sukzessive im linken bzw. im rechten Vorhof entfaltet. Durch die Rückstellkräfte der Drähte legen sie sich dem Septum an. Eine Repositionierung bzw. eine Entfernung des fehlplazierten Schirms ist möglich.

Abb. 20-3a,b. Multiperforiertes Vorhofseptum mit einem Links-rechts-Shunt von 47 % (Qp/Qs = 1,9) bei einer 45jährigen Patientin. Echokardiographischer (a) und röntgenologischer (b) Aspekt nach Implantation eines 33-mm-Cardio-Seal-Okkluders durch eine 11-French-Schleuse

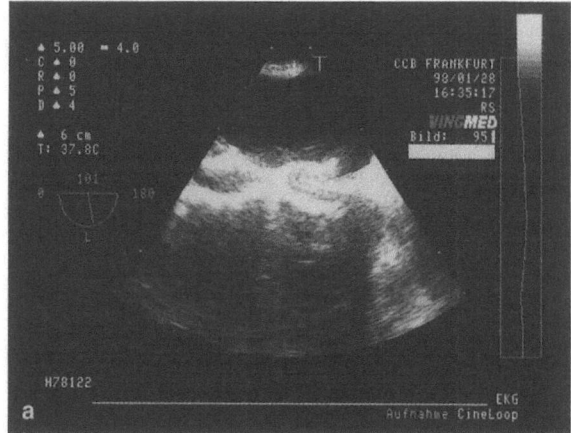

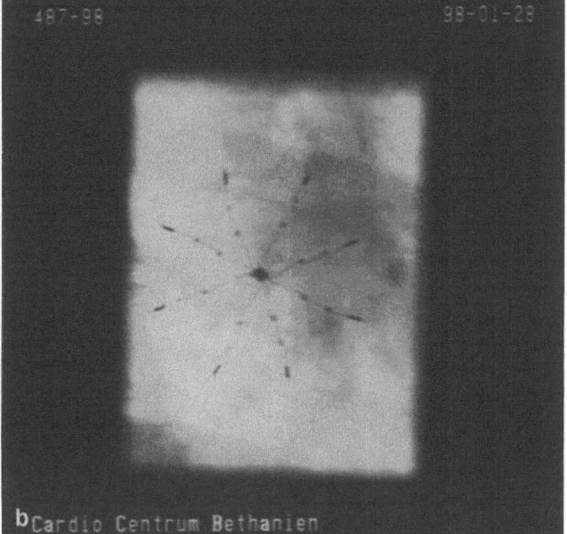

Die Schirme stehen in Größen von 17–40 mm (Diagonale) zur Verfügung. Defekte bis 20 mm Durchmesser können verschlossen werden (Okkludergröße = 2 · ASD-Durchmesser). Bei den bisher behandelten mehr als 200 Patienten lag die Erfolgsrate über 90 %, die Residualshunt-Häufigkeit betrug 10–20 %. Allerdings sind auch bei diesem weiterentwickelten System in wenigen Fällen Brüche der Drähte aufgetreten.

Amplatzer-Septal-Okkluder

Die nach Amplatz benannte Schirmprothese besteht aus einem Nitinol-Drahtgeflecht und ist asymmetrisch aufgebaut (Abb. 20-4). Der linksatriale Anteil nimmt nach dem Freisetzen eine konvexe („pilzförmige") Form an. Das zentrierende Mittelstück ist

Abb. 20-4a,b. Vorhofseptumdefekt vom Sekundumtyp mit
einem Durchmesser von 20 mm
bei einer 31jährigen Patientin.
Echokardiographischer (**a**)
und röntgenologischer (**b**)
Aspekt nach Implantation eines
25-mm-Amplatzer-Septal-Ok-
kluders durch eine 8-French-
Schleuse

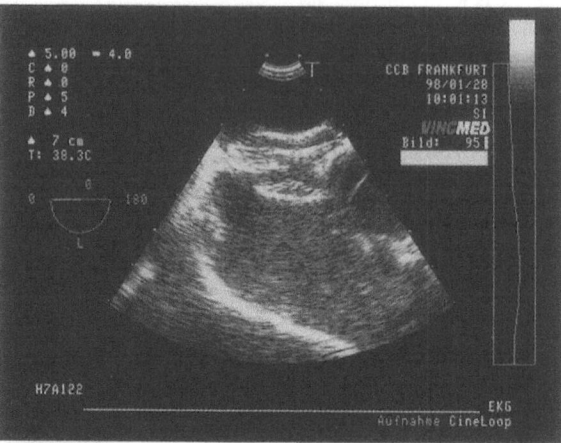

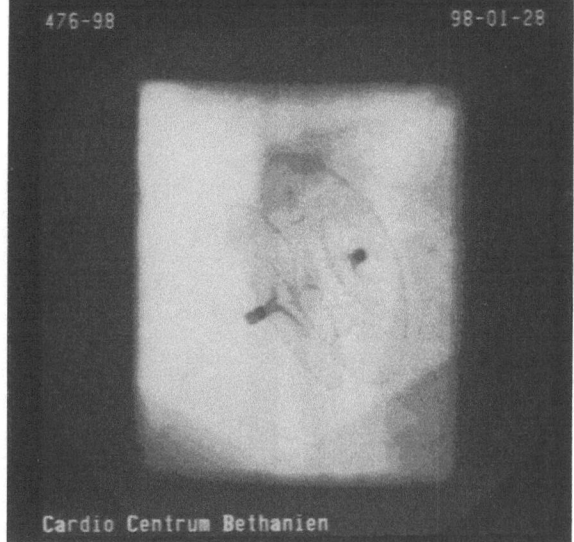

zylindrisch; sein Durchmesser sollte mit dem des Defektes identisch sein. Der rechtsatriale Anteil ist kleiner als der linksatriale und konkav (ebenfalls „pilzförmig") geformt. In den 3 Segmenten der Prothese befindet sich jeweils Polyestergewebe [43].

Sie wird durch eine 8- bzw. 9-F-Schleuse eingeführt und durch einen Schraubme-
chanismus gesichert. Plazierung, Replazierung und Entfernung sind außerordentlich
einfach.

Die Prothese ist mit Durchmessern von 4–26 mm, bezogen auf das Mittelstück, verfügbar. Zentral gelegene Defekte bis 26 mm Durchmesser können damit verschlossen
werden (Okkludergröße = 1 · ASD-Durchmesser). Bei den bisher behandelten mehr
als 100 Patienten lag die Erfolgsrate über 90 %, die Residualshunt-Häufigkeit betrug
10–20 % [28]. Allerdings ist der Metallanteil des Implantates sehr hoch und die Lang-
zeiterfahrungen sind noch sehr beschränkt.

Zusammenfassung

In den vergangenen 5 Jahren sind erhebliche Fortschritte in der interventionellen Behandlung von Vorhofseptumdefekten erzielt worden. Die technischen Entwicklungen sind jedoch noch nicht abgeschlossen. Vor allem müssen Langzeitergebnisse abgewartet werden, bevor man den klinischen Stellenwert dieser Methoden beurteilen kann. Vermutlich wird sich der nichtoperative Defektverschluß jedoch weiter durchsetzen. Nach den bisherigen Erfahrungen könnte bei 25–50 % aller Erwachsenen mit therapiebedürftigem Vorhofseptumdefekt vom Sekundumtyp eine Prothesenimplantation in Frage kommen. Bei Kindern dürfte wegen der ungünstigeren Relation zwischen Defekt- und Vorhofgröße dieser Anteil mit 20–30 % etwas geringer sein.

PFO-Verschluß bei vermuteten paradoxen Embolien

In der gesunden Normalbevölkerung findet sich ein offenes Foramen ovale mit einer Häufigkeit von etwa 20 %. Ein Vorhofseptumaneurysma ist dagegen mit einer Inzidenz von ca. 2–3 % eher selten. Bei Patienten mit cerebralen Ischämien ungeklärter Ursache

Abb. 20-5a,b. Transösophageale Kontrastechokardiographie bei offenem Foramen ovale, **a** deutlicher Übertritt von Bläschen durch das Foramen in den linken Vorhof, **b** nach Implantation eines ASD-Okkluder-Systems dichter Verschluß des Septums

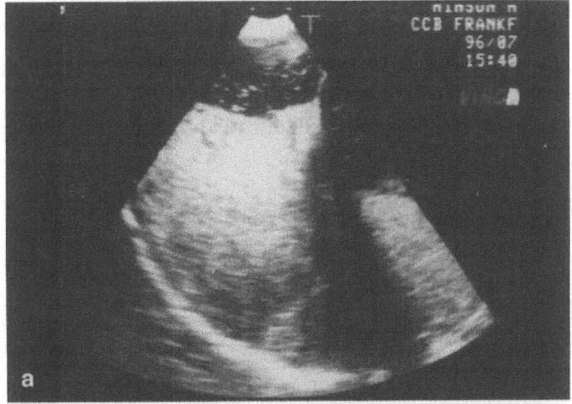

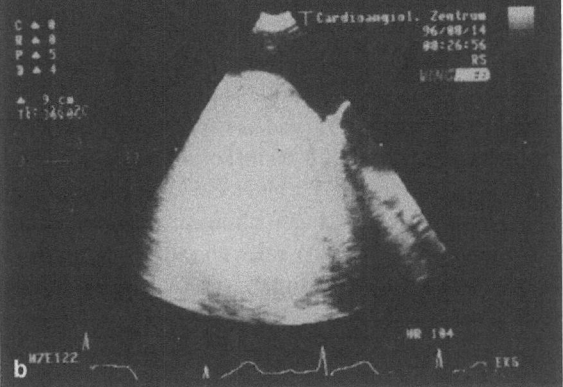

läßt sich mit Hilfe der transösophagealen Kontrast-Echokardiographie in 50–60% ein ventiloffenes Foramen nachweisen. Ein Vorhofseptumaneurysma in Kombination mit einem offenen Foramen ovale wird bei 30–40% dieser Patienten beobachtet. Wenn sowohl ein offenes Foramen ovale als auch ein Vorhofseptumaneurysma vorliegen, beträgt das Risiko einer erneuten zerebralen Ischämie 4–5% pro Jahr. Als möglicher pathogenetischer Mechanismus werden paradoxe Embolien angenommen, die unter bestimmten hämodynamischen Bedingungen (Valsalva) aus dem venösen System durch das offene Foramen ovale in den großen Kreislauf gelangen können. Diese Zusammenhänge sind durch Fallberichte [23, 47] gut belegt (Abb. 20-5).

Im Allgemeinen wird bei diesen Patienten eine Dauerbehandlung mit Azetylsalizylsäure oder Vitamin-K-Antagonisten empfohlen; der Effekt einer solchen Therapie ist bisher jedoch nicht durch klinische Studien gesichert [2, 26]. In manchen Fällen wurde sogar ein operativer Verschluß des Foramen ovale vorgeschlagen. Die ersten mittelfristigen Ergebnisse nach PFO-Verschluß mittels Schirmprothese zeigten, daß bei strenger Indikationsstellung und effektivem Verschluß im weiteren Verlauf keine zerebralen Ischämien mehr auftraten. Diese Daten betrafen 35 Patienten mit einer mittleren Nachbeobachtungszeit von 37 Monaten entsprechend 106 Patientenjahren [4]. Auch die eigenen Erfahrungen bei mittlerweile 58 Patienten und einer Nachbeobachtungszeit von bis zu 4 Jahren bestätigten diese Erfahrungen [42].

Insgesamt ist hier in den vergangenen Jahren gewissermaßen ein neues Krankheitsbild entdeckt worden. Es dürfte sehr schwierig sein, seinen „natürlichen Verlauf" zu untersuchen. Randomisierte Studien zum Vergleich der konservativen Behandlung mit Antikoagulantien und der interventionellen Therapie mit Schirmprothesen sind nach den vorliegenden Befunden gerechtfertigt und erforderlich, um diese Patienten in Zukunft adäquat behandeln zu können.

Andere Indikationen

Ventrikelseptumdefekte

Ventrikelseptumdefekte konnten bisher bei nur wenigen Patienten (insgesamt weniger als 100) verschlossen werden. Verschiedene Schirmprothesen wurden zu diesem Zweck verwendet, vor allem das „Buttoned Device" [25], der Rashkind-Okkluder und das CardioSea-System [46]. Zur Plazierung der Schirmprothese ist ein erheblicher kathetertechnischer Aufwand erforderlich. Die Einführschleuse wird über eine transseptale, arteriovenöse Drahtschiene plaziert. Hierzu wird der rechte Ventrikel durch den Defekt vom linken Ventrikel aus sondiert (entweder mit einem Ballon-Einschwemmkatheter oder direkt mit rechtskoronaren Judkins- oder Amplatzkatheter). Anschließend wird durch den Katheter ein langer Draht in die Pulmonalarterie geschoben. Dort wird der Draht angeschlungen; entweder ausgehend von der V. femoralis (bei membranösen Defekten), oder von der V. iugularis (bei muskulären Defekten). Vereinzelt wurden auch postinfarzielle Ventrikelseptumdefekte mit Schirmprothesen verschlossen.

Arteriovenöse Fisteln

Koronararterielle Fisteln gehen meist vom proximalen Segment des Ramus interventrikularis anterior und seltener der rechten Kranzarterie aus und münden in die Arteria pulmonalis. Sie können, in Abhängigkeit von ihrer Anzahl und Größe, zu einer koronaren Steal-Symptomatik führen. Mit Embolisationsspiralen können sie in den meisten Fällen verschlossen werden, wenn auch manchmal mehrere Sitzungen erforderlich sind. Das gleiche gilt für multiple aorto-pulmonale Kollateralen (MAPCA), die oft in Assoziation mit einer Hypoplasie des rechtsventrikulären Ausflußtraktes vorkommen, und für intrapulmonale Fistelverbindungen (z. B. beim M. Osler-Rendu-Weber).

Operativ angelegte Shuntverbindungen

Unter bestimmten Umständen muß ein modifizierter Blalock-Taussig-Shunt oder eine fenstrierte Fontan-Zirkulation später verschlossen werden. Hierzu wurden verschiedene Schirmprothesen verwendet. In manchen Fällen werden aorto-koronare Venenbrücken irrtümlich mit einer Koronarvene statt einer Koronararterie anastomosiert. Ein hämodynamisch bedeutsamer Shunt kann aufgrund des Gefäßquerschnittes und der arterio-venösen Druckdifferenz entstehen. Ein Verschluß solcher Shuntverbindungen mit z. B. einem Plug ist möglich.

Literatur

1. Ali Khan MA, Al Yousef S, Mullins CE, Sayer W (1992) Experience with 205 procedures of transcatheter closure of ductus arteriosus in 182 patients, with special reference to residual shunts and long-term follow-up. J Thorac Cardiovasc Surg 104:1721–1727
2. Bogousslavsky J, Garazi S, Jeanrenaud X, Aebischer N, Van Melle G (1996) for the Lausanne stroke with paradoxical embolism study group. Neurology 46:1301–1305
3. Boutin C, Musewe NN, Smallhorn JF, Dyck JD, Kobayashi T, Benson LN (1993) Echocardiographic follow-up of atrial septal defect after catheter closure by double-umbrella device. Circulation 88:621–627
4. Bridges ND, Hellenbrand W, Latson L, Filiano J, Newburger JW, Lock JE (1992) Transcatheter closure of patent foramen ovale after presumed paradoxical embolism. Circulation 86:1902–1908
5. Cambier PA, Kirby WC, Wortham DC, Moore JW (1992) Percutaneous closure of the small (less than 2.5 mm) patent ductus arteriosus using coil embolization. Am J Cardiol 69:815–816
6. Campbell M (1986) Natural history of persistent ductus arteriosus. Brit Heart J 30:4–13
7. Campbell M (1970) Natural history of atrial septal defect. Br Heart J 32:820–826
8. Das GS, Voss G, Jarvis G, Wyche K, Gunther R, Wilson RF (1993) Experimental atrial septal defect closure with anew, transcatheter, self-centering device. Circulation 88:1754–1764
9. Dessy H, Hermus JPS, van den Heuvel F, Oei HY, Krenning EP, Hess J (1996) Echocardiographic and radionuclide pulmonary blood flow after transcatheter closure of patent ductus arteriosus. Circulation 94:126–129
10. Faßbender D, Seggewiß H, Schmidt HK, Gleichmann U (1996) Transvenöser Verschluß des persistierenden Ductus arteriosus mit einem Ivalon-Pfropf. Dtsch Med Wochenschr 121:653–657
11. Grabitz RG, Schräder R, Sigler M, Seghaye MC, Dzionsko C, Handt S, Schneidt B, v. Bernuth G (1997) Retrieveable patent ductus arteriosus plug for interventional, transvenous occlusion of the patent ductus arteriosus. Evaluation in lambs and preliminary clinical results. Invest Radiol 32:523–528

12. Grabitz RG, Freudenthal F, Sigler M, Lee PP, Boosfeld C, Handt S, V. Bernuth G (1998) Double-helix coil for occlusion of large patent ducrus arteriosus in a chronic lamb model. J Am Coll Cardiol 31:677–683
13. Gray DT, Fyler DC, Walker AM, Weinstein M, Chalmers TC (1993) Clinical outcomes and costs of transcatheter as compared with surgical closure of patent ductus arteriosus. New Engl J Med 329:1517–1523
14. Grifka RG, Vincent JA, Nihill MR, Ing FF, Mullins CE (1996) Transcatheter patent ductus arteriosus closure in an infant using the Gianturco-Grifka vascular occlusion device. Am J Cardiol 78:721–723
15. Grüntzig AR, Senning A, Siegenthaler WE (1979) Non-operative dilatation of coronary artery stenosis: Percutaneous transluminal coronary angioplasty. N Engl J Med 301:61–68
16. Hausdorf G, Schneider M, Franzbach B, Kampmann C, Kargus K, Goeldner B (1996) Transcatheter closure of secundum atrial septal defects with the atrial septal defect occlusion system (ASDOS): initial experience in children. Heart 75:83–88
17. Hellenbrand WE, Fahey JT, McGowan FX, Weltin GG, Kleinman CS (1990) Transesophageal echocardiographic guidance of transcatheter closure of atrial septal defect. Am J Cardiol 66:207–213
18. Hijazi ZM, Geggel RM (1996) Transcatheter closure of large patent ductus arteriosus (≥4 mm) with multiple Gianturco coils: immediate and mid-term results. Heart 76:536–540
19. Hosking MCK, Benson LN, Musewe N, Dyck JD, Freedom RM (1991) Transcatheter occlusion of the persistently patent ductus arteriosus. 40 months follow-up and prevalence of residual shunting. Circulation 84:2313–2317
20. King TD, Mills NL (1976) Secundum atrial septal defects: non-operative closure during cardiac catheterization. JAMA 235:2506–2509
21. King TD, Thompson SL, Mills NL (1978) Measurement of atrial septal defect during cardiac catheterization: experimental and clinical trials. Am J Cardiol 41:537–542
22. Konstantinidis S, Geibel A, Olschewski M, Görnand L, Roskamm H, Spillner G, Just H, Kasper W (1995) A comparison of surgical and medical therapy for atrial septal defects in adults. N Engl J Med 333:469–473
23. Krülls-Münch J, Koinzer-Adamschek C, Herpolsheimer F (1997) Diagnostik und Therapie eines flottierenden Thrombus im offenen Foramen ovale. Z Kardiol 86:474–477
24. Lloyd TR, Fedderly R, Mendelsohn AM, Sandhu SK, Beekman RH (1993) Transcatheter occlusion of patent ductus arteriosus with Gianturco coils. Circulation 1993; 88:1412–1420
25. Lock JE, Block PC, McCay RG, Baim DS, Keane JF (1988) Transcatheter closure of ventricular septal defects. Circulation 88:1119–1126
26. Mas JL, Zuber M, for the French study group on patent foramen ovale and atrialseptal aneurysm (1995) Am Heart J 130:1083–1088
27. Masura J, Walsh KP, Thanopoulos BD, Chan C, Bass J, Goussous Y, Gavora P, Hijazi ZM (1998) Transcatheter closure of moderate to large sized patent ductus arteriosus using the new self expandable Amplatzer ductal occluder: Initial clinical experience (Abstr). J Am Coll Cardiol 31:878–882
28. Masura J, Walsh KP, Gavora P, Holan M, Hijazi ZM (1997) Transcatheter closure of secundum atrial septal defects using the new nitinol self expandable, repositionable Amplatzer septal occluder: Initial clinical experience (Abstr). Circulation 96 [Suppl 1]:I-568
29. Porstmann W, Wierny L, Warnke H (1967) Der Verschluß des ductus arteriosus persistens ohne Thorakotomie (vorläufige Mitteilung). Thoraxchirurgie 15:199–203
30. Rao PS, Sideris EB, Haddad J, Rey C, Hausdorf G, Wilson AD (1993) Transcatheter occlusion of patent ductus arteriosus with adjustable buttoned device, initial clinical experience. Circulation 88:1119–1126
31. Rao PS, Sideris EB (1996) Transcatheter occlusion of patent ductus arteriosus: state of the art. J Invas Cardiol 8:278–288
32. Rashkind WJ (1983) Transcatheter treatment of congenital heart disease. Circulation 67:711–716
33. Rickers C, Hamm C, Stern H et al. (1998) Percutaneous closure of secundum atrial septal defect with a new self centering device (Angel Wings) – experiences in germany. Heart 80:517–521
34. Rome JJ, Keane JF, Perry SB, Spevak PJ, Lock JE (1990) Double-umbrella closure of atrial septal defects. Initial clinical applications. Circulation 82:751–758
35. Rosenthal E, Qureshi SA, Reidy J, Baker EJ, Tynan M (1996) Evolving use of embolisation coils for occlusion of the arterial duct. Heart 76:525–530
36. Saveliev VS, Prokbukovski VI, Kolody SM, Saveliev SV, Verin VE (1992) Patent ductus arterisus: transcatheter closure with a transvenous technique. Radiology 184:341–344
37. Schräder R, Kneissl GD, Sievert H, Bussmann WD, Kaltenbach M (1992) Nonoperative closure of the patent ductus arteriosus. The Frankfurt experience. J Interven Cardiol 5:89–98

38. Schräder R, Kadel C (1993) Persistierender Ductus arteriosus – ist auch bei asymptomatischen Erwachsenen mit kleinem Ductus und geringem Shunt ein Verschluß indiziert? Z Kardiol 82:563–567
39. Schräder R, Schneider M, Teupe C, Winkelmann B (1995) Verschluß eines Vorhofseptumdefektes mittels Schirmprothese. Dtsch Med Wochenschr 120:321–324
40. Schräder R (1995) Eine neue Methode zum Verschluß des persistierenden Ductus arteriosus (Botalli). Herz 20:149–150
41. Schräder R, Hofstetter R, Faßbender D, Berger F, Bußmann WD, Ernst JMPG, Matthies W, Reifart N, Sievert H, Soares JP (1999) Transvenous closure of patent ductus arteriosus with valonplugs – multicenter experience with a new technique. Invest Radiol 34:65–70
42. Schräder R, Keppeler P, Rux S, Sievert H (1998) Transcatheter occlusion of patent foramen ovale in patients with stroke and presumed paradoxical embolism – comparison of three different techniques. J Neurol 245:Abstr 84
43. Sharafuddin MJ, Gu X, Titus JL, Urness M, Cervera-Ceballos KK, Amplatz K (1997) Transvenous closure of secundum atrial septal defects: preliminary results with a new self-expanding nitinol prosthesis in a swine model. Circulation 95:2162–2168
44. Sideris EB, Sideris SE, Thanopoulos BD, Ehly RL, Fowlkes JP (1990) Transvenous atrial septal defect occlusion by the buttond device. Am J Cardiol 66:1524–1526
45. Sideris EB, Rao SP (1996) Transcatheter closure of atrial septal defects: role of buttoned devices. J Invas Cardiol 8:289–296
46. Sideris EB, Walsh KP, Haddad JL, Chen CR, Ren SG, Kulkarni H (1997) Occlusion of congenital ventricular septal defects by the buttoned device. Heart 77:276–279
47. Siebenlist D, Gattenlöhner W (1993) Transit-Thrombus im offenen Foramen ovale mit pulmonaler und paradoxer Embolisation. Dtsch Med Wochenschr 118:1105–1109
48. Sievert H, Bauer U, Ensslen R, Scherer D, Schräder R, Schulze R, Spies H, Utech A (1996) Katheterverschluß des Ductus Botalli mit dem Rashkind-Okkluder: Akut- und Langzeitergebnisse bei 50 Patienten (Abstr). Z Kardiol 85 [Suppl 2]:157
49. Sievert H, Dirks J, Rux S, Babic UU, Osypka P, Schräder R, Fach A, Scherer D (1997) ASD and PFO closure in adults with the second generation ASDOS device (Abstr). J Am Coll Cardiol 29:143A
50. Takamiya M (1987) Experience of 135 consecutive cases treated by Porstmann's method (plug closure of PDA) and present status of his method in Japan. Radiol Diagn 28:463–464
51. Teupe C, Schneider M, Nacimiento W, Schräder R (1995) Interventioneller Verschluß eines offenen Foramen ovale bei einer Patientin mit rezidivierenden zerebralen Ischämien. Nervenarzt 66:634–637
52. Thanopoulos BD, Laskari CV, Tsaousis GS et al. (1998) Closure of atrial septal defects with the Amplatzer occlusion device: preliminary results. J Am Coll Cardiol 31:1110–1116
53. Tometzki A, Chan K, de Giovanni J, Houston A, Martin R, Redel D, Redington A, Rigby M, Wright J, Wilson N (1996) Total UK-multi-centre experience with a novel arterial occlusion device (Duct Occlud pfm). Heart 76:520–524
54. Verin VE, Saveliev VS, Kolody SM, Prokbukovski VI (1993) Results of transcatheter closure of the patent ductus with the Botalloccluder. J Am Coll Cardiol 22:1509–1514
55. Wierny L, Plass R, Porstmann W (1986) Transluminal closure of patent ductus arteriosus. Long-term results of 208 cases treated without thoracotomy. Cardiovasc Intervent Radiol 9:279–285

KAPITEL 21

Perkutan implantierbare mechanische Kreislaufassistenzsysteme

H. R. Figulla

Die folgenden perkutan implantierbaren mechanischen kardialen Assistenzsysteme stehen zum gegenwärtigen Zeitpunkt zur Verfügung:

1. Ballongegenpulsation,
2. implantierbare Turbinenpumpen,
3. perkutan anschließbare Herz-Lungen-Maschine,

Der Einsatz dieser Systeme sollte in den folgenden klinischen Situationen erwogen werden [3]:

- beim plötzlichen Herzstillstand
- beim kardiogenen Schock,
- bei der schweren Koronarischämie und Hochrisiko-PTCA.

Im folgenden Beitrag wird versucht darzustellen, in welcher klinischen Situation welches Assistenzsystem mit welchem Erfolg eingesetzt werden kann bzw. welche Grenzen beim Einsatz dieser Systeme bestehen.

Mechanische Kreislaufassistenzsysteme

Ballongegenpulsation

Die Ballongegenpulsation (IABP) wurde 1962 von Moulopoulos und Mitarbeitern [8] als erstes kardiales mechanisches Unterstützungssystem eingeführt. Obwohl eine Anzahl klinischer Randbedingungen die hämodynamischen Wirkungen der IABP beeinträchtigen kann [6], ist im Regelfall bei Patienten mit Linksdekompensation eine ausgeprägte hämodynamische Verbesserung zu erzielen. Das durch die IABP erzielbare vergrößerte Schlagvolumen als Folge der Nachlastreduktion führt zu einer Verkleinerung des linksventrikulären enddiastolischen Volumens und des linksventrikulären enddiastolischen Drucks. Die genannten hämodynamischen Wirkungen führen zu einem ca. 20–30 prozentigen Anstieg des Herzminutenvolumens. Aufgrund der Abnahme des myokardialen Sauerstoff-Verbrauchs um 10–20 % durch die o. g. Mechanismen, kommt es zu einer Verbesserung der myokardialen Sauerstoff-Billanz.

Das Sauerstoff-Angebot wird allerdings beim Einsatz einer IABP nicht verbessert. Die durch die IABP erzielbare diastolische Augmentation führt im poststenotischen

Gefäßsegment zu keiner wirksamen Flußzunahme [7]. Klinische Erfahrungen über die Wirkungen der IABP liegen vor:

1. im kardiogen Schock,
2. beim Myokardinfarkt,
3. bei der Hochrisiko-PTCA.

IABP im kardiogenen Schock

Nach einer Zusammenstellung der Literatur aus dem Zeitraum 1973–1987, ergibt sich anhand eines Kollektivs von insgesamt 468 Patienten die im kardiogenen Schock mit einer IABP behandelt wurden, eine Überlebensrate von im Mittel 25 % (6–56 %). Die Resultate zeigen eine weite Variation der Überlebensraten, welche sicher eine Folge der unterschiedlichen Patientenselektionskriterien ist. Trotz der IABP ist die Letalität im kardiogen Schock mit 75 % unbefriedigend hoch. Ein Durchbruch läßt sich hier erst erzielen, wenn die IABP im kardiogenen Schock im Verbund mit einer Revaskularisationsmaßnahme eingesetzt wird. Hier ergibt sich, daß die Letalität deutlich gesenkt werden kann. Anhand einer Literaturzusammenstellung von 410 Patienten, ergibt sich eine mittlere Überlebensrate von 59 % (43–70 %). Das Überleben ist eindeutig davon abhängig, ob eine Koronargefäßrekanalisation im akuten kardiogenen Schock gelingt, in diesem Fall, kann das Überleben auf 72 % gesteigert werden. Von denjenigen Patienten, bei denen eine Revaskularisation trotz PTCA und IABP nicht gelang, überlebten nur 19 %. Es scheint nicht wichtig zu sein, wie eine Revaskularisation erzielt wird, sondern nur, daß eine Revaskularisation im kardiogen Schock im Zusammenhang mit der IABP durchgeführt wird. Das zeigen auch Studien, welche den Effekt der akuten Bypass-Operation im kardiogenen Schock bei Patienten mit IABP untersuchten. Bei insgesamt 178 Patienten betrug die Krankenhausüberlebensquote 62 % (33–88 %).

Untersuchungen anhand von 93 Patienten unterstreichen darüber hinaus, daß der Einsatz der IABP und die Revakularisation frühzeitig erfolgen sollte. Es überlebten immerhin 63 % derjenigen, bei denen der IABP-Einsatz innerhalb von 4 h erfolgte, gegenüber nur 26 %, bei denen der Einsatz innerhalb von 4–12 h erfolgte [11].

Zusammenfassend kann somit gesagt werden, im ischämischen kardiogenen Schock sollte der Patient umgehend mit einer IABP versorgt werden und anschließend sollte eine Revaskularisation erfolgen.

Einsatz der IABP im Myokardinfarkt ohne begleitenden Schock

Die IABP vermindert den myokardialen O_2-Bedarf. Aus diesem Grund ist das Konzept, daß die IABP gegebenenfalls die Infarktzone verkleinern könnte, attraktiv, allerdings wenig effizient [4]. In der klinischen Praxis ist es erheblich wirksamer, das O_2-Angebot zu erhöhen, ein Konzept, welches in der letzten Dekade durch Thrombolyse und PTCA zunehmend eingesetzt wird. Die Rekanalisation verschlossener Koronargefäße mittels Thrombolytika oder Ballonkatheter ist allerdings mit einer hohen Reokklusionsquote belastet. Interessant ist in diesem Zusammenhang, daß Patienten, die im Anschluß an die Rekanalisation mit einer IABP versorgt worden sind, eine niedrigere Reokklusionsquote aufweisen. Ischihara beobachtete, daß die Patienten nach mechanischer Rekanalisation mittels PTCA eine Reokklusion von 17,7 % erlitten, während Patienten, die mit einer IABP versorgt worden waren, nur in 2,4 % eine Reokklusion nach mechanischer Rekanalisation aufwiesen [5]. Ob der günstige Effekt der IABP auf die Reokklusionsrate durch eine Verhinderung einer arteriellen Hypotension oder aber einer diastolischen Flußverbesserung im Koronargefäß aufgrund der Augmentation zustande kommt, bleibt spekulativ. Die Beobachtungen von Ischihara initiierten eine Multicenter-Studie, welche den Nutzen einer IABP-Behandlung nach mechanischer und thrombolytischer Revaskularisation eines Infarktgefäßes untersucht hat. Die IABP wurde für 48 h nach der Revaskularisation eingesetzt, 96 Patienten wurden randomisiert. Die Reokklusionsrate war mit 8 % in der IABP-Gruppe gegenüber 20 % in der Kontrollgruppe signifikant niedriger [9].

Zusammenfassend ist zu sagen, daß der routinemäßige Gebrauch einer IABP beim unkomplizierten Herzinfarkt ohne Schock nicht gerechtfertigt ist. Manöver in der frühen Infarktphase, die zu einer Reperfusion führen, haben eine wesentliche höhere Effizienz. Der Einsatz einer IABP kann allerdings erwogen werden bei Patienten, bei denen die Revaskularisation nur mäßiggradig erfolgreich war, und bei denen eine Reokklusion des Infarktgefäßes befürchtet werden muß.

Einsatz der IABP bei der Hochrisiko-PTCA

Der prophylaktische Einsatz einer IABP bei der sog. Hochrisiko-PTCA scheint attraktiv aus folgenden Gründen:

1. Im Falle eines hämodynamischen Kollaps, z.B. als Folge eines Gefäßverschlusses, kann dieser durch die laufende IABP abgemildert werden.
2. Aufgrund der Verminderung des myokardialen O_2-Verbrauchs, kann die Balloninsufflationsdauer verlängert werden.
3. Die o.g. Studien, welche zeigen, daß die Reokklusionsquote nach Rekanalisation infolge eines akuten Koronargefäßverschlusses unter IABP vermindert ist, sollten auch für die PTCA primär nicht verschlossener Gefäße gelten, d.h. auch hier dürfte durch den Einsatz einer IABP die Akutokklusionrate vermindert werden.

Untersuchungen zum prophylaktischen Einsatz einer IABP bei der Hochrisiko-PTCA liegen von vier Autoren vor. Eine Literaturzusammenstellung ergibt, daß bei 173 Patienten prophylaktisch vor der PTCA eine IABP eingesetzt wurde. Die mittlere Ejektionsfraktion betrug 30 %. Die Erfolgsquote bei der PTCA war im Mittel mit 92 % gut, trotzdem betrug die Krankenhausletalität im Mittel 10 % (6,2–19 %), so daß der Erfolg der IABP im Rahmen der Hochrisiko-PTCA als nicht befriedigend angesehen werden kann [1].

Implantierbare Turbinenpumpen

Die neuste Entwicklung auf dem Gebiet mechanischer kardialer Assistenzsysteme, stellt die sogenannte Hemopump™ dar, die von Richard Wampler entwickelt wurde.

Abb. 21-1. Schemazeichnung der von R. Wampler entwickelter Hemopump™. Über eine rotierende Welle wird eine Turbine in der oberen Aorta angetrieben. Diese saugt Blut aus der linken Herzkammer

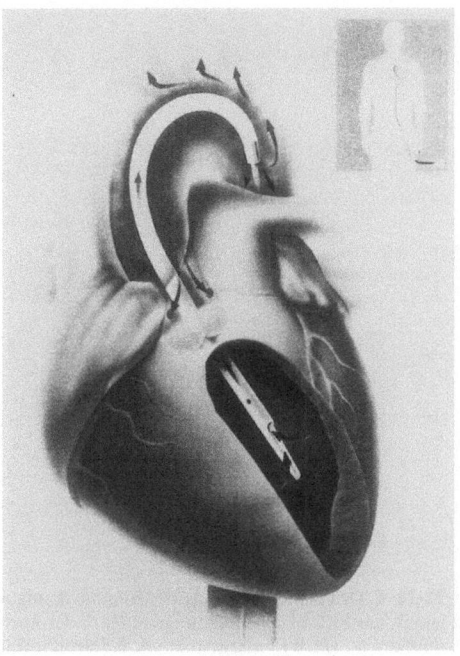

Über einen Ansaugstutzen wird Blut aus dem linken Ventrikel mittels einer Turbine, die über eine transluminale Welle angetrieben wird, angesaugt und in die Aorta ascendens bzw. den Aortenbogen ausgeworfen (s. Abb. 21-1). Die Pumpe befindet sich in drei Konfigurationen in der klinischen Erprobung:

Als 14 F perkutan einsetzbares System, als 24 F chirurgisch über eine Arteriotomie einsetzbares System und als 26 F über eine Thorakotomie applizierbares System (Abb. 21-2).

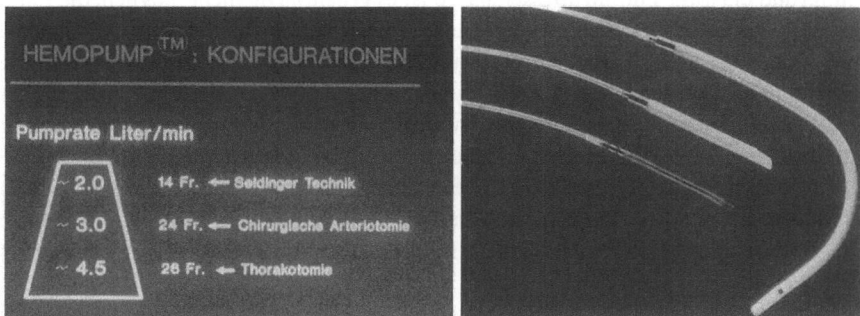

Abb. 21-2. Die Hemopump™ ist in 3 Konfigurationen verfügbar. Als 14-F-System, welches über eine Seldinger-Technik eingesetzt werden kann. Als 24-F-System, welches eine A.-femoralis-Arteriotomie erfordert, als 26-F-System, welches über eine Thorakotomie eingesetzt wird. Die Pumpraten der Systeme variieren zwischen 2,0 l/min bei 4,5 l/min. Auf der *rechten Bildseite* sind die entsprechenden Turbinen mit ihren Ansaugstutzen dargestellt

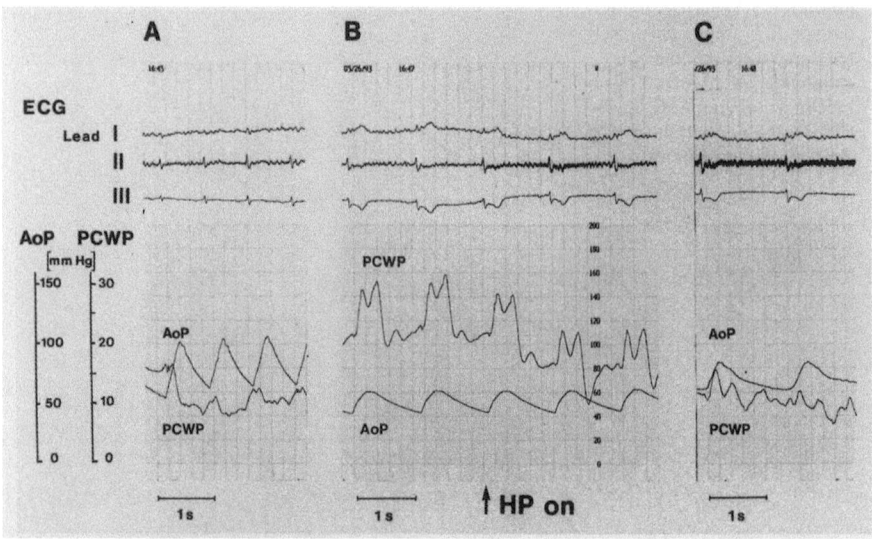

Abb. 21-3A–C. Originalregistrierung der Hämodynamik während Hemopump™ assistierter PTCA. Es sind jeweils das EKG in den Ableitungen I,II,III, der Aortendruck (*AoP*) und der pulmonale kapilläre Verschlußdruck (*PCWP*) dargestellt. **A** Kontrollbedingungen. **B** zunächst deutlich erniedrigter Aortendruck und Anstieg des kapillären Verschlußdruckes während 1,5 min andauernder Balloninsufflation bei der PTCA einer dominanten Circumflexarterie. Dann wurde die Hemopump™ angestellt (*HP on*), sichtbar auch am verstärkten Brumm im EKG. Unter laufender Hemopump™ deutlicher Anstieg des Aortendrucks (**C**) und Abfall des pulmonalen kapillären Verschlußdruckes (*PCWP*). (Mod. nach [12])

Die 14-F-Hemopump kann perkutan mittels Seldinger-Technik über eine 18-F-Schleuse eingesetzt werden. Der erste klinische Einsatz erfolgte im Mai 1993 in Zusammenarbeit mit Richard Wampler in Göttingen. Bis Ende 1995 wurden 32 weitere Pumpen während Hochrisiko-PTCA eingesetzt und die Erfahrung mit diesem System in einem Register zusammengefaßt. Danach verstarben 12,5 % der Patienten periprocedural, meist an einer Reokklusion eines wenige Stunden vorher dilatierten Gefäßes. Aufgrund der 18-F-Einführungsschleusen ist es gegenwärtig nicht möglich, die Pumpe nach der PTCA im Patienten weiterlaufen zu lassen, da es hierbei zu einer Ischämie des Beines kommt. An einer Verbesserung der Einführschleuse wird gearbeitet. Die Hemopump zeigt einen guten hämodynamischen Effekt bei der Hochrisiko-PTCA (Abb. 21-3). Dieser besteht in einer deutlichen Senkung der Vorlast, aber einer nur mäßigen Erhöhung des aortalen Druckes.

Bei einem unserer Patienten kam es während der Balloninsufflation des einzig verbliebenen Gefäßes zum Kammerflimmern. Der Patient blieb nur getragen durch die 14-F-Hemopump ansprechbar. Der mittlere aortale Druck betrug 50 mmHg (Abb. 21-4).

Eine abschließende Bewertung der perkutanen Hemopump™ ist gegenwärtig noch nicht möglich. Die Vorzüge des 14-F-Systems bestehen darin, daß eine Entlastung des linken Ventrikels möglich ist, welche unabhängig, im Gegensatz zur IABP, vom linksventrikulärem Rhythmus ist. Darüber hinaus wäre mit diesem System nach technischer Modifikation auch grundsätzlich eine RV-Entlastung möglich, wie sie nach

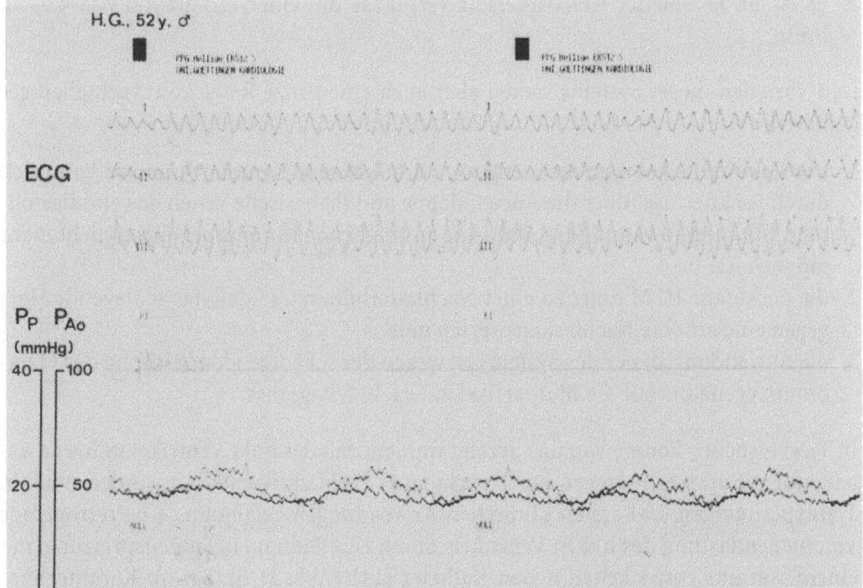

Abb. 21-4. Originalregistrierung vom Pulmonalarteriendruck (*PV*) und Aortendruck (*PAO*) während Kammerflimmern. Die 14-F-Hemopump™, kann den aortalen Druck bei ca. 50 mm Hg und den Pulmonalarteriendruck bei ca. 20 mm Hg halten

einem rechtsventrikulären Infarkt wünschenswert wäre. Der Nachteil des Systems besteht in dem nur mäßigen Fördervolumen, dem grundsätzlichen Hämolyse- und Embolisationsrisiko, bzw. der möglichen Ischämie des Beines. Gerätemodifikationen werden einen Teil dieser Probleme zukünftig beheben.

Perkutan anschließbare Herz-Lungen-Maschine (perkutane HLM)

Wirkungsweise

Fortschritte in der Katheter-Technologie erlaubten es, dünnwandige Schleusen mit großem Querschnitt von 18–20 F herzustellen, die es ermöglichen, eine Herz-Lungen-Maschine über die Arteria und Vena femoralis anzuschließen.

Diese Systeme werden eingesetzt:

1. beim plötzlichen Herzstillstand,
2. bei der Hochrisiko-PTCA [16].

Grundsätzlich ergeben sich gegenüber den vorherigen Systemen die folgenden Vorteile:

1. Der Anschluß an das System gelingt innerhalb von 5–10 min, gegebenenfalls unter ununterbrochener Fortsetzung der Thoraxkompressionsbehandlung und ohne Röntgendurchleuchtung.

2. Es ist ein kompletter Kreislaufersatz verfügbar mit einer Zirkulation von 4,0–5,5 l/min.

Den Vorteilen dieses Systems stehen aber auch eine ganze Reihe von Nachteilen gegenüber:

1. Der linke Ventrikel wird nicht entlastet, d. h. während Kammerflimmern kann sich durch Leckperfusat über die Aortenklappe und thebesische Venen das enddiastolische Volumen so vergrößern, daß eine ausreichende Koronarperfusion nicht mehr möglich ist,
2. die perkutane HLM führt zu einer Nachlasterhöhung, so daß das schlagende Herz gegen eine erhöhte Nachlast auswerfen muß,
3. die Anwendungsdauer des Systems ist wegen der schädigenden Wirkung des Membranoxygenators auf die Blutpartikel auf ca. 14 h begrenzt.

In Tierversuchen konnte von uns gezeigt werden, daß der linke Ventrikel während anhaltendem Kammerflimmern unter perkutaner HLM aktiv entlastet werden muß. In Tierexperimenten und ersten klinischen Anwendungen gelang uns eine retrogerade Volumenentlastung des linken Ventrikels durch eine Pulmonalklappenspreizung, mit einem von uns entwickelten neuen Katheter [14] (Abb. 21-5). Bei im Kammerflim-

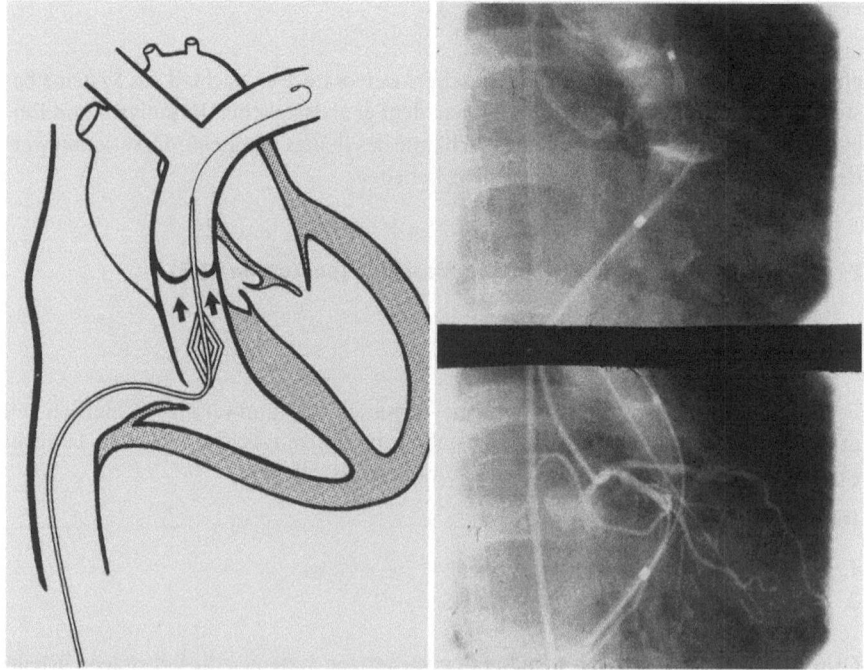

Abb. 21-5. Pulmonaler Spreizkatheter: *links:* schematische Darstellung des pulmonalen Spreizkatheters, *rechts:* Einsatz des pulmonalen Spreizkatheters im Patienten mit therapierefraktären Kammerflimmern bei akutem Myokardinfarkt, *rechts oben* wird Kontrastmittel in die Pulmonalarterie indiziert, welches in den rechten Ventrikel abfließt. *Unten rechts:* Darstellung der linken Kranzarterien

mern offener Mitralklappe, kann somit das Blut retrograd über die Pulmonalarterie in die Ansaugkanüle der perkutanen HLM im rechten Vorhof abfließen und einer Überdehnung des linken Ventrikels vorgebeugt werden. Darüber hinaus bewirkt die artifizielle Pulmonalklappeninsuffizienz eine Abnahme der unter perkutaner HLM deutlich erhöhten Pulmonalarteriendrucke, die zu einer Schädigung der pulmonalkapillären Strombahn führen können.

Perkutane Herz-Lungen-Maschine bei der Hochrisiko PTCA

Für die Hochrisiko-PTCA liegt ein Erfahrungsbericht mit der perkutanen HLM an 801 Patienten vor [16]. Folgende Patienten mit einer symptomatischen Angina pectoris wurden eingeschlossen:

Patienten mit einer PTCA geeigneten Stenose und einer Ejektionsfraktion kleiner 25 % und/oder einem PTCA-Gefäß, welches mehr als 50 % des vitalen Restmyokards versorgt.

Die Krankenhausmortalität in diesem Kollektiv betrug 6,9 %. Die Langzeitüberlebensquote nach 36 Monaten 77 %.

Die Erfahrung zeigte darüber hinaus, daß ein prophylaktischer Einsatz der perkutanen HLM nicht notwendig ist und daß häufig mit einem sog. „stand by" auszukommen ist. Das „stand-by" erfordert allerdings eine prophylaktische Implantation von 7-F-Schleusen in der Arterie und Vena femoralis der zur PTCA kontralateralen Seite, eine vorausgehende Angiographie dieser Gefäße, die keine wesentlichen Stenosen aufweisen dürfen, und die Anwesenheit eines in der Bedienung der perkutanen HLM gut geschulten Arztes oder Kardiotechnikers. Nach einer Untersuchung von Teirstein und Mitarbeitern, ist es nur in 7 % der Fälle notwendig von der „stand by" perkutanen HLM auf die tatsächliche Perfusion umzuschalten [15]. Nach unseren Erfahrungen an 35 Patienten, ist der Einsatz einer perkutanen HLM indiziert bei Patienten mit therapierefraktärer Angina pectoris, falls eine operative Revaskularisation mit einem antizipierten Risiko von 15–20 % aufgrund von Alter und Ventrikelfunktion angenommen werden muß [2].

Perkutane HLM bei therapierefraktärem Kreislaufstillstand

Der Einsatz von perkutanen Herz-Lungen-Maschinen im Herzkatheterlabor erfordert eine enge Abstimmung mit Kardiotechnikern, Herzchirurgen, Anästhesisten. In jeder Institution sollten spezifische Kriterien für den Notfalleinsatz ausgearbeitet werden, um medizinische Resourcen bei irreversibel hirntoten Patienten nicht zu verschwenden.

Anhand einer Zusammenstellung von Overlie et al. konnte gezeigt werden, daß von 64 Patienten immerhin 18 Patienten, entsprechend 28 %, durch den Einsatz der perkutanen HLM gerettet werden konnten, bei therapierefraktärem Kreislaufstillstand [10]. Falls der Einsatz der perkutanen HLM allerdings später als 15 min nach dem Herzstillstand eingeleitet wurde, überlebte in dieser Untersuchung kein Patient (Abb. 21-6). In unserer Klinik überblicken wir 28 Patienten, bei denen notfallmäßig die perkutane HLM eingesetzt wurde. Fünf dieser Patienten, entsprechend 29 %, konnten das

Abb. 21-6. Flußdiagramm nach einer Zusammenstellung von Overlie et al. [10]. 64 Patienten wurden aufgrund eines Kreislaufstillstandes notfallmäßig an eine perkutane HLM angeschlossen. Bemerkenswert ist, daß kein Patient überlebte, der später als 15 min nach Kreislaufstillstand angeschlossen wurde

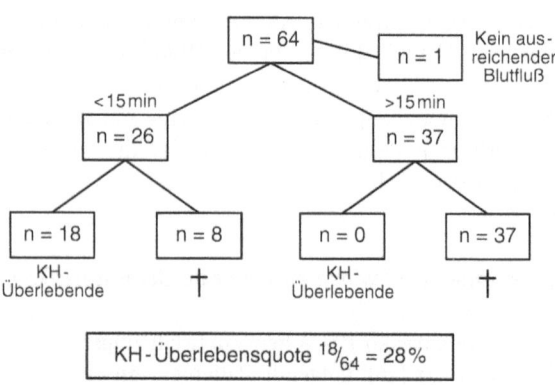

Krankenhaus lebend verlassen. Es entspricht auch unserer Erfahrung, daß die Überlebenswahrscheinlichkeit steigt, je frühzeitiger das System eingesetzt wird, allerdings überlebten in Göttingen auch Patienten, bei denen der Anschluß der Herz-Lungen-Maschine später als 15 min nach Eintritt des Kammerflimmerns erfolgte [2].

Zusammenfassung

Perkutan implantierbare mechanische Kreislaufassistenzsysteme stellen ein faszinierendes Kapitel bei der Behandlung von Patienten mit Pumpversagen in der Kardiologie dar. Entsprechend der unterschiedlichen klinischen Situation, sind variable Anforderungen an die Assistenzsysteme hinsichtlich Einsatzdauer, Applikationsdauer und Implantationstechnik zu stellen. Kein System wird allen Anforderungen gerecht. Weil die klinischen Situationen, bei denen die Assistenzsysteme zum Einsatz kommen, nicht streng voneinander zu trennen sind, ist gegebenenfalls der Einsatz mehrerer Assistenzsysteme nacheinander notwendig. Neue Anwendungsindikationen werden hinzukommen, z.B. die Stentimplantation in Hauptstammstenosen, während andere Anwendungsindikationen im Bereich der Hochrisiko-PTCA durch die verbesserte Stenttechnologie, welche nur eine kurze Koronarischämie bei der PTCA ermöglichen, rückläufig sind.

Es ist zu hoffen, daß zukünftige Geräteverbesserungen und Neuentwicklungen, das gegen das Pumpversagen des rechten oder linken Ventrikels gerichtete Armentarium effektiver und verträglicher gestalten.

Literatur

1. Aguirre FV, Kern MJ, Bach R et al.(1994) Intraaortic balloon pump support during high risk coronary angioplasty. Cardiology 84:175–186
2. Ferrari M, Scholz KH, Figulla HR (1996) PTCA with the use of cardiac assist devices. Risk stratification, short and long-term results. Cath Cardiovasc Diagn 38:242–248
3. Figulla HR (1994) Circulatory support devices in clinical cardiology. Cardiology 84:149–155
4. Flaherty JT, Becker LC, Weiss JL (1985) Results of a randomized prospective trial of intra-aortic balloon counterpulsation and intravenous nitroglycerin in patients with acute myocardial infarction. J Am Coll Cardiol 6:434–436

5. Ishihara M, Sato H, Tateishi H, Uchida T, Dote K (1991) Intraaortic balloon pumping as the postangioplasty strategy in acute myocardial infarction. Am Heart J 122:385–389
6. Kern MJ (1991) Intra-aortic balloon counterpulsation. Coronary Artery Dis 2:649–660
7. Kern MJ, Aguirre F, Bach R, Donohue T, Siegel RT, Segal J (1993) Augmentation of coronary blood flow by intra-aortic balloon pumping in patients after coronary angioplasty. Circulation 87:500–511
8. Moulopoulos S, Topaz S, Kolff WJ (1962) Diastolic balloon pumping (with carbon dioxide) in the aorta: A mechanical assistance to the failing circulation. Am Heart J 63:669–675
9. Ohman EM, George BS, White CJ et al., for the Randomized IABP Study Group (1994) The use of aortic counterpulsation to improve sustained coronary artery patency during acute myocardial infarction: Results of a randomized trial. Circulation 90:792–799
10. Overlie PA, Walter PD, Hurd II HP et al. (1994) Emergency cardiopulmonary support with circulatory support devices. Cardiology 84:231–237
11. Scholz KH, Saathoff H, Tebbe U (1989) Intraaortale Ballongegenpulsation bei akutem Myokardinfarkt, ischämischer Linksherzinsuffizienz und therapierefraktärer Angina pectoris. Dtsch Med Wochenschr 114:1821–1827
12. Scholz KH, Figulla HR, Schweda F et al. (1994) Mechanical left ventricular unloading during high risk coronary angioplasty. First human use of a new percutaneous transvalvular left ventricular assist device. Cathet Cardiovasc Diagn 31:61–69
13. Scholz KH, Dubois-Rande JL, Urban P et al. (1996) Perkutane Hemopump bei Hochrisiko-PTCA. Ergebnisse einer Multicenter Studie. Z. Kardiol 85 [Suppl 2]:69 (Abst)
14. Scholz KH, Figulla HR, Schröder T et al. (1995) Pulmonary and left ventricular decompression by artificial pulmonary value incompetence during percutaneous cardiopulmonary bypass support in cardiac arrest. Circulation 91:2664–2668
15. Teirstein PS, Vogel RA, Dorros G et al. (1993) Prophylactic versus standby cardiopulmonary support for high risk percutaneous transluminal coronary angioplasty. J Am Coll Cardiol 21:580–586
16. Tommaso CL, Vogel RA (1994) National registry for supported angioplasty: Results and follow-up of three years of supported and standby supported angioplasty in high-risk patients. Cardiology 84:238–244

KAPITEL 22

Entfernung von intravaskulären Fremdkörpern

S. Windecker · G. Herrmann · O. M. Hess

Die erste nichtchirurgische Entfernung eines embolisierten intravaskulären Fremd-körpers erfolgte in den frühen 60er Jahren durch Thomas [1]. Seither wurden meh-rere Techniken zur perkutanen Entfernung von Fremdkörpern aus dem venösen Ge-fäßsystem bzw. den rechten Herzhöhlen beschrieben [2–5] und behaupten sich in-zwischen als therapeutische Eingriffe der ersten Wahl. Am häufigsten handelt es sich dabei um die Entfernung embolisierter zentralvenöser Katheterspitzen, gebro-chener diagnostischer Katheter oder Führungsdrähte. Angaben bezüglich der Inzi-denz von Fremdkörperverlusten sind spärlich [6, 7], doch handelt es sich um eine eher seltene iatrogene Komplikation. Das rapide Wachstum der diagnostischen Koronarangiographie sowie Koronarangioplastie hat jedoch zu einer Zunahme arterieller Fremdkörperverluste beigetragen. Neue interventionelle Verfahren, wie z.B. Koronarstents, Okklusionsschirme, Schrittmacherelektroden etc., bergen ein intrinsisches Dislokations- und Embolisationspotential vor allem während des Pla-zierungsmanövers. Daher ist eine Kenntnis der perkutanen Techniken zur Entfer-nung von Fremdkörpern aus der koronaren und arteriellen Zirkulation von großer Bedeutung für interventionell tätige Kardiologen. Fast jede Fremdkörperentfernung ist ein in sich einzigartiger Fall und erfordert eine individuelle Problemlösung. Die-ses Kapitel gibt eine Übersicht über die wichtigsten Arten von Fremdkörperverlu-sten in der interventionellen Kardiologie sowie der Techniken zur perkutanen Ent-fernung.

Vermeidung von Fremdkörperverlusten

Die meisten Fremdkörperverluste sind iatrogen und beruhen auf einem technischen Fehler oder Unaufmerksamkeit des Operateurs, weswegen der sorgsamen Vermeidung von Fremdkörperverlusten eine wichtige Bedeutung zukommt. Nachfolgend findet sich eine Auflistung von Verhaltensweisen, die in der Vermeidung von Komplikationen hilfreich sind [8].

1. Vermeidung von exzessiven Kathetermanipulationen.
   Exzessives Drehen und Torquieren von Kathetern kann zum Verknoten oder Ab-brechen von Katheterspitzen führen.
2. Punktionsnadeln nie über Katheter oder Führungsdrähte avancieren.
   Das scharfe Nadelende kann zum Abscheren von Katheter- oder Führungsdraht-fragmenten führen.

3. Sicherung des extravaskulären Anteils des Führungsdrahts bzw. Katheters.
   Dies vermeidet das unbeabsichtigte Einschwemmen von Führungsdrähten und Kathetern in das Gefäßsystem.
4. Überprüfen der Sitzfestigkeit von Koronarstents.
   Bei bereits montierten als auch selbst zu montierenden Stents ist ein Überprüfen der Sitzfestigkeit der Gefäßprothesen vor dem Einführen in das Gefäßsystem essentiell. Ein unbeabsichtigtes Abstreifen von Stents ist prinzipiell an jedem Ort erhöhten Widerstands denkbar.
5. Zählung von operativen Instrumenten.
   Vor allem bei kleinen chirurgischen Eingriffen, z. B. Schrittmacher- oder ICD-Implantationen, ist auf eine exakte Zählung der Instrumente, Punktionsnadeln und Operationstücher vor und nach dem Eingriff zu achten, um einen möglichen Verlust rechtzeitig zu erkennen.

Art und Embolisationsort von Fremdkörpermaterial

Eine Zusammenfassung der wichtigsten iatrogenen intravaskulären Fremdkörperarten findet sich unten. Fremdkörper, die nicht iatrogenen Ursprungs sind, können Fragmente von Schußwaffenprojektilen oder Nadeln zur Injektion von Drogen sein. Die häufigsten intravaskulären Fremdkörperverluste betreffen das venöse Kreislaufsystem, wo sie komplizierend Infektionen und Perforationen verursachen können [5].

Intravaskuläre Fremdkörperobjekte

- Katheterfragmente,
- Führungsdrahtfragmente,
- Stents/Gefäßprothesen,
- Okklusionsschirme,
- Ballonkatheterfragmente,
- Greenfield-Filter,
- Schrittmacherelektroden,
- zentralvenöse Katheterfragmente,
- Schleusenfragmente,
- Punktionsnadeln.

Der Embolisationsort bzw. die endgültige Lokalisation von Fremdkörpern ist abhängig vom intravaskulären Eintrittsort, von Fremdkörpereigenschaften, einschließlich dessen Gewicht, Länge, Steifigkeit, Schlüpfrigkeit und Geometrie, und vaskulären Eigenschaften wie Gefäßgröße und -strömung [3]. Man unterscheidet zwischen arteriellen und venösen Fremdkörperverlusten, wobei in der Anwesenheit eines Shunt-Vitiums arteriell lokalisierte Fremdkörper in die venöse Zirkulation kreuzen oder sehr selten auch einmal von der venösen in die arterielle Zirkulation (Beispiel: atriale Okklusionsschirme) embolisieren können. Venös eingeschwemmte Fremdkörper embolisieren meist in die Vena cava superior, den rechten Ventrikel sowie die Pulmonalarterie [3]. Lange, von der Vena subclavia oder jugularis eingeführte Katheterfrag-

Abb. 22-1a,b.
Katheterfragment. Abgebro-
chener Mahurka-Dialysekathe-
ter (a) nach erfolgreicher perkutaner Entfernung aus der
linken Pulmonalarterie (b)

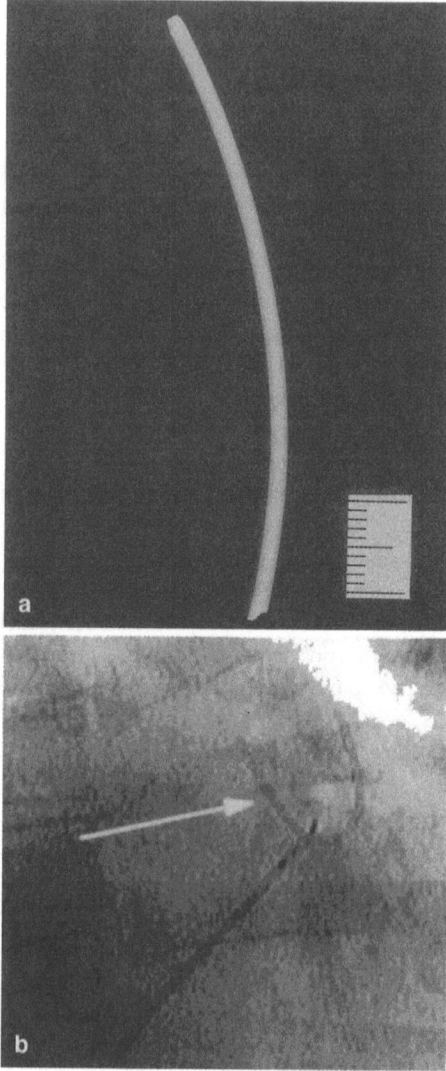

mente embolisieren meist in den rechten Ventrikel, wobei das Katheterende häufig
noch in der oberen Hohlvene verbleibt. Kurze Katheterfragmente hingegen neigen dazu weiter in die Pulmonalarterie zu migrieren. Fremdkörper, die durch die Beinvenen
eingeschwemmt werden, haben eine geringe Migrationstendenz, können selten aber
einmal in die Vena cava superior oder den rechten Ventrikel embolisieren. Die häufigsten Fremdkörperprobleme betreffen Führungsdrähte, verknotete Katheter und Katheterfragmente (Abb. 22-1), Ballonkatheterfragmente sowie Koronarstents, welche
innerhalb der arteriellen Zirkulation embolisieren oder wegen Knotenbildung nicht
mehr entfernt werden können. Innerhalb der Koronarzirkulation migrieren Fremdkörper in der Regel nach distal. Beim Entfernungsmanöver von Führungsdraht- bzw.

Ballonkatheterfragmenten oder fehlplazierten Koronarstents kann es jedoch zu einer Embolisation in die periphere Zirkulation kommen. Arterielle Fremdkörper können zu einem lokalen Gefäßspasmus, einem thrombotischen Gefäßverschluß oder zu einer Infarzierung führen. Bei kleineren Fragmenten wie Koronarstents verläuft dies in der Regel inappertet, so daß sich eine Entfernung meist erübrigt.

Probleme mit Schrittmacherelektroden (Infektion, Dislokation etc.) sowie deren Extraktion betreffen meist die venöse Zirkulation, sind von wachsender Bedeutung in der Elektrophysiologie und erfordern spezielle Extraktionsinstrumente. Für eine ausführliche Diskussion von Schrittmacherelektroden-Extraktionen verweisen wir auf die entsprechenden Lehrbücher [9].

Lokalisation von Fremdkörpern

Die Entfernung eines intravaskulären Fremdkörpers hat dessen exakte Lokalisationsbestimmung sowie eine detaillierte Anatomiekenntnis zur Voraussetzung. Bei radiopaquen Fremdkörpern erweist sich die Fluoroskopie als nützlichstes Verfahren, da es zugleich die kathetertechnische Fremdkörperentfernung unter permanenter fluoroskopischer Kontrolle ermöglicht. In der Regel ist eine monoplane Röntgenanlage ausreichend, während bei komplexen anatomischen oder peripheren Fremdkörperlokalisationen, z. B. im Pulmonalkreislauf, eine biplane Röntgenanlage die topographische Lokalisation erleichtern kann. Die Fluoroskopie kann durch gezielte Angiographie betroffener Gefäß- oder Herzstrukturen ergänzt werden, die wichtige anatomische Nachbarverhältnisse darstellt und als „roadmap" eine Gedächtnisstütze während der kathetertechnischen Entfernung offeriert.

Einige intravaskuläre Fremdkörper sind nur schwach oder gar nicht röntgendicht und erschweren daher die Lokalisation mittels Fluoroskopie. Von besonderer Bedeutung ist dies in der interventionellen Kardiologie seit dem weitverbreiteten Einsatz von Koronarstents, welche vereinzelt aus rostfreiem, wenig röntgendichtem Stahl bestehen. Im Falle einer Fehlplazierung oder Embolisation eines wenig röntgendichten Koronarstents kann die Verwendung von intravaskulären Ultraschallgeräten nützlich sein. Sie setzen allerdings eine grobe Kenntnis der Embolisationslokalisation voraus. Die Verwendung von intravaskulärem Ultraschall ist auch zur Lokalisation von embolisiertem prosthetischem Klappenmaterial verwendet worden.

Die transthorakale bzw. transösophageale Echokardiographie kann vor und während der kathetertechnischen Entfernung hilfreiche Information liefern. Sie ermöglicht eine Lokalisation von wenig röntgendichten Fremdkörpern innerhalb der Herzhöhlen sowie der angrenzenden Strukturen (große Venen, Pulmonalarterie, Aorta). Ferner erlaubt sie die Darstellung von auf Fremdkörpern aufgelagertem thrombotischen Material, welches beispielsweise bei der Entfernung von Schrittmacherelektroden oder Katheterfragmenten von Bedeutung sein kann.

Indikationen

Nicht jeder Fremdkörper bedarf einer Entfernung, und die Entscheidung über einen Eingriff zur Fremdkörperentfernung sollte unter sorgfältiger Berücksichtigung des individuellen Nutzen-Risiko-Verhältnisses erfolgen. Lebensgefährliche Komplikationen der perkutanen Fremdkörperentfernung sind eine Verletzung der großen Gefäße (Abriß/Zerreißen von Hohlvenen, Dissektion/Perforation der Aorta), eine Perforation der Herzhöhlen mit Hämoperikard, Abriß oder Beschädigung von Herzklappenbestandteilen (Mitralklappe, Trikuspidalklappe) sowie Lungen- und Luftembolien, die in Einzelfällen ein chirurgisches Stand-by erfordern. In der Regel sind jedoch perkutane Fremdkörperentfernungen sicher und effektiv und ersparen dem Patienten oft eine Operation, die je nach Lokalisation einen größeren Eingriff mit signifikanter Morbidität und Mortalität vor allem bei schwerkranken Patienten [10] darstellt. Unabhängig von objektiven Kriterien zur Fremdkörperentfernung entscheidet zuweilen die psychische Verfassung und der Leidensdruck des betroffenen Patienten über das jeweilige Procedere.

Absolute Indikationen

- aktive Infektion, Sepsis oder Endokarditis,
- hohe Perforationsgefahr,
- hohe Embolisationsgefahr,
- Fremdkörper in den Herzhöhlen oder großen Gefäßen.

Relative Indikationen

- Schmerzen,
- Thrombosen,
- Cross-talk-Interferenzen zwischen Schrittmacher- und ICD-Elektroden.

Die Risiken, die von intravaskulären Fremdkörpern ausgehen, stehen in Abhängigkeit zu ihrer Lokalisation. In den Herzhöhlen fehlplazierte, nicht festsitzende oder embolisierte Fremdkörper bergen die Gefahr von Rhythmusstörungen, Thrombusauflagerungen mit Embolisierungspotential sowie Perforationen und bedürfen einer umgehenden Entfernung. Ebenso sollten Fremdkörper in den großen venösen (Venae cavae) oder arteriellen Gefäßen (Aorta ascendens, Aortenbogen und Aorta descendens) aufgrund der hohen Migrationswahrscheinlichkeit entfernt werden. Demgegenüber können festsitzende Fremdkörper in der Peripherie von venösen oder arteriellen Gefäßen oft dort belassen werden. Von Fremdkörpern ausgehende Infektionen bedürfen in der Regel einer in toto Entfernung des Fremdkörpers. Zum einen lassen sich Fremdkörper mit antibiotischen Medikamenten nicht befriedigend sterilisieren, und des weiteren besteht die Möglichkeit einer septischen Streuung der Erreger bzw. einer Endokarditis. Ebenso stellen von Fremdkörpern ausgehende embolische Komplikationen (Lungenembolien bzw. arterielle Embolien) eine Indikation zur Fremdkörperentfernung dar. Venöse Fremdkörper können selten zu einem symptomatischen, thrombotischen Gefäßverschluß (obere Einflußstauung, Schwellung von Extremitäten) führen, der eine Fremdkörperentfernung rechtfertigt. Von Fremdkörpern ausgehende Schmerzen sind eine weitere Indikation für deren Entfernung. Unvorhergesehene Geräteinteraktionen, wie beispielsweise Cross-talk-Interferenzen zwischen Schrittmacher- und implantierbaren Defibrillator-(ICD)-Elektroden, können selten auch einmal eine Elektrodenentfernung oder Repositionierung notwendig machen, um das störungsfreie Funktionieren eines ICD zu gewährleisten.

Instrumente

Bei der Auswahl der zur Entfernung von Fremdkörpern geeigneten Instrumente sind der Phantasie des verantwortlichen Operateurs keine Grenzen gesetzt. Im Prinzip qualifizieren alle Instrumente, die letztlich eine erfolgreiche Fremdkörperentfernung ermöglichen.

Dotter-Retraktionskörbchen

Das Dotter-Retraktionskörbchen (Abb. 22-2a) besteht am proximalen Katheterende aus einem zwiebelartigen Drahtgeflecht, welches von einer äußeren Hülle umgeben und unter Spannung gehalten wird. Das Gerät ist in verschiedenen Größen verfügbar und wird durch eine ausreichend dimensionierte Schleuse eingeführt. Das Dotter-Körbchen wird im zusammengefalteten Zustand durch die intravaskuläre Schleuse in die Nähe des Fremdkörpers navigiert. Durch Zurückziehen der äußeren Schutzhülle kann sich das Körbchen dort entfalten und dient der Aufnahme von Fremdkörperfragmenten. Sobald ein Teil des Fremdkörpers sich im Drahtgeflecht verfangen hat, kann dieser durch Vorschieben der Schutzhülle und Retraktion des Drahtgeflechts fixiert und extrahiert werden.

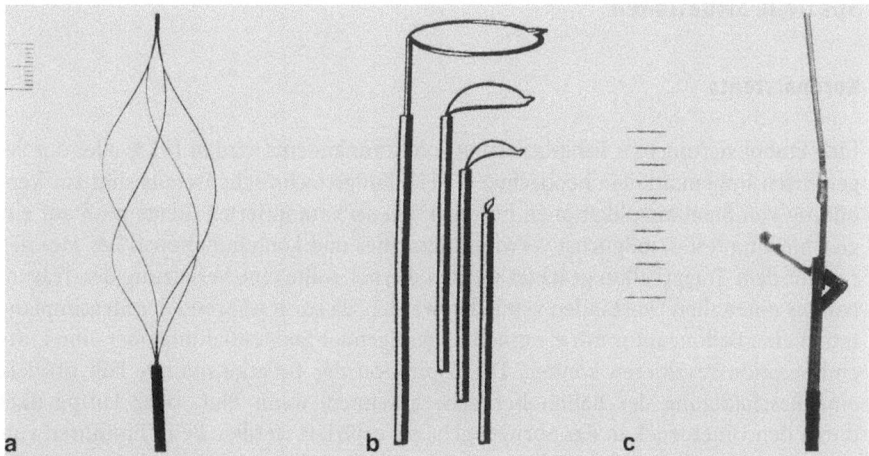

Abb. 22-2a–c. Instrumente zur Fremdkörperentfernung: a Dotter-Retraktionskörbchen, b Koronarschlinge, c Retraktionszange

Koronarschlingen und Schlingenkatheter

Schlingenkatheter (Abb. 22-2b) verfügen am proximalen Katheterende über eine röntgendichte, aus Nitinol (Memoryfunktion) gefertigte Schlinge, welche manuell aus einem Katheterschaft ausgefahren werden kann und sich koaxial zum Gefäßlumen ausrichtet [11]. Die Größe von Schlingenkathetern variiert zwischen 2–7 mm (Microsnare, Microvena) bis zu 5–35 mm (Amplatz „goose neck snare", Microvena). Der Durchmesser der Schlingenkatheter sollte dem Gefäßlumen, welches den Fremdkörper enthält, entsprechen. Der Fremdkörper wird dann lassoartig umschlungen und durch Retraktion der Schlinge gegen das Katheterende fixiert und extrahiert. Kleine Koronarschlingen müssen über einen liegenden Führungsdraht an den Fremdkörper herangeführt werden und werden dann in toto (Fremdkörper plus Führungsdraht) entfernt. Größere Schlingenkatheter verfügen über eine ausreichend hohe intrinsische Steifigkeit, daß sie ohne Führungsdrähte navigiert werden können.

Retraktionszangen

Miniaturisierte Retraktionszangen (Abb. 22-2c) eignen sich vor allem zum Entfernen von Führungsdrahtfragmenten und Koronarstents [12]. Es handelt sich dabei um kleine 3-F-Kathetersysteme, die durch einen Führungskatheter in kleine periphere Gefäße oder Koronargefäße vorgeschoben werden können. An der proximalen Katheterspitze befindet sich eine weiche, flexible Drahtspule zur Minimierung einer Gefäßtraumatisierung. Unmittelbar distal davon befindet sich eine Zange, die im Normalzustand geschlossen ist. Durch Manipulation am distalen Katheterende öffnet sich die Zange schnabelförmig und kann zum Ergreifen eines Fremdkörpers benutzt werden. Sobald der Fremdkörper durch Schließen der Zange arretiert ist, kann derselbe in den Führungskatheter zurückgezogen werden.

Spezielle Situationen

Koronarstents

Eine Embolisierung bzw. Fehlplazierung von Koronarstents wird in 1–2 % aller durchgeführten Implantationen beobachtet [7, 11]. Einige technische Details sind zur Verhütung von Stentkomplikationen hilfreich. Bei selbstmontierten Stents muß auf ein gleichförmig festes, möglichst verwindungsarmes und kontaminationsfreies Montieren auf dem Trägerballon geachtet werden. Ferner sollte eine Verletzung des Trägerballons unter allen Umständen vemieden werden, da sonst während der Stentimplantation eine Ballonruptur mit eventuell ungenügender Stententfaltung oder eine Luftembolisation resultieren können. Die Aspiration der Inflationspumpe läßt oftmals eine Beschädigung der Ballonoberfläche erkennen, wenn Blut- oder Luftpartikel durch den Unterdruck in das Spritzengehäuse aspiriert werden. Beim Einführen von Koronarstents gilt es, zwei Widerstände zu überbrücken, zum einen das Y-Verzweigungsstück am distalen Führungskatheterende, zum anderen den Übertritt aus dem proximalen Katheterende in das Koronarostium, die ein Abstreifen des Stents zur Folge haben können. Durch weites Öffnen des Y-Verzweigungsstücks wird sowohl der Widerstand beim Einführen der Stentprothese als auch das Aspirationsrisiko von Luft (Sogwirkung) vermindert. Vor dem Einführen des Koronarstents in die Koronararterie sollte eine Führungskatheterplattform mit möglichst koaxialer Ausrichtung der Katheterspitze mit dem Verlauf der Koronararterie gewährleistet sein.

Nachfolgend einige *Szenarien,* die eine Stentimplantation komplizieren können.

a) Bei extensiver Tortuosität der Kranzarterie oder hohem intrakoronaren Widerstand (verkalkte Plaques, Dissektion etc.) kann es beim Versuch den Stent an die gewünschte Stelle zu bringen zu einer Dislokation des gesamten Implantationssytems, einschließlich Führungsdraht, Ballon-Stent-Einheit und Führungskatheter in die Aorta ascendens oder sogar in den linken Ventrikel kommen. In dieser Situation sollte der auf dem Ballon sitzende Stent zusammen mit dem Führungsdraht und -katheter in einer Einheit zunächst um den Aortenbogen zurückgezogen werden, um eine Embolisation in das zerebrovaskuläre Strömungsgebiet zu vermeiden. In der Aorta descendens kann dann eine Retraktion der Stent-Ballon-Einheit in den Führungskatheter versucht werden, um ein Abstreifen des Stents an der intravaskulären Schleuse zu umgehen [13].

b) Eine andere Situation entsteht, wenn der Stent im nichtexpandierten Zustand, z.B. beim Versuch, die Ballon-Stent-Einheit in den Führungskatheter zurückzuziehen, innerhalb der Koronarzirkulation abgestreift wird. Unter diesen Umständen sollte als erstes der Führungsdraht soweit wie möglich in die Peripherie avanciert werden, um unter allen Umständen einen Zugang zur Koronararterie und damit dem verlorenen Stent zu gewährleisten. Als nächstes wird der Ballon aus dem Führungskatheter entfernt und durch einen Niederprofilballon (z.B. 1,5 mm VIVA-Ballon, Boston Scientific) substituiert. Der Niederprofilballon wird dann vorsichtig an den Stent herangeführt und läßt sich idealerweise durch den Stent manövrieren. Falls dies gelingt, offerieren sich zwei Handlungsmöglichkeiten. Zum einen kann der Stent an der sich befindlichen Stelle expandiert und festsitzend implantiert werden. Alternativ kann der Ballon distal des Stents plaziert und dort inflatiert werden. Der Stent, welcher jetzt frei auf dem Ballonkatheterschaft flottieren sollte und durch den inflatierten Ballon nicht nach distal in die Koronararterie migrieren kann, wird dann zusammen mit dem Ballon und Führungskatheter als Einheit über den Führungsdraht (evtl. verlängern) entfernt. Diese Methode ist behaftet mit einem deutlichen Risiko, das Koronarendothel zu denudieren und die Koronararterie zu perforieren, und deshalb nur in Ermangelung alternativer Techniken zu empfehlen.

c) Eine weitere Technik besteht darin, einen zweiten Führungsdraht durch den abgesteiften Stent vorzuschieben, wobei dieser zweite Führungsdraht möglichst nicht im zentralen Stentlumen verlaufen, sondern mindestens einmal eine Stentmasche durchkreuzen sollte [14]. Die beiden Führungsdrähte werden dann mittels eines gemeinsamen Torquers solange gegeneinander verdreht, bis der Stent fixiert und durch Retraktion aus der Koronararterie entfernt werden kann.

d) Anstelle eines Niederprofilballons oder zusätzlichen Führungsdrahtes kann man sich zur Stententfernung auch einer Koronarschlinge (Microsnare 2–7 mm, Microvena Inc.) bedienen [11]. Diese wird über den liegenden Führungsdraht an den

Abb. 22-3a–c. Koronarstententfernung

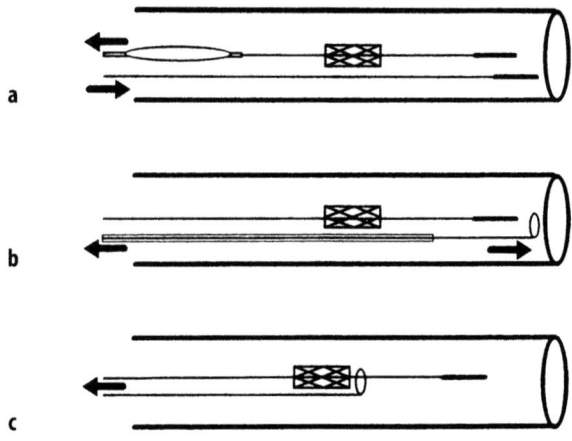

Stent herangeführt und zirkumferentiell über das proximale Stentende geschlun-
gen. Durch Retraktion der Schlinge gegen einen 3-F-Führungskatheter wird der
Stent zusammen mit dem Führungdraht arretiert und dann in toto entfernt. Dies
bedeutet allerdings auch, daß der Zugang zur Koronararterie durch den Führungsdraht verloren geht. Unabhängig von der angewandten Technik zur Entfernung eines Stents aus der Koronarzirkulation muß dies möglichst atraumatisch
geschehen, was meist nur möglich ist, wenn der Stent sich im proximalen Teil der
Koronararterie befindet und keine scharfen Biegungen oder Widerstände überwinden muß. Die Abb. 22-3 zeigt die Koronarstententfernung.

Führungsdrahtfragmente

Koronare Führungsdrähte bestehen aus einem langen, relativ steifen und konisch aus-
laufenden Stahlkern, an dessen distalem Ende sich eine röntgendichte Platinspule sowie eine verformbare Spitze befindet. Durch übermäßiges Torquieren beim Versuch
hochgradige Stenosen oder Totalverschlüsse zu passieren, kann es zum Abbruch des
distalen Drahtendes kommen. Dabei kann die Führungsdrahtspitze in einer Plaque
festklemmen, so daß der Draht nicht mehr frei dreht und infolge Torquierung Spannung aufbaut, die ihrerseits zur Disintegration meistens der aufgeschweißten Platinspule führt. Beim Zurückziehen des Führungdrahtes kommt es dann zur Entfaltung
der Platinspule, welche schließlich an ihrer proximalen Fixierung am Stahlkern ab-
bricht. Entsprechend variabel ist die Länge von zurückbleibenden Führungsdrahtfragmenten, welche von kleinsten metallischen Bruchstücken und Führungsdrahtmarkie-
rungen bis zu mehreren Zentimetern messenden Stücken reichen kann. In einer
großen Angioplastiserie betrug die Inzidenz von koronaren Führungsdrahtfragmenten etwa 0,15 % [6].

Folgende Optionen bieten sich für die Behandlung von Führungskatheterfragmen-
ten an:

1. perkutane Entfernung,
2. chirurgische Entfernung,
3. Belassen der Fragmente in situ.

Die Entscheidung Führungskatheterfragmente zu entfernen bzw. in situ zu belassen wird von deren Größe, Länge und Lokalisation bestimmt. Sehr kleine, metallische Fragmente, die sich in chronischen Totalverschlüssen oder der distalen Koronarzirkulation befinden, können wahrscheinlich in situ belassen werden [6]. Oftmals hilft auch die Implantation eines Stents, das Führungsdrahtfragment zu fixieren und aus der Zirkulation zu entfernen. Lange Führungsdrahtfragmente, die in die Aorta ascendens reichen und solche mit dem Risiko für eine distale Migration bzw. einen thrombotischen Gefäßverschluß sind eine absolute Indikation für eine Entfernung. Herkömmliche Katheter wie z. B. ein Pigtail- oder Amplatz-Katheter eignen sich für Führungsdrahtfragmente, die in die Aorta ascendens protrahieren. Dort können sie um das Katheterende gedreht werden und dann in in toto entfernt werden. Alternativ kann man sich verschiedener Schlingenkatheter oder des Dotter-Körbchens bedienen, um das Führungsdrahtfragment zu fixieren und dann zu extrahieren.

Knicken und Verknoten von Kathetern

Das Knicken und Verknoten von Kathetern ist eine Folge von exzessiven Torquierungsmanövern, wie sie beispielsweise beim femoralen Einschwemmen von Swan-Ganz-Kathetern oder stark geschlängelter Gefäßsegmente zu beobachten sind [15]. Katheter aus weichem und dünnwandigem Material sind zum Abknicken prädisponiert. Beim Abknicken eines Katheters sollte dieser zunächst in einem großlumigen Gefäß (V. cava, Aorta) positioniert werden, um dann die Katheterspitze entweder durch Einhängen an einem Seitengefäß oder durch Passage eines Führungsdrahtes aufzurichten. Abgeknickte Katheter haben die Tendenz nach Korrektur des Knicks wieder zusammenzufallen und sollten daher ausgetauscht werden.

Was auf den ersten Blick wie ein verknoteter Katheter imponiert, ist häufig lediglich eine Aneinanderreihung von Katheterschlaufen, welche oft durch geschickte Gegenrotationsmanöver entflochten werden können. Liegt tatsächlich eine Verknotung vor, sollte jegliches Ziehen am Katheter und das damit verbundene Risiko, den Knoten zu versteifen, vemieden werden. Beim Vorliegen mehrerer Knoten gilt die Regel zunächst den distalsten und dann alle folgenden in Sequenz zu entknoten. Zunächst wird man versuchen durch das Einführen von Führungsdrähten den Knoten zu öffnen. Dies wird jedoch bei wahren Knoten meist nicht gelingen, sondern erfordert das Einbringen (ggf. kontralateral) von speziellen hakenförmigen Kathetern (Sidewinder-Katheter) zur weiteren Manipulation. Wenn sich ein Knoten nicht öffnen läßt, kann die Knotengröße durch Traktion an den Katheterenden reduziert werden, um dann den Katheter samt Knoten in eine ausreichend groß dimensionierte Schleuse aufzunehmen.

Zuweilen ist ein kleiner lokaler chirurgischer Eingriff notwendig, um einen verknoteten Katheter an der Punktionsstelle ohne Gefahr einer Gefäßverletzung zu entnehmen.

Atriale Okklusionsschirme

Okklusionsschirme dienen dem perkutanen Verschluß eines offenen Foramen ovale oder Vorhofseptumdefektes. Sie werden im atrialen Septum positioniert und bei korrekter Lage freigesetzt. Das Konstruktionsprinzip der aktuell verfügbaren Okklusionsschirme besteht aus zwei Schirmen variabler Größe, welche in der Mitte durch ein unterschiedlich groß dimensioniertes Verbindungsstück verbunden sind. Die Positionierung erfolgt durch Freisetzung einer Schirmhälfte im linken Vorhof, gefolgt von Zentrierung des Verbindungsstücks im Vorhofseptum, gefolgt von Freisetzung des zweiten Schirms im rechten Vorhof. Die Arretierung des Schirms ist passiv und beruht auf dem Größenunterschied der Schirmhälften relativ zum Vorhofseptumdefekt. Sowohl bei der Positionierung als auch bei der Freisetzung eines Okklusionsschirms besteht ein geringes Embolisationsrisiko. Meist embolisieren die Schirme aufgrund der Druckdifferenzen von links nach rechts in den rechten Vorhof, Ventrikel oder die Pulmonalarterie. Selten kommt es jedoch auch zu einer Embolisation in die linken Herzhöhlen (Abb. 22-4). In jedem Fall sollten diese relativ großen Fremdkörper extrahiert oder korrekt repositioniert werden, vor allem um eine lokale Thrombosierung zu vermeiden. Sie lassen sich in der Regel problemlos mit einer Schlinge, einer Zange oder einem Dotter-Retraktionskörbchen fassen. Jedoch ist es aufgrund der Größe schwierig, das Schirmchen wieder durch eine intravaskuläre Schleuse zu externalisieren,

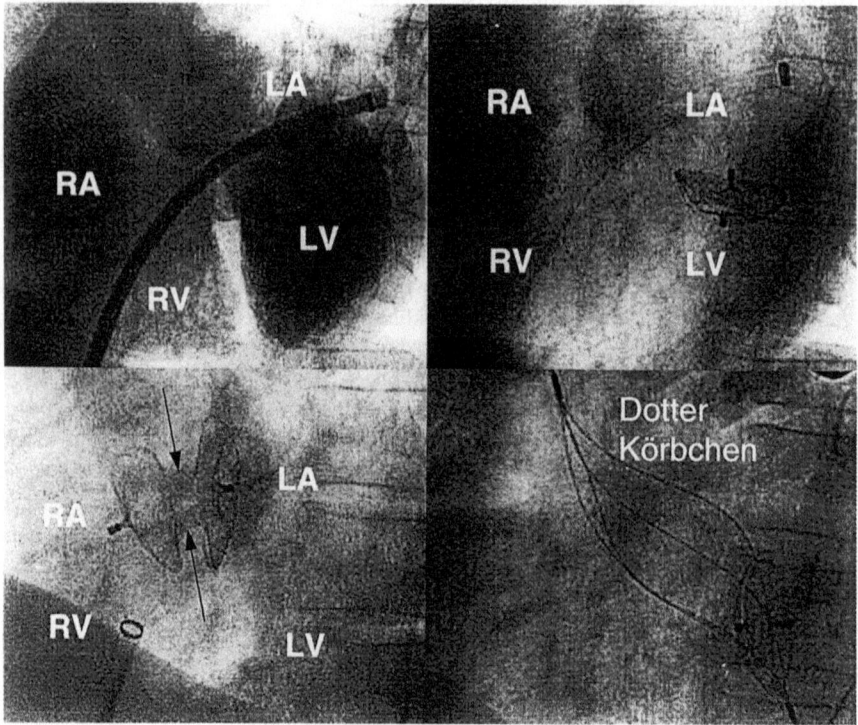

Abb. 23-4. Embolisierter Okklusionsschirm

weswegen zuweilen der Schirm direkt ohne Schleuse durch die Haut gezogen wird (nur bei venösem Zugang empfehlenswert) oder alternativ ein örtlicher chirurgischer Zugang notwendig wird.

Literatur

1. Thomas J, Singclair-Smith B, Bloomfield D, Davachi A (1964) Nonsurgical retrieval of a broken segment of steel spring guide from the right atrium and inferior vena cava. Circulation 30: 106–108
2. Dotter CT, Roesch J, Bilbao MK (1971) Transluminal extraction of catheter and guide fragments from the heart and great vessels: 29 collected cases. AJR 111:467–472
3. Uflacker R, Lima S, Melichar AC (1986) Intravascular foreign bodies: percutaneous retrieval. Radiology 160:731–735
4. Erdmann E (1988) Perkutane transfemorale Fremdkörperentfernung aus dem Herzen oder aus den großen Gefäßen. DMW 113:1594–1597
5. Egglin TKP, Dickey KW, Rosenblatt M, Pollak JS (1995) Retrieval of intravascular foreign bodies: experience in 32 cases. AJR 164:1259–1264
6. Hartzler GO, Rutherford BD, McConahay DR (1987) Retained percutaneous transluminal coronary angioplasty equipment components and their management. Am J Cardiol 60:1260–1264
7. Schatz RA, Baim DS, Leon M, Ellis SG, Goldberg S, Hirshfeld JW, Clemen MW, Cabin HS, Walker C, Stagg J, Buchbinder M, Teirstein PS, Topol EJ, Savage M, Perez JA, Curry RC, Whitworth H, Sousa JE, Tio F, Almagor Y, Ponder R, Penn IM, Leonard B, Levine SL, Fish RD, Palmaz JC (1991) Clinical experience of Palmaz-Schatz coronary stent. Initial results of a multicenter study. Circulation 83:148–161
8. Vliestra R (1997) Retrieval of foreign bodies. In: Uretzky BF (ed) Cardiac catheterization. Blackwell, Malden, pp 604–615
9. Byrd CL (1995) Management of implant complications. In: Ellenbogen KA, Kay GN, Wlikoff BL (eds) Clinical cardiac pacing. Saunders, Philadelphia, pp 491–522
10. Kadir S, Athanasoulis CA (1982) Percutaneous retrieval of intravascular foreign bodies. In: Athanasoulis CA, Green RE, Pfister RC, Robertson GH (eds) Interventional radiology. Saunders, Philadelphia, pp 379–390
11. Elsner M, Pfeifer A, Kasper W (1996) Intracoronary loss of ballon-mounted stents: successful retrieval with a 2mm-Microsnare device. Cathet Cardiovasc Diag 39:271–276
12. Selby JB, Tegtmeyer CJ, Bittner GM (1990) Experience with new retrieval forceps for foreign body removal in the vascular, urinary and biliary systems. Radiology 176:535–538
13. Iyer S, Roubin GS (1994) Nonsurgical Management of retained intracoronary products following coronary interventions. In: Roubin GS, Califf RM, O'Neill WW (eds) Interventional Cardiovascular Medicine. Churchill Livingston, New York, 1. Auflage
14. Veldhuijzen FLMJ, Bonnier HJRM, Michels R, El Gamal MIH, Van Gelder BM (1993) Retrieval of undeployed stents from the right coronary artery: report of two cases. Cathet and Cardiovasc Diag 30:245–248
15. Cho SR, Tisnado J, Beachley MC, Vines FS, Alford WL (1983) Percutanoeus unknotting of intravascular catheters and retrieval of catheter fragments. AJR 141:397–402

TEIL III

DATENSICHERUNG UND KOSTEN-NUTZEN-ANALYSEN

Die elektronische Patientenakte – Integration und Kommunikation heterogener und verteilter medizinischer Daten und Funktionen

H. Oswald · E. Fleck

Krankenhaus-Informations-Systeme, auch als Klinik-Kommunikations-Systeme bezeichnet, gehören heute zur Grundausstattung einer modernen Infrastruktur ohne deren Einsatz eine effiziente Administration und Versorgung von Patienten kaum mehr realisierbar wäre. Hinzu kommt, daß gesetzliche Randbedingungen in einzelnen Ländern bestehen, die unterschiedliche Anforderungen an die Dokumentation und die damit verbundene Abrechnung der Leistungen bedingen. Als Gemeinsamkeit besteht die Anforderung möglichst viel als elektronisches Datum an die Kostenträger weiterzuleiten. Diese Anforderungen führten zu unterschiedlichsten Ausprägungen und Lösungen, abhängig von der Interessenslage der beteiligten Institutionen.

Bisherige Informations-Systeme basieren entsprechend ihrer historischen Entwicklung auf zentralistischen Konzepten, die meist aus administrativer Sicht (Patientenaufnahme, -verlegung, -entlassung) die entsprechenden Abläufe elektronisch abbilden. Die medizinische Dokumentation wird dabei in der Regel vernachlässigt und ausschließlich als Interessensgebiet einzelner verantwortlicher Ärzte gesehen. Die Informationsgewinnung ist auf explizite Erfassungen und Eingaben angewiesen und dadurch mit den bekannten Problemen von Konsistenz der Daten, Zeitnähe und Vergröberungen durch die benutzten Kodierungen behaftet. Viele dieser Probleme ließen sich vermeiden, wenn aus der ohnehin notwendigen medizinischen Dokumentation, verbunden mit der Protokollierung der Arbeitsabläufe, die gemeinsam den umfassendsten Informationsbestand repräsentieren, die entsprechenden Datenbestände automatisch generiert würden. Eine wesentliche Voraussetzung dafür ist der elektronische Zugang zur Dokumentation aller medizinisch relevanten Vorgänge, die zur Verfolgung der Arbeitsabläufe zeitnah und prozeßorientiert (untersuchungsorientiert) unterstützt werden muß. Die Einbindung dieser Dokumentation als umfassendste Datenquelle für Informationssysteme, mit der Befriedigung aller Anforderungen von Medizin, bis zu spezifischen administrativen Aufgaben, muß das Ziel aktueller Entwicklungen in der Medizininformatik sein.

Unterschiedliche Teile zu diesem Konzept existieren bereits in diversen Zusammenhängen und orientieren sich meist an den medizinischen Arbeitsabläufen. So lassen sich dezentrale, sehr oft in sich geschlossene Abteilungssysteme identifizieren, die als Bestandteil eines Gesamtkonzeptes dienen können. Häufig finden sich innerhalb von medizinischen Einheiten Dokumentations- oder Befundungssysteme, die isoliert die berechtigten Anforderungen der speziellen medizinischen Disziplin erfüllen, jedoch noch keine offene Kommunikation unterstützen. Neben der Integration von dezentralen Datenbestände, die in unterschiedlichen Dokumentations- und Archivsystemen vorhanden sind, kann ebenso aktuelles Wissen, das aus der raschen Entwicklung medizinischer Forschung extrahiert wird, in angemessener Form und definiertem Umfang unter Nutzung, adäquater Informations- und Kommunikationstechnologien, innerhalb des umfassenden Krankenhausinformations-Systems zur Verfügung gestellt werden.

Das Wissen um diese Situation hat international zu unterschiedlichen Aktivitäten geführt, die das Ziel verfolgen einen Medical Record zu definieren und die Integration von Informationstechnologie in das Gesundheitsversorgungssystem (Health Care System) zu verbessern. In einer Extension zum derzeit gültigen DICOM-Standard[1] wird ebenfalls über eine Structured-reporting-Definition[2] diskutiert.

Um den Anforderungen gerecht zu werden, muß eine solide medizinische Dokumentation folgendes beinhalten: alle relevanten Informationen für Diagnose, Therapie, Pflege, interne Abläufe, spezifische Protokolle und Berichte. Eine solche Dokumentation, die allen patientenrelevanten, von medizinischen bis zu spezifischen administrativen Inhalten gerecht wird, stellt durch die Zugehörigkeit zum jeweiligen Patienten die einzige und vollständige Krankenakte dar. Dabei wird nicht nur auf lokale, innerhalb einer Organisation (z. B. Klinik) verfügbaren Information zurückgegriffen, sondern auch jede den Patienten begleitende Information berücksichtigt. Hieraus entsteht eine patientenbegleitende elektronische Akte, die in ihrer Struktur multimedial, örtlich und zeitlich verteilt aufgebaut ist. Durch die Nutzung aktueller Kommunikationsinfrastrukturen entsteht funktionell eine einheitliche Akte, die in ihrer Natur virtuell ist und durch ein spezifisches Managementsystem (Metamanagement) verfügbar gemacht wird.

Multimediale und verteilte Daten

Die Information, die zur Erstellung einer Diagnose oder zum Planen einer Therapie notwendig ist, besteht aus der Sammlung unterschiedlichster Daten, die aus vielen Untersuchungen abgeleitet werden. Ihre Art ist vielfältig und beginnt bei handschriftlichen Aufzeichnungen, kann Graphiken, Synopsen wie Krankenblätter, komplexe Befunde oder sog. Tonaufzeichnungen umfassen, und bis hin zu hochkomplexen digitalen Bildsequenzen und daraus errechneten Computervisualisierungen reichen (Abb. 23-1). Diese in der Medizin selbstverständliche Vielfalt von patientenbezogenen Daten wird auf der informations- und kommunikationstechnischen Ebene über multimediale Systemkonzepte umgesetzt.

Multimediale Informationssysteme erlauben dem Benutzer Anfragen an das System, auch auf der Basis von semantischem Wissen, zu stellen. Im medizinischen Kontext bedeutet das, daß nicht nur ein patientenorientierter, sondern auch ein inhaltsorientierter Zugriff auf Patientendaten möglich sein muß. Ein Spezifikum der medizinischen Daten und Dokumentation ist die Verteiltheit. Daten, die primär zur Versorgung eines Patienten notwendig sind, stammen nicht nur aus unterschiedlichen Geräten, sondern sind auch über verschiedene Institutionen und Arbeitsplätze verteilt und vor Ort gespeichert. Für eine Optimierung des komplexen Versorgungsgeschehens ist eine weitgehende Verzahnung der unterschiedlichen Leistungserbringer, Modalitäten

---

[1] Erscheinungsdatum Juni 1997 (Bestelladresse E-Mail: dav_snavely@nema.org).
[2] DICOM Supplement 23, Draft for Public Comment, Structured Reporting.

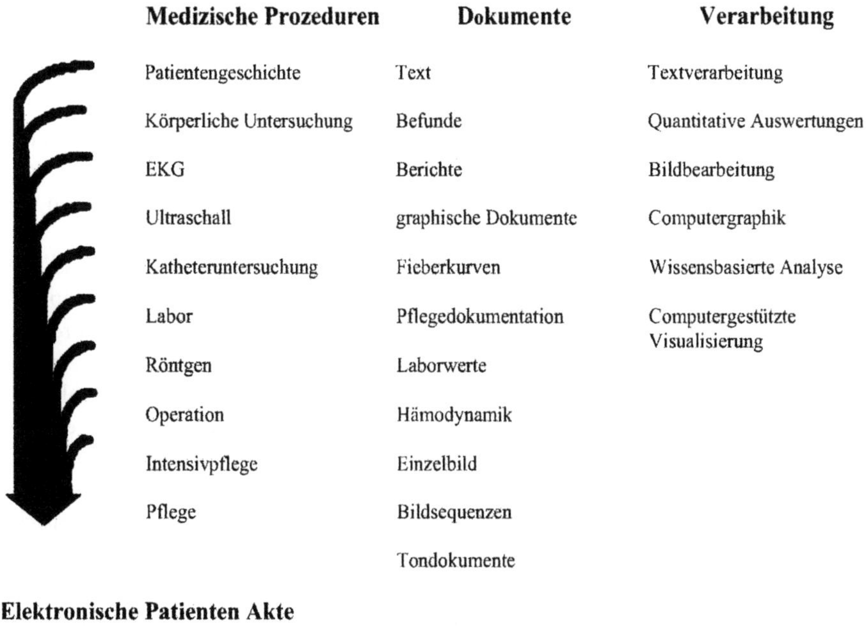

Medizische Prozeduren	Dokumente	Verarbeitung
Patientengeschichte	Text	Textverarbeitung
Körperliche Untersuchung	Befunde	Quantitative Auswertungen
EKG	Berichte	Bildbearbeitung
Ultraschall	graphische Dokumente	Computergraphik
Katheteruntersuchung	Fieberkurven	Wissensbasierte Analyse
Labor	Pflegedokumentation	Computergestützte Visualisierung
Röntgen	Laborwerte	
Operation	Hämodynamik	
Intensivpflege	Einzelbild	
Pflege	Bildsequenzen	
	Tondokumente	

Elektronische Patienten Akte

Abb. 23-1. Projektion von medizinischen Abläufen und medizinischen Anwendungen auf die Patientenakte

und Institutionen erforderlich. Dies ist im Sinne einer Qualitätssicherung selbstverständlich und wird in Deutschland durch das Gesundheitsstrukturgesetz 1993 und das Gesundheitsneuordnungsgesetz 1995 konkrete Auswirkungen auf das Gesundheitswesen haben. Die Sicherung des sich ausweitenden Versorgungsauftrags bei gleichzeitiger Dämpfung der Kosten bringt eine erhebliche Umgestaltung mit sich, die durch Nutzung informations- und kommunikationstechnischer Unterstützung möglich ist.

Da viele Krankenhäuser bereits über eine große Anzahl von digitalen Systemen für die Akquisition, Dokumentation, Verarbeitung, Speicherung und Archivierung von patientenrelevanten, medizinischen, administrativen und forschungsrelevanten Daten verfügen, besteht die Hauptaufgabe in der Integrationsarbeit. Zum Beispiel sind Systeme für Patientenorganisation und Abrechnung, Krankenhaus- und Abteilungsinformationssysteme, digitale bildgebende Modalitäten, EKG, Systeme für Labor, Intensivüberwachung und Patientendatenmanagement nutzbar. Allerdings sind bis auf wenige Ausnahmen die zum Teil sehr komplexen Systeme isolierte Lösungen, mit der Konsequenz, daß sie wie stand-alone bzw. Off-line-Systeme fungieren und als Nebeneffekt dann z.B. demographische Daten in jedes Gerät explizit eingegeben werden müssen und selbst digital erstellte Ausgangsinformation meist nur in analoger Form, als Bild, Ausdruck oder Hardcopy, für den Nutzer zur Verfügung steht.

Die Meta-Patientenakte

Die Zusammenführung unterschiedlicher Information und damit auch die Unterstützung der Arbeitsabläufe eines Unternehmens ist ein wesentliches Forschungsthema in der Informatik der letzten Jahre. Dafür stehen häufig die Begriffe „data mining", „data warehouse" bzw. „work flow". Die zentrale Idee dabei ist, ein Managementsystem zu entwickeln, das über den verteilten Daten bzw. organisatorischen Entitäten eine Struktur aufbaut, die eine logisch und funktionale Verbindung herstellt. Die technische Realisierung solcher Systeme hängt stark von den Möglichkeiten einer Interoperabilität der beteiligten Subsysteme ab. Ein häufig gewählter Weg stellt die Installation von sog. „solution engines" dar, die dieses Interoperabilitätsproblem durch Duplikation der Daten und Verwaltung in einer eigenen Datenbank lösen.

Eine logische und funktionale Zusammenführung der unterschiedlichen und verteilten Patienteninformationen und die Interoperabilität der Systeme, ohne Duplikation der Originaldaten, läßt sich durch die Meta-Patientenakte erreichen. Durch sie werden nicht nur die Zugriffe und sondern auch die Zugriffsprozeduren auf die medizinischen Dokumente und Daten verwaltet und strukturiert, und damit eine vollständige, konsistente, multimediale Patienteninformation, die elektronische Patientenakte, zur Verfügung gestellt. Die Meta-Patientenakte beinhaltet also nicht, wie zentrale Archivsysteme die konkreten Dokumente, sondern nur die Information über die verteilt gespeicherten Daten zusammen mit den Zugangsmechanismen unter Berücksichtigung der notwendigen Sicherheitsaspekte (Abb. 23-2). Sie eröffnet damit den logischen und kontrollierten Zugriff auf alle gespeicherten Daten unter den Gesichtspunkten der medizinischen Versorgung, Administration und Forschung. Beispielhaft realisiert eine Integrierte Medizinische Anwendung, deren Funktionalität in Abhän-

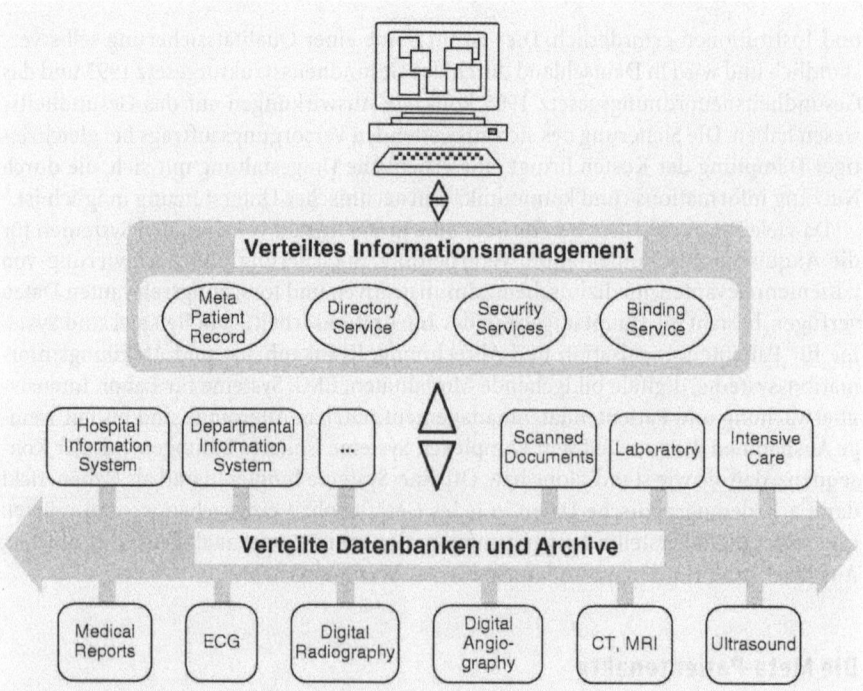

Abb. 23-2. Zugriffsstruktur auf die multimedialen Daten in den verteilten Archiven über das Informationsmanagement: das Konzept einer Meta-Patientenakte

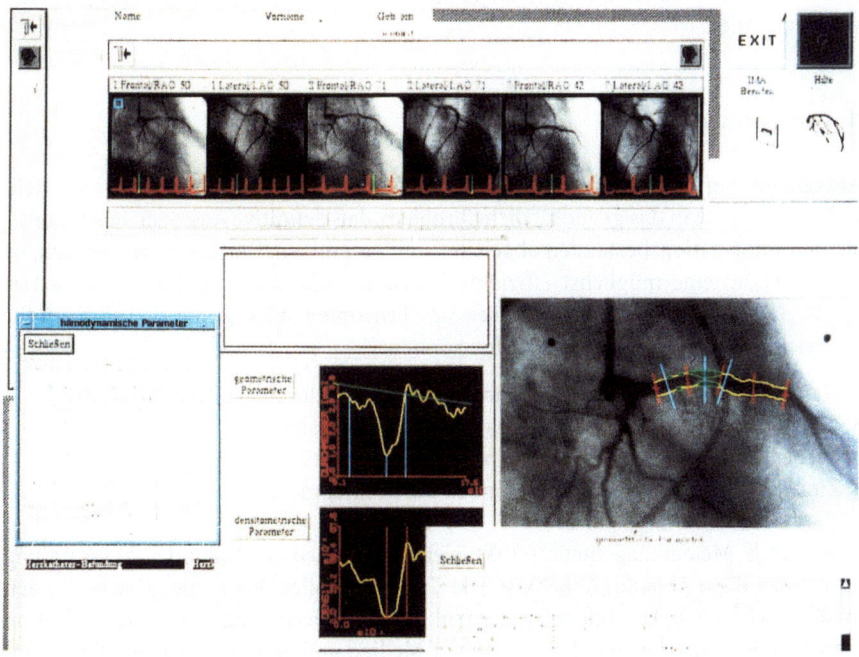

Abb. 23-3. Beispiel für den Zugriff und die Präsentation am medizinischen Arbeitsplatz. Die Darstellung integriert verschiedene Dokumente aus verteilten Archiven, z. B. Thoraxbild, Koronarangiogrammsequenz, EKG und Befunde

gigkeit des jeweiligen Einsatzbereiches konfigurierbar ist, die Präsentation der medizinischen Dokumente. Zu den angebotenen Funktionalitäten gehören u. a. das patientenorientierte Dokumentenretrieval aus der gesamten elektronischen Patientenakte, Werkzeuge zur Nachverarbeitung von Bildern, Bildquantifizierungsroutinen und eine Desktop-Videokonferenz-Komponente (Abb. 23-3).

Kommunikation per Bildschirm

Die Desktop-Videokonferenz-Komponente unterstützt das Zusammentreffen von Ärzten einer oder unterschiedlicher Fachrichtungen für Konsultationen, Fallpräsentationen, Lehrveranstaltungen, Fortbildung und Konferenzen. Die gesamte Funktionalität dieser Komponente wird dem Benutzer in einer einheitlichen Benutzeroberfläche geboten, die mit wenigen Aktionen sehr einfach bedienbar ist. In einem Video- und Audiotool wird die Echtzeitkommunikation zwischen zwei Konferenzpartnern realisiert. Die Fenstergröße, Bildrate und Bildqualität ist einstellbar und somit an die zur Verfügung stehende Bandbreite der Netzverbindung adaptierbar. Die Visualisierung der Multimediaobjekte, z. B. Bilder und Befundtexte in einem Fenster des Bildschirms, erfolgt über Window Sharing, indem die Fenster, die gemeinsame Multimediadokumente enthalten, auf den entfernten Rechner des Konferenzpartners kopiert und angezeigt werden. Entscheidend dabei ist die Verfügbarkeit der Originaldokumente und -daten, die auch zur effizienteren Diagnostik gemeinsam bearbeitet werden können.

Nutzung für die Medizin

Ausgehend von der Multimedialität und Verteiltheit von medizinischen Daten stellt sich in der Medizin das grundsätzliche Problem, daß definitive Aussagen aus inkonsistenten Informationsbeständen abgeleitet werden müssen. Um das zu verbessern, ist es notwendig eine möglichst effiziente Plausibilitätskontrolle und konsistente Datensätze zu unterstützen. Daraus lassen sich Prinzipien ableiten, die als Leitfaden für eine elektronische Patientenakte gelten können:

• Handhabung inkonsistenter Informationsbestände durch Plausibilitätskontrolle
• Befundkontrolle durch Einbeziehung von Originaldaten
• Verbesserung der Bewertung durch geeignete Quantifizierungsalgorithmen
• Zugang zu kompletten Datenbeständen durch Integration

Eine durch Metamanagement strukturierte multimediale Dokumentansammlung unterstützt diese Abläufe (Abb. 23-4). Die Gesamtheit aller Dokumente beschreibt den medizinischen Fall. Die Informationsstruktur darin beruht auf der Synchronisation zwischen den unterschiedlichen Typen der Medien und den semantischen Beziehungen zwischen separierten Dokumenten oder Teilen davon.

Neben der klassisch medizinischen Dokumentation ist auch die Strukturierung des Vorgehens, wie z.B. unterschiedliche Ergebnisse zustandekommen, unterstützenswert. Im konventionellen Vorgehen wird dies z.B. durch Laufzettel, die ein bestimmtes

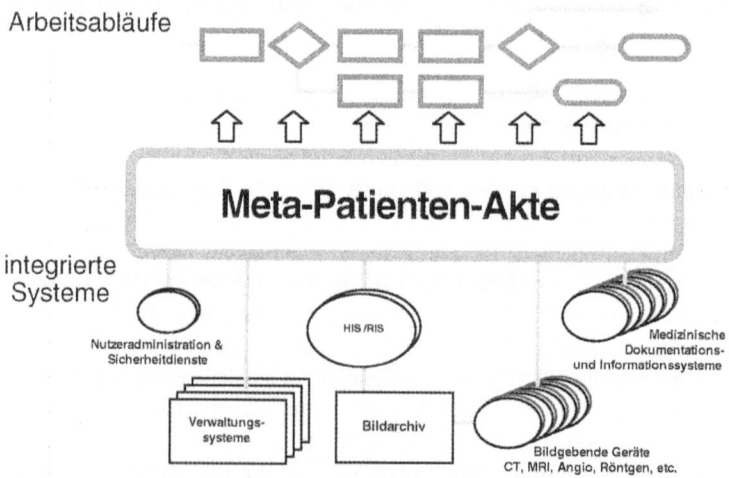

Abb. 23-4. Meta-Patientenakte zur Unterstützung von Arbeitsabläufen

Untersuchungs- oder Behandlungsschema abbilden, unterstützt. Diese Art von Aufzeichnung wird häufig auch zu Erstellung von Abrechnungs- und Leistungsdaten herangezogen. Inkonsistenzen sind dem System inherent. Jedoch steht die notwendige Information am rechten Ort zur richtigen Zeit nicht zur Verfügung, was dann dazu führt, daß z. B. Untersuchungen wiederholt oder Befunde rekonstruiert werden müssen. Die elektronische Patientenakte gewährleistet durch die Integration aller medizinischen Subsysteme den strukturierten Zugriff auf die relevanten Daten für die Medizin, aber auch für administrative Anfragen. Die elektronische Patientenakte garantiert die Vollständigkeit bezüglich der Dokumentation des medizinischen Ablaufs und stellt damit die Basis für eine konsistente Leistungserfassung dar. Eine explizite Erfassung von abrechnungsrelevanten Daten wird dadurch minimiert. Die zeitnahe und komplette Verfügbarkeit solcher Daten ermöglicht die Steuerung von betriebswirtschaftlichen Abläufen, wie z. B. Ressourcenplanung und Materialwirtschaft, und liefert Grundlagen für Kalkulation, Controling sowie für die Abrechnung.

Nutzung für die Administration

Die Administration ist im allgemeinen auf Antworten angewiesen, die sich aus Aufzeichnungen ableiten lassen, die neben der Patientenversorgung und den medizinischen Handlungen erfolgen. Um die Richtigkeit solcher Leistungsdokumenationen zu überprüfen, bedient sich die Administration, insbesondere das Finanz- und Rechnungswesen traditionell impliziter Plausibilitätskontrollen, wobei diese Prüfungen vielfach an formale Bedingungen geknüpft sind. Eine semantische Kontrolle mit medizinischen Plausibilitäten ist dabei nicht möglich und eigentlich auch derzeit nicht vorgesehen. Umstrukturierungen der Krankenhausinformationssysteme, die sich aus Änderungen in den Vorgaben der Gesundheitsversorgung ableiten, werden dieser Diskrepanz in Zukunft jedoch Rechnung tragen müssen. Derzeit aktuelle Lösungen, die auf bewährten traditionellen Modellen aufbauen, versuchen eine Konsistenz über die Integration von medizinischen Dokumentationsmodulen in aufgeklärte Administrationssysteme zu erreichen. Diese bauen auf einem gemeinsamen Datenmodell auf und gewährleisten damit eine hohe Integration von Finanz- und Rechnungswesen, Materialwirtschaft, Apotheke bis hin zur Personalplanung und zum Controling. Offensichtlich decken diese Systeme einen wesentlichen Teil des erwähnten Bedarfs für die administrativen Belange ab.

Auf Grund der notwendigen Vielfältigkeit in der medizinischen Dokumentation aber wird eine umfassende Gesamtlösung bzw. ein gemeinsames Datenmodell kaum erreichbar sein. Die heute verfügbaren Systemlösungen zeigen diese eingeschränkte Funktionalität auf: weder kann die medizinische Dokumentation vollständig abgedeckt werden, noch wird eine integrative Anbindung von medizinischen Subsystemen erreicht. Die Interoperabilität der beteiligten Systeme wird meist nur passiv über die Funktionalität von Schnittstellen abgehandelt, soweit sie überhaupt vorhanden sind.

Vorteil für den Patienten

Die damit erreichte bessere Strukturierung der Dokumentation und der Ablauforganisation beeinflußt wesentlich die Qualität des medizinischen Handelns. Die Qualitätssicherung und -kontrolle kann die Vorteile des strukturierten Zugriffs auf die gesamte Patientenakte nutzen. Durch eine Verfügbarkeit aller Originaldaten über längere Zeiträume und an unterschiedlichen Orten ergeben sich für den Patienten wesentliche Vorteile. Unnötige Wiederholungsuntersuchungen und Probleme bei Beurteilungen von Krankheitsverläufen können minimiert werden. So wird neben der höheren Sicherheit in der Qualität der medizinischen Versorgung auch eine Kostendämpfung erzielt. Zusätzlich kann der Forderung aus dem GSG nach einer patientenbezogenen Kosten- und Leistungszuordnung, Rechnung getragen werden.

Technische Implikationen

Archiv

Grundlage der Nutzbarkeit der Metapatientenakte ist das Vorhandensein von unterschiedlichen elektronischen Archiven. Eine wesentliche Randbedingung bei der Umsetzung eines elektronischen Archivs ist durch Aufbewahrungspflichten der Dokumente gegeben. Zum Beispiel ist in Deutschland mit Fristen zwischen 3 (Karteikarten oder Betäubungsmittelbücher) bis 30 Jahren (Daten aus einer Röntgenbehandlung) umzugehen. Die Aufbewahrungsfrist gilt unabhängig vom Speichermedium. Neue Diagnoseverfahren sind in diesen Bestimmungen noch nicht berücksichtigt.

Über lange Zeit war die erhebliche Datenmenge, abgebildet auf die zur Verfügung stehenden Speichertechnologien, der größte Hinderungsgrund sowohl hinsichtlich zeitlichen Aufwands als auch vor allem der damit verbundenen Kosten. Die technische Entwicklung der letzten Jahre hat durch Schaffung preisgünstiger Massenspeicher, wie RAID-Systemen oder auch magneto-optischen Speicherplatten, zu einer Überwindung dieser Hemmnisse beigetragen. Zusätzlich hat der Übergang von proprietären Ansätzen, als typisches Beispiel kann die PACS-Entwicklung angesehen werden, zu offenen herstellerübergreifenden Lösungen die Umsetzung und Akzeptanz für den Routineeinsatz stark gefördert. Derzeit stehen mehrere Archivierungssysteme von unterschiedlichen Anbietern für eine digital basierte Rohdatenspeicherung mit skalierbarer Funktionalität zur Verfügung.

Alle bisherigen Pilotversuche zeigen, daß eine wesentliche Funktion und die damit verbundene Akzeptanz in einer zeitgerechten Verfügbarkeit des jeweiligen Dokumentes besteht, wobei im täglichen medizinischen Arbeitsablauf Anforderungen gestellt werden, die den Zugriff in wenigen Sekunden oder Minuten erfordern bis hin zu planbaren Retrieval von ausgelagerten Daten. Innerhalb der Zeitspanne einer Patientenbetreuung sind dabei Zugriffe auf Dokumente je nach Krankheitsverlauf erforderlich, die sich auf wenige Monate beschränken können, aber auch die Daten aus Jahre zurückliegenden Befunden und Ereignissen umfassen. Daraus ergeben sich Anforderungen an digitale Archive, die nur zum Teil vollständig durch heute verfügbare Technologien erfüllt werden können. Lösungen beinhalten eine Kombination aus dezentral

bei den jeweiligen Modalitäten vorgehaltenen Datenspeicherung und für hohe zeitliche Anforderungen ein schnelles Zwischenarchiv. Ergänzt werden diese Techniken
durch off-line Medien wie magneto-optische Platten und fallorientierte Speicherung
auf CD-R oder zukünftig auch anderen Datenträgern.

Die verwendeten Medien sind nach heutigem Stand der Technik in der Lage, die
Anforderungen an Sicherheit in Bezug auf Haltbarkeit, inhaltliche Konsistenz und
Zugriffsabsicherung nach gesetzlichen Bestimmungen des Datenschutzes und der
Archivordnung zu erfüllen.

In einer Übergangsphase werden analoge Archivierungssysteme über unterschiedliche Mechanismen in die zukünftigen rein digital basierten Systemlösungen integriert.

Strukturierte medizinische Dokumentation

Die Forderung nach einer qualitätssichernden und kostendämpfenden Maßnahme,
angesichts der explodierenden medizinischen Möglichkeiten, setzt eine strukturierte,
möglichst umfassende medizinische Dokumentation voraus. Unterschiedliche Systeme befassen sich mit spezifischen Anforderungen, ohne als Informationsquelle durch
definierte Kommunikationszugänge integrierbar zu sein. Vergleichbar mit Standardi-
sierungserfolgen in der digitalen Bilddokumentation müßten auch Rahmenbedingungen vereinbart werden, die eine Vereinheitlichung der Datenstrukturen zum Ziel
hat. Die Vereinbarung muß einen minimalen Datensatz umfassen, der immer vorhanden ist und darauf aufbauend beliebig komplexe Dokumentationen erlaubt. Daraus
ergeben sich Möglichkeiten für Vergleiche von Abläufen und medizinischem Vorgehen. Ansatz hierfür ist eine DV-gestützte medizinische Dokumentation, die prozeß-
nah, also ablauforientiert vorgenommen wird. Besondere Beachtung dabei findet die
unmittelbare Kontrolle der Eingabe auf Vollständigkeit und inhaltliche Konsistenz des
Datensatzes. Um den unterschiedlichen Bedürfnissen der Nutzer gerecht zu werden,
bestehen solche Datensätze meist aus unterschiedlich komplexen Subsets, deren Konsistenz immer gewährleistet sein muß. Darüberhinaus lassen sich beliebig komplexe
Daten und Relationen definieren. Ein Beispiel kann die Protokollierung und Befundung von Herzkatheteruntersuchungen sein (Abb. 23-5). Damit lassen sich unterschiedliche Anforderungen, wie interne und externe Qualitätskontrolle, statistische
Abfragen, z.B. zur Leistungskontrolle und Materialverbräuchen usw., neben den eigentlichen Zielen einer geordneten und zuverlässigen Dokumentation und Befundung der Untersuchungsmethode erfüllen.

Realisierungsaspekte

Die Realisierung der elektronischen Patientenakte erlaubt es, die Vielfältigkeit der medizinischen Dokumentation beizubehalten, und dennoch die Arbeitsabläufe in der
Medizin besser zu strukturieren und analysierbar zu machen. Sie stellt den medizinischen und betriebswirtschaftlichen Anforderungen für die umfassende Patientenbetreuung notwendigen Parameter zur Verfügung. Dadurch wird eine hohe Investitions-
sicherheit erreicht, weil auf unvermeidliche Veränderungen, sowohl im Gesundheits-

Kommunikation mit
Meta-Patienten-Akte
Auswahl des aktuellen
Patienten mit allen
Stammdaten

Protokollierung

Protokoll- und
Befundausdruck

Auswertung und
Statistiken

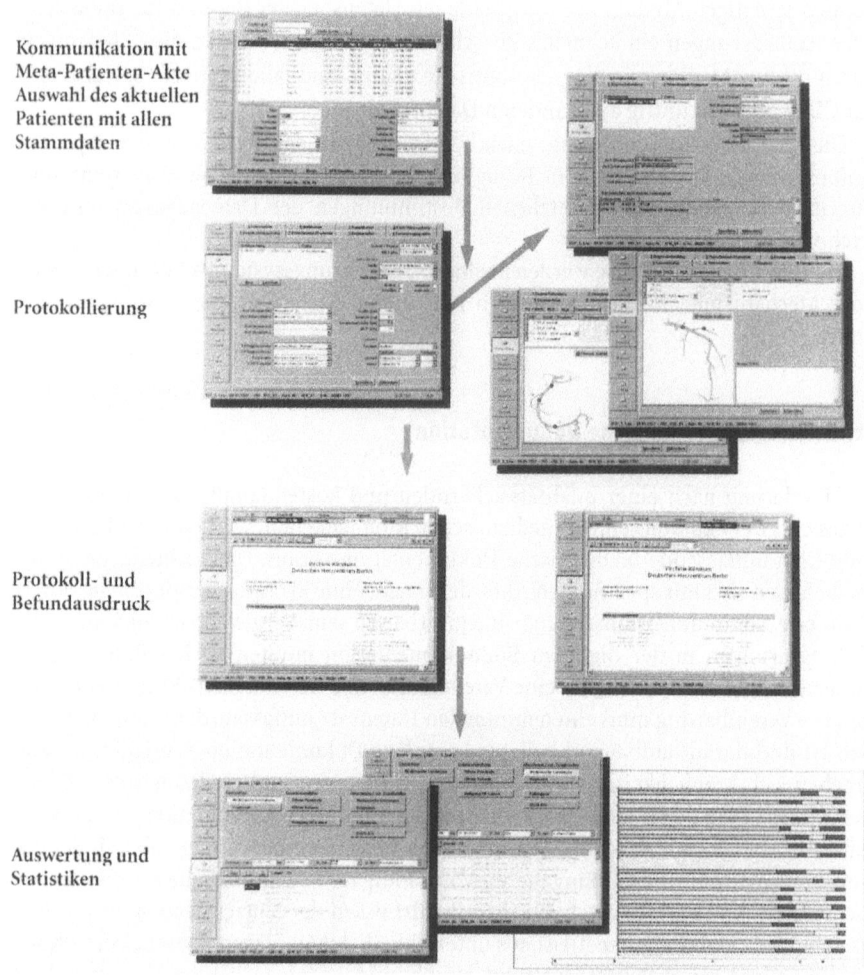

Abb. 23-5. Beispiel einer integrieten, ablauforientierten Herzkathetrdokumentation und Befundung.
Die *Pfeile* zeigen mögliche Ablaufwege. Der Nutzer ist jedoch nicht daran gebunden. Die Konsistenz
der Daten bleibt durch implizite Prüfungen gewährleistet

wesen wie auch in der technischen Entwicklung, adaptiv reagiert und den gewünschten Funktionalitäten des Gesamtsystems, den Investitionsplänen sowie dem medizinischen Fortschritt Rechnung getragen werden kann.

Die Anforderungen aus den sich ändernden Gesundheitsversorgungssystemen
weltweit bedingen, daß alle am Behandlungsprozeß Beteiligten mit einbezogen werden, so daß die Verfügbarkeit der Daten auch über den einzelnen Leistungsbringer
(z. B. eine Klinik oder Praxis) hinaus gewährleistet sein muß. Kooperierende Kliniken
und niedergelassene Ärzte können über öffentliche Kommunikationswege auf die
elektronische Patientenakte zugreifen. Durch eine logisch funktionale Integration der
Daten, die an ihrem Entstehungsort oder dem angeschlossenem Archiv aufbewahrt

werden, ist implizit eine hohe Datensicherheit und durch geeignete Zugriffsmechanismen eine umfassende Zugriffskontrolle und optimaler Datenschutz gewährleistet.

Literatur

Fleck E (ed) (1994) Open systems in medicine. IOS, Amsterdam

Ricke H, Kanzow J (Hrsg) BERKOM – Breitbandkommunikation im Glasfasernetz. Deckers, Heidelberg

Fleck E, Oswald H (Hrsg) (1992) Neue Techniken und Konzepte der Diagnoseunterstützung bei Herz-Kreislauferkrankungen. Blackwell, Berlin

Ball MJ, Collen MF (eds) (1992) Aspect of the computer-based patient record. Springer, Berlin Heidelberg New York

WWW-Server für weitere Informationen zu diesem Thema:

http://www.ehto.be/

http://dumccss.mc.duke.edu/standards/HL7/sigs/

KAPITEL 24

Qualitätssicherung in der Koronarangiographie und Angioplastie

R. Brennecke

Qualitätssicherung ist für Ärzte und Pflegepersonal nichts Neues. Zu den Maßnahmen, mit denen sie vertraut sind, gehören die geordnete und kontrollierte Aus- und Fortbildung genauso wie im klinischen Alltag die Fallbesprechungen, Röntgenbesprechungen und Strahlenschutzmaßnahmen. Insofern gibt es natürlich immer schon ein explizites Qualitätsbewußtsein von Ärzten und von Pflegepersonal. Bei Qualitätsproblemen der Krankenversorgung, die im Bereich der Diagnostik, bei der Therapie, bei der Krankenpflege oder im organisatorischen Bereich im Alltag dennoch auftreten, sucht man aber bisher im allgemeinen nach ad hoc Lösungen.

Neu ist, daß in letzter Zeit in der Öffentlichkeit ein wesentlich stärkeres Bewußtsein für die Qualität der medizinischen Versorgung gewachsen ist. Auf die Vielfalt der auslösenden Ursachen kann hier im einzelnen nicht eingegangen werden. Zu ihnen gehören ein geändertes, oft erheblich anspruchvolleres Patientenverhalten, eine geänderte Gesetzeslage sowie wirtschaftliche Faktoren und hier nicht zuletzt ein verstärkter Wettbewerb im Gesundheitsbereich.

Unter dem Einfluß dieser geänderten Randbedingungen der ärztlichen Tätigkeit sind drei wesentliche Entwicklungslinien zu beobachten:

A) Versorgungsqualität wird nicht nur bei Auftreten von konkreten negativen Beobachtungen ad hoc thematisiert, sondern prospektiv und kontinuierlich im Rahmen von eigens entwickelten Qualitätsprogrammen.

B) Versorgungsqualität ist nicht mehr vordringlich Gegenstand interner Aktivitäten, sondern es ergibt sich die Notwendigkeit, Qualität auch extern zu demonstrieren und verstärkt extern definierte Qualitätsstandards zu erfüllen.

C) In diesem Zusammenhang kommt es notwendigerweise auch zu einer Formalisierung des Qualitätsbegriffes.

Bei der Darstellung dieser neuen Vorgehensweisen wird keine Vollständigkeit angestrebt, die aufgrund der raschen Entwicklung in diesem Bereich auch schwer zu erreichen wäre. Es geht vielmehr um eine kurze Einführung in die Grundbegriffe der Qualitätssicherung sowie die Darstellung ausgewählter Verfahren, deren Umsetzung sich gerade für den Bereich der invasiven Kardiologie anbietet. Spezifische Ansätze zur Qualitätssicherung in der interventionellen Kardiologie finden sich auch im Bericht von der Tagung der Deutschen Gesellschaft für Kardiologie 1994 (Bonzel et al. 1994; Breithardt et al. 1994; Erbel et al. 1994) und in Berichten von einzelnen bereits realisierten Qualitätsinitiativen (Gleichmann et al. 1996; Goerre u. Meier 1996; Meyer et al. 1996; Mühlberger et al. 1996; Neuhaus et al. 1994; Silber 1996; Study Group 1996). Methodische Probleme der Qualitätssicherung sind sicher dafür verantwortlich, daß man sich bei den verhältnismäßig früh begonnenen Iniativen vielfach zunächst auf die Einrichtung von Registern beschränkt hat (Neuhaus 1994). Diese können jetzt die Basis für spezifischere qualitätsverbessernde Maßnahmen bieten, wie sie auch in dieser Arbeit dargestellt werden. Eine vollständigere Literaturübersicht zur Qualitätssicherung wird auf dem World Wide Web angeboten (Brennecke et al. 1997).

Definition der Qualität

Eine Definition von „Qualität" der Versorgung ist im ärztlichen Bereich aus verschiedenen Gründen nur schwer zu finden. Ärzte neigen dazu, Qualität primär auf die Person des Behandelnden bezogen zu definieren, so etwa im Bereich der interventionellen Kardiologie als Erzielung hervorragender Akut-Ergebnisse während einer Dilatation (Topol 1994). Der auf langjährigen Erfahrungen vor allem in der Industrie beruhende Qualitätsbegriff der internationalen Normen ist wesentlich allgemeiner:

„Qualität ist die Gesamtheit von Merkmalen (und Merkmalswerten) einer Einheit bezüglich ihrer Eignung, festgelegte und vorausgesetzte Erfordernisse zu erfüllen" (Standard ISO 8402:1995, s. Bundesärztekammer 1996).

Definitionsversuche zur Qualität der ärztlichen Versorgung fallen wesentlich unschärfer und gewundener aus (Viethen 1996). Daher schließen wir uns hier trotz der bekannten Schwierigkeiten eines Vergleichs von industriell und ärztlich erreichbarer „Qualität" an die obige Definition an. Hier kann sich der Begriff „Einheit" zum Beispiel auf die Infrastruktur beziehen (Merkmale z. B. Ausrüstung, Personalstand), auf Abläufe und Prozesse (Merkmale z. B. die arztbezogene jährliche Fallzahl) oder auf Resultate (Merkmale z. B. die Erfolgsrate, Komplikationsrate). Weiter fällt auf, daß sich diese wertneutrale Definition von Qualität auf die Dimension „Eignung" zur Erfüllung von Erfordernissen beschränkt. Sie macht keine Aussagen über die Art und dem Umfang der Erfordernisse oder den Ausprägungsgrad der Eignung, diese zu erfüllen. Diese Festlegung bleibt der Diskussion in den einzelnen Fachgebieten wie z. B. der interventionellen Kardiologie vorbehalten.

Die Realisierung von Maßnahmen, die dieser Qualitätsnorm entsprechen, kann also keineswegs den individuellen Handlungsspielraum negativ beeinflussen, wenn die „Erfordernisse" und die entsprechenden „Merkmale" anhand unstrittiger wissenschaftlicher Ergebnisse und, wo diese nicht vorhanden sind, im fundierten Konsens festgestellt worden sind. Die Einhaltung der Norm erhöht lediglich die Wahrscheinlichkeit, Ergebnisse im Sinne der Erfordernisse zu erhalten (Bundesärztekammer et al. 1996). In den folgenden Abschnitten werden die Begriffe Einheit und Erfordernisse in dieser Definition für den Bereich der interventionellen Kardiologie mit konkreten Inhalten gefüllt und Methoden vorgestellt, die der Verbesserung der Qualität in dem definierten Sinne dienen.

Ziele der Qualitätssicherung

Die explizite Bestimmung von „Erfordernissen" oder Zielen im Sinne der obigen Qualitätsdefinition ist der erste Schritt bei der Entwicklung eines konkreten qualitätssichernden Projektes oder einer „Qualitätsinitiative". Zu den tradionellen Zielen der

Qualitätssicherung gehören u. a. die Aufrechterhaltung einer hohen Bildqualität durch regelmäßige apparative Überprüfung (Konstanzprüfung) sowie die Erreichung einer hohen Fachkompetenz durch Besuch von Fortbildungsveranstaltungen und medizinischen Tagungen. Dazu treten vermehrt neue Schwerpunkte des Qualitätsdenkens. Diese können z. B. eine Erhöhung der Patientenzufriedenheit oder die Erzielung eines Wettbewerbsvorteils durch Nachweis erfolgreicher Qualitätssicherungsmaßnahmen oder eine Begrenzung und Reduzierung der Fallzahlen ins Zentrum der Aktivitäten stellen.

Dieser Einführung werden zwei wesentlich generellere Schwerpunkte oder Ziele zugrunde gelegt. Die erste Zieldefinition geht auf die World Health Organisation WHO zurück (Worning et al. 1992). Diese ruft die Ärzteschaft dazu auf, Qualitätssicherungsmaßnahmen als neue Werkzeuge anzunehmen, die dem medizinischen Berufsstand die Chance geben, ihren Wert durch kontinuierliche Selbstkontrolle zu verbessern und nach außen hin zu demonstrieren. Die Wichtigkeit der Umsetzung von Qualitätsprogrammen mit einer solchen Zielsetzung gerade für die interventionelle Kardiologie ist von Stadius und Alderman (1990) besonders deutlich gemacht worden. Er wies darauf hin, daß im Herzkatheterlabor oft derselbe Arzt die Koronarangiographie durchführt, auf dieser Grundlage die Indikation zur PTCA stellt, diese durchführt und abschließend den Akuterfolg der PTCA dokumentiert. Verfahren der Qualitätssicherung bieten in idealer Weise Methoden, um den in dieser Situation zwangsläufig im Raume stehenden Verdacht der „Selbstzuweisung", evtl. auch nach wirtschaftlichen Kriterien, zu entschärfen. Diese Verfahren bieten ganz im Sinne der obigen Definition neben dieser Demonstration nach außen hin gleichzeitig auch die Mittel, interne Qualitätskriterien zu definieren und deren Erfüllung kontinuierlich zu optimieren.

Eine zweite Zieldefinition, über die breites Einvernehmen zu erzielen sein sollte, ist die Verbesserung des Transfers von Informationen zwischen Wissenschaft und klinischer Praxis. Methoden der Qualitätssicherung können auch den Informationsaustausch zwischen Forschung, Ausbildung und klinischer Praxis wesentlich enger gestalten.

Häufig aber werden Qualitätssicherungsmaßnahmen von wesentlich pragmatischeren Zielen beherrscht. Ein Beispiel ist die jetzt in Deutschland vorbereitete Einführung von Qualitätssicherungsmaßnahmen für Krankenhausleistungen bei Fallpauschalen (Deutsches Krankenhausinstitut 1996). Hier wird etwa für die Durchführung einer PTCA ein einheitlicher Preis ausgehandelt, der unabhängig von einem Nachweis von Einzelleistungen beansprucht werden kann. Eine begleitend einzuführende Qualitätssicherung soll in diesem Fall gewährleisten, daß dem Patienten das medizinisch Erforderliche, das im Preis einkalkuliert ist, auch wirklich zugute kommt und nicht etwa aus Kostengründen vorenthalten wird. Ebenso soll die begleitende Qualitätssicherungsmaßnahme vermeiden, daß, einem marktwirtschaftlichen Denken folgend, diese Leistungen vermehrt erbracht werden, um Gewinne zu maximieren.

Solche Zielsetzungen der Gesundheitspolitik sind selbstverständlich durchaus nachvollziehbar. Sie sind jedoch als extern veranlaßte Maßnahmen, die primär eine Qualitäts-„Kontrolle" intendieren, nicht unbedingt geeignet, positive Kräfte im Sinne einer Qualitätsverbesserung zu mobilisieren. Große Schwierigkeiten bei der Realisierung des erwähnten Vorhabens unterstreichen diese Probleme. Aufgrund von Erfahrungen in den USA ist zu befürchten, daß sich bei Einführung von extern verordneten Maßnahmen eine Art von Kunstfertigkeit in der Krankheitskodierung mit dem wahren Ziel einer Erhöhung oder Erhaltung der Einnahmen entwickeln könnte, die manchmal der Entdeckung von Steuerlücken gleicht. Außerdem besteht die Gefahr der Abweisung besonders risikobehafteter Eingriffe.

Auch diese Erfahrungen führen dazu, die zu Beginn dieses Abschnittes genannten beiden Ziele einer Qualitätssicherung den zuletzt genannten Motiven vorzuziehen. Vor allem ist im Interesse des Ansehens der Medizin und des Wohls der Patienten zu erwarten, daß die Qualitätssicherung in der Medizin von den Ärzten selbst aufgrund der genannten autonomen Zielsetzungen mit Elan vorangetrieben wird.

Strukturierte Entwicklung von Qualitätssicherungsmaßnahmen

Ärzten erscheint qualitätsbewußtes Handeln zunächst als vertraute Selbstverständlichkeit. Qualitätsfortschritte werden nach dieser intuitiven Vorstellung von „Qualität" durch eine ad hoc-Analyse von Problemen, die in der klinischen Praxis auftreten und entsprechende Veränderungen erzielt. Dies bleibt selbstverständlich der basale Zugang. Jedoch können theoretische Prinzipien und in der Praxis erprobte Methoden, die über Dekaden der Forschung und Entwicklung entstanden sind, in vielen Fällen einen verbesserten Zugang zur Qualitätssicherung geben.

In der Regel erfordert Qualitätssicherung zunächst einen Vergleich der tatsächlichen Merkmale bzw. Merkmalswerte einer „Einheit" der ärztlichen Versorgung (s. oben) mit Standards (Winding et al. 1993; Brennecke 1996). Diese Einsicht erfordert, daß man das i. allg. recht komplexe Gesamtsystem beispielsweise des Herzkatheterlabors gedanklich in eine Anzahl von Funktionseinheiten zerlegt. Der Umgang mit einer solchen Gruppe von Funktionseinheiten anstelle des prinzipiell unstrukturierten komplexen Systems ist eine Voraussetzung, um Qualitätssicherung handhabbar zu machen.

Die im vorigen Abschnitt beschriebene explizite Definition konkreter Zielsetzungen erleichtert es, die weitere Analyse auf einen begrenzten Satz von Einheiten zu fokussieren. In diesen Einheiten sind Merkmale oder Merkmalsgrößen zu isolieren, die für die Erreichung dieser zuvor definierten Erfordernisse oder Ziele entscheidend sind. Diese Merkmale werden auch als Indikatoren bezeichnet. Wie schon bei der Definition von Qualität aufgeführt, ist es an dieser Stelle übersichtlich, diese Indikatoren in 3 Gruppen zu gliedern:

- Strukturindikatoren,
- Prozeßindikatoren,
- Ergebnisindikatoren.

Hier ist Strukturqualität entsprechend der historischen Entwicklung vor allem mit der Ausbildung zum Arzt, mit der Einrichtung von klinischen Einheiten und mit der Personalstruktur im jeweiligen Bereich verbunden. Indikatoren der Prozeßqualität dagegen geben Auskunft über Art und Weise der Diagnostik und Therapie. Beispiele dafür sind das Arzt-Patientenverhältnis, die während der Angiographie verabreichte Kontrastmittelmenge, die Strahlenbelastung des Patienten, das Vorhandensein eines kardiochirurgischen Standby während der PTCA oder die jährliche Anzahl von Dilatationen pro Operateur. Indikatoren der Ergebnisqualität beschreiben schließlich die Veränderung des Gesundheitszustandes eines Patienten als Ergebnis beispielsweise der

Intervention, etwa durch Parameter wie PTCA-Erfolg und aufgrund von Komplikationsraten. Vollständigere Vorschläge für Indikatoren finden sich in der Literatur (Brennecke u. Kadel 1995; Heupler et al. 1997; Krankenhausinstitut 1996). Die Indikationsstellung wird in manchen Veröffentlichungen zur Prozeßqualität gezählt, es handelt sich aber eher um eine weitere (4.) Gruppe von Indikatoren, der Angemessenheit.

Ärzte tendieren primär dazu, die Ergebnisqualität in den Mittelpunkt zu stellen. So hat Topol die Qualität in der interventionellen Kardiologie als „technische Kurzzeit- und Langzeit-Erfolgsrate unter Vermeidung von größeren Komplikationen" definiert (Topol 1994). Man hat jedoch, zunächst in der Industrie, für die Qualitätssicherung die Erfahrung gesammelt, daß es nicht sinnvoll ist, sich ausschließlich auf Indikatoren der Ergebnisqualität zu beziehen (Luithlen 1996). Diese Erfahrungen lassen sich auch in der Medizin anwenden. Nehmen wir beispielsweise an, daß es gelungen wäre, leistungsfähige Indikatoren für die Ergebnisqualität der PTCA zu definieren und diese Meßerfaren in einer Reihe von Kliniken zu implementieren. Eine solche Qualitätssicherungsmaßnahme würde einer einzelnen Klinik, deren Herzkatheterlabor bei einem Vergleich durch relativ schlechte Ergebnisse auffiele, in keiner Weise dabei helfen, eventuelle laborspezifische Fehler zu erkennen und abzustellen. Nur bei Vorliegen weiterer Indikatoren aus den Bereichen Prozeß- und Strukturqualität wäre dies möglich. Außerdem könnten die guten Ergebniswerte anderer Labors bei einer auf „Ergebnisqualität" beschränkten Qualitätsmaßnahme gemäß der obigen Definition (nach Topol) auch Ausdruck einer selektiven Indikationsstellung der „besseren" Herzkatheterlabors sein. So ist nicht auszuschließen, daß diese Labors Patienten, die von einer Behandlung durchaus profitieren könnten (wenn auch mit einem vertretbaren höheren Risiko), von dieser Behandlung ausgeschlossen haben (Lancet Editorial 1993). Natürlich ist abschließend auch festzustellen, daß man gute Ergebnisqualität erreichen

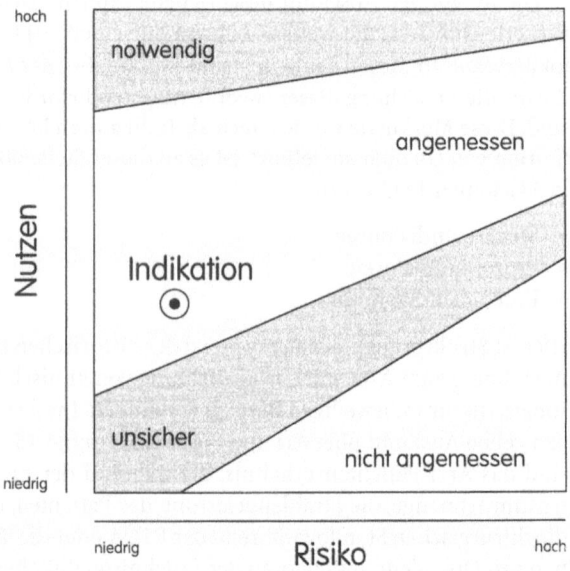

Abb. 24-1. Beurteilung der Angemessenheit oder Notwendigkeit einer diagnostischen Untersuchung oder Heilbehandlung. Jede Indikation wird in bezug auf die Variablen „erwarteter Nutzen" und „erwartetes Risiko" bewertet. (Mod. nach Brennecke u. Kadel 1995)

kann, ohne der Prozeßqualität Aufmerksamkeit zu schenken (z. B. zu hohe Strahlenbelastung) – ein weiteres Argument für die Erfassung von entsprechenden Indikatoren.

Die letztgenannten Beispiele machen vor allem darauf aufmerksam, daß in vielen Fällen die Ergebnisqualität sinnvoll nur dann untersucht werden kann, wenn zusätzlich auch Angaben zur Indikationsstellung vorhanden sind. Allgemeiner spricht man in diesem Zusammenhang von der Angemessenheit einer Heilbehandlung (Brook u. Kamberg 1993; Hilborne et al. 1991). Im folgenden Abschnitt werden wir daher neben Struktur, Prozeß- und Ergebnisqualität auch die Angemessenheit einer invasiven Untersuchung oder einer Intervention betrachten. Abb. 24-1 zeigt in schematischer Form, daß man die Angemessenheit einer Indikation für eine bestimmte Behandlung daran mißt, ob die Indikation (bei vertretbarem Aufwand) einen entscheidenden Nutzen für den Behandelten erwarten läßt, und ob dabei gleichzeitig die Risiken in vertretbarem Rahmen bleiben. In diesem vereinfachten Koordinatensystem lassen sich Indikationen für angemessenes und notwendiges Handeln von Bereichen unsicheren und nicht angemessenen Handelns unterscheiden. Kadel hat die Verfahren zur Bewertung von Indikationen zur PTCA zusammengestellt (Kadel 1996).

Methoden für die Durchführung von Qualitätsinitiativen

In den vorhergehenden Abschnitten wurden zwei einleitende Schritte für die Etablierung einer Qualitätsinitiative beschrieben. Demzufolge ist zunächst die explizite Definition eines Zieles notwendig. Danach ist eine Systemanalyse erforderlich, die in dem komplexen Gesamtablauf der ärztlichen Behandlung basale Einheiten isoliert, deren Beobachtung im Interesse der zuvor definierten Ziele liegt. Das Paradigma der Qualitätssicherung beschreibt sehr generell das weitere Vorgehen (Abb. 24-2). Auf die Handlungsbeobachtung folgt die Problemerkennung, die Problemanalyse und ein Ansatz zur Problemlösung. An die Evaluation des gefundenen Ansatzes schließt sich eine neue Handlungsbeobachtung an mit dem Ziel, weitere Probleme zu erkennen und zu reduzieren.

Abb. 24-2. Zyklus der problemorientierten Qualitätssicherung

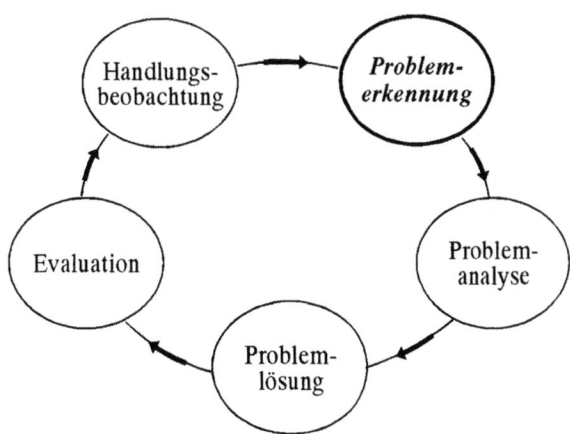

Bevor auf einzelne spezifische Realisierungen dieses Paradigmas eingegangen wird, werden einige Grundfragen genannt, die im Laufe der Entwicklung fast immer zu beantworten sind. Nachdem festgestellt worden ist, was im Rahmen der Qualitätssicherung beobachtet werden soll, sind nämlich die folgenden Fragen stets noch offen (Künzel 1996):

- Wer soll diese Beobachtungen oder Messungen durchführen?
- Wie soll gemessen werden?
- Wer interpretiert die Daten?
- Was soll mit dem gewonnenen Wissen geschehen?
- Wer befürwortet die Qualitätssicherung, auch indem er die Mitarbeiter entsprechend motiviert?
- Wer bezahlt die Qualitätssicherung?

Bezüglich der meisten Punkte muß auf die Literatur verwiesen werden (Brennecke u. Kadel 1995; Brennecke et al. 1997; Bundesärztekammer 1996; Wenzel 1992). In diesem Abschnitt stellen wir uns vor allem den Fragen

- wie gemessen werden soll
- und wie die gewonnenen Daten interpretiert werden.

Grundsätzlich gibt es natürlich eine sehr große Anzahl von Verfahren zur Implementierung einer Qualitätsinitiative. Viele Verfahren wie etwa Ausbildungsordnungen, Ringversuche im Labor oder Kontrolluntersuchungen im Röntgenbereich haben sich längst etabliert. Die hier folgende Zusammenfassung konzentriert sich jedoch auf drei Verfahren, die gerade im Bereich der interventionellen Kardiologie und speziell als krankenhausübergreifende Maßnahmen geeignet erscheinen.

Audit, Monitorbesuche

An erster Stelle der Methoden für medizinische Qualitätsinitiativen ist das medical audit zu nennen. Das englische Verb „to audit" ist abgeleitet vom lateinischen audire (hören). Schon im 16. Jahrhundert wurden in England „audits" dafür verwendet, um eine offizielle, zahlenbasierte und systematische Untersuchung im Sinne einer Rechnungsprüfung zu beschreiben. Im Deutschen wird der Begriff „Monitorbesuche" entsprechend verwandt (Neuhaus et al. 1994; Mühlberger et al. 1996).

Im amerikanischen und englischen Gesundheitssystem nimmt ein kombiniertes Verfahrens-Ergebnis-Audit schon seit längerer Zeit einen hohen Stellenwert ein (Bundesärztekammer et al. 1996). Hier geht es um die kombinierte Untersuchung der Prozeß- und Strukturqualität einer Abteilung durch ein Gremium von typisch 3–5 Fachärzten („peer group"). Diese kann aus dem gleichen Hause stammen, jedoch wird diese Gruppe häufig auch wechselseitig aus Ärzten desselben Fachgebietes aus einem anderen Hause zusammengesetzt. Dieses Gremium überprüft in festgesetztem zeitlichen Abstand stichprobenartig eine Anzahl von Krankenakten auf Vollständigkeit, Schlüssigkeit und Richtigkeit der angewandten ärztlichen, pflegerischen und sonstigen Tätigkeiten.

Etwaige Auffälligkeiten werden in einer unmittelbaren Besprechung vermerkt. Im Falle gravierenderer Abweichungen vom Votum der peer group wird das Gremium analysieren, wie es zu dem Fehler kommen konnte und Vorschläge vorbereiten, wie dieser Fehler künftig zu vermeiden ist. Ziel ist also keinesfalls die Sanktion, sondern eine Hilfe, um aus Fehlern zu lernen.

Dieses Verfahren hat auf den ersten Blick wesentliche Vorteile, da es ohne lange Vorbereitungszeit zu realisieren ist, und weil der Aufwand in überschaubarem Rahmen bleibt. Ein Nachteil besteht in der Gefahr, aufgrund der Diskussion der Einzelfälle den Überblick über generelle Probleme zu verlieren. Ein wesentlicherer Einwand gegen dieses Vorgehen ist es, daß keineswegs sichergestellt ist, daß die von der peer group vertretene Sichtweise dem Vorgehen der Ärzte in der untersuchten Abteilung überlegen ist (Hampton 1991). Solche Einwände müssen zu einer Formalisierung des Audit führen, so daß die genannten Vorteile des Audit-Verfahrens teilweise wieder eliminiert werden. Ein erster Schritt zu einer solchen Formalisierung kann die Aufstellung eines Rasters für das Aufspüren von Fehlerquellen sein. Der nächste Schritt kann in der Aufstellung spezifischer Leitlinien liegen, die explizit das festlegen, woran sich die überprüfte Klinik genauso wie die „peer group", die das Audit durchführt, halten sollte.

Insgesamt entsteht der Eindruck, daß ein Audit ohne Verfügbarkeit von sehr spezifischen Rastern oder einer operationalisierbaren Leitlinie problematisch sein kann. Man kann den Standpunkt vertreten, daß ganz allgemein die Festlegung von Leitlinien den meisten umfassenderen internen und externen Qualitätssicherungsmaßnahmen vorhergehen sollten.

Leitlinien

Selbstverständlich gehören Leitlinien schon seit längerer Zeit zu den basalen Werkzeugen der Qualitätssicherung in zahlreichen Fachgebieten. So bestehen auch deutsche und internationale Leitlinien beispielsweise in Bereichen der Ausbildung für und der Durchführung von Koronardilatationen und für die Ausstattung von Herzkatheterlabors (Kommission für Klinische Kardiologie 1987; Meyer et al. 1994; Meyer 1996; Ryan et al. 1993; Study Group 1996). Leitlinien konzentrieren sich meist auf die zuvor definierten Bereiche der Beurteilung der Angemessenheit von Behandlungen und die Definition von Anforderungen an die Struktur- und Prozeßqualität. Sie entstehen in der Regel in Konsenskonferenzen. In die Empfehlungen müssen meist neben den Erkenntnissen der wissenschaftlichen Forschung und speziell der randomisierten Studien auch anerkannte klinische Erfahrungen eingehen.

Solche Leitlinien werden z. T. mit erheblichem Aufwand immer wieder entwickelt und ergänzt. Gleichzeitig werden aber generelle Zweifel an der Auswirkung der Veröffentlichung von medizinischen Leitlinien auf die klinische Praxis geäußert. Grimshaw u. Russell (1993) haben anhand der Bewertung zahlreicher Leitlinien einen positiven Effekt nachgewiesen, jedenfalls wenn die Einführung der Leitlinien mit einer Evaluation ihrer Wirksamkeit verbunden war. Müller hat einige weitere Kriterien für die Qualität von Leitlinien aufgeführt. So sollten Leitlinien nicht nur den Regelfall sondern auch Ausnahmefälle nennen und zeigen, wie die Bedürfnisse der Patienten in die Entscheidungsfindung einzubeziehen sind. Gefordert wird weiter, daß Leitlinien präzise Definitionen benutzen sollten, daß die Sprache eindeutig sein muß und benutzerfreundliche Darstellungsformen, wie beispielsweise Ablaufdiagramme notwendig sind.

Auch nach Müller (1996) ist zu fordern, daß jede Leitlinie Angaben darüber enthalten sollte, wann und wie sie überprüft wird. Die Leitlinie sollte insbesondere Verfahren aufzeigen, mit denen die Akzeptanz der Empfehlung in der Praxis ermittelt werden können (Validierung; Selbmann 1995). Offenbar genügen fast alle heute vorliegenden Leitlinien den zuletzt genannten Forderungen noch nicht. So bildet die Evaluation einer Leitlinie in der klinischen Praxis heute leider immer noch die Ausnahme.

Gegen das Aufstellen von Leitlinien wird häufig auch eingewandt, daß sie angeblich die Freiheit des ärztlichen Handelns einschränken. Dem ist entgegenzuhalten, daß die Bezeichnungen wie Leitlinien, Richtlinien und Empfehlungen schon begrifflich anzeigen, daß sie Abweichungen implizieren. Andererseits wirkt ihre Einhaltung im gegebenen Fall haftungsentlastend und sie gibt dem Arzt wie dem Patienten die Sicherheit, daß die Behandlung dem Stand der medizinischen Wissenschaft und Praxis keinesfalls widerspricht (Bundesärztekammer 1996).

Ganz unabhängig von der Bewertung dieser kontroversen Auffassungen ist festzustellen, daß das Vorhandensein von geeigneten Leitlinien die Entwicklung von direkteren qualitätssichernden Maßnahmen erheblich erleichtern kann. Beispiele für solche direkter wirksame qualitätssichernden Maßnahmen sind sowohl die zuvor erwähnten Audit-Aktivitäten wie die im folgenden beschriebenen Verfahren, die auf zentralen Qualitätsdatenbanken beruhen.

Datenbankgestütztes Monitoring

Die dritte der hier ausführlicher vorgestellten Methoden der Qualitätssicherung basiert auf der kontinuierlichen Erfassung von qualitätsrelevanten Maßzahlen („Indikatoren") und ihrem Vergleich. Dieser Vergleich kann die Form eines zeitlichen Verlaufs haben, wenn man die zeitlichen Veränderungen der Werte von Indikator- Meßgrößen beispielsweise für ein einzelnes Herzkatheterlabor erfaßt, er wird aber meist primär in der Form eines interinstitutionellen Vergleichs implementiert.

Voraussetzung ist hier die explizite Definition eines Satzes von Indikatoren. Diese sollten Ergebnisqualität erfassen, jedoch ist auch für eine ausreichende Repräsentation der Bereiche Angemessenheit, Prozeß- und Strukturqualität zu sorgen. Meist findet eine Gruppe von Katheterlabors einen solchen Satz von Indikatoren in ausführlichen Konsensgesprächen. Wie in Abb. 24-3 schematisch dargestellt, werden die entsprechenden Meßgrößen anschließend in den beteiligten Labors kontinuierlich erfaßt (Abb. 24-3, unten links). Hierfür bieten sich computergestützte Datenbanken an, jedoch können auch herkömmliche Formulare benutzt werden. Die Basis-Verfahren der Qualitätssicherung z.B. in Deutschland und in Österreich verwenden diesen Ansatz (Bonzel et al. 1994; Neuhaus et al. 1994; Mühlberger et al. 1996; Silber 1996).

In einem nächsten Schritt kann ein interinstitutioneller Vergleich durchgeführt werden, indem diese lokal gesammelten Daten anschließend an eine zentrale Datenbank übermittelt werden (Abb. 24-3 oben links). Dort werden sie anonymisiert und es werden zusammenfassende Werte (z.B. Maxima, Minima und Mittelwerte) berechnet. Die Zusammenstellung solcher Daten stellt eine Vergleichsmöglichkeit für die beteiligten Labors dar. Man nennt diese akkumulierten Daten auch „Profil" oder „dynamischen Standard".

Abb. 24-3. Datenbankgestütztes Monitoring. Es werden die wesentlichen Schritte bei Definition, Betrieb und Analyse der Datenbank dargestellt

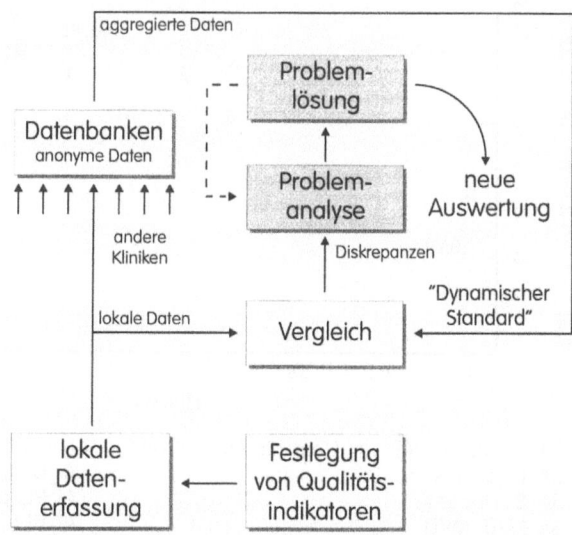

Im nächsten Schritt werden die lokalen Profile der einzelnen Labors mit diesem Gruppen-Profil z. B. graphisch verglichen (Abb. 24-3, Mitte). Abb. 24-4 zeigt ein Beispiel für einen solchen Vergleich aus der Herzchirurgie (Struck et al. 1990). Eine Weiterentwicklung solcher Profildarstellungen speziell für die Bewertung von Koronar-Dilatationen könnte gleichzeitig Erfolg und Risiko darstellen und zusätzlich eine Differenzierung aufgrund der Eingangsdiagnose zulassen. Abb. 24-5 stellt einen entsprechenden Vorschlag dar, wobei die Daten dieses Beispiels aus einer Veröffentlichung von Pfisterer entnommen sind (Pfisterer 1993).

Entscheidend für den Erfolg einer solchen qualitätsorientierten Datensammlung und Datenauswertung ist natürlich die Frage, ob es anschließend zu einer Umsetzung der Aussagen solcher Profile in qualitätsverbessernden Maßnahmen der beteiligten Herzkatheterlabors (Abb. 24-3, Mitte) kommt. Dies ist ein keineswegs selbstverständlicher Vorgang, da die Profile selbst keinen von vornherein explizit definierten Aussa-

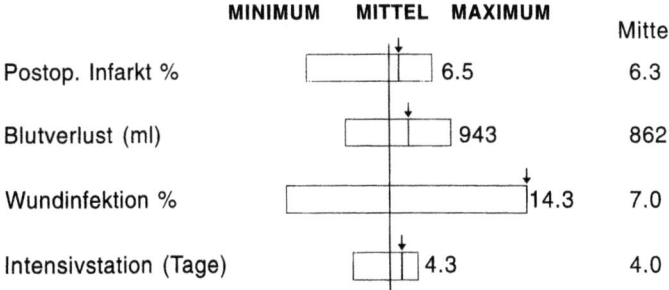

Abb. 24-4. Beispiel für einen dynamischen Standard oder ein „Profil" aus der Kardiochirurgie (505 Patienten), (nach Struck et al. 1990). Die *Balken* geben die Maximal- und Minimalwerte der entsprechenden Daten aus sämtlichen beteiligten Institutionen an. Die *durchgezogene Mittellinie* bezeichnet die Lage des jeweiligen Mittelwertes. Die *Pfeile* markieren die Werte einer einzelnen Klinik

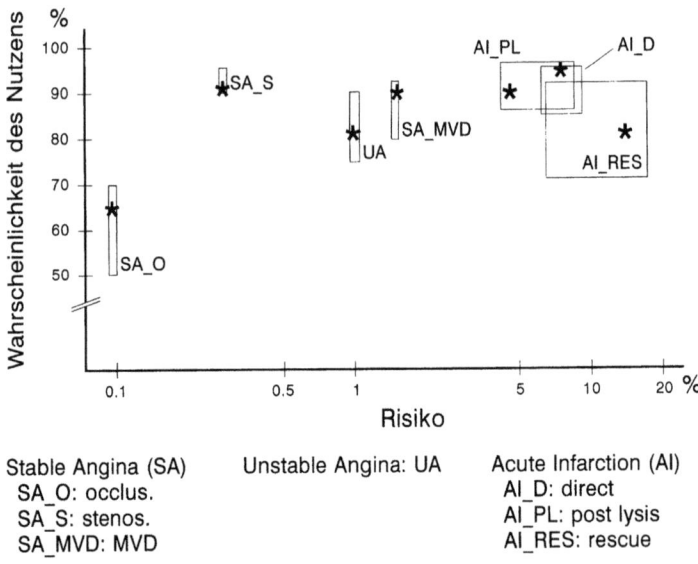

Abb. 24-5. Beispiel für eine differenzierte Darstellung der Ergebnisqualität nach PTCA unter Berücksichtigung von Erfolgs- und Risikoabschätzungen für unterschiedliche Klassen von Indikationen. (Daten aus Pfisterer 1993, Abb. mod. nach Brennecke u. Kadel 1995)

gewert haben. Es müssen sich also nach Abb. 24-3 die Schritte Analyse und Problemlösung anschließen (Abb. 24-2). Dafür ist es von Vorteil (s. oben), neben Ergebnisindikatoren (Abb. 24-4) auch zusätzlich struktur- und prozeßorientierte Indikatoren zu erfassen. Bei einer Auswertung der Literatur erhält man den Eindruck, daß gerade zur Realisierung der letztgenannten, aber entscheidenden Schritte (Problemanalyse und Problemlösung) die größte Unsicherheit besteht. Auf große statistische Probleme bei der Analyse solcher Daten ist hinzuweisen (Ellis et al. 1996; Sergeant et al. 1991; Vahl et al. 1996). Im Zusammenhang der Realisierung der Problemlösung regt die PTCA-Leitlinie des American College of Cardiology (ACC) die Abhaltung regelmäßiger Besprechungen des Herzkatheter-Personals („institutional conferences") zu Qualitätsfragen an (Ryan et al. 1993). Von einer anderen amerikanischen Fachgesellschaft wurde kürzlich eine Leitlinie für solche internen Aktivitäten erarbeitet (Heupler et al. 1996).

Diskussion

Spricht man von Qualitätssicherung, so hat das bisher in der informellen Diskussion in der Medizin meist den Beigeschmack von Qualitäts-„Kontrolle". Das scheint zu implizieren, daß externe Stellen, etwa Behörden oder die Krankenkassen, Behandlungsstandards und darauf beruhende Kontrollverfahren vorgeben wollen, deren Endergebnis in der Verhängung von Sanktionen gegen „Abweichler" bestehen kann. Es ist verständlich, wenn solche Vorstellungen, die einen entscheiden Eingriff in die Freiheit der Ausübung der Heilkunst bedeuten könnten, in der Ärzteschaft Abwehrreaktionen auslösen. Damit ist die Gefahr entstanden, daß leider immer wieder auch fundierte Diskussionen zur medizinischen Qualitätssicherung innerhalb von ärztlichen Gruppen als ein „vorauseilender Gehorsam" mißdeutet werden.

Dieser Beitrag weist daher zunächst auf die Chancen hin, die darin liegen, sich von diesem verbreiteten Mißverständnis zu befreien und Qualitätssicherung als Chance der Ärzteschaft zu begreifen, „ihren Wert durch kontinuierliche Selbstkontrolle zu verbessern und nach außen hin zu demonstrieren". Gerade in der interventionellen Kardiologie mit ihren kostenträchtigen und durchaus risikobehafteten Prozeduren ist dies ein Schritt von hoher Notwendigkeit. In weiteren Abschnitten wurde gezeigt, daß bereits ein Instrumentarium besteht, um Maßnahmen zur Qualitätssicherung in methodisch einwandfreier Weise vorzubereiten. Vor allem die Ausarbeitung von Leitlinien, die den im einzelnen aufgeführten neuartigen Anforderungen (u. a. Evaluation) genügen sowie die datenbankmäßige Erfassung von Qualitätsindikatoren und die Durchführung eines inter- oder intrainstitutionellen Audit wurden als einzelne Schritte zur Qualitätssicherung genannt. Die computerunterstützte Datenverarbeitung wird zunehmend in die klinischen und organisatorischen Abläufe integriert und kann dann auch zu einer besseren Qualität der Daten bei schneller Verfügbarkeit beitragen (Hammermeister 1994; Vahl et al. 1996).

In der Zukunft wäre zu wünschen, daß diese Einzelmaßnahmen im Sinne einer umfassenden Qualitätssicherung kombiniert würden (Luithlen 1996). Entsprechende konkret formulierte Leitlinien bieten eine ideale Basis für die Entwicklung von direkteren Verfahren der Qualitätssicherung wie die hier in den Mittelpunkt gestellten Auditverfahren und die datenbankgestützten Methoden. In einem weiteren Schritt lassen sich die Regeln der Leitlinien in die klinische Datenerfassung so einbetten, daß der Rechner Entscheidungsunterstützung bieten kann (Gordon u. Christensen 1995; McDonald et al. 1994). Hierfür sind Standards für die medizinische Datenerfassung und -kommunikation eine wichtige Voraussetzung (Brennecke 1996; De Moor et al. 1993; Fleck et al. 1995). Wenn man den hier dargestellten Weg der Gewinnung von Qualitätsprofilen geht, bleibt vor allem das Problem, überzeugende Ansätze für die Konsensfindung hinsichtlich von Problemlösungen und entsprechenden Verhaltensänderungen zu realisieren (Heupler et al. 1996).

Trotz ermutigender einzelner Versuche zur Institutionalisierung von ärztlichen Qualitätssicherungsmaßnahmen ist ein Durchbruch auf breiter Front noch nicht in Sicht. Angesichts der Vielzahl der bereits existierenden fundierten Angebote im Methodenarsenal der Qualitätssicherung kann dieser Rückstand wohl nur Folge der zu Beginn dieses Abschnitts erwähnten Mißverständnisse bezüglich der Zielsetzungen und Hintergründe dieser Verfahren betrachtet werden. Ein sicheres Indiz dafür ist es, daß außerhalb des Kreises von Experten der medizinischen Qualitätssicherung fast immer der Begriff „Qualitätskontrolle" anstelle von „Qualitätssicherung" oder „Qualitätsmanagement" verwendet wird. Da idealistische Einstellungen nicht zum Durchbruch der Qualitätssicherung geführt haben, diskutiert man nun ein System von Belohnungen und Sanktionen. Dazu gehört die Zertifizierung von Krankenhäusern aufgrund der aktiven oder passiven Teilnahme an Qualitätsinitiativen (Schwartz 1996). Natürlich trägt aber auch die Unsicherheit bezüglich der Finanzierung solcher Maßnahmen zu einer Zurückhaltung der Ärzte bei.

Es ist jedoch zu erwarten, daß die Argumente der Machbarkeit und der voraussehbaren unmittelbaren Vorteile bald zu einer Änderung dieser Einstellung führen wird.

Nur wenn die interventionelle Kardiologie in der Lage ist, über Indikationsstellung, Behandlungsablauf und Erfolgsquoten wirklich fundiert Auskunft zu geben, kann sie ihre heutige Vorreiterrolle auf die Dauer erhalten. Gibt sie diese Initiative aus der Hand, so besteht die Gefahr, daß qualitätssichernde Aktivitäten als Kontrollorgane der Krankenkassen mißverstanden werden und dann eventuell schon im ersten Anlauf verkümmern.

Literatur

Bonzel T, Volmar J, Strupp G (1994) Qualitätssicherung bei der PTCA. Z Kardiol 83 [Suppl] 6:61–68
Breithardt G, Hindricks G, Borggrefe M, Block M (1994) Qualitätssicherung in der interventionellen Elektrophysiologie. Z Kardiol 83 [Suppl] 6:69–74
Brennecke R, Kadel C (1995) Quality assessment in coronary angiography and angioplasty. Eur Heart J 16:1578–1588
Brennecke R (1996) Standards für das Qualitätsmanagement. Herz 21:304–313
Brennecke R, Kadel C, Marson O (1997) Bibliographie zum Thema Qualitätssicherung. Quelle verfügbar auf dem World Wide Web (Stand 10.03.1997) http://www.uni-mainz.de/Cardio/
Brook RH, Kamberg CJ (1993) Appropriateness of the use of cardiovascular procedures. Schweiz Med Wochenschr 123:249–253
Bundesärztekammer, Kassenärztliche Bundesvereinigung, AWMF (Hrsg.) (1996) Curriculum Qualitätssicherung, Teil 1: Ärztliches Qualitätsmanagement. Bundesärztekammer Köln
De Moor GJ, McDonald C, Noothoven van Goor J (1993) Progress in standardisation in health care informatics. IOS, Amsterdam Oxford Washington Tokyo
Deutsches Krankenhausinstitut (1996) Dokumentationsbögen zur Qualitätssicherung bei Fallpauschalen und Sonderentgelten. Linksherzkatheter mit Koronarangiographie und Dilatation. Düsseldorf, Februar 1996
Ellis SG, Omoigui N, Bittl JA, Lincoff M, Wolfe MW, Howell G, Topol EJ (1996) Analysis and comparison of operator-specific outcomes in interventional cardiology. Circulation 93:431–439
Erbel E, Sommerfeld U, Ashry M, Haude M (1994) Qualitätsmanagement im Herzkatheterlabor. Z Kardiol 83 [Supp] 6:43–55
Fleck E (Hrsg) (1995) Open systems in medicine. IOS, Amsterdam Oxford Washington Tokyo
Gleichmann U, Mannebach H, Lichtlen P (1995) Bericht über Struktur und Leistungszahlen der Herzkatheterlabors in der Bundesrepublik Deutschland. Z Kardiol 84:953–962
Goerre S, Meier B (1996) Qualitätssicherung in der invasiven Kardiologie: Schweiz, Herz 21:283–287
Gordon C, Christensen JP (1995) Health telematics for clinical guidelines and protocols. IOS, Amsterdam Oxford Washington Tokyo
Grimshaw JM, Russell IT (1993) Effect of clinical guidelines on medical practice: a systematic review of rigorous evaluations. Lancet 342:1317–1322
Hammermeister K (1994) Participatory continuous improvement. Ann Thorac Surg 58:1815–1821
Heupler FA, Chambers CE, Dear WE, Angelio DA, Heisler M and members of the Laboratory Standards Committee of the Society for Cardiac Angiography and Interventions (1996) Guidelines for internal peer review in the cardiac catheterization laboratory. Cathet Cardiovasc Diagn 37:125–130
Hampton JR (1991) The need for standards for audit of coronary surgery and angioplasty. Curr Opin Cardiol 6:912–917
Hilborne LH, Leape LL, Kahan JP, Park RE, Kamberg CJ, Brook RH (1992) Percutaneous transluminal coronary angioplasty. A literature review and ratings of appropriateness and necessity, Santa Monica, CA, USA: RAND
Kadel C (1996) Die Bewertung von Indikationen zur PTCA. Herz 21:347–358
Kalmár P, Struck E, Huber G-H (1996) Qualitätssicherung in der Herzchirurgie in Deutschland. Herz 21:364–370
Kommission für Klinische Kardiologie (1987) Empfehlungen für die Durchführung der PTCA. Z Kardiol 76:382–385
Künzel U (1996) Qualitätssicherung in der Medizin. Herz 21:341–346
Lancet Editorial (1993) Dicing with death rates. Lancet 341:1183–1184
Luithlen E (1996) Qualitätsmanagement aus der Sicht des Bundesministeriums der Gesundheit. Herz 21:299–303
McDonald CJ, Thierney WM, Overhage JM (1994) Computer-based reminder rules, data bases and guideline development. In: McCormick A, Moore SR, Siegel RA (eds) CIincal practice guideline

development - methodology perspectives. US Department of Health and Human Services. AHCPR Publ 95-0009, Washington DC

Meyer BJ, Meier B, Bonzel T et al. (1996) Interventional cardiology in Europe 1993. Eur Heart J 17:1318-1328

Meyer J (ed) (1996) Erkrankungen von Herz- und Kreislauf. In: Classen M, Dierkesmann R, Heimpel H, Kalden JR, Koch K-M, Meyer J, Spengel FA, Ziegler R (Hrsg) Rationelle Diagnostik und Therapie in der Inneren Medizin - ein Beitrag zur Qualitätssicherung in Klinik und Praxis. Urban & Schwarzenberg, München Wien Baltimore, S 59-66

Meyer J, Erbel R, Ewen K et al. (1994) Richtlinien zur Einrichtung und zum Betreiben von Herzkatheterräumen der Deutschen Gesellschaft für Kardiologie. Z Kardiol 83:525-528

Mühlberger V, Probst P, Klein W, Mlczoch J (1996) Qualitätssicherung in der invasiven einschließlich interventionellen Kardiologie Österreichs für das Kalenderjahr 1995. Herz 21:291-298

Müller W (1996) Erarbeitung von Leitlinien für Diagnostik und Therapie im Rahmen der Arbeitsgemeinschaft der wissenschaftlichen medizinischen Fachgesellschaften (AWMF). In: Bundesärztekammer, Kassenärztliche Bundesvereinigung, AWMF (Hrsg) Curriculum Qualitätssicherung, Teil 1: Ärztliches Qualitätsmanagement. Bundesärztekammer Köln, S 183-186

Neuhaus K-L (1994) Ist Qualität in der Medizin eine meßbare Größe? Z Kardiol 83 [Suppl. 1]:20

Neuhaus K-L, Vogt A, Bonzel T, v Leitner R, Harmjanz D für die ALKK (1994) Ergebnisse der Pilotphase. Z Kardiol 83 [Suppl 1]:46

Pfisterer M (1993) Risiko kardiologischer Eingriffe. Schweiz Med Wochenschr 123:261-267

Ryan TJ, Bauman WB, Kennedy JW et al. and the ACC/AHA Task Force (1993) Guidelines for PTCA. Circulation 22:2033-2054

Schwartz FW (1996) Perspektiven der ärztlichen Qualitätssicherung unter regulatorischen und wettbewerblichen Rahmenbedingungen. In: Bundesärztekammer, Kassenärztliche Bundesvereinigung, AWMF (Hrsg) (1996) Curriculum Qualitätssicherung, Teil 1: Ärztliches Qualitätsmanagement. Bundesärztekammer Köln

Selbmann H-K (1995) Evaluation qualitätssichernder Maßnahmen in der Medizin. Bleicher, Gerlingen

Sergeant P, Lesaffre E, Flameng W (1991) The return of clinically evident ischemia after coronary artery bypass grafting. Eur J Cardiothorac Surg 5:447-457

Silber S (1996) Qualitätssicherung in der Kardiologie: Deutschland. Herz 21:273-282

Stadius ML, Alderman EL (1990) Coronary artery revascularization. Critical need for and consequences of objective angiographic assessment of lesion severity. Circulation 82:2231-2234

Study group Clinical Issues, working group Coronary Circulation, of the ESC (1996) Recommendations for training and quality control in coronary angioplasty. Eur Heart J 17:1477-1481

Struck E, De Vivie ER, Hehrlein F et al. (1990) Multicentric quality assurance in cardiac surgery. Thorac Cardiovasc Surg 38:123-134

Topol EJ (1994) Quality of care in interventional cardiology. In: Topol EJ (ed) Textbook of interventional cardiology. Saunders, Philadelphia, pp 1354-1366

Vahl CF, Meinzer P, Thomas G, Oswald BR, Hagl S (1996) Qualitätssicherung in der Herzchirurgie: Acht Jahre Erfahrung mit dem „Feedback-control"-System in Heidelberg. Herz 21:371-382

Viethen G (1996) Qualitätssicherung in der Medizin. In: Bundesärztekammer, Kassenärztliche Bundesvereinigung, AWMF (Hrsg) Curriculum Qualitätssicherung, Teil 1: Ärztliches Qualitätsmanagement. Bundesärztekammer Köln

Wenzel RP (Hrsg) (1992) Assessing quality health care. Williams & Wilkins, Baltimore Hong Kong London Munich Sydney Tokyo

Winding O, Clamp S, Ohmann O (1993) Quality and its evaluation. Techn Health Care 1:101-105

Worning AM, Mainz J, Klazinga N et al. (1992) Project to develop policies and mechanisms for national medical associations regarding quality development. Draft policy document, WHO Europe, Copenhagen

Sachverzeichnis

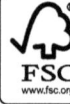

MIX
Papier aus verantwortungsvollen Quellen
Paper from responsible sources
FSC® C105338

If you have any concerns about our products,
you can contact us on
ProductSafety@springernature.com

In case Publisher is established outside the EU,
the EU authorized representative is:
**Springer Nature Customer Service Center GmbH
Europaplatz 3, 69115 Heidelberg, Germany**

Printed by Libri Plureos GmbH
in Hamburg, Germany